科学出版社"十四五"普通高等教育本科规划教材

本书由苏州大学"江苏高校优势学科建设工程"经费资

U0266861

药 理 学

张慧灵　〔爱尔兰〕Helena Kelly

镇学初　王光辉

主编

科 学 出 版 社

北 京

内 容 简 介

本教材首先从总体上阐述了药物作用的共同规律,继而按照各个系统分类,详细阐明了作用于传出神经系统,中枢神经系统,心血管系统,炎症、免疫及自体活性物质,内分泌系统及化学治疗主要用药的核心知识。本书的主要特色:① 在每章第一节增设课前阅读,主要介绍与本章药物相关的生理学、生化学、病理生理学等基础知识,供学生上课预习,以期提高学生听课效果及教师授课效率;② 在每篇最后一章增设临床学习案例,通过案例学习帮助学生进一步理解药物的药理作用、临床应用、不良反应、禁忌证及药物相互作用等知识,培养学生将所学的知识运用到临床实践中的能力。其中案例为英文案例,以加强学生的专业英语学习。英文案例由爱尔兰皇家外科医学院提供,并根据我国的用药指南进行了适当修改;③ 连接线上课程:以二维码的形式,连接苏州大学药理系建设的"国家精品在线开放课程——药理学 MOOC 资源"。

本书供药学、中药学、临床医学、基础医学等专业使用。

图书在版编目(CIP)数据

药理学/张慧灵等主编.—北京:科学出版社,2021.11
ISBN 978 - 7 - 03 - 069298 - 6

Ⅰ.①药… Ⅱ.①张… Ⅲ.①药理学—医学院校—教材 Ⅳ.①R96

中国版本图书馆 CIP 数据核字(2021)第 127359 号

责任编辑:周 倩 / 责任校对:谭宏宇
责任印制:黄晓鸣 / 封面设计:殷 靓

科学出版社 出版
北京东黄城根北街 16 号
邮政编码:100717
http://www.sciencep.com

南京展望文化发展有限公司排版
广东虎彩云印刷有限公司印刷
科学出版社发行 各地新华书店经销

*

2021 年 11 月第 一 版 开本:787×1092 1/16
2024 年 7 月第二次印刷 印张:39
字数:1 110 000

定价:160.00 元
(如有印装质量问题,我社负责调换)

《药理学》
编辑委员会

主　编　张慧灵　Helena Kelly　镇学初　王光辉

副主编　任海刚　许国强　张雪梅　张宏伟　朱　玲　高　博

编　委（按姓氏笔画排序）

万莉红	教授	四川大学
王　燕	教授	苏州大学
王光辉	教授	苏州大学
毕红征	副教授	郑州大学
朱　玲	教授	四川大学
朱　益	副教授	苏州大学
任海刚	教授	苏州大学
邬珺超	副教授	苏州大学
许国强	教授	苏州大学
孙晓辉	副教授	苏州大学
牟　英	讲师	苏州大学
李　琳	教授	南方医科大学
李　青	副主任医师	苏州大学附属太仓医院
李永金	教授	江苏大学
吴少瑜	副教授	南方医科大学
吴海燕	讲师	四川大学
张　芸	副教授	江苏大学
张　丽	副教授	苏州大学
张　熠	教授	苏州大学
张宏伟	副教授	郑州大学
张雪梅	教授	复旦大学
张慧灵	教授	苏州大学
陆小军	主任医师	苏州大学附属太仓医院

陈 燕	高级实验师	苏州大学
茅以诚	副教授	复旦大学
林 芳	副教授	苏州大学
周 霞	副教授	苏州大学
周宇宏	教授	哈尔滨医科大学
郑龙太	教授	苏州大学
郑超湳	讲师	苏州大学
敖桂珍	副教授	苏州大学
贾 佳	教授	苏州大学
钱培刚	讲师	苏州大学
高 博	讲师	苏州大学
唐至佳	青年副研究员	复旦大学
盛 瑞	教授	苏州大学
蒋小岗	副教授	苏州大学
韩圣娜	教授	郑州大学
蔡雪湘	讲师	郑州大学
熊文碧	副教授	四川大学
镇学初	教授	苏州大学
薛 洁	讲师	苏州大学
Aisling O'Leary	博士	爱尔兰皇家外科医学院
Brian Kirby	副教授	爱尔兰皇家外科医学院
Darran O'Connor	副教授	爱尔兰皇家外科医学院
Deirdre Fitzgerald Hughes	博士	爱尔兰皇家外科医学院
Helena Kelly	副教授	爱尔兰皇家外科医学院
Judith Strawbridge	副教授	爱尔兰皇家外科医学院
Niall Stevens	博士	爱尔兰皇家外科医学院
Shane Cullinan	博士	爱尔兰皇家外科医学院

序

  2018 年,教育部发布了《关于加快建设高水平本科教育全面提高人才培养能力的意见》(教高〔2018〕2 号),该意见为以全面提高人才培养能力为核心点,为加快形成高水平人才培养体系提供了指导思想。加强医药学人才培养,是提高医疗卫生服务水平的基础工程,是深化医药卫生体制改革的重要任务,亦是推进健康中国建设的重要保证。其中高质量的教材是满足医学教育改革、培养优秀医学人才的核心要素,与医药学教育改革及教育部颁发的意见相辅相成。

  药理学是研究药物与机体(包括病原体)之间相互作用及其作用规律的一门学科。药理学既是基础医学和临床医学的桥梁学科,又是医学和药学之间的纽带。21 世纪以来,随着分子生物学、生物信息学、蛋白质组学、基因组学和精准医学的发展,使药理学的发展得到了进一步的深化和拓宽,新的药物靶点及新药不断涌现,临床用药更加精准,这就要求药理学教材亦要打破传统的束缚,融入医学教育改革及药理学学科发展的新成果。在教育改革及药理学学科快速发展的大背景下,苏州大学联合爱尔兰皇家外科医学院、复旦大学、四川大学、哈尔滨医科大学、南方医科大学、郑州大学和江苏大学等国内外院校一批活跃在教学一线的中青年教师,共同编写这部药理学教材。

  该教材吸收当前我国及国外医药院校药理学教材的优点,充分发挥中外编者长期教学过程中积累的经验,同时又具有显著的特色:① 在每章第一节增设课前阅读,主要介绍与本章药物相关的生理学、生物化学、病理生理学等基础知识;② 在每篇最后一章增设英文学习案例,通过案例学习帮助学生进一步理解药物的药理作用、临床应用、不良反应、禁忌证及药物相互作用等知识;③ 连接线上课程:以二维码的形式,连接苏州大学药理系建设的"国家精品在线开放课程——药理学 MOOC 资源"。因此,该书对推动基础与临床融合,提升医药学生解决临床实际问题的能力,推进信息技术与医学教育融合,推进国内外医药学教育融合等方面发挥重要的积极作用。

中国工程院院士

2021 年 4 月 8 日

前　言

　　作为基础医学和临床医学、医学和药学的桥梁学科，药理学的地位不言而喻，其起源可追溯到人类茹毛饮血的远古时期。随着现代医学的发展，新的科学方法、医疗技术的进步，经验药理学研究已经过渡到现代药理学研究的新高度。特别是随着分子生物学、生物信息学等学科的飞速发展，药理学研究从宏观到微观都得到了极大的扩展。

　　21 世纪是生物医学的世纪，特别是我国为了提高民族素质，保障人民健康，提出了"大健康"的概念以后，对药理学的教学工作提出了新的挑战。但在教学实践过程中，一些固有的缺陷却日益突出：知识陈旧，脱离临床，很多基础教学中讲授的药物已不在临床使用或至少已不作为首选治疗用药。或者某些疾病的临床分类、分型已经发生了很大的改变，而药理学叙述中仍然遵循旧的标准。这必然造成基础和临床的脱节，使医学生经常面临学过的知识已不适应医学发展的窘境。另外，一些经典药物尽管已逐渐淡出临床，却是该疾病治疗药物的基石，代表了该类药物共同的作用机制和药理作用，又不宜粗暴地简单剔除。

　　鉴于此，本书在编写过程中，参照《中国药典》（2020 年版）的要求，完全覆盖了医学药理学教学大纲要求的各个知识点，并参阅了我国及国际最新的疾病诊治标准，补充了各疾病在临床上已获得广泛认可的最新治疗药物，以及最新治疗方案的更新。希望既保留经典药物知识，又做到与时俱进。与此同时，本书还涵盖了执业医师、执业药师资格考试的所有知识范围，所以其既可以作为医药学本科生的授课教材，又可以作为上述资格考试及研究生教学的很好的参考书籍。为更好地与临床结合，本书精选了由爱尔兰皇家外科医学院提供的真实临床案例，在学习了药物的基础知识后，通过对病例的具体用药探讨，使基础与临床有机地结合起来，既夯实了基础，又结合了实际，对药物的理解必将更加深刻，这也是本书的最大特色之一。

　　本书参考了杨宝峰主编的《药理学》（第九版，人民卫生出版社）、朱依谆主编的《药理学》（第八版，人民卫生出版社）、葛均波主编的《内科学》（第九版，人民卫生出版社）、Bertram G. Katzung 主编的 *Basic & Clinical Pharmacology*（14th Edition, McGraw-Hill Companies, 2018）、Laurence L. Brunton 主编的 *Goodman and Gilman's the Pharmacological Basis of Therapeutics*（13th Edition, McGraw-Hill Education, 2018）等国内外权威书籍，并检索了相关领域的最新科研文献，以符合最新的医药学发展态势。

　　在编写过程中，苏州大学药学院药理学系全体老师付出了巨大的努力，同时参编各高校教师亦精益求精，力求完美，为本教材最终成书奠定了基础，对此表示衷心的感谢。

　　木受绳则直，金就砺则利，尽管编者竭尽全力，但水平所限，编写过程中若有疏漏之处，恳请批评指正，在此一并致谢。

主　编

2021 年 4 月 8 日

目　录

第一篇　总　论

第二篇　传出神经系统药理学

第三篇 中枢神经系统药理学

第四篇 心血管系统药理学

第五篇 炎症、免疫、自体活性物质药理学

第六篇 内分泌系统药理学

第七篇 影响其他系统的药物

第八篇 化学治疗药物

第一篇 | 总 论

Section 1　　　General Principles

药理学(pharmacology)是研究药物与机体(人体及病原体)之间的相互作用及作用规律的学科,是医学和药学的综合性基础学科。药理学既是药学与医学间的纽带,也是基础医学与临床医学间的桥梁。毒理学(toxicology)是药理学的分支学科,主要研究化合物对生命系统的有害作用,从简单的细胞损伤到整体伤害以致复杂的生命系统紊乱。药物和毒物(poison)之间没有质的区别,只有量的差异,任何药物剂量过大都可能产生毒性反应,而很多毒物在很小剂量时也有治疗疾病的作用。

药理学研究的是药物的体内动力学过程、作用机制、药理作用、临床应用、不良反应和药物之间的相互作用。尽管不同药物之间在上述方面可能完全不同,但它们都遵循基本的药理学规律,本篇就是关于药物普遍规律的阐述。只有掌握了药物作用的共同特征,才能深刻理解每个药物作用的特殊性,避免只见树木不见森林的狭隘知识体系。

作为桥梁学科,药理学建立在药学、生理学、生物化学、病理学、病理生理学、解剖学、病原生物学、分子生物学、免疫学等基础学科的根基之上,同时支撑着临床医学的大厦。它既是研究人体功能的重要手段,也是临床医师治病救人的利器。在理论学习的同时,实验研究不可或缺,药理学知识来源于实践,最终也要在实践中得到验证。这就要求既要掌握书本知识,也要磨炼实验技能,为以后的研究和临床实践打好基础。

第一章　绪　论
Chapter 1　Introduction

　　药物(drug)是指能改变或查明机体的生理功能或病理状态,用于疾病预防、诊断和治疗的化学物质。药物发展的历史与人类文明的进化是相一致的。从茹毛饮血的远古时代起,人类在寻找食物和与疾病做斗争的过程中不断探索生存和维护健康的方法。在现代科学出现之前,新药发现多是偶然性的,其发现方式是通过"神农尝百草"式的人体试验来进行的,在这种不断尝试的实践中发现了治疗疾病的药物。

一、药理学发展简史

　　早在公元前5世纪,古希腊医生希波克拉底(Hippocrates)编著的"希波克拉底誓言"(Hippocratic Oath)中,即记载了从柳树皮提取的苦味粉末可用来镇痛、退热,此后柳树提取物一直被收入西方药典。世界上最早关于药物比较完整的文字记录是公元前1550年到公元前1292年间埃及的《埃泊斯医药籍》(*Ebers Papyrus*),收录了700种药物和处方。而世界最早的药学著作则是成书于我国秦汉时期,托名神农氏编著的《神农本草经》,记载了365种药物,有些沿用至今,如麻黄止喘、大黄导泻、海藻治瘿、常山截疟等。明代著名药物学家李时珍编著的《本草纲目》共52卷,约190万字,收载药物1 892种,方剂11 000余条,已被译成英、法、德、日、俄、朝、拉丁7种文字出版,这本巨著不但促进了我国药物学的发展,对世界医药学的进步也起到了重要的作用。此外,希腊医生迪奥斯科里季斯(Dioscorides)于公元1世纪所著的《药物志》和罗马医生盖伦(Galen)编著的《药物学》在药物学的发展中同样功不可没。

　　药典(pharmacopeia)是一个国家记载药品规格、标准的法典,由国家组织的药典委员会编写,并由政府颁布实施,具有法律约束力。药典中收载药效确切、副作用小、质控稳定的常用药物及其制剂,规定其质量标准、制备要求、鉴别、杂质检查与含量测定等,作为药品生产、检验、供应与使用的依据。药典在一定程度上反映了一个国家药品生产、医疗和科学技术的水平。唐显庆四年(公元659年)颁布的《新修本草》,又名《唐本草》,是世界上第一部药典,比西方最早的《纽伦堡药典》早883年。除了《中华人民共和国药典》以外,现今世界上重要的药典还有:《美国药典》(*Pharmacopeia of the United States*)、《英国药典》(*British pharmacopeia*)、《日本药局方》(*Pharmacopeia of Japan*)和《国际药典》(*The International Pharmacopeia*)。

　　早在17世纪,瑞典医生Johann Jakob Wepfer即把动物实验用于药品、化合物的药理和毒理作用研究,他研究了毒芹、嚏根草和附子的毒性,并对砷、锑、汞在临床上的使用提出了警告,是药理学和毒理学的学科奠基人。18世纪末,François Magendie和他的学生Claude Bernard创立了实验生理学和药理学方法,对后世产生了深远的影响。进入19世纪后,实验药理学整体动物实验方法的建立和生理学、化学等学科的发展,为现代药理学的发展奠定了基础,各种天然活性成分不断从自然界提取出来并验证了其药理活性,药理学和药物研发正式进入现代研究阶段。1804年,德国的Serturner从阿片中提取出一种生物碱,他在狗身上实验后在自己身上也进行了尝试,发现其能镇痛并诱导睡眠,于是他借用希腊神话中梦神Morphus的名字,命名为Morphium,英文译为Morphine,这是世界上第一个被分离的生物碱。此后,新的化合物不断涌现。法国学者 Caventou 和 Pelletier 于 1818 年得到士的宁,1820 年从金鸡纳树皮中分离到奎宁,1821 年得到咖啡因,而法国化学家 Robiquet 于 1832 年在纯化吗啡的过程中又发现了可待因(codeine)。1831 年德国药剂师 Mein 成功从颠茄的根中得到一种生物碱,并以命运女神阿特罗波斯(Atropos)为名,这就是阿托品(atropine)。1849 年,德国学者 Rudolf Buchheim 在多帕特大学(Dorpat University)建立了药理研究所,被聘为世界上第一个药理学教授,并于 1856 年出版了历史上第一本《药理学》教材。他通过建立生物活性测定方法和化合物定量测定方法,把药理学从实证研究推向科学分析。他的学生 Oswald Schmiedeberg 建立了器官药理学,培养了众多学生,包括 20 多个国家的留学生,被公认为现代药理学创始人。英国生理学家 Langley 根据阿托品能拮抗毛果芸香碱促进猫唾液腺分泌的作用,于 1878 年提出了受体的概念,为在分子水平上阐明药物作用机制提供了思路,奠定了受体学说的基础。

20 世纪是药理学飞速发展的时期,德国学者 Ehrlich 首次以团队的形式,运用类别筛选先导化合物的方法来发现新药,并于 1909 年发现了抗梅毒的“神奇子弹(magical bullet)”——砷凡纳明(arsphenamine)。以此为基础,Domagk 于 1932 年筛选出第一个磺胺类抗菌药——百浪多息(prontosil),这些药物开创了传染病的化学治疗时代。1929 年,英国微生物学家 Fleming 发现了青霉素的抗菌作用,但由于提纯工艺所限,研究未深入进行。直至 1940 年,Florey 和 Chain 终于提纯了青霉素,由于二战的原因,最终交由美国生产。20 世纪中叶是化学药物发展的黄金时代,各种抗生素、合成抗菌药、抗高血压药、神经精神药物、抗肿瘤药、激素类药物等纷纷问世,现今临床使用的药物很多仍是以当年这些药物为基本母核改造的。

生命科学、医学尤其是分子生物学的发展为药理学的进步提供了充分的条件,药物作用的受体、离子通道、药物结合蛋白及靶酶逐一被克隆出来,人类对生命本质及疾病发生发展和药物作用机制的认识进一步深入,而生化药理学和分子药理学的发展使药理学由整体、器官研究进入到分子水平。同时,基因重组药物如重组人胰岛素(1982 年)、干扰素(1980 年)、红细胞生成素(1989 年)、白细胞介素(1992 年)等,在临床的应用日益广泛,作用愈发重要。靶向治疗是现代医学的重要研究方向,而靶向药物是实现此目的的重要方式,现今,分子克隆技术促进了单克隆抗体类靶向生物制剂(biologics)的研发,如用于类风湿关节炎治疗的肿瘤坏死因子单抗药物[英夫利昔单抗(1998 年)、依那西普单抗(1998 年)、阿达木单抗(2003 年)];而用于乳腺癌的人表皮生长因子受体-2(human epidermal growth factor receptor, HER-2)单抗药物[曲妥珠单抗(1998 年)]是第一个有靶点的癌症治疗药物;2004 年,人表皮生长因子受体-1(HER-1)单抗药物西妥昔单抗上市,并于 2009 年批准用于治疗野生 $K-ras$ 基因型的结肠癌患者,这是第一次把基因检测应用于肿瘤治疗;程序性死亡受体-1(programmed cell death-1, PD-1)类免疫治疗药物如纳武利尤单抗(nivolumab)和帕博利珠单抗(pembrolizumab)等则正逐渐成为肿瘤治疗的一线方案。一些小分子的靶向药物也相继用于临床,如表皮生长因子受体(epidermal growth factor receptor, EGFR)拮抗药吉非替尼(gefitinib),酪氨酸激酶抑制剂伊马替尼(imatinib)等。分子靶向治疗药物的研发与应用,对原有的肿瘤治疗学观念与模式产生了巨大的影响,但仍有许多问题需要解决,如疗效预测、耐药性,以及如何与传统治疗方案配合以提高疗效等。相信随着分子生物学研究的进一步深入,药物治疗的个体化终会实现,让更多的患者受益。

我国药理学工作者对本学科发展也做出了卓越的贡献,中国药理学创始人陈克恢于 1923 年分离了麻黄碱并研究了相应的药理作用。1962 年,我国学者邹刚、张昌绍等证明吗啡镇痛部位在中枢第三脑室周围灰质,为镇痛机制研究及镇痛药物发现提供了理论依据。1965 年杜雨苍和邹承鲁用人工方法体外合成了结晶胰岛素,开辟了人工合成蛋白质的时代,标志着人类在认识生命、探索生命奥秘的征途中迈出了关键性的一步,促进了生命科学的发展,在我国基础研究,尤其是生物化学的发展史上有巨大的意义与影响。1972年,中国中医科学院北京中药研究所屠呦呦团队从青蒿中分离得到抗疟有效单体青蒿素,至今仍为重要的抗疟药,为防治疟疾做出了突出贡献。屠呦呦研究员因此获得了2015年诺贝尔生理学或医学奖。

二、药理学的研究内容与任务

药理学以生理学、生物化学、病理学、病理生理学、免疫学、微生物学等医学理论和化学、药物化学、药物分析、药剂学等药学理论为基础,以科学实验为手段,因此它既是理论科学,又是实践科学。

药理学主要研究两方面的内容:

(1)药物效应动力学(pharmacodynamics):简称"药效学",主要研究药物对人体(或病原体)的作用。包括药理作用、作用机制、临床应用、不良反应、药物之间的相互作用等,系统阐述药物对机体的作用,为临床用药提供理论依据。

(2)药物代谢动力学(pharmacokinetics):简称"药动学",主要研究机体对药物的处理过程及其规律。系统研究药物的吸收(absorption)、分布(distribution)、代谢(metabolism)、排泄(elimination)等体内过程,并用合理的数学模型描述体内药物浓度随时间的变化规律,得到较准确的药物代谢动力学参数,以指导临床合理用药。

当代药理学分支众多,分别从不同角度探讨药物作用。从学科角度分类,有基础药理学、临床药理学、中药药理学、生化药理学、遗传药理学、时间药理学、数学药理学等;从机体系统分类,有神经精神药理学、心血管药理学、内分泌药理学、化疗药理学、抗炎免疫药理学等;从临床应用角度分类,有医用药理学、护理药理学、眼科药理学等。同时,伴随着医学、药学等学科的发展,药理学分别向宏观和微观两方面深入,宏观上不仅关注个体的药物效应或代谢,还着眼于人群的药理学特征,发展出群体药物代谢动力学。微观上不仅探讨药物对整体、系统和器官的效应,还重点研究药物小分子与机体大分子之间最初始的作用,即分子药理学,其已成为现代药理学的主流学科。

作为桥梁学科,药理学是不可或缺的,它的主要任务包括:

(1)阐明药物作用机制及规律,改善药物质量,提高药物疗效,指导临床合理用药,以尽可能发挥药物的疗效,减轻毒副作用。

(2)阐明生命现象的奥秘,为探索人体生理生化及病理过程提供研究方法和实验依据,推动生命科学的进步。

(3)研发新药,即新药的药效评价、安全评价,开发常用药物的新用途,或者发现药物的严重不良反应,为临床合理、安全用药提供保障,促进医药学的发展。

三、药理学的研究方法

药理学既是理论科学,又是实验科学,与各医学、药学学科联系紧密,通常采取多学科联合研究的方法。根据实验对象的不同,可分为基础药理学方法和临床药理学方法。

1. 基础药理学研究方法

(1)实验药理学:可从体内(in vivo)和体外(in vitro)两方面进行。体内实验以清醒或麻醉动物为对象,研究药物的药效学及毒理学特征;体外实验则以离体组织、器官、培养的细胞或微生物为对象,研究药物对其功能影响或对微生物的作用。实验药理学对发现药物的药理作用和毒性反应,明确其作用机制有重要意义。

(2)实验治疗学:以整体动物、组织、器官、细胞的病理模型为实验对象,研究药物对病理模型的治疗效果,明确药物作用靶部位,是确定药物治疗作用和临床适应证的关键依据。

（3）药物代谢动力学：以健康清醒动物为对象，研究药物在动物体内吸收、分布、代谢、排泄的过程和基本规律，选用合适的数学模型以描述体内药物浓度随时间的变化规律，并以此模型得到相应的药物代谢动力学参数，为药物临床试验提供依据。

基础药理学研究必须在严格控制的实验条件下进行，遵循随机、对照、重复的基本医学研究准则。对照需包含阴性对照及阳性对照，有时也需对给药前、后的自身对照进行定性和定量分析。阴性对照通常是溶剂或赋形剂（vehicle），阳性对照则需选用公认的临床效果明确、不良反应清楚、作用机制翔实的已有药物。对照组的设立，既可以明确药物是否有效应，也可以比较其与现有药物的药效差别，以明确药物是否有开发的必要性和紧迫性，避免无效工作。

2. 临床药理学研究方法　　临床药理学（clinical pharmacology）是研究药物在人体内的作用规律和人体与药物间相互作用的一门学科。我国封建社会就有"君有疾，饮药，臣先尝之"的记载，是最早的临床药理实践。临床药理学的概念始于20世纪30年代，20世纪60年代沙利度胺（thalidomide）事件后，新药毒理学研究得到广泛重视，最终于1964年制定了《赫尔辛基宣言》，这是一份包括以人作为受试对象的生物医学研究的伦理原则和限制条件。近40年来，临床药理学进展迅速，为新药研发、用药安全提供了保障。其主要任务是：① 科学评价新药的有效性与安全性；② 参与医疗及会诊，借助治疗药物监测，制定给药方案，改善疗效，减少不良反应；③ 监测药品不良反应，保障用药安全。

四、药理学与新药研究开发

新药是指化学结构、药品组分或药理作用不同于现有药品的药物。我国《药品管理法》规定："新药指未在中国境内上市销售的药品""已生产的药品若改变剂型、给药途径、制造工艺或增加新的适应证，亦按新药管理"。新药的研究开发依次历经药学研究阶段、临床前药理研究阶段和临床药理研究阶段，才能最终用于临床，且在临床使用后，仍然需要进行上市后研究，以保障用药安全或发现新的适应证，或者对上市药物再评价，以决定是否继续使用。

1. 临床前药理试验　　临床前药理（pre-clinical pharmacology）研究又名非临床（non-clinical）药理研究，以实验动物为对象，是新药进行临床试验的前提，内容包括：

（1）药效学研究：通过动物实验，充分了解新化合物针对临床主要适应证的药理作用，并与阳性对照药物相比较以评价新化合物的优劣，从而筛选有效化合物。《新药药效学研究技术指导原则》规定，新药的主要药效学应在体内、体外以两种以上实验方法获得证明，其中一种必须是整体实验。

（2）一般药理学研究：是指针对新药主要药效作用以外，对机体所有系统的广泛药理作用进行的研究，重点是神经精神系统、心血管系统、呼吸系统、血液系统、免疫系统、生殖系统等，既可以全面了解新药对重要生理功能的影响，还可能发现新的适应证，并为毒理学研究和药物作用机制探讨指示方向。

（3）毒理学研究：是新药安全性评价的核心内容，包括全身用药的毒性试验、局部用药的毒性试验、特殊毒性试验和药物依赖性试验。《药品注册管理办法》规定新药全身性用药需测定急性毒性试验和慢性毒性试验，采用两种以上的实验动物，其中至少一种是非啮齿类动物。毒理学研究对新药临床试验剂量的确定及紧急情况的处理具有重要的参考价值。

2. 药物的临床试验　　药物临床试验以人为研究对象，试验必须遵循《赫尔辛基宣言》规定的原则，同时符合《药物临床试验质量管理规范》（Good Clinical Practice，GCP）的要求。20世纪80年代，一些发达国家相继颁布GCP，世界卫生组织于1993年颁布了《药品临床试验与GCP实用指南》，我国1999年制定并实施了GCP。临床试验的病例数应当符合统计学要求及药品注册办法规定的最低病例数要求。

新药临床试验分为Ⅰ、Ⅱ、Ⅲ、Ⅳ期，每期皆有基本的准则和技术要求。

（1）Ⅰ期临床试验：是在健康志愿者中进行的初步临床药理学及人体安全性评价试验，观察人体的耐受程度，得到基本的药物代谢动力学参数，为Ⅱ期临床试验制定合理的治疗方案提供依据。一般Ⅰ期临床试验的病例数要求为 20~50 人。

（2）Ⅱ期临床试验：在具有合适适应证的患者中进行的随机对照双盲临床试验，对新药的有效性和安全性做出初步评价，同时进行药物代谢动力学和生物利用度的研究，为Ⅲ期临床试验确定适应证，制定给药方案。病例数要求不少于 100 人，必要时可增加病例数。

（3）Ⅲ期临床试验：是扩大的多中心临床试验，对新药的有效性和安全性做进一步评价，获得充分的证据用于药品注册申请。其原则和要求与Ⅱ期临床试验一致，亦为随机双盲对照试验，在至少 3 个不同的临床试验研究机构进行，病例数要求不少于 300 例。

（4）Ⅳ期临床试验：即上市后临床试验，又名上市后监察（postmarketing surveillance），在新药上市后由申办者自主进行，在临床全面使用的情况下继续观测疗效，监控不良反应，尤其是罕见不良反应，常与药品不良反应监测及上市药物再评价结合起来进行，三者并不等同但有一定的关联。

绪论

（高博，镇学初）

第二章 药物代谢动力学
Chapter 2 Pharmacokinetics

药物代谢动力学(pharmacokinetics，PK)也称"药动学""药物动力学""药代动力学"等，是运用动力学原理阐明药物在体内动态变化规律的一门学科。其针对药物在生物体内的吸收(absorption)、分布(distribution)、代谢[metabolism，又名生物转化(biotransformation)]和排泄(excretion)过程随时间变化的动态规律进行定量研究，并运用数学公式来描述这种复杂的动态规律，即运用数学原理和方法来阐释机体内药物的存在位置、数量与时间之间的关系(图2-1)。掌握药物代谢动力学的基本原理和方法，可以更好地了解药物在体内的动态变化规律，有助于优化临床给药方案和设计个体化给药方案(包括给药途径、给药剂量、给药间隔时间等方面)，指导临床安全、有效和合理用药，具有重大的实用价值。

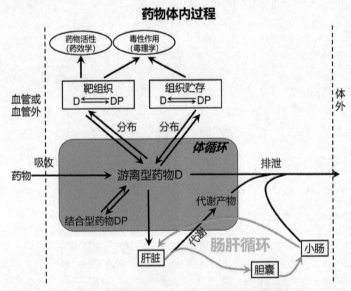

图2-1 药物在体内的吸收、分布、代谢与排泄

第一节 课前阅读

药物进入机体后，出现两种不同的效应。一是药物对机体产生的生物效应，包括药物对机体产生的治疗作用和毒副作用，即所谓的药效学(pharmacodynamics)和毒理学(toxicology)；另一个是机体对药物的作用，包括药物的吸收(absorption)、分布(distribution)、代谢(metabolism)和排泄(excretion)，即ADME。药物代谢动力学是定量研究药物(包括外来化学物质)在生物体内吸收、分布、代谢和排泄(简称"体内过程")规律的一门学科。

一、药物代谢动力学在新药研发中的地位

药物代谢动力学是定量研究药物在生物体内吸收、分布、代谢和排泄规律的一门学科，是新药研究

和全面认识人体与药物间相互作用不可或缺的重要组成部分。

药物在体内通过吸收进入血液循环,并随血流到达全身各处,透过生物膜后分布至不同的组织和器官,在靶组织中与受体结合产生药理作用,作用结束后,最终从体内消除。新药和新制剂在上市以前均需要在动物和人体上进行药物代谢动力学实验,在实验的基础上建立数学模型,求算相应的药物代谢动力学参数,并对药物的体内过程进行预测,从而了解其药物代谢动力学过程。

随着分析仪器的不断升级及细胞生物学和分子生物学的迅猛发展,药物代谢动力学研究也有了长足的发展,并在新药研发中发挥着重要的作用。特别是针对药物的代谢产物及代谢机制的研究,这将有助于发现生物活性更高、更安全的新药。因此,国内外在药物创新研制过程中,药物代谢动力学研究在新药开发与评价中与药效学研究、毒理学研究处于同等重要的地位。

二、药物代谢动力学研究的历史

药物代谢动力学(pharmacokinetics, PK)一词最早是由 Dost 博士于 1953 年提出,但是早在这之前,就已经有许多有关的论文发表。Pharmacokinetics 中"pharmacon"和"kinetikos"来源于希腊语,意思是"药物"和"动力学"。药物代谢动力学的发展仅几十年的历史。1972 年,在美国国立卫生研究院(National Institutes of Health, NIH)召开了药理学与药物代谢动力学国际会议,这次会议是由国际卫生科学研究中心(International Center for Advanced Study in Health Sciences)的 J. F. Fogar 发起的。在这次具有历史性意义的会议上,由 NIH 这样的权威性机构第一次正式确认药物代谢动力学成为一门独立学科。

1913 年,Michaelis 和 Menten 提出了动力学方程;1919 年,瑞士的 Widmark 利用数学公式对药物有动态规律进行了科学分析;1924 年 Widmark 和 Tandbery 提出了开放式一室模型动力学;1937 年,Teorell 又提出了二室模型动力学的假设,并用数学公式详细描述了二室模型动力学规律;到了 20 世纪 60 年代,由于电子计算机的重大发展和分析化学的重大突破(实现了从极少量的生物样品中定量测定痕量的药物或化学物质的浓度)及许多科学家的远见卓识,使药物代谢动力学有了很大的发展;20 世纪 70 年代初,药物代谢动力学被国际上公认为独立学科。德、美、日等国的著名科学家 F. H. Dost、E. Kruger-Jhi-emer、J. G. Wagner、G. Levy、E. Nelson、M. Gibaldi、褚见喜一郎、花野学等都为创建这一学科做出了巨大的贡献,他们在药物代谢动力学的发展史上占有特殊的地位。

20 世纪 70 年代以后,药物代谢动力学的研究,在理论上、实验方法上和实践应用上都有了飞速发展。出现了采用概率论的随机过程论来研究药物的体内动态过程,"矩"被成功地用来分析药物在机体内的"平均驻留时间",从严格意义上来讲,这种方法已经不依赖于房室模型。药物代谢动力学发展至今,又出现了生理药动学模型、药动学-药效学结合模型等更加精确反映药物与机体之间相互作用规律的数学模型。

中国医药工作者,在药物代谢动力学方面也进行了大量的研究和探讨。我国药物代谢动力学研究可以追溯到 20 世纪 50 年代。当时著名学者如宋振玉教授、曾衍霖教授开展的药物体内过程研究,对认识药物的体内命运奠定了基础。1980 年出版了国内第一本介绍这一新兴学科的著作《药物代谢动力学》,第一次使"pharmacokinetics"这一专业术语出现在我国的著作中。几十年来,中国的药学家们在药物代谢动力学研究方面做出了卓越的贡献。2013 年国际药物代谢研究会(ISSX)颁发 ISSX 特别贡献奖以表彰我国学者周宏灏院士和刘昌孝院士的贡献。随着电子计算机技术的飞速发展与普及,我国药物代谢动力学领域的研究与应用也将进一步蓬勃发展。

第二节 药物分子的跨膜转运

药物在体内吸收、分布、代谢和排泄过程中,游离型药物分子要通过各种单层(如小肠上皮细胞)或多层(如皮肤)细胞膜,此过程称为药物分子的跨膜转运(trans-membrane transport)。细胞膜是药物在体内转运的基本屏障,因此了解药物分子的跨膜转运机制及影响跨膜的因素十分重要。

一、药物分子的跨膜转运与药物转运体

(一) 细胞膜的结构与功能

细胞膜具有复杂的结构与生理功能,主要由脂质(磷脂、胆固醇与糖脂)和蛋白质组成,是一种可塑、流动和镶嵌式的脂质双分子层结构(图2-2)。脂质主要呈双分子排列,每一个脂质分子一端(磷酸甘油基团)为亲水端,朝向膜的表面;另一端为疏水端(脂肪酸链),朝向膜的内面。这样两个脂质分子的亲水端成为膜的内外两面,从而构成膜的双分子层基本骨架,中间则形成膜的疏水区。因此,膜本身是亲脂性的,大多数极性(离子化程度较高)药物难以通过脂质双层,而脂溶性药物可以通透。在脂质双分子层中镶嵌着具有多种生理功能的可移动的球形膜蛋白。

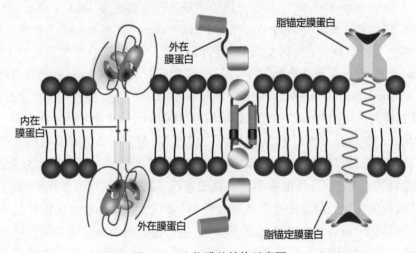

图2-2 生物膜的结构示意图

膜蛋白可分为以下三类:

1. **外在膜蛋白** 外在膜蛋白或称外周膜蛋白,为水溶性蛋白,分布在膜的内外表面,约占膜蛋白的20%~30%,主要由亲水性氨基酸组成,通过离子键、氢键等非共价键与脂质分子的极性头部相结合,或通过与内在蛋白的相互作用,间接与膜相结合。有些外在膜蛋白可以伸缩,引起细胞的变形活动,产生吞噬作用和胞饮作用。

2. **内在膜蛋白** 内在膜蛋白或称整合膜蛋白,占膜蛋白的70%~80%,是双亲媒性分子,可不同程度地嵌入脂质双分子层中。内在膜蛋白主要是两端由亲水性氨基酸,中间由疏水性氨基酸组成的蛋白质。两端的亲水性氨基酸与磷脂分子的亲水头部邻近;中间的疏水性氨基酸与脂质分子的疏水尾部相互结合,因此与膜结合非常紧密。这些蛋白质可以贯穿整个脂质双分子层,作为质膜上转运的通道。

3. **脂锚定膜蛋白** 通过与之共价相连的脂分子(如脂肪酸或糖脂)插入膜的脂双分子中,从而锚定在细胞质膜上的一类膜蛋白。与脂肪酸结合的脂锚定膜蛋白多分布在质膜内侧,与糖脂相结合的脂锚定膜蛋白多分布在质膜外侧。

(二) 药物通过细胞膜的方式

药物分子通过细胞膜的方式有被动转运(包括滤过和简单扩散)、载体转运(包括主动转运和易化扩散)和膜动转运(包括胞饮和胞吐)(图2-3)。

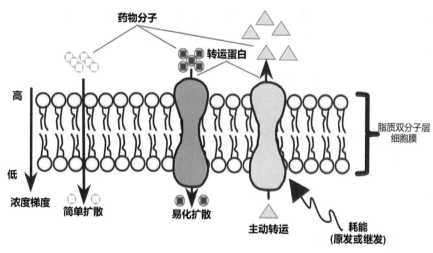

图 2-3　药物的跨膜转运方式

1. 被动转运　　被动转运(passive transport)是指存在于细胞膜两侧的药物顺浓度梯度从高浓度侧向低浓度侧扩散的过程。特点：① 顺浓度梯度转运；② 不需要载体，膜对通过的物质无特殊选择性；③ 不消耗能量，扩散过程与细胞代谢无关；④ 不受共存类似物的影响，即无饱和现象和竞争抑制现象，一般也无部位特异性。

药物转运以被动转运为主，分为滤过和简单扩散两种形式。

(1) 滤过(filtration)：是指水溶性的极性或非极性药物分子借助于流体静压或渗透压随体液通过细胞膜的水性通道而进行的跨膜转运，又名水溶性扩散(aqueous diffusion)。体内大多数细胞，如结膜、小肠、泌尿道等上皮细胞膜的水性通道很小，直径仅为 4~8 Å(1 Å = 10⁻¹⁰ m)，只允许分子量小于 100 Da 的物质通过，如锂离子(Li^+)、甲醇、尿素等；大多数毛细血管内皮细胞间的孔隙较大，直径可达 40 Å 以上(60~120 Å)，分子量大到 20 000~30 000 Da 的物质也能通过，故绝大多数药物均可经毛细血管内皮细胞间的孔隙滤过。但是，脑内除了垂体、松果体、正中隆起、极后区、脉络丛外，大部分毛细血管壁无孔隙，药物不能以滤过方式通过这些毛细血管而进入脑组织内。虽然大多数无机离子分子量小，足以通过细胞膜的水性通道，但其跨膜转运由跨膜电位差(如 Cl^-)或主动转运机制(如 Na^+、K^+)控制。

(2) 简单扩散(simple diffusion)：是指脂溶性药物溶解于细胞膜的脂质层，顺浓度差通过细胞膜，又名脂溶性扩散(lipid diffusion)。绝大多数药物按此种方式通过生物膜。简单扩散的速度主要取决于药物的油水分配系数(lipid/aqueous partition coefficient)和膜两侧药物浓度差。油水分配系数(脂溶性)和浓度差越大，扩散就越快。但是，因为药物必须先溶于体液才能抵达细胞膜，水溶性太低同样不利于通过细胞膜，故药物在具备脂溶性的同时，仍需具有一定的水溶性才能迅速通过细胞膜。

常见影响简单扩散的因素有以下 4 项。① 膜两侧浓度差：当药物从浓度高的一侧向浓度低的一侧扩散时，浓度差越大，扩散速度越快；当膜两侧药物浓度相同时，浓度差为零，扩散即停止。② 药物的脂溶性：是每个药物固有的一种特性，常用油/水分配系数(lipid/aqueous partition coefficient，药物在有机溶媒中的溶解度/药物在水中的溶解度，如 logP)表示，油/水分配系数越大，药物在脂质生物膜中溶入越多，扩散也越快。③ 药物的解离度：绝大多数药物属于弱酸性或弱碱性有机化合物，在体液中均不同程度地解离。分子型(非解离型，unionized form)药物疏水而亲脂，易通过细胞膜；离子型(解离型，ionized form)药物极性高，不易通过细胞膜脂质层，被限制在膜的一侧，这种现象称为离子障(ion trapping)。④ 药物所在环境的 pH：药物在体液中的解离度还取决于药物所在体液的 pH。

简单扩散的跨膜转运过程符合一级动力学，并遵循 Fick 扩散定律。药物的解离型与非解离型的比值取决于药物本身的 pK_a 和所在环境的 pH,它们之间的关系可用 Handerson-Hasselbalch 方程式表示:

弱酸性药物

$$HA \rightleftharpoons H^+ + A^-$$

$$K_a = \frac{[H^+][A^-]}{[HA]}$$

$$pH - pK_a = lg \frac{[A^-]}{[HA]}$$

$$pK_a = pH - lg \frac{[A^-]}{[HA]}$$

$$\therefore 10^{pH-pK_a} = \frac{[A^-]}{[HA]} 即 \frac{[离子型]}{[分子型]}$$

当 $[HA] = [A^-]$ 时,$pH = pK_a$

弱碱性药物

$$BH^+ \rightleftharpoons H^+ + B$$

$$K_a = \frac{[H^+][B]}{[BH^+]} \tag{2-1}$$

$$pK_a - pH = lg \frac{[BH^+]}{[B]} \tag{2-2}$$

$$pK_a = pH - lg \frac{[B]}{[BH^+]} \tag{2-3}$$

$$\therefore 10^{pK_a-pH}$$

$$= \frac{[BH^+]}{[B]} 即 \frac{[离子型]}{[分子型]} \tag{2-4}$$

当 $[B] = [BH^+]$ 时,$pH = pK_a$

pK_a 是解离常数 K_a 的负对数,一般用来表示化合物酸性的强弱,pK_a 值越小酸性越强。由上式可见,当药物的解离型与非解离型比例相等时,$pH = pK_a$,即 pK_a 等于弱酸性或弱碱性药物在 50% 解离时溶液的 pH。溶液 pH 的改变与药物的解离度变化成指数关系,说明药物所在体液 pH 的微小变化可显著改变药物的解离度,从而影响药物的转运。弱酸性药物在酸性环境中非解离型多,容易透过生物膜,而在碱性环境中解离型多,不易透过生物膜。相反,弱碱性药物在酸性环境中解离型多,不易透过生物膜,但在碱性环境中非解离型多,容易透过生物膜(图 2-4)。胃液 pH 变化范围为 1.5~7.0,尿液为 5.5~8.0。如此大的 pH 变化范围对那些脂溶性适中的药物可能产生显著的临床意义。临床上口服苯巴比妥等弱酸性药物中毒时,用碳酸氢钠洗胃,就是因为碳酸氢钠碱化了中毒药物的吸收环境,使苯巴比妥的解离型增多,减少其吸收而解毒。此外,尿液的 pH 也对一些药物的清除速率产生很大的影响。苯巴比妥的清除在碱性尿内比在酸性尿内快 7 倍。抗高血压药美卡拉明为弱碱性,在酸性尿内的清除速率约为碱性尿的 80 倍。

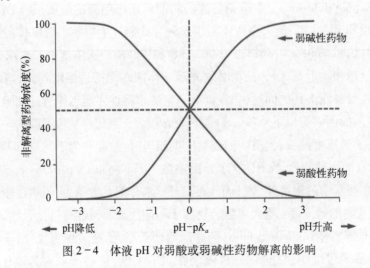

图 2-4 体液 pH 对弱酸或弱碱性药物解离的影响

2. 载体转运 载体转运(carrier-mediated transport)由载体介导。生物膜的脂质双层中镶嵌的蛋白质(蛋白、脂蛋白、糖蛋白等)具有载体作用,在生物膜的一侧与药物或内源性物质结合后,产生构型改变,使底物通过生物膜,在另一侧将结合的药物或内源性物质释出,并恢复原状回到原位置。载体转运的速率大大超过被动扩散。载体转运的特点:① 对转运物质有选择性(specificity);② 载体转运能力有限,故具有饱和性(saturation);③ 结构相似的药物或内源性物质可竞争同一载体而具有竞争性(competition),并可发生竞争性抑制(competitive inhibition);④ 具有结构特异性和部位特异性,如维生素 B_{12} 的主动转运仅在回肠末端进行,而维生素 B_2 和胆酸仅在小肠的上端才能被吸收。

载体转运主要发生在肾小管、胆道、血脑屏障和胃肠道。载体转运主要有主动转运和易化扩散两种方式。

(1)主动转运(active transport):指药物借助载体或酶促系统的作用,可以逆浓度梯度或电化学梯度通过生物膜,膜一侧的药物转运完毕后转运即终止。这种转运方式的特点是:① 需载体参与;② 载体对药物有特异选择性;③ 需要消耗细胞能量,代谢抑制物能阻断此过程;④ 转运有饱和现象;⑤ 转运有竞争性抑制现象,如丙磺舒和青霉素在肾小管经同一分泌型转运体[有机阴离子转运体,(organic anion transporter, OAT)]转运,两者合用时,前者竞争性抑制后者在肾小管的分泌,从而使青霉素排泄减慢,血中浓度升高,因此增强了青霉素的疗效。主动转运是人体重要的物质转运方式,生物体内一些必需物质如单糖、氨基酸、水溶性维生素、K^+、Na^+、I^- 及一些有机弱酸、弱碱等弱电解质的离子型都是以主动转运方式通过细胞膜。有的药物通过神经元细胞、脉络丛、肾小管上皮细胞和肝细胞时是以主动转运方式进行的。主动转运需要耗能,能量可直接来源于 ATP 的水解,或是间接来源于其他离子如 Na^+ 的电化学差。

常见的主动转运可分为直接利用细胞内代谢能量的原发性主动转运和间接利用细胞内代谢能量的继发性主动转运。

1)原发性主动转运(primary active transport):又称一次性主动转运。即直接利用 ATP 分解成 ADP 释放出的游离自由能来转运物质的方式。其特点是:① 转运体为非对称性,并具有与 ATP 结合的专属性结构区域;② 将酶反应(ATP 分解为 $ADP+P_i$)与离子转运相结合,通过转运体的构象改变来单向转运离子。如小肠上皮细胞和肾小管上皮细胞基底侧膜存在的 Na^+,K^+-ATP 酶(钠钾泵)介导的离子转运、P-糖蛋白(P-glycoprotein, P-gp)等转运体介导的药物转运为原发性主动转运。

2)继发性主动转运(secondary active transport):又称二次性主动转运。即不直接利用分解 ATP 产生的能量,而是与原发性主动转运中的转运离子相耦合,间接利用细胞内代谢产生的能量来进行转运。在主动转运中,继发性主动转运是最普遍的转运方式。在继发性主动转运中,作为驱动力的离子和被转运物质按同一方向转运者称为协同转运(cotransport 或 symport),如小肠 H^+ 与寡肽转运体 PEPT1 的协同转运促进二肽、三肽类物质及 β-内酰胺酶抗生素等的胃肠道吸收;按相反方向转运者称为交换转运(exchange transport)或逆转运(antiport)、对向转运(counter transport),如 Na^+/H^+ 交换泵、二羧酸/有机阴离子对向转运体的转运为交换转运。

(2)易化扩散(facilitated diffusion):指药物在细胞膜载体的帮助下由膜高浓度侧向低浓度侧扩散的过程。易化扩散不消耗能量,不能逆电化学差转运;存在饱和现象和竞争性抑制现象。易化扩散可加快药物的转运速率。在小肠上皮细胞、脂肪细胞、血脑屏障血液侧的细胞膜中,单糖类、氨基酸、季铵盐类药物和体内一些离子如 Na^+、K^+、Ca^{2+} 的转运属于易化扩散。维生素 B_{12} 经胃肠道吸收、葡萄糖进入红细胞内、甲氨蝶呤进入白细胞等均以易化扩散方式转运。

3. 膜动转运　　大分子物质的转运常伴有膜的运动,称为膜动转运(cytosis)。膜动转运包括胞饮和胞吐。

(1)胞饮(pinocytosis):又称吞饮或入胞,是指某些液态蛋白质或大分子物质通过细胞膜的内陷形成吞饮小泡而进入细胞内的过程。如脑垂体后叶粉剂可从鼻黏膜给药以胞饮方式吸收。

（2）胞吐（exocytosis）：又称胞裂外排或出胞，是指胞质内的大分子物质以外泌囊泡的形式排出细胞的过程，如腺体分泌及递质的释放。

总而言之，药物的跨膜转运是一个复杂的过程，具体药物的跨膜转运取决于药物本身的理化性质、转运部位的生理、病理状况等。一种药物可经过一种转运方式转运，也可经过多种方式转运。对于药物，一般首先考虑其经简单扩散转运，其次根据药物的特征考虑是否有转运体介导的载体转运，最后要综合判断药物的净转运是否为几种转运方式的共同结果，哪个方式的转运占有主导地位等。

（三）药物转运体

许多细胞膜上具有特殊的跨膜蛋白（trans-membrane protein），控制体内一些重要的内源性生理物质（如糖、氨基酸、神经递质、金属离子）和药物进出细胞。这些跨膜蛋白称为转运体（transporter）。机体的肠道、肝脏、肾脏、脑等重要器官均存在多种与转运药物及内源性物质相关的转运体。HUGO 基因命名委员会（HUGO Gene Nomenclature Committee，HGNC）根据转运特点将药物转运体分为两大类：一类称为易化扩散型或继发性主动转运型的可溶性载体（solute carrier，SLC），这类转运体由 300~800 个氨基酸组成，分子量在 40~90 kDa 之间；另一类称为原发性主动转运型的 ATP 结合盒式转运体（ATP binding cassette，ABC），特点为分子量较大，由 1 200~1 500 个氨基酸组成，分子量在 140~180 kDa 之间。根据转运机制和方向的不同分类，转运体还可分为摄取性转运体（uptake transporter）和外排性转运体（efflux transporter）两种（图 2-5）。摄取性转运体的主要功能是促进药物向细胞内转运，促进吸收，增加细胞内底物浓度。如肝细胞血管侧膜上的有机阴离子转运多肽（organic anion transporting polypeptide，OATP）是摄取性转运体，负责摄取他汀类等药物进入肝细胞；外排性转运体则依赖 ATP 分解释放的能量，将底物泵出细胞，降低底物在细胞内的浓度，其功能类似外排泵，利于药物的解毒，主要包括 ABC 转运体家族成员，如 P-gp、乳腺癌耐药蛋白（breast cancer resistance protein）、肺耐药蛋白（lung resistance protein）、多药耐药相关蛋白（multidrug resistance-associated protein）等。

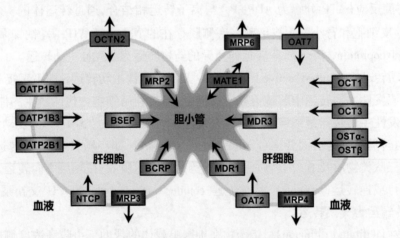

图 2-5　肝细胞上的主要转运体

二、影响药物通过细胞膜的因素

药物通过细胞膜的速率，除受药物的解离度和体液 pH 的影响外，还与药物浓度差、细胞膜的通透性、细胞膜的面积和厚度、血流量及细胞膜转运蛋白的量和功能有关。

（一）药物浓度差与细胞膜通透性、面积及厚度

药物以简单扩散方式通过细胞膜时，除了受药物解离度和体液 pH 影响外，药物分子跨膜转运的速率（单位时间通过的药物分子数）还与膜两侧药物浓度差（$C_1 - C_2$）、膜面积、膜通透系数（permeability coefficient)和膜厚度等因素有关。膜表面积大的器官,如肺、小肠,药物通过其细胞膜脂质层的速度远比膜表面小的器官(如胃)快。这些因素的综合影响符合 Fick 定律(Fick law):

$$通透量(单位时间分子数) = (C_1 - C_2) \times \frac{面积 \times 通透系数}{厚度} \tag{2-5}$$

(二)血流量

血流量的改变可影响细胞膜两侧药物浓度差,药物被血流带走的速度影响膜一侧的药物浓度,血流量丰富、流速快时,不含药物的血液能迅速取代含有较高药物浓度的血液,从而得以维持很大的浓度差,使药物跨膜速率增高。

(三)细胞膜转运蛋白的量与功能

营养状况和蛋白质的摄入影响细胞膜转运蛋白的数量,从而影响药物的跨膜转运。转运蛋白的功能受基因型控制,如多药耐药基因(multidrug resistance gene)是编码 P-gp 的基因,其基因多态性引起的不同基因型具有编码不同 P-gp 的功能,从而影响药物的跨膜转运。

第三节　药物的体内过程

药物的体内过程是指药物从给药部位进入体内直至排出体外的过程,包括药物的吸收、分布、代谢和排泄。其中,分布、代谢和排泄可统称为药物处置(disposition),是机体处置药物的过程。此外,代谢和排泄合称为药物消除(elimination),是机体消除药物的方式。药物的体内过程直接影响药物在其作用部位的浓度和有效浓度维持的时间,从而决定药物作用的发生、发展和消除。因此,药物的体内过程是药物发挥药理作用、产生治疗效果的基础,是临床制订用药方案的依据。

一、吸收

吸收(absorption)是指药物从用药部位进入血液循环的过程。血管外给药途径均存在吸收过程。吸收速度和程度受药物的理化性质、剂型、吸收部位的血流量、给药途径等因素影响。

(一)药物的理化性质

除血管内给药外,药物通过其他途径给药都要经过跨膜转运,多以被动转运方式吸收。影响药物经被动转运的吸收主要有以下因素。

(1)脂溶性:脂溶性药物可溶于生物膜的类脂质中而扩散,故较易被吸收。水溶性药物单纯经被动扩散不易被吸收,但如果能经主动转运机制吸收,如经转运体转运,则易被吸收。如临床上水溶性 β-内酰胺类抗生素是因为其可经胃肠道 PEPT1 转运体主动转运而易被吸收。

(2)解离度:如前所述,弱酸性药物在碱性环境下解离度大,不易被吸收,因此临床上如遇弱酸性药物中毒,应该采用弱碱性药物碱化尿液,减少弱酸性药物的重吸收,促进其排泄而解毒。

(3)分子量:吸收与药物的分子量有关。分子量大的水溶性药物不易被吸收,分子量小的水溶性药物可以自由通过生物膜的膜孔扩散而被吸收。分子量大,尽管是脂溶性药物,吸收也受限。

(二)给药途径

除静脉给药外,其他给药途径都有吸收过程。给药途径不同的药物有不同的吸收过程和特点。不同给药途径吸收速率的一般规律为:气雾吸入>腹腔注射>舌下给药>肌内注射>皮下注射>口服>直肠给药>皮肤给药。根据给药方法和吸收部位的不同,可将吸收途径分为消化道内吸收和消化道外吸收。

1. 消化道内吸收

（1）口服给药：口服（per os，po）是最常用、最安全的给药途径。大多数药物在胃肠道内是以简单扩散方式被吸收的。胃肠道的吸收面积大、内容物的拌和作用及小肠内适中的酸碱性对药物解离影响小等因素均有利于药物的吸收。小肠黏膜吸收面积广，缓慢蠕动能增加药物与黏膜的接触机会，因此小肠是药物口服时主要的吸收部位。

影响胃肠道对药物吸收的因素包括药物和机体两方面：

A. 药物方面：药物的理化性质（脂溶性、解离度、分子量等）、剂型（包括药物粒径的大小、赋形剂种类等）等因素均能影响药物的吸收。

B. 机体方面：

a. 胃肠内 pH：胃内容物的 pH 为 1.0~3.0，肠内容物的 pH 为 4.8~8.2，胃肠 pH 决定胃肠道中非解离型的药量。弱酸性药物对乙酰氨基酚基本以非解离型存在，易在胃吸收，而弱碱性药物如地西泮或麻黄碱在胃中大部分以离子型存在，不易被胃吸收，但易被小肠吸收。

b. 胃排空速度和肠蠕动：胃排空及肠蠕动的快慢能显著影响药物在小肠的吸收。胃排空速率慢，药物在胃中停留时间延长，与胃黏膜接触机会和接触面积增大，主要在胃中吸收的弱酸性药物吸收会增加。由于大多数药物的主要吸收部位在小肠，故胃排空加快，到达小肠部位所需时间缩短，有利于药物在小肠吸收。肠蠕动增加能促进固体制剂的崩解与溶解，使溶解的药物与肠黏膜接触，使药物吸收增加。

c. 胃肠内容物：胃肠中食物可使多数药物的吸收减少，这可能与食物稀释、吸附药物或延缓胃排空有关。

d. 首过消除（first-pass elimination）：又称首过效应（first-pass effect）或首过代谢（first pass metabolism），是指从胃肠道吸收的药物在到达全身血液循环前被肠壁和肝脏部分代谢，从而使进入全身血液循环内的有效药物量减少的现象。某些药物尽管已全部被肠黏膜上皮细胞吸收，但其进入体循环的药量仍然很少，其原因就是某些药物具有明显的首过消除。首过消除明显的药物不宜口服给药，如硝酸甘油，首过消除灭活约 95%。首过消除主要决定于肠黏膜及肝脏的酶活性，所以这种现象是剂量依赖性的。小剂量药物因首过消除可使进入体循环的原形药物量减少；但当给予大剂量的药物，超过酶的催化能力时，则进入体循环的原形药物量会明显增加。因此，增加剂量是克服因首过消除而使药物作用降低的办法之一，但前提是仅适合于治疗指数高的药物。否则，增加剂量常致毒性反应的发生。有些药物因剂量加大，代谢产物也会明显增多，可能出现代谢产物的毒性反应。因此，在应用首过消除高的药物而决定采用大剂量口服时，应先了解其代谢产物的毒性作用和消除过程。此外，改变给药途径（如舌下、直肠给药）也可不同程度克服首过消除。

e. 胃肠道存在很多影响药物吸收的转运体。如小肠的 PEPT1 为摄取性转运体，主要转运二、三肽等肽类物质。水溶性 β-内酰胺类抗生素由于有与二肽相似的结构，也是 PEPT1 的底物，由 PEPT1 介导经小肠吸收。作为外排性转运体的 P-gp 位于小肠绒毛端上皮细胞的顶侧膜（刷状缘膜），其功能是将小肠上皮细胞内的药物"泵"到肠腔而排出，导致吸收减少。很多抗癌药物均为 P-gp 的底物，如紫杉醇、长春新碱等，这些药物之所以采用静脉给药的形式，其原因之一就是 P-gp 在肠道的外排作用。此外，外排性转运体将抗肿瘤药物排出肿瘤细胞也是肿瘤细胞产生多药耐药的原因之一。

此外，服药时的饮水量、药物与胃肠道内容物的理化性相互作用（如钙与四环素形成不可溶的络合物引起吸收障碍）、胃肠道分泌的酸和酶及肠道内菌群的生化作用等也会影响胃肠道对药物的吸收。如一些青霉素类抗生素因被胃酸迅速灭活而口服无效，多肽类激素如胰岛素在胃肠内被水解而必须采用非胃肠道途径给药。

（2）舌下给药：舌下给药（sublingual）的优点是舌下血流丰富，吸收较快，可在很大程度上避免首过消除。舌下给药特别适合经胃肠吸收时易被破坏或首过消除明显的药物,如硝酸甘油、异丙肾上腺素等。硝酸甘油首过消除约为95%,舌下给药时由血流丰富的颊黏膜吸收,直接进入全身循环。但因舌下吸收面积小,吸收量有限,故舌下给药不能成为常规的给药途径。

（3）直肠给药(per rectum)：直肠内给药的优点是可以防止药物对上消化道的刺激;部分药物可避开肝脏的首过消除,从而提高药物的生物利用度。药物经肛管静脉和直肠下静脉吸收后进入下腔静脉,可避开首过消除,但如果栓剂插入过深或直肠上静脉位置向下变异,药物吸收后进入直肠上静脉,则可经过门静脉入肝而不能避开首过消除。

2. 消化道外吸收　　药物除了可从消化道内吸收外,还可经皮肤黏膜、注射部位、鼻黏膜、支气管或肺泡等部位吸收。

（1）注射给药：静脉注射(intravenous injection, iv)可使药物迅速而准确地进入全身血液循环,不存在吸收过程。药物肌内注射(intramuscular injection, im)及皮下注射(subcutaneous injection, sc)时,主要经毛细血管以简单扩散和滤过方式吸收,吸收速率受注射部位血流量和药物剂型影响,一般较口服快。水溶液吸收迅速,油剂、混悬剂可在局部滞留,吸收慢,故作用持久。肌肉组织的血流量比皮下组织丰富,药物肌内注射一般比皮下注射吸收快。

有时为了使治疗药物靶向至特殊组织器官,可采用动脉注射(intra-arterial injection, ia),但动脉给药危险性大,一般较少使用。注射给药还可将药物注射至身体任何部位发挥作用,如局部麻醉药(以下简称"局麻药")。将局麻药注入皮下或手术视野附近组织可产生浸润麻醉作用,注入外周神经干附近可产生区域麻醉作用。

（2）呼吸道吸入给药：除了吸入麻醉药(挥发性液体或气体)和其他一些治疗性气体经吸入给药外,容易气化的药物也可采用吸入途径给药,如沙丁胺醇。有的药物难溶于一般溶剂,水溶液又不稳定,如色甘酸钠,可制成直径约5 μm的极微细粉末,以特制的吸入剂气雾吸入。由于肺泡表面积很大,肺血流量丰富,因此只要具有一定溶解度的气态药物即能经肺迅速吸收。气道本身是抗哮喘药的靶器官,以气雾剂解除支气管痉挛是一种局部用药。

（3）局部用药：局部用药的目的是在皮肤、眼、鼻、咽喉和阴道等部位产生局部作用。穿透性强的局麻药进行表面麻醉时也是一种局部用药。有时也在直肠给药以产生局部抗炎作用,但大部分直肠给药是为了产生吸收作用。直肠给药可在一定程度上避免首过消除。直肠中、下段的毛细血管血液流入下痔静脉和中痔静脉,然后进入下腔静脉,其间不经过肝脏。若以栓剂塞入上段直肠,则吸收后经上痔静脉进入门静脉系统,而且上痔静脉和中痔静脉间有广泛的侧支循环,因此,直肠给药的剂量仅约50%可以绕过肝脏。为了使某些药物血浆浓度维持较长时间,也可采用经皮肤途径给药,如硝酸甘油软膏或缓释贴皮剂、硝苯地平贴皮剂、芬太尼贴皮剂等,但这是一种全身给药方式。

二、分布

分布(distribution)是指药物吸收后从血液循环到达机体各个器官和组织的过程。药物吸收后可不均匀地分布到多个组织器官,各组织器官的药物量是动态变化的。药物作用的快慢和强弱,主要取决于药物分布进入靶器官的速度和浓度。通常药物在体内的分布速度很快,可迅速在血液和各组织之间达到动态平衡。药物分布到达作用部位的速度越快,起效就越迅速。药物在体内各组织器官分布的速度和程度,主要取决于药物的理化性质、组织器官的血流量、膜的通透性及药物与血浆蛋白、组织细胞的结合能力。此外,药物载体转运蛋白的数量和功能状态、体液 pH、生理屏障作用及药物的分子量、化学结构、脂溶性、pKa、极性、微粒制剂的粒径等都能够影响药物的体内分布。药物分布不仅与药物效应有关,而且与药物毒性关系密切,对安全有效用药有重要意义。影响药物分布的主要因素如下：

（一）体液的 pH 与药物的解离度

在生理情况下,细胞内液 pH 为 7.0,细胞外液 pH 为 7.4。由于弱酸性药物在弱碱性的细胞外液中易解离,不易进入细胞内,因此细胞外液中弱酸性药物的浓度高于细胞内液,升高血液 pH 可使弱酸性药物由细胞内向细胞外转运,降低血液 pH 则使弱酸性药物向细胞内转运;弱碱性药物则相反。口服碳酸氢钠碱化血液可促进巴比妥类弱酸性药物由脑细胞向血浆转运;同时碱化尿液,可减少巴比妥类弱酸性药物在肾小管的重吸收,促进药物从尿中排出,这是临床上抢救巴比妥类药物中毒的措施之一。

（二）组织器官血流量与膜的通透性

人体各组织器官的血流量是不均一的。通常在肝、肾、脑、肺等血流量丰富的组织和器官,药物的分布速度快而且转运量较多;相反,在皮肤、肌肉等低血流量器官,药物分布速度慢且转运量较小。所以流经各组织器官的动脉血流量是影响分布的一个重要因素。药物在血液循环速度快的脏器中分布较快,随后还可以发生再分布(redistribution)。例如,静脉注射硫喷妥钠,首先分布到血流量大的脑组织而发挥麻醉作用,随后由于其脂溶性高又向血流量少的脂肪组织转移,实现再分布,使患者迅速苏醒。所以硫喷妥钠起效迅速,但维持时间短。

根据 Fick 第一定律,药物的膜通透性除受体液的 pH 和药物的解离度影响外,还与膜两侧的药物浓度差、膜面积、药物分子的通透系数和生物膜的厚度等因素有关。因此,药物通过膜表面积大的器官远比通过膜表面积小的器官要快。

（三）血浆蛋白的结合率

大多数药物在血浆中均可不同程度地通过离子键、氢键及范德瓦耳斯力与血浆蛋白结合而形成结合型药物(bound drug),其与游离型药物(free drug)同时存在于血液中。与药物结合的血浆蛋白主要有 3 种:① 脂蛋白,主要与血浆中脂溶性较强的药物结合;② α_1 酸性糖蛋白(α_1 acid glycoprotein),主要与血浆中弱碱性药物结合;③ 白蛋白,主要与血浆中弱酸性药物结合。此外,还有 β 和 γ 球蛋白,主要与内源性生物活性物质结合。弱酸性药物主要与清蛋白结合,弱碱性药物主要与 α_1 酸性糖蛋白结合,脂溶性强的药物主要与脂蛋白结合。药物与血浆蛋白结合通常是可逆的,游离型药物与结合型药物通常处于动态平衡状态,符合下列公式:

$$D + P \rightleftharpoons DP \tag{2-6}$$

D 为游离型药物,DP 为结合型药物。

$$K_D = \frac{[D][P]}{[DP]} \tag{2-7}$$

设 P_T 为血浆蛋白总量,则上式可转换成:

$$\frac{[DP]}{[P_T]} = \frac{[D]}{K_D + [D]} \tag{2-8}$$

药物与血浆蛋白结合率常用血浆中结合型药物浓度与总药物浓度的比值来表示。

$$\frac{[DP]}{[D] + [DP]} = \frac{P_T}{K_D + [D] + [P_T]} \tag{2-9}$$

上式表明决定血浆蛋白结合率的因素为游离型药物浓度、血浆蛋白量和药物与血浆蛋白的亲和力,即解离常数 K_D 值的大小。

结合型药物不能跨膜转运,故不能进入组织器官发挥药理作用,是药物在血液中的一种暂时贮存形式,只有非结合型的游离药物才能透过生物膜转运到各组织器官发挥药理作用。因此,药物与血浆蛋白的结合影响药物在体内的分布、转运速度及作用强度和消除速率。

血浆蛋白结合的临床意义在于:

(1)药物与血浆蛋白结合的饱和性:当一个药物与血浆蛋白的结合达到饱和以后,再继续增加药物剂量,游离型药物可迅速增加,导致药物作用增强,可能发生明显的中毒反应。

(2)药物与血浆蛋白结合的竞争性抑制现象:药物与血浆蛋白结合的特异性低。联合用药时,与相同血浆蛋白结合的不同药物之间可发生竞争性置换的相互作用,使其中某些药物游离型增加,药理作用增强甚至出现中毒反应。当血浆蛋白的结合率为99%的A药与血浆蛋白结合率为98%的B药合用,A药被B药置换导致A药血浆蛋白结合率下降1%时,可使游离型的A药由原来的1%升高到2%,即具有药理活性的游离型A药的浓度在理论上可上升至2倍,可能导致A药毒性反应的发生。如抗凝血药华法林血浆蛋白结合率约为99%,非甾体抗炎药保泰松血浆蛋白结合率约为98%,当两者合用时,结合型的华法林被置换出来,使血浆内游离型华法林浓度明显增加,抗凝作用增强,甚至可造成严重的出血,危及生命。药物与内源性化合物也可在血浆蛋白结合部位发生竞争性置换作用,如磺胺异噁唑可将胆红素从血浆蛋白结合部位置换出来从而导致新生儿核黄疸的发生。

(3)疾病对药物与血浆蛋白结合的影响:当血液中血浆蛋白过少,如慢性肾炎、肝硬化、尿毒症时,可与药物结合的血浆蛋白含量下降,也容易发生游离型药物增多导致中毒。

药物在血浆蛋白结合部位上的相互作用并非都有临床意义。一般认为,对于血浆蛋白结合率高、分布容积小、消除慢或治疗指数低的药物,血浆蛋白结合率的变化具有临床意义,此时应注意对剂量进行调整。

（四）药物与组织的亲和力

药物与组织细胞结合是由于药物与某些组织细胞成分具有特殊的亲和力,使这些组织中的药物浓度高于血浆游离药物浓度,药物分布呈现一定的选择性。药物与某些组织亲和力强是药物作用部位具有选择性的重要原因,如碘对甲状腺组织有高度亲和力,使碘在甲状腺中的浓度达到其他组织的1万倍左右。所以放射性碘可用于甲状腺功能的测定和对甲状腺功能亢进的治疗。氯喹在肝和红细胞内分布浓度高,氯喹在肝内的浓度比在血浆中浓度高出700多倍,故常选氯喹治疗阿米巴性肝脓肿。多数情况下,药物和组织的结合是药物在体内的一种贮存方式,如硫喷妥钠再分布到脂肪组织。有的药物与组织可发生不可逆结合而引起毒性反应,如四环素与钙形成络合物储存于骨骼及牙齿中,导致小儿生长抑制与牙齿变黄或畸形。

（五）体内屏障

有些游离型药物要通过特殊的体内屏障才能到达靶器官而发挥作用。常见的细胞膜屏障如下:

1. 血脑屏障　　血脑屏障(blood brain barrier, BBB)是指血管壁与神经胶质细胞形成的血浆与脑细胞外液间的屏障和由脉络丛形成的血浆与脑脊液间的屏障。脑组织的毛细血管内皮细胞紧密相连,形成了连续性无膜孔的毛细血管壁,且外表面几乎全被星形胶质细胞包围,血脑屏障的这种结构特点决定了某些大分子、水溶性或解离型药物难以进入脑组织,只有一部分脂溶性高的药物能以被动扩散的方式通过血脑屏障。但是在某些病理状态下(如脑膜炎)血脑屏障的通透性增大,一般不易进入中枢神经系统的大多数水溶性药物及在血浆pH为7.4时能解离的抗生素(氨苄西林、青霉素、林可霉素和头孢噻吩钠等)透入脑脊液的量明显增多,有利于药物发挥治疗作用。此外,急性高血压或静脉注射高渗溶液也可以降低血脑屏障的功能。

一般来说,高脂溶性药物容易通过生物膜,但是许多高亲脂性药物却不能通过血脑屏障(如环孢素、长春新碱、多柔比星等)。原因是血脑屏障的脑毛细血管内皮细胞中高表达外排性转运体P-gp,P-gp的外排作用是某些高亲脂性药物不能进入血脑屏障的原因。脑毛细血管内皮细胞除了表达

P-gp外,还有表达其他转运体,如碱性肽转运体、单羧酸类转运体等。这些转运体对外源性有机酸及天然乳酸在血脑屏障的转运过程中发挥重要作用。

2. 胎盘屏障　　胎盘屏障(placental barrier)是指胎盘绒毛与子宫血窦之间的屏障。胎盘对药物的转运并无屏障作用,其对药物的通透性与一般的毛细血管无明显差别,几乎所有的药物都能穿透胎盘进入胎儿体内。药物进入胎盘后,即在胎儿体内循环,并很快在胎盘和胎儿之间达到平衡。由于有些通过胎盘的药物对胎儿有毒性甚至可能导致畸胎,因此孕妇用药应特别谨慎。

3. 血眼屏障　　血眼屏障(blood-eye barrier)是血液与视网膜、血液与房水、血液与玻璃体屏障的总称。血眼屏障可影响药物在眼内的浓度,脂溶性药物及分子量小于100 Da的水溶性药物易于通过。由于有血眼屏障,全身给药时药物很难在眼中达到有效浓度,因此需要采用局部滴眼或眼周边给药的方式,包括结膜下注射、球后注射及结膜囊给药等。

4. 其他　　其他生理屏障还有血-关节囊液屏障等,使药物在关节囊中难以达到有效浓度。对此应该采用局部直接注射给药以达到治疗的目的。

三、代谢

代谢(metabolism)是指药物吸收后在体内经酶或其他作用发生一系列的化学反应,导致药物化学结构上的转变,又称生物转化(biotransformation)。生物转化的能力反映了机体对外来性物质(xenobiotics)或者药物的处置(disposition)能力。过去,曾以"解毒"来描述药物生物转化过程,但事实上,药物代谢后失去原来作用活性(灭活)仅是生物转化的一种表现。现在不少新药的母体药是无活性的,必须经过生物转化才具有药理活性,这些母体药又称为前药(prodrug);又有一些药物已具有药理活性,但生物转化后产生的代谢物比原药活性更强,甚至出现新的毒性。绝大多数药物在体内被代谢后极性增大,有利于排出体外,因此代谢是药物在体内消除的重要途径。体内能使药物发生代谢的器官主要是肝脏,其次是小肠、肾、肺及脑组织等。

(一) 代谢的方式与步骤

代谢过程一般分为两个时相进行:Ⅰ相反应(phase Ⅰ reaction)主要是氧化(oxidation)、还原(reduction)、水解(hydrolysis)过程。主要由肝微粒体混合功能氧化酶(CYP450)及存在于细胞质、线粒体、血浆、肠道菌群中的非微粒体酶催化。Ⅰ相反应使多数药物失去活性,但也是产生活性或毒性代谢物的主要途径。Ⅱ相反应(phase Ⅱ reaction)为结合(conjugation)反应,该过程中药物分子或代谢物中的极性基团与体内的内源性物质如葡萄糖醛酸、硫酸、甘氨酸、谷胱甘肽等经共价键结合,生成极性高易溶于水的代谢物,以利于迅速排出体外。各种药物代谢的方式不同,有的只需经过Ⅰ相或Ⅱ相反应,但多数药物要经过两相反应进行代谢。多数药物的代谢是从Ⅰ相到Ⅱ相反应序贯进行,但也有例外,如异烟肼代谢时,是先由其结构中的酰肼部分经Ⅱ相反应(乙酰化)生成氮位乙酰基结合物(N-乙酰异烟肼)后再进行Ⅰ相反应(水解),生成肝脏毒性代谢产物乙酰肼和乙酸。

1. Ⅰ相反应　　主要是机体向药物分子引入极性基团如—OH、—COOH、—NH$_2$或—SH等过程。

(1) 氧化:是最常见的代谢反应。主要包括两种:① 微粒体酶系的氧化,主要包括硫氧化、氮氧化、嘌呤氧化、脱硫氧化、环氧化、脂肪族的侧链或芳香族的芳香环羟化等,如苯巴比妥羟基化后形成对羟基苯巴比妥。② 非微粒体酶系的氧化,如醇(或醛)的脱氢及脱氨氧化等。

(2) 还原:也主要包括两种。① 微粒体酶系的还原,如硝基还原、偶氮还原、脱卤还原等,如氯硝西泮的硝基还原;② 非微粒体酶系的还原,有羰基还原、醛类还原等,如水合氯醛的还原反应等。

(3) 水解:① 微粒体酶系参与的水解有酯键水解、酰胺键水解、糖苷水解等,可通过血浆或其他组织的水解酶而水解,如对某些酯类、酰胺类及糖类药物的水解;② 非微粒体酶系参与的水解也有酯键水解、酰胺键水解等,如阿托品被血浆中的酯酶水解,普鲁卡因胺被血浆中的酰胺酶水解等。值得提及的是,许多组织中广泛存在蛋白酶及肽酶,它们能水解多肽类药物,随着蛋白质及肽类药物的不断增加,这些酶反应将越来越受到重视。

2. Ⅱ相反应　　是结合反应。该反应是药物分子或其代谢物的极性基团与体内水溶性较大的内源性物质结合,如与葡萄糖醛酸、硫酸、醋酸、甲基或某些氨基酸结合等。结合反应的共性是:① 由体内提供结合基团或结合物;② 多数结合基团或结合物需预先活化;③ 反应时需机体提供能量;④ 反应酶多数是非微粒体酶的专一性酶。

(1)葡萄糖醛酸结合:葡萄糖醛酸结合是最常见的结合反应。尿苷二磷酸葡萄糖醛酸(UDP-glucuronic acid, UDPGA)是糖基的活性供体,它主要与药物的—OH、—COOH、—NH$_2$ 或—SH 等结合,可生成不同类型的葡萄糖醛酸苷,其催化酶是尿苷-5′-二磷酸葡萄糖醛酰转移酶(uridine-5′-diphosphate glucuronosyltransferase, UGT)。

(2)硫酸结合:含有醇、酚、芳香胺等药物可作为硫酸结合的底物,硫酸转移酶(sulfotransferase, ST)是其催化酶。

(3)乙酰化:某些药物的氨基在 N-乙酰转移酶(N-acetyltransferase, NAT)催化下可与醋酸结合。与结合代谢后的常见结果相反,药物乙酰化后常使水溶性降低,易形成结晶。NAT 在人类可分为 NAT1 和 NAT2,以后者为重要。NAT 的活性在人群中差异较大,其药物代谢速率可分为快代谢型和慢代谢型两类。

(4)甲基化:甲基化包括 N、O、S 的甲基化,催化酶为甲基转移酶(methyltransferase)。甲基供体为 S-腺苷蛋氨酸。甲基化反应生成的代谢产物极性降低,不利于排泄。

(5)与甘氨酸、谷氨酰胺结合:某些药物的羧基与辅酶 A 结合形成酰基辅酶 A,然后在酰基转移酶催化下与甘氨酸、谷氨酰胺结合。甘氨酸主要与含羧基化合物结合。

(6)与谷胱甘肽结合:在谷胱甘肽-S-转移酶(glutathione-S-transferase, GST)催化下,还原型谷胱甘肽与某些卤化有机物、环氧化物等结合,形成水溶性结合物。该结合物可进一步转化,最后形成硫醚氨酸而从胆汁或尿中排出。

(二)药物代谢酶

代谢的主要部位是肝脏。肝外组织如胃肠道、肾、肺、皮肤、脑、肾上腺、睾丸、卵巢等也能不同程度地代谢某些药物。少数药物在体内的代谢可以在体液的环境下自发进行,如酯类药物可以在体液环境下发生水解反应,但是绝大多数药物的代谢反应需要药物代谢酶(drug metabolizing enzyme)的参与。肝脏中药物代谢酶种类多而含量丰富,因此是药物代谢的主要器官。药物代谢酶按照在细胞内的存在部位分为微粒体酶系(microsomal enzymes)和非微粒体酶系(non-microsomal enzymes)。微粒体酶系主要存在于肝细胞或其他细胞(如小肠黏膜、肾和肾上腺皮质细胞等)内质网的亲脂性膜上。非微粒体酶系主要是指一些结合酶(葡萄糖醛酸结合酶除外)、水解酶、还原酶、脱氢酶等,这些酶催化药物代谢往往具有结构特异性,对底物的选择有一定的专一性,如酯酶催化各类酯及内酯的水解,胆碱酯酶主要催化乙酰胆碱的水解;酰胺水解酶催化酰胺的水解等;单胺氧化酶(monoamine oxidase, MAO)催化单胺类药物或物质。

肝脏药物代谢酶主要包括细胞色素 P450 单加氧酶系(cytochrome P450 monooxygenases)、含黄素单加氧酶系(flavin-containing monooxygenases, FMO)、环氧化物水解酶系(epoxide hydrolases, EH)、结合酶系(conjugating enzymes)和脱氢酶系(dehydrogenases)。

1. 细胞色素 P450 单加氧酶系　　细胞色素 P450 单加氧酶是一种混合功能氧化酶系统(mixed-function oxidase system),一般称为"肝脏微粒体 CYP 酶系统",简称"肝微粒体酶"。该系统中主要的酶为细胞色素 P450(CYP450,简称"CYP")。CYP 为一类亚铁血红素-硫醇盐蛋白(heme-thiolate protein)的微粒体酶超家族,参与内源性物质和包括药物、环境化合物在内的外源性物质的代谢。由于该酶能促进数百种药物的代谢,故又称"肝药酶"。现已在人体中分离出 70 余种 CYP。在肾、小肠黏膜、肾上腺、肺及皮肤等组织中也有 CYP 存在。

(1) CYP 的分类:CYP 是一个基因超家族(superfamily),根据这些基因所编码的氨基酸序列的相似程度划分为家族、亚家族和酶个体。氨基酸序列有 40% 以上相同者划为同一家族,以阿拉伯数字表示;同一家族内氨基酸序列相同达 55% 以上者为一亚家族,在代表家族的阿拉伯数字之后标以英文字母表示;而同一亚家族的单个同工酶则再以阿拉伯数字表示。如 CYP3A4 中的 CYP 是细胞色素 P450 的缩写,3 是家族,A 是亚家族,4 是单个酶。目前人类中已经发现了 18 个 CYP 家族,42 个亚家族,64 个酶。CYP1、CYP2 和 CYP3 家族中各有 8~10 个同工酶,介导人体内绝大多数药物的代谢,其中 CYP3A 代谢 50% 以上的药物。其他家族在类固醇激素、脂肪酸、维生素和其他内源性物质的合成与降解中起重要作用。在人类肝脏中与药物代谢密切相关的 CYP 主要是 CYP1A2、CYP2A6、CYP2C9、CYP2C19、CYP2D6、CYP2E1 和 CYP3A4,它们占肝脏中 CYP 总含量的 75% 以上。

(2) CYP 催化底物的特性: ① 选择性低,有一定的特异性,但并不十分严格,不同亚型的 CYP 能催化同一底物,而多种底物可被同一种的 CYP 所代谢;② 变异性大,易受多种因素影响,如遗传、年龄、性别、营养状况、疾病状态等都可导致 CYP 活性发生变化,使其代谢速率明显不同。了解每一个 CYP 所催化的药物,对于保障临床合理用药及阐明在代谢环节上发生的药物相互作用有重要的意义。

(3) CYP 氧化药物的过程:CYP 氧化药物的步骤如下。① 药物首先与氧化型细胞色素(CYP - Fe^{3+})结合成 CYP - Fe^{3+}-药物复合物;② 该复合物接受由 NADPH(还原型烟酰胺腺嘌呤二核苷酸磷酸,即还原型辅酶Ⅱ)提供并经 NADPH - CYP 还原酶传递的一个电子,形成还原型 CYP(Fe^{2+})-药物复合物;③ 该还原型复合物结合一分子氧;④ 再接受一个电子,使 O_2 活化为氧离子;⑤ 活化的氧离子氧化药物的同时与两个氢原子结合生成水;⑥ 氧化药物释放,氧化型 CYP 再重新与药物结合(图 2-6)。

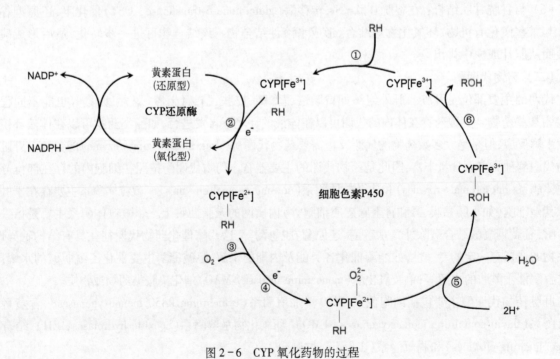

图 2-6　CYP 氧化药物的过程

e^-,电子;RH,药物;ROH,氧化代谢物

CYP 参与药物代谢的总反应式可用下式表达

$$DH + NADPH + H^+ + O_2 \longrightarrow DOH + H_2O + NADP^+$$

DH 为未经代谢的原形药物,DOH 为代谢产物。即 CYP 的基本作用是从 NADPH 及细胞色素 b5 获得两个 H^+,两个电子,另外接受一个氧分子,其中一个氧原子使药物羟化,另一个氧原子与两个 H^+ 结合生成水。

2. 含黄素单加氧酶系　含黄素单加氧酶系(FMO)是参与 I 相药物氧化反应的另一个微粒体酶超家族,与 CYP 共存于肝脏内质网,主要参与水溶性药物的代谢。该酶系包括 6 个超家族,其中 FMO3 含量丰富,主要代谢烟碱、西咪替丁、雷尼替丁、氯氮平、伊托必利等,产生的代谢产物基本无活性。FMO 不被诱导或抑制,未见基于 FMO 的药物相互作用。

3. 环氧化物水解酶系　环氧化物水解酶(EH)分为两类:存在于细胞质中的可溶性环氧化物水解酶(sEH)和存在于细胞内质网膜上的微粒体环氧化物水解酶(mEH)。该酶系的作用是将某些药物经 CYP 代谢后生成的环氧化物进一步水解变成无毒或毒性很弱的代谢物。

4. 结合酶系　结合酶系主要参与 II 相药物结合反应,如葡萄糖醛酸转移酶、硫酸转移酶、乙酰转移酶、甲基转移酶谷胱甘肽-S-转移酶等。除葡萄糖醛酸转移酶存在于内质网外,其余均位于细胞质中。该酶系反应速度通常快于 I 相反应酶系,可迅速终止代谢物毒性。

5. 脱氢酶系　脱氢酶系包括乙醇脱氢酶、乙醛脱氢酶、乳酸脱氢酶、二氢嘧啶脱氢酶、琥珀酸脱氢酶、葡萄糖-6-磷酸脱氢酶、11β-羟基类固醇脱氢酶等。主要存在于细胞质中,对许多药物和体内活性物质进行代谢。

(二) 影响药物代谢的因素

1. 遗传因素　遗传因素是药物代谢差异的决定因素。药物代谢的个体差异主要由药物代谢酶活性的个体差异引起,而遗传多态性是药物代谢酶活性的个体差异的主要原因。所谓遗传多态性,指的是同一群体中两种及以上变异类型并存的现象。根据人体对某些药物代谢的强度与速度不同,可将人群分为强(快)代谢者与弱(慢)代谢者等。遗传因素所致代谢差异将改变药物的疗效或毒性。不同种族和不同个体间由于遗传因素的影响,对同一药物的代谢存在极为显著的差异。在 20 世纪 70 年代,首次发现人群对异烟肼的 N-乙酰化有快慢两种表型,慢乙酰化者肝 N-乙酰转移酶含量明显减少。此后,又发现异喹胍羟化多态性(遗传变异酶 CYP2D6)、乙酰化多态性(胞质 N-乙酰转移酶 NAT2)。近年已发现 CYP2C9 等的底物也存在氧化多态性等。药物代谢酶的遗传多态性提示我们,在临床用药时不要千篇一律,要因人而异,因"异"而异。

2. 环境因素　环境中存在的许多化学物质可以使肝药酶活性增强或减弱,改变代谢速度,进而影响药物作用的强度与持续时间。

(1) 酶的诱导:某些化学物质能提高药物代谢酶的活性,使药物代谢速率加快,此现象称为酶的诱导(enzyme induction)。具有肝药酶诱导作用的化学物质称为酶诱导剂(enzyme inducer),能促进药物的代谢,连续用药可导致药效降低。常见的酶诱导剂有巴比妥类药物、苯妥英钠、卡马西平、利福平、水合氯醛等,这些药物的共同特点是:亲脂、易与 CYP 结合并具有较长的半衰期。通常,酶的诱导剂对 CYP 酶的诱导作用有一定的特异性。在 *CYP* 基因超家族中,CYP1A1、CYP2C9、CYP2E1 及 CYP3A4 易被诱导。有些药物本身就是其所诱导的药物代谢酶的底物,因此在反复应用后,药物代谢酶的活性增高,药物自身代谢也加快,这一作用称为自身诱导。可发生自身诱导的药物包括苯巴比妥、格鲁米特、苯妥英钠、保泰松等。自身诱导作用是药物产生耐受性的重要原因。药物代谢的被诱导程度受其表型和基因型遗传多态性的影响,野生型纯合子的可诱导性显著高于野生型杂合子,更高于突变型纯合子。

酶的诱导作用可产生两种临床后果。① 使治疗效果减弱:由于药酶诱导后代谢加快、加强,导致血浆药物浓度降低,从而使治疗效果减弱。例如,苯巴比妥是典型的酶诱导剂,它能加速抗凝血药华法林的代谢,使其抗凝效果降低。利福平是肠道及肝脏 CYP3A4 的强诱导剂,可导致皮质激素、环孢素、奎尼丁、地西泮、华法林及地高辛的清除率明显增加,使这些药物治疗效果减弱。为了维持这些药物的治疗效果,在合用利福平时应相应增加它们的剂量;② 使治疗效果增强,甚至产生毒性反应:这主要是指那些在体内活化或产生毒性代谢物的药物。例如,乙醇是肝 CYP2E1 的酶诱导剂,长期饮酒可增加对乙酰氨基酚的肝毒性。大剂量对乙酰氨基酚引起的肝脏毒性反应主要来自经 CYP2E1 代谢的毒性代谢产物 N-乙酰对位苯醌亚胺,被乙醇诱导的 CYP2E1 酶使得该高度反应性的毒性代谢物增多,因此诱发了肝毒性。

(2) 酶的抑制:酶的抑制(enzyme inhibition)是指某些化学物质能抑制药物代谢酶的活性,使其代谢药物的速率减慢,这些化学物质称为酶抑制剂(enzyme inhibitor)。在体内灭活的药物与酶抑制剂同时应用时,代谢减慢,作用增强,作用时间延长。具有临床意义的常见酶抑制剂有别嘌醇、氯霉素、异烟肼及西咪替丁等,如氯霉素可抑制甲苯磺丁脲和苯妥英钠的代谢。

酶的抑制作用也可产生两种临床后果:① 使治疗效果减弱,这主要是指那些在体内活化的药物。这些药物经酶抑制作用后,活性代谢物生成减少,药物作用减弱。例如,可卡因在体内主要与葡萄糖醛酸结合而被代谢,但少量的可待因被 CYP2D6 代谢为具有镇痛作用的吗啡,当与 CYP2 抑制剂合用时,因吗啡生成量减少从而降低了可待因的镇痛作用。② 使治疗效果增强,对于在体内灭活的药物经酶抑制作用后,代谢减慢,作用增强,甚至导致毒性反应。例如,酮康唑是 CYP3A4 的竞争性抑制剂,当与被同酶催化的特非那定合用时,导致特非那定代谢明显减慢,血药浓度明显增加,可诱发致命性的心律失常。

有一些药物对某一药物的代谢来说是诱导剂,对另一药物的代谢却可能是抑制剂,如保泰松对洋地黄毒苷等药物的代谢起诱导作用,而对甲苯磺丁脲和苯妥英钠的代谢起抑制作用。临床上常用的肝 CYP 的诱导剂与抑制剂见表 2-1。

表 2-1　临床上常用的肝 CYP 的诱导剂和抑制剂

CYP	诱　导　剂	抑　制　剂
CYP3A4	苯巴比妥、苯妥英钠、地塞米松、卡马西平、利福平、咪达唑仑	孕二烯酮、西咪替丁、伊曲康唑、红霉素、葡萄柚汁
CYP2C9	苯巴比妥、利福平	苯妥英钠、氟康唑、华法林、甲苯磺丁脲、三甲双酮
CYP1A2	奥美拉唑、兰索拉唑、咖啡因、肼屈嗪	氟伏沙明、环丙沙星、环苯贝特
CYP2C19	苯巴比妥、利福平	氟康唑、氟伏沙明、S-美芬妥英
CYP2E1	异烟肼、乙醇	双硫仑、红霉素、环孢素
CYP2A6	地塞米松、苯巴比妥、利福平	香豆素、奎尼丁、丁呋洛尔、氟西汀
CYP1A1	3-甲基胆蒽、二噁英	美替拉酮
CYP2C8	利福平	磺胺苯吡唑

3. 生理因素与营养状态　年龄、性别、昼夜节律、饮食及营养状态均会影响到一些药物的代谢。

肝血流量是决定肝脏药物清除率的重要因素。病理状态下,心排血量及肝血流量发生明显变化时可能引起有临床意义的血流动力学性质的药物代谢改变。肝血流量的改变也可由药物引起,如苯巴比妥增加肝血流量,而普萘洛尔和吲哚美辛能降低肝血流量,从而引起有临床意义的药物相互作用。

年龄不同,肝药酶活性不同。胎儿和新生儿肝微粒体中药物代谢酶活性很低,对药物的敏感性比成人高,常规剂量就可能出现很强毒性。通常,老年人肝重量减少,肝血流降低,肝药酶活性降低,因而老年肝脏代谢药物的能力明显下降,故老年人用药时一定要加倍注意,防止因血药浓度升高导致的毒性反应。女性的 CYP2C19 及 CYP3A4 活性可能高于男性,因而提示,代谢有性别差异。肝药酶还有昼夜节律性变化。很多研究表明,夜间的肝药酶活性较高,使药物的代谢加快;而昼间肝药酶活性较低,使药物的代谢减慢。故在 1 天内的不同时间给予药物,可使血药浓度水平有一定的差异,导致药物疗效不同。食物中不饱和脂肪酸含量增多,可增加肝 CYP 含量。缺乏蛋白质、维生素 C、钙或镁的食物,可降低肝对某些药物的代谢能力。高碳水化合物饮食可使肝代谢药物的速率降低。某些十字花科蔬菜如大头菜、菠菜等因含有丰富的吲哚类成分而诱导小肠 CYP3A,使非那西丁等药物首过消除增强。相反,葡萄柚汁中因含生物类黄酮(bioflavonoid)及柚苷(naringin),能抑制肝脏及小肠 CYP3A 活化,使非洛地平、硝苯地平、咪达唑仑、环孢素等药物的首关效应减少,进入血液循环的药物量增加,有导致中毒反应的危险。

4. 病理因素 疾病状态能影响 CYP 活性。如肝硬化时,由于肝细胞广泛被破坏,使 CYP 的量和功能明显降低,药物的肝清除率下降,药物易在体内蓄积而中毒。

(四) 代谢的意义

绝大多数药物经过代谢后,药理活性都减弱或消失,称为失活(inactivation)。例如,局麻药普鲁卡因在体内其活性基团酯键被水解后,失去活性;磺胺类药物在体内其氨基被乙酰化后也失去活性。但也有少数药物被代谢后才出现药理活性,称为活化(activation)。需经活化才产生药理效应的药物称为前药(pro-drug),如可的松须在肝脏转化为氢化可的松而生效;阿司匹林只有在体内脱去乙酰基,转化为水杨酸钠才具有药理活性;可待因在体内经去甲基代谢后,生成镇痛作用更强的吗啡。很多药物经代谢生成的代谢物通常水溶性加大,易从肾或胆汁排出,起到了解毒作用。因此,代谢是许多药物消除、解毒的重要途径。值得注意的是,有些药物本身无毒性或毒性很低,但是在体内经代谢后,生成毒性代谢产物。例如,乙醇在体内经代谢生成毒性较大的乙醛;非那西丁在体内代谢后生成对乙酰氨基酚和对羟基苯乙胺,前者有解热镇痛药理活性,后者则对肝脏有毒性作用;对乙酰氨基酚在治疗剂量(1.2 g/d)时,95%

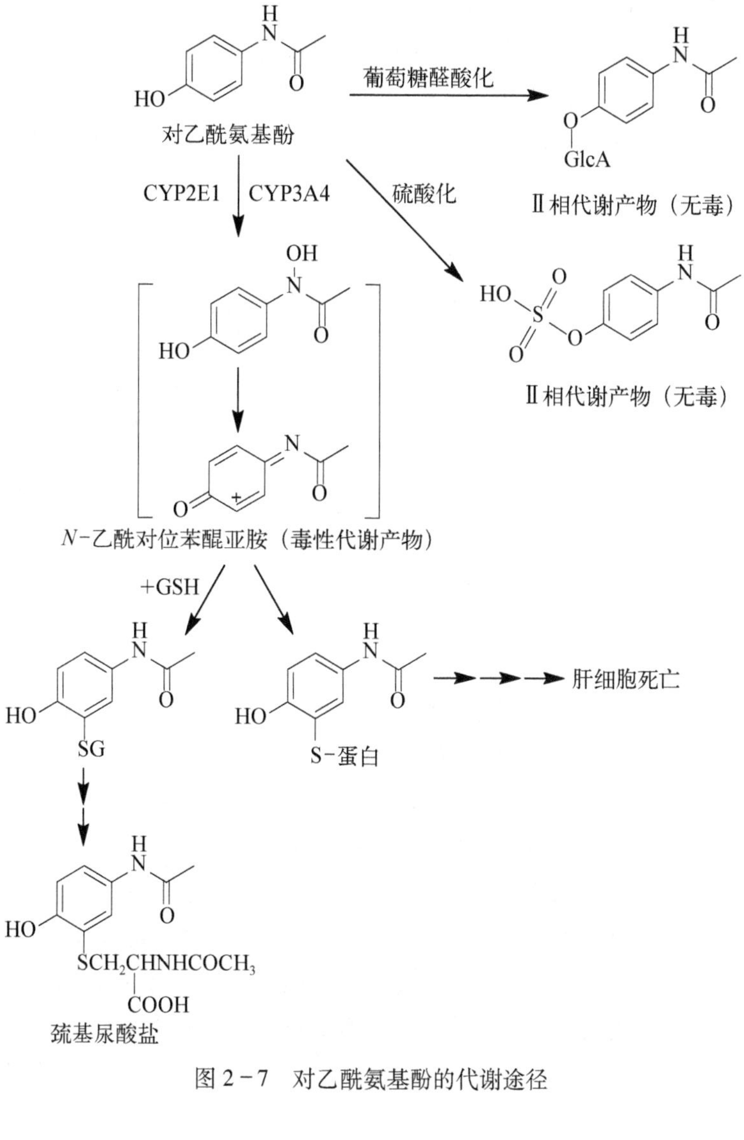

图 2-7 对乙酰氨基酚的代谢途径

的药物经葡萄糖醛酸化和硫酸化而生成相应结合物,然后由尿排泄;另外 5% 则在细胞色素 P450 单加氧酶系(CYP2E1 & CYP3A4)催化下与谷胱甘肽(glutathion)发生反应,生成巯基尿酸盐而被排泄,因此对乙酰氨基酚在治疗量时是很安全的。但如长期或大剂量使用,葡萄糖醛酸化和硫酸化途径被饱和,较多药物经 CYP 催化反应途径代谢,因为肝脏谷胱甘肽消耗量超过再生量,毒性代谢产物 N-乙酰对位苯醌亚胺(N-acetyl-p-benzoquinoneimine)便可蓄积,与细胞内大分子(蛋白质)上的亲核基团发生反应,引起肝细胞坏死(图 2-7)。因此,代谢所产生的结果是复杂的,不能单纯理解为解毒过程。

四、排泄

排泄(excretion)是药物以原形或代谢产物的形式经不同途径排出体外的过程,是药物体内消除的重要组成部分。肾脏是最主要的排泄器官,药物及其代谢产物主要经肾脏从尿液排泄,其次经胆汁从粪便排泄。气体及挥发性药物则主要经肺随呼出气体排泄。某些药物还可从乳腺、汗腺、唾液腺及泪腺、头发、皮肤等排出体外。

（一）肾排泄

药物经肾脏排泄的方式

(1) 肾小球滤过:肾小球滤过膜呈筛状,筛孔较大,除与血浆蛋白结合的药物外,游离型药物或代谢物都能从肾小球滤过。滤过速度受药物分子大小、血浆内药物浓度、血浆蛋白结合率及肾小球滤过率的影响。例如,药物只经肾小球滤过,无肾小管分泌和肾小管重吸收过程,并全部从尿排出,则药物排泄率与肾小球滤过率相等。内源性物质肌酐(creatinine)及外源性物质菊粉(inulin)的清除率与肾小球滤过率相近,因此临床上常以单位时间肌酐或菊粉的肾清除率来代表肾小球滤过率。肾清除率的计算公式如下:

$$肾清除率 = \frac{尿中药物浓度 \times 每分钟尿量}{血浆药物浓度} \qquad (2-10)$$

影响药物从肾小球滤过的主要因素是药物与血浆蛋白的结合程度及肾小球滤过率。肾小球滤过率降低或药物的血浆蛋白结合程度高均可使滤过药量减少。结合型药物分子量超过 50 000,不能从肾小球滤过。游离型药物分子量较小(多数药物分子量小于 1 000),容易通过具有较大筛孔的滤过膜。肾小球滤过率降低(如肾病、新生儿、老年人等),药物从肾小球滤过的药量也随之减少。以 20 岁成人的肾小球滤过率为 100%,随着年龄增长,肾小球滤过率以每年 0.72% 的速度递减,药物的排泄速度也呈平行下降。

(2) 肾小管分泌:近曲小管细胞能以主动方式将药物自血浆分泌入肾小管内。除了特异性转运机制分泌葡萄糖、氨基酸外,肾小管细胞具有两种非特异性转运机制,分别分泌有机阴离子(有机酸类药物)和有机阳离子(有机碱类药物)。分泌机制相同的药物合用,可竞争转运体而发生竞争性抑制,通常分泌速度较慢的药物能更有效地抑制分泌速度较快的药物。丙磺舒为弱酸性药物,通过有机阴离子转运体经肾小管分泌,因而可竞争性地抑制经同一机制排泄的其他酸性药物,如青霉素,两药合用后青霉素血药浓度增高,疗效增强,可用于少数重症感染。噻嗪类利尿药、水杨酸盐、保泰松等与尿酸竞争肾小管分泌机制从而引起高尿酸血症,诱发痛风。许多药物与近曲小管主动转运载体的亲和力显著高于与血浆蛋白的亲和力,因此药物经肾小管分泌的速度不受血浆蛋白结合率的影响。新生儿与老年人的肾小管分泌功能较低。以 20 岁成人的肾小管分泌功能为 100%,随着年龄增长,肾小管分泌药物的能力分别按每年约 0.68% 递减。

（3）肾小管重吸收：药物在肾小管的重吸收有两种转运方式。① 主动重吸收：主要在近曲肾小管进行，重吸收的物质主要是身体必需的营养品，如葡萄糖、氨基酸、维生素及某些电解质等，也可以是药物。如肾小管上皮细胞的寡肽转运体 PEPT2 可介导二肽、三肽及肽类似物 β-内酰胺类抗生素经肾小管主动重吸收。② 被动重吸收：非解离型的弱酸性药物和弱碱性药物在肾脏远曲小管可通过简单扩散而被重吸收。药物重吸收的程度主要取决于药物本身的理化性质如极性、pK_a 等，也受机体生理学改变如尿量或尿 pH 改变的影响。水溶性药物难以通过肾小管上皮细胞的类脂质膜，易从尿中排出，而亲脂性分子易被重吸收。一般来说，pK_a 为 3.0~8.0 的酸性药和 pK_a 为 6.0~11.0 的碱性药的排泄速度易因尿 pH 改变而受到明显影响。尿液 pH 影响药物的解离度，从而影响药物的重吸收。在临床上改变尿液 pH 是解救药物中毒的有效措施。例如，苯巴比妥、水杨酸等弱酸性药物中毒时，碱化尿液可使弱酸性药物在肾小管中大部分解离，重吸收减少，增加排泄而解毒。而对于弱碱性药物氨茶碱、派替啶及阿托品等药物中毒，酸化尿液可加速药物排泄而解毒。

肾脏排泄药物的速率是肾小球滤过率、肾小管分泌率及肾小管重吸收率三者相互作用的结果，见式 2-11：

$$药物排泄率 = (1 - F_R)(滤过率 + 分泌率) \tag{2-11}$$

式中，F_R 指重吸收比例分数。

不同药物通过肾脏排泄时，可能有 3 种途径：① 单纯经肾小球滤过，即无肾小管分泌及重吸收过程，如菊粉、氨基糖苷类抗生素等；② 肾小球滤过+肾小管重吸收，但无肾小管分泌，如葡萄糖等一些营养物；③ 肾小球滤过、肾小管分泌及重吸收过程皆有之，这种情况最多见，如多数弱酸或弱碱性药物。

（二）胆汁排泄

某些药物经肝脏转化为极性较强的水溶性代谢产物，被分泌到胆汁内经由胆道及胆总管进入肠腔而排泄。药物从胆汁排泄是一个复杂的过程，包括肝细胞对药物的摄取、贮存、转化及向胆汁的主动转运过程。药物的理化性质及某些生物学因素能影响上述过程。对于从胆汁排泄的药物，除需要具有一定的化学基团及极性外，对其分子量有一定阈值的要求，通常分子量大于 500 Da 的化合物可从人体胆汁排出，但是分子量过大，如超过 5 000 Da 的大分子化合物也较难从胆汁排泄。

由胆汁排入十二指肠的药物可从粪便排出体外，但也有的药物再经肠黏膜上皮细胞吸收经门静脉、肝脏重新进体循环，这种药物在肝脏、胆汁、小肠间的反复循环过程称为肝肠循环（hepato-enteral circulation）。肝肠循环明显的药物口服后其血药浓度-时间曲线呈现"双峰"或"多峰"现象（图 2-8），

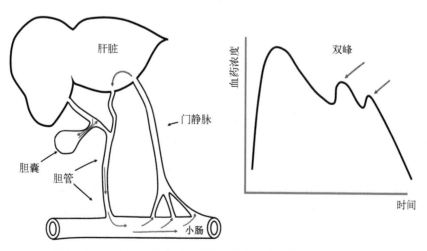

图 2-8　药物的肝肠循环模式图及其典型的血药浓度-时间曲线

这是由于药物经胆汁排泄进入小肠后再被吸收入血所致。经胆瘘术后,该"双峰"或"多峰"现象可消失。肝肠循环的临床意义视药物经胆汁的排出量而定。药物从胆汁排出量多,肝肠循环能延迟药物的排泄,延长药物的血浆半衰期,使药物作用时间延长。若中断肝肠循环,半衰期和作用时间都可缩短,利于某些药物解毒。如洋地黄毒苷中毒后,口服考来烯胺可在肠内与洋地黄毒苷形成络合物,中断后者的肝肠循环,加快其从粪便排出而解毒。胆汁清除率高的药物在临床用药上有一定的意义。例如,氨苄西林、头孢哌酮、利福平、红霉素等主要经胆汁排泄,其胆汁浓度可达血药浓度的数倍至数十倍,故可用于抗胆道感染。主要经胆汁排泄而非肾脏排泄的药物,当在肾功能不全时应用,常可不必调整用量。

药物进入肝、胆,除了通过生物膜的被动扩散外,转运体也发挥着重要作用。多药耐药相关蛋白2(multidrug resistance related protein 2, MRP2)介导多种药物的胆汁排泄。普伐他汀、多柔比星、顺铂、依托泊苷、甲氨蝶呤、伊立替康等均为 MRP2 的底物,通过 MRP2 的主动转运而经胆汁排泄。普伐他汀不仅由 MRP2 介导,还可通过 OATP1B1 经肝细胞摄取(图2-5)。MRP2 和 OATP1B1 的协同转运作用使普伐他汀具有高效的胆汁排泄能力,并进一步形成肝肠循环,显著延长其在靶器官肝中的作用时间。

胆汁排泄率可用清除率来表示:

$$胆汁清除率 = \frac{胆汁流量 \times 胆汁药物浓度}{血浆药物浓度} \tag{2-12}$$

（三）消化道排泄

药物可经胃肠道壁脂质膜从血浆以被动扩散的方式排入胃肠腔内。例如,地高辛、毒毛花苷 G、洋地黄毒苷、红霉素、奎宁、苯妥英钠等的肠道排泄是这些药物重要的排泄途径。位于肠上皮细胞膜上的 P-gp 也可将药物及其代谢产物直接分泌外排至肠道。药物自肠道排泄可降低药物的吸收程度,在药物解毒中有一定的临床意义。当碱性药物血药浓度很高时,消化道排泄途径十分重要。如大量应用吗啡($pK_a = 7.9$)后,血液内部分药物经简单扩散进入胃内酸性环境(pH 为 1.5~2.5)后,几乎完全解离,重吸收极少,洗胃可清除胃内药物;如果不以洗胃将其清除,则进入相对碱性的肠道后会再被吸收。

经肠道排泄的药物主要有以下几种:① 未被吸收的口服药物;② 随胆汁排泄到肠道的药物;③ 由肠黏膜主动分泌到肠道的药物。

（四）乳汁排泄

某些药物可通过乳汁排泄,药物从乳汁排出属被动转运。乳汁的 pH 与血浆相比呈偏酸性(pH 约为 6.6),故一些弱碱性药物如吗啡($pK_a = 8$)、阿托品($pK_a = 9.8$)、红霉素($pK_a = 8.8$)等易从乳汁排出。哺乳期妇女应避免使用易通过乳汁排泄的药物,以免对乳儿产生中毒反应。

（五）其他

许多药物也可经汗液、唾液、泪液和乳汁排泄。这些途径的排泄主要是依靠脂溶性分子型药物通过腺上皮细胞进行简单扩散,与 pH 有关。药物也可以主动转运方式分泌入腺体导管内,排入腺体导管内的药物可被重吸收。由于某些药物在唾液中的浓度与血药浓度相关良好,且唾液容易采集,无创伤性,临床上也用唾液代替血浆用于治疗药物监测。此外,经唾液进入口腔的药物吞咽后也可被再吸收。乳汁酸度较血浆高,故碱性药物在乳汁内的浓度较血浆内浓度略高,酸性药物则相反。非电解质类(如乙醇、尿素)易进入乳汁达到与血浆相同的浓度。挥发性药物和吸入麻醉药可通过肺排出体外。

挥发性药物,如麻醉性气体、可挥发的液体药物,主要的排泄途径是肺。这类药物的排泄速率与药物的血气分配系数有关,分配系数大的药物经肺排泄慢,分配系数小的药物排泄快。

药物的 ADME 过程(图2-1)是药物代谢动力学的重要内容。

第四节 药物代谢动力学模型

药物代谢动力学研究的主要目标就是揭示药物在体内的动态变化规律性。药物在体内经吸收、分布、代谢和排泄过程的处置，自始至终都处于动态变化之中，且药物的体内处置过程较为复杂，受到体内外诸多因素的影响。药物代谢动力学研究常常要借助数学的方法来阐明药物在体内的动态变化规律性，根据体内药量和时间的数据，建立一定的数学模型，求得相应的药动学参数，通过这些参数来描述药物体内过程的动态变化规律性。掌握了这一规律性，一方面可以帮助我们了解药物作用的特点，阐明药物的药效和毒性产生的物质基础，进而指导临床制定合理的给药方案，提高用药的安全性和合理性；另一方面对新药的开发研究和评价也有一定的指导意义。

一、房室模型

房室模型理论是从速率论的角度出发，将实验数据和理论计算相结合，建立数学模型来模拟机体。该模型将整个机体视为一个系统，并将该系统按动力学特性划分为若干个房室（compartments），把机体看成是由若干个房室组成的一个完整的系统，称为房室模型（compartment model）。房室的划分主要依据药物在体内各组织器官的转运速率，只要某些部位的药物转运速率相同或相似，就可归纳为一个房室，但这里所说的房室只是数学模型中的一个抽象概念，并不代表解剖学上的任何组织器官。同一房室中的各组织部位的药物浓度并不一定相同，但药物在其间的转运速率是相同或相似的。在多数动力学模型中，药物既可以进入房室，又可以从房室流出，故称为开放系统（open system）。根据药物在体内的动力学特性，房室模型可分为一室模型、二室模型和多室模型（图 2-9）。一室模型和二室模型数学处理上较为简单，应用最广泛；多室模型的数学处理相当烦琐，因而应用受到限制。

值得强调的是，药物的体内过程和速率过程是同时进行的。

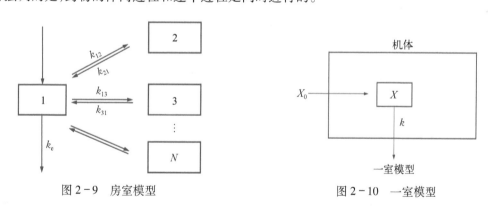

图 2-9 房室模型 图 2-10 一室模型

（一）一室模型

一室模型（one compartment model）又名单室模型，该模型假定机体由一个房室组成。药物吸收进入体内以后，迅速向各组织器官分布，并很快在血液与各组织脏器之间达到动态平衡，即药物在全身各组织部位的转运速率是相同或相似的，此时把整个机体视为一个房室，称为一室模型。一室模型并不意味着身体所有组织在任何时刻的药物浓度都一样，但要求机体各组织中的药物水平能随血浆药物浓度的变化平行地发生变化。

以单次快速静脉注射属于一室模型的药物为例（图 2-10），X_0 为静脉给药量，k 为消除速率常数。用血药浓度的对数对时间作图可得一条直线，即药-时曲线呈单指数衰减。

（二）二室模型

药物吸收进入体内后,在机体的某些部位迅速分布,而在另一些部位分布较慢,需要一段时间才能与血药浓度达到平衡。二室模型(two compartment model)即根据药物在组织中的转运速率不同,将机体分成两个房室:中央室(central compartment)与周边室(peripheral compartment),并假定药物首先进入中央室,在中央室瞬间达到动态平衡,而后才较慢地分布到周边室。该模型还假定,药物仅从中央室消除(图2-11)。一般认为,中央室由一些血流比较丰富、膜通透性较好、药物易于灌注的组织(如心、肝、肾、肺等)组成,药物往往首先进入这类组织,血液中的药物可迅速与这些组织中的药物达到动态平衡;外周室由一些血流不太丰富、药物转运速率较慢且难于灌注的组织(如脂肪、皮肤、静止状态的肌肉等)组成,这些组织中的药物与血液中的药物需要经过一段时间方能达到动态平衡。

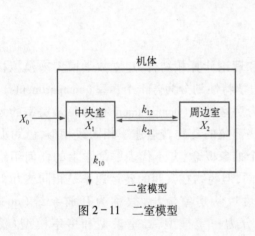

图2-11　二室模型

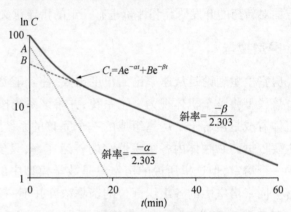

图2-12　静脉注射二室模型药物的药-时曲线及相关参数的计算

以单次快速静脉注射属于二室模型的药物为例,将其血浆药物浓度的对数值对时间作图可得双指数衰减曲线(图2-12)。药-时曲线的初期血药浓度下降很快,为分布相(α相),它主要反映药物从中央室向周边室的分布过程。当分布平衡后,曲线进入衰减相对缓慢的消除相(β相),它主要反映药物从中央室的消除过程。X_1为中央室的药物量,X_2为周边室的药物量;药物从中央室消除的速率常数用k_{10}表示;药物从中央室转运到周边室的速率常数用k_{12}表示;药物从周边室转运到中央室的速率常数用k_{21}表示。二室模型比一室模型更符合大多数药物的体内情况。值得强调的是,药物在体内的分布和消除是同时进行的。属于二室模型的药物的体内动力学过程的数学公式为

$$C_t = Ae^{-\alpha t} + Be^{-\beta t} \tag{2-13}$$

式中,C_t为t时的血浆药物浓度,α为分布相的速率常数,β为消除相的速率常数,分别反映体内药物分布和消除的速度。B为药-时曲线中β相段外延至纵坐标(浓度)的截距。将实验中实际测得的血浆药物浓度值减去β相段上各相应时间点的数值,再将其差值在同一药-时图上作图得一直线,将此直线外延至纵坐标的截距即为A(图2-12)。B和β、A和α均用最小二乘法(即回归方程)计算得到。

（三）多室模型

若在上述二室模型的基础上还有一部分组织、器官或细胞内药物的分布更慢,则可以从周边室中划分出第三房室,由此形成三室模型。按此方法,可以将在体内分布速率有多种水平的药物按多室模型(multi-compartment model)进行处理。

由上可知,房室模型中的房室划分主要是基于速率论的观点,即依据药物在体内各组织或器官的转运速率而确定,只要体内某些部位的转运速率相同,均视为同一房室。对多数药物而言,血管分布丰富、

血液流速快、血流量大的组织器官可以称为中央室,如血液、心、肝、脾、肺、肾等;与中央室比较,血管分布相对较少、血液流速慢、血流量小的组织器官可以称为周边室,如骨骼、脂肪、肌肉、皮肤等。同一房室中各组织部位的药物浓度并不一定相同,但药物在其间的转运速率是相同或相似的。房室模型的提出是为了使复杂的生物系统简化,从而能定量地分析药物在体内的动态过程。

二、非房室模型

经典房室模型计算公式多,原理抽象晦涩,解析繁杂,一些计算工作(如房室模型嵌合)必须借助计算机才能处理。在实际工作中由于情况复杂,而且模型嵌合具有不确定性,实际数据和房室模型经典理论有时候吻合很不理想,于是 20 世纪 70 年代前后就有人提出了用非房室模型(non-compartmental model)来处理药动学数据。非房室模型不受经典房室模型的限制,适用于任何房室,仅仅假设药物末端以单指数消除。虽然统计矩(statistical moment)的公式推导依旧复杂(已经有专家完成了这些工作),但是与经典房室模型相比,公式的使用简单得多。目前的体内数据解析中非房室模型已经成为主流处理的方法,各国药品审评当局均推荐采用。需要指明的是,统计矩方法和房室模型各有优缺点,并不互相排斥。

非房室模型是以概率论和数理统计学中的统计矩方法为理论基础,对数据进行解析的一种方法。以矩(moment)来表示随机变量的某种分布特征。可认为机体是一个系统,给药后所有药物分子在最终离开机体前都将在体内残留一段时间。就不同分子来说,残留时间有长有短,残留时间的分布决定着体内药物浓度的时程。因此,药物体内过程便是这些随机变量的总和,药-时曲线就可视为某种概率统计曲线,可用药物分子滞留时间的频率或概率加以描述,进而用统计矩加以分析。其特征参数包括零阶矩、一阶矩和二阶矩。在药动学研究中,零阶矩为药物浓度-时间曲线下面积(area under the concentration-time curve,AUC),与给药剂量成正比,是一个反映量的参数;一阶矩为平均驻留时间(mean residence time,MRT),反映药物分子在体内的平均停留时间,是一个反映速度的参数;二阶矩为方差(variance of mean residence time,VRT),反映药物分子在体内的平均停留时间的差异大小。与房室模型相比,统计矩分析具有以下优点:① 限制性假设较少,只要求药-时曲线的尾端符合指数消除,而这一点容易被实验所证实;② 解决了不能用相同房室模型拟合全部实验数据的问题。例如,有的实验对象其数据符合一房室模型,另有部分对象数据符合二房室模型,很难比较各参数。而用非房室模型分析,不管指数项有多少,都可以比较各组参数,如 *AUC*、*MRT*、*CL* 等。但是从另一个角度看,这也是非房室模型的缺点,不能提供药-时曲线的细节,只能提供总体参数;③ 计算简单,不需要大型计算机计算。由于上述优点,统计矩分析在药动学领域中应用较广泛。

三、生理药物代谢动力学模型

房室模型是抽象的,没有考虑到机体的生理、生化、解剖等因素,因此在应用上是有其局限性的。生理药物代谢动力学模型(physiologically based pharmacokinetic model)是建立在机体的生理、生化、解剖和药物热力学性质基础上的一种整体模型。通常将每个组织器官作为一个单独的房室看待,房室间模拟生理情况,以血液循环连接。相应的组织房室间考虑下列生理、生化、解剖学参数:① 组织大小,血流灌注速率和肾小球滤过率;② 酶活性参数(V_{max},K_m);③ 药物热力学性质如脂溶性、电离性等;④ 药物与机体相互作用性质,如膜通透性、药物与血浆蛋白结合率及药物与组织亲和力等。因此,这种模型与机体的生理、生化和解剖学联系在一起。理论上,该模型有下列功能:① 预测任何组织器官中药物浓度及代谢产物的经时过程;② 定量地描述病理情况下药物的体内过程变化;③ 将在动物中获得的结果外推至人,从而预测药物在人体的药动学过程。生理药动学模型虽然近似机体的环境,但是建立模型比较复杂,需要更多的信息参数和对复杂数学的解析能力。此外,一些生理、生化参数也不易获得。

四、药物代谢动力学与药物效应动力学结合模型

药物代谢动力学与药物效应动力学是按时间同步进行着的两个密切相关的动力学过程,前者着重阐明机体对药物的作用,即药物在体内的吸收、分布、代谢和排泄及其经时过程;后者描述药物对机体的作用,即效应随着时间和浓度而变化的动力学过程,后者更具有临床实际意义。以往对于药物代谢动力学与药物效应动力学的研究是分别进行的,但实际上药物代谢动力学与药物效应动力学是两个密切相关的动力学过程,两者之间存在着必然的内在联系。随着药物代谢动力学与药物效应动力学研究的不断深入,人们逐渐发现药物在体内的效应动力学过程极为复杂,其血药浓度和效应之间并非简单的一一对应关系,出现了许多按传统理论无法解释的现象,如效应的峰值明显滞后于血药浓度峰值,药物效应的持续时间明显长于其在血浆中的滞留时间,有时血药浓度和效应的曲线并非像在体外药效学研究中观察到的 S 形曲线,而是呈现出一个逆时针滞后环。进一步研究发现血药浓度的变化并不一定平行于作用部位药物浓度的变化,因而出现了上述的一些现象,所以在体内不能用血药浓度简单地代替作用部位的浓度来反映药物效应的变化情况。针对上述问题,Sheiner 等于 1979 年首次提出了药物代谢动力学与药物效应动力学结合模型(combined pharmacodynamic-pharmacokinetic model, PK－PD 模型),并成功地运用这一模型解释了上述的现象。

PK－PD 模型借助传统的药物代谢动力学与药物效应动力学模型,通过效应室将两者有机地结合起来,旨在揭示血药浓度和效应之间的内在联系,即药物代谢动力学与药物效应动力学之间必然的内在联系。这一模型更切合临床实际,将有助于人们了解药物在体内作用部位的动力学特征,推论出产生效应的作用部位及药物在作用部位的浓度,并可定量地反映其与效应的关系,给出药物在体内的药效学参数,通过这些参数进一步了解药物的效应在体内动态变化的规律性,这可使人们认识到药物在体内的药动学和药效学过程的综合特性。

第五节　药物消除动力学

一、药物的血药浓度-时间关系

绝大多数药物的药理作用强弱与其血药浓度平行,血药浓度随时间的推移而变化。一次给药后在不同时间测定血药浓度,可以描记出血药浓度与时间关系的曲线(简称"药-时曲线")。药物静脉注射后的药-时曲线由急速下降的分布相(以分布为主)和缓慢下降的消除相(以消除为主)两部分组成,而口服给药后的药-时曲线则由迅速上升的吸收相(以吸收为主)和缓慢下降的消除相(以消除为主)两部分组成(图 2－13)。

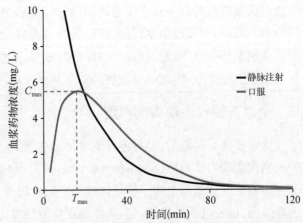

图 2－13　同一患者分别单次口服和静脉注射某药的药-时曲线

二、药物消除动力学类型

在药动学研究中,按照药物转运速度与药量或浓度之间的关系,药物在体内的消除动力学过程可分为线性动力学和非线性动力学,前者包括一级消除动力学过程,后者包括零级和米-曼氏消除动力学过程。

药物通过各种给药途径进入体内后,体内药物浓度随时间变化的微分方程:

$$\frac{\mathrm{d}C}{\mathrm{d}t} = - K_\mathrm{e} C^n \qquad\qquad (2-14)$$

式中,$\frac{\mathrm{d}C}{\mathrm{d}t}$ 是指 t 时的药物消除速率,C 为微分时间段的初始体内药物浓度;t 为时间;K_e 为速率常数;$n=1$ 时为一级消除动力学;$n=0$ 时为零级消除动力学;负号表示体内药物浓度随时间延长而降低。

（一）一级消除动力学

一级消除动力学(first-order elimination kinetics)是体内药物按恒定比例消除,在单位时间内的消除量与血浆药物浓度的一次方成正比。其药-时曲线在常规坐标图上作图时呈曲线(图 2-14A1),在半对数坐标图上则为直线,呈指数衰减(图 2-14A2),故一级动力学过程也称线性动力学过程(linear kinetics)。大多数药物在体内按一级动力学消除。

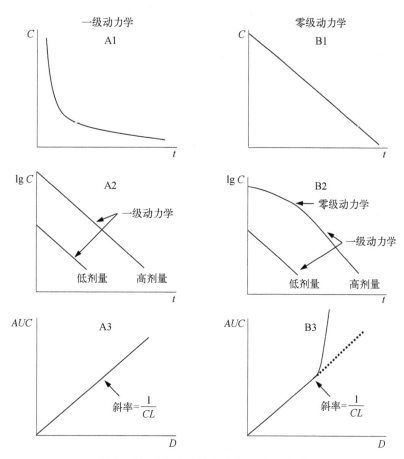

图 2-14 3 种药物速率过程的药-时曲线

C：血药浓度;t：时间;D：给药剂量

反映药物在体内按一级动力学消除时血浆药物浓度衰减规律的方程式为

$$\frac{\mathrm{d}C}{\mathrm{d}t} = - K_\mathrm{e} C \qquad\qquad (2-15)$$

式中,C 为药物浓度;K_e 为消除速率常数(elimination rate constant),反映体内药物的消除速率,负值表示药物经消除而减少;t 为时间。

经积分、移项,可得表示在 t 时的药物浓度 C_t 与初始药物浓度($t=0$ 时)C_0 的关系：

$$C_t = C_0 e^{-K_e t} \qquad (2-16)$$

上式以常用对数表示,则为

$$\lg C_t = \frac{-K_e}{2.303}t + \lg C_0 \qquad (2-17)$$

将实验所得给药后相应时间 t 的药物浓度 C_t 对时间在半对数坐标图上作图,可以得到一条消除直线,以最小二乘法算出斜率,根据斜率 $= -K_e/2.303$ 求出 K_e 值。根据回归方程求出该直线的截距即为 $\lg C_0$。

一级动力学过程有被动转运的特点,只要是按浓度梯度控制的简单扩散都符合一级动力学过程。由于多数药物的转运都是简单扩散,故多数药物属一级动力学过程。它的特点是:

(1) 药物转运呈指数衰减,单位时间内转运的百分比不变,即等比转运,但单位时间内药物的转运量随时间而下降。

(2) 半衰期、总体清除率恒定,与剂量或药物浓度无关。

(3) AUC 与所给的单一剂量成正比(图 2-14A3)。

一级动力学过程的 K_e、半衰期等药动学参数与剂量无关,故又名剂量非依赖性速率过程。

(二) 零级消除动力学

零级消除动力学(zero-order elimination kinetics)是药物在体内以恒定的速率消除,在单位时间内的消除量与血浆药物浓度的零次方成正比。即不论血浆药物浓度高低,单位时间内消除的药物量不变。在半对数坐标图上其药-时曲线呈曲线(图 2-14B2),故称为非线性动力学(nonlinear kinetics)。通常是因为药物在体内的消除能力达到饱和所致。

零级动力学的计算公式为

$$\frac{dC}{dt} = -K_0 C^0 = -K_0 \qquad (2-18)$$

式中, K_0 为零级消除速率常数,经积分得

$$C_t = -K_0 t + C_0 \qquad (2-19)$$

上式为一直线方程,表明体内药物消除速度与初始浓度无关。将 t 时的药物浓度 C_t 对时间在常规坐标图上作图,可以得到一条直线,其斜率为 $-K_0$(图 2-14B1)。

零级动力学过程的特点是:

(1) 消除速度与剂量或浓度无关,按恒量消除,即等量消除。但每单位时间内消除的百分比是可变的。

(2) 半衰期、总体清除率不恒定。剂量加大,半衰期可超比例延长,总体清除率可超比例减少(图 2-14B3)。

(3) AUC 与剂量不成正比,剂量增加,其面积可超比例增加(图 2-14B3)。

产生零级动力学过程的主要原因是药物与代谢酶、转运体及血浆蛋白的结合达到了饱和。因此,零级动力学过程有主动转运的特点,任何耗能的逆浓度梯度转运的药物,因剂量过大均可超负荷而出现饱和限速,称为容量限定过程(capacity-limited rate processes),如乙醇、苯妥英钠、阿司匹林、双香豆素和丙磺舒等可出现零级动力学过程。按零级动力学过程消除的药物,在临床上增加剂量时,有时可使血药浓度突然升高而引起药物中毒(图 2-14B3),因此对于这类药物,临床上增加剂量给药时一定要加倍注意。

(三)米-曼氏消除动力学

米-曼氏消除动力学也称混合消除动力学。一些药物在体内可表现为混合消除动力学,即在低浓度或低剂量时按一级动力学消除,达到一定高浓度或高剂量时,因消除能力饱和,单位时间内消除的药物量不再改变,按零级动力学消除,如苯妥英钠、水杨酸、乙醇等。混合消除动力学过程可用米-曼(Michaelis-Menten)方程式表述:

$$\frac{\mathrm{d}C}{\mathrm{d}t} = \frac{V_{\max} \cdot C}{K_{\mathrm{m}} + C} \tag{2-20}$$

式中,$V_{\max}$ 为最大消除速率;K_{m} 为米-曼常数,表示消除速率达到 $V_{\max}$ 一半时的药物浓度;C 为药物浓度。

当 $K_{\mathrm{m}} \gg C$ 时,即体内药物消除能力远大于药物量时,C 可以忽略不计,此时 $\frac{\mathrm{d}C}{\mathrm{d}t} = -\frac{V_{\max} \cdot C}{K_{\mathrm{m}}}$,令 $\frac{V_{\max}}{K_{\mathrm{m}}} = K_{\mathrm{e}}$,而成为一级动力学消除。当 $C \gg K_{\mathrm{m}}$,即体内药物量超过了机体的代谢能力,则 K_{m} 可以忽略不计,此时 $\frac{\mathrm{d}C}{\mathrm{d}t} = -V_{\max}$,表明体内消除药物的能力达到饱和,机体在以最大能力消除药物,即为零级消除动力学过程。

由于米-曼氏消除动力学过程兼有一级动力学和零级动力学过程,因此低剂量时,将 t 时的药物浓度 C_t 对时间在半对数坐标图上作图的图形与一级动力学相似(图2-14B2),而高剂量时,在半对数坐标图上作图时图形近似于零级动力学(图2-14B2)。

在临床上具有米-曼氏消除动力学过程的特点的药物有乙醇、苯妥英钠、阿司匹林、乙酰唑胺、茶碱等。零级动力学过程与米-曼动力学过程又名非线性动力学过程,由于在该过程中药物的半衰期等动力学参数随剂量增加而改变,故又名剂量依赖性速率过程。认识和掌握非线性动力学特点对指导临床安全用药具有极其重要的意义。

第六节 药物代谢动力学重要参数

一、峰浓度与达峰时间

血管外给药时,药-时曲线的最高点称血浆峰浓度(peak concentration, $C_{\max}$),达到峰浓度的时间称达峰时间(peak time, $T_{\max}$)(图2-13)。

二、药物浓度-时间曲线下面积

药物浓度-时间曲线下所覆盖的面积称为药物浓度-时间曲线下面积(area under the concentration-time curve, AUC),简称"药-时曲线下面积",其大小反映药物吸收进入血液循环的相对量(图2-15)。

$AUC_{0 \to t}$ 是药物从给药开始至给药 t 时这一段时间的 AUC。

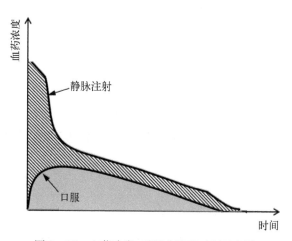

图2-15 血药浓度-时间曲线下面积示意图

$AUC_{0\to\infty}$ 则是药物从给药开始至所有原形药物全部消除为止时 $(t=\infty)$ 的药-时曲线下总面积。可由积分求得：

一房室静脉注射给药：

$$C_t = C_0 e^{-K_e t} \qquad\qquad (2-21)$$

$$AUC = \int_0^\infty C_t dt = \int_0^\infty C_0 e^{-K_e t} dt = \frac{C_0}{K_e} = \frac{X_0}{K_e V_d} \qquad\qquad (2-22)$$

AUC 与静脉给药量 X_0 成正比。

二房室静脉注射给药：

$$C_t = A e^{-\alpha t} + B e^{-\beta t} \qquad\qquad (2-23)$$

$$AUC = \int_0^\infty C_t dt = \int_0^\infty (A e^{-\alpha t} + B e^{-\beta t}) dt = \frac{A}{\alpha} + \frac{B}{\beta} \qquad\qquad (2-24)$$

$AUC_{0\to\infty}$ 也可以采用梯形面积法(trapezoidal rule)(即总面积=各单位间隔时间内梯形面积之和)进行估算，K 为消除相的消除速率常数：

$$AUC = \sum_{i=1}^n \frac{C_{i-1} + C_i}{2}(t_i - t_{i-1}) + \frac{C_n}{K} \qquad\qquad (2-25)$$

AUC 是计算生物利用度的基础数值，其与吸收进入体循环的药量成正比，反映进入体循环药物的相对量。

三、生物利用度

生物利用度(bioavailability, F)是指药物经血管外途径给药后吸收进入全身血液循环的相对量和速度。药物吸收进入血液循环的相对量以 AUC 表示，而药物进入血液循环的速度以达峰时间(T_{max})表示。一般来说，应用不同剂型、不同批次或不同生产厂家的药物后，血药浓度达峰时间的先后可反映药物吸收速度的差异。

$$F = \frac{A}{D} \times 100\% \qquad\qquad (2-26)$$

式中，A 为体内药物总量，D 为用药剂量。

生物利用度可分为绝对生物利用度和相对生物利用度。一般认为，静脉注射药物的生物利用度为 100%，如以血管外给药(如口服)的 AUC 和静脉注射的 AUC 进行比较，则可得到药物的绝对生物利用度：

$$F = \frac{AUC_{血管外给药}}{AUC_{静脉给药}} \times 100\% \qquad\qquad (2-27)$$

如对同一血管外给药途径、同等剂量下的某一种药物制剂(如不同药厂生产的相同剂型、同一药厂生产的同一品种的不同批号等)的 AUC 与相同标准制剂的 AUC 进行比较，则可得相对生物利用度：

$$F = \frac{AUC_{受试制剂}}{AUC_{标准制剂}} \times 100\% \qquad\qquad (2-28)$$

相对生物利用度是判定两种药物制剂是否具有生物等效性(bioequivalence)的依据。不同药厂生产的同一种剂型的药物,甚至同一个药厂生产的同一种药品的不同批产品,生物利用度可能有很大的差别,其原因在于晶型、颗粒大小或药物的其他物理特性及处方和生产质量控制情况,均可影响制剂的崩解和溶解,从而改变药物的吸收速度和程度。临床上应重视不同药物制品的生物不等效性,特别是治疗指数低或量-效曲线陡的药物,如苯妥英钠、地高辛等。

四、表观分布容积

表观分布容积(apparent volume of distribution, V_d)是指当血浆和组织内药物分布达到平衡时,体内药物按血浆药物浓度在体内分布所需体液容积,主要反映药物在体内分布广窄的程度,其单位为 L 或 L/kg。

$$V_d = \frac{A}{C_0} \tag{2-29}$$

式中,A 为体内药物总量,C_0 为药物在血浆和组织间达到平衡时的血浆药物浓度。由于药物在体内的分布并不是均匀的,因此 V_d 并不代表体内具体的生理空间,而是一个假想的容积,假定当药物在体内按血浆药物浓度均匀分布时所需的容积。其意义在于:① 可计算出达到期望血浆药物浓度时的给药剂量;② 可以推测药物在体内的分布程度和组织的摄取程度。

药物的分布容积的大小取决于其脂溶性、膜通透性、组织分配系数及药物与血浆蛋白等生物物质的结合率等因素。如药物的血浆蛋白结合率高,则其组织分布较少,血药浓度高。我们可以根据体液的分布情况(表2-2),由药物的分布容积粗略地推测其在体内的大致分布情况。如一个药物的 V_d 为 3~5 L 左右,那么这个药物可能主要分布于血液并与血浆蛋白大量结合,如双香豆素、苯妥英钠和保泰松等;如一个药物的 V_d 为 10~20 L 左右,则说明这个药物主要分布于血浆和细胞外液,这类药物往往不易通过细胞膜,因此无法进入细胞内液,如溴化物和碘化物等;如一个药物的分布容积为 40 L,则这个药物可以分布于血浆和细胞内液、细胞外液,表明其在体内的分布较广,如安替比林;有些药物的 V_d 非常大,可以达到 100 L 以上,这一体积已远远地超过了体液的总容积,这类药物在体内往往有特异性的组织分布,如硫喷妥钠具有较高的脂溶性,可以大量地分布于脂肪组织;而 ^{131}I 可以大量地浓集于甲状腺,因而其分布容积也很大;地高辛因为疏水性强,主要分布于肌肉和脂肪组织,血浆内仅有少量药物。由此可见我们可以通过表观分布容积来了解药物在体内的分布情况。

表 2-2　体液的分布情况

项　　目	细胞外液		细胞内液	总　　计
	血　浆	血管外液		
容积(L)	3	9	28	40
占体重的百分数(%)	4	13	41	58

五、消除速率常数

消除速率常数(elimination rate constant, K_e)是单位时间内消除药物的分数,其单位为/h 或/min。K_e 反映体内各种途径消除药物的总和。对于正常人来说,K_e 基本恒定,其数值大小反映药物在体内消除的速率,只依赖于药物本身的理化性质和消除器官的功能,与药物剂型无关。

六、消除半衰期

药物消除半衰期(half time, $t_{1/2}$)通常是指血浆消除半衰期,是血浆药物浓度下降一半所需要的时间,是表示药物在体内消除快慢的重要参数。

按一级动力学消除的药物,其 $t_{1/2}$ 可根据前述式(2-17)进行计算:

$$\lg C_t = \frac{-K_e}{2.303}t + \lg C_0 \text{ 可变换为 } t = \lg \frac{C_0}{C_t} \times \frac{2.303}{K_e} \tag{2-30}$$

当 $t = t_{1/2}$ 时,
$$C_t = \frac{C_0}{2} \tag{2-31}$$

将式(2-31)的 C_t 代入式(2-30),则

$$t_{1/2} = \lg 2 \times \frac{2.303}{K_e} = 0.301 \times \frac{2.303}{K_e} = \frac{0.693}{K_e}$$

即

$$t_{1/2} = \frac{0.693}{K_e} \tag{2-32}$$

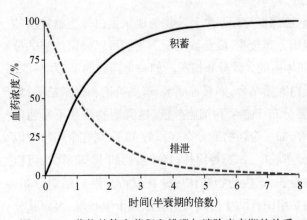

图 2-16　药物的体内蓄积和排泄与消除半衰期的关系

因此,按一级动力学消除的药物,$t_{1/2}$ 为一个常数,不受药物初始浓度和给药剂量的影响,仅取决于 K_e 值。$t_{1/2}$ 与 K_e 存在倒数关系,但前者比后者更为直观,故临床上多用 $t_{1/2}$ 来反映药物消除的快慢,它是临床制定给药方案的主要依据之一。根据 $t_{1/2}$ 可以确定给药间隔时间,通常给药间隔时间约为 1 个半衰期。半衰期过短的药物,若毒性小时,可加大剂量并使给药间隔时间长于半衰期,这样既可避免给药过频,又可在两次给药间隔内仍保持较高血药浓度。如青霉素的 $t_{1/2}$ 仅为 1 h,但通常每 6~12 h 给予大剂量治疗。此外,根据 $t_{1/2}$ 还可以估计连续给药后达到稳态血浆药物浓度的时间和停药后药物从体内消除所需要的时间。按一级动力学消除的药物,给药后经过一个 $t_{1/2}$ 后,消除 50%,经过 2 个 $t_{1/2}$ 后,消除 75%,经过 5 个 $t_{1/2}$,体内药物消除约 97%,也就是说约经 5 个 $t_{1/2}$,药物可从体内基本消除。反之,若按固定剂量、固定间隔时间给药,或恒速静脉滴注,经 4~6 个 $t_{1/2}$ 基本达到稳态血药浓度(图 2-16)。

按零级动力学消除的药物,其 $t_{1/2}$ 可根据式 2-19 计算:

当 $C_t = \frac{C_0}{2}$ 时,此时的 t 为药物的 $t_{1/2}$,代入式 2-19

$$\frac{C_0}{2} = -K_0 t_{1/2} + C_0$$

即

$$t_{1/2} = 0.5 \frac{C_0}{K_0} \tag{2-33}$$

式 2-33 表明,药物按零级动力学消除时,其 $t_{1/2}$ 和血浆药物初始浓度成正比,即与给药剂量有关,给药剂量越大,$t_{1/2}$ 越长,药物容易在体内蓄积引起中毒,故在临床上使用按零级动力学消除的药物时,

一定要注意用药安全,必要时要进行血药浓度监测。

半衰期因药而异。例如,青霉素的半衰期为 0.5 h,而氨茶碱为则 3 h,苯巴比妥为 5 天。了解药物的半衰期对临床合理用药具有重要的意义。其意义在于:① 它有助于设计最佳给药间隔;② 它可以反映药物消除的快慢,作为临床制订给药方案的主要依据;③ 可预计停药后药物从体内消除所需要的时间;④ 可预计连续给药后达到稳态血药浓度的时间。

七、清除率

清除率(clearance, CL)是机体消除器官在单位时间内清除药物的血浆容积,也就是单位时间内有多少体积血浆中所含药物被机体清除,是体内肝脏、肾脏和其他所有消除器官清除药物的总和。因为清除率是根据血浆药物浓度计算的,故又名血浆清除率(plasma clearance, CL_p)。清除率的单位用 mL/min、L/h 或 mL/(min/kg)、L/(h/kg)表示,表示从血中清除药物的速率或效率,它是反映药物从体内消除的另一个重要参数。其计算公式为

$$CL = V_d \cdot K_e = \frac{A}{AUC_{0 \to \infty}} \tag{2-34}$$

式中,A 为体内药物总量。在一级消除动力学时,单位时间内消除恒定比例的药物,因此清除率也是一个恒定值,但当体内药物消除能力达到饱和而按零级动力学方式消除时,每单位时间内清除的药物量恒定不变,因而清除率是可变的。

第七节　药物剂量的设计与优化

一、稳态血药浓度

临床上有些药物如镇痛药、催眠药及止吐药等只需应用单剂量后即可获得期望的疗效,一般不必再次给药来维持其疗效,这类药物常采用单剂量给药。但在临床实践中,许多疾病的药物治疗需按照一定的剂量、一定的给药间隔经过重复多次给药(multiple-dose)才能使血药浓度保持在一定的有效浓度范围内,从而达到预期疗效。按照一级动力学规律消除的药物,如按固定间隔时间给予固定药物剂量,在每次给药时体内总有前次给药的存留量,多次给药形成多次蓄积。随着给药次数增加,体内药物总量不断递增,但递增的速度逐渐减慢,直至在给药间隔内从体内消除的药物量和进入体内的药物量相等,从而达到平衡,这时的血药浓度称为稳态血药浓度(steady-state plasma concentration, C_{ss}),又名"坪"血药浓度(plateau)(图 2-17)。

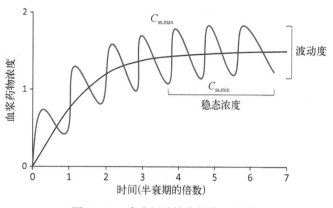

图 2-17　多次间歇给药的药-时曲线

按一级过程处置的药物经连续多次给药后,血药浓度呈现出有规律的波动,如图 2-17 所示。多次给药后药物达到 C_{ss} 的时间仅取决于药物的消除半衰期。如表 2-3 中所示,药物在剂量和给药间隔固定时,经 4~5 个半衰期可基本达到稳态。提高给药频率或增加给药剂量均不能使 C_{ss} 提前到达,而只能改变体内药物总量(即提高 C_{ss} 水平)或峰浓度(peak concentration, C_{max})与谷浓度(trough concentration,

C_{mim})及其差值。在剂量不变时,加快给药频率使体内的药物总量增加、C_{max} 之差缩小;延长给药间隔时间使体内药物总量减少、C_{max} 差加大。一般来说,长期慢性给药时给药间隔时间长于 2 个半衰期较为安全,多不会出现有重要临床意义的毒性反应。

表 2-3　连续多次静脉注射给予一级动力学消除的药物各给药周期的 C_{max} 与 C_{min}

给药次数	单倍剂量,$=t_{1/2}$		双倍剂量,$=t_{1/2}$		单倍剂量,$=2t_{1/2}$	
	C_{max}	C_{min}	C_{max}	C_{min}	C_{max}	C_{min}
$n=1$	100%[a]	50%	200%	100%	100%	25%
$n=2$	150%	75%	300%	150%	125%	31.25%
$n=3$	175%	87.50%	350%	175%	131.25%	32.80%
$n=4$	187.50%	93.75%	375%	187.50%	132.80%	33.20%
$n=5$	193.75%	96.88%	387.50%	193.75%	133.20%	33.30%
$n=6$	196.88%	98.44%	393.75%	196.90%	133.30%	33.33%

a:以单倍剂量第一次静脉注射给药时的 C_{max} 为 100%。

以一房室静脉注射给药为例,按固定间隔时间(τ)和剂量(D)给药,则首次静脉注射给药后,体内的最大药量为(D_1)$_{max}$,经时间 τ,给予第二次静脉注射前的瞬间体内药量即为第一次给药的最小药量(D_1)$_{min}$,它们可用下列方程表示:

$$(D_1)_{max} = D \tag{2-35}$$

$$(D_1)_{min} = De^{-K_e\tau} \tag{2-36}$$

经 n 次给药体内的最大药量和最小药量可表示为:

$$(D_n)_{max} = D\frac{1-e^{-nK_e\tau}}{1-e^{-K_e\tau}} \tag{2-37}$$

$$(D_n)_{min} = D\frac{1-e^{-nK_e\tau}}{1-e^{-K_e\tau}}e^{-K_e\tau} \tag{2-38}$$

此时的血药浓度可表示为:

$$C_n = \frac{D}{V_d}\left(\frac{1-e^{-nK_e\tau}}{1-e^{-K_e\tau}}\right)e^{-K_e\tau} \tag{2-39}$$

式中,V_d 为药物的表观分布容积。

随着给药次数的增加,血药浓度逐渐达到稳态水平,并在稳态水平上下波动,稳态血药浓度 C_{ss} 的变化可表示为:

$$C_{ss} = \frac{D}{V_{ss}}\left(\frac{1}{1-e^{-K_e\tau}}\right)e^{-K_e\tau} \tag{2-40}$$

而稳态时的峰浓度和谷浓度可分别表示为:

$$C_{ss,max} = \frac{D}{V_{ss}}\left(\frac{1}{1-e^{-K_e\tau}}\right) \tag{2-41}$$

$$C_{ss,min} = \frac{D}{V_{ss}}\left(\frac{1}{1-e^{-K_e\tau}}\right)e^{-K_e\tau} \tag{2-42}$$

式中,V_{ss}为达到稳态时药物的表观分布容积。如果药物的治疗范围很窄,则应该仔细估计剂量范围和给药频率可能产生的谷、峰浓度。

达到稳态时,峰浓度与谷浓度之间的距离称为波动度(degree of fluctuation,DF):

$$DF(\%) = \frac{(C_{ss,\,max} - C_{ss,\,min}) \times 2}{C_{ss,\,max} + C_{ss,\,min}} \qquad (2-43)$$

二、平均稳态血药浓度

由于稳态血药浓度不是单一的常数值,故有必要从稳态血药浓度的起伏波动中,找出一个特征性的代表数值,来反映多剂量长期用药的血药浓度水平,即平均稳态血药浓度($\overline{C}_{ss}$)。药物浓度呈指数衰减,平均稳态血浆浓度$\overline{C}_{ss}$不是稳态时$C_{ss,\,max}$和$C_{ss,\,mim}$的算术平均值,而是两次给药间隔内的AUC除以给药间隔时间的商值,其计算式为:

$$\overline{C}_{ss} = \frac{AUC_{ss}}{\tau} = \frac{\int_0^\tau C_{ss}dt}{\tau} = \frac{F \cdot D}{V_{ss}K_e\tau} = \frac{F \cdot D}{CL \cdot \tau} \qquad (2-44)$$

式中F为药物的绝对生物利用度。

三、稳态水平分数

给药n次后,药物浓度达到稳态水平的某一分数,可按式2-45进行估算。

$$f_{ss} = \frac{\overline{C}_n}{C_{ss}} = 1 - e^{-nK_e\tau} \qquad (2-45)$$

$$e^{-nK_e\tau} = 1 - f_{ss} \qquad (2-46)$$

两边取对数得

$$-nK_e\tau = 2.303\lg(1 - f_{ss}) \qquad (2-47)$$

当$f_{ss} = 90\%$时,代入式(2-32)

$$n\tau = -3.32t_{1/2}\lg(1 - 0.9) = 3.32t_{1/2} \qquad (2-48)$$

表示经$3.32t_{1/2}$可达到90%稳态水平。

当$f_{ss} = 99\%$时:

$$n\tau = -3.32t_{1/2}\lg(1 - 0.99) = 6.64t_{1/2} \qquad (2-49)$$

表示经$6.64t_{1/2}$可达到99%稳态水平。故一般认为经4~6个半衰期药物已基本达到稳态浓度。上述的关系式进一步表明,达到稳态水平某一百分比所需的时间与药物的半衰期成正比,而与给药次数和给药间隔无关。

四、累积因子

经重复多次给药后,药物在体内有蓄积的现象,其蓄积程度用累积因子R表示,通常以稳态时$C_{ss,\,max}$或$C_{ss,\,min}$与初次给药峰浓度($C_{1,\,max}$)或谷浓度($C_{1,\,min}$)的比值表示:

$$R = \frac{C_{ss, max}}{C_{1, max}} = \frac{C_{ss, min}}{C_{1, min}} = \frac{1}{1 - e^{-K_e \tau}} \qquad (2-50)$$

五、靶浓度

靶浓度(target concentration, C_p)是指采用合理的给药方案使药物 C_{ss} 达到一个有效而不产生毒性反应的治疗浓度范围(即 $C_{ss, min}$ 高于最小有效浓度,$C_{ss, max}$ 低于最小中毒浓度)。根据治疗目标确立要达到的靶浓度(即理想的 C_{ss} 范围),再根据靶浓度计算给药剂量,制订给药方案。给药后还应及时监测血药浓度,以进一步调整剂量,使药物浓度始终准确地维持于靶浓度水平。

六、维持剂量

在大多数情况下,临床多采用多次间歇给药或是持续静脉滴注,以使 C_{ss} 维持于靶浓度。因此,制订给药方案时需要计算药物维持剂量(maintenance dose)。为了维持选定的 C_{ss} 或靶浓度,需调整给药速度以使药物进入体内的速度等于其从体内消除的速度。这种关系可用下述公式表示:

$$给药速度 = \frac{CL \times C_{ss}}{F} \qquad (2-51)$$

如以靶浓度表示,则为:

$$给药速度 = \frac{CL \times 靶浓度}{F} \qquad (2-52)$$

所谓给药速度,是给药量和给药间隔时间之比,也即单位间隔时间的给药量。如果先提出理想的药物血浆靶浓度,又已知本药物的清除率(CL)、生物利用度(F),则可根据上式计算给药速度。

七、负荷剂量

按维持剂量给药时,通常需要 4~6 个 $t_{1/2}$ 才能达到 C_{ss},增加剂量或者缩短给药间隔时间均不能提前达到稳态。增加给药频率能提高 C_{ss} 水平,并使其波动减小,但不能缩短到达 C_{ss} 的时间(图 2-18A);增加给药剂量也能提高 C_{ss} 水平,但也不能缩短到达 C_{ss} 的时间(图 2-18B)。因此,如果患者急需达到稳态血药浓度以迅速控制病情时,可用负荷剂量(loading dose)给药法(图 2-18C)。负荷剂量是指首次剂量加大,然后再给予维持剂量,使 C_{ss}(即事先为该患者设定的靶浓度)提前产生。如心肌梗死后的心律失常需用利多卡因立即控制,但利多卡因的 $t_{1/2}$ 是 1 h 以上,如以静脉滴注,患者需等待 4~6 h 才能达到治疗浓度,因此必须使用负荷剂量。

负荷剂量的计算公式为:

$$负荷剂量 = 靶浓度(C_p) \cdot V_{ss}/F \qquad (2-53)$$

如果口服间歇给药采用每隔 1 个 $t_{1/2}$ 给药 1 次,负荷剂量可采用首剂加倍;持续静脉滴注时,负荷剂量可采用 1.44 倍第 1 个 $t_{1/2}$ 的静滴量静推。

但使用负荷剂量也有明显的缺点:① 如果是特别敏感的患者,可能会突然产生一个毒性浓度;② 如果所用的药物有很长的 $t_{1/2}$,则在药物浓度过高时需较长的时间降低到合适浓度;③ 负荷量通常很大,而且常为血管给药,或是快速给药,容易在和血浆浓度迅速达到平衡的部位产生毒性作用。

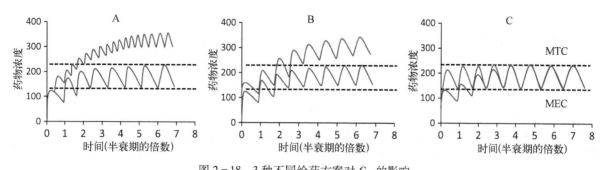

图 2-18　3 种不同给药方案对 C_{ss} 的影响

A. 缩短给药时间;B. 增加给药剂量;C. 负荷剂量给药
MEC:最小有效浓度;MTC:最小中毒浓度

八、治疗药物监测与个体化给药

(一)治疗药物监测

治疗药物监测(therapeutic drug monitoring, TDM)又称为临床药动学监测(clinical pharmacokinetic monitoring, CPM),是在药学原理的指导下,应用灵敏快速的分析技术,测定血液中或其他体液中的药物浓度,分析药物浓度与疗效及毒性之间的关系,据此对个体患者给药方案进行调整,使临床用药更加安全有效。TDM 已经逐渐成为指导临床个体化用药的重要依据。

TDM 是用药动学的方法对治疗方案及药效学进行综合评价的重要手段。在 TDM 技术出现以前,临床医生在制定给药方案时,往往是参照药物手册推荐的平均剂量、文献报道的剂量及个人治疗经验所用剂量。而判断治疗方案是否合理,也往往仅根据药效学指标如给药后何时起效、何时达最大疗效及疗效的持续时间等。然而大量研究表明,由于患者的个体差异(包括年龄、性别、遗传学、生理和病理状况及病史等)、药物剂型及生物利用度和合并用药等差异,同样的给药方案在不同患者中可能获得不同的疗效,一些患者得到了有效治疗;但对一部分患者来说,由于吸收或代谢等方面的原因,血药浓度达不到有效的治疗浓度;而对另一部分患者来说,由于药物在体内消除较慢,药物发生了蓄积,血药浓度超过中毒浓度而出现毒副反应。而达到同样疗效所需的药物剂量在患者个体间也存在明显的差异,仅仅凭经验来设计治疗方案时常出现偏差。

TDM 是近代药物治疗学划时代的重大进展之一,是提高医疗服务质量、将科研与临床相结合的有效途径。国外于 20 世纪 60 年代开始相继建立了 TDM 研究室。国内 TDM 工作开始于 20 世纪 80 年代初,经过不懈努力,已逐渐在各级医院应用,对增加治疗效果、防止或减轻药物的不良反应起到积极的作用。比如,通过 TDM 和个体化给药方案调整,已使癫痫发作的控制率从 47% 提高到了 74%;过去,心力衰竭老年人患者使用地高辛的中毒发生率达 44%,经 TDM 及调整给药方案后,中毒率已控制在 5% 以下。大量研究证明,TDM 有助于给药个体化、判断患者用药依从性、提高疗效和防范药物严重毒性反应。

1. 血药浓度变化的影响因素　　影响血药浓度变化的因素较多,但可归纳为两个方面:一方面来自药物,另一方面来自患者本身。药物的化学结构、理化性质、剂型等因素决定了药物的吸收速度和吸收程度,也决定了其在体内的分布和消除特征;而患者的种族、性别、年龄、身高、体重及病理因素、遗传因素、营养状况等也会影响药物在体内的处置过程。上述这些因素综合作用的结果,导致临床患者血药浓度间往往存在较大的差异。

2. 需要进行 TDM 的药物　　尽管 TDM 的实施对合理用药十分必要,但临床上并非所有药物均需要进行 TDM 和剂量调整,这一工作通常适用于治疗指数较窄的药物。而某些药物的毒性较小,最小中毒浓度远高于有效浓度,临床上对这些药物的应用通常采用相对较大的剂量,所以不需考虑其疗效或毒性问题,但对一些毒性较大的药物,且影响其吸收或消除的因素较多的情况下,则必须进行血药浓度检测和剂量调整。在下述情况下或使用下列药物时,通常需要进行 TDM。

(1) 单凭临床指征难以判断或缺乏明确参数判断治疗效应与毒性效应的药物。如普鲁卡因胺治疗心律失常时,过量也会引起心律失常;苯妥英钠中毒引起的抽搐与癫痫发作不易区别。

(2) 血药浓度高低与给药剂量大小缺乏相关性。

(3) 药物的有效血药浓度范围狭窄。此类药物多数治疗指数较小,如强心苷类,其有效剂量与中毒剂量接近。TDM 有助于合理设计和调整给药方案,保障治疗安全有效。

(4) 血药浓度个体差异大,如三环类抗抑郁药。

(5) 有非线性动力学特性,尤其是非线性动力学过程发生在有效血药浓度范围内或小于最低有效血药浓度时,如苯妥英钠、茶碱、阿司匹林等。

(6) 肝肾功能不全或衰竭的患者使用主要经肝代谢消除(如利多卡因、茶碱等)或肾排泄消除(如氨基苷类抗生素等)的药物时,以及胃肠道功能不良的患者口服某些药物时。

(7) 长期用药的患者用药依从性下降、某些药物长期使用后产生耐药性、诱导(或抑制)肝药酶的活性而引起药效降低(或升高)及原因不明的药效变化。

(8) 合并用药产生相互作用而可能影响疗效时。

目前在临床上较多进行监测的药物见表 2-4。

表 2-4   临床常需进行 TDM 的药物

分　　类	药　　物
强心苷类	洋地黄毒苷、地高辛
抗心律失常药	普鲁卡因胺、丙吡胺、利多卡因、奎尼丁、胺碘酮
抗癫痫药	苯妥英钠、苯巴比妥、丙戊酸钠、乙琥胺、卡马西平
三环类抗抑郁药	阿米替林、去甲替林、丙咪嗪、地昔帕明
抗躁狂药	锂盐
抗哮喘药	茶碱
氨基苷类	庆大霉素、妥布霉素、卡那霉素
其他抗生素	氯霉素、万古霉素
抗肿瘤药	甲氨蝶呤
免疫抑制剂	环孢素、他罗利姆
抗风湿药	水杨酸

3. 决定是否进行 TDM 的原则   TDM 是保障临床个体化用药、合理用药的手段,但没有必要进行常规化监测。在有以下临床指征时,TDM 才是合理和有意义的。

(1) 患者已使用了适合其病症的最佳药物,但治疗无效或出现中毒反应。

(2) 药效不易判断。

(3) 血药浓度与药效相关。

(4) 药动学参数因患者内在的变异或其他因素干扰而不可预测。

(5) 血药浓度测定的结果可显著改变临床决策并提供更多的信息。

(6) 患者在治疗期间可受益于 TDM。

(二) 个体化给药

药物剂量和所产生的药理效应存在很大的个体差异,因此,理想的给药方案应当是根据每个患者的具体情况量身定制。借助 TDM 手段,通过测定体液中的药物浓度,计算出各种药动学参数;甚至需要借助分子生物学手段分析患者参与药物代谢和药物效应的基因表型特点,以设计出针对患者个人的给药方案,这种方式称为个体化给药(individualization of drug therapy)或个性化治疗(personalized medicine)。给药个体化除需针对不同患者选择正确的药物,还需确定:① 给药剂量和剂型;② 给药间隔、给药时间和疗程;③ 预期达到的血药浓度;④ 药物过量中毒的救治方法等。

1. 明确药物的有效血药浓度范围 有效血药浓度范围(又称治疗窗,therapeutic window)通常是指最小有效浓度(minimal effective concentration,MEC)与最小中毒浓度(minimal toxic concentration,MTC)之间的范围,应以此作为个体化给药的目标值和调整血药浓度、设计给药方案的基本依据,以期达到最佳疗效和避免毒副反应。

必须指出的是,有效血药浓度范围是一个建立在大量临床观察基础之上的统计学结论,是对大部分人有效且能很好耐受的范围,但并不一定适用于每一个人和每一个具体情况。事实上,不存在一个对所有人均有效而无毒副反应的浓度范围。在有效血药浓度范围内,少数患者可能无效,另有一些人则可能出现较严重的毒副反应。例如,同样给予苯妥英钠每天 300 mg,对一部分患者尚不能预防癫痫发作,而另一部分患者却已引起中枢神经系统的毒性反应

2. 掌握患者的个体化资料 同样的治疗方案对不同患者可能产生截然不同的药动学和药效学差异,这与不同患者的生理病理状态、用药情况及参与药动学药效学的基因组特点等密切相关。因此,进行个体化给药时必须明确下列影响因素:① 年龄、体重与身高;② 合并用药及患者吸烟、饮酒甚至饮食等可能与药物发生相互作用的情况;③ 剂量、服药时间和采血时间;④ 病史、用药史、肝肾功能、血浆蛋白含量等;⑤ 患者依从性;⑥ 参与药动学和药效学的基因组学、蛋白质组学特点。

3. 个体化给药的步骤 个体化给药首先是设计个性化给药方案,在选定最佳药物之后,确定药物的剂型、给药途径、剂量、给药间隔及给药时间、疗程等,然后根据患者药效学和药动学指标调整给药方案,即对用药剂量和给药间隔进行调整。在个体化给药的实施过程中,必须明确目标血药浓度范围、有关药动学参数(F、CL、V_{ss} 和 $t_{1/2}$)及其意义,按所期望的治疗浓度如 $C_{ss, max}$、$C_{ss, min}$、$\overline{C}_{ss}$ 拟订给药剂量和给药间隔(τ)。给药后,根据临床观察并按需要监测血药浓度,再根据患者药动学参数对剂量和给药间隔进一步调整,使之最终适合于所期望的治疗浓度范围。个体化给药的一般步骤如下:

(1)根据诊断结果及患者的身体状况等具体因素,选择认为恰当的药物及给药途径。

(2)选择和确定靶浓度。

(3)根据已知的群体药动学参数和所治疗患者的病理、生理特点(如体重、肾功能等),估计患者的清除率和分布容积。

药物消除动力学

(4)计算负荷剂量和维持剂量以求产生靶浓度。

(5)拟定初始给药方案并给药。

(6)随时观察患者按初始方案用药的临床效果,必要时,按一定时间间隔测定血药浓度。

药物的代谢

(7)根据血药浓度-时间的数据,计算患者的清除率和分布容积。

(8)以患者的药动学参数和临床结果为依据,结合临床经验和文献资料对初始给药方案进行修订、调整。

(9)必要时重复进行步骤(4)~(8),即反复调整给药方案,直至获得满意效果。

半衰期

上述过程可简述为:治疗决策→处方及初剂量设计→调剂、投药→观察→抽血→血药浓度监测→药动学处理→按患者个体化特点调整给药方案。

(郑超湳)

稳态血药浓度

第三章　药物效应动力学
Chapter 3　Pharmacodynamics

药物效应动力学(pharmacodynamics, PD)简称"药效学",研究药物对机体的作用及作用机制。药理效应包括治疗作用和不良反应,其机制涉及药物与靶分子的相互作用及其后续分子事件,如信号转导通路。受体(receptor)是细胞或生物体的一种成分(功能蛋白或蛋白质与多糖等形成的复合物),其能与药物结合,介导细胞信号转导,引起药理效应。受体已成为研究药物作用及作用机制的关键靶点。药效学可为临床合理用药和新药研发奠定基础。

第一节　课前阅读

一、药物的分子量大小

药物的分子量(molecular weight, MW)大小从很小(锂离子,分子量为7 Da)到很大[例如,组织型纤溶酶原激活剂(tissue plasminogen activator, t-PA)是分子量为59 050 Da 的蛋白质]。但是,大多数药物的分子量在100~1 000 Da 之间。此窄范围的下限可能由对作用特异性的要求所决定。为了仅对一种类型的受体具有良好的"适应性",药物分子必须在形状、电荷和其他特性方面足够独特,以防止其与其他受体结合。为了实现这种选择性结合,在大多数情况下,药物的分子量的大小应至少为100 Da。分子量的上限主要取决于药物必须能够在体内移动的要求(如从给药部位到作用部位)。分子量大于1 000 Da 的药物不易在体内各房室之间扩散。因此,非常大的药物(通常是蛋白质)通常必须直接在其作用部位给药。例如,t-PA 通过静脉内或动脉内输注直接进入血管。

二、受体研究的历史

受体的概念是英国生理学家 John Newport Langley 和德国免疫学家 Paul Ehrlich 于 19 世纪末和 20 纪初在实验研究的基础上提出的。1878 年,Langley 根据阿托品和毛果芸香碱对猫唾液分泌具有拮抗作用这一现象,提出在神经末梢或腺细胞中可能存在一种能与药物结合的物质;1905 年,他在观察烟碱与箭毒对骨骼肌的兴奋和抑制作用时,认为两药既不影响神经传导,也不是作用于骨骼肌细胞,而是作用于神经与效应器之间的某种物质,并将这种物质称为接受物质(receptive substance)。Ehrlich 发现一系列合成的有机化合物的抗寄生虫作用和引起的毒性反应有高度的特异性。1908 年,Ehrlich 首先提出受体(receptor)概念,他从抗体对抗原具有高度特异性中得到启示,把原生质中能与化学药物起作用的物质称为"受体",并指出药物必须与受体进行可逆性或非可逆性结合,方可产生作用。同时也提出了受体应具有两个基本特点:其一是特异性识别与之相结合的配体(ligand)或药物的能力,其二是药物-受体复合物可引起生物效应,即类似锁与钥匙的特异性关系。药物通过受体发挥作用的设想立即受到了学术界的重视。20 世纪 30~60 年代,多位药理学家相继提出了有关受体与药物相互作用的几种假说并不断修订完善,如占领学说(occupation theory)、速率学说(rate theory)和二态模型(two-state theory)等。

1980 年,De Lean 根据 G 蛋白偶联受体的研究首先提出三体复合物模型(ternary complex model),该理论的提出是受体理论的重要发展,其于 1996 年完善了该模型以解释受体的别构调节现象。1983 年,James Black 和 Paul Leff 提出了药物受体相互作用的操作模型(operational model),该理论在在体和离体实验中研究激动剂与拮抗药的活性方面非常有用,得到广泛应用。近年来,一些新发现和新概念日益受到重视,如侧枝效能(collateral efficacy)和功能选择性(functional selectivity)等。尤其是近几十年来,随着受体的分离纯化及分子克隆技术的发展,大量受体的结构被阐明,不仅促进了药理作用机制的研究和推动了新药的研制,而且还极大地推动了生命科学和医学的发展。

第二节 药物的基本作用

一、药物作用与药理效应

药物作用(drug action)是指药物对机体的初始作用,是动因。药理效应(pharmacological effect)是药物作用的结果,是机体反应的表现。由于二者意义接近,在习惯上并不严加区别。但当二者并用时,应体现先后顺序。

药理效应是机体器官原有功能水平的改变,功能提高称为兴奋(excitation),功能降低称为抑制(inhibition)。例如,肾上腺素加快心率、呋塞米增加尿量均属兴奋;地西泮镇静催眠和硝苯地平舒张血管均属抑制。

1. 药物作用的特异性　　多数药物是通过与细胞或组织的特定成分化学结合而产生药理效应的。这些关键的结合位点被称为药物靶点(target)。这些靶点包括受体、酶、离子通道、转运体(transporter, carrier molecule)、结构蛋白(如微管蛋白)、功能蛋白(如信号蛋白和转录因子)。这种化学结合的专一性使药物的作用具有特异性。药物特异性是相互的,一方面某类药物只结合某一靶点,另一方面某一靶点只识别某类药物分子。例如,阿托品特异性地阻断毒蕈碱(muscarine)型胆碱受体(M 受体),而对其他受体影响不大。药物作用特异性的物质基础是药物的化学结构。但没有药物的作用是完全特异性的,这导致临床用药副作用的出现。例如,三环类抗抑郁药通过阻断单胺转运体发挥作用,但由于同时阻断不同的其他受体而产生副作用(如口干)。

2. 药物作用的选择性　　有些药物可影响机体的多种功能,有些药物只影响机体的一种功能,前者选择性低,后者选择性高。药物作用特异性强并不一定引起选择性高的药理效应,即二者不一定平行。例如,阿托品特异性地阻断 M 受体,但其药理效应选择性并不高,对心脏、血管、平滑肌、腺体及中枢神经系统都有影响,而且有的兴奋、有的抑制。作用特异性强和(或)效应选择性高的药物应用时针对性较好。反之,效应广泛的药物副反应较多。但广谱药物在多种病因或诊断未明时也有其方便之处,如广谱抗生素、广谱抗心律失常药等。选择性的基础有以下几方面:药物在体内的分布不均匀、机体组织细胞结构的不同及生化功能存在差异等。

二、治疗效果

治疗效果(therapeutic effect),也称疗效,是指药物作用的结果有利于改变患者的生理、生化功能或病理过程,使患病的机体恢复正常。根据治疗作用的效果,可将治疗作用分为:

1. 对因治疗　　用药目的在于消除原发致病因子,彻底治愈疾病,称为对因治疗,如用抗生素杀灭体内致病菌。

2. 对症治疗　　用药目的在于改善症状,称为对症治疗。对症治疗不能根除病因,但对病因未明、暂时无法根治的疾病却是必不可少的。对某些危重急症如休克、惊厥、心力衰竭、心跳或呼吸暂停等，对症治疗可能比对因治疗更为迫切。有时严重的症状可以作为二级病因，使疾病进一步恶化，如高热引起惊厥、剧痛引起休克等。此时的对症治疗（如退热或止痛）对惊厥或休克而言，又可看成是对因治疗。

三、不良反应

凡与用药目的无关，并给患者带来不适或痛苦的反应统称为药物不良反应（adverse drug reaction）。多数不良反应是药物固有的效应，在一般情况下是可以预知的，但不一定是能够避免的。少数较严重的不良反应较难恢复，称为药源性疾病（drug-induced disease），如庆大霉素引起的神经性耳聋、肼屈嗪引起的全身红斑狼疮样综合征等。

1. 副反应   由于选择性低，药理效应涉及多个器官，当某一效应用作为治疗目的时，其他效应就成为副反应（side reaction）。例如，阿托品用于解除胃肠痉挛时，可引起口干、心悸、便秘等副反应。副反应是在治疗剂量下发生的，是药物本身固有的作用，多数较轻微并可以预知。

2. 毒性反应   毒性反应（toxic reaction）是指在剂量过大或药物在体内蓄积过多时发生的危害性反应，一般比较严重。毒性反应一般是可以预知的，应该避免发生。急性毒性多损害循环、呼吸及神经系统功能，慢性毒性多损害肝、肾、骨髓、内分泌等功能。致癌（carcinogenesis）、致畸胎（teratogenesis）和致突变（mutagenesis）反应也属于慢性毒性范畴。试图通过增加剂量或延长疗程以达到治疗目的，其有效性是有限度的，同时应考虑到过量用药的危险性。

3. 后遗效应   后遗效应（residual effect）是指停药后血药浓度已降至最小有效浓度以下时残存的药理效应。例如，服用巴比妥类催眠药后，次晨出现的乏力、困倦等现象。

4. 停药反应   停药反应（withdrawal reaction）是指突然停药后原有疾病加剧，又称反跳反应（rebound reaction）。例如，长期服用可乐定降血压，停药次日血压将明显回升。

5. 变态反应   变态反应（allergic reaction）是一类免疫反应。非肽类药物作为半抗原与机体蛋白结合为抗原后，经过接触10天左右的敏感化过程而发生的反应，也称过敏反应（hypersensitive reaction）。反应的严重程度差异很大，与剂量无关，从轻微的皮疹、发热至造血系统抑制、肝肾功能损害、休克等。可能只有一种症状，也可能多种症状同时出现。停药后反应逐渐消失，再用时可能再发。致敏物质可能是药物本身，也可能是其代谢物，亦可能是制剂中的杂质。临床用药前虽常做皮肤过敏试验，但仍有少数假阳性或假阴性反应。故对过敏体质者或易引起过敏反应的药物均应谨慎使用。

6. 特异质反应   少数特异体质患者对某些药物反应特别敏感，反应性质也可能与常人不同，但与药物固有的药理作用基本一致，反应严重程度与剂量成比例，药理性拮抗药救治可能有效。特异质反应（idiosyncratic reaction）不是免疫反应，故不需预先敏化过程。目前认为此反应为一类先天遗传异常所致的反应。例如，对骨骼肌松弛药琥珀胆碱发生的特异质反应是由于先天性血浆胆碱酯酶缺乏所致。

第三节   药物剂量与效应关系

药理效应与剂量在一定范围内成比例，称为剂量-效应关系（dose-effect relationship，简称"量-效关系"）。用效应强度为纵坐标、药物剂量或药物浓度为横坐标作图，得到量-效曲线（dose-effect curve）。

药理效应按性质可以分为量反应和质反应两种情况。效应的强弱呈连续增减的变化，可用具体数量或最大反应的百分率(E%)表示者称为量反应(graded response),如血压的升降、平滑肌的舒缩等,其研究对象为单一的生物单位。以药物的剂量(多指整体给药)或浓度(多指离体给药)为横坐标,以效应强度为纵坐标作图,可获得直方双曲线(rectangular hyperbola);如将药物浓度改用对数值作图则呈典型的对称S形曲线,这就是通常所称量反应的量-效曲线(图3-1)。横坐标对数值常采用$\log_{10}$,也可根据需要采用其他对数值。

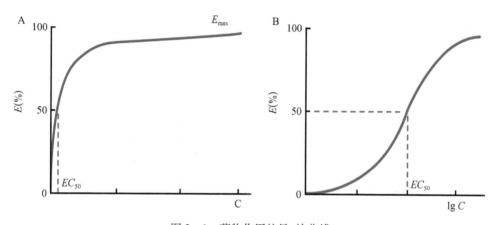

图3-1　药物作用的量-效曲线

A. 药量用真数剂量表示;B. 药量用对数剂量表示;E:效应;C:浓度

1. 量反应的量-效曲线可以反映下列几个参数

(1)最小有效剂量:最小有效剂量(minimal effective dose)又称最小有效浓度(minimal effective concentration),即刚能引起效应的最小药物剂量或最小药物浓度,亦称阈剂量或阈浓度(threshold dose or concentration)。

(2)最大效应:随着剂量或浓度的增加,效应也增加,当效应增加到一定程度后若继续增加药物浓度或剂量而其效应不再继续增强,这一药理效应的极限称为最大效应(maximal effect, E_{max}),也称效能(efficacy)。

(3)半最大效应浓度:半最大效应浓度(concentration for 50% of maximal effect, EC_{50})是指能引起50%最大效应的药物浓度。

(4)效价强度:效价强度(potency)是指能引起等效反应(一般采用50%效应量)的相对浓度或剂量,其值越小则强度越大。

药物的最大效应与效价强度含义完全不同,二者并不平行。例如,利尿药以每天排钠量为效应指标进行比较,氢氯噻嗪的效价强度大于呋塞米,而后者的最大效应大于前者(图3-2)。临床上,区分药物的效价强度和效能是很重要的,药物的临床有效性不依赖于其效价强度,而依赖于药物的最大效应。即在决定两个药物哪个给予患者时,开处方者通常考虑二者的相对效能,而不是它们的相对效价强度。药理效价强度较大程度决定药物的给药剂量。曲线中段斜率(slope)较陡的提示药效较剧烈,较平坦的则提示药效较温和。

如果药理效应不是随着药物剂量或浓度的增减呈连续量的变化,而表现为反应性质的变化,则称为质反

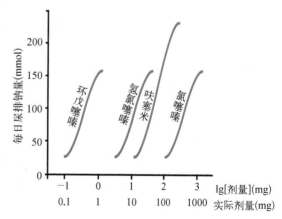

图3-2　各种利尿药的效价强度及最大效应比较

横坐标为对数尺度

应(quantal response or all-or-none response)。质反应以阳性或阴性、全或无的方式表现,如死亡与生存、惊厥与不惊厥等,其研究对象为一个群体。在实际工作中,常将实验动物按用药剂量分组,以阳性反应百分率为纵坐标,以剂量或浓度为横坐标作图,亦得到与量反应相似的曲线。如果按照药物浓度或剂量的区段出现阳性反应频率作图得到正态分布曲线。如果按照剂量增加的累计阳性反应百分率作图,则可得到典型的S形量-效曲线(图3-3)。

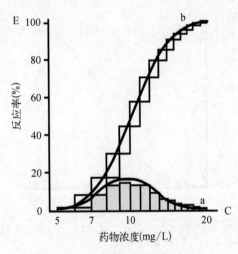

图3-3　质反应的量-效曲线

曲线 a 为区段反应率;曲线 b 为累计反应率;
E:阳性反应率;C:浓度或剂量横坐标为对数尺度

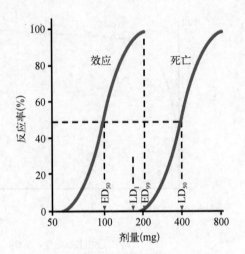

图3-4　药物效应和毒性的量-效曲线

横坐标为对数尺度

2. **质反应的量-效曲线可以反映下列几个参数**

(1) 半数有效量与半数致死量:半数有效量(median effective dose,ED_{50})即能引起50%的实验动物出现阳性反应时的药物剂量;如效应为死亡,则称为半数致死量(median lethal dose,LD_{50})。

(2) 治疗指数:通常将药物的LD_{50}/ED_{50}的比值称为治疗指数(therapeutic index,TI),用于表示药物的安全性。治疗指数大的药物较治疗指数小的药物相对安全。但以治疗指数来评价药物的安全性并不完全可靠。如某药的 ED 和 LD 两条曲线的首尾有重叠(图3-4),即有效剂量与其致死剂量之间有重叠。因此,亦可用1%致死量(LD_1)与99%有效量(ED_{99})的比值或5%致死量(LD_5)与95%有效量(ED_{95})之间的距离来衡量药物的安全性。

第四节　药物的作用机制

药物的作用机制(mechanism of action)是研究药物如何与机体细胞结合而发挥作用的。大多数药物的作用来自药物与机体生物大分子之间的相互作用,这种相互作用引起了机体生理、生化功能的改变。机体的每一个细胞都有其复杂的生命活动过程,而药物的作用又几乎涉及与生命代谢活动过程有关的所有环节,因此,药物的作用机制十分复杂。大多数药物的作用机制涉及受体、酶、离子通道、核酸、载体及基因等靶点,称为药物的特异性作用机制。此外,少数药物仅通过其理化作用(抗酸药)或补充机体所缺乏的物质而发挥作用,称为药物的非特异性作用机制。受体机制是最重要的药物作用机制。

一、药物与受体

1. **受体的特性**　　体内能与受体特异性结合的物质称为配体,也称第一信使。受体对相应的配体有极高的识别能力,大多数受体均有相应的内源性配体,如神经递质、激素、自体活性物质(autacoid)等。有些配体尚属未知的受体,被称为孤儿受体("orphan" receptor)。配体与受体大分子中的一小部分结合,该部位叫作结合位点或受点(binding site)。受体具有如下特性:

(1)灵敏性(sensitivity):受体只需与很低浓度的配体结合就能产生显著的效应。

(2)特异性(specificity):引起某一类型受体兴奋反应的配体的化学结构非常相似,但不同光学异构体的反应可以完全不同,同一类型的激动药与同一类型的受体结合时产生的效应类似。

(3)饱和性(saturability):受体数目是一定的,因此,配体与受体结合的剂量-反应曲线具有饱和性,作用于同一受体的配体之间存在竞争现象。

(4)可逆性(reversibility):配体与受体的结合是可逆的,配体与受体复合物可以解离,解离后可得到原来的配体,而非代谢物。

(5)多样性(multiple-variation):同一受体可广泛分布到不同的细胞而产生不同效应,受体多样性是受体亚型分类的基础,受体受生理、病理及药理因素调节,经常处于动态变化之中。

2. 受体与药物的相互作用

(1)经典的受体学说——占领学说:Clark 于 1926 年、Gaddum 于 1937 年分别提出占领学说。该学说认为:受体只有与药物结合才能被激活并产生效应,而效应的强度与被占领的受体数目成正比,当受体全部被占领时出现最大效应。1954 年 Ariens 修正了占领学说,认为药物与受体结合不仅需要亲和力(affinity),而且还需要有内在活性(intrinsic activity,α)才能激动受体而产生效应。内在活性是指药物与受体结合后产生效应的能力。只有亲和力而没有内在活性的药物,虽可与受体结合,但不能产生效应。

(2)受体药物反应动力学:根据质量作用定律,药物与受体的相互作用,可用以下公式表达:

$$D + R \underset{k_2}{\overset{k_1}{\rightleftharpoons}} DR \rightarrow E \tag{3-1}$$

D 表示为药物,R 表示为受体,DR 表示为药物-受体复合物,E 表示为效应。

$$K_D = \frac{k_2}{k_1} = \frac{[D][R]}{[DR]}$$

$$(K_D \text{ 为解离常数}) \tag{3-2}$$

设受体总数为 R_T,R_T 应为游离受体(R)与结合型受体 DR 之和,即 $[R_T] = [R] + [DR]$,代入公式(3-2)则

$$K_D = \frac{[D]([R_T] - [DR])}{[DR]} \tag{3-3}$$

经推导得

$$\frac{[DR]}{[R_T]} = \frac{[D]}{K_D + [D]} \tag{3-4}$$

根据占领学说的观点,受体只有与药物结合才能被激活并产生效应,而效应的强度与被占领的受体数目成正比,全部受体被占领时出现最大效应。由公式(3-4)可得:

$$\frac{E}{E_{max}} = \frac{[DR]}{[R_T]} = \frac{[D]}{K_D + [D]} \tag{3-5}$$

当 $[D] \gg K_D$ 时 $\dfrac{[DR]}{[R_T]} = 100\%$，达最大效能，即 $[DR]_{max} = [R_T]$

当 $\dfrac{[DR]}{R_T} = 50\%$ 时，即50%受体与药物结合时，$K_D = [D]$

K_D 表示药物与受体的亲和力，单位为摩尔，其意义是引起最大效应的一半时（即50%受体被占领）所需的药物剂量。K_D 越大，药物与受体的亲和力越小，即二者成反比。将药物-受体复合物的解离常数 K_D 的负对数（$-\lg K_D$）称为亲和力指数（pD_2），其值与亲和力成正比。

药物与受体结合产生效应不仅要有亲和力，而且还要有内在活性，后者是决定药物与受体结合时产生效应大小的性质，可用 α 表示，通常 $0 \leqslant \alpha \leqslant 1$。故公式（3-5）应加入这一参数：

当两药亲和力相等时，其效应强度取决于内在活性强弱，当内在活性相等时，则效应强度取决于亲和力大小（图3-5）。

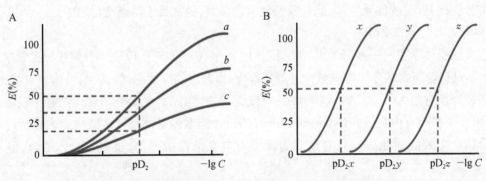

图3-5 3种激动药与受体亲和力及内在活性的比较

横坐标为 $-\lg C$，从左到右数据越来越小

A. 亲和力：$a = b = c$；内在活性：$a > b > c$；B. 亲和力：$x > y > z$；内在活性：$x = y = z$

3. 作用于受体的药物分类　　根据药物与受体结合后所产生效应的不同，习惯上将作用于受体的药物分为激动药和拮抗药（又称阻断药）2类。

（1）激动药：为既有亲和力又有内在活性的药物，它们能与受体结合并激动受体而产生效应。依其内在活性大小又可分为完全激动药（full agonist）和部分激动药（partial agonist），前者具有较强亲和力和较强内在活性（$\alpha=1$）；后者有较强亲和力，但内在活性不强（$\alpha<1$），与完全激动药并用还可拮抗完全激动药的部分效应，如吗啡为完全激动药，而喷他佐辛则为部分激动药。

（2）拮抗药：能与受体结合，具有较强亲和力而无内在活性（$\alpha=0$）的药物。它们本身不产生作用，但因占据受体而拮抗激动药或内源性配体的效应，如阿托品和普萘洛尔均属于拮抗药。少数拮抗药以拮抗作用为主，同时尚有较弱的内在活性（$\alpha<1$），有部分激动受体作用，如具有内在拟交感活性的 β 受体拮抗药。

根据拮抗药与受体结合是否具有可逆性而将其分为竞争性拮抗药（competitive antagonist）和非竞争性拮抗药（noncompetitive antagonist）。竞争性拮抗药能与激动药竞争相同受体，其结合是可逆的。通过增加激动药的剂量与拮抗药竞争结合部位，可使量-效曲线平行右移，但最大效应不变（图3-6A）。拮抗参数（pA_2）可表示竞争性拮抗药的作用强度，其定义为：当激动药与拮抗药合用时，若两倍浓度激动药所产生的效应恰好等于未加入拮抗药时激动药所引起的效应，则所加入拮抗药的摩尔浓度的负对数值为 pA_2。pA_2 越大，拮抗作用越强。pA_2 还可用于判断激动药的性质，例如，两种激动药被同一拮抗药拮抗，且二者 pA_2 相近，则说明此两种激动药是作用于同一受体。

非竞争性拮抗药与激动药并用时，可使亲和力与活性均降低，即不仅使激动药的量-效曲线右移,而且也降低其最大效应(图3-6B)。与受体结合非常牢固,产生不可逆结合的药物也能产生类似效应。

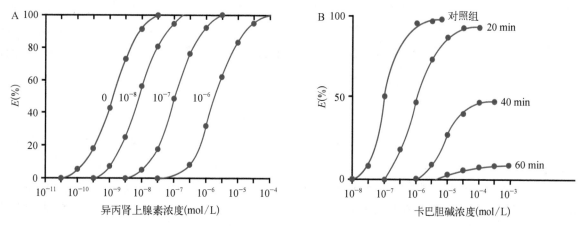

图3-6　竞争性受体拮抗药和非竞争性受体拮抗药对激动药量-效曲线的影响

　　A. 竞争性受体拮抗药对激动药剂量-效曲线的影响。采用离体豚鼠心房测定普萘洛尔对异丙肾上腺素的竞争性拮抗作用。
B. 不可逆竞争性拮抗药对激动药剂量-效曲线的影响。兔胃加入双苯胺(10⁻⁵ mol/L)后的不同时间对卡巴胆碱的反应(Furchgott RF, Adv Drug Res 1965, 3: 21)

　　占领学说强调受体必须与药物结合才能被激活并产生效应,而效应的强度与药物所占领的受体数量成正比,全部受体被占领时方可产生最大效应。但一些活性高的药物只需与一部分受体结合就能发挥最大效应,在产生最大效应时,常有95%~99%受体未被占领,剩余的未结合的受体称为储备受体(spare receptor),拮抗药必须完全占领储备受体后,才能发挥其拮抗效应。

　　为什么化学结构类似的药物对于同一受体有的是激动药,有的是拮抗药,还有的是部分激动药?这可用二态模型学说解释。该学说认为:受体蛋白有两种可以互变的构型状态:活动状态(active, R_α)与静息状态(inactive, R_i)。静息时(没有激动药存在时)平衡趋向 R_i。平衡趋向的改变,主要取决于药物对 R_α 及 R_i 亲和力的大小。如激动药对 R_α 的亲和力大于对 R_i 的亲和力,可使平衡趋向 R_α,并同时激动受体产生效应。一个完全激动药对 R_α 有充分的选择性,在有足够的药量时,可以使受体构型完全转为 R_α。部分激动药对 R_α 的亲和力仅比对 R_i 的亲和力大50%左右,即便是有足够的药量,也只能产生较小的效应。拮抗药对 R_α 及 R_i 亲和力相等,并不改变两种受体状态的平衡。另有些药物(如苯二氮䓬类)对 R_i 亲和力大于 R_α,药物与受体结合后引起与激动药相反的效应,称为反向激动药(inverse agonist)(图3-7)。

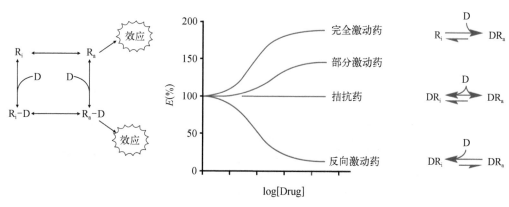

图3-7　受体的二态模型及各类作用于受体药物的量-效曲线示意图

　　药物作用于受体还存在其他情况。单个受体可对应多条信号通路,某些药物与受体结合后,可阻断该受体的某条信号通路发挥拮抗药的作用,却可选择性激活该受体的其他条信号通路发挥激动药的作用,这种药物被称为偏向性激动药(biased agonist),也称为混合性激动药-拮抗药(mixed agonist-antagonist)。已发现,某些 β 受体拮抗药和 AT_1 受体拮抗药具有偏向激动活性,在阻断有害作用的同时可保留有利作用,发挥更好的治疗作用。例如,β 受体拮抗药卡维地洛(carvedilol)是 β-arrestin 偏向性激动药。

　　4. 受体类型　　根据受体蛋白结构、信号转导过程、效应性质、受体位置等特点,受体大致可分为下列 5 类。

　　(1) G 蛋白偶联受体: G 蛋白偶联受体(G protein-coupled receptor)是一类由 GTP 结合调节蛋白(简称为"G 蛋白")组成的受体超家族,可将配体带来的信号传送至效应器蛋白,产生生物效应。这一类受体是目前发现的种类最多的受体,包括生物胺、激素、多肽激素及神经递质等的受体。G 蛋白的调节效应器包括酶类,如腺苷酸环化酶(adenylate cyclase, AC)、磷脂酶 C(phospholipase C, PLC)等及某些离子通道如 Ca^{2+}、K^+ 离子通道。

　　G 蛋白偶联受体结构非常相似,均为单一肽链形成 7 个 α 螺旋(又名跨膜区段结构)往返穿透细胞膜,形成 3 个细胞外环和 3 个细胞内环。N 端在细胞外,C 端在细胞内,这两段肽链氨基酸组成在各种受体差异很大,与其识别配体及转导信息各不相同有关。胞内部分有 G 蛋白结合区(图 3-8)。G 蛋白是由 α、β、γ 3 种亚单位组成的三聚体,静息状态时与 GDP 结合。当受体激活时 GDP-αβγ 复合物在 Mg^{2+} 参与下,结合的 GDP 与胞质中 GTP 交换,GTP-α 与 βγ 分离并激活效应器蛋白,同时配体与受体分离。α 亚单位本身具有 GTP 酶活性,促使 GTP 水解为 GDP,再与 βγ 亚单位形成 G 蛋白三聚体,恢复原来的静息状态。

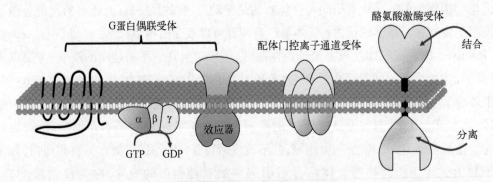

图 3-8　受体结构及其跨膜信号机制

　　G 蛋白有许多类型,常见的有: 兴奋型 G 蛋白(stimulatory G protein, G_s),激活 AC 使 cAMP 增加(图 3-9);抑制型 G 蛋白(inhibitory G protein, G_i),抑制 AC 使 cAMP 减少(图 3-9);PLC 型 G 蛋白(PI-PLC G protein, G_q),激活磷脂酰肌醇(phosphatidylinositol, PI)特异的 PLC;G_t 及 G_0。据报道,G_0 在

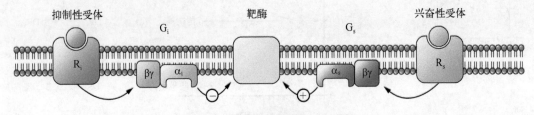

图 3-9　G 蛋白对靶酶的双向调控

G 蛋白的异质性允许不同受体对靶酶产生相反的作用,如通过 G_s 和 G_i 调控 AC

脑内含量最多,参与 Ca^{2+} 及 K^+ 离子通道的调节。不同 G 蛋白偶联受体偶联不同的 G 蛋白,产生不同的细胞反应。

（2）配体门控离子通道受体:离子通道按生理功能分类,可分为配体门控离子通道(ligand-gated ion channel)及电压门控离子通道(voltage-gated ion channel)。配体门控离子通道受体(ligand-gated ion channel receptors)由配体结合部位及离子通道两部分构成,当配体与其结合后,受体变构使通道开放或关闭,改变细胞膜离子流动状态,从而传递信息(图 3－8)。这一类受体包括 N 型乙酰胆碱受体(图 3－10)、γ－氨基丁酸(γ-aminobutyric acid, GABA)受体等。由单一肽链往返 4 次穿透细胞膜形成 1 个亚单位,并由 4~5 个亚单位组成穿透细胞膜的离子通道,受体激动时离子通道开放使细胞膜去极化或超极化,引起兴奋或抑制效应。

（3）酪氨酸激酶受体:胰岛素及一些生长因子的受体本身具有酪氨酸蛋白激酶的活性,称为酪氨酸蛋白激酶受体(tyrosine-protein kinase receptor)。这一类受体由 3 部分组成(图 3－8),细胞外侧与配体结合部位,由此接受外部的信息;与之相连的是一段跨膜结构;细胞内侧为酪氨酸激酶活性区域,能促进自身酪氨酸残基的磷酸化而增强此酶活性,又可使细胞内底物的酪氨酸残基磷酸化,激活胞内蛋白激酶,增加 DNA 及 RNA 合成,加速蛋白合成,从而产生细胞生长分化等效应。

（4）细胞内受体:甾体激素、甲状腺激素、维生素 D 及维生素 A 受体是可溶性的 DNA 结合蛋白,其作用是调节某些特殊基因的转录。甾体激素受体存在于细胞质内,与相应的甾体激素结合形成复合物后,以二聚体的形式进入细胞核中发挥作用。甲状腺素受体存在于细胞核内,功能与甾体激素大致相同。细胞核激素受体(cell nuclear hormone receptors)本质上属于转录因子(transcription factors),激素则是这种转录因子的调控物。

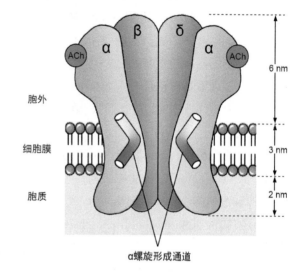

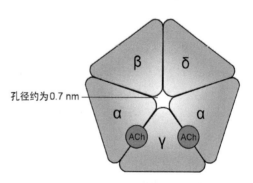

图 3－10　烟碱型乙酰胆碱受体结构(1 种典型的配体门控离子通道受体)

上图为侧视图,下图为俯视图。5 个受体亚基(α₂、β、γ、δ)围绕组成中央的跨膜孔道,孔道里面由每个亚基的 M2 螺旋片段组成。受体的胞外部分中,在 α 和相邻亚基之间的界面上有两个乙酰胆碱结合位点。当乙酰胆碱与受体结合时,α螺旋拉直,从而使孔道开放

（5）其他酶类受体:鸟苷酸环化酶(guanylate cyclase, GC)也是一类具有酶活性的受体,存在两类 GC,一类为膜结合酶,另一类存在于胞质中。一氧化氮(nitric oxide, NO)可兴奋 GC,使 GTP 转化为环磷酸鸟苷(cGMP)而产生生物效应。

5. 细胞内信号转导　第一信使是指多肽类激素、神经递质及细胞因子等细胞外信使物质。大多数第一信使不能进入细胞内而是与靶细胞膜表面的特异受体结合,激活受体而引起细胞某些生物学特性的改变,如膜对某些离子的通透性及膜上某些酶活性的改变,从而调节细胞功能。第二信使(second messenger)为第一信使作用于靶细胞后在胞质内产生的信息分子。第二信使将获得信息增强、分化、整合并传递给效应器才能发挥其特定的生理功能或药理效应。最早发现的第二信使是环磷酸腺苷(cAMP),目前已知的第二信使主要包括:

（1）环磷酸腺苷（cAMP）：cAMP 是 ATP 经 AC 作用的产物。β 受体、D_1 受体、H_2 受体等激动药通过 G_s 作用使 AC 活化，ATP 水解而使细胞内 cAMP 增加。α 受体、D_2 受体、M_2 受体、阿片受体等激动药通过 G_i 作用抑制 AC，细胞内 cAMP 减少。cAMP 经磷酸二酯酶（phospho-diesterase，PDE）水解为 $5'-$AMP 后灭活。cAMP 能激活蛋白激酶 A（protein kinase A，PKA），PKA 能在 ATP 存在的情况下使许多蛋白质特定的丝氨酸残基和（或）苏氨酸残基磷酸化，从而产生生物效应。

（2）环磷酸鸟苷（cGMP）：cGMP 是 GTP 经 GC 作用的产物，也经 PDE 灭活。cGMP 作用多数与 cAMP 相反，使心脏抑制、血管舒张、肠腺分泌等。cGMP 可激活蛋白激酶 C（protein kinase C，PKC）而引起各种效应。

（3）肌醇磷脂（phosphatidylinositol）：细胞膜肌醇磷脂的水解是另一类重要的受体信号转导系统。α_1、H_1、$5-HT_2$、M_1、M_3 等受体激动药与其受体结合后，通过 G 蛋白介导激活 PLC，PLC 使磷脂酰肌醇 4,5 -二磷酸肌醇（phosphatidylinositol 4,5 - bisphosphate，PIP_2）水解为二酰甘油（diacylglycerol，DAG）及 1,4,5 -三磷酸肌醇（inositol triphosphate，IP_3）。DAG 在细胞膜上激活 PKC，使许多靶蛋白磷酸化而产生效应，如腺体分泌、血小板聚集、中性粒细胞活化及细胞生长、代谢、分化等效应。IP_3 能促进细胞内钙池释放 Ca^{2+}，也有重要的生理意义。

（4）钙离子：细胞内的 Ca^{2+} 浓度在 1 μmol 以下，不到血浆 Ca^{2+} 的 0.1%，对细胞功能有着重要的调节作用，如肌肉收缩、腺体分泌、白细胞及血小板活化等。细胞内的 Ca^{2+} 可以从细胞外经细胞膜上的钙离子通道进入，也可以从细胞内肌浆网等钙池释放，两种途径互相促进。前者受膜电位、受体、蛋白、G蛋白、PKA 等调控，后者受 IP_3 作用而释放。细胞内的 Ca^{2+} 激活 PKC，与 DAG 有协同作用，共同促进其他信息传递蛋白及效应蛋白活化。很多药物通过影响细胞内的 Ca^{2+} 而发挥其药理效应，故细胞内 Ca^{2+} 的调控及其作用机制近年来受到极大重视。

第三信使是指负责细胞核内、外信息传递的物质，包括生长因子、转化因子等。它们传导蛋白及某些癌基因产物，参与基因调控、细胞增殖和分化及肿瘤的形成等过程。

从分子生物学角度看，细胞信息物质在传递信号时绝大部分通过酶促级联反应方式进行。它们最终通过改变细胞内有关酶的活性、开启或关闭细胞膜离子通道及细胞核内基因的转录，达到调节细胞代谢和控制细胞生长、繁殖和分化的作用。

6. 受体的调节　　受体虽是遗传获得的固有蛋白，但并不是固定不变的，而是经常代谢转换处于动态平衡状态，其数量、亲和力及效应力经常受到各种生理及药理因素的影响。

受体的调节是维持机体内环境稳定的一个重要因素，其调节方式有脱敏和增敏两种类型。

（1）受体脱敏（receptor desensitization）：指在长期使用一种激动药后，组织或细胞对激动药的敏感性和反应性下降的现象。如仅对一种类型的受体激动药的反应性下降，而对其他类型受体激动药的反应性不变，则称为激动药特异性脱敏（agonist-specific desensitization）；若组织或细胞对一种类型激动药脱敏，对其他类型受体激动药也不敏感，则称为激动药非特异性脱敏（agonist-nonspecific desensitization），前者可能与受体磷酸化或受体内移有关；后者则可能是由于所有受影响的受体有一个共同的反馈调节机制，也可能受到调节的是它们信号转导通路上的某个共同环节。

（2）受体增敏（receptor hypersensitization）：是指与受体脱敏相反的一种现象，可由受体激动药水平降低或长期应用受体拮抗药而引起。例如，长期应用 β 受体拮抗药普萘洛尔时，突然停药可致"反跳"现象，这是由于 β 受体的敏感性增高所致。

若受体脱敏和增敏只涉及受体密度的变化，则分别称为下调（down-regulation）和上调（up-regulation）。

二、药物的其他特异性作用机制

1. **药物与酶的作用** 许多药物作用靶点为酶。酶能够催化生物化学反应的速度,生成或降解代谢产物。药物对酶的抑制或激活能够显著改变细胞功能和生理学状态,发挥治疗疾病的作用。药物分子通常是充当酶竞争性抑制剂的底物类似物[例如,卡托普利作用于血管紧张素转换酶(angiotensin converting enzyme, ACE),第二十四章]。在某些情况下,结合是不可逆的且非竞争性的(例如,阿司匹林作用于环加氧酶,第三十一章)。药物也可能充当伪底物,其中药物分子经历化学转化产生而形成破坏正常代谢途径的异常产物。例如,抗癌药物氟尿嘧啶可取代尿嘧啶作为嘌呤生物合成的中间体,但其不能转化为胸苷酸,从而阻止 DNA 合成并阻止细胞分裂(第五十六章)。

2. **药物与转运蛋白的作用** 膜转运蛋白通过将离子、小分子葡萄糖和氨基酸、环境毒素、神经递质、药物等转进或转出细胞,起到调节细胞内稳态的作用。该转运过程具特异性和饱和性。已知的作为药物靶点的转运蛋白如 Na^+, K^+ - ATP 酶、5 - HT 转运体、质子泵、钠-葡萄糖协同转运蛋白 2(sodium-glucose cotransporter 2, SGLT2)等。

3. **药物与结构蛋白或功能蛋白的作用** 结构生物学的快速发展使得人们可以较以往容易阐明蛋白质的晶体结构,进而可以了解该蛋白质的哪个特异性结合部位可以受药物影响。借助计算机辅助药物设计等,可以研发出特异性作用于某种胞内蛋白的药物。因此,细胞内信号蛋白、结构蛋白、收缩蛋白、转录因子等正在成为具有吸引力的药物靶点。例如,抗肿瘤药伊马替尼、坦罗莫司及紫杉醇分别通过抑制蛋白酪氨酸激酶 BCR - ABL、丝/苏氨酸蛋白激酶 mTOR(mammalian target of rapamycin)及微管蛋白活性,发挥治疗恶性肿瘤的作用。Omecamtiv mecarbil 作为肌球蛋白激动剂用于心力衰竭等。

4. **药物与基因的作用** 一些抗肿瘤药物如环磷酰胺、顺铂与 DNA 共价结合,使 DNA 烷基化,干扰有丝分裂;多柔比星插入 DNA 的两股链之间,影响 DNA 合成。这些药物作用的特异性不好,容易产生比较严重的不良反应。如何特异性影响 DNA 转录过程是值得探索的领域。

知识扩展

肌萎缩侧索硬化(amyotrophic lateral sclerosis, ALS)是一种进行性神经退行性疾病,其中运动神经元(控制肌肉运动的神经细胞)的损坏和死亡会导致肌肉控制的丧失和肌肉麻痹。这种疾病的确切原因尚不清楚,但某些遗传性 ALS 是由超氧化物歧化酶 1(superoxide dismutase 1, *SOD1*)基因的突变引起的。*SOD1* 基因编码可以中和有害的氧自由基分子的蛋白质。*SOD1* 基因突变会导致酶在制备过程中发生错误折叠,这可能导致错误折叠蛋白质的毒性堆积。

Tofersen 是一种反义寡核苷酸药物。它是人造的 DNA 片段,其与 SOD1 mRNA 特异性结合后,引起 SOD1 mRNA 降解,并阻止其阅读,从而降低 SOD1 蛋白的水平。因此,tofersen 可减缓遗传性 ALS 的进程。目前,tofersen 已进入Ⅱ期和Ⅲ期临床实验。

三、药物的非特异性作用机制

少数药物并不是通过与靶点结合而发挥作用,而是通过化学、物理特性起作用。主要包括:

(1)渗透压作用:如甘露醇的脱水作用。

(2)脂溶作用:如全身麻醉药(以下简称"全麻药")均有较高的脂溶性,其对中枢神经系统的麻醉作用与它们的脂溶性成正相关。即脂溶性高的全身麻醉药容易溶入富含脂质的神经细胞胞膜中,引起胞膜物理和化学性质改变,使膜受体蛋白和钠、钾通道发生构象和功能改变,从而引起神经冲动传导障碍。

药物的量
效关系

作用于受
体的药物

受体与细
胞内信号
转导

（3）化学性作用：如抗酸药中和胃酸。

（4）结合作用：如二巯丙醇络合汞、砷等重金属离子而解毒；环糊精衍生物舒更葡糖（sugammadex）可以结合甾体类肌松药罗库溴铵、维库溴铵等，加快肌松的恢复。

（5）吸附作用：活性炭作为肠道吸附性解毒药。

（任海刚，张慧灵）

第四章 影响药物作用的因素
Chapter 4　Factors affecting the pharmacological effects

药物和机体之间会产生广泛而复杂的相互作用,多种因素既可以影响药物对机体的药理作用和药物效应,又可以影响机体对药物的处理过程。药物剂型、剂量、给药途径及合并用药时药物之间的相互作用是影响药物作用的主要因素。而年龄、性别、种族、遗传背景、心理状态、生理状态及基础疾病病理等是机体方面的主要影响因素。

第一节　课前阅读

所有影响药物作用的因素可能导致个体对药物的反应性不同,即表现出药效学差异(pharmacodynamic variation)。或者会导致个体的药物体内过程产生差别,表现在吸收、分布、代谢和消除的不同,导致体内药物浓度不同或动力学过程改变,即药动学差异(pharmacokinetic variation)。不管是药效学差异还是药动学差异,均能引起药物反应的个体差异(interindividual variation)。绝大多数情况下,个体差异仅仅表现为"量"的不同,即药物的作用性质不会改变,只是药物效应的强弱不一或作用时间长短不同。极少的情况下,药物作用亦可出现"质"的变化,与原有效应截然不同。熟悉影响药物作用的各种因素,才能根据个体情况,选择合适的药物,制定合理的治疗方案,真正做到个体化治疗,发挥药物最优疗效的同时避免不良反应的发生。

第二节　药物因素

一、药物的理化性质

药物的溶解性极大地影响其吸收和分布,细胞膜主要由脂质组成,故脂溶性强的药物容易跨膜转运被吸收,而水溶性高的药物不易跨膜转运,因而不易吸收。如毛花苷C水溶性强,口服不易吸收。水溶性药物可分布于全身体液中,而脂溶性药物更多地分布于脂肪组织内。同时,脂溶性的高低还影响药物跨过体内特殊屏障的能力,如硫喷妥钠,具有极高的脂溶性,极易透过血脑屏障而进入脑组织,故麻醉作用迅速。但由于其再分布并储存在脂肪组织中,所以作用维持时间亦较短暂。

二、药物的剂型

药学研究阶段(如制药工艺的不同)即对药效学及药动学有相当大的影响,尤以药物吸收和生物利用度的差别最为显著。如相同剂量的地高辛(digoxin)片和苯妥英钠(phenytoin sodium)片,由不同厂家生产的制剂口服后的血浆药物浓度可相差数倍。同理,20mg的微晶型螺内酯(spironolactone)胶囊的疗效与100mg普通晶型螺内酯相当。为保证不同工艺、不同剂型的药物在药效学上的一致性,需用生物等效性(bioequivalence)作为标准进行评价。

近30年来，药物剂型已从片剂、胶囊剂、注射剂、气雾剂等常规剂型，进展到新型的缓释制剂（slow release formulation）和控释制剂（controlled release formulation）时代。缓释剂是指随时间变化先快后慢，按一级动力学方式非恒速释放药物；控释剂是指不受时间影响，按零级动力学方式恒速释放药物。如今，速度性控释剂型、方向性控释剂型、时间性控释剂型等在临床的广泛使用，极大地改变了药物的作用方式，提高了疗效和安全性。速度性控释剂型通过控制药物释放速度，改变血药浓度的时间规律，如缓释剂、控释剂和速释剂。方向性控释剂型是通过药学手段，使药物释放并作用于靶区，即靶向给药系统（target-oriented drug delivery system，TODDS），如利用脂质体、微球和纳米粒制成不同粒径的分散系统，其中7～12 μm的粒子被肺血管机械阻留，0.5～5 μm粒子被肝、脾摄取，50～100 nm粒子可进入干细胞，小于50 nm的粒子则可到达骨髓，从而达到靶向目的。时间性控释剂型则使药物脉冲式释放，或者按照疾病的时间生物学特征释放，目前应用较多的是胰岛素的自调式脉冲释放系统，利用血糖水平的变化，与药剂中的某些成分起作用，从而促进胰岛素的释放，以更精确地控制血糖。

三、给药方案

（一）给药剂量

药物有量效关系，即随着药物剂量增减，药物效应也相应地增强或减弱。药物剂量需满足使血药浓度达到有效浓度以上，同时又不引起严重的不良反应为佳。多次给药时，为了尽快达到有效血药浓度，可采取"负荷剂量"的给药方式；为减少首剂效应，可采取首剂减半的方式。具体剂量设定取决于疾病的治疗原则及所用药物的药理学特征，如在癫痫的治疗中，即应从小剂量开始，逐渐增加剂量，至能满意地控制发作而又不引起严重的不良反应为准。剂量的增加有时不仅是药效的增强，还能改变药效的性质，如苯二氮䓬类镇静催眠药随着剂量增加，依次出现抗焦虑、镇静催眠、抗癫痫抗惊厥作用。抗焦虑治疗时，增加剂量并不明显增加抗焦虑作用，只可能使药效转变为镇静催眠。

（二）给药途径

不同给药途径不但影响药物吸收速率和吸收程度，从而影响药物起效快慢和效应强度，有时还会引起药效性质的改变，如硫酸镁（magnesium sulfate）口服可以导泻、利胆，注射则有镇静、抗惊厥和降压作用。利多卡因（lidocaine）注射给药可治疗心律失常，而皮下注射或黏膜涂抹可用于局部麻醉。

1. 消化道给药　　影响药物吸收的主要因素是首关消除，口腔黏膜毛细血管丰富，经此吸收的药物吸收速度快，同时可避免胃肠道刺激和首关消除，而且药物破坏少，吸收较完全。口服是最常用的给药方法，安全、方便、经济、无创，但易受食物影响而吸收延缓，或者因首关消除导致生物利用度降低。因吸收缓慢，此给药途径不适用于危重患者。有些患者如昏迷、抽搐、呕吐时则不宜口服。直肠给药无首关消除，无胃肠道刺激，是小儿适宜的给药方式，但盆腔血流量变化大易致吸收不规则。

2. 注射给药　　除血管内给药或直接体腔内给药（椎管内给药）外，影响注射给药吸收速度的主要因素是药物本身的理化特性和局部组织血流量，从药剂角度考虑，注射剂吸收速度依次为：水溶液>混悬液>油溶液。

3. 呼吸道给药　　挥发性和气雾型药物可吸入给药，吸收快且完全，缺点是易致呼吸道刺激。

4. 皮肤黏膜给药　　可将药物置于皮肤、黏膜表面发挥局部作用，如外用药剂、滴眼剂、滴鼻剂等；也可通过局部吸收用于全身给药，如硝酸甘油膜剂可贴于心前区，经皮肤缓慢吸收用于预防心绞痛发作。

（三）给药时间与次数

在合适的时间给药能最大限度发挥药效，如睡前服用镇静催眠药，餐前注射胰岛素。通常饭前服药吸收较好，起效较快；饭后服药吸收较差，起效较慢。但刺激性较强的药物饭后服用可避免胃肠道不良反应，宜视病情而定。如疾病或机体对药物的反应具有明显的生物节律，则应按节律给药，由此形成药理学的一门分支学科,即时辰药理学(chronopharmacology)。如糖皮质激素在早晨 8 点左右给药不良反应较轻;支气管哮喘凌晨发作是高峰期,宜睡前服用预防药物等。

给药时间间隔一般以药物的 $t_{1/2}$ 为参考依据,传统的给药方案是将 1 天的药物剂量按 $t_{1/2}$ 平均分成几份,分次服用。但对于治疗窗宽的药物如青霉素 G,尽管 $t_{1/2}$ 较短,但可一次给予很大的剂量,给药后有效血药浓度仍可维持相当长的时间,给药间隔可适当延长。肝、肾功能不良的患者易蓄积中毒,给药间隔亦应适当延长。

（四）给药疗程

一般疾病症状消失后即可停药,但一些感染性疾病症状消失后仍需持续用药数日,特殊感染疗程则更长,如结核病的治疗,需连续用药数月甚至 1 年以上。一些疾病如癫痫,需症状消失 2~3 年后才考虑停药。而慢性疾病的疗程更长,有些甚至需终身服药以持续控制病情,防止复发,如类风湿关节炎、红斑狼疮等。

四、药物的相互作用

两种或多种药物同时合用或先后序贯使用引起药物体内过程及药物效应或毒性的变化称为药物相互作用。药物在体外和体内皆可发生相互作用,体外相互作用属配伍禁忌(incompatibility)范畴,如 β-内酰胺类抗生素和氨基糖苷类抗生素不能用同一针管配制或在同一溶液中混合,因 β-内酰胺类抗生素可使氨基糖苷类抗生素失去抗菌活性。不同药物在药动学上的相互影响在第二章已讲述,这里不再赘述。

药效学的相互作用主要体现在两个方面。

（一）协同作用

协同作用(synergism)即合用后原有效应增强。根据作用特点,协同作用又分为:相加作用(addition)、增强作用(potentiation)和增敏作用(sensitization)。相加作用指两药合用的效应等于两药单用之和。增强作用指两药合用后,双方的药效都得到了增强,大于两药单用之和,如 β-内酰胺类抗生素和氨基糖苷类抗生素合用后,两者的抗菌作用都比单用增强了。增敏作用指一种药物使组织对另一药物的敏感性增加,导致其药效增强,如氟烷(halothane)使 β 受体敏感性增强,故以氟烷静脉麻醉容易引起心律失常。

（二）拮抗作用

两药或多药合用的效应小于它们单独作用之和即拮抗作用(antagonism)。如果两药作用于同一位点而相互拮抗,称为药理性拮抗(pharmacological antagonism),如 M 受体拮抗药阿托品可拮抗 M 受体激动剂毛果芸香碱的作用。如果两药作用于不同位点,但这两个位点所调节的生理功能相互拮抗,称为生理性拮抗(physiological antagonism),如组胺作用于 H_1 受体使血管扩张,血压下降而致休克,肾上腺素激动 α 受体使小动脉及毛细血管前括约肌收缩则可治疗过敏性休克。如两药通过同一代谢途径产生相互拮抗,比如肝药酶诱导剂苯妥英钠、苯巴比妥可使其他药物代谢加快而药效降低,称为生化性拮抗(biochemical antagonism)。如果两药可通过化学反应使药效降低,称为化学性拮抗(chemical antagonism),如二巯丙醇可直接络合重金属,促进其排泄而解毒。

第三节 机体因素

一、生理因素

（一）年龄

机体功能在不同年龄阶段有很大的差异,尤以婴幼儿和老年人为甚,应按照成人剂量酌情减量。《中国药典》(2020 年版)规定 14 岁以下人群的用药剂量为儿童剂量,14~60 岁为成人剂量,60 岁以上为老年人剂量。

年龄对药物作用影响广泛,体现在很多方面。

(1) 机体组成成分不同对药物作用有巨大影响。婴幼儿体液含量高,水溶性药物在婴幼儿分布体积大。同时婴幼儿易发生脱水和酸碱平衡紊乱,对利尿药特别敏感。老年人机体脂肪比重大,脂溶性药物在老年人分布容积大。

(2) 新生儿和老年人药物代谢与肾脏排泄功能较低,药物 $t_{1/2}$ 相对较长。新生儿肝药酶活性低可能会产生严重后果,如对氯霉素代谢不足易致灰婴综合征。婴幼儿血浆蛋白不足使胆红素易被药物从白蛋白上置换下来导致核黄疸。新生儿肾小球滤过率和肾小管分泌率仅为成人的 20%,而 75 岁的老年人则只有成人的 50%,导致主要经肾清除的药物在新生儿和老年人中的 $t_{1/2}$ 比成人长。

(3) 婴幼儿和老年人对药物的敏感性与成人不同,儿童血脑屏障和脑组织发育不完善,对中枢抑制药和中枢兴奋药都极其敏感,如吗啡易致呼吸抑制,氨茶碱易致惊厥,氨基糖苷类抗生素易致听神经损害引起耳聋。老年人对某些药物特别敏感,如苯二氮䓬类药物易引起精神错乱,心血管系统药物易引起直立性低血压和心律失常,非甾体抗炎药易致胃肠出血,M 受体拮抗药易致尿潴留、便秘和青光眼。

此外,儿童骨和牙齿的发育也易受到药物影响,如四环素沉积于骨和牙齿,引起骨骼发育障碍和牙齿黄染。喹诺酮类药物也会影响骨骼和牙齿生长,故婴幼儿慎用。而老年人多数罹患各种老年病,如心脑血管病、代谢性疾病等,常年服用多种药物,使药物之间的相互作用更加广泛而复杂。现分别有相应的药理学分支学科针对这两个特殊人群:儿童药理学和老年药理学。

(二) 性别

通常不同性别对药物的反应性无明显差异,但生理构造和生物学职能的不同使女性更易受药物影响。例如,女性脂肪含量高而体液含量低,会影响药物在体内的分布,而女性还有不同于男性的月经期(menstrual phase)、妊娠期(gestational phase)、分娩期(labor phase)和哺乳期(lactation),这 4 个特殊时期的用药需格外注意。例如,泻药、强刺激性药物和子宫收缩药易致痛经和月经过多,在妊娠期则易致流产和早产。有些药物可透过胎盘屏障导致畸胎,除了维持妊娠的药物外,妊娠妇女使用任何药物均应慎重。分娩期使用的药物同样可能进入新生儿体内,由于新生儿发育不完善,代谢和排泄速度慢,来自母体的药物可能会影响持续相当长的时间。哺乳期用药可通过乳汁进入小儿体内,引起严重反应。研究药物对妊娠、分娩和哺乳期机体(母子)作用规律的药理学分支即围生期药理学。

(三) 精神因素

精神状态和情绪对药物疗效影响巨大,精神亢奋、情绪激动可能诱发心脑血管疾病,还会降低中枢抑制药和降压药的效果。而情绪低落可引起机体内分泌失调,抵抗力降低,并减弱抗肿瘤药和抗菌药的治疗作用。

药物的治疗效应是多种因素综合作用的结果,心理因素在其中起着不可忽视的作用。心理因素对治疗的影响可归因于安慰剂效应(placebo effect),安慰剂(placebo)是指没有药理活性的物质如淀粉、葡萄糖等制成的外形似药的制剂。安慰剂效应来自患者对药物和医护的信任及对疾病康复的期待,在信任的基础上,医护的专业素养、技术熟练程度甚至态度、语言、表情等能带给患者充分的信心,大大缓解其紧张的情绪,使患者的主观感受甚至机体客观指标改善。新药临床试验方案设计时,设立安慰剂对照组的目的就是为了排除主观因素的影响,充分反映药物本身的效应。需要注意的是,当药物作用不佳,不符合患者期待,或者医护的态度及专业技术受到质疑时,可能产生"阴性安慰剂效应",与治疗效应背道而驰,大大影响治疗的效果。

(四) 遗传因素

药物反应个体差异是药物治疗中的普遍现象,尽管环境因素、生理和病理因素会导致个体差异,但大量双生子和家系研究证实,遗传因素才是导致药物代谢和效应产生种族和个体差异的决定因素。研究 DNA 序列个体变异引起的药物反应异常的学科,即遗传药理学(pharmacogenetics)。

1. 种族差异　决定药物代谢和效应的基因在不同种族可能具有不同的基因型或基因型相同但分布频率不同,再加上地理环境、文化背景和饮食习惯的不同,使一些药物的代谢和反应存在种族差异(racial/ethnic variation)。我国学者首先以普萘洛尔为模型药证实其种族反应的敏感性依次为:中国人>白种人>黑种人,自此以后,种族差异被生物医学界广泛接受,并逐渐成为新药研发、临床用药和药品管理过程中不可忽视的因素。现已证实,药物代谢酶、药物转运体和受体都可能存在一定的种族差异,这种差异对临床治疗的意义与药物治疗窗息息相关,治疗窗越窄,种族差异对临床效应的影响就越大,而治疗窗宽的药物,往往可以忽略种族差异造成的影响。1995 年美国食品药品管理局(Food and Drug Administration, FDA)批准的第一个基于种族差异研发的治疗黑种人心力衰竭的新药拜迪尔(BiDil),是此研究领域的里程碑事件。

2. 个体差异　人群中在各方面条件都一致时,多数个体对药物的反应性基本相似,但少数个体药物反应却不尽相同,存在敏感或不敏感的反应,即为个体差异(individual variation)。个体差异往往比种族差异更为显著和重要。例如,口服相同剂量的普萘洛尔后,白种人和黄种人血浆浓度平均值差异不到 1 倍,但个体间差异却可达 10 倍之多。对药物反应非常敏感的称为高敏性(hypersensitivity),反之称为低敏性(hyposensitivity)或耐受性(tolerance)。例如,静脉注射异戊巴比妥麻醉的剂量为 5~19 mg/kg,高敏性个体只需 5 mg/kg 即可达到麻醉剂量,而耐受性个体需 195 mg/kg 才能产生麻醉效应。

3. 特异质反应　少数个体用药后出现与常人不同的异常药物反应,常由基因变异引起,与变态反应不同。特异质反应(idiosyncratic reaction)往往是有害甚至致命的,反应发生率极低且常与剂量无关。例如,蚕豆病患者体内葡萄糖-6-磷酸脱氢酶(G-6-PD)缺乏,不能维持红细胞内谷胱甘肽(GSH)的含量,在服用伯氨喹、阿司匹林、多柔比星和磺胺类药物,甚至吃新鲜蚕豆后引起溶血以致严重贫血。再如,极少个体横纹肌内肌浆网上的肉桂碱受体(ryanodine receptor)发生遗传变异,此受体为钙离子通道,手术麻醉过程中使用的琥珀胆碱、吸入麻醉药、镇静药等会导致患者突然出现骨骼肌强直性收缩、高热、心悸,死亡率极高,此即恶性高热(malignant hyperthermia)。

4. 遗传多态性　除特异性反应外,药物反应的种族差异和个体差异主要来自基因的遗传多态性(genetic polymorphism)。所谓多态性,是指发生率≥1%的常见遗传性状变异,由人群中同一基因位点上多种等位基因构成不同的基因型,并由此导致多种表型。单核苷多态性(single nucleotide polymorphism, SNP)是造成遗传多态性的最主要机制。对药物作用而言,表型体现在个体间药物代谢和药物反应的差异。编码药物代谢酶、药物转运蛋白和受体的基因都表现出多态性特征,尤以药物代谢酶多态性研究最充分。

(1) 药物代谢酶的遗传多态性:20 世纪后半叶,药物代谢酶多态性成为遗传药理学的主体研究内容,发展成一门独立的实验科学,至今仍是此领域研究的核心之一,并据此将人群按照代谢速度的快慢分为慢代谢者(poor metabolizer, PM)、快代谢者(extensive metabolizer, EM)和超快代谢者(ultrarapid metabolizer, URM)。常见的药物代谢酶多态性见表 4-1。

表 4-1　常见的药物代谢酶多态性特征

| 酶 | 酶类型 | 探针药 | 慢代谢型发生频率(%) | | | 已知药物底物 |
			白种人	中国人	参与代谢物质种类	代表药
NAT2	代谢转移酶	异烟肼	60	20	>20	异烟肼、普鲁卡因胺、磺胺类、肼屈嗪
CYP2C9	氧化代谢酶	华法林			>100	甲苯磺丁脲、地西泮、布洛芬、华法林

酶	酶类型	探针药	慢代谢型发生频率(%)			已知药物底物	
			白种人	中国人	参与代谢物质种类	代 表 药	
CYP2C19	氧化代谢酶	美芬妥因	4	23	>60	美芬妥因、奥美拉唑、氯胍、西酞普兰	
CYP2D6	氧化代谢酶	异喹胍	6		>50	可待因、去甲替林、右美沙芬、卡维地洛	

1）氧化代谢酶：细胞色素 P450（cytochrome P450，简称"CYP"）酶是一类主要存在于肝脏、肠道中的单加氧酶，是氧化代谢内源性物质和药物、环境化合物等外源性物质的主要酶系。人体有功能意义的同工酶约 50 种，其中很多具有多态性特征。

CYP1A2：咖啡因、非那西丁、茶碱和他克林是此同工酶的探药，首选咖啡因。此酶活性是否有多态性虽存在一定的争议，但多数研究证实其多态性是确定存在的，中国人 PM 约为 5%。CYP1A2 的 734 C→A 基因多态性可能与抗精神病药引起的迟发性运动障碍（tardive dyskinesia，TD）有关。

CYP2C9：经 CYP2C9 代谢的药物有甲苯磺丁脲、地西泮、布洛芬、华法林、苯妥英、沙坦类等。最初有报告指出，甲苯磺丁脲的消除速率在人群中可分为三态，但另有研究证实中国人和澳大利亚人的甲苯磺丁脲的代谢率呈单态分布。氯沙坦在白种人中药动学和药效学均无基因型的显著差异，而在日本人中却存在显著的基因剂量效应。以上研究证实，CYP2C9 对药物的影响不尽相同，且存在种族差异。

CYP2C19：又名 S-美芬妥英-4′-羟化酶，底物有地西泮、巴比妥类、普萘洛尔、奥美拉唑、丙米嗪等。CYP2C19 酶活性在人群中有 EM 和 PM 之分，呈二态分布。PM 在白种人中为 3%~5%，在东方人中高达 13%~23%（中国人 17.4%，日本人 22.5%），黑种人介于白种人与黄种人之间。CYP2C19 遗传多态性的分子基础是 SNP，迄今，发现至少 14 个突变基因，18 种等位基因，其中以 CYP2C19*2 和 CYP2C19*3 两种突变等位基因发生频率最高，编码几乎 100% 的东方人和 85% 白种人人群中的 PM。CYP2C19 基因多态性对酶活性的影响表现为基因剂量效应，野生型纯合子中的代谢清除率最高，野生型杂合子次之，突变等位基因纯合子活性最低。酶活性的高低最终导致临床治疗效应的不同，研究发现奥美拉唑对消化性溃疡患者的溃疡愈合率和幽门螺杆菌根除率的效应，在 CYP2C19 突变等位基因纯合子患者中疗效最高，在野生型等位基因纯合子患者中最低，而在杂合子患者中则居中。

CYP2D6：又名异喹胍氧化代谢酶，尽管其仅占肝脏中 CYP 总量的 1%~2%，却参与多达 80 余种药物的代谢。CYP2D6 基因上的单核苷酸突变纯合子使酶的活性丧失，决定 PM 表型，是白种人 PM 表型的主要原因，发生率高达 5%~10%，而中国人的 PM 表型主要是由于 CYP2D6 基因缺失引起的，因此 PM 表型频率低。CYP2D6 酶缺陷是常染色体隐性遗传，故其野生型纯合子和杂合子酶活性正常，皆表现为 EM 表型。但中国人中 51% 具有 CYP2D6*10B 位点，虽不属于 PM 表型，但酶活性偏低，故中国人 EM 表型中 CYP2D6 酶活性较欧美白种人低。CYP2D6 在人群中尚有 URM 表型，是由于其基因的活性位点复制产生多拷贝，使酶的表达增多，活性增高。

除上述同工酶以外，CYP2E1 和 CYP3A 也是重要的具有明显遗传多态性的 CYP。CYP2E1 代谢 150 余种分子量小、极性大的物质，与乳腺癌、膀胱癌和前列腺癌等的发生有关。CYP3A 约占肝脏 CYP 总量的 30%，为体内含量最丰富的代谢酶。在经由 CYP 超家族代谢的临床药物中，50% 是有 CYP3A 参与的。CYP3A 被抑制后，丙米嗪和西酞普兰（citalopram）的代谢显著降低，具有重要的临床意义。塞伐他汀、曲格列酮、咪拉地尔等药物因严重的药物相互作用被 FDA 从临床撤出，很大原因是它们对 CYP3A 的抑制作用。

2）代谢转移酶

A. *NAT2* 基因多态性：N-乙酰化是大多数肼和芳香胺药物清除的主要代谢方式，与这些药物的疗效和毒副作用密切相关，也与某些癌症的遗传易感性相关。N-乙酰基转移酶（N-acetyltransferase, NAT）是参与此Ⅱ相乙酰化反应的代谢酶。人体内具有 NAT_1 和 NAT_2 两种亚型。人群中 NAT_1 活性呈单态分布，NAT_1 的快型基因 *NAT1 ∗ 10* 与膀胱癌和结肠癌易感性呈正相关，却与肺癌易感性呈负相关。NAT_2 活性呈多态分布，可被分为慢乙酰化代谢者、快乙酰化代谢者和中间型乙酰化代谢者，各型发生率有明显的种族差异，东方人中慢乙酰化代谢者发生率为 10%~30%，而西方人群中高达 40%~70%，因纽特人无慢乙酰化代谢者。NAT_2 的野生型等位基因为 *NAT2 ∗ 4*，其纯合子或杂合子构成了快乙酰化代谢者，不同突变等位基因则构成慢乙酰化代谢者。

B. 甲基转移酶基因多态性：甲基转移酶也表现出一定的遗传多态性。儿茶酚氧位甲基转移酶（catechol-O-methyl transferase, COMT）是代谢儿茶酚类神经递质的重要酶类，红细胞 COMT 活性在白种人群中呈三态分布，酶活性较高和较低的个体各占 25%，其余 50% 的个体具有中等酶活性。亚洲人平均活性高于白种人。硫嘌呤甲基转移酶（thlopurina methyltransferase, TPMT）是灭活治疗白血病药物 6-巯基嘌呤（6-MP）的药物代谢酶，其活性有明显的遗传多态性。给予 TPMT 活性缺乏的患者标准剂量的 6-MP 可导致严重甚至致命的血液系统毒性反应，比标准剂量低 10~15 倍的 6-MP 即可达到满意的治疗效果。可见，监测药物代谢酶的遗传多态性对指导临床合理用药，减少药物毒副作用有重要的意义。

（2）药物转运体遗传多态性：药物的吸收、分布、代谢和排泄过程，最终可分解为药物转运和代谢两个基本过程。转运体参与了各种组织的药物转运，是药动学的重要决定因素。

P-糖蛋白（P-glycoprotein, P-gp）是第一个发现的多药耐药基因，主要转运疏水性的阳离子化合物，除了肿瘤细胞外，在人体正常组织内亦广泛分布。P-gp 的遗传多态性主要由 SNP 决定，其分布有明显的种族差异。如其 *3435C* 等位基因在非裔人中的发生频率是 73%~84%，而欧裔和亚裔人中发生率是 34%~59%。P-gp 的作用底物极其广泛，包括抗肿瘤药、抗菌药、大多数心血管用药、消化系统用药如多潘立酮等、抗组胺药、HIV 蛋白酶抑制剂、类固醇激素、皮质酮、吗啡、苯妥英钠、阿米替林、秋水仙素等。P-gp 利用水解 ATP 释放能量，将底物从细胞内转运至细胞外，这种逆向转运功能对药物的体内过程有重要意义。

（3）药物受体的遗传多态性：受体结构基因和调节基因可能发生突变，这种突变一旦具有功能意义，就会导致药物疗效发生改变。

1）β 受体遗传多态性：已发现 $β_1$ 基因至少存在 18 个 SNP，其中 *A145G* 多态性导致受体第 49 位氨基酸发生 Ser/Gly 置换，49Gly 型受体对激动剂引起的受体脱敏效应降低。*G1165C* 多态性导致受体第 389 位氨基酸发生 Gly/Arg 置换，该部位是受体与 G 蛋白偶联，传递受体后效应的关键部位。这两种受体与配体的亲和力没有区别，但 389Arg 型受体无论是基础 AC 活性还是激动剂引起的最大 AC 活性均显著高于 389Gly 型受体。而服用美托洛尔后，389Arg 纯合子静息心率、运动心率及收缩压的降低均显著强于 389Gly 纯合子。

$β_2$ 基因已发现 9 个 SNP，其中 *46A→G* 突变导致 Arg16Gly 多态性，有明显的种族差异，*46G* 等位基因频率在西方人约 59.6%，而亚洲人则为 40%。16Gly 型受体在 $β_2$ 受体激动剂作用下更易下调。*79C→G* 突变导致 Gln27Glu 多态性，其功能意义与 Arg16Gly 多态性正好相反，27Glu 型受体对受体下调完全抵抗。*491C→T* 突变导致 Thr164Ile 多态性，突变体发生率低，不影响激动剂所致的受体下调，但与一些激动剂的亲和力下降，并影响与 AC 的偶联，使信号传递障碍。该突变还明显影响心力衰竭患者的预后。

2）AT$_1$ 受体的遗传多态性：AT$_1$ 受体存在微卫星 DNA 多态性和 SNP，其中 *1166A→C* 较有意义。在高血压患者中，突变纯合子基础肾小球滤过率及血浆醛固酮水平较低，心房利钠肽水平较高。而突变纯合子患高血压的相对危险度为 7.3，比野生纯合子有更高的患病风险。对氯沙坦治疗的反应性上，野生型也明显较突变型敏感。

二、病理因素

机体状态很大程度上影响药物的作用。病理情况下，药物代谢动力学和药物效应动力学都可能改变。

1. 营养不良　　低蛋白血症可造成游离药物浓度增加，脂肪组织减少影响脂溶性药物储存，其综合结果往往表现为毒副反应增加。

2. 肝功能不全　　肝药酶活性降低使很多药物代谢减慢，$t_{1/2}$ 延长。而可的松等需在肝脏转化后才具活性的药物作用减弱，宜用氢化可的松或泼尼松龙等不需肝脏转化的药物。

3. 肾功能不全　　氨基糖苷类抗生素等主要经肾脏排泄的药物 $t_{1/2}$ 大大延长，极易造成体内蓄积，应减量以防中毒。

4. 心功能不全　　因脏器瘀血导致胃肠道吸收减少，清除速率减慢，造成生物利用度降低，$t_{1/2}$ 亦明显延长。

5. 胃肠功能紊乱　　胃肠道蠕动加强或减弱造成药物吸收增加或减少，如腹泻减少药物吸收，而便秘则相反。胃肠道 pH 改变可影响药物解离，影响药物吸收。

三、生活习惯与环境

生活习惯对药物作用的影响是不可忽视的，烟叶燃烧的成分可增强肝药酶活性，加快药物代谢，故常年吸烟者对药物的耐受性明显强于不吸烟者。长期小量饮酒增强肝药酶活性，而短时间内大量饮酒则抑制肝药酶活性，同时乙醇可增强中枢抑制药、血管扩张药和降血糖药的效应。茶叶中的鞣酸可结合药物使其吸收减少，茶碱还有中枢兴奋、利尿、强心的作用。饮食成分也影响药物作用，如低蛋白饮食引起低蛋白血症，游离药物浓度增加，并降低肝药酶含量，减少药物代谢。含吲哚类和多环芳香烃类物质的食物可使氨茶碱和安替比林代谢加快。

蛋白质修饰与药物研发

随着社会的发展，环境污染对人体的影响日益显著，食品添加剂、杀虫剂、重金属污染、汽车尾气等污染物或多或少都影响肝药酶活性，最终影响药物的效应。

（高博）

第五章　案例学习
Chapter 5　Case Study

Predicting concentration at a given time point:

Case 1

A patient is administered a dose of a drug (15 mg) at 9 am. Given the volume of distribution is 60 L and the elimination rate constant is $0.04\ h^{-1}$, what will the drug plasma concentration be at 9 pm?

Case 2

A patient has a plasma drug concentration of 4 mg/L. The drug in question has an elimination rate constant (K) of $0.015\ h^{-1}$. How long will it take for the patient's plasma concentration to drop to 1 mg/L?

Case 3

A patient is being treated for epilepsy with carbamazepine. Given the pharmacokinetic parameters below, calculate the loading and maintenance doses to allow the patient to achieve a steady state concentration (C_{ss}) of 6 mg/L.

Therapeutic range	4~12 mg/L
Bioavailability	80%
Volume of distribution	1.4 L/kg
Clearance	0.064 L·h/kg
Half-life	15 h

Case 4

Given that a particular drug, following *iv* bolus administration, has a clearance (CL) of 0.052 6 L/min and a volume of distribution (V) of 70 L, what is the drug's half-life?

Note: This is a one compartment model.

Case 5

A 61 year-old female patient suffers from mild heart failure. She is 5′8″ tall, weighs 120 lb, and has a serum creatinine of 0.90 mg/dL.

(1) Her treating physician has asked you to calculate the *iv* loading dose required to achieve a digoxin level of 1.0 ng/mL.

(2) Following administration of the loading dose, the physician wants to know what maintenance dose to administer. Calculate the subsequent oral maintenance dose to maintain this level

(Brian Kirby)

【参考文献】

葛均波. 内科学[M]. 9 版. 北京: 人民卫生出版社,2018.

国家药典委员会. 中华人民共和国药典[M]. 北京: 中国医药科技出版社,2020.

李俊旭. 受体理论的历史与现状[J]. 今日药学,2010,20(8): 1-4.

杨宝峰. 药理学[M]. 9 版. 北京: 人民卫生出版社,2019.

朱依谆,殷明. 药理学[M]. 8 版. 北京: 人民卫生出版社,2016.

Akamine Y, Yasui-Furukori N, Uno T. Drug-Drug Interactions of P-gp substrates unrelated to CYP metabolism[J]. Curr Drug Metab, 2019, 20(2): 124-129.

Bertram G. Katzung. Basic & Clinical Pharmacology[M]. 14th Edition. Manhattan: McGraw-Hill Companies, 2018.

Brunton L L. Goodman and Gilman's the pharmacological basis of therapeutics[M]. 13th Edition, Manhattan: McGraw-Hill Education, 2018.

Chain E B, Florey H W, Gardner AD, et al. Penicillin as a chemotherapeutic agent[J]. Lancet, 1940(2): 226-228.

Chen K K, Schmidt C F. The action of ephedrine, an alkaloid from Ma Huang[J]. Proceedings of The Society for Experimental Biology and Medicine, 1924(21): 351-354.

Fleming A. Cultures of a penicillium, with special reference to their use in the isolation of B. Inflenzae[J]. International Journal of Experimental Pathology, 1929(10): 226-236.

Kulma I, Boonprasert K, Na-Bangchang K. Polymorphisms of genes encoding drug transporters or cytochrome P450 enzymes and association with clinical response in cancer patients: A systematic review[J]. Cancer Chemother Pharmacol, 2019, 84(5): 959-975.

Mein H F G. Ueber die Darstellung des Atropins in weissen Kristallen(on the preparation of atropine as white crystals)[J]. Annalen der Pharmacia, 1831, 6(1): 67-72.

Rang H P, Ritter J M, Flower R J, et al. Rang and Dale's pharmacology[M]. 8th. London: Elsevier Churchill Livingstone, 2015.

第一篇授课视频　　第一篇授课PPT

第二篇 传出神经系统药理学

Section 2

Drugs Affecting the Efferent Nervous System

传出神经系统包括自主神经系统和运动神经系统,其中自主神经系统又包括交感神经系统和副交感神经系统。该系统主要支配内脏器官、平滑肌、腺体和骨骼肌等效应器,调节心脏跳动、血管舒缩、胃肠蠕动及肌肉运动等生理活动。在这些效应的传递过程中,神经系统通过其末梢释放的神经递质进行信息传递。因此,根据神经末梢释放的神经递质的不同,传出神经系统主要分为胆碱能神经系统和去甲肾上腺素能神经系统。作用于传出神经系统的药物通过直接作用于受体或通过影响相应递质的合成、贮存、释放和生物转化等环节而产生药理学效应。因此,作用于传出神经系统的药物包括:① 作用于胆碱能神经系统的胆碱受体激动药和胆碱受体拮抗药,以及以胆碱酯酶为靶点的抗胆碱酯酶药和胆碱酯酶复活药;② 作用于肾上腺素能神经系统的肾上腺素受体激动药和肾上腺素受体拮抗药。

　　临床上,传出神经系统的药物经常应用于一些急症重症,如肾上腺素可用于心脏骤停、过敏性休克和支气管哮喘等;阿托品应用于有机磷中毒和缓慢型心律失常等;多巴胺、去甲肾上腺素、异丙肾上腺素和酚妥拉明等血管活性药物用于各种休克的治疗。因此,学习这部分内容,需要熟练掌握药物的作用机制、药理作用、临床应用及禁忌证等,才能有效指导临床合理用药。

　　目前,随着人口老龄化问题的日趋严重,心血管系统的疾病已是全球主要的致死病因,严重危害着人类健康。1964年,苏格兰药理学家詹姆斯·布莱克(Black James,1924～2010年)研发出了第1个β受体拮抗药——普萘洛尔。随后,在此基础上,得到了一系列结构相似的β受体拮抗药。该类药物在心血管疾病的治疗中有着不可替代的作用,常用于高血压、心律失常、心绞痛、心肌梗死和充血性心力衰竭等常见的严重心血管系统疾病的治疗,且是临床一线药物。因此,β受体拮抗药的发现在心血管系统疾病治疗史上具有里程碑的意义。

　　传出神经系统参与调节广泛的生理效应。相应地,作用于该系统的药物亦具有广泛的药理作用,对这部分药理学的学习,需要在掌握传出神经系统的生理效应的基础上,结合相关疾病的发生机制,进而掌握药物作用的特点,并合理使用。

第六章 传出神经系统药物概述

Chapter 6 Introduction to Efferent Nervous System

神经系统分为中枢神经系统和外周神经系统,前者由脑和脊髓构成,后者由脑和脊髓以外的神经和神经节构成。从功能上,外周神经系统(peripheral nervous system)分为传入神经系统(afferent nervous system)和传出神经系统(efferent nervous system)。感受器的信息经传入神经系统传入中枢,在中枢神经系统整合后,再经传出神经系统下达指令到相应的效应器,调节效应器官的活动,使其适应内外环境的变化。传出神经系统药物是药理学的重要内容,包括作用于自主神经系统(autonomic nervous system)的药物和作用于运动神经系统(somatic motor nervous system)的药物。自主神经系统分为交感神经系统(sympathetic nervous system)和副交感神经系统(parasympathetic nervous system),它们主要支配心肌、平滑肌和腺体等效应器的非随意生理活动。本章首先介绍传出神经系统的分类及其递质的生物合成过程。着重阐述传出神经系统受体的分类、分布及其效应。最后,概括介绍传出神经系统药物的基本作用方式及药物的分类。本章建立的许多基本概念和原理,对于药理学其他章节内容的学习具有重要帮助。

第一节 课 前 阅 读

100多年前,科学家对于神经细胞间及神经细胞与效应器间的冲动传递方式是有争论的,其焦点为上述冲动传递是电传递还是化学物质传递。1921年德国科学家 Otto Loewi 在著名的离体双蛙心灌流实验中发现,当迷走神经兴奋时,可以释放一种物质,这种物质能抑制另一个离体蛙心的收缩。5年后证明,这种抑制蛙心收缩的物质就是乙酰胆碱。在此期间,英国生理学和药理学家 Henry Hattell Dale 也做了大量研究工作,证实乙酰胆碱在动物体内普遍存在,是神经元之间及神经元和效应器之间传递神经信号的化学物质。Otto Loewi 和 Henry Hattell Dale 的研究结果为神经信号的化学传递学说奠定了牢固基石,共享1936年的诺贝尔生理学或医学奖。对交感神经而言,当测定微量儿茶酚胺的特异性化学和生物学方法建立后,瑞典生理学和药理学家 Von Euler 在1946年证实:哺乳动物类交感神经及其效应器内存在的拟交感物质为去甲肾上腺素(noradrenaline, NA; norepinephrine, NE)。至此,传出神经系统的化学传递学说日臻完善。神经信息的化学传递已经被形态学、生理学、生物化学和药理学等学科的各种研究所证实。

在本篇的学习过程中,有两个术语"神经递质"和"神经调质"容易搞混,特作说明。

神经递质(neurotransmitter):由突触前神经元合成并在末梢处释放,能特异性地作用于突触后神经元或效应器上的受体,并在突触后神经元或效应器细胞上产生一定效应的信息传递物质。根据神经递质的化学组成特点,主要有胆碱类(乙酰胆碱)、单胺类[去甲肾上腺素(noradrenaline, NA)、肾上腺素、多巴胺(dopamine, DA)和5-羟色胺(5-hydroxytryptamine, 5-HT)]、氨基酸类[兴奋性递质如谷氨酸(glutamate, Glu)]和天冬氨酸;抑制性递质(如γ-氨基丁酸和甘氨酸)和神经肽类等。在神经元的信息传递过程中,当一个神经元受到来自环境或其他神经元的信号刺激时,储存在突触前囊泡内的递质可向突触间隙释放,作用于突触后膜相应受体,将递质信号传递给下一个神经元或效应器。递质信号的终止可依赖于突触间隙或后膜上相应的水解酶分解破坏,或者被突触前膜特异性递质转运体再摄取。

神经调质(neuromodulator):是神经元产生的一类化学物质,通常是由2~40个氨基酸组成的神经肽。它们在胞体的内质网和高尔基体中合成,然后通过轴浆运输至轴突末梢。它们并不直接传递信息或不直接引起效应细胞的功能改变,只能间接调制突触前末梢释放的递质量及活动水平,以增强或削弱递质传递信息的效应。

神经递质与神经调质无明确划分的界限,神经调质是从神经递质中派生出来的概念,有些化学物质在某些情况下发挥着神经递质作用,而在另一些情况下又发挥着神经调质的作用。乙酰胆碱是经典的神经递质,但也可以充当神经调质的角色。运动神经末梢释放的乙酰胆碱可以激动神经肌肉接头处的N_M受体,引起骨骼肌收缩,此时,乙酰胆碱就是神经递质。

另外,乙酰胆碱亦可以兴奋交感神经节后纤维突触前膜上的M_1受体,使交感神经节后纤维释放的NA的量减少,在这种场景下,乙酰胆碱就是神经调质。

第二节　传出神经的分类

一、传出神经的解剖学分类

传出神经系统包括自主神经系统和运动神经系统,自主神经系统也称植物神经系统(vegetative nervous system)。

1. 自主神经　自主神经系统包括交感神经系统(sympathetic nervous system)和副交感神经系统(parasympathetic nervous system)。它们主要支配心肌、血管、平滑肌和腺体等效应器,调节心脏跳动、血

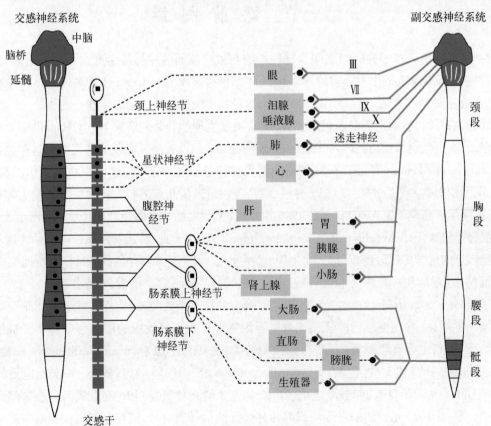

图6-1　自主神经分布示意图

黑色:交感神经纤维;蓝色:副交感神经纤维;实线:节前纤维;虚线:节后纤维

管舒缩和胃肠蠕动等生理活动。由于这些生理功能一般不受人的意志控制,故称为非随意性活动。体内大多数器官受交感神经和副交感神经的双重支配,但两者通常产生相反的作用。自主神经自中枢发出后,先经神经节更换神经元,然后到达所支配的效应器。因此,自主神经有节前纤维和节后纤维之分。交感神经节前纤维自中枢发出后,在交感神经链的相应神经节换元,然后经神经节细胞轴突,即节后纤维传出至效应器,其节前纤维短而节后纤维较长。副交感神经在效应器附近更换神经元,再支配效应器,它们的节前纤维长而节后纤维较短(图6-1)。

2. 运动神经 支配骨骼肌的运动,通常为随意活动,如肌肉的运动和呼吸等。运动神经自中枢发出后,中途不更换神经元,直接到达所支配的骨骼肌。因此,无节前和节后纤维之分。一个轴突可有100个以上的分支,每一分支支配一个肌纤维,组成一个运动单元。

二、传出神经按递质分类

神经系统通过其末梢释放的神经递质进行信息传递。根据末梢释放的神经递质的不同,传出神经系统分为胆碱能神经(cholinergic nerve)和去甲肾上腺素能神经(noradrenergic nerve),前者的神经末梢主要释放乙酰胆碱(acetylcholine,ACh),后者的神经末梢主要释放NA。

1. 胆碱能神经 这类神经主要包括:① 全部交感神经和副交感神经的节前纤维;② 全部副交感神经的节后纤维;③ 极少数交感神经节后纤维,如支配汗腺分泌和骨骼肌血管舒张的神经纤维;④ 运动神经;⑤ 支配肾上腺髓质的交感神经节前纤维(图6-2)。

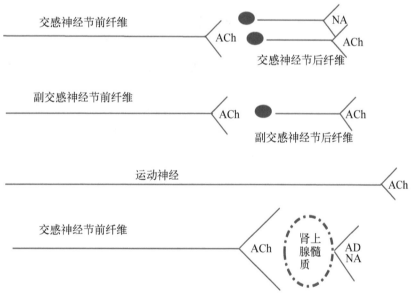

图6-2 传出神经按递质分类示意图

ACh:乙酰胆碱;NA:去甲肾上腺素;AD:肾上腺素

2. 去甲肾上腺素能神经 这类神经包括几乎全部交感神经的节后纤维(图6-2)。

此外,支配肾血管和肠系膜血管的交感神经节后纤维亦可以释放DA,属于多巴胺能神经(dopaminergic nerve),DA使肾血管和肠系膜血管舒张。

近年来,除交感神经系统和副交感神经系统外,肠神经系统(enteric nervous system,ENS)日益受到人们的关注。该神经系统由多种神经元组成,包括感觉神经元、运动神经元和中间神经元。其胞体位于肠壁的壁内丛,神经元和神经纤维组成复杂的神经网络,按照部位不同分为黏膜下神经丛和肌间神经丛两种。黏膜下神经丛与胃肠道上皮细胞的分泌和吸收功能、局部血流和神经免疫活动有关;肌间神经丛在胃肠道平滑肌的收缩和舒张活动中起重要作用。19 世纪 20 年代,英国生理学 Langley 曾把 ENS 划分为自主神经系统中除交感神经和副交感神经外的第三种类型。但事实上,ENS 的神经纤维可来自交感和副交感神经末梢,并直接支配平滑肌、腺体和血管。胃肠道的运动功能主要受局部 ENS 调节,与中枢神经系统具有相对独立性,如胃肠道的蠕动反射,可以在离体条件下进行,切断迷走神经或交感神经对胃肠道运动的影响很小。

ENS 神经元也可与交感神经和副交感神经的末梢形成突触联系,接受交感神经系统和副交感神经系统的冲动信息,并可发送冲动至交感神经节和中枢神经系统。因此,ENS 较交感神经系统和副交感神经系统更为复杂。

在 ENS 中,还存在嘌呤能神经和肽能神经。它们释放多种辅助递质,如三磷酸腺苷(adenosine triphosphate,ATP)、缩胆囊肽(cholecystokinin)、脑啡肽(enkephalin)和五羟色胺(5 - hydroxytryptamine)等。经典的神经递质与这些神经多肽共同存在,协同调节自主神经系统的生理功能。

第三节   传出神经的递质与受体

作用于传出神经系统的药物,主要作用靶点是传出神经系统的递质和受体,可通过影响递质的合成、贮存、释放、代谢及通过直接与受体结合而产生生物效应。

一、突触的结构

神经元之间联系和进行生理活动的关键性结构是突触(synapse)。突触由突触前膜、突触间隙和突触后膜三部分组成。递质是在突触中起信息传递作用的特定化学物质,主要由突触前神经元合成,并储存于神经末梢的囊泡内,在信息传递过程中由突触前膜释放到突触间隙,并与突触后膜或前膜上的特异性受体结合,产生相应生物学效应。

在运动神经末梢近突触前膜处,聚集着很多直径为 20～50 nm 的囊泡(vesicle),每个囊泡中含有 1 000～50 000 个 ACh 分子,在其突出后膜的皱褶内则含有乙酰胆碱酯酶(acetylcholinesterase,AChE),可迅速水解 ACh。据估算,单个运动神经末梢含有 30 万个以上的囊泡。

交感神经末梢可分为许多细微的神经分支,这些分支分布于平滑肌细胞间。每个分支都有连续的膨胀部分呈稀疏串珠状,称为膨体(varicosity)。每个神经元约有 3 万个膨体,每一膨体则含有 1 000 个左右的囊泡。囊泡内含有高浓度的 NA(去甲肾上腺素能神经末梢)或 ACh(胆碱能神经末梢)。囊泡为递质合成、储存和转运的重要场所。

二、传出神经的递质

(一) 乙酰胆碱

1. 合成与贮存   乙酰胆碱(acetylcholine,ACh)主要在胆碱能神经末梢的胞质内合成,由胆碱和乙酰辅酶 A 在胆碱乙酰化酶的催化下合成。胆碱可从细胞外通过一种钠依赖性膜转运体(图 6 - 3,转运体 A)主动摄入胞质液中。此摄取过程为 ACh 合成的限速因素,可被密胆碱所阻滞。ACh 生成后,依靠囊泡乙酰胆碱转运体(图 6 - 3,转运体 B)转运进入囊泡中,并与 ATP 和囊泡蛋白共同贮存于囊泡中。转运体 B 可被 vesamicol 阻滞。

2. 释放   当神经冲动到达神经末梢时,引起 Ca^{2+} 大量进入神经末梢,促使囊泡膜与突触前膜融合,形成裂孔,通过裂孔将囊泡内的递质、ATP 和蛋白质等排出至突触间隙,这种递质释放的方式称为胞裂外排(exocytosis)。当神经冲动到达末梢时,可有 200～300 个囊泡甚至更多的囊泡同时释放递质,释放到突触间隙的递质立即与突触后膜上的受体结合,引起次一级神经元或效应器细胞的功能改变,产生生理效应,也可与突触前膜上的受体结合,反馈调节递质的释放。这种以囊泡为单位的释放被称为"量子释放"(quantum release)。

3. 灭活 释放到突触间隙的 ACh,绝大部分被乙酰胆碱酯酶(acetylcholinesterase,AChE)水解成胆碱和乙酸,一般在释放后数毫秒之内即被此酶水解而失效。AChE 在神经细胞体内合成,沿轴突转运至神经末梢,集中分布在突触前膜、突触间隙和突触后膜。AChE 水解效率极高,每一分子的 AChE 在 1 min 内能完全水解 10^5 分子的 ACh,其水解产物胆碱可被再摄入神经末梢,重新合成 ACh。此外,还有少量 ACh 可从突触间隙扩散进入血液(图 6-3)。

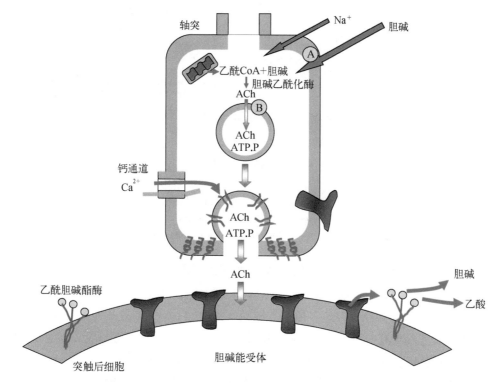

图 6-3 胆碱能神经末梢递质合成、贮存、释放和代谢示意图

A:钠依赖性膜转运体;B:乙酰胆碱转运体;ATP:三磷酸腺苷;P:多肽。该图改自 Bertram G. Katzung,
et al. Basic and Clinical Pharmacology(14th Edition, McGraw-Hill Education, 2018)

(二)去甲肾上腺素

1. 合成与贮存 去甲肾上腺素(noradrenalin, NA)主要在去甲肾上腺素能神经末梢合成。酪氨酸是合成 NA 的基本原料。血液中的酪氨酸经钠依赖性转运体(图 6-4,转运体 A)进入去甲肾上腺素能神经末梢,在酪氨酸羟化酶的催化下生成多巴(dopa),再经多巴脱羧酶催化生成 DA。DA 通过囊泡壁上对儿茶酚胺类物质具有高亲和力的转运体(图 6-4,转运体 B)进入囊泡中,经多巴胺 β-羟化酶的催化生成 NA,并与 ATP 和嗜铬颗粒蛋白结合,贮存于囊泡中。其中酪氨酸羟化酶的活性较低,反应速度慢,对底物要求专一,当胞质中 DA 或游离的 NA 浓度增高时,对该酶有反馈性抑制作用;反之,对该酶的抑制作用减弱,催化反应则加强。故酪氨酸羟化酶是 NA 生物合成过程的限速酶,可被 α-甲基酪氨酸所抑制。

2. 释放 当神经冲动到达神经末梢时,囊泡中的 NA,连同 ATP、嗜铬颗粒蛋白等一并以胞裂外排的方式释入突触间隙,NA 与突触后膜受体结合,通过细胞内信号转导产生生物效应;与突触前膜受体结合调节递质释放。

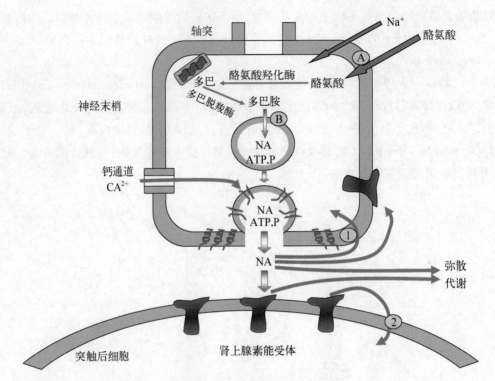

图 6-4   肾上腺能神经末梢递质合成、贮存、释放和灭活示意图

A：钠依赖性膜转运体；B：儿茶酚胺转运体；ATP：三磷酸腺苷；P：多肽。该图改自 Bertram G. Katzung, et al. Basic and Clinical Pharmacology (14th Edition, McGraw-Hill Education, 2018)

3. 灭活   释放到突触间隙中的 NA 可被突触前膜迅速摄取进入神经末梢内,这种摄取称为摄取1(uptake 1),也称为神经摄取(neuronal uptake)。摄取 1 为一种主动转运机制,75%~90%释放量的 NA 被这种方式摄取,是 NA 失活的主要方式。摄取入神经末梢内的 NA 尚可进一步被摄取入囊泡中贮存以供下次释放。部分未进入囊泡中的 NA 可被胞质中线粒体膜上的 MAO 代谢灭活。神经摄取和囊泡摄取均为主动转运,是依靠位于神经末梢和囊泡膜上的单胺转运蛋白完成的。

非神经组织如心肌、血管和胃肠道平滑肌等也可摄取 NA,此种摄取称为摄取 2(uptake 2),也称非神经摄取(non-neuronal uptake)。被摄取 2 摄入组织的 NA 很快即被细胞内的儿茶酚氧位甲基转移酶(catechol-o-methyltransferase, COMT)和 MAO 所破坏。因此,摄取 1 为贮存型摄取,摄取 2 为代谢型摄取。此外,尚有小部分 NA 从突触间隙扩散到血液中,最后被肝、肾等组织中的 COMT 和 MAO 所破坏灭活。

三、传出神经系统的受体

（一）传出神经系统受体的分类与命名

根据与受体特异性结合的递质不同,将传出神经系统受体进行分类和命名。

1. 乙酰胆碱受体   能选择性地与 ACh 结合的受体,称为乙酰胆碱受体(acetylcholine receptor)。根据该类受体对毒蕈碱和烟碱的反应性不同,乙酰胆碱受体又进一步分为毒蕈碱型乙酰胆碱受体和烟碱型乙酰胆碱受体。

副交感神经节后纤维所支配的效应器细胞膜上的乙酰胆碱受体对毒蕈碱(muscarine)较敏感,故把这部分受体称为毒蕈型碱胆碱受体,即 M 受体,M 受体广泛分布于全身各个器官组织。M 受体属于与鸟苷酸结合调节蛋白偶联的超级家族受体,用分子克隆技术发现了多种不同基因编码的 M 受体亚型,根据不同组织 M 受体对配体的相对亲和力不同,将 M 受体分为多种亚型,其中 M_1、M_2、M_3、M_4 和 M_5 的组织分布、效应和分子机制已确定。

能选择性地与烟碱(nicotine)结合的乙酰胆碱受体称烟碱型胆碱受体,即 N 受体,根据其分布部位不同可分为神经肌肉接头 N 受体即 N_M(nicotinic muscle)受体,神经节和中枢 N 受体即 N_N(nicotinic neuronal)受体。

2. 肾上腺素受体　　能选择性地与 NA 或肾上腺素结合的受体,称肾上腺素受体(adrenoceptor)。根据肾上腺素受体对肾上腺素受体激动剂和拮抗药敏感性的不同,又可分为肾上腺素 α 受体(α-adrenoceptor)和肾上腺素 β 受体(β-adrenoceptor),分别简称为 α 受体(α-receptor)和 β 受体(β-receptor)。α 受体主要分为 $α_1$、$α_2$ 两种亚型,$α_1$ 和 $α_2$ 受体又各自被克隆出 3 种不同的亚型基因,即 $α_{1A}$、$α_{1B}$、$α_{1D}$ 和 $α_{2A}$、$α_{2B}$、$α_{2C}$。β 受体分为 $β_1$、$β_2$ 和 $β_3$ 3 种亚型。

3. 多巴胺受体　　能选择性与 DA 结合的受体,称为多巴胺受体(dopamine receptor, DA 受体)。根据选择性配基的不同、其与信号转导途径的偶联关系及重组 DNA 克隆技术的分析鉴定结果,将 DA 受体分为 D_1、D_2、D_3、D_4 和 D_5 5 种亚型。在外周组织主要为 D_1 受体,分布于肾血管、肠系膜血管等效应器,激动时可引起血管舒张。其他亚型的分布及作用详见中枢神经系统药理学概论。

（二）受体的分布与效应

1. M 受体　　M 受体主要分布于副交感神经节后纤维支配的效应细胞。M_1 受体主要分布于胃壁细胞、神经节的突触前膜和中枢神经系统,激动时引起胃酸和胃蛋白酶分泌,促进副交感神经节神经递质释放等效应;M_2 受体主要分布于心脏和突触前膜,在平滑肌上也有少量分布,激动时心脏受到抑制;M_3 受体主要分布在平滑肌、血管内皮和腺体,激动时血管舒张、内脏平滑肌收缩和腺体分泌增加;M_4 和 M_5 受体主要分布于中枢神经系统,具体作用尚不清楚。

总而言之,乙酰胆碱与这类受体结合可产生一系列副交感神经末梢兴奋的效应,可引起心脏抑制(心肌收缩力减弱、心率减慢、传导减慢、心排出量减少和耗氧量降低)、血管扩张、平滑肌收缩(支气管及胃肠道平滑肌收缩、膀胱逼尿肌收缩)、瞳孔缩小和腺体分泌增加等效应(表 6-1)。

表 6-1　胆碱受体亚型特点

分类	受　体	激动药	拮抗药	组　织	效　　应	分子机制
毒蕈碱型	M_1	乙酰胆碱	阿托品 哌仑西平	自主神经节 腺体 CNS	去极化(延迟 EPSP) 胃分泌	增加细胞内 Ca^{2+}
	M_2	乙酰胆碱	阿托品	窦房结	减慢自发性除极;超极化	激活 K^+ 通道;抑制 AC;抑制电压门控 L 型钙离子通道活性
			异丙托溴铵	心房	缩短动作电位时程;降低收缩强度	
	M_3	乙酰胆碱	阿托品 达非那新	房室结	减慢传导速度	与 M_1 类似 产生 NO
				心室	轻度降低收缩力	
				平滑肌	收缩	
				血管内皮	血管舒张	
				腺体	增加分泌	
	M_4	乙酰胆碱	阿托品	CNS	运动增强	与 M_2 类似
			异丙托溴铵			
	M_5	乙酰胆碱	阿托品	CNS	—	与 M_1 类似

分类	受体	激动药	拮抗药	组织	效 应	分子机制
烟碱型	骨骼肌（N_M）	烟碱	筒箭毒碱	神经肌肉接头	终板去极化,骨骼肌收缩	开启内源性阳离子通道
	外周神经（N_N）	烟碱	曲美芬	自主神经节	节后神经元去极化;髓质细胞去极化,儿茶酚胺释放	开启内源性阳离子通道
				肾上腺髓质		
	中枢神经（CNS）	烟碱地棘蛙素	某些伴有部分亚型选择性药物	脑与脊髓	接头前控制神经递质释放	受体组成为 $\alpha_2 \sim \alpha_9$ 和 $\beta_2 \sim \beta_4$ 的不同组合

EPSP: excitatory postsynaptic potential,兴奋性突触后电位。该表源自:杨宝峰 主编《药理学》(第9版),人民卫生出版社,2018。

2. N 受体　　N_N 受体分布在神经节和肾上腺髓质细胞膜上;激动时表现为自主神经节和肾上腺髓质兴奋;N_M 受体分布在骨骼肌细胞膜上,激动时表现为骨骼肌兴奋(表6-1)。

3. α 受体　　α 受体主要分为 α_1 和 α_2 两种亚型。α_1 受体主要分布在皮肤黏膜、内脏血管平滑肌、瞳孔开大肌、汗腺和唾液腺等部位;激动时表现为皮肤、黏膜和内脏血管收缩,血压升高。α_2 受体主要分布在血管平滑肌、血小板、去甲肾上腺素能神经末梢突触前膜等部位。兴奋时通过负反馈调节机制,抑制 NA 的释放,间接影响效应器官的反应(表6-2)。

表6-2　肾上腺素受体亚型特点

受体	激动药	拮抗药	组织	效 应
α_1	Epi≥NA≫Iso 去氧肾上腺素	哌唑嗪	血管平滑肌	收缩
			尿道平滑肌	收缩
			肝	糖原分解;糖原异生
			肠平滑肌	超极化和松弛
			心	增强收缩力;心律失常
α_2	Epi≥NA≫Iso 可乐定	育亨宾	胰岛 β 细胞	减少胰岛素分泌
			血小板	聚集
			神经末梢	减少 NA 分泌
			血管平滑肌	收缩
β_1	Iso>Epi=NA 多巴酚丁胺	美托洛尔 CGP 20712A	心	增强收缩力、收缩频率和房室结传导
			肾小球旁细胞	增加肾素分泌
β_2	Iso>Epi≫NA 特布他林	ICI 118551	平滑肌(血管、支气管、胃肠道、尿道)	松弛
			骨骼肌	糖原分解;钾摄取
			肝	糖原分解;糖原异生
β_3	Iso=NA>Epi BRL 37344	ICI 118551 CGP 20712A	脂肪组织	脂肪分解

Epi:肾上腺素;NA:去甲肾上腺素;Iso:异丙肾上腺素。该表源自:杨宝峰 主编《药理学》(第9版),人民卫生出版社,2018。

4. β 受体　　主要分为 β_1、β_2 和 β_3 3 种亚型。β_1 受体主要分布在心脏和肾小球旁器细胞;激动时表现心脏兴奋和肾素分泌增加;β_2 受体主要分布在支气管、血管平滑肌、骨骼肌、肝脏、去甲肾上腺素能神经末梢突触前膜等部位,激动时表现为支气管平滑肌松弛、骨骼肌血管和冠状血管舒张、肝糖原分解和糖异生活动增强;突触前膜 β_2 受体兴奋可促使 NA 的释放,发挥正反馈的调节作用。β_3 受体主要分布在脂肪组织,参与脂肪代谢的调节(表6-2)。

（三）受体激动后信息传递机制

1. M 受体　　M 受体属于鸟核苷酸结合调节蛋白(G 蛋白)偶联超级家族受体。其中,M_1、M_3 和 M_5 受体结构相似,激动后与 $G_{q/11}$ 蛋白偶联,进而激活 PLC,增加第二信使,即肌醇 1,4,5 -三磷酸(inositol 1,4,5 - trisphosphate, IP_3)和二酰甘油(diacylglycerol, DAG)等的形成而产生一系列效应。M_2 和 M_4 受体与 $G_{i/o}$ 蛋白偶联,抑制 AC 的活性,并可激活钾通道或抑制钙通道。

2. N 受体　　N 受体属于配体门控离子通道型受体。不同部位 N 受体的分子结构十分相似,均为五聚体结构。如电鳐纯化电器官 N 受体由 4 种亚基 α、β、γ、δ 组成,每个 N 受体由两个 α 亚基和 β、γ、δ 亚基组成五聚体,形成中间带孔跨细胞膜通道,即为 N 受体离子通道。两个 α 亚基上有激动剂——ACh 作用位点。当 ACh 与 α 亚基结合后,可使离子通道开放,从而调节 Na^+、Ca^{2+} 和 K^+ 离子流动。当动作电位到达运动神经末梢时,突触前膜去极化而引起胞裂外排,释放的 ACh 可与神经肌肉接头的 N 受体结合,促使配体门控离子通道开放,膜外 Na^+、Ca^{2+} 离子进入胞内,可产生局部去极化电位,即终板电位。当终板电位超过肌纤维扩布性去极化阈值时,即可打开膜上电压门控性离子通道,此时大量 Na^+、Ca^{2+} 进入细胞,产生动作电位,导致肌肉收缩。

3. 肾上腺素受体　　α 受体和 β 受体都属于 G 蛋白偶联受体。当激动剂与受体结合后,可与 G 蛋白偶联,其中 $α_1$ 受体激动可激活磷脂酶(C、D、A_2),增加第二信使 IP_3 和 DAG 形成而产生效应;$α_2$ 受体激动则可抑制 AC,并由此使 cAMP 减少。所有 β 受体亚型激动后均能兴奋 AC,使 cAMP 增加,从而产生不同效应。

第四节　传出神经系统的生理功能

自主神经和运动神经均通过神经末梢释放化学递质而发挥作用。机体的多数器官都接受去甲肾上腺素能和胆碱能神经的双重支配,此两类神经兴奋时所产生的效应通常是相互拮抗的。当两类神经同时兴奋时,则占优势的神经的效应通常会显现出来。如在胃肠壁平滑肌,在肾上腺素能神经兴奋时,胃肠平滑肌舒张;但胆碱能神经兴奋时则胃肠收缩。若两类神经同时兴奋时,则通常表现为胃肠收缩,因为胆碱能神经的效应占优势。

虽然交感神经和副交感神经所产生的效应通常是相互拮抗的,但在脑和脊髓的整合下,它们的整体效应却是协调一致的。例如,在跑步时,交感神经兴奋使心脏活动增强;同时,副交感神经抑制使其对心脏的抑制作用减弱,在这两种神经的共同的调节下,心输出量显著增加,以适应机体运动的需要。传出神经系统的受体分布与功能见表6-3。

表6-3　传出神经系统的受体分布与功能

器官/组织		效应			
		交感神经兴奋		副交感神经兴奋	
		效应	受体	效应	受体
眼睛	虹膜辐射肌	收缩(扩瞳)	$α_1$		
	虹膜环状肌			收缩(缩瞳)	M_3
	睫状肌	舒张(远视)	β	收缩(近视)	M_3
心脏	窦房结	心率加速	$β_1$、$β_2$	减慢	M_2
	心肌	收缩加强	$β_1$、$β_2$	减弱	M_2
	传导系统	传导加速	$β_1$、$β_2$	减慢	M_2

续　表

器官/组织		效　应			
		交感神经兴奋		副交感神经兴奋	
		效　应	受体	效　应	受体
血管	皮肤黏膜、内脏	收缩	α_1		
	脑血管	收缩	α_1		
	骨骼肌	舒张	β_2	舒张	M_3
支气管	平滑肌	舒张	β_2	收缩	M_3
胃肠道	括约肌	收缩	α_1	舒张	M_3
	腺体分泌			增加	M_3
	肠肌丛			激活	M_1
	胃肠壁平滑肌	舒张	α_2、β_2	收缩	M_3
膀胱、生殖器官	括约肌	收缩	α_1	舒张	M_3
	逼尿肌	舒张	β_2	收缩	M_3
	子宫平滑肌（妊娠）	舒张	β_2	收缩	M_3
		收缩	α		
	阴茎、精囊	射精	α	勃起	M
皮肤	竖毛肌	收缩	α		
	汗腺	大汗腺分泌增加（局部分泌：手脚心）	α		
		体温调节增强	M		
代谢组织	肝脏	糖异生	β_2、α		
	肝脏	糖原分解	β_2、α		
	脂肪细胞	脂肪分解	β_3		
	肾脏	肾素释放	β_1		
自主神经末梢	交感			减少 NA 释放	M
	副交感	减少 ACh 释放	α		

第五节　传出神经系统药物的基本作用与分类

一、传出神经系统药物的基本作用

（一）直接作用于受体

许多传出神经系统药物能直接与胆碱受体或肾上腺素受体结合,若结合后产生的效应与神经末梢释放的递质效应相似,称为激动药(agonist)。若结合后不产生似递质的作用,并可妨碍神经递质与受体的结合,从而产生与递质相反的作用,则本药物称为拮抗药(blocker),也称阻断药(antagonist)。

（二）影响递质

某些药物可通过影响递质的合成、释放、转运、贮存或生物转化,产生拟似或拮抗递质的作用。

1. 影响递质的合成　　某些药物可影响递质的生物合成,如宓胆碱可抑制 ACh 的合成,α-甲基酪氨酸能抑制 NA 的合成,但它们目前无临床应用价值,仅作药理学研究的工具药。

2. 影响递质的释放　　某些药物如麻黄碱和间羟胺可通过促进 NA 释放而发挥拟肾上腺素作用;

而可乐定和碳酸锂则可分别抑制外周和中枢的 NA 释放而产生效应。

3. 影响递质的转运与贮存　有些药物可干扰 NA 在突触前膜或神经末梢内的再摄取,如利舍平就是典型的囊泡摄取抑制剂而使囊泡内 NA 减少以致耗竭。地昔帕明和可卡因都是突触前膜摄取 1 的抑制剂。

4. 影响递质的生物转化　突触间隙的 ACh 主要依赖胆碱酯酶的水解而灭活。因此,新斯的明等胆碱酯酶抑制剂可干扰体内 ACh 的代谢,造成突触间隙 ACh 堆积,从而产生效应。胆碱酯酶复活药和单胺氧化酶抑制药等均是通过影响 ACh 或 NA 的生物转化而发挥作用。

二、传出神经系统药物的分类

传出神经系统药物可直接作用于受体或通过影响递质的合成、贮存、释放和生物转化等环节而产生药理学效应。根据药物作用的受体和产生效应的不同,传出神经系统药物可分为四大类:胆碱受体激动药、抗胆碱药、肾上腺素受体激动药和肾上腺素受体拮抗药。

传出神经系统药物分类见表 6-4。

表 6-4　传出神经系统药物分类

拟　似　药	拮　抗　药
一、胆碱受体激动药 (一) M、N 受体激动药(卡巴胆碱) (二) M 受体激动药(毛果芸香碱) (三) N 受体激动药(烟碱) 二、抗胆碱酯酶药(新斯的明) 三、肾上腺素受体激动药 (一) α 受体激动药 1. α_1、α_2 受体激动药(NA) 2. α_1 受体激动药(去氧肾上腺素) 3. α_2 受体激动药(可乐定) (二) α、β 受体激动药(肾上腺素) (三) β 受体激动药 1. β_1、β_2 受体激动药(异丙肾上腺素) 2. β_1 受体激动药(多巴酚丁胺) 3. β_2 受体激动药(沙丁胺醇)	一、抗胆碱药 (一) M 受体拮抗药 1. 非选择性 M 受体拮抗药(阿托品) 2. M_1 受体拮抗药(哌仑西平) 3. M_2 受体拮抗药(戈拉碘胺) (二) N 受体拮抗药 1. N_N 受体拮抗药(美卡拉明) 2. N_M 受体拮抗药(琥珀胆碱) 二、胆碱酯酶复活药(碘解磷定) 三、肾上腺素受体拮抗药 (一) α 受体拮抗药 1. α_1、α_2 受体拮抗药 (1) 短效类(酚妥拉明) (2) 长效类(酚苄明) 2. α_1 受体拮抗药(哌唑嗪) 3. α_2 受体拮抗药(育亨宾) (二) β 受体拮抗药 1. β_1、β_2 受体拮抗药(普萘洛尔) 2. β_1 受体拮抗药(阿替洛尔) (三) α、β 受体拮抗药(拉贝洛尔)

(毕红征,张宏伟)

第七章　胆碱受体激动药

Chapter 7　Cholinoceptor Agonist

胆碱受体激动药(cholinoceptor agonist)可直接激动胆碱受体,产生与乙酰胆碱类似的作用。按作用选择性不同,胆碱受体激动药可分为 M 受体激动药和 N 受体激动药。作为神经递质的乙酰胆碱对 M 受体和 N 受体均有兴奋作用;作用广泛,选择性差,且在体内被快速代谢失活,因而无临床药用价值,是科学研究的工具药。对 M 受体有选择性兴奋作用的药物如毛果芸香碱和贝胆碱等,在临床上主要用于加强胃肠及膀胱张力和眼科疾病的治疗。烟碱是 N 受体激动药,即可激动 N_N 受体,亦可激动 N_M 受体;作用广泛、复杂,同样无临床药用价值,仅具有毒理学意义。

第一节　课 前 阅 读

一、眼球的结构

人的眼睛近似球形,眼球包括眼球壁、眼球内容物、神经和血管等组织。眼球壁主要分为外、中、内三层。

外层由角膜、巩膜组成,前 1/6 为透明的角膜,光线经此射入眼球;其余 5/6 为白色的巩膜,俗称"眼白",巩膜不透明,呈乳白色,质地坚韧。外层的作用为维持眼球形状和保护眼内组织。

中层具有丰富的色素和血管,由 3 部分构成,从前至后依次为:虹膜、睫状体和脉络膜。虹膜呈环圆形,位于晶状体前,不同种族人的虹膜颜色不同。虹膜中央有一个直径为 2.5~5 mm 的圆孔,称瞳孔。瞳孔周围有呈环形排列的瞳孔括约肌,受副交感神经支配,兴奋时瞳孔缩小;虹膜中呈放射状排列的平滑肌为瞳孔开大肌,受交感神经支配,兴奋时具有扩大瞳孔的作用。瞳孔的作用就像照相机的光圈,可以随光线的强弱而缩小或变大,始终保持适量的光线进入眼睛,使落在视网膜上的物体成像清晰,而且不会有过量的光线灼伤视网膜。瞳孔是前后房水的通路,一旦闭锁,就会使眼内房水的流通发生障碍,从而造成眼压升高,形成青光眼。因此,瞳孔的开大或缩小在临床上具有重要的意义。睫状体前接虹膜根部,后接脉络膜,外侧为巩膜,内侧则通过悬韧带与晶状体相连。睫状肌为平滑肌,根据肌纤维走行方向不同,区分有纵向纤维、环形纤维和放射状纤维 3 种。纵向纤维在最外侧,起于脉络膜前端,止于角膜边缘部分的巩膜。收缩时可开放巩膜静脉窦,促进房水循环。环形纤维在内侧,围绕睫状体游离缘,收缩时可使晶状体悬韧带放松,增加晶状体的曲度,调节眼睛于视近物状态。如果经常长期持久地近距离工作,则可引起睫状肌过度紧张处于痉挛状态,使晶状体曲度增加,不能恢复原状,而造成假性近视。脉络膜位于巩膜和视网膜之间,脉络膜的血液循环营养视网膜外层,其含有的丰富色素起遮光暗房作用。

内层为视网膜,是一层透明的膜,也是视觉形成的神经信息传递的最敏锐的区域,视网膜所得到的视觉信息,经视神经传送到大脑。视网膜上的重要组织有黄斑,视网膜的血管及视盘等。

眼内容物包括房水、晶状体和玻璃体。房水由睫状突产生,营养角膜、晶状体及玻璃体,并有维持眼内压的作用。晶状体为富有弹性的透明体,形如双凸透镜,位于瞳孔之后,玻璃体之前,通过悬韧带固定在睫状体上。随着睫状肌的收缩或舒张，晶状体的曲度增加或降低，从而调节眼睛聚焦近物或远物。玻璃体为透明的胶质体，主要成分为水，与晶状体、房水、角膜等一起构成了眼的屈光间质，并且对视网膜和眼球壁起支撑和减震作用。

眼球的血液来自眼动脉分出的视网膜中央血管系统和睫状血管系统。视网膜中央动脉为眼动脉眶内段的分支，以营养视网膜内五层组织，黄斑部中心凹无血管分布，而由脉络膜毛细血管网供应营养。视网膜中央动脉属终末动脉，没有侧支吻合，临床上视网膜动脉阻塞的患者，即造成相应区域的视网膜缺血，以致视功能丧失。睫状动脉营养除视网膜内五层与部分视神经以外的整个眼球。

二、眼压

眼内容物对眼球壁施加的压力称为眼压。正常人的眼压稳定在 $10\sim21$ mmHg（1 mmHg＝0.133 kPa）范围内，以维持眼球的正常形态，同时保证屈光间质发挥最优的光学性能。眼压不是静止的，双侧眼压差不大于 5 mmHg，昼夜波动在 $3\sim6$ mmHg 范围内。

眼内容物有房水、晶状体和玻璃体，但决定眼压高低的关键因素是房水循环。房水由睫状体中睫状突产生，总量为 $0.13\sim0.3$ mL，其主要成分是水，此外还有蛋白质、电解质、乳酸、葡萄糖、脂类和酶类等。房水自睫状突分泌后，进入后房，并经瞳孔流入前房，再依次经前房角、小梁网、巩膜静脉窦（又称 Schlemm 管）、集液管、房水静脉和睫状前静脉回流到血液循环，该房水回流途径障碍可导致眼压升高，形成青光眼。另有少部分房水从房角的睫状带经由葡萄膜巩膜途径引流和通过虹膜表面隐窝吸收。

房水的产生和排泄保持着动态平衡，即在一定时间内，产生的房水和排出的房水是等量的。如果房水的排出通道受阻，或因某种原因房水产生的量增加，都可导致房水的蓄积，使眼压升高。若房水产生的量过少，眼压就会过低。

三、青光眼

青光眼（glaucoma）是一组以视盘萎缩、视野缺损及视力下降为共同特征的疾病。青光眼致盲占全部盲人的 21%，是第二大致盲疾病，仅次于白内障。病理性眼压增高、视神经供血不足是其发病的原发危险因素。临床上根据病因、房角、眼压描记等情况将青光眼分为原发性、继发性和先天性三大类。

1. 原发性青光眼　　原发性青光眼病因不明，根据眼压升高时前房角的状态和发病急缓，分为急性闭角型青光眼、慢性闭角型青光眼和原发性开角型青光眼。

（1）急性闭角型青光眼：由于眼内房角突然狭窄或关闭，房水不能及时排出，引起房水涨满，眼压急剧升高而造成的。多发于中老年人，40 岁以上占 90%，女性发病率较高，男女比例为 1：4，来势凶猛，症状急剧，表现为突感雾视、虹视、伴额部疼痛或鼻根部酸胀、畏光流泪、视力锐减、眼球坚硬如石、结膜充血，伴有恶心、呕吐等全身症状。该类患者存在眼部解剖学异常：小角膜，晶状体相对较大，晶状体与虹膜间的间隙较窄，虹膜膨隆，睫状体厚而短，因而房角窄，前房浅。随着年龄增长，晶状体增大，进一步引起晶体-虹膜膈向前移位，前房则更浅，房角更窄。闭角型青光眼的发作，往往出现在情绪波动如悲伤、愤怒、用脑过度、极度疲劳、暗室停留时间过长，局部或全身应用抗胆碱能药物等诱发因素下，上述因素引起血管神经调节中枢发生故障，致使血管舒缩功能失调，睫状体毛细血管扩张，房水分泌增多，后房压力升高；睫状体充血水肿使房角阻塞加重并关闭，眼压急剧升高，导致青光眼的急性发作。房角关闭是重要诊断依据。急性发作时要局部频滴缩瞳剂，同时联合应用肾上腺受体拮抗药滴眼，口服碳酸酐酶抑制剂等以迅速降低眼压。待眼压降低后，进行激光切除术或其他治疗青光眼的手术。

（2）慢性闭角型青光眼：发病年龄 30 岁以上。此型发作一般都有明显的诱因，如情绪激动、视疲劳、用眼及用脑过度、长期失眠、习惯性便秘、局部或全身应用抗胆碱能药物等均可诱发。表现为眼部干涩、疲劳不适、胀痛、视物模糊、虹视、头昏头痛、失眠、血压升高等，休息后可缓解。有的患者无任何症状即可失明。检查眼压中等度升高或正常，周边前房浅、房角为中等狭窄，眼底有典型的青光眼性视盘凹陷，伴有不同程度的青光眼性视野缺损。初期可用缩瞳剂或 β 受体拮抗药局部治疗，若药物不能控制眼压或已有明显视神经损害者，需做滤过手术治疗。

（3）原发性开角型青光眼：多发生于 40 岁以上的人，25% 的患者有家族史，绝大多数患者无明显症状，常常是疾病发展到晚期，视功能严重受损时才发觉。患者眼压虽然升高，前房角始终是开放的。早期多无自觉症状。临床一般先试用药物治疗，局部滴用缩瞳剂和肾上腺受体拮抗药，控制眼压在安全水平，并定期复查。药物治疗不理想可用激光治疗，或做滤过手术，目前最常用的滤过手术是小梁切除术。

2. 继发性青光眼　　继发性青光眼是由于某些眼病或全身疾病干扰了正常的房水循环，使房水出路受阻而引起的，如眼外伤所致的青光眼、新生血管性青光眼、虹膜睫状体炎继发性青光眼、糖皮质激素性青光眼等，其致病原因均较为明确。治疗原发病同时，进行降眼压治疗，若眼压控制不满意，可针对继发原因做相应的抗青光眼手术治疗。

3. 先天性青光眼　　先天性青光眼是由于胚胎发育异常、房角结构先天变异所致。婴幼儿型以手术治疗为主，可通过房角切开术、小梁切开术治疗；青少年型早期可与开角型青光眼相同，药物治疗不能控制时，可做小梁切开或小梁切除术。

青光眼是我国主要致盲原因之一，而且青光眼引起的视功能损伤是不可逆的，但早期发现、合理治疗，绝大多数患者可保持有用的视功能。M 受体激动药毛果芸香碱及抗胆碱酯酶药毒扁豆碱可有效降低眼压，常用于青光眼的保守治疗。

第二节　M 受体激动药

M 受体激动药按化学结构可分为两类：① 胆碱酯类，该类药物对 M、N 受体均有兴奋作用，但以 M 受体为主；② 生物碱类，主要兴奋 M 受体。

一、胆碱酯类

胆碱酯类包括 ACh 和合成的胆碱酯类如醋甲胆碱、卡巴胆碱和贝胆碱。该类药物结构上具有共同点：具有一个带正电荷的季铵基团（图 7-1），极性大，亲水性强，脂溶性弱，所以口服较难吸收，也较难透过血脑屏障。该类药物主要被 AChE 水解代谢，但各药被水解的难易程度有较大不同，因而药物作用维持时间也有差异。

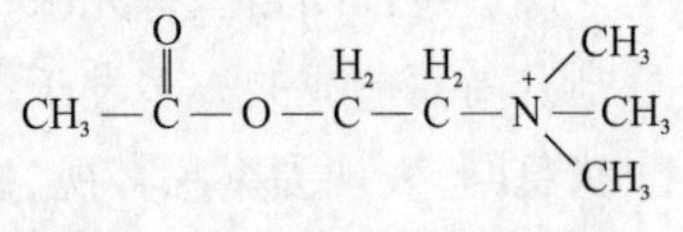

图 7-1　ACh 的化学结构式

乙酰胆碱（acetylcholine）

乙酰胆碱（ACh）既是外周也是中枢胆碱能神经的递质，其性质不稳定，在组织内迅速被胆碱酯酶水解失活，作用时间非常短暂。另外，ACh 选择性低，作用广泛，副作用多，故无临床应用价值。但 ACh 作为内源性的神经递质，具有非常重要的生理功能，熟悉该递质的作用将有助于掌握拟胆碱和抗胆碱药物的药理学知识。

【药理作用】　ACh 直接激动 M 受体和 N 受体，产生 M 样作用和 N 样作用。

1. M 样作用　　静脉注射小剂量 ACh 能激动 M 受体,产生与兴奋胆碱能神经节节后纤维相似的作用,这些作用称为 M 样作用。主要表现为以下几个方面。

（1）心血管系统

1）减弱心肌收缩力:即负性肌力作用(negative inotropic effect)。胆碱能神经主要分布于窦房结、房室结、浦肯野纤维和心房,而心室较少有胆碱能神经支配,因此 ACh 对心房收缩的抑制作用大于心室。当去甲肾上腺素能神经明显兴奋时,ACh 对心室肌的抑制作用才会显现出来。由于胆碱能神经末梢与去甲肾上腺素能神经末梢紧密相邻,胆碱能神经末梢所释放的 ACh 可激动去甲肾上腺素能神经末梢突触前膜 M_1 受体而抑制 NA 的释放,从而使去甲肾上腺素能神经优势支配的心室收缩力减弱。

2）减慢心率:即负性频率作用(negative chronotropic effect)。可使窦房结舒张期自动除极延缓,从而延长动作电位达到阈值的时间,导致心率减慢。

3）减慢房室结和浦肯野纤维传导:即负性传导作用(negative dromotropic effect)。ACh 可延长房室结和浦肯野纤维的不应期,使其传导减慢。

4）缩短心房不应期:ACh 不影响心房肌的传导速度,但缩短心房不应期和动作电位时程。

5）血管和血压:静脉注射小剂量 ACh,可使全身血管舒张而造成血压短暂下降,并伴有反射性心率加快。其舒血管作用是通过激动血管内皮细胞 M_3 受体,导致内皮依赖性舒张因子(endothelium-derived relaxing factor, EDRF)一氧化氮(nitric oxide, NO)释放,NO 扩散到邻近平滑肌细胞,并导致其松弛。此外,ACh 还可通过激动去甲肾上腺素能神经末梢突触前膜 M_1 受体,抑制递质 NA 释放,这也和 ACh 的血管舒张作用相关。

（2）平滑肌

1）胃肠道:ACh 可明显兴奋胃肠道平滑肌,增加胃肠平滑肌收缩幅度、张力和蠕动频率,并可促进胃肠消化腺的分泌,产生恶心、嗳气、呕吐、腹痛及排便等症状。

2）泌尿道:ACh 能增强泌尿道平滑肌的蠕动和膀胱逼尿肌的收缩,使膀胱最大自主排空压力增加,减小膀胱容积,同时舒张膀胱三角区和外括约肌,有利于膀胱排空。

3）呼吸道:ACh 可使支气管平滑肌收缩。

（3）腺体:ACh 可增加多种腺体的分泌,如泪腺、唾液腺、汗腺、呼吸道和消化道腺体等。

（4）眼:当 ACh 局部滴眼时,可致瞳孔缩小,睫状肌收缩和调节痉挛。

2. N 样作用

（1）神经节:大剂量的 ACh 可以激动神经节的 N_N 受体,兴奋自主神经系统。由于绝大多数的器官接受交感神经和副交感神经的双重支配,而这两个神经系统的作用又是相互拮抗的,因此神经节兴奋的效应非常复杂,最终结果表现为器官组织中优势支配神经的作用。眼睛、呼吸道、胃肠道和膀胱等的平滑肌及腺体以副交感神经的支配占优势,神经节兴奋表现为平滑肌收缩增强和腺体分泌增加。血管平滑肌以交感神经支配占优势,表现为血管收缩,血压升高。

（2）肾上腺髓质:大剂量的 ACh 亦兴奋肾上腺髓质的 N_N 受体,导致肾上腺素释放增加。肾上腺素使心肌收缩力增强,血管收缩,血压升高。

（3）骨骼肌:ACh 可激动骨骼肌神经肌肉接头的 N_M 受体,使骨骼肌收缩,大剂量可导致肌肉痉挛。

3. 中枢神经系统　　ACh 为季铵类化合物,脂溶性低,尽管中枢神经系统有胆碱受体存在,但由于 ACh 不易透过血脑屏障,故外周用药无明显中枢作用。

ACh 的药理作用总结见图 7-2。

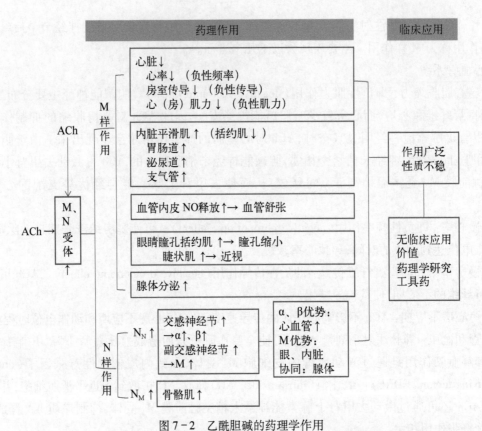

图 7-2　乙酰胆碱的药理学作用

↑表示受体兴奋或药理作用增强,↓表示受体抑制或药理作用减弱

醋甲胆碱(methacholine)

醋甲胆碱的甲基增强了其对胆碱酯酶水解作用的抵抗力,使其水解速度较 ACh 慢,作用时间较长。本药对 M 受体具有相对选择性,尤其对心血管系统作用明显。临床主要用于口腔黏膜干燥症。冠状动脉缺血、支气管哮喘和溃疡病患者禁用。

卡巴胆碱(carbachol)

卡巴胆碱作用与 ACh 相似,对 M、N 受体均有激动作用。因不易被胆碱酯酶水解,作用时间较长。由于本药对肠道和膀胱平滑肌作用明显,可用于术后腹气胀及尿潴留的治疗,仅用于皮下注射,禁用于静脉注射给药。因选择性差,副作用多,且阿托品对其解毒效果差,目前主要用于局部滴眼治疗青光眼。

贝胆碱(bethanechol)

贝胆碱化学性质稳定,口服、注射给药均有效,不易被胆碱酯酶水解。本药主要具有 M 样作用,对心血管作用弱,对胃肠道和膀胱的运动具有选择性作用,可用于治疗术后腹气胀、胃张力缺乏症及尿潴留等。疗效较卡巴胆碱好。禁用于支气管哮喘、冠状动脉缺血和消化性溃疡患者。

氨甲酰甲胆碱(carbamylmethylcholine)

氨甲酰甲胆碱(又名乌拉胆碱)化学结构与氨甲酰胆碱相似,性质稳定,不易被胆碱酯酶破坏。仅作用于 M 受体,对胃肠道及膀胱平滑肌的选择性作用明显,对心血管几乎无作用,故较安全。口服或皮下注射,用于术后腹气胀与尿潴留。

二、生物碱类

本类药物主要包括 3 种天然生物碱,即毛果芸香碱(pilocarpine)、槟榔碱(arecoline)和毒蕈碱(muscarine),结构式见图 7-3。另外,还有合成类似物震颤素(oxotremorine)。它们主要通过兴奋 M 受体而发挥作用。震颤素可激动基底神经节的 M 受体,产生肌震颤、共济失调和肌强直等帕金森病样症状,常作为工具药使用。

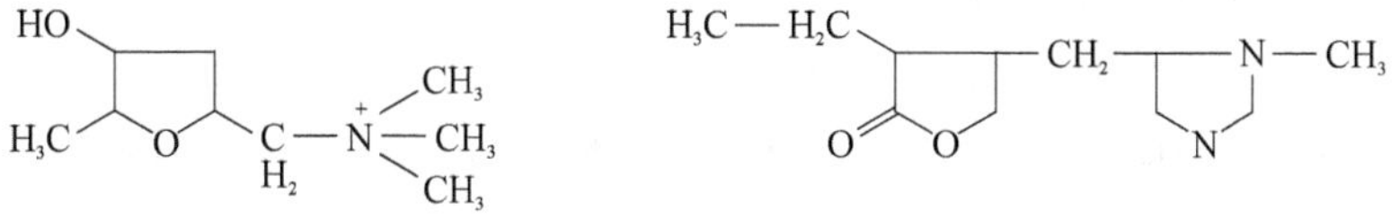

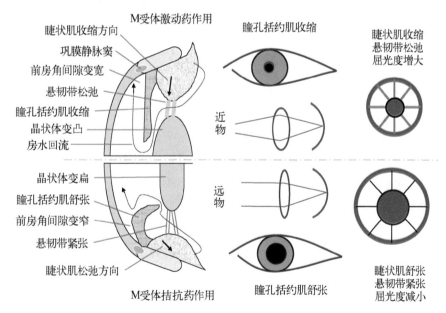

图 7-3　毒蕈碱与毛果芸香碱的化学结构式

<h2 style="text-align:center">毛果芸香碱(pilocarpine)</h2>

毛果芸香碱(又名匹鲁卡品),是从南美洲小灌木毛果芸香属(pilocarpus)植物中提取的生物碱。其水溶液稳定,现临床所用为人工合成品。

【药理作用】　毛果芸香碱能直接作用于副交感神经(包括支配汗腺的交感神经)节后纤维支配的效应器官的 M 受体,全身用药后作用广泛,对眼和腺体的作用尤其明显。

1. 眼　滴眼后可引起缩瞳、降低眼内压和调节痉挛等作用(图 7-4)。

图 7-4　M 受体激动药和拮抗药对虹膜瞳孔括约肌和睫状肌的作用

上图:M 受体激动药使瞳孔缩小、屈光度变大和房水回流通畅
下图:M 受体拮抗药使瞳孔扩大、屈光度变小和房水回流受阻

(1) 缩瞳:虹膜内有两种平滑肌,一种是瞳孔括约肌,受动眼神经的副交感神经纤维(胆碱能神经)支配,兴奋时瞳孔括约肌向瞳孔中心方向收缩,瞳孔缩小;另一种为瞳孔开大肌,受去甲肾上腺素能神经支配,瞳孔开大肌的 α 受体兴奋时,瞳孔开大肌向瞳孔外周方向收缩,使瞳孔扩大。本药可激动瞳孔括约肌的 M 受体,兴奋瞳孔括约肌,使其收缩,表现为瞳孔缩小,局部用药后其作用可持续数小时至 1 天。

(2) 降低眼内压:毛果芸香碱通过缩瞳作用可使虹膜向瞳孔中心拉动,虹膜根部变薄,从而使虹膜

周围的前房角间隙扩大,房水易于进入巩膜静脉窦,使房水回流通畅,眼内压下降,一次滴眼后,该作用可维持4~8 h。

(3) 调节痉挛:眼睛通过调节晶状体的屈光度,使物体成像于视网膜上,从而看清物体,此为眼睛的调节作用。毛果芸香碱使睫状肌的环状肌纤维向中心方向收缩,造成悬韧带松弛,晶状体由于本身弹性变凸,屈光度增加,使眼调节于近视,此时视近物清晰,视远物模糊。毛果芸香碱的这种作用称为调节痉挛。此作用可在2 h内消失。睫状肌也受去甲肾上腺素能神经支配,但在眼的调节中不占重要地位,故拟肾上腺素药一般不影响眼的调节功能。

2. 腺体　　毛果芸香碱通过激动腺体的 M 受体而促进其分泌,较大剂量(10~15 mg)皮下注射除可使汗腺、唾液腺分泌明显增加外,亦可使泪腺、胃腺、胰腺、小肠腺体和呼吸道腺体分泌增加。

【临床应用】

1. 青光眼　　低浓度的毛果芸香碱(2%以下)可通过滴眼缩瞳、扩大前房角间隙、降低眼内压以治疗闭角型青光眼。高浓度药物可造成患者症状加重,故不宜使用。本药对开角型青光眼的早期也有一定疗效,可能由于本药扩张巩膜静脉窦周围的小血管,收缩睫状肌,扩大小梁网的空间,改善房水回流。常用1%~2%溶液滴眼,易透过角膜进入眼房,用药后数分钟即可见眼内压下降,并可持续4~8 h之久。其调节痉挛作用可在2 h左右消失。滴眼时应压迫内眦,避免药液吸收产生副作用。

2. 虹膜睫状体炎　　本药与扩瞳药交替使用,以防止虹膜与晶状体粘连。

3. 口腔黏膜干燥症　　本药口服可用于颈部放疗后的口腔干燥。

4. 其他　　本药为阿托品的拮抗药,可用于解救抗胆碱药阿托品的中毒症状。

【不良反应与注意事项】　过量可出现 M 受体过度兴奋症状,如腹痛、腹泻、多汗、流涎、支气管痉挛等,可用阿托品对症处理。滴眼时应压迫内眦,避免药液经鼻泪管流入鼻腔吸收而产生不良反应。

毒蕈碱(muscarine)

毒蕈碱由捕蝇蕈分离提取,为经典 M 受体激动药,其效应与节后胆碱能神经兴奋时所产生的效应相似,即 M 样作用。本药因毒性大,不作治疗用途,但它具有重要的药理活性。

不同野生蕈中毒蕈碱含量不同。捕蝇蕈中毒蕈碱含量很低(约为 0.003%),故人食用捕蝇蕈后不容易发生毒蕈碱中毒。但在丝盖伞菌属和杯伞菌属中却含有较高的毒蕈碱成分,食用这些菌属后,30~60 min 内即可出现毒蕈碱中毒症状,表现为流泪、流涎、恶心、呕吐、腹痛、腹泻、头痛、视觉障碍、支气管痉挛、心动过缓、血压下降和休克等。可用阿托品治疗(每隔 30 min 肌内注射 1~2 mg)。

第三节　N受体激动药

N 受体有 N_N 和 N_M 两种亚型,N_N 受体分布于交感和副交感的神经节及肾上腺髓质;N_M 受体分布于骨骼肌。N 受体激动药包括烟碱(nicotine,尼古丁)和洛贝林(lobeline,山梗菜碱)等。

青光眼的拯救者——毛果芸香碱

烟碱是从烟草中提取的一种液态生物碱,脂溶性极强,可经皮肤吸收。可兴奋自主神经节和神经肌肉接头的 N 受体。其兴奋神经节 N_N 受体的作用呈双相性,即给药后先对所有的神经节产生短暂的兴奋作用,随即转变为持续的抑制作用。烟碱对 N_M 受体的阻断作用可迅速掩盖其对该受体的激动作用而产生肌肉麻痹。由于烟碱作用广泛、复杂,故无临床实用价值,仅具有毒理学意义。

洛贝林由山梗菜中提取,作用弱于烟碱,曾经作为中枢呼吸兴奋药使用。

(蔡雪湘,张宏伟)

第八章 抗胆碱药
Chapter 8　Anticholinergics

抗胆碱药(anticholinergics),是一类能与胆碱受体结合,阻碍 ACh 或胆碱受体激动药与胆碱受体的结合,从而产生抗胆碱作用的药物,又名胆碱受体拮抗药。按其对 M 和 N 受体的选择性不同,可分为 M 受体拮抗药和 N 受体拮抗药。阿托品为 M 受体拮抗药的经典代表药,本章重点介绍其药理学效应、作用机制、临床应用和不良反应。在阿托品类生物碱中,山莨菪碱对小动脉的选择性较强,东莨菪碱的中枢抑制作用较强。阿托品的合成代用品选择性优于阿托品,分为合成扩瞳药、合成解痉药和选择性 M 受体拮抗药。神经节阻断药由于缺乏选择性,临床上很少用。N_M 受体拮抗药分为去极化肌松药和非去极化型肌松药两种类型,主要用于气管内插管、气管镜、食管镜等短时操作检查及全麻的辅助用药。

第一节　课 前 阅 读

莨菪类药物也称阿托品样药物,是从茄科植物颠茄、曼陀罗、洋金花及唐古特莨菪等天然植物中提取的,其有效成分包括阿托品、东莨菪碱、山莨菪碱和樟柳碱等,均属于毒蕈碱型受体拮抗药。

茄科制剂作为药用,历史悠久,东西方都有文字记载。距今 2 200 年前的《神农本草经》一书中有莨菪子治病的记载;内服其种子会使人狂浪放荡、暴躁、愉快、不知疼痛,过食使人神志迷乱,如登仙般浑浑噩噩,因此又被称为“天仙子”。秦代著名医学家扁鹊就曾用药酒麻醉,其中就有莨菪类药物的成分。

公元 1 世纪的古希腊医生 Pedanius Dioscorides 发现用曼陀罗酿的酒有麻醉作用,可用于治疗疼痛或失眠,以及手术前处理。在古印度,人们将紫曼陀罗的根与叶子点燃后,吸其烟以治疗哮喘。文艺复兴时代,欧洲女性用颠茄类植物(atropa belladonna)的提取物来滴眼,使眼睛更加诱人。

1831 年,德国药剂师 Heinrich Friedrich Georg Mein 成功从植物中得到阿托品纯结晶,开启了对颠茄的精确研究。1867 年,Bezold 和 Bloebaum 发现了阿托品可以阻断刺激迷走神经对心脏的影响。1872 年,Heidenhain 发现阿托品可以阻断刺激鼓索神经导致的唾液分泌效应。至此,人们对阿托品的药理作用已有全面认识。

1901 年,德国化学家 Richard Willstatter 以环庚酮为原料,首次合成了阿托品硫酸盐。现代工艺已制备了许多半合成的颠茄生物碱同类物及大量合成的毒蕈碱型受体拮抗药,主要用于抑制胃肠道的活动而又不至于引起口干和散瞳。

我国首先从茄科植物唐古特山莨菪中提取分离出的生物碱,根据其来源的植物学名,将其命名为“山莨菪碱”,并于 1965 年 4 月进入了临床试用,因此商品名为“654”。山莨菪碱的天然制品被称为“654-1”,为右旋体。因药源有限,提取工艺也烦琐困难,成本高,研究人员采用了人工合成的方法生产合成制品,命名为“654-2”,是消旋体,两者之间的作用机制没有区别,都可使平滑肌明显松弛,并能解除血管痉挛,同时有镇静作用,但扩瞳和抑制腺体(如唾液腺)分泌的作用较弱,且极少引起中枢兴奋症状。

第二节　M受体拮抗药

M受体拮抗药(muscarinic receptor-blocking drug)对M受体有亲和力,但无内在活性,能阻断ACh或胆碱受体激动药与平滑肌、心肌、腺体、外周神经节和中枢神经系统等部位的M受体结合,发挥抗M样作用。

本类药物包括植物中提取的天然生物碱及阿托品合成代用品。

一、阿托品类生物碱

本类药物是阿托品酸和有机碱结合而成的有机酯类,包括阿托品(atropine)、东莨菪碱(scopolamine)及山莨菪碱(anisodamine, 654-2)等(图8-1)。多是从茄科植物颠茄(atropa belladonna)、曼陀罗(datura stramonium)、洋金花(datura sp.)及莨菪(hyoscyamus niger)等天然植物中提取的生物碱。

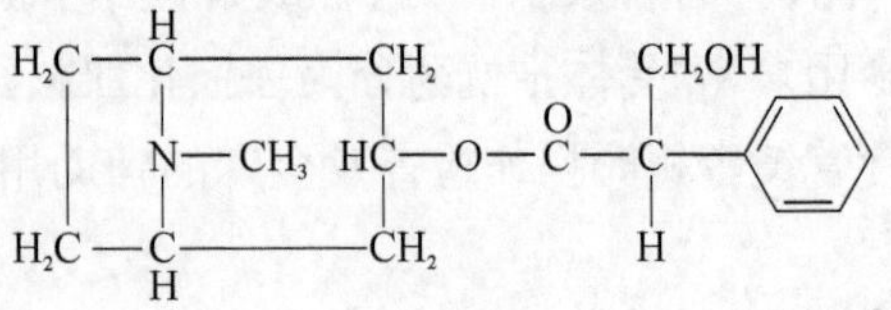

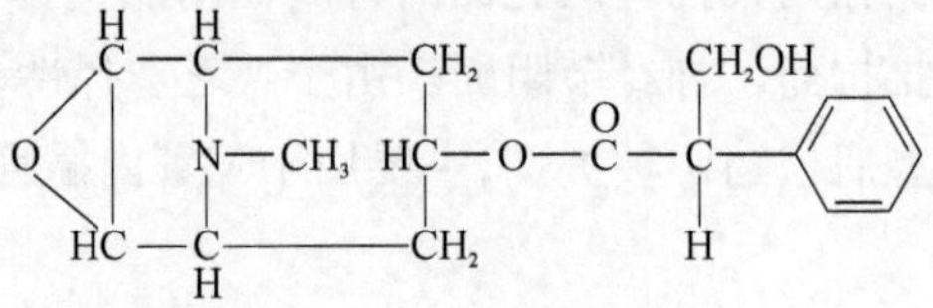

图8-1　阿托品、东莨菪碱、山莨菪碱和后马托品的化学结构式

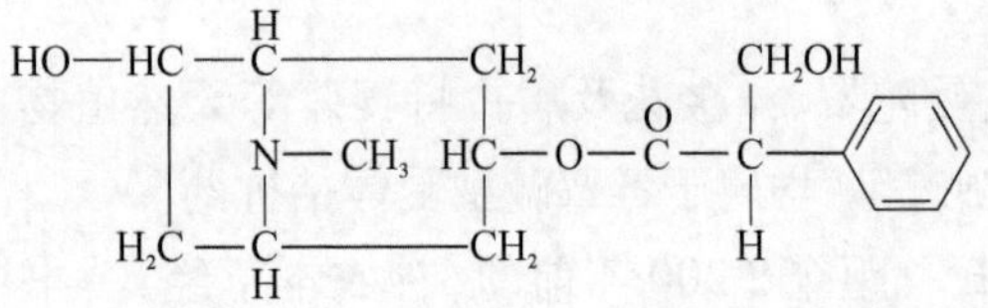

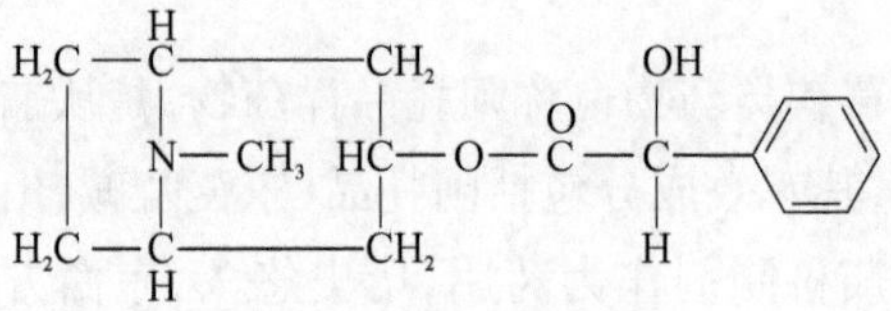

阿托品(atropine)

阿托品系从茄科植物颠茄、曼陀罗或莨菪等提取的生物碱。天然存在的生物碱为不稳定的左旋莨菪碱,在提取过程中可得到稳定的消旋莨菪碱,即为阿托品。

【体内过程】　阿托品口服吸收迅速,1 h后血药浓度达峰值,作用维持3~4 h,生物利用度为50%。阿托品吸收后可分布于全身组织,口服30~60 min后,中枢神经系统可达到较高浓度。阿托品易通过胎盘屏障进入胎儿循环,能经乳汁分泌。阿托品可在体内迅速消除,其$t_{1/2}$为2~4 h,其中约80%的药物以原形经尿排泄。

【药理作用】　阿托品为竞争性M受体拮抗药,对外源性胆碱酯类的拮抗作用远大于其对内源性的ACh的拮抗作用。

1. 抑制腺体分泌　阿托品通过阻断腺体上的M受体,使腺体分泌减少。以汗腺和唾液腺最为敏感。小剂量(0.3~0.5 mg)即有明显抑制作用,可见口干和皮肤干燥。剂量增大,抑制作用更为显著,同时泪腺及呼吸道腺体分泌也明显减少。较大剂量还能减少胃液分泌,但对胃酸分泌影响较小,因阿托品并不能阻断胃肠道激素和非胆碱能神经递质对胃酸分泌的调节作用。

2. 对眼的作用　阿托品对眼睛的作用表现为扩瞳、眼内压升高和调节麻痹(图7-4)。

(1)扩瞳:阿托品通过阻断瞳孔括约肌上的M受体,致瞳孔括约肌松弛,使去甲肾上腺素能神经支配的瞳孔扩大肌功能占优势,瞳孔扩大。

（2）升高眼压：由于瞳孔扩大，使虹膜退向四周外缘，因而前房角间隙变窄，阻碍房水回流入巩膜静脉窦，造成眼内压升高。

（3）调节麻痹：阿托品能阻断睫状肌上的 M 受体，使睫状肌松弛而退向外缘，从而使悬韧带拉紧，晶状体变为扁平，屈光度减低，只适合看远物，而不能将近物清晰地成像于视网膜上，造成视远物清晰，视近物模糊，此作用为调节麻痹。

3. 松弛内脏平滑肌　　阿托品阻断胃、肠、膀胱等内脏平滑肌上的 M 受体，使多种内脏平滑肌松弛，尤其对痉挛状态的平滑肌作用更为显著，对正常活动的平滑肌影响较小。可抑制胃肠平滑肌痉挛，降低蠕动的幅度和频率，缓解胃肠绞痛；可降低尿道和膀胱逼尿肌的张力和收缩幅度；对胆管、输尿管和支气管的解痉作用较弱，对子宫平滑肌影响更小，治疗量一般不影响产程。

4. 心血管系统

（1）心率：阿托品阻断心脏的 M 受体，解除迷走神经对心脏的抑制作用，使心率加快。心率加快的程度取决于迷走神经张力。迷走神经张力高的青壮年，心率加快明显，每分钟可增加 35～40 次。治疗量的阿托品可使部分患者的心率短暂而轻微减慢，可能是其阻断了副交感节后纤维突触前膜上的 M_1 受体，抑制了递质释放的负反馈效应，使 ACh 的释放短时增加所致。阿托品对运动状态、婴幼儿和老年人的心率影响较小。

（2）房室传导：阿托品可拮抗迷走神经过度兴奋所致的传导阻滞和心律失常，加快房室传导。

（3）血管与血压：治疗量阿托品对血管与血压无显著影响，主要原因为许多血管床缺乏胆碱能神经支配；大剂量的阿托品可引起皮肤血管舒张，该作用在微循环血管痉挛时表现得更为突出，可产生明显的解痉作用，改善微循环。扩血管作用机制未明，但与阻断血管床的 M 受体无关，可能是机体对阿托品引起的体温升高后的代偿性散热反应，也可能是阿托品直接扩张血管作用的结果。

5. 中枢神经系统　　治疗量（0.5 mg）的阿托品对中枢作用不明显，较大剂量时可轻度兴奋中枢。剂量增大，兴奋作用加强，中毒剂量（10 mg 以上）可见明显中枢兴奋症状，如烦躁不安、定向障碍、幻觉和谵妄等，继续增大剂量可使中枢由兴奋转为抑制，发生昏迷与呼吸麻痹而死亡。

【临床应用】

1. 解除平滑肌痉挛　　适用于各种内脏绞痛，对胃肠绞痛、膀胱刺激症状如尿频、尿急等疗效较好，因能松弛膀胱逼尿肌，可用于遗尿症。对胆绞痛或肾绞痛疗效较差，常需与阿片类镇痛药合用。

2. 抑制腺体分泌　　用于全身麻醉前给药，以减少呼吸道腺体及唾液腺分泌，防止分泌物阻塞呼吸道及吸入性肺炎的发生。也可用于严重的盗汗、重金属中毒、帕金森病的流涎症和食管机械性阻塞（肿瘤）所造成的吞咽困难等病症的治疗。

3. 眼科应用

（1）虹膜睫状体炎：0.5%～1% 阿托品溶液滴眼，可松弛虹膜括约肌和睫状肌，使之充分休息，有助于炎症消退；同时与缩瞳药交替使用还可预防虹膜与晶状体的粘连。

（2）验光配镜：眼内滴入阿托品可使睫状肌松弛，具有调节麻痹作用，此时由于晶状体固定，可准确地测定晶状体的屈光度。但阿托品作用持续时间较长，其调节麻痹作用可维持 2～3 天，完全恢复需 7～12 天，故现已被人工合成扩瞳药替代。只有儿童验光时，仍用阿托品。因儿童的睫状肌调节功能较强，需用阿托品充分发挥调节麻痹作用。

（3）检查眼底：用阿托品滴眼扩瞳后，可观察视网膜血管的变化和其他改变，但因其扩瞳作用持续较久，现已被人工合成扩瞳药替代。

4. 治疗缓慢型心律失常　　阿托品可用于治疗迷走神经过度兴奋所致窦房传导阻滞、房室传导阻滞、窦性心动过缓等缓慢型心律失常。在急性心肌梗死的早期，尤其是发生在下壁或后壁的急性心肌梗死,常有窦性或房室结性心动过缓,严重时可引起低血压及迷走神经张力过高,导致房室传导阻滞。阿托品可通过改善心率和减轻房室结阻滞,从而改善临床症状。但阿托品剂量过大则可引起心率加快,而增加心肌耗氧量,并有引起室颤的危险。本药对大多数的室性心律失常疗效差。

5. 抗休克　　可用于多种原因引起的感染性休克,如暴发型流行性脑脊髓炎、中毒性菌痢、中毒性肺炎等所致的感染性休克患者,可用大剂量阿托品治疗,能解除血管痉挛,舒张外周血管,改善微循环。但对休克伴有高热或心率过快者,不宜使用阿托品,山莨菪碱是较好的选择。

6. 解救有机磷酸酯类中毒　　见第九章。

【不良反应】　阿托品的组织选择性低,药理作用广泛,临床上应用其某一种作用时,其他的作用则成为副作用。常见不良反应有口干、视力模糊、心率加快、瞳孔扩大及皮肤潮红等。随着剂量增大,其不良反应可逐渐加重,甚至出现明显中枢中毒症状。严重时,中枢由兴奋转入抑制,出现昏迷及延髓麻痹而死亡。阿托品的最低致死量成人为 80~130 mg,儿童约为 10 mg。

解救阿托品中毒主要为对症治疗。口服中毒,应立即洗胃、导泻,以促进毒物排出,同时用毒扁豆碱 1~4 mg(儿童 0.5 mg)缓慢静脉注射,可迅速缓解阿托品中毒症状。但由于毒扁豆碱体内代谢迅速,患者可在 1~2 h 内再度昏迷,故需反复给药。如患者有明显中枢兴奋时,可用地西泮对抗,但剂量不宜过大,以免与阿托品导致的中枢抑制作用产生协同。不可使用吩噻嗪类(phenothiazines)药物,因这类药物具有 M 受体阻断作用而加重阿托品中毒症状。应对患者进行人工呼吸。此外,还可用冰袋及酒精擦浴,以降低患者的体温,这对儿童中毒者更为重要。

【禁忌证】　青光眼及前列腺肥大者禁用阿托品,因阿托品可以升高眼压,并加重前列腺肥大者的排尿困难。

东莨菪碱(scopolamine)

东莨菪碱是从洋金花等植物中提取的生物碱。

【药理作用】

1. 外周作用　　本药与阿托品相似,仅在作用强度上略有差异,其抑制腺体分泌作用较阿托品强,扩瞳及调节麻痹作用较阿托品稍弱,对心血管系统作用较弱。

2. 中枢作用　　本药与阿托品不同,在治疗量时即可引起中枢神经系统抑制,表现为困倦、遗忘、疲乏、快动眼睡眠时相缩短等。大剂量有催眠作用。此外尚有欣快作用,因此易造成药物滥用。

【临床应用】

1. 麻醉前给药　　东莨菪碱能抑制腺体分泌,且具有中枢抑制作用,因此优于阿托品。

2. 防晕动病与镇吐　　在阿托品类生物碱中,以东莨菪碱疗效最好,尤其是预防给药。防晕动病作用可能与其抑制前庭神经内耳功能或大脑皮层功能有关,与 H_1 受体拮抗药(如苯海拉明)合用可增强疗效。对已出现晕动病的症状如恶心、呕吐等再用药则疗效差。也可用于妊娠呕吐及放射病呕吐。

3. 治疗帕金森病　　东莨菪碱可改善患者的流涎、震颤和肌肉强直等症状,可能与其阻断纹状体的 M 受体,对抗中枢 ACh 作用有关。可与左旋多巴交替或联合应用治疗帕金森病。

4. 其他　　替代洋金花(主要成分为东莨菪碱)进行中药麻醉,治疗肺咯血、小儿重症肺炎、肺性脑病和流行性乙型脑炎等病症。

本药禁忌证同阿托品。

山莨菪碱(anisodamine)

山莨菪碱是我国学者 1965 年从茄科植物唐古特莨菪中分离出的天然生物碱,为左旋品,现已人工合成,人工合成品为消旋品,称为654-2。本药具有与阿托品类似的药理作用,其抑制唾液分泌和扩瞳作用仅为阿托品的1/20~1/10,因不易进入中枢,故其中枢兴奋作用很弱。

山莨菪碱可对抗ACh所致的平滑肌痉挛和心血管抑制作用,该作用与阿托品相似而稍弱,但对血管痉挛的解痉作用选择性相对较高,有较强的改善微循环作用;抑制唾液分泌和扩瞳作用较弱;主要用于感染性休克和内脏平滑肌绞痛。

不良反应和禁忌证与阿托品相似,但毒性较低。阿托品类生物碱的药理作用、临床应用与不良反应总结见表8-1。

表8-1 阿托品类生物碱的药理作用、临床应用与不良反应

药 物	药 理 作 用	临 床 应 用	不 良 反 应
阿托品	抑制腺体分泌	麻前给药、流涎盗汗	口干、皮肤干燥
	扩瞳、升高眼压、调节麻痹	验光配镜、查眼底、虹膜炎	视力模糊、眼内压升高
	心跳加快、传导加快、收缩力增强	窦性心动过缓、房室传导阻滞	心悸
	舒张内脏平滑肌	腹部解痉止痛	便秘、腹气涨、尿潴留
	大剂量时扩张血管	感染性休克	皮肤潮红
	中枢由兴奋到抑制		多言、幻觉、定向障碍、运动失调、呼吸抑制
东莨菪碱	中枢作用强:中枢镇静、中枢抗胆碱、抑制前庭神经	帕金森病、晕动病	欣快作用
山莨菪碱	舒张痉挛的小动脉 舒张内脏平滑肌	感染性休克 腹部解痉止痛	

二、阿托品的合成代用品

由于阿托品对眼的作用持续时间较长,用于内科疾病治疗副作用太多,针对这些缺点,通过改变其化学结构,人工合成了一系列代用品,其中包括扩瞳药、解痉药和选择性M受体亚型拮抗药。

(一)合成扩瞳药

目前临床主要用于扩瞳的药物有后马托品(homatropine)、托吡卡胺(tropicamide)、环喷托酯(cyclopentolate)和尤卡托品(eucatropine)等,这些药物与阿托品比较,其扩瞳作用维持时间明显缩短,故更适合于一般的眼科检查,如检查眼底和验光配镜。滴眼后各扩瞳药的作用比较见表8-2。

表8-2 扩瞳药的作用比较

药 物	浓度(%)	扩瞳作用		调节麻痹作用	
		高峰(min)	消退(d)	高峰(h)	消退(d)
硫酸阿托品	1.0	30~40	7~10	1~3	7~12
氢溴酸后马托品	1.0~2.0	40~60	1~2	0.5~1	1~2
托吡卡胺	0.5~1.0	20~40	0.25	0.5	<0.25
环喷托酯	0.5	30~50	1	1	0.25~1
尤卡托品	2.0~5.0	30	1/12~1/4	无作用	无作用

该表源自:杨宝峰主编的《药理学》(第9版),人民卫生出版社,2018。

(二)合成解痉药

本类药物有季铵及叔胺两类,季铵类解痉药主要有溴丙胺太林(propantheline bromide)等;叔胺类解

痉药主要有贝那替秦(benactyzine)、双环维林(dicycloverine)等(图8-2)。曾广泛用于治疗消化性溃疡,但疗效不佳。随着 H_2 组胺受体拮抗药和选择性 M_1 受体拮抗药的出现,它们的应用已逐渐减少。

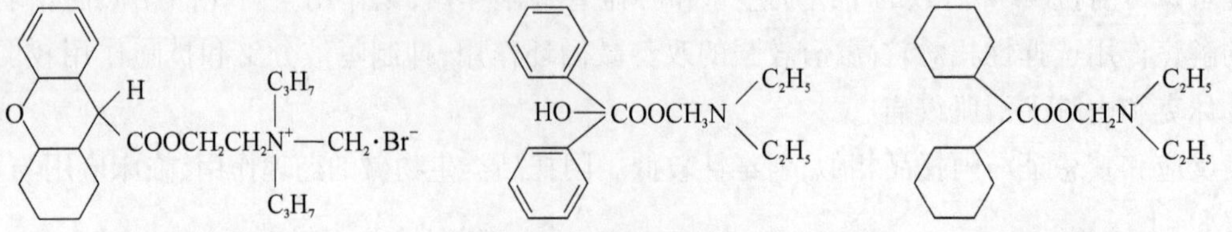

图8-2   溴丙胺太林、贝那替秦与双环维林的化学结构式

溴丙胺太林(propantheline bromide)

溴丙胺太林(又名普鲁本辛)为季铵类解痉药,本药对胃肠道 M 受体的选择性较高,治疗量即可明显抑制胃肠平滑肌,并有一定程度抑制胃液分泌的作用。可用于胃及十二指肠溃疡、胃肠痉挛和泌尿道痉挛,也可用于遗尿症及妊娠呕吐。

季铵类解痉药尚有奥芬溴铵(oxyphenonium bromide)、戊沙溴铵(valethamate bromide)、地泊溴铵(diponium)和喷噻溴铵(penthienate bromide)等,均可用于缓解内脏平滑肌痉挛,作为消化性溃疡的辅助用药。

贝那替嗪(benactyzine)

贝那替嗪(又名胃复康)为叔胺类解痉药,口服较易吸收,能缓解平滑肌痉挛,抑制胃液分泌,此外尚有安定作用。适用于兼有焦虑症的溃疡患者,亦可用于肠蠕动亢进及膀胱刺激征患者。不良反应有口干、头晕及嗜睡等。

双环维林(dicycloverine)

双环维林为叔胺类解痉药,抗 M 样作用比阿托品弱,本身有非特异性的直接松弛平滑肌的作用。临床主要用于胃肠道痉挛,与抗酸药合用于消化性溃疡。

叔胺类解痉药尚有羟苄利明(oxyphencyclimine)、黄酮哌酯(flavoxate)和奥昔布宁(oxybutynin)等,这些药物均有非特异性内脏平滑肌解痉作用,临床主要用于胃肠道痉挛的治疗。黄酮哌酯和奥昔布宁对膀胱平滑肌有较好的选择性作用,可以减轻膀胱和泌尿道的肌肉痉挛,主要用于膀胱过度活动症的治疗。

(三)选择性 M 受体拮抗药

阿托品及其合成代用品,绝大多数对 M 受体亚型缺乏选择性,因此在临床使用时副作用较多。选择性 M 受体亚型拮抗药对受体的特异性较高,可使副作用明显减少。

哌仑西平(pirenzepine)

哌仑西平主要阻断 M_1 受体,同时也可阻断 M_4 受体。能显著抑制胃酸分泌,明显缓解溃疡病患者的症状,用于治疗胃、十二指肠溃疡。对唾液腺、平滑肌和心房 M 受体的亲和力低,不良反应以消化道症状为主,表现为口干。此外,有可能出现视物模糊、头痛、眩晕、嗜睡等。

替仑西平(telenzepine)

替仑西平为哌仑西平同类物,但其对 M_1 受体的选择性阻断作用更强,作用持续时间较长, $t_{1/2}$ 约为14 h,主要用于治疗溃疡病,不良反应相对较少而轻。

索利那新(solifenacin)

索利那新为选择性 M_3 受体拮抗药,对膀胱平滑肌的选择性较高,可较好地抑制膀胱的收缩反应。临床上主要用于治疗膀胱过度活动症,可显著改善患者的尿频、尿急和尿失禁症状。有轻度的口干和便秘,可耐受。

第三节　N 受体拮抗药

N 受体拮抗药又分为 N_N 受体拮抗药和 N_M 受体拮抗药。N_N 受体拮抗药能阻断自主神经节的 N_N 受体,又称为神经节拮抗药(ganglionic blocking drugs)。N_M 受体拮抗药能阻断运动终板上的 N_M 受体,具有肌肉松弛作用,故又称骨骼肌松弛药(skeletal muscular relaxants)。

一、神经节拮抗药

神经节拮抗药(ganglion blocking drugs)可选择性阻断神经节内 ACh 对 N_N 受体的激动作用,阻断神经冲动在神经节中的传递。这类药对交感神经节和副交感神经节都有阻断作用。因此,作用广泛,副作用多,作用强度不易控制,临床上神经节阻断药曾用于抗高血压,但现已被其他降压药取代。可用于麻醉时控制血压,以减少手术区出血,也可用于主动脉瘤手术。本类药物有美卡拉明(mecamylamine,美加明)、咪噻吩(trimethaphan)等。美卡拉明用于重症高血压患者时,可产生口干、便秘、尿潴留、体位性低血压、恶心、性功能障碍、眩晕、肌震颤和运动失调等不良反应。青光眼、冠状动脉硬化、肾功能减退者忌用。

二、骨骼肌松弛药

骨骼肌松弛药(skeletal muscular relaxants),可选择性阻断神经肌肉接头处 ACh 对 N_M 受体的作用,妨碍神经冲动传导到骨骼肌,使骨骼肌松弛。根据骨骼肌松弛药的作用机制不同,可分为除极化型肌松药(depolarizing muscular relaxants)和非除极化型肌松药(nondepolarizing muscular relaxants)两类。骨骼肌松弛药主要作为麻醉辅助药用于全身麻醉,使肌肉松弛,减少麻醉药用量,便于在较浅的麻醉下进行外科手术。

（一）除极化型肌松药

这类药又名非竞争型肌松药,能与神经肌肉接头的 N_M 受体结合,引起 Na^+ 通道开放,引起去极化,出现短暂肌肉收缩,不同部位的骨骼肌去极化出现的时间先后不同,故出现不协调的肌束颤动。由于这类药物不容易被神经肌肉接头处的胆碱酯酶分解,因而产生与 ACh 相似但较持久的除极化作用,使神经肌肉接头处的 N_M 受体不能对正常释放的递质 ACh 起反应,而导致骨骼肌松弛。在这个过程中,神经肌肉的阻断方式由除极化转变为非除极化,前者为 Ⅰ 相阻断,后者为 Ⅱ 相阻断。

本类药物的作用特点为:① 最初可出现短时肌束颤动;② 药物连续使用可产生快速耐受性;③ 抗胆碱酯酶药不能拮抗其肌松作用,却能加强之,因此过量时不能用新斯的明解救;④ 治疗剂量无神经节阻断作用。目前临床应用的除极化型肌松药只有琥珀胆碱。

琥珀胆碱(suxamethonium,succinylcholine)

琥珀胆碱又名司可林(scoline),由琥珀酸和两分子的胆碱组成(图 8-3)。水溶液呈酸性,不稳定,室温下易分解,在碱性溶液中可迅速分解失效,禁与碱性药物合用。

【体内过程】　琥珀胆碱的肌松作用快而短暂,其进入体内后即可被血液和肝脏中的假性胆碱酯酶迅速水解为琥珀酰单胆碱,肌松作用明显减弱,然后进一步水解为琥珀酸和胆碱,肌松作用消失。约 2%

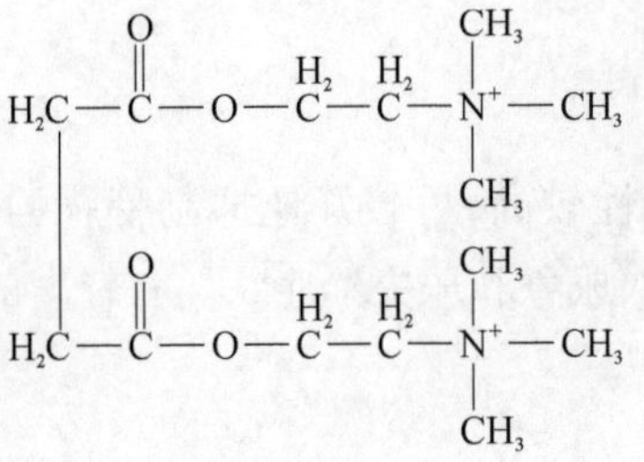

图 8-3 琥珀胆碱、氯化筒箭毒碱与泮库溴铵的化学结构式

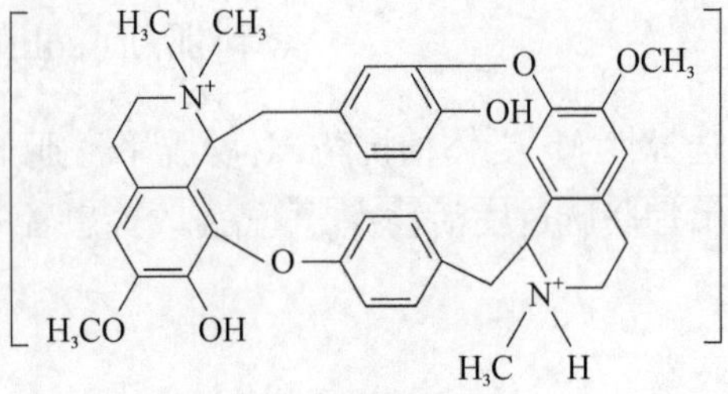

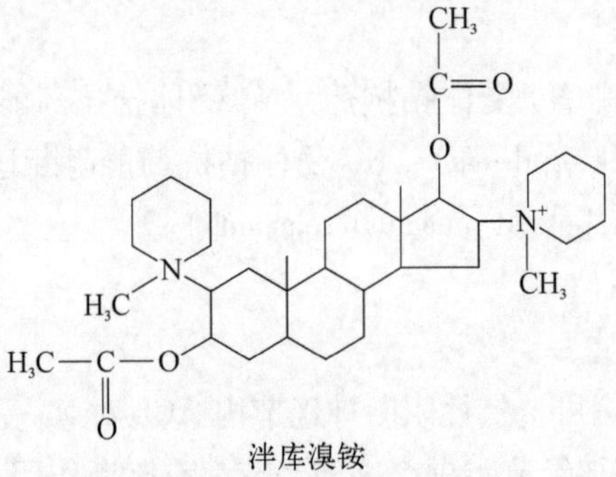

药物以原形经肾排泄,其余以代谢产物的形式从尿液中排出。

【药理作用】 静脉注射 10～30 mg 琥珀胆碱后,即可见短暂的肌束颤动,尤以胸腹部肌肉明显。1 min 后即转为松弛,2 min 时作用达高峰,5 min 内作用消失。肌松作用从颈部肌肉开始,逐渐波及肩胛、腹部和四肢。肌松部位以颈部和四肢肌肉最明显,面、舌、咽喉和咀嚼肌次之,对呼吸肌麻痹作用不明显。本药的肌松作用为筒箭毒碱的 1.8 倍。

【临床应用】

1. 气管内插管、气管镜和食管镜检查等短时操作　本药对喉肌松弛作用较强,且作用快而短暂,故静脉注射给药适用于气管内插管和食管镜检查等短时操作。

2. 辅助麻醉　静脉滴注也可辅助用于外科麻醉,在较浅麻醉下骨骼肌完全松弛,减少全麻药用量,减少手术风险。本药引起强烈窒息感,清醒患者禁用。个体差异较大,用药需按反应调节滴速,以获满意效果。

【不良反应】

1. 窒息　过量可导致呼吸肌麻痹,严重窒息可见于遗传性胆碱酯酶活性低下者,应用时须备有人工呼吸机。

2. 肌束颤动　琥珀胆碱产生肌松作用前有短暂肌束颤动,在此过程中可损伤肌梭,故患者可出现术后肩胛部、胸腹部肌肉酸痛,一般 3～5 天可自愈。

3. 眼内压升高　能使眼外肌短暂收缩,引起眼内压升高,禁用于青光眼、眼内压升高和白内障晶状体摘除术的患者。

4. 血钾升高　因肌肉持久除极化,大量的钾离子从细胞中释放出来,使血钾升高。如患者同时有大面积软组织损伤如烧伤、恶性肿瘤、肾功能损害及脑血管意外等疾患时,血钾可升高 20%～30%,会危及生命,此时应禁用本药。

5. 心血管反应　可兴奋迷走神经及副交感神经节,产生心动过缓和低血压,血钾升高可加重上述症状,严重者心脏停搏。也可兴奋交感神经节使血压升高。

6. 恶性高热　属于特异质反应,为麻醉的主要死因之一,发生于少数特异体质的患者,表现为恶性高热,同时伴有肌肉强直,有很高的死亡率(65%)。一旦发生,须立刻采取联合治疗措施,包括降温、吸氧、纠正酸中毒、用丹曲林抑制肌浆网 Ca^{2+} 的释放,并用抗组胺药对抗组胺的作用,若出现低血压,可用拟交感胺治疗。

7. 其他　　尚有增加腺体分泌,促进组胺释放等作用。

【注意事项】　本药在碱性溶液中可分解,故不宜与硫喷妥钠混合使用。凡可降低胆碱酯酶活性的药物都可使其作用增强,如胆碱酯酶抑制剂、环磷酰胺、氮芥、普鲁卡因、可卡因等。有的氨基糖苷类抗生素如卡那霉素及多黏菌素 B 也有肌肉松弛作用,与琥珀胆碱合用时,易致呼吸麻痹,应注意。

(二)非除极化型肌松药

非除极化型肌松药又称竞争型肌松药(competitive muscular relaxants)。这类药物能与 ACh 竞争神经肌肉接头的 N_M 受体,竞争性阻断 ACh 的除极化作用,使骨骼肌松弛。抗胆碱酯酶药可拮抗其肌松作用。

本类药物多为天然生物碱及其类似物,天然生物碱如筒箭毒碱(d-tubocurarine);苄基异喹啉主要有阿曲库铵(atracurium)、多库铵(doxacurium)和米库铵(mivacurium)等;类固醇铵类主要包括泮库铵(pancuronium)、哌库铵(pipecuronium)、罗库铵(rocuronium)和维库铵(vecuronium)等。由于体内过程不同,它们在起效时间和维持时间上存在差异。

本类药物的作用特点为:① 肌松前无肌束颤动;② 吸入性全麻药可增强此类药物的肌松作用,合用时应减少肌松药剂量;③ 抗胆碱酯酶药能拮抗其肌松作用,因此过量时能用适量的新斯的明解救。

筒箭毒碱(d-tubocurarine)

筒箭毒碱(图8-3)是从箭毒中提取的生物碱,右旋体具有药理活性。箭毒是南美印第安人用数种植物制成的植物浸膏,涂于箭头,便于射猎时捕捉动物。

【体内过程】　口服难吸收,静脉注射后 2~3 min 起效,5 min 血药浓度达峰值,作用持续 20~40 min。大部分药物以原形从肾排出。

【药理作用】

1. 肌松作用　　静脉用药后,快速运动肌如眼部肌肉首先松弛,随后可见四肢、颈部和躯干肌肉松弛,继之肋间肌松弛,出现腹式呼吸,若剂量加大,最终可致膈肌麻痹,患者呼吸停止。肌肉松弛恢复时,其次序与肌松时相反,即膈肌麻痹恢复最快。

2. 促进组胺释放作用　　本药可促进组胺释放,引起皮疹、支气管痉挛、唾液分泌增多和低血压等症状。

3. 神经节阻滞作用　　治疗剂量即可阻滞自主神经节,并可抑制肾上腺髓质的分泌,引起血压降低。

【临床应用】　临床作为外科麻醉辅助用药,用于胸腹部手术和气管插管等,也可用于控制破伤风的肌肉痉挛。因肌松作用持续时间较长,且不良反应多,目前临床已少用。

【不良反应】　神经节阻断可引起血压下降,组胺释放可导致支气管痉挛和唾液分泌增多。

泮库溴铵(pancuronium bromide)

泮库溴铵(图8-3)为长效非除极化型肌松药,肌松作用较筒箭毒碱强 5~10 倍。静脉注射后,1 min 起效,2~3 min 达峰值,持续时间为 10~15 min。无神经节阻断作用和组胺释放作用,主要用于各种手术时维持肌松作用和气管插管等。因有轻度抗胆碱作用和促进儿茶酚胺释放作用,可致心率加快和血压升高。

阿曲库铵(atracurium)

阿曲库铵为高度选择性、短效非除极化型的神经肌肉接头阻断药。其肌松作用可被新斯的明等抗胆碱酯酶药所逆转。本药大剂量,尤其是快速给药,可诱发组胺释放而引起低血压、皮肤潮红和支气管痉挛。

阿曲库铵作用迅速,静脉注射后2~4 min 起效,作用持续时间为20~35 min,属中等强度肌松药。体内代谢快,重复给药无明显蓄积作用。

临床主要作为麻醉辅助用药,适用于各种外科手术麻醉中的骨骼肌松弛,使骨骼肌在外科手术期间得以松弛,亦可使气管插管易于进行。

总之,作为麻醉的辅助用药,筒箭毒碱已基本被取代,非除极化型肌松药的分类与作用特点总结见表8-3。

表8-3　非除极化型肌松药的分类与作用特点比较

药物与分类		药理特性	起效时间(min)	持续时间(min)	消除方式
天然生物碱	筒箭毒碱	长效竞争性肌松药	4~6	80~120	肾脏消除,肝脏清除
苄基异喹啉	多库铵	长效竞争性肌松药	4~6	90~120	肾脏消除,肝脏代谢和清除
	阿曲库铵	中效竞争性肌松药	2~4	20~35	血浆胆碱酯酶水解
	米库铵	短效竞争性肌松药	2~4	12~18	血浆胆碱酯酶水解
类固醇铵	泮库铵	长效竞争性肌松药	4~6	120~180	肾脏消除,肝脏代谢和清除
	哌库铵	长效竞争性肌松药	2~4	80~100	肾脏消除,肝脏代谢和清除
	罗库铵	中效竞争性肌松药	1~2	30~60	肾脏消除,肝脏清除
	维库铵	中效竞争性肌松药	2~4	60~90	肾脏消除,肝脏代谢和清除

阿托品的药理作用与临床应用

(蔡雪湘,张宏伟)

第九章　抗胆碱酯酶药与胆碱酯酶复活药
Chapter 9　Anticholinesterase agents and cholinesterase reactivators

乙酰胆碱酯酶（acetylcholinesterase，AChE）水解 ACh 为胆碱和乙酸，从而终止 ACh 的作用。抗胆碱酯酶药可与 AChE 结合，抑制 AChE 的酶活性，导致 ACh 不能及时水解从而在突触间隙内堆积，产生拟胆碱作用。本章以新斯的明和毒扁豆碱为代表药，着重阐述易逆性抗胆碱酯酶药的药理作用与临床应用。难逆性抗胆碱酯酶药属于有机磷酸酯类，主要用作杀虫剂，若不慎接触，则可使人体中毒；另外，这类杀虫剂也被用作化学武器，因而，本章也详细讲述了有机磷酸酯类中毒时的临床症状及其治疗药物，重点介绍胆碱酯酶复活药的解毒原理及治疗效果。

第一节　课 前 阅 读

胆碱酯酶（cholinesterase，ChE）是一类糖蛋白，包括 AChE（也称真性胆碱酯酶）和丁酰胆碱酯酶（butyrylcholinesterase，BChE，也称假性胆碱酯酶）。AChE 主要存在于胆碱能神经末梢突触间隙，特别是运动神经终板突触后膜的皱褶中，胆碱能神经元和红细胞中也有部分存在。在体内 AChE 是水解 ACh 所必需的酶。BChE 在肝脏中合成，主要存在于血浆中，可水解其他胆碱酯类，如琥珀胆碱，对 ACh 的特异性较低，作用较弱，对终止体内 ACh 的作用不大，因而通常说的胆碱酯酶即指 AChE。

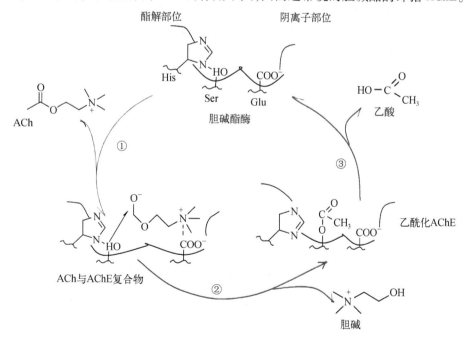

图 9-1　胆碱酯酶水解 ACh 过程示意图

Glu：谷氨酸，Ser：丝氨酸，His：组氨酸

AChE 分子表面与 ACh 结合的活性部位有两个：一个是带负电荷的阴离子部位,含有一个谷氨酸 (Glu)残基;另一个是酯解部位,含有一个由丝氨酸残基上的羟基构成的酸性作用点和一个由组氨酸咪唑环构成的碱性作用点,这两个作用位点通过氢键结合,增强了丝氨酸羟基的亲核活性,从而易与 ACh 结合。AChE 水解 ACh 经过以下 3 个具体步骤：① ACh 分子中带正电荷的季铵阳离子与 AChE 的阴离子部位以静电引力相结合,同时 ACh 分子中的羰基碳与 AChE 酯解部位丝氨酸的羟基以共价键结合,形成 ACh 与 AChE 的复合物;② ACh 的酯键断裂,乙酰基转移到 AChE 的丝氨酸的羟基上,使丝氨酸乙酰化,生成乙酰化的 AChE,并释放出胆碱;③ 乙酰化的 AChE 迅速水解,分离出乙酸,并使 AChE 游离,恢复酶的活性(图 9-1)。AChE 活性极高,一个酶分子可水解 ACh 的量是 $6×10^5$ 分子/min,整个水解过程仅需 100 ms,使神经兴奋时末梢释放的 ACh 能即时起效,并即时终止,以保证信息传递的即时性。

第二节　抗胆碱酯酶药

抗胆碱酯酶药(anticholinesterase agents)能与 AChE 结合,形成的结合物水解慢,抑制 AChE 活性,使其不能及时水解从胆碱能神经末梢释放的 ACh,造成 ACh 在突触间隙堆积,堆积的 ACh 可通过激动突触后膜的胆碱受体,产生拟胆碱作用,因此这类药物又称为间接作用的拟胆碱药(indirect-acting cholinomimetics)。根据与 AChE 结合形成复合物后水解的难易程度,抗胆碱酯酶药分为两类：即易逆性抗 AChE 药和难逆性抗 AChE 药。难逆性抗 AChE 药主要为有机磷酸酯类,具有毒理学意义。

一、易逆性抗胆碱酯酶药

【作用机制】　多数易逆性抗 AChE 药分子结构中含有带正电荷的季铵基团和酯结构(图 9-2),以新斯的明为例来说明易逆性抗 AChE 药的作用机制,新斯的明以季铵阳离子与 AChE 的阴离子部位结合,同时其分子中的羰基碳与 AChE 酯解部位的丝氨酸的羟基以共价键结合,形成新斯的明与 AChE 的复合物;随后新斯的明中的二甲胺基甲酰基转移至丝氨酸羟基,生成二甲胺基甲酰化 AChE 复合物。该复合物中二甲胺基甲酰化丝氨酸缓慢水解,最后形成二甲胺基甲酸和复活的 AChE。由于二甲胺基甲酰化 AChE 较乙酰化 AChE 水解速度慢,故酶的活性暂时消失,造成体内 ACh 的堆积。新斯的明对 AChE 的抑制作用比难逆性抗 AChE 化合物有机磷酸酯类短。因此,属于易逆性抗 AChE 药(图 9-3)。

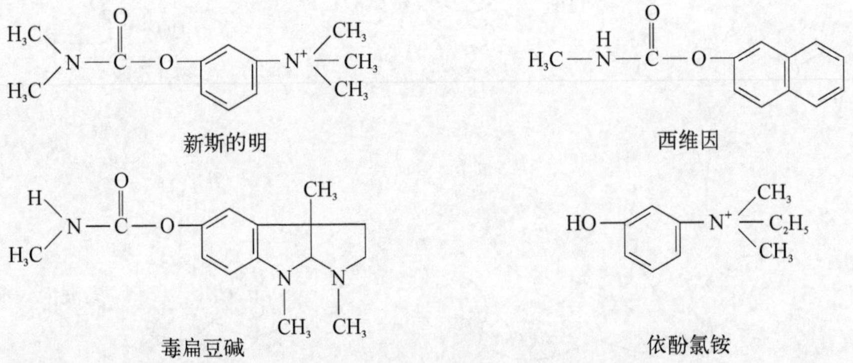

新斯的明　　　　西维因

毒扁豆碱　　　　依酚氯铵

图 9-2　常见易逆性抗 AChE 药的化学结构

【药理作用】　易逆性抗 AChE 药造成体内 ACh 的堆积,可以引起 M 样和 N 样作用,当剂量增大时,也可出现中枢作用。

1. 眼　　本类药物可使瞳孔括约肌收缩,导致瞳孔缩小。缩瞳作用可在滴眼后几分钟内显现,30 min 达最大反应,持续数小时至数天不等。也可使睫状肌收缩,导致调节痉挛,使视力调节在近视状

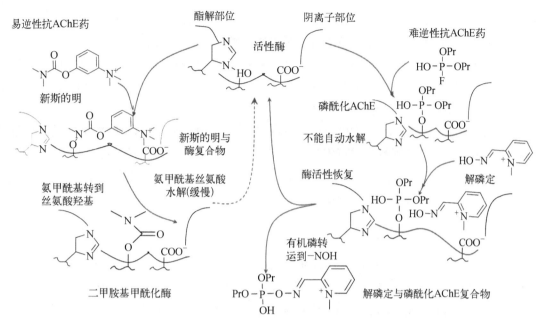

图 9-3　易逆性和难逆性抗 AChE 药的作用及解磷定复活 AChE 的过程

态。由于上述作用可促使房水回流,从而使眼内压下降。

2. **胃肠道**　不同药物对胃肠道平滑肌作用不同。新斯的明可促进胃平滑肌的收缩并能增加胃酸分泌,可以拮抗使用阿托品所致的胃张力下降,也能增强使用吗啡后对胃的兴奋作用。对于食道明显松弛和扩张的患者,新斯的明能促进食道的蠕动,并使其张力增加。此外,新斯的明也可促进小肠、大肠(尤其是结肠)的活动,从而促进肠内容物排出。

3. **骨骼肌神经肌肉接头**　多数作用较强的抗 AChE 药对骨骼肌的作用主要是通过其抑制神经肌肉接头 AChE 所致,有些亦有一定的直接兴奋作用(新斯的明)。一般认为抗 AChE 药可逆转由非除极化型神经肌肉阻断药(如筒箭毒碱)引起的肌肉松弛,但并不能有效拮抗由除极化型肌松药(如琥珀胆碱)引起的肌肉麻痹,因后者引起的肌肉麻痹主要是由于神经肌肉运动终板去极化所致。

4. **心血管系统**　由于 ACh 可作用于交感和副交感神经节及副交感神经的节后纤维,对心血管系统的效应是它们综合作用的结果,因此抗 AChE 药对心血管系统作用的效应也较复杂。由于副交感神经对心脏的支配占优势,抗 AChE 药对心脏的主要作用表现为心率减慢、心输出量下降。抗 AChE 药对血管平滑肌和血压的影响较直接作用的胆碱受体激动剂弱。但大剂量抗 AChE 药可引起血压下降,与药物作用于延髓的血管运动中枢有关。

5. **其他**　胆碱能节后纤维支配机体的许多腺体(如支气管腺体、泪腺、汗腺、唾液腺、胃腺、小肠及胰腺),故抗 AChE 药在低剂量时可增强神经冲动所致的腺体分泌作用,高剂量时可增加腺体的基础分泌率。本类药物还可引起细支气管和输尿管平滑肌收缩,使后者蠕动增加。此外,对神经中枢各部位有一定兴奋作用,但高剂量时常会引起抑制或麻痹,与血氧浓度过低相关。

【临床应用】　抗 AChE 药的临床应用主要包括以下 5 个方面。

1. **重症肌无力**　重症肌无力(myasthenia gravis)是一种自身免疫病,机体对自身运动终板上 N_M 受体产生免疫反应,患者血清中可见抗 N_M 受体的抗体,导致运动终板 N_M 受体数目减少,使得神经肌肉接头处传递障碍所导致的一种慢性疾病,主要表现为受累骨骼肌易疲劳,活动后症状加重,经休息后症状减轻。新斯的明、吡斯的明和安贝氯铵等药物可控制疾病症状,是治疗重症肌无力的常规药物。由于上述药物作用时间较短,故需反复给药。

2. 青光眼　　以毒扁豆碱、地美溴铵较为多用。滴眼后可使瞳孔缩小,眼内压下降。对闭角型青光眼可进行短时的紧急治疗,而对于开角型青光眼可用本类药物作长期治疗。

3. 腹气胀和尿潴留　　可用于手术后及其他原因引起的腹气胀及尿潴留,新斯的明疗效较好。

4. 非除极化型神经肌肉阻断药过量时的解救　　主要用新斯的明、加兰他敏和依酚氯铵。也可用于 M 受体拮抗药如阿托品等药物中毒的解救,常用毒扁豆碱。

5. 阿尔茨海默病　　阿尔茨海默病(Alzheimer's disease, AD)患者脑内胆碱能神经功能低下,导致认知障碍,出现痴呆症状。已观察到在阿尔茨海默病患者的中枢部位,尤其是皮层下区域如下橄榄核部位胆碱能神经元发生缺陷。因此,可以用增加中枢神经系统内胆碱能神经递质的方法来治疗阿尔茨海默病。加兰他敏、他克林和多奈哌齐较为常用。

二、常用易逆性抗胆碱酯酶药

本类药物包括新斯的明(neostigmine)、吡斯的明(pyridostigmine)、毒扁豆碱(physostigmine,依色林,eserine)、依酚氯铵(edrophonium chloride)、安贝氯铵(ambenonium chloride)、地美溴铵(demecarium bromide)、加兰他敏(galanthamine)、多奈哌齐(donepezil)、他克林(tacrine)等。

新斯的明(neostigmine)

【体内过程】　新斯的明属于季铵类化合物,脂溶性低,口服吸收少而不规则,达峰时间为 $1\sim2$ h,作用可持续 $2\sim4$ h。血浆蛋白结合率为 $15\%\sim25\%$,生物利用度很低,只有 $1\%\sim2\%$,半衰期为 $42\sim60$ min。新斯的明既可被血浆中的 AChE 水解,也可在肝脏代谢。本药以原形药物及其代谢产物经尿排泄,其中原形药物排泄量可达给药量的 50%。其溶液滴眼时不易透过角膜进入前房,故对眼的作用较弱。也不易透过血脑屏障,无明显的中枢作用。

【药理作用】　新斯的明能可逆地抑制 AChE,通过竞争性与 AChE 结合,抑制 AChE 的活性,使其暂时失去活性,增加内源性 ACh 的浓度,兴奋 M、N 受体,从而呈现 M 样和 N 样作用。新斯的明对不同的组织器官具有选择性。

1. 兴奋骨骼肌　　本药对骨骼肌的兴奋作用最强,因其不但抑制 AChE,而且还能直接激动骨骼肌运动终板上的 N_M 受体。

2. 兴奋平滑肌　　本药对胃肠平滑肌和膀胱平滑肌有较强的兴奋作用,但对腺体、眼、心血管及支气管平滑肌作用较弱。

3. 减慢心率　　新斯的明抑制 AChE,间接激动心肌上的 M_2 受体,使心率减慢。

【临床应用】

1. 重症肌无力　　新斯的明治疗重症肌无力时,一般病例可口服给药,重症者可皮下或肌内注射给药,能迅速改善肌无力症状。本药静脉注射给药时有一定危险性。

2. 术后腹气胀及尿潴留　　新斯的明能兴奋胃肠道平滑肌和膀胱逼尿肌,促进排气和排尿。需要时可用 0.5 mg 甲硫酸新斯的明皮下注射,用药后 $10\sim30$ min 即可见肠蠕动,而口服溴化新斯的明 $15\sim30$ mg,则需要 $2\sim4$ h 才起作用。

3. 解救肌松药过量中毒　　用于对抗非除极化型骨骼肌松弛药如筒箭毒碱过量时的毒性反应。

4. 阵发性室上性心动过速　　因其 M 样作用,降低窦房结自律性,减慢心率及房室传导,因此可对症治疗阵发性室上性心动过速。

【不良反应】　新斯的明的不良反应主要与胆碱能神经过度兴奋有关。常见有进行性流涎、恶心、呕吐、腹痛、腹泻。过量中毒时出现"胆碱能危象",表现为大汗淋漓、大小便失禁、瞳孔缩小、心动过缓、低血压、肌肉震颤、进行性肌无力,严重时可引起呼吸肌麻痹,甚至死亡。故应严格掌握剂量。

用药过程中需注意鉴别疾病本身和药物过量引起的肌无力症状。用药后,肌无力症状应缓解改善,若肌无力症状不仅不缓解,反而加重,则应警惕出现胆碱能危象。一旦发生胆碱能危象,应立即停药,用 M 受体拮抗药和胆碱酯酶复活药进行对抗性治疗。口服溴化新斯的明制剂可致药疹。禁用于机械性肠梗阻、泌尿道梗阻和支气管哮喘患者。

毒扁豆碱(physostigmine)

毒扁豆碱(又名依色林,eserine)是从西非毒扁豆的种子中提取的一种生物碱,白色、无味、微结晶状粉末,现已人工合成。

【体内过程】　毒扁豆碱为叔胺类化合物,脂溶性较高,口服及注射均易吸收。吸收后在外周能产生完全拟胆碱作用,易透过角膜,也易透过血脑屏障进入中枢,产生中枢神经系统作用(小剂量兴奋、大剂量抑制)。

【药理作用】　毒扁豆碱为易逆性抗 AChE 药,外周作用与新斯的明相似。表现为 M、N 受体兴奋作用,但无直接兴奋受体的作用。因作用选择性低,全身毒性反应较新斯的明严重,大剂量中毒时可致呼吸麻痹,故除用于治疗阿托品类药物中毒外,很少全身用药。

【临床应用】　主要用途为局部应用治疗青光眼,具有缩小瞳孔、降低眼压及收缩睫状肌而引起调节痉挛等作用,常用 0.25% 溶液滴眼。眼内应用时,其作用类似于毛果芸香碱,但起效较快,滴眼后 5 min 即出现缩瞳,作用较强而持久,降低眼压作用可维持 1~2 天,调节痉挛现象消失较快。本药刺激性较强,长期给药时患者顺从性差,可先用本药滴眼数次,后改用毛果芸香碱维持疗效。由于本药滴眼后可致睫状肌收缩而引起调节痉挛,可出现头痛症状。滴眼时应压迫内眦,以免药液流入鼻腔后吸收中毒。

其他临床常用易逆性抗 AChE 药比较见表 9-1。

表 9-1　易逆性抗 AChE 药的特点比较

药　物	药理作用	临床应用	不良反应
吡斯的明	类似于新斯的明,起效缓慢,作用时间较长	治疗重症肌无力,亦可用于治疗麻痹性肠梗阻、术后腹胀和尿潴留	与新斯的明类似,但 M 样副作用较轻
依酚氯铵	类似于新斯的明,显效较快,但维持时间较短	用于诊断重症肌无力	与新斯的明类似,副作用少
安贝氯铵	类似于新斯的明,但较持久	用于重症肌无力治疗	同新斯的明,M 样副作用较少
地美溴铵	作用时间较长的易逆性抗 AChE 药	用于无晶状体畸形的开角型青光眼	M 样副作用
加兰他敏	与新斯的明类似,可透过血脑屏障	用于重症肌无力、脊髓灰质炎后遗症和阿尔茨海默病	同新斯的明,但较轻
多奈哌齐	中枢易逆性抗 AChE 药,外周作用不明显	用于轻、中度阿尔茨海默病的对症治疗	有胃肠道症状、疲倦、肌肉痉挛等
他克林	中枢易逆性抗 AChE 药	主要用于阿尔茨海默病的治疗	最常见和最严重的副作用为肝毒性

三、难逆性抗胆碱酯酶药——有机磷酸酯类

有机磷酸酯类(organophosphates)主要作为农业和环境卫生杀虫剂,如敌百虫(dipterex)、乐果(rogor)、马拉硫磷(malathion)、敌敌畏(DDVP)、内吸磷(systox E1059)和对硫磷(parathion,605)等。有些则用作战争毒气,如沙林(sarin)、梭曼(soman)和塔崩(tabun)等。该类药物对人畜均有毒性,临床治

疗价值不大,但具有毒理学意义。

有机磷酸酯类脂溶性高,易挥发,可经呼吸道、消化道黏膜及完整的皮肤吸收而中毒。有机磷酸酯类中毒分为急性中毒和慢性中毒两种。杀虫剂中毒已成为全球性问题,尤其在发展中国家。职业性中毒最常见途径为经皮肤和呼吸道吸入,非职业中毒大多由口摄入。

【中毒机制】 有机磷酸酯类作用机制与可逆性抗 AChE 药相似,但其与胆碱酯酶的结合更为牢固,形成难以水解的磷酰化 AChE,抑制了 AChE 的活性,造成体内 ACh 大量积聚,激动 M、N 受体,使机体功能失调,引起一系列中毒症状(见图 9-3)。若不及时抢救,AChE 可在几分钟或几小时内"老化",此过程可能是磷酰化 AChE 的磷酰化基团上的一个烷氧基断裂,生成更为稳定的单烷氧基磷酰化 AChE。此时,即使使用 AChE 复活药也难以使该酶活性恢复,必须等待新生的 AChE 出现,才可水解 ACh。此过程可能需要几周时间。

【中毒表现】 由于 ACh 的作用极其广泛,故中毒症状表现复杂多样,可表现为 M 样症状、N 样症状和中枢症状。

1. 急性中毒 当有机磷酸酯类经呼吸道吸入后,全身中毒症状可在数分钟内出现;若是经胃肠道或皮肤吸收,则症状的出现可有不同程度的延缓,取决于所接触毒物的化学性质、脂溶性、稳定性、是否需经体内活化及磷酰化 AChE 的老化等因素。主要表现为对胆碱能神经突触(包括胆碱能节后神经末梢及自主神经节部位)、胆碱能神经肌肉接头和中枢神经系统的影响。一般轻度中毒的表现以 M 样症状为主,中度中毒时出现明显的 M 样和 N 样症状,重度中毒时除 M 样和 N 样症状进一步加重外,还可出现明显的中枢神经系统症状。

(1) M 样症状

1) 眼睛:瞳孔明显缩小、眼球疼痛、结膜充血、视力模糊、眼眉疼痛。有时,由于血压下降所至交感神经的反射性兴奋,缩瞳作用可能并不明显。

2) 腺体:分泌增多,表现为流涎和出汗,严重者口吐白沫,大汗淋漓。

3) 呼吸道:胸部有紧缩感,由于支气管平滑肌痉挛和呼吸道腺体分泌增加,可导致呼吸困难。

4) 胃肠道:当毒物由胃肠道摄入,则胃肠道症状可首先出现,表现为恶心、呕吐、厌食、腹痛、腹泻。

5) 泌尿系统:中毒严重者,因膀胱逼尿肌收缩引起小便失禁。

6) 心血管系统:M 样症状引起心率减慢和血压下降;当神经节兴奋时,则表现为心动过速和血压升高。

(2) N 样症状

1) 神经节兴奋:交感和副交感神经节的 N_N 受体兴奋时,产生复杂的自主神经综合效应。在胃肠道、眼睛和腺体以 M 样症状占主导地位;心血管系统则以去甲肾上腺能神经兴奋占主导地位,表现为心肌收缩力增强、心率加快和血压升高。

2) 骨骼肌:N_M 受体兴奋,表现为不自主肌束震颤。一般先从眼睑和颜面等处的小肌肉开始,逐渐波及全身,最后转为明显的肌无力和麻痹,严重时可引起呼吸肌麻痹。

(3) 中枢症状:除了脂溶性极低的毒物外,其他毒物均可进入血脑屏障而产生中枢作用。早期以兴奋为主,表现为烦躁不安、幻觉、谵妄和惊厥。后期可转为抑制,出现意识模糊、共济失调、反射消失、昏迷等症状。晚期可出现中枢性呼吸麻痹及血管运动中枢和其他中枢抑制,导致血压下降、呼吸及循环衰竭,危及生命。

2. 慢性中毒 多发生于长期接触农药的各类人员,主要表现为神经衰弱综合征、腹胀、多汗,偶见肌束颤动及瞳孔缩小。血中 AChE 活性持续明显下降。

【中毒防治与诊断】

1. 预防 按照预防为主的方针,严格执行农药生产及管理制度,加强农药生产人员及使用人员的劳动保护措施及安全知识教育。

2. 诊断　　严重急性中毒的诊断主要依据毒物接触史和临床体征,对怀疑有轻度的急性中毒或慢性中毒的人,应测定其血浆中的 AChE 的活性以明确诊断。

3. 急性中毒的治疗

(1) 清除毒物:发现中毒时,要立即把患者移出现场,去除污染的衣物。若是由皮肤吸收引起的中毒,应用温水和肥皂清洗皮肤和头发,切勿用热水,以免皮肤血管扩张,加速毒物吸收;若是经口中毒者,应首先抽出胃液和毒物,并用 2% 碳酸氢钠溶液或生理盐水反复洗胃,直至洗出液中不含农药味,然后给以硫酸镁进行导泻。需要注意的是,敌百虫口服中毒时不能用碱性溶液洗胃,因敌百虫在碱性溶液中可转化为毒性更强的敌敌畏;对硫磷口服中毒时不能用高锰酸钾溶液洗胃,高锰酸钾为强氧化剂,可使对硫磷被氧化成毒性更强的对氧磷。当不清楚有机磷中毒的品种时,可用生理盐水或清水洗胃。

(2) 及时使用解毒药物:这是抢救成败的关键。

1) 阿托品:为治疗急性有机磷酸酯类中毒的特异性、高效能、竞争性解毒药物,能竞争性阻断 M 受体,使堆积的 ACh 不能作用于 M 受体,从而迅速解除 M 样症状,表现为松弛多种平滑肌、抑制多种腺体分泌、加快心率和扩大瞳孔等。因本药还可透过血脑屏障进入脑内,故也能消除部分中枢神经系统症状。大剂量时对中枢神经系统有兴奋作用。

对于轻度中毒的患者,可单独应用阿托品解救。但由于本药对 N_M 受体无阻断作用,因此不能消除骨骼肌震颤等 N 样症状,并且不能使已失活的 AChE 恢复活性,故对中度或重度中毒患者,必须采用阿托品与 AChE 复活药合用的治疗措施。

2) AChE 复活药:是一类能使被有机磷酸酯类抑制的 AChE 恢复活性的药物。它不但能使单用阿托品所不能控制的严重中毒病例得到解救,而且也可显著缩短一般中毒的病程。详见本章第四节,常用药物是氯解磷定和碘解磷定。

(3) 解毒药物的应用原则

1) 联合用药:阿托品和 AChE 复活药进行联合用药,可以取得较好疗效。其中,阿托品能迅速缓解 M 样中毒症状,AChE 复活药不但可以恢复 AChE 的活性,还能直接与有机磷酸酯类毒物结合,改善 N 样中毒症状,对中枢中毒症状也有一定改善作用。

2) 尽早用药:阿托品应尽量早期应用,AChE 复活药也应及早使用,减少磷酰化胆碱酯酶老化的现象。

3) 足量用药:给药足量以保证快速和高效。其中,阿托品足量的指征是:M 样症状消失或出现阿托品轻度中毒症状(即阿托品化,第一天用量常超过 200 mg),表现为瞳孔散大、颜面潮红、口干、皮肤干燥、腺体分泌减少、肺部啰音减少或消失、呼吸困难缓解、心率增快、有轻度躁动不安、昏迷患者开始苏醒等。每一个体“阿托品化”所需剂量不一,应密切观察病情变化,正确判断,以防阿托品过量中毒。AChE 复活药足量的指征是:N 样中毒症状全部消失,全血或红细胞中 AChE 活性分别恢复至 50%~60% 或 30% 以上。

4) 重复用药:中、重度中毒或毒物不能从吸收部位清除彻底时,可反复给药,以巩固疗效。

(4) 其他措施:对症治疗十分重要,包括维持呼吸道通畅、人工呼吸、吸氧、抗休克治疗和控制惊厥等。

4. 慢性中毒的解救　　目前尚缺乏有效治疗方法,使用阿托品和 AChE 复活药疗效均欠佳。如生产工人或长期接触者,发现 AChE 活性下降至 50% 以下时,应彻底及时脱离现场,以免中毒加深。

第三节 胆碱酯酶复活药

胆碱酯酶复活药是一类能被有机磷酸酯类抑制而失活的胆碱酯酶恢复活性的药物。常用药物有碘解磷定(pralidoxime iodide, PAM)和氯解磷定(pralidoxime chloride, PAM-CL)。

氯解磷定(pralidoxime chlorid)

氯解磷定水溶性高,溶解度大,水溶液较稳定,使用方便,可进行肌内注射,1~2 min 起效,也可静脉给药,作用快,不良反应较小,目前临床上较为常用。

【作用机制】

1. 恢复 AChE 的活性　氯解磷定进入体内后,其带正电荷的季铵氮即与磷酰化 AChE 的阴离子部位以静电引力相结合,结合后使其肟基(═N—OH)趋向磷酰化 AChE 的磷原子,进而与磷酰基形成共价键结合,生成磷酰化 AChE 与氯解磷定的复合物,后者进一步裂解为磷酰化氯解磷定,同时使 AChE 游离出来,恢复其水解 ACh 的活性(图 9-3)。

2. 直接解毒作用　本药可直接与体内游离的有机磷酸酯类结合,形成磷酰化氯解磷定,该复合物无毒并可由尿中排出,从而阻止游离的毒物继续抑制 AChE 活性。

【临床应用】　氯解磷定能明显减轻 N 样症状,能抑制骨骼肌痉挛,迅速抑制肌束颤动。对中枢神经系统的症状也有一定改善作用,对体内蓄积的 ACh 无直接对抗作用,故对 M 样症状效果差,需与阿托品合用,以控制症状。

【不良反应】　治疗剂量的氯解磷定毒性较小,肌内注射时,局部有轻微疼痛。静脉注射过快(>500 mg/min)可出现头痛、眩晕、乏力、视力模糊、复视、恶心及心动过速。剂量过大(>8 g/24 h)时,其本身也可以抑制 AChE,使神经肌肉传导阻滞,严重者呈癫痫样发作、抽搐、呼吸抑制。

碘解磷定(pralidoxime iodide)

碘解磷定,又名派姆(PAM),为最早应用的 AChE 复活药。水溶性较低,水溶液不稳定,久置可释放出碘。

碘解磷定进入体内后,可与磷酰化胆碱酯酶结合成复合物,复合物裂解后,形成磷酰化碘解磷定,使胆碱酯酶游离而恢复其水解 ACh 的活性。碘解磷定也能与体内游离的有机磷酸酯类直接结合,成为无毒的磷酰化碘解磷定,由尿排出,从而阻止游离的毒物继续抑制 AChE 活性。

碘解磷定对不同有机磷酸酯类中毒的疗效存在差异,如对内吸磷、马拉硫磷和对硫磷中毒的疗效较好,对敌百虫、敌敌畏中毒的疗效稍差,而对乐果中毒则无效。

碘解磷定一般治疗量时,不良反应少见。但如剂量超过 2 g 或静脉注射速度过快(>500 mg/min)时,由于药物本身的神经肌肉阻断作用和抑制 AChE 的作用,可产生轻度乏力、视力模糊、复视、眩晕、头痛、恶心、呕吐和心跳加快等症状。

此外,本药含碘,对组织有刺激性,亦可致碘过敏反应,由于不良反应多,药理作用弱,且只能缓慢静脉注射,故目前已较少使用。

治疗重症肌无力的急先锋——新斯的明

有机磷酸酯类中毒及其解救

(韩圣娜,张宏伟)

第十章　肾上腺素受体激动药
Chapter 10　Adrenoceptor Agonist

肾上腺素受体激动药(adrenoceptor agonist)是一类化学结构及药理作用和肾上腺素、NA 相似的药物,与肾上腺素受体结合并激动受体,产生肾上腺素样作用,又称拟肾上腺素药。它们都是胺类,作用亦与兴奋交感神经的效应相似,故又名拟交感胺类。

第一节　课前阅读

1893 年的秋天,英国医生奥勒弗(George Oliver)闲得无事,发明了一种血压计。这为他打开了另一扇门,他开始用这台仪器测各种人和动物的血压。在他不满足于单纯地测量血压后,开始将各种动物的腺体提取出来,再注射入其他动物体内,然后通过血压计测量桡动脉的血压,观察注射物对血压的影响。在不断地尝试下,1894 年,沙弗教授与奥勒弗医生合作发表文章,阐释从肾上腺中提取出一种物质,注射到动物体内有明显的收缩血管、升高血压、加快心跳等作用,后来这种物质被证明是"肾上腺素"。

继沙弗与奥勒弗之后,J. N. Langley 在 1905 年明确提出了"接受物质"(receptive substance)这一概念,来描述肾上腺素等物质要起作用所对应的化学结构,后来 Langley 的"接受物质"演化为"受体"(receptor)一词。随后美国化学家 R. P. Ahlquist 用 6 种肾上腺素类物质进行实验,发现这些物质虽然起着相类似的作用,但其作用强度却在不同的器官有着明显差异。因此,他猜测,不同器官与不同药物的作用强度的巨大差异是因为受体的不一样,起码存在着两类肾上腺素受体,并将之命名为 α 与 β 受体,即希腊文的甲乙型受体。肾上腺素受体激动药按照对不同受体类型的选择产生不同的药理作用。

第二节　构效关系与分类

一、构效关系

肾上腺素受体激动药的基本化学结构是 β-苯乙胺(β-phenylethylamine)由苯环、碳链和末端氨基三部分组成,当苯环 α 位或 β 位碳原子的氢及末端氨基被不同基团取代时,可人工合成多种肾上腺素受体激动药。这些基团既影响药物对 α、β 受体的亲和力及激动受体的能力,也影响药物的体内过程(表 10-1)。

表 10-1　肾上腺素受体激动药的化学结构和受体选择性

名　称	4	5	6/OH	3	2/OH	β	α
α₁、α₂ 受体激动药							
NA	H	OH	OH	H	OH	H	H
间羟胺	H	H	OH	H	OH	CH₃	H

续　表

拟肾上腺素药的基本化学结构为：苯环（位置 5、6、4、3、2，1 位连接侧链）—CH(β)—CH(α)—NH—

名称	5	4	3	2	β	α	N
α₁ 受体激动药							
去氧肾上腺素	H	H	OH	H	OH	H	CH₃
α、β 受体激动药							
肾上腺素	H	OH	OH	H	OH	H	CH₃
DA	H	OH	OH	H	H	H	H
麻黄碱	H	H	H	H	OH	CH₃	CH₃
β₁、β₂ 受体激动药							
异丙肾上腺素	H	OH	OH	H	OH	H	$-CH(CH_3)_2$
β₁ 受体激动药							
多巴酚丁胺（消旋）	H	OH	OH	H	H	H	①
β₂ 受体激动药							
沙丁胺醇	H	OH	CH_2OH	H	OH	H	$C(CH_3)_3$

注：① $-CH(CH_3)-CH_2-CH_2-\!\!\bigcirc\!\!-OH$ 。

1. 苯环上化学基团的不同　肾上腺素、NA、异丙肾上腺素和 DA 等在苯环第 3、4 位碳上都有羟基，形成儿茶酚，故称为儿茶酚胺类（catecholamines）。它们在外周产生明显的 α、β 受体激动作用，易被 COMT 灭活，作用时间短，对中枢作用弱。如果去掉一个羟基，其外周作用将减弱，而作用时间延长，口服生物利用度增加，如间羟胺。去掉两个羟基，则外周作用减弱，中枢作用加强，如麻黄碱。

2. 烷胺侧链 α 碳原子上氢被取代　烷胺侧链 α 碳原子上氢被甲基取代（间羟胺和麻黄碱），则不易被 MAO 代谢，作用时间延长；易被摄取-1 所摄入，在神经元内存在时间长，促进递质释放。

3. 氨基氢原子被取代　药物对 α、β 受体选择性将发生变化。NA 氨基末端的氢被甲基取代，则为肾上腺素，可增加对 β₁ 受体的活性；被异丙基取代，则为异丙肾上腺素，可进一步增加对 β₁、β₂ 受体的作用，而对 α 受体的作用逐渐减弱。去氧肾上腺素虽然氨基上的氢被甲基取代，但由于苯环上缺少 4 位碳羟基，仅保留其对 α 受体的作用，而对 β 受体无明显作用。取代基团从甲基到叔丁基，对 α 受体的作用逐渐减弱，对 β 受体的作用却逐渐加强。

4. 光学异构体　碳链上的 α 碳和 β 碳如被其他基团取代，可形成光学异构体。在 α 碳上形成的左旋体，外周作用加强，如左旋 NA 比右旋体作用强 10 倍以上。在 α 碳形成的右旋体，中枢兴奋作用较强，如右旋苯丙胺的中枢作用强于左旋苯丙胺。

二、分类

按其对不同肾上腺素受体类型的选择性而分为三大类（表 10-2）：α 受体激动药（α-adrenoceptor agonist，α 受体激动药）；α、β 受体激动药（α，β-adrenoceptor agonist，α、β 受体激动药）；β 受体激动药（β-adrenoceptor agonist，β 受体激动药）。

表 10-2　拟肾上腺素药分类及其基本作用的比较

分　类	药　物	对不同肾上腺素受体作用的比较			作用方式	
		α 受体	β₁ 受体	β₂ 受体	直接作用于受体	释放递质
α 受体激动药	NA	+++	++	+-	+	
	间羟胺	++	+	+	+	+
	去氧肾上腺素	++	+-	+-	+	+/-
	甲氧明	++	-	-	+	
α、β 受体激动药	肾上腺素	++++	+++	+++	+	
	DA	+	++	+-	+	+
	麻黄碱	++	++	++	+	+
β 受体激动药	异丙肾上腺素	-	+++	+++	+	
	多巴酚丁胺	+	++	+	+	+/-

第三节　α 受体激动药

一、α₁、α₂ 受体激动药

去甲肾上腺素(noradrenaline)

去甲肾上腺素(noradrenaline, NA; norepinephrine, NE)是去甲肾上腺素能神经末梢释放的主要递质,肾上腺髓质亦少量分泌。药用的 NA 是人工合成品,化学性质不稳定,见光、遇热易分解,在中性尤其在碱性溶液中迅速氧化变色而失效,在酸性溶液中较稳定,常用其重酒石酸盐。

【体内过程】　口服因局部作用使胃黏膜血管收缩而影响其吸收,在肠内易被碱性肠液破坏;皮下注射时,因血管剧烈收缩吸收很少,且易发生局部组织坏死,故一般采用静脉滴注给药。外源性 NA 不易透过血脑屏障,很少到达脑组织。内源性和外源性 NA 大部分被神经末梢摄取后,进入囊泡贮存(摄取 1);当血中 NA 浓度较高时,也可被心肌和平滑肌所摄取。未被摄取的 NA 可在肝内经 MAO 和 COMT 催化代谢,从尿中排出。代谢产物为间甲肾上腺素和 3-甲氧-4-羟扁桃酸,经肾脏排泄。

【药理作用】　激动 α 受体作用强大,对 α₁ 和 α₂ 受体无选择性。对心脏 β₁ 受体作用较弱,对 β₂ 受体几乎无作用。

1. 血管　激动血管 α₁ 受体,使血管收缩,主要使小动脉和小静脉收缩。皮肤黏膜血管收缩最明显,其次是肾脏血管。此外,脑、肝、肠系膜甚至骨骼肌血管也呈收缩反应。动脉收缩使血流量减少,静脉的显著收缩使总外周阻力增加。对冠状血管产生舒张作用,主要是由心脏兴奋、心肌的代谢产物(腺苷等)增加所致,同时因血压升高,提高冠状血管的灌注压,故冠状动脉流量增加。激动血管壁的去甲肾上腺素能神经末梢突触前膜 α₂ 受体,抑制 NA 释放。

2. 心脏　较弱激动心脏的 β₁ 受体,使心肌收缩性加强,心率加快,传导加速,心排出量增加。在整体的情况下,心率由于血压升高而反射性引起迷走神经兴奋,使心率减慢;另外,由于药物的强烈血管收缩作用,总外周阻力增高,增加了心脏的射血阻力,使心排出量不变或下降。剂量过大时,心脏自动节律性增加,可能引起心律失常,但较肾上腺素少见。

3. 血压　小剂量静脉的血管收缩作用尚不十分剧烈时,由于心脏兴奋使收缩压升高,而舒张压升高不明显,故脉压加大。较大剂量时,因血管强烈收缩使外周阻力明显增高,故收缩压升高的同时舒张压也明显升高,脉压减小。

4. 其他　　对机体代谢的影响较弱,仅在大剂量时才出现血糖升高。很难通过血脑屏障,对中枢神经系统的作用较弱。对于孕妇,可增加子宫收缩的频率。

【临床应用】

1. 抗休克　　仅用于早期神经源性休克及嗜铬细胞瘤切除术后或药物中毒引起的低血压。使用时间不宜过长,只是暂时措施,否则会引起血管持续强烈收缩,加重微循环障碍。

2. 上消化道止血　　将 1~3 mg 的 NA 适当稀释后口服,可使食管和胃黏膜血管收缩,用于食管静脉扩张破裂出血及胃出血等。

【不良反应】

1. 局部组织缺血坏死　　静脉滴注时间过长、浓度过高或药液漏出血管,因血管强烈而持续的收缩,引起局部缺血坏死。如发现外漏或注射部位皮肤苍白,应停止注射或更换注射部位,进行局部热敷,并用 α 受体拮抗药酚妥拉明作局部浸润注射,以扩张血管。

2. 急性肾功能衰竭　　静脉滴注时间过长或剂量过大,可使肾脏血管剧烈收缩,产生少尿、无尿,发生急性肾功能衰竭。故用药期间尿量小于 25 mL/h 时,应减量或停用,必要时可用甘露醇等脱水药利尿。

3. 停药后的血压下降　　长时间静脉滴注后突然停药,可出现血压骤停。因此,应逐渐减量后再停药。

【禁忌证】　伴有高血压、动脉硬化症、器质性心脏病、少尿、无尿、严重微循环障碍的患者及孕妇禁用。

间羟胺(metaraminol)

间羟胺(又名阿拉明,aramine),化学性质较 NA 稳定,主要作用是直接激动 α 受体,对 $β_1$ 受体作用较弱。间羟胺也可被肾上腺素能神经末梢摄取进入囊泡,通过置换作用促使囊泡中的 NA 释放,间接地发挥作用。短时间内连续应用,可因囊泡内 NA 减少,使效应逐渐减弱,产生快速耐受性。在产生耐受性时,适当加用小剂量 NA 可恢复增强其升压作用。

间羟胺收缩血管,升高血压作用较 NA 弱而持久,略增加心肌收缩性,使休克患者的心排出量增加。对心率的影响不明显,有时因血压升高反射性减慢心率,但很少引起心律失常;对肾脏血管的收缩作用较 NA 弱,但仍能显著减少肾脏血流量。间羟胺可静脉滴注也可肌内注射,故临床作为 NA 的代用品,用于神经性休克、过敏性休克、中毒性休克、心源性休克及脑损伤性休克和手术时低血压等。一般剂量不引起心律失常,故可用于心肌梗死性休克。也可用于阵发性房性心动过速,特别是伴有低血压的患者,反射性减慢心率,并对窦房结可能具有直接抑制作用,使心率恢复正常。

二、α₁ 受体激动药

去氧肾上腺素(phenylephrine)

去氧肾上腺素(又名苯肾上腺素,neosynephrine)是人工合成品。主要激动 $α_1$ 受体,又称 $α_1$ 受体激动药,较大浓度时可激动 β 受体。收缩血管、增加外周阻力、升高血压的作用与 NA 相似但较弱,可用于低血压。

用于抗休克及防治脊髓麻醉或全身麻醉的低血压。去氧肾上腺素能通过收缩血管、升高血压,使迷走神经反射性兴奋而减慢心率,临床可用于阵发性室上性心动过速。去氧肾上腺素还能兴奋瞳孔扩大肌,使瞳孔扩大,作用较阿托品弱,持续时间较短,一般不引起眼压升高(老年人虹膜角膜狭窄者可能引起眼压升高)和调节麻痹,在眼底检查时作为快速短效的扩瞳药。

三、α₂ 受体激动药

羟甲唑啉(oxymetazoline)

羟甲唑啉(又名氧甲唑啉)为外周突触后膜 α₂ 受体激动药,由于可收缩血管,且可抑制局部腐生菌的生长,临床常用浓度为 0.05% 滴鼻剂治疗鼻黏膜充血和鼻炎,作用在几分钟内发生,可持续数小时。偶见局部刺激症状,使用过频可致反跳性鼻充血。小儿用后可致中枢神经系统症状,2 岁以下儿童禁用。

右美托咪定(dexmedetomidine)

右美托咪定是美托咪定(medetomidine)的右旋异构体,对中枢 α₂ 受体激动的选择性强,具有抗交感、镇静和镇痛的作用,其药理作用主要与激动 α₂ 受体亚型相关,本药通过激动突触前膜 α₂ 受体,抑制了 NA 的释放,可终止疼痛信号的传导;通过激动突触后膜 α₂ 受体,抑制交感神经活性可引起血压和心率得到的下降;与脊髓内的 α₂ 受体结合后产生镇痛、镇静及缓解焦虑。临床上适用于重症监护治疗期间开始插管和使用呼吸机患者的镇静;术前用药还可降低麻醉剂如氯胺酮、地氟烷、异氟烷的用药剂量,减轻拟交感胺类药可引起的血流动力学紊乱。常见不良反应是低血压与心动过缓。

中枢 α₂ 受体激动药包括可乐定(clonidine)及甲基多巴(methyldopa),见第二十五章抗高血压药章节。

第四节　α、β 受体激动药

肾上腺素(adrenaline)

肾上腺素(adrenaline, epinephrine)是肾上腺髓质的主要激素,其生物合成主要是在髓质嗜铬细胞中首先形成 NA,然后进一步经苯乙胺-N-甲基转移酶(phenylethanolamine N-methyltransferase, PNMT)的作用,使 NA 甲基化形成肾上腺素。药用肾上腺素可从家畜肾上腺提取或人工合成,理化性质与 NA 相似。肾上腺素化学性质不稳定,见光易失效;在中性尤其是碱性溶液中,易氧化变色失去活性。

【体内过程】　口服后在碱性肠液、肠黏膜及肝内易被破坏氧化失效,不能达到有效血药浓度。皮下注射因能收缩血管,故吸收缓慢,作用维持时间长,为 1 h 左右。肌内注射的吸收速度较皮下注射快,作用维持 10~30 min。肾上腺素在体内的摄取及代谢途径与 NA 相似。静脉注射或滴注肾上腺素 96 h 后主要以代谢产物和少量原形经肾排泄。

【药理作用】　肾上腺素主要激动 α 和 β 受体。作用与机体的生理病理状态、靶器官中肾上腺素受体亚型的分布、整体的反射作用和神经末梢突触间隙的反馈调节等因素有关。主要表现为兴奋心血管系统、抑制支气管平滑肌和促进新陈代谢。

1. 心脏　作用于心肌、传导系统和窦房结的 β₁ 及 β₂ 受体,加强心肌收缩性,加速传导,加快心率,提高心肌的兴奋性。对离体心肌的 β 型作用特征是加速收缩性发展的速率(正性缩率作用, positive klinotropic effect)。由于心肌收缩力增强,心率加快,故心排出量增加。肾上腺素舒张冠状血管,改善心肌的血液供应,且作用迅速。肾上腺素兴奋心脏,提高心肌代谢,使心肌耗氧量增加,剂量过大或静脉注射过快,可引起心律失常,出现期前收缩,甚至引起心室纤颤;当患者处于心肌缺血、缺氧及心力衰竭时,肾上腺素有可能使病情加重或引起快速型心律失常,如期前收缩、心动过速,甚至心室纤颤。

2. 血管　　激动血管平滑肌上的 α 受体,血管收缩;激动 β₂ 受体,血管舒张。体内各部位血管的肾上腺素受体的种类和密度各不相同,所以肾上腺素对血管的作用取决于各器官血管平滑肌上 α 及 β₂ 受体的分布密度及给药剂量的大小。小动脉及毛细血管前括约肌血管壁的肾上腺素受体密度高,血管收缩较明显;皮肤、黏膜、肾和胃肠道等器官的血管平滑肌 α 受体在数量上占优势,故以皮肤、黏膜血管收缩最为强烈;内脏血管,尤其是肾血管也显著收缩;对脑和肺血管收缩作用十分微弱,有时由于血压升高而被动地舒张;而静脉和大动脉的肾上腺素受体密度低,故收缩作用较弱。而在骨骼肌和肝脏的血管平滑肌上 β₂ 受体占优势,故小剂量的肾上腺素往往使这些血管舒张。肾上腺素也能舒张冠状血管,此作用可在不增加主动脉血压时发生,其机制有三:① 兴奋冠状血管 β₂ 受体,血管舒张;② 心脏的收缩期缩短,相对延长舒张期;③ 引起心肌收缩力增强和心肌耗氧量增加,从而促使心肌细胞释放扩血管的代谢产物腺苷(adenosine)。

3. 血压　　在皮下注射治疗量肾上腺素或低浓度静脉滴注时,由于心脏兴奋,皮肤黏膜血管收缩,使收缩压和舒张压升高;由于骨骼肌血管的舒张作用,抵消或超过了皮肤黏膜血管收缩作用的影响,故舒张压不变或下降;此时脉压加大,身体各部位血液重新分配,有利于紧急状态下机体能量供应的需要。较大剂量静脉注射时,由于缩血管反应使收缩压和舒张压均升高。肾上腺素的典型血压改变多为双相反应,即给药后迅速出现明显的升压作用,而后出现微弱的降压反应,后者持续作用时间较长。如预先给予 α 受体拮抗药,肾上腺素的升压作用可被翻转,呈现明显的降压反应,表现出肾上腺素对血管 β₂ 受体的激动作用,称为肾上腺素升压作用的翻转。

4. 平滑肌　　肾上腺素对平滑肌的作用主要取决于器官组织上的肾上腺素受体类型和密度。

(1) 支气管平滑肌:激动支气管平滑肌的 β₂ 受体,发挥强大的舒张支气管作用,并能抑制肥大细胞释放组胺等过敏性物质。激动支气管黏膜血管的 α 受体,使其收缩,降低毛细血管的通透性,有利于消除支气管黏膜水肿。

(2) 胃肠道平滑肌:激动 α 受体和 β 受体,松弛胃肠道平滑肌。

(3) 膀胱平滑肌:肾上腺素的 β 受体激动作用可使膀胱逼尿肌舒张,α 受体激动作用使三角肌和括约肌收缩,由此引起排尿困难和尿潴留。

(4) 子宫平滑肌:对子宫平滑肌的作用与性周期、充盈状态和给药剂量有关,妊娠末期能抑制子宫张力和收缩。

5. 代谢　　肾上腺素能提高机体代谢。治疗剂量下,可使耗氧量升高 20%~30%;在人体,由于 α 受体和 β₂ 受体的激动都可能致肝糖原分解,而肾上腺素兼具 α、β 作用,故其升高血糖作用较 NA 显著。此外,肾上腺素降低外周组织对葡萄糖的摄取,部分原因与抑制胰岛素的释放有关。肾上腺素激活三酰甘油脂肪酶,加速脂肪分解,使血液中游离脂肪酸升高,可能与激动 β₁、β₃ 受体有关。

6. 中枢神经系统　　肾上腺素不易透过血脑屏障,治疗量时一般无明显中枢兴奋现象,大剂量时出现中枢兴奋症状,如激动、呕吐、肌强直,甚至惊厥等。

【临床应用】

1. 心脏骤停　　用于溺水、麻醉和手术过程中的意外、药物中毒、传染病和心脏传导阻滞所致的心脏骤停,可用于肾上腺素做心室内注射,使心脏重新起搏同时进行心脏按压、人工呼吸和纠正酸中毒等措施。对电击所致的心脏骤停,用肾上腺素配合心脏除颤器或利多卡因等除颤。

2. 过敏性疾病

（1）过敏性休克：肾上腺素激动 α 受体，收缩小动脉和毛细血管前括约肌，降低毛细血管的通透性；激动 β 受体可改善心功能，缓解支气管痉挛；减少过敏介质释放，扩张冠状动脉，可迅速缓解过敏性休克的临床症状，挽救患者的生命，为治疗过敏性休克的首选药。应用时一般肌内注射或皮下注射给药，严重病例亦可用生理盐水稀释 10 倍后缓慢静脉注射，但必须控制注射速度和用量，以免引起血压骤升及心律失常等不良反应。

（2）支气管哮喘：肾上腺素虽然能解除哮喘时的支气管平滑肌痉挛，但因其对心脏的兴奋作用，可引起心悸，禁用于心源性哮喘患者。

（3）血管神经性水肿及血清病：肾上腺素可迅速缓解血管神经性水肿、血清病、荨麻疹、花粉症等变态反应性疾病的症状。

3. 局部应用　　肾上腺素与局麻药配伍，可延缓局麻药的吸收，延长局麻药作用时间。一般局麻药中肾上腺素的浓度为 1:250 000，一次用量不超过 0.3 mg。将浸有肾上腺素的纱布或棉球（0.1%）用于鼻黏膜和牙龈表面，可使微血管收缩，用于局部止血。

4. 治疗青光眼　　通过促进房水流出及使 β 受体介导的眼内反应脱敏感化，降低眼压。

【不良反应】　主要不良反应为心悸、烦躁、头痛和血压升高等。剂量过大时，α 受体过度兴奋使血压骤升，有发生脑出血的危险，故老年人慎用。当 β 受体兴奋过强时，可使心肌耗氧量增加，引起心肌缺血和心律失常，甚至心室纤颤，故应严格掌握剂量。

【禁忌证】　禁用于高血压、脑动脉硬化、器质性心脏病、糖尿病和甲状腺功能亢进症。

多巴胺（dopamine）

多巴胺（DA）是 NA 生物合成的前体，药用的 DA 是人工合成品。

【体内过程】　口服后易在肠和肝中被破坏而失效。一般用静脉滴注给药，在体内迅速经 MAO 和 COMT 代谢灭活，故作用短暂。因为 DA 不易透过血脑屏障，所以外源性 DA 无中枢作用。

【药理作用】　DA 主要激动 α、β 和外周的 DA 受体，并促进神经末梢释放 NA。

1. 心血管　　DA 对心血管的作用与用药浓度有关，低浓度时主要与位于肾脏、肠系膜和冠脉的 DA 受体（D_1）结合，通过激活 AC，使细胞内 cAMP 水平提高而导致血管舒张。高浓度的 DA 激动心脏 β_1 受体，使心肌收缩力增强，心排出量增加。

2. 血压　　高剂量 DA 可增加收缩压，但对舒张压无明显影响或轻微增加，脉压增大。由于心排出量增加，而肾和肠系膜血管阻力下降，其他血管阻力基本不变，总外周阻力变化不大。继续增加给药浓度，DA 可激动血管的 α 受体，导致血管收缩，引起总外周阻力增加，使血压升高，这一作用可被 α 受体拮抗药所拮抗。

3. 肾脏　　DA 在低浓度时作用于 D_1 受体，舒张肾血管，使肾血流量增加，肾小球的滤过率也增加。同时 DA 具有排钠利尿作用，可能是 DA 直接对肾小管 D_1 受体的作用。大剂量时兴奋肾血管的 α 受体，可使肾血管明显收缩。

【临床应用】　用于各种休克，如感染性休克、中毒性休克、心源性休克及出血性休克等。DA 作用时间短，需静脉滴注，可根据需要逐渐增加剂量。静脉滴注给药时必须适当补充血容量，纠正酸中毒。用药时应监测心功能改变。

DA 与利尿药联合应用于急性肾功能衰竭。对急性心功能不全，具有改善血流动力学的作用。

【不良反应】　一般较轻，偶见恶心、呕吐。例如，剂量过大或静脉滴注太快可出现心动过速、心律失常和肾血管收缩导致肾功能下降等，一旦发生，应减慢静脉滴注速度或停药。如仍不消失，可用酚妥拉明拮抗。

与单胺氧化酶抑制药或三环类抑郁药合用时,DA 剂量应酌减。室性心律失常、闭塞性血管病、心肌梗死、动脉硬化和高血压患者慎用。嗜铬细胞瘤患者禁用。

麻黄碱(ephedrine)

麻黄碱是从中药麻黄中提取的生物碱。2000 年前《神农本草经》即有麻黄能"止咳逆上气"的记载,麻黄碱现已人工合成,药用其左旋体或消旋体。

【体内过程】　口服易吸收,可通过血脑屏障。小部分在体内经脱胺氧化而被代谢,大部分以原形经肾排泄,消除缓慢,故作用较肾上腺素持久。半衰期为 3~6 h。

【药理作用】　麻黄碱可直接和间接激动肾上腺素受体,它的直接作用在不同组织可表现为激动 α_1、α_2、β_1 和 β_2 受体。另外,可促进肾上腺素能神经末梢释放 NA 而发挥间接作用。与肾上腺素比较,麻黄碱具有下列特点:化学性质稳定,口服有效;拟肾上腺素作用弱而持久;中枢兴奋作用较显著;易产生快速耐受性。

1. 心血管　兴奋心脏,使心肌收缩力加强、心排出量增加。在整体情况下,由于血压升高,反射性减慢心率,此作用可抵消其直接加快心率的作用,故心率变化不大。麻黄碱的升压作用出现缓慢,但维持时间较长。

2. 支气管平滑肌　松弛支气管平滑肌作用较肾上腺素弱,起效慢,作用持久。

3. 中枢神经系统　具有较显著的中枢兴奋作用,较大剂量可兴奋大脑和皮质下中枢,引起精神兴奋、不安和失眠等

4. 快速耐受性　麻黄碱短期内反复给药,作用逐渐减弱,称为快速耐受性,也称脱敏。停药后可以恢复。每天用药小于 3 次则快速耐受性一般不明显。麻黄碱的快速耐受性产生的机制:一般认为有受体逐渐饱和与递质逐渐耗损两种因素。通过放射性配体结合实验证明,离体豚鼠肺组织在连续给予麻黄碱后,其与 β 受体的亲和力显著下降。

【临床应用】　用于预防支气管哮喘发作和轻症的治疗,对于重症急性发作疗效较差;常用 0.5%~1% 溶液滴鼻,消除鼻黏膜膜充血所引起的鼻塞,可明显改善黏膜肿胀;防治某些低血压状态,如用于防治硬膜外和蛛网膜下腔麻醉所引起的低血压、缓解荨麻疹和血管神经性水肿的皮肤黏膜症状。

【不良反应】　有时出现中枢兴奋所致的不安、失眠等,晚间服用宜加镇静催眠药防止失眠。连续滴鼻治疗过久,可产生反跳性鼻黏膜充血或萎缩。

【禁忌证】　禁忌证同肾上腺素。

美芬丁胺(mephentermine)

美芬丁胺为 α、β 受体激动药,药理作用与麻黄碱相似,通过直接作用于肾上腺素受体和间接促进递质释放两种机制发挥作用。本药能加强心肌收缩力,增加心排出量,略增加外周血管阻力,使收缩压和舒张压升高。其兴奋心脏的作用比异丙肾上腺素弱而持久。加快心率的作用不明显,较少引起心律失常。与麻黄碱相似,也具有中枢兴奋作用。进入体内的美芬丁胺经甲基化和羟基化后,最后以原形和代谢产物经肾排出,在酸性尿中排泄较快。

主要作用于腰麻时预防血压下降,也可用于心源性休克或其他低血压,此外尚可用 0.5% 溶液滴鼻治疗鼻炎。本药可产生中枢兴奋症状,特别在过量时,可出现焦虑、精神兴奋;也可致血压过高和心律失常等。甲状腺功能亢进患者禁用,失血性休克慎用。

第五节　β受体激动药

一、β₁、β₂受体激动药

异丙肾上腺素(isoprenaline)

异丙肾上腺素是人工合成品,药用其盐酸盐,化学结构是 NA 氨基上的氢原子被异丙基所取代,是经典的 β₁、β₂ 受体激动药。

【体内过程】　口服在肠黏膜与硫酸基结合而失效;气雾剂吸入给药,吸收较快;舌下含服因能舒张局部血管,少量可从黏膜下的舌下静脉丛迅速吸收。吸收后主要在肝及其他组织中被 COMT 所代谢,较少被 MAO 代谢,也较少被去甲肾上腺素能神经所摄取,因此其作用维持时间较肾上腺素略长,约为 2 h。异丙肾上腺素代谢产物主要经肾排泄。

【药理作用】　主要激动 β 受体,对 β₁ 和 β₂ 受体选择性很低。对 α 受体几乎无作用。

1. 心脏　　对心脏 β₁ 受体具有强大的激动作用,表现为正性肌力和正性频率作用,缩短收缩期和舒张期。与肾上腺素相比,异丙肾上腺素加快心率、加速传导的作用较强,心肌耗氧量明显增加,对窦房结有明显兴奋作用,也能引起心律失常。对异位起搏点的影响较弱,因此较少产生心室颤动。

2. 血管与血压　　对血管有舒张作用,主要是激动 β₂ 受体使骨骼肌血管舒张,对肾血管和肠系膜血管舒张作用较弱,对冠状血管也有舒张作用,也有增加组织血流量的作用。由于心脏兴奋和外周血管舒张,使收缩压升高而舒张压略下降,此时冠脉流量增加;但如静脉注射给药,则可引起舒张压明显下降,降低了冠状血管的灌注压,冠脉有效血流量不增加。

3. 支气管平滑肌　　可激动 β₂ 受体,舒张支气管平滑肌,作用比肾上腺素略强,并具有抑制组胺等过敏性物质释放的作用。但对支气管黏膜的血管无收缩作用,故消除黏膜水肿的作用不如肾上腺素。因为异丙肾上腺素的代谢产物 3-甲氧异丙肾上腺素具有 β 受体拮抗作用,因此久用会使药效减弱。

4. 代谢　　能增加肝糖原、肌糖原分解,增加组织耗氧量。其升高血中游离脂肪酸作用与肾上腺素相似,而升高血糖作用较弱。

【临床应用】

1. 心脏骤停　　异丙肾上腺素对停搏的心脏具有起搏作用,使心脏恢复跳动。适用于心室自身节律缓慢,高度房室传导阻滞或窦房结功能衰竭而并发的心脏骤停,常与 NA 或间羟胺合用做心室内注射。

2. 房室传导阻滞　　舌下含药或静脉滴注给药,治疗二、三度房室传导阻滞。

3. 支气管哮喘　　用于控制支气管哮喘急性发作,舌下或喷雾给药,疗效快而强。

4. 休克　　适用于中心静脉压高、心排出量低的感染性休克,但要注意补液及心脏毒性。目前临床已少用。

【不良反应】　常见的是心悸、头晕、头痛。用药过程中应注意控制心率。在支气管哮喘患者,已处于缺氧状态,加之气雾剂剂量不易掌握,如剂量过大,可致心肌耗氧量增加,引起心律失常、诱发和加重心绞痛,甚至产生危险的心动过速及心室颤动。

【禁忌证】　禁用于冠心病、心肌炎和甲状腺功能亢进症等。

二、β₁受体激动药

多巴酚丁胺(dobutamine)

多巴酚丁胺为人工合成品,其化学结构和体内过程与 DA 相似,口服无效,仅供静脉注射给药。有旋光性,临床所用为消旋体。

【体内过程】　口服后易被肠和肝破坏而失效,消除迅速,半衰期短,约为 2 min,故一般用静脉注射给药,达到稳态血药浓度的时间为 10~12 min。

【药理作用】　主要激动 β_1 受体。

多巴酚丁胺是含有右旋多巴酚丁胺和左旋多巴酚丁胺的消旋体。前者阻断 α_1 受体,后者激动 α_1 受体,对 α 受体的作用因此而抵消。两者都激动 β 受体,但前者激动 β 受体作用为后者的 10 倍。消旋多巴酚丁胺的作用是两者的综合结果,主要表现激动 β_1 受体。

与异丙肾上腺素比较,本药的正性肌力作用比正性频率作用显著。很少增加心肌耗氧量,也较少引起心动过速;静脉滴注速度过快或浓度过高时,则引起心率加快。这可能由于外周阻力变化不大和心脏 β_1 受体激动时正性肌力作用的参与。而外周阻力的稳定有可能是因为 α_1 受体介导的血管收缩作用与 β_2 受体介导的血管舒张作用相抵消所致。

【临床应用】　主要用于治疗心肌梗死并发心力衰竭,多巴酚丁胺可增加心肌收缩力,增加心排出量和降低肺毛细血管血压,并使左室充盈压明显降低,使心功能改善,继发地促进排钠、排水、增加尿量,有利于消除水肿。

【不良反应】　用药期间可引起血压升高、心悸、头痛、气短等不良反应。偶致室性心律失常。

【禁忌证】　梗阻性肥厚型心肌病患者禁用,因其可促进房室传导。心房纤颤、心肌梗死和高血压患者慎用。

其他 β_1 受体激动药有普瑞特罗(prenalterol)、扎莫特罗(xamoterol)等,主要用于慢性充血性心力衰竭的治疗。

败走麦城
——肾上腺素升压作用的翻转

β 受体激动药还包括选择性激动 β_2 受体的药物,常用的药物有沙丁胺醇(salbutamol,羟甲叔丁肾上腺素)、特布他林(terbutaline,间羟叔丁肾上腺素)、克伦特罗(clenbuterol,双氯醇胺)、奥西那林(orciprenaline,间羟异丙肾上腺素)、沙美特罗(salmeterol)等,临床主要用于支气管哮喘的治疗。

(吴少瑜)

第十一章　肾上腺素受体拮抗药
Chapter 11　Adrenoreceptor Antagonists

肾上腺素受体拮抗药(adrenoreceptor antagonist)又名肾上腺素受体阻断药(adrenoceptor blocking drugs),该类药物与肾上腺素受体有较强的亲和力,但缺乏内在活性或内在活性微弱,故其能与肾上腺素受体结合,阻断了去甲肾上腺素能神经递质或者拟肾上腺素药物与受体的结合,进而产生拮抗神经递质或拟肾上腺素药物的作用。

第一节　课前阅读

1901 年,日本应用化学家高峰让吉(Takamine Jokichi)从牛的肾上腺组织中成功分离并提纯出一种激素(hormone),并将其命名为肾上腺素(adrenaline)。随后,肾上腺素作为止血剂和血管收缩药物上市,尽管人们尚未充分认识其药理作用,但其一系列的类似物如异丙肾上腺素、NA 等也相继上市。20世纪 40 年代后期,美国药理学家 Raymond P. Ahlquist 揭示了肾上腺素受体的两个亚型,即 α 及 β 型。α 受体主要分布于腺体、皮肤、黏膜及内脏等血管的效应细胞上;β 受体多分布于支气管、冠状动脉及骨骼肌血管等。α 受体亚型主要为 α_1 和 α_2 两种,而 β 受体可分为 β_1、β_2、β_3 3 种亚型。尽管 α、β 亚型被提出,但仍未引起广泛关注。直到 20 世纪 50 年代中期,苏格兰药理学家 James Whyte Black 提出,对于冠心病的治疗,与其增加冠脉流量,不如阻断交感神经,减少心肌的耗氧量,故寻找 β 受体拮抗药就成了治疗冠心病的一个新的方向。1957 年,美国 Lilly 公司开发出异丙肾上腺素的衍生物 3,4 -二氯异丙肾上腺素(dichloroisoproterenol, DCI),这是一个 β 受体拮抗药,但存在较强的内在拟交感活性。1962 年,对 3,4 -二氯异丙肾上腺素进行结构改造:用碳环取代两个氯原子,得到药物丙萘洛尔(pronethalol),其几乎无内在拟交感活性,但其被发现具致癌倾向。1964 年,开发出第一个几乎无内在拟交感活性、也无致癌倾向、至今仍广泛使用的非选择性 β 受体拮抗药普萘洛尔。20 世纪 70~80 年代,β 受体拮抗药得到了迅猛的发展,其中大部分为芳氧丙醇胺类药物,少数为芳基乙醇胺类药物,选择性更强的受体拮抗药如 β_1 受体拮抗药美托洛尔,α_1、β 受体拮抗药拉贝洛尔等药物相继上市,为 β 受体拮抗药的临床应用提供了更广阔的空间。

第二节　肾上腺素受体拮抗药的分类

根据肾上腺素受体拮抗药所拮抗的受体不同,可将其分为以下三类。

一、α 受体拮抗药

(1) α_1、α_2 受体拮抗药:酚妥拉明、酚苄明。

(2) α_1 受体拮抗药:特拉唑嗪、哌唑嗪。

(3) α_2 受体拮抗药:育亨宾。

二、β受体拮抗药

（1）β₁、β₂受体拮抗药：普萘洛尔、噻吗洛尔、吲哚洛尔。

（2）β₁受体拮抗药：阿替洛尔、美托洛尔。

三、α、β受体拮抗药

如拉贝洛尔、卡维地洛。

第三节 α受体拮抗药

α受体拮抗药（α-adrenoceptor antagonists）能选择性地与α受体结合，但其不能激动或较弱激动α受体，通过阻碍去甲肾上腺素能神经递质和拟肾上腺素药物与α受体结合而产生拮抗作用。此类药物可以将肾上腺素的升压作用翻转为降压作用，这种现象被称为"肾上腺素作用的翻转"（adrenaline reversal）。这是因为α受体拮抗药选择性地阻断与血管收缩有关的α₁受体，而与血管扩张有关的β₂受体却不受影响，因此使得肾上腺素舒张血管的作用充分表现出来，导致血压下降。对于主要激动血管α受体的NA，α受体拮抗药只取消或者减弱其升压效应而无"翻转作用"。对于主要激动β受体的异丙肾上腺素，此类药物对其降压效果并无影响，示意图如11-1。

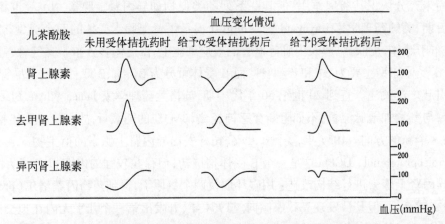

图11-1 肾上腺素受体拮抗药与肾上腺素受体激动药对犬血压调控作用的影响

一、非选择性α受体拮抗药

（一）短效类α₁、α₂受体拮抗药

如酚妥拉明。此类药物通过离子键、氢键及范德瓦耳斯力（又称"范德华力"）的方式与α受体结合，结合较疏松，易于解离，因此其作用时间较短。其可竞争性地与α₁、α₂受体结合，拮抗α受体激动药的作用，使得激动药的量效曲线向右平移，若增加激动药的剂量仍然可以达到最大效应，故其为竞争性α受体拮抗药。

酚妥拉明（phentolamine）

【体内过程】 体内生物利用度较低，口服吸收差，其口服吸收效果仅为注射给药的20%，临床上多采用注射方式给药。肌内注射的作用时间可维持30~45 min；静脉注射后2~5 min起效，$t_{1/2}$为19 min；

口服 30 min 后血药浓度达到峰值,疗效可持续 3~6 h。大多数药物以无活性的代谢产物形式从尿中排泄。

【药理作用】　酚妥拉明竞争性拮抗 α 受体,对 α_1、α_2 受体具有相似的亲和力。

1. 血管与血压　酚妥拉明具有拮抗血管平滑肌 α_1 受体并能直接松弛血管平滑肌的作用,静脉注射可使血管舒张,外周血管阻力降低,血压下降。血压降低程度与机体的交感张力有关,卧位时的降压程度较直立位小。酚妥拉明能使肾上腺素的升压作用翻转为降压作用。

2. 心脏　酚妥拉明可使心脏兴奋,心肌收缩力增强,心率加快,心排出量增加。其兴奋作用:一方面是由于血管扩张使得血压降低,反射性兴奋交感神经而引起;另一方面是通过阻断交感神经末梢突触前膜上的 α_2 受体,进而使 NA 的释放量增加,激动心脏 β_1 受体所导致的。偶致心律失常。另外,酚妥拉明还具有阻滞钾离子通道的作用。

3. 其他　本药可激动 M 受体,兴奋胃肠道平滑肌,该作用可被 M 受体拮抗药阿托品所拮抗;激动 H_1、H_2 受体,使胃酸分泌增加;促进肥大细胞释放组胺。此外,酚妥拉明还能够阻断 5-HT 受体。

【临床应用】

1. 治疗外周血管痉挛性疾病　如肢端动脉痉挛的雷诺综合征、冻伤后遗症、血栓闭塞性脉管炎等。

2. 治疗 NA 静脉滴注导致的局部组织缺血性坏死　NA 发生外漏或者长期过量静脉滴注 NA 时,会导致皮肤缺血苍白、剧烈疼痛。可使用酚妥拉明溶于 10~20 mL 生理盐水做局部皮下浸润注射,以阻断 NA 强烈的 α_1 效应,避免局部组织缺血性坏死。

3. 治疗拟交感胺药物过量导致的高血压与缓解高血压危象　用于治疗由于应用肾上腺素等拟交感胺药物过量导致的高血压,也可用于缓解服用单胺氧化酶抑制剂的同时食用富含酪胺食物或突然停用可乐定出现的高血压危象。

4. 用于治疗顽固性充血性心力衰竭与急性心肌梗死　心力衰竭时,心排出量不足,交感神经张力增加,肺动脉压上升、肺充血,容易导致肺水肿。此时使用酚妥拉明可扩张小动脉与静脉血管,使外周血管阻力降低,显著降低左心室的前后负荷,左心室舒张末期充盈压与肺动脉压降低、心排出量增加,从而改善心功能不全的症状。

5. 抗休克　酚妥拉明可舒张外周血管,降低外周血管阻力,增加心排出量,改善休克状态下机体脏器的血流灌注,解除微循环障碍。同时还能降低肺循环阻力,可有效缓解肺水肿。临床上可与 NA 联用,可对抗 NA 对 α_1 受体强烈的激动效应,以降低血管的收缩程度,同时保留 NA 对心脏 β_1 受体的激动作用,增加心肌收缩力,心排出量增加,从而提高其抗休克疗效的同时减少毒性作用。适用于心源性、感染性以及神经源性休克。

6. 肾上腺嗜铬细胞瘤的鉴别诊断与手术前准备,缓解由于嗜铬细胞瘤大量分泌肾上腺素所引起的高血压与骤发高血压危象　酚妥拉明用于鉴别诊断时,存在引起严重低血压的危险性,曾有致死案例的报道,使用时应特别慎重。

7. 其他　酚妥拉明口服或者直接注射于阴茎海绵体内可诊断和治疗男性勃起功能障碍。

【不良反应】　主要为拮抗 α 受体后易引起心动过速和体位性低血压。静脉给药时也可能引起心绞痛、心律失常,故应用时应静脉滴注或缓慢注射,冠心病患者应慎用。此外,胃肠道平滑肌兴奋易诱发腹痛、腹泻、恶心、呕吐或诱发胃、十二指肠溃疡,故有胃炎、十二指肠溃疡患者慎用。易导致皮肤潮红及瘙痒等。

（二）长效类 α_1、α_2 受体拮抗药

此类药物不与 α 受体激动药竞争同一结合位点,因而又名为非竞争性 α 受体拮抗药。如酚苄明,其与 α 受体以共价键牢固结合,不易解离,因而作用强而持久。

酚苄明（phenoxybenzamine）

【体内过程】 口服吸收率为20%~30%。酚苄明通过静脉给药进入体内后，其分子结构中的氯乙胺基团需被环合形成乙撑亚胺后才能与α受体结合，故起效缓慢，给药1h后血药浓度达到峰值。其脂溶性较高，可蓄积于脂肪组织中后缓慢释放，因而作用较为持久，$t_{1/2}$约为12h，作用可维持3~4天。本药的局部刺激性较大，不适宜肌内注射或皮下注射。主要经肝脏代谢，由胆汁及尿中排泄。

【药理作用】 酚苄明能与α受体以牢固的共价键结合，难以解离。即使应用大量的拟肾上腺素药物，本药的拮抗作用也不会减弱或解除，只有酚苄明在体内被完全代谢清除后，其作用才会消失，因而作用强大且持久。酚苄明对α_1、α_2受体均有拮抗作用，能使血管舒张，外周阻力下降，血压降低。本药的作用强度与交感神经的兴奋程度有关。酚苄明对静卧的正常人的降压作用不明显，但当交感神经的兴奋程度上升，代偿性交感性血管收缩，如直立或血容量减少时，就会引起血压显著地下降。由于血压下降继而产生反射作用，引起心率加快，心排出量增加，再加上酚苄明阻断了突触前膜的α_2受体，促进了NA的释放，同时还抑制了摄取1、摄取2，使心率加快作用更加明显。除了拮抗α受体的作用之外，在应用较大剂量时，酚苄明还具有抗5-HT和抗组胺的作用。

【临床应用】

1. 治疗外周血管痉挛性疾病　因作用强大且持久，与酚妥拉明等短效药物相比，其治疗效果更好。

2. 抗休克　主要适用于治疗感染性休克，但因起效时间较为缓慢，其疗效不如酚妥拉明。

3. 治疗肾上腺嗜铬细胞瘤及其术前准备　用于治疗不宜手术或恶性肾上腺嗜铬细胞瘤患者，或嗜铬细胞瘤的术前准备，可持续用药。

4. 治疗良性前列腺增生　可显著改善由于前列腺增生所引起的阻塞性排尿困难等症状，其可能与阻断前列腺和膀胱底部的α受体有关。

【不良反应】 常见直立性低血压、反射性心动过速、心律失常及心悸、鼻塞等；口服给药时可致恶心、呕吐、口干、乏力、嗜睡等。用于治疗休克或者静脉注射时必须缓慢给药，同时给予密切监护。

二、选择性 α_1 受体拮抗药

选择性α_1受体拮抗药对α_1受体有较高的选择性拮抗作用，该类药物对去甲肾上腺素能神经末梢突触前膜的α_2受体几乎无作用，对α_1受体的亲和力较α_2受体高近1000倍。因而，在拮抗拟肾上腺素药物的升压作用时，并不会促进神经末梢释放NA，在降压的同时，引起心率过速的副作用较轻。

哌唑嗪（prazosin）

【体内过程】 口服吸收较好，生物利用度为50%~70%，用药后1~3h后血药浓度达到峰值，$t_{1/2}$一般为2~3h，药物作用时间持续4~6h，血浆蛋白结合率可达95%。药物主要经肝脏代谢，少数以原形经肾排出。

【药理作用】 哌唑嗪对小动脉及静脉上α_1受体具有选择性拮抗作用，可使血管扩张，外周血管阻力降低，回心血量减少，血压降低。因其在正常剂量范围内对α_2受体无影响，不会促进NA的释放，在起到降压疗效的同时较少引起心率加速。因其使容量血管与阻力血管扩张，能降低心脏前、后负荷的作用，可用于心力衰竭患者的治疗。此外，哌唑嗪还可拮抗膀胱颈部、前列腺及尿道上的α_1受体，能有效改善由于前列腺增生引起排尿困难症状。

【临床应用】 主要用于治疗轻、中度高血压，改善良性前列腺增生患者尿道阻塞、排尿困难等症状，还可用于抗充血性心力衰竭。

【不良反应】　首次服用在 30~90 min 内易引起直立性低血压,出现心悸、眩晕、晕厥等症状,即"首剂效应",对血容量小及老年患者更易出现该效应。常见不良反应还有口干、肠胃不适、鼻充血等,偶见头疼、皮疹。

特拉唑嗪(terazosin)

其与哌唑嗪具有相似的化学结构,但治疗作用较哌唑嗪弱。口服生物利用度高,可达 90% 以上,给药 1~3 h 后血药浓度达到峰值,$t_{1/2}$ 约为 11 h,作用效果可维持 18 h 以上,临床上多用于治疗心功能不全及高血压。特拉唑嗪的不良反应与哌唑嗪相似,但其首剂效应极微弱。

坦洛新(tamsulosin)

坦洛新的生物利用度高,$t_{1/2}$ 一般为 9~15 h,其对主要存在于前列腺中的 α_{1A} 受体的拮抗作用显著强于 α_{1B} 受体(主要存在于血管),故对良性前列腺增生有较好治疗效果,对心率、血压则无明显作用。

三、选择性 α_2 受体拮抗药

育亨宾(yohimbine)

对中枢、外周的 α_2 受体具有强的选择性、竞争性拮抗作用。在交感神经系统中 α_2 受体起着重要的介导作用,当突触前膜 α_2 受体被阻断时,会促使去甲肾上腺素能神经末梢释放 NA,使得交感神经张力增加,进而导致心率加快,血压升高。育亨宾还具有拮抗 5-HT 作用。因其作用复杂,多作为实验研究的工具药使用,也可用于治疗糖尿病患者的神经病变及男性性功能障碍。

第四节　β 受体拮抗药

β 受体拮抗药(β-adrenoceptor antagonists)能通过阻断多种靶器官 β 受体,竞争性拮抗去甲肾上腺素能神经递质或拟肾上腺素药物对 β 受体的激动作用。本类药物是竞争性受体拮抗药,可使激动药量效曲线平行右移。根据该类药物对 β 受体的选择性,可将其分为非选择性 β_1、β_2 受体拮抗药及选择性 β_1 受体拮抗药。另外,部分 β 受体拮抗药还存在内在拟交感活性,故又可将其分为有内在拟交感活性与无内在拟交感活性两大类。

【体内过程】　由于受药物脂溶性与首过消除的影响,本类药物的生物利用度个体差异较大。部分药物脂溶性较高,口服吸收效果好,但由于首过消除效应明显,其生物利用度较低,如普萘洛尔、美托洛尔;而阿替洛尔、吲哚洛尔等的首过消除较少,其生物利用度较高,但其水溶性较高,口服吸收较差。由于个体差异较大,临床应用时应注重剂量个性化,使用时剂量先由小到大,选择适合患者的剂量。β 受体拮抗药进入血液循环后可迅速分布到机体各组织,脂溶性高且血浆蛋白结合率低的药物分布容积较大。此类药物的排泄也与脂溶性大小相关,脂溶性较高的药物主要在肝脏代谢,少量以原形经肾脏排泄,脂溶性较小的药物多以原形随尿排出。具体见表 11-1。

表 11-1　β 受体拮抗药分类及其主要药理学特性

分　类		脂溶性	内在拟交感活性	膜稳定作用	首过消除(%)	口服生物利用度(%)	首过消除消除半衰期(h)	消除器官
非选择性β受体拮抗药	普萘洛尔	高	-	++	60~70	30	3~5	肝
	吲哚洛尔	中	++	+	10~20	90	3~4	肝、肾
	纳多洛尔	低	-	-	0	30~40	14~24	肾
	噻吗洛尔	中	-	-	25~30	75	3~5	肝

续　表

分　类		脂溶性	内在拟交感活性	膜稳定作用	首过消除（%）	口服生物利用度（%）	首过消除消除半衰期（h）	消除器官
选择性β₁受体拮抗药	阿替洛尔	低	－	－	0~10	40	5~8	肾
	美托洛尔	中	－	+/-	25~60	50	3~4	肝

【药理作用】

1. 对β受体的阻断作用

（1）心血管系统：整体情况下，β受体拮抗药的作用与支配机体的交感神经张力及对β受体亚型的选择性有关。如对于处于静息状态的正常人，此类药物的心脏作用较弱，但当处于运动、情绪激动或病理状态时，心脏的交感神经张力增加，其拮抗心脏β受体的作用显著增强，主要表现为心肌收缩力减弱，心率减慢，心输出量减少及心肌耗氧量降低、血压微降等症状。此外，β受体拮抗药还具有延缓心房与房室结的传导，延长房室结的有效不应期，从而延长心电图的 P－R 间期的作用。由于心脏功能受到抑制，短期使用该类药物能反射性兴奋外周交感神经，使外周血管收缩，外周阻力增加。同时，此类药物阻断血管平滑肌β₂受体，进一步导致各器官血管收缩（除脑血管外），引起肝、肾、骨骼肌及冠状血管等血流量减少。具有内在拟交感活性的β受体拮抗药，如吲哚洛尔，由于激动β₂受体，可增加外周动脉血流量。β受体拮抗药对正常人的血压几乎无影响，而其对高血压患者则具有降压疗效，其降压机制复杂，可能涉及药物对多种系统β受体阻断的综合结果。

（2）支气管平滑肌：当支气管平滑肌上的β₂受体被阻断时，支气管平滑肌收缩致呼吸道阻力增大。虽然该作用对正常人的影响较弱，但对慢性阻塞性肺疾病或支气管哮喘患者，则存在诱发或加重哮喘的风险，严重时会危及生命，此类患者可考虑应用对呼吸道阻力影响较小的选择性β₁受体拮抗药，但仍需谨慎用药密切观察。

（3）肾素：β受体拮抗药可以通过阻断肾小球旁器细胞β₁受体，抑制肾素释放，从而起到降低肾素-血管紧张素-醛固酮系统（renin-angiotensin-aldosterone system，RAAS）对机体血压的调节作用。这也是β受体拮抗药降压作用的机制之一。

（4）眼：部分β受体拮抗药（如噻吗洛尔）可阻断睫状体上的β受体，减少 cAMP 生成，使房水生成减少，使眼内压降低，治疗青光眼。

（5）代谢

1）糖代谢：肝糖原的分解与激动α₁和β₂受体有关，儿茶酚胺可在低血糖时促进肝糖原分解，动员葡萄糖。当β受体拮抗药和α受体拮抗药合用后，α、β受体同时被阻断，肾上腺素升高血糖作用会被拮抗。β受体拮抗药普萘洛尔单用时，对正常人的血糖水平无影响，对胰岛素的降糖作用也无影响，但会延缓应用胰岛素后血糖的恢复，可能与其抑制了低血糖引起的儿茶酚胺释放所致的糖原分解有关。

2）脂肪代谢：脂肪的分解与β₁、β₃受体有关，目前已有研究表明脂肪细胞中的β₃受体介导脂肪的分解。非选择性β受体拮抗药增加血浆中极低密度脂蛋白（very low-density lipoprotein，VLDL）水平，略升高血浆中甘油三酯（triglyceride，TG）水平，减少脂肪组织释放游离脂肪酸，降低高密度脂蛋白（high-density lipoprotein，HDL）水平，而低密度脂蛋白（low density lipoprotein，LDL）浓度基本无变化，导致HDL/LDL降低，增加冠状动脉粥样硬化性心脏病危险。而选择性β₁受体拮抗药对脂肪代谢影响较小。

3）当甲状腺功能亢进时，β受体拮抗药会抑制甲状腺素（thyroxine，Thx；又称四碘甲腺原氨酸，T₄）

向三碘甲状腺原氨酸(triiodothyronine，T_3)转变的过程,同时还能对抗机体对儿茶酚胺的敏感度增加,从而起到缓解甲状腺功能亢进症状的作用。

2. 内在拟交感活性　　少数β受体拮抗药除具有拮抗β受体的作用之外,亦可对β受体产生部分激动的作用,称为内在拟交感活性(intrinsic sympathomimetic activity，ISA)。通常这一作用较弱,常被其β受体阻断作用所掩盖,表现为β受体拮抗作用。但当体内儿茶酚胺耗竭时,具有内在拟交感活性的药物的β受体阻断作用无法发挥时,其激动β受体的作用就会表现出来,出现心脏兴奋、心率加速、心排出量增加、支气管扩张等症状。内在拟交感活性作用较强的药物其抑制心肌收缩力、减慢心率及收缩支气管的作用比不具有内在拟交感活性的药物弱。

3. 膜稳定作用　　部分β受体拮抗药可降低细胞膜对离子的通透性而产生局部麻醉作用与奎尼丁样作用,称为膜稳定作用(membrane-stabilizing activity)。对离体心肌细胞产生膜稳定作用,所需的药物浓度要比临床有效血药浓度高几十倍。对于不具有膜稳定作用的β受体拮抗药仍可缓解心律失常,因此一般认为使用临床常用量时,膜稳定作用基本无临床意义。

4. 其他　　研究表明,普萘洛尔具有抗血小板聚集作用,该作用可能与膜稳定作用有关。

【临床应用】

1. 心律失常　　对多种原因引起的室上性和室性心律失常均有效,特别是对由紧张、情绪激动、运动等所致的快速型心律失常或因强心苷中毒、心肌缺血等引起的心律失常疗效佳。

2. 充血性心力衰竭　　由于β受体拮抗药可改善心脏功能、缓解心脏损害,抑制肾素等所致的血管收缩,同时上调β受体,提高机体对儿茶酚胺的敏感性,对扩张型心肌病所致的心力衰竭具有明显的治疗效果。

3. 高血压　　作为抗高血压的基础药物之一,广泛用于各种程度的高血压。β受体拮抗药单独用药或者联合利尿药、钙通道阻滞药,能有效控制血压,患者耐受性良好。

4. 心绞痛与心肌梗死　　对心绞痛疗效显著,可减少心绞痛发作次数和减轻严重程度。对心肌梗死,早期应用普萘洛尔、美托洛尔和噻吗洛尔等均可以降低心肌梗死患者的复发率和猝死率。

5. 甲状腺功能亢进　　普萘洛尔等可作为甲状腺功能亢进和甲状腺危象时的辅助治疗药物,在改善甲状腺功能亢进引起的心率加快、心肌收缩力增强、激动不安等症状的同时还能减少甲状腺激素的分泌。

6. 青光眼　　噻吗洛尔局部应用可治疗原发性开角型青光眼。

7. 其他　　临床上还使用β受体拮抗药治疗偏头痛、酒精中毒及原发性肌肉震颤等。

【不良反应】　常见不良反应有恶心、呕吐及轻度腹泻等消化道症状,偶见血小板减少与过敏性皮疹等,用药不当时可能会导致严重不良反应。主要包括:

1. 心血管反应　　心脏β受体被阻断后会抑制心脏功能。由于交感神经在心脏活动中占优势,心功能不全、房室传导阻滞及窦性心动过缓的患者对此类药物敏感性升高,服用后会使病情加剧,严重者出现肺水肿、重度心功能不全,甚至心脏骤停等后果。而具有内在拟交感活性作用的药物则较少出现抑制心脏功能的现象。当血管平滑肌β_2受体被阻断后,会引起外周血管收缩甚至痉挛,进而出现四肢发冷、皮肤苍白或发绀,出现间歇跛行或雷诺症状等,严重时会导致脚趾溃烂、坏死。

2. 诱发或加剧支气管哮喘　　非选择性β受体拮抗药拮抗支气管平滑肌β_2受体,这会导致支气管平滑肌收缩而增加呼吸阻力,进而诱发或加剧哮喘。选择性β_1受体拮抗药及具有内在拟交感活性的药物一般较少引起此不良反应,但对于哮喘患者仍应该尽量避免使用。

3. 中枢神经系统　　少数患者出现疲劳、抑郁、噩梦、失眠等症状。

4. 反跳现象 长期应用 β 受体拮抗药的患者若突然停药,会使原有病情加重,出现血压上升、心绞痛发作频率增加和严重心律失常等症状,患者心肌梗死或猝死的危险性增加。这与长期用药的患者体内受体向上调节有关。所以,长期应用 β 受体拮抗药的患者在病情得到有效控制后,停药前应该缓慢减少剂量直至停药。

5. 其他 少数患者出现低血糖症状,对于糖尿病患者同时应用降血糖药与 β 受体拮抗药,可加强降糖效果,同时掩盖出汗、心悸等低血糖症状,导致严重后果。长期用药会出现自身免疫反应,偶见眼－皮肤黏膜综合征。

因此,患有窦性心动过缓、重度房室传导阻滞、严重左室心功能不全及支气管哮喘患者应禁用。慎用于心肌梗死患者与肝功能不良患者。

一、非选择性 β 受体拮抗药

普萘洛尔(propranolol)

典型的非选择性 β 受体拮抗药,临床上使用的是等量左旋和右旋异构体的消旋品,但其中仅左旋体具有拮抗 β 受体的作用。

【体内过程】 普萘洛尔的脂溶性高,口服吸收率>90%,但由于首过消除率高达 60%~70%,其生物利用度仅为 30%,且个体差异较大。服用同等剂量的普萘洛尔,进入体循环后血浆药物浓度差异可达到 25 倍,因此临床上使用时需从小剂量开始,缓慢增加至适宜剂量。普萘洛尔的血浆蛋白结合率约为 93%,易通过血脑屏障与胎盘屏障。普萘洛尔主要经肝脏代谢为 4－羟基普萘洛尔,该代谢物仍具有阻断 β 受体的作用。大剂量或长期给药使得肝脏的代谢能力饱和时,其生物利用度会有所提高。口服后 1~3 h 血药浓度达到峰值,$t_{1/2}$ 一般为 3~5 h,而老年人由于肝功能减退,$t_{1/2}$ 会延长。代谢产物主要通过尿液排出。

【药理作用】 普萘洛尔具有较强的拮抗 β 受体的作用,且对 β_1、β_2 受体的选择性较低,且无内在拟交感活性,具有膜稳定作用。用药后可使心肌收缩力减弱,心率减慢,心排出量减少及心肌耗氧量明显降低,使高血压患者血压降低等。

【临床应用】 临床上主要用于治疗高血压、心律失常、心绞痛和甲状腺功能亢进等,还可用于治疗肌肉震颤、焦虑症,预防偏头痛等。

纳多洛尔(nadolol)

纳多洛尔对 β_1、β_2 受体具有相似的亲和力,不具有内在拟交感活性和膜稳定作用。口服吸收率较低,生物利用度约为 35%,$t_{1/2}$ 较长,每天给药 1 次即可,服药 2~4 h 后血药浓度达峰值,药物作用强度约为普萘洛尔的 6 倍,其他作用与普萘洛尔相似。纳多洛尔在体内代谢不完全,主要以原形经肾脏排出。但肾功能不全时会在体内蓄积,用药时应注意适当减少剂量。

噻吗洛尔(timolol)

噻吗洛尔属于强效的非选择性 β 受体拮抗药,不具有内在拟交感活性和膜稳定作用。口服吸收效果良好,$t_{1/2}$ 约为 4 h。药物部分经肝脏代谢,少量以原形由肾排泄。滴眼或口服均有减少房水生成,降低眼压的作用。局部用药治疗青光眼时,对药物较为敏感的患者吸收后可能会引起哮喘或充血性心力衰竭等不良反应。0.1%~0.5%噻吗洛尔溶液与 1%~4%毛果芸香碱溶液相比,两者疗效相近,但噻吗洛尔没有缩瞳和调节痉挛等不良反应。

吲哚洛尔（pindolol）

吲哚洛尔具有较强的内在拟交感活性及较弱的膜稳定作用。药理作用与普萘洛尔相似，但其作用强度是普萘洛尔的 $6\sim15$ 倍，主要表现为激动 β_2 受体方面，由此产生舒张血管作用有利于高血压的治疗。口服吸收较完全，生物利用度约为 90%。半数药物在肝脏中代谢，代谢产物与药物原形随尿排出，少数药物也可随乳汁排出，所以哺乳期妇女应慎用。

二、选择性 β_1 受体拮抗药

美托洛尔（metoprolol）

美托洛尔可选择性阻断 β_1 受体，对 β_2 受体的影响很小，虽增加呼吸阻力的副作用较小，但仍应慎用于哮喘患者，无内在拟交感活性。口服吸收率高，可达 95%，生物利用度为 40%$\sim$50%，口服 $1.5\sim2$ h 后血药浓度达峰值，$t_{1/2}$ 一般为 $3\sim4$ h，血药浓度个体差异较大，可达 17 倍，药物的血浆蛋白结合率仅约为 12%。美托洛尔具有亲脂性，主要在肝中代谢，少量药物原形与代谢物经肾脏排出。临床上口服用于治疗各型高血压、心律失常、心绞痛等，静脉给药可用于治疗室上性快速型心律失常、预防与治疗心肌缺血及急性心肌梗死的早期治疗。禁用于有房室传导阻滞、心率减慢及严重心力衰竭的急性心肌梗死患者。

阿替洛尔（atenolol）

阿替洛尔属于选择性 β_1 受体拮抗药，没有内在拟交感活性与膜稳定作用。阿替洛尔口服吸收率约为 50%，生物利用度约为 40%，用药 $2\sim3$ h 后血药浓度达峰值，$t_{1/2}$ 一般为 $5\sim8$ h。药物血浆蛋白结合率较低，一般为 5%$\sim$10%，脂溶性低，不易通过血脑屏障。药物主要以原形经肾脏排泄，对于肾功能不全患者，$t_{1/2}$ 显著延长，需适当调整剂量。临床上主要用于治疗高血压、心绞痛、心肌梗死、心律失常及甲状腺功能亢进症等。

第五节　α、β 受体拮抗药

拉贝洛尔（labetalol）

【体内过程】　口服吸收迅速，用药后一般为 $1\sim2$ h 血药浓度达峰值，$t_{1/2}$ 为 $5\sim8$ h，药物的血浆蛋白结合率约为 50%，多数药物在肝脏中代谢，代谢产物及部分原形药物由肾脏排出。

【药理作用】　由于拉贝洛尔化学结构的特殊性，是具有两个化学中心，4 种非对映异构体的消旋混合物，各异构体的相对活性不同，对 α、β 受体的拮抗作用也各不相同，故其药理作用较为复杂。拉贝洛尔的选择性不强，可阻断 α、β 受体，但对 β 受体的阻断作用较 α 受体阻断作用强 $5\sim10$ 倍，对 β 受体的阻断作用是普萘洛尔的 1/2.5。拉贝洛尔对 β_2 受体有内在拟交感活性，并抑制 NA，可扩张血管，使肾脏血流量增加，应用较大剂量时也会产生膜稳定作用。由于拉贝洛尔可阻断 α_1 受体导致血管舒张，血压下降，直立时的降压作用较卧位状态更加显著。

【临床应用】　口服可用于治疗中、重度高血压和心绞痛，静脉给药多用于治疗高血压危象。此外，还可用于治疗嗜铬细胞瘤危象及可乐定等药物的停药综合征。

【不良反应】　不良反应常见恶心、眩晕、乏力等，偶见精神抑郁、头疼及便秘等，禁用于支气管哮喘与心功能不全患者。

卡维地洛（carvedilol）

卡维地洛口服易吸收，但首过消除较显著，生物利用度一般为 25%～35%，食物会使药物吸收减慢，但不影响其生物利用度。血浆蛋白结合率高达 98%，血浆 $t_{1/2}$ 为 6～10 h，大多数药物经肝脏代谢后由粪便排出，约 16% 随尿液排出。卡维地洛可阻断 α、β_1、β_2 受体，其阻断 β 受体的作用是 α 受体阻断作用的 10 倍，无内在拟交感活性，有膜稳定作用。卡维地洛可拮抗突触后膜上的 α_1 受体，使血管舒张，降低外周血管阻力，同时抑制肾素分泌，从而起到降低血压的作用。临床上主要用于治疗轻、中度原发性高血压及心绞痛等，可有效改善充血性心力衰竭患者症状，提高生存率。肝功能不全者、哮喘患者禁用。

阿罗洛尔（arotinolol）

β 受体拮抗药在心血管疾病中的应用

口服阿罗洛尔约 2 h 后血药浓度达到峰值，$t_{1/2}$ 约为 10 h，连续用药在体内无蓄积性，部分代谢产物仍具有药理活性，可经粪便及肾排泄。阿罗洛尔对 α 受体的阻断作用明显强于 β 受体。此药可降低心肌收缩力，减慢心率，减少心排出量，临床上用于治疗高血压、心绞痛、室上性心动过速及原发性震颤等，可有效提高高血压并冠心病患者的生存率。对于长期用药患者需定期监测其心、肾、肝脏功能，若出现低血压或心动过缓应及时减量或停药。

（李琳）

第十二章 案例学习
Chapter 12 Case study

Case 1

A 51 year-old man presents to the emergency department due to acute difficulty in breathing. The patient is afebrile and normotensive but anxious, tachycardic, and markedly tachypneic. Auscultation of the chest reveals diffuse wheezes. The physician provisionally makes the diagnosis of bronchial asthma. A normal chest X-ray is subsequently obtained, and the medical history is remarkable only for mild hypertension that is being treated with propranolol.

Questions?

A. Would there be a causal relationship between the patient's symptom of asthma and the drug he is taking?

B. How to treat the patient to relieve his breathing difficulties?

C. Within the adrenoceptor-blockers, which kinds of drug would you select for the treatment of mild hypertension in this patient?

Case 2

Sun, an 8 year-old boy, played in the wilderness. He saw many fruits growing on a tree. He then picked and ate several fruits. After a short while, he felt a burning thirsty and asked drink from the neighbor, who gave him a glass of soy milk. He then emptied the glass at a draught. In half an hour, his mother came back and saw the boy lean on the wall with red swollen face and lip. He stared straight ahead. When the mother took the boy home, the boy staggered like a drunkard, walked a few steps and felt down to the ground. His hands and feet trembled. His mouth opened and shut frequently and gradually lost consciousness. Four hours later, the boy was sent to the hospital. Physical examination found that the boy was in a semi-conscious state with irregular limbs twitch. The skin was flushing, hot and dry when touching. His eyes had conjunctival congestion. His pupils were dilated and did not react to the light. His patellar reflex was hyperreflexia. The vital signs are as following: Body temperature was 38 ℃. Pulse was 130 bpm. Respiration was 20/min. Blood pressure was 100/60 mmHg.

Questions?

A: What are the main symptoms and signs of the boy? What is the diagnosis?

B: What drug would you choose to control the symptoms and signs of the boy? And why?

(Judith Strawbridge)

【参考文献】

曹永孝. 药理学教程[M]. 6 版. 北京：高等教育出版社,2015.

国家卫生计生委合理用药专家委员会,中国药师协会. 冠心病合理用药指南(第 2 版)[J]. 中国医学前沿杂志(电子版),2018,10(6)：7-136.

侯立朝,朱萧玲,熊利泽,等. 间羟胺对感染性休克患者血压和肾脏功能的影响[J]. 心脏杂志,2007(6)：709-712.

罗启剑,俞一心,俞素珍. 单胺氧化酶抑制药的药物相互作用[J]. 医药导报,2002(9)：593-595.

颜光美. 药理学[M]. 3 版. 北京：高等教育出版社,2018.

杨宝峰. 药理学[M]. 9 版. 北京：人民卫生出版社,2018.

余健民,熊永华,胡建新. β_2-受体激动剂的新进展和临床评价[J]. 药品评价,2005(5)：10-17.

Bertram G. Katzung. Basic and Clinical Pharmacology [M]. 14th Edition. Manhattan：McGraw-Hill Education, 2018.

Laurence L. Brunton, Randa Hilal-Dandan, BjÖrn C. Knollmann, et al. Goodman & Gilman's the Pharmacological Basis of Therapeutics[M]. 13th Edition. Manhattan：McGraw-Hill Education, 2018.

第二篇授课视频　　第二篇授课PPT

第三篇 中枢神经系统药理学

Section 3

Drugs Affecting Central Nervous System

中枢神经系统(central nervous system，CNS)由脑和脊髓组成，其结构和功能远较外周神经系统和其他组织器官复杂，在人体生命活动的生理功能调节中起主导和协调作用。神经元是 CNS 的基本结构和功能单位，神经元之间形成多种形式的突触联系和复杂的神经环路，神经元通过合成、储存和释放多种神经递质传递信息，激活相应受体、离子通道和胞内的信号级联反应，介导复杂而精细的功能调节。近年来，发现神经胶质细胞对神经元和神经系统功能也有广泛的调控和影响。目前临床使用的作用于 CNS 的药物大多通过影响 CNS 的功能，产生相应的中枢作用，其中一些药理作用被用于疾病的临床治疗，而有些则成为不良反应的基础，甚至产生生理和(或)精神依赖性而造成严重的社会问题。

本篇主要包括介绍 CNS 的结构/功能和 CNS 药理学的特点，以及针对不同 CNS 疾病主要病理机制，系统介绍麻醉药、镇静催眠药、治疗中枢神经系统退行性疾病的药物、抗癫痫与抗惊厥药、抗精神分裂药、抗躁狂药、抗抑郁药及阿片类镇痛药等的主要药理作用、作用靶点及机制、临床应用和不良反应等。这些作用于 CNS 的多数药物主要通过影响中枢突触传递的不同环节(如影响递质合成、储存、释放和灭活过程、激动或拮抗受体功能及调控受体后的信号转导等)而引起相应的功能变化，少数药物如全麻药等通过作用于胞膜的非特异性机制而发挥作用，但此类药物的非受体介导作用仍可导致突触传递功能的改变。本篇多数药物发挥临床疗效的确切作用机制尚不完全清楚，这主要源于 CNS 疾病的病因和发病机制复杂而缺乏足够的认识。近几十年来，随着神经科学、分子生物学和药理学的发展和新技术的应用，极大地促进了 CNS 药理学研究的进展。反过来，阐明具有明确临床疗效的药物的作用机制，有助于阐明相关疾病的发病机制，如经典抗精神病药物作用于 DA 受体的研究成果为认识精神分裂症的病理学机制提供了重要的依据，以及 γ-氨基丁酸(γ-aminobutyric acid，GABA)受体激动剂或拮抗药的药理作用的认识促进了人类对睡眠障碍、焦虑和癫痫等疾病病理学的认识。此外，作用于 CNS 的药物亦是研究 CNS 功能的重要工具药，对探索人类高级生命活动的规律具有重要的推动意义。

第十三章 中枢神经系统药理学概述

Chapter 13 Introduction to Central Nervous System pharmacology

人体生命活动受神经和体液（内分泌）的双重调节，中枢神经系统（central nervous system，CNS）起主导作用并协调两大系统的功能，以维持内环境的稳定和对环境变化做出反应。神经元是行使 CNS 功能的主要细胞类型，通过释放多种神经递质传递信号，相互连接，构成复杂的神经网络。虽然神经胶质细胞不直接参与神经功能的行使，但其对神经元的影响是广泛而复杂的，对神经元正常功能的维持不可或缺。一旦神经胶质细胞发生异常，也会影响神经元的信号传递，造成疾病发生。作用于 CNS 的药物可通过多种途径影响突触信号传递，产生效应，如直接作用于受体，或者影响递质的生化过程，抑或影响受体后信号转导，最终对 CNS 产生兴奋或抑制作用。兴奋效应可表现为不安、欣快、失眠、幻觉或妄想、躁狂、惊厥；抑制作用则表现为镇静、睡眠、抑郁、麻醉甚至昏迷等。

第一节 课前阅读

中枢神经系统包括脑和脊髓，神经组织主要有神经细胞（nerve cell）和神经胶质细胞（neuroglial cell，neuroglia）构成。

一、神经细胞

神经细胞又称神经元（neuron），人脑内至少有 1 000 亿个神经元，是神经系统的功能单位，其通过突触传递，整合电信号及化学信息，部分神经元尚具有内分泌和（或）旁分泌功能，从而与内分泌系统之间构成有机联系。典型的神经元由细胞体（cellbody）、轴突（axon）和树突（dendrite）三部分构成，细胞核和细胞生命活动所需要的细胞器大部分存在于细胞体内。微管、微丝和神经细丝共同组成神经元的细胞骨架，支持延长的树突和轴突，调节神经元形状，同时参与神经元内物质的运输。神经元代谢非常旺盛，需要大量合成蛋白质，同时，其能量消耗巨大，因而通过氧化磷酸化产生能量的线粒体数量众多，且广泛分布于胞体、轴突和树突内。

二、神经胶质细胞

神经胶质细胞是 CNS 中含量最多的细胞类型，数量为神经元的 10~50 倍。根据形态和功能，其可分为星形胶质细胞（astrocyte）、少突胶质细胞（oligodendrocyte）、小胶质细胞（microglia）、室管膜（ependymal）细胞等。神经胶质细胞的主要功能是营养、支持神经元并起绝缘作用，维持神经组织内环境的稳定，同时在神经系统发育过程中引导神经元走向，并通过摄取作用参与递质的灭活。现有研究证实，尽管神经系统的功能主要由神经元行使，但神经胶质细胞的功能状态对于神经元的存活、信息的传递与整合、突触可塑性调节、脑疾病的发生与发展及转归起着至关重要的作用，正逐渐成为研发重大脑疾病有效治疗药物的重要靶标，有望成为临床治疗学的突破口。

三、神经环路

神经系统的功能通过神经元行使,而神经元之间并非简单的一对一联系,而是通过不同神经元组成各种神经环路(neuronal circuit),对大量繁杂信息进行处理和整合,综合调节神经功能。突触传递是神经元之间进行信息传递作用主要方式。一个神经元的树突或胞体能够接受来自一个或多个神经元的许多轴突末梢,形成多突触联系,同时一个神经元也可以与多个神经元建立突触联系,使信息放大。这种多信息影响同一个神经元的调节方式称为聚合。一个神经元影响多个神经元的调节方式称为辐散。聚合与辐散的调节方式在神经环路中广泛存在,通过时空模式的叠加,构成复杂的生物神经网络,使信息处理更为精细,神经调节更加准确、协调。

CNS 内有大量胞体较小、突起较短的神经元,不直接支配效应机制,但联系着不同的功能神经元,这种神经元即中间神经元,其数目占神经元总数的 99%。通过这些中间神经元,组成了脑内各核团间或核团内的局部神经环路。神经环路的多样性决定了 CNS 活动的复杂性,而中间神经元又与各种长投射系统的神经元建立联系,是组成复杂、多形式的局部神经环路必不可少的部分,对信息进行深加工并不断对传递的信息进行调制。由此可见,中间神经元在 CNS 的作用不可或缺,也越来越受到重视。尽管中间神经元在不同神经环路的基本处理形式很相似,但调节具体行为时的重要性则不可同日而语,加之各环路之间复杂的相互作用,使得中间神经元作用的研究受诸多因素影响,其调节作用亦呈错综复杂的表现。

四、中枢神经系统的信号传递

神经元是体内重要的可兴奋细胞,是神经系统传递信息的主要载体,其兴奋后产生动作电位并向远处传播,电压门控性离子通道在神经元电反应过程中起核心作用,其中,电压门控钠离子通道大多分布于轴突始段和轴突区域,开放时产生快速动作电位,将信号从细胞体传导至神经末梢。电压门控钙离子通道和钾离子通道则在细胞体、树突和轴突始段广泛分布,参与神经元放电的调控。例如,神经元细胞膜去极化时促使部分钾离子通道开放,钾离子外流,阻止神经元的进一步去极化。而配体门控离子通道则对膜电位变化不敏感,主要参与神经系统快速突触传递过程。

神经元的主要功能是传递信息,突触(synapse)是进行信息传递的主要结构,根据突触传递(synaptic transmission)的方式及结构特点,突触分为电突触、化学性突触和混合性突触。电突触主要存在于低等脊椎动物和无脊椎动物如鱼类和两栖类,哺乳动物脑内几乎所有的突触都是化学性突触,是 CNS 中最重要的信息传递结构,只有少部分脑区存在电突触联系,在神经元同步去极化过程中发挥重要作用,但电突触不是药物作用的重要靶点。突触由突触前结构、突触间隙和突触后结构组成。

化学性突触传递的过程包括神经递质的合成和贮存、突触前膜去极化触发胞外钙内流引起递质释放、递质与突触后膜受体结合引发生物学效应、释放后的递质消除及囊泡的再循环。神经递质合成后进入囊泡中贮存起来,静息情况下,囊泡通过突触蛋白Ⅰ(synapsin Ⅰ)固定在细胞骨架——微管或长丝上。当突触前神经元兴奋时,突触前膜去极化,触发电压依赖性钙通道开放,胞外钙内流,胞内游离钙升高并与钙调素结合,激活钙调蛋白依赖性蛋白激酶(calmodulin-dependent protein rinase, CaMK),使蛋白激酶 B(protein kinase B, PKB)磷酸化,进一步磷酸化囊泡膜上的突触蛋白Ⅰ,促使囊泡从固定点脱落。在大量突触蛋白的作用下,囊泡到达突触前膜活动区并与之融合(fusion),形成裂孔,将囊泡内递质一次性释放到突触间隙中,即量子化释放过程。释放的神经递质弥散至突触后膜并结合相应的受体或作用于离子通道,触发一系列突触后效应,最终完成突触间信息传递。

神经递质的释放受到多种因素影响,抑制钙离子内流或阻断其对钙调激酶系统的作用均能调节递质的释放。同时,突触前膜受体可被释放的神经递质激动,对其自身的释放起反馈调控作用。释放的神经递质需要迅速消除而终止其作用,以保证信息传递效率和调控的精密性。递质消除的方式主要有两种:一是在突触间隙中的直接酶解作用,如 ACh 即通过突触间隙中 AChE 的水解消除;二是再摄取,如 NA 即通过再摄取,从突触间隙中消除;另有极少部分递质进入血液循环后经酶降解消除。再摄取机制是大多数神经递质消除的主要形式。

神经信息传递并非绝对单向的,现有研究证实,信息既可从突触前传递到突触后,也可逆向传递。腺苷、三磷酸腺苷(adenosine triphosphate, ATP)、一氧化氮(nitric oxide, NO)、花生四烯酸、血小板活化因子等均可作为逆行信使分子,对突触前传来的信息做出反应并逆行弥散至突触前膜,影响突触前神经元的活动,调节递质的合成与释放。

第二节　中枢神经递质与受体

突触前膜能释放多种神经活性物质,根据它们在神经信号传导中的作用,这些活性物质可分为神经递质(neurotransmitter)、神经调质(neuromodulator)和神经激素(neurohormone)。神经递质是指由神经末梢释放,作用于突触后膜受体,产生特定生理效应的生物活性物质。经典神经递质必须符合以下几个条件:在突触前神经元内有合成递质的前体物质并具有合成该化学物质的酶系统;递质在神经末梢内合成后,贮存在囊泡(vesicle)内,以防被胞质内的其他酶所破坏;当神经冲动到来时,囊泡内的递质自突触前膜释放入突触间隙;递质通过突触间隙作用于突触后膜上的特异受体产生生理效应;神经递质的作用应迅速终止,以保证突触传递的高度灵活。非经典神经递质不具备上述特征,如 NO 通过脂溶性特征弥散,不在囊泡中贮存,但也在神经信息传递中起重要作用。神经调质则不具备递质活性,不能直接传递信号,不直接引起突触后效应,但可调制神经递质从突触前膜的释放,调节突触后细胞的兴奋性及其对递质的反应。神经调质的作用起效慢而持久,但影响范围广泛。神经激素也由神经末梢释放,以神经肽类为主。其释放后进入血液循环,到达远处的靶器官发挥作用。如下丘脑合成的促激素释放激素,经血循环进入垂体门脉系统后,在垂体前叶调节促激素的释放。一个神经元可含有不止一种神经递质或调质,使神经传递更加精细,调节更加多样。另外,一些细胞因子、生长因子、类固醇激素等尚可通过影响基因转录而控制神经元的生长和表型特征及调控脑内一些长时程的变化,如突触可塑性和神经环路形成等。

一、乙酰胆碱

乙酰胆碱(acetylcholine, ACh)是脑内第一个被发现的神经递质。ACh 的合成、贮存、释放及其灭活等生化过程及信号传递机制与外周胆碱能神经元相同。

（一）中枢乙酰胆碱能神经通路及其功能

脑内的胆碱能神经元分布广泛,根据其功能可分为两种类型:① 胆碱能投射神经元,此类神经元在脑内集中分布,分别组成胆碱能基底前脑复合体和胆碱能脑桥-中脑-被盖复合体,其轴突可投射至大脑皮层和海马,参与学习和记忆的形成;从丘脑核团到皮层的胆碱能投射通路构成网状上行激动系统的重要部分,维持机体的觉醒状态。② 胆碱能中间神经元,组成局部神经回路,纹状体中胆碱能中间神经元最多,与多巴胺能神经元一起调节运动功能。隔核、伏隔核、嗅结节等神经核团也存在较多的胆碱能中间神经元。

（二）中枢乙酰胆碱受体

脑内乙酰胆碱受体的分型与外周一致,亦分为 M、N 两种亚型,它们的药理特性也与外周相似。M

受体是脑内主要的胆碱能受体,约占受体总数的90%。目前克隆出的5种不同M受体亚型($M_1 \sim M_5$)在脑内都存在,其中以M_1受体为主,占M受体总数的50%~80%。M_1、M_3和M_5亚型受体通过膜磷脂酰肌醇(phosphatidylinositol,PI)水解产生第二信使三磷酸肌醇(inositoltriphosphate,IP_3)和二酰甘油(diacylglycerol,DAG)来传递信号,M_2和M_4亚型受体既可抑制AC而降低胞内环磷酸腺苷(cyclic adenosine monophosphate,cAMP)浓度,又可作用于离子通道引起生物学效应,其信号转导机制取决于不同的细胞类型。所有的M受体亚型皆可被阿托品、东莨菪碱等目前常用的M受体拮抗药所阻断。M受体在脑内的分布有区域特异性,M_1受体分布广泛,以皮层、海马、纹状体居多,在学习、记忆和认知功能起决定性作用;M_2受体主要分布于丘脑、下丘脑、脑桥、延髓及脊髓前角和背角,皮质和海马也有分布;M_3受体在皮质、海马、丘脑和脊髓有少量分布;M_4受体以纹状体分布最多,黑质和海马也有少量分布;M_5受体分布于纹状体、海马、间脑、脑桥和小脑,在多巴胺黑质-纹状体通路的功能调节中,M_5受体起着至关重要的作用。M_5受体还可促进脑内NO合成,扩张血管,改善大脑血供,参与认知和记忆等重要功能的调节,有望成为帕金森病、精神分裂症、脑缺血等疾病的药物靶标。

中枢N受体属于配体门控离子通道超家族,其中枢药理作用和功能尚未完全明了。受体被激动后可开放离子通道,增加Na^+、K^+和Ca^{2+}的通透性,引起膜去极化,易化其他神经递质的释放。目前研究认为,N受体参与人的认知活动和学习记忆功能的调节。

二、去甲肾上腺素

脑内去甲肾上腺素能神经元主要分布于脑桥及延髓的网状结构,以蓝斑核及腹外侧被盖区最为密集,从蓝斑核向前脑发出3束投射纤维,分别是中央被盖束、中央灰质背纵束和腹侧被盖-内侧前脑束,依同侧上行支配大脑皮质和边缘系统,影响范围广泛,包括扣带回、杏仁核、海马、下丘脑和中脑被盖等核团,以及丘脑和上、下丘等部位;小脑亦接受去甲肾上腺素能神经纤维投射。蓝斑核尚有下行去甲肾上腺素能纤维投射到延髓及脊髓。脑桥延髓外侧大脑脚被盖区网状结构中也有一些去甲肾上腺素能神经元核团的散在聚集,与蓝斑核的投射束混合支配不同脑区,尤以基底前脑和隔区支配为主。

所有肾上腺素受体都是G蛋白偶联受体,分为α和β两种亚型。在面神经运动核神经元,NA激动α_1受体,抑制钾通道开放,引起小幅度去极化,可促进动作电位发生。在蓝斑核内,NA激动α_2受体,开放钾通道,造成钾外流,引起细胞膜超极化,从而抑制动作电位的发生。而在新皮质深部神经元,低浓度NA激动α_2受体促进动作电位发生,而高浓度NA则通过激动β受体抑制动作电位发生。

脑内NA在生理功能的调节中起重要作用,涉及睡眠与觉醒、学习记忆功能、注意力、体温调节、摄食行为、痛觉形成、心血管功能、情绪调节等。

三、多巴胺

20世纪50年代,Holtz、Vogt、Carlsson等证实了脑内第3个儿茶酚胺类神经递质——多巴胺(dopamine,DA)。多巴胺能神经在CNS分布集中、投射通路明确、支配范围局限,参与思维、情感、运动调节和神经内分泌等重要脑功能的生理调节。

(一)中枢多巴胺能神经通路及其生理功能

人脑内多巴胺能神经主要分布于中脑和间脑,其投射纤维构成4条DA通路。① 中脑-皮质通路:其胞体主要位于腹侧被盖区(A_{10}区),支配前额叶、扣带回、内嗅脑和梨状回等大脑皮质。此通路主要调控人类的精神活动,参与思维、认知、感觉和推理能力的调控。② 中脑-边缘通路:腹侧被盖区(A_{10}区)的多巴胺能神经发出的纤维除了投射到皮质外,也加入内侧前脑束,支配边缘系统,包括伏隔核和嗅结节,主要参与情绪反应的调控。③ 黑质－纹状体通路:其胞体位于黑质致密区(A_9 区),约占脑内多巴胺能神经元总数的75%,主要支配纹状体,是锥体外系运动功能的高级中枢。④ 结节－漏斗通路:其胞体主要位于弓状核和室周核,神经纤维投射至正中隆起和垂体,主要调控下丘脑和垂体前叶一些激素的分泌,如抑制催乳素的分泌、促进促肾上腺皮质激素和生长激素的分泌等。

(二) DA 受体

根据选择性配基结合试验及受体与信号转导途径的偶联关系,DA 受体最终被确定为 D_1 和 D_2 两种亚型,并沿用至今。D_1 受体与兴奋性 G 蛋白(stimulatory G protein, G_s)偶联,D_2 受体与抑制性 G 蛋白(inhibitory G protein, Gi)偶联。近年应用 DNA 重组技术确定了 5 种脑内 DA 亚型受体($D_1 \sim D_5$),其中 D_1 和 D_5 受体符合前述 D_1 受体的药理学特征,称为 D_1 样受体(D_1-like receptor);而 D_2、D_3、D_4 受体则与前述的 D_2 亚型受体一致,称为 D_2 样受体(D_2-like receptor)。黑质－纹状体系统中含有 D_1 样受体(D_1 和 D_5 亚型)和 D_2 样受体(D_2 和 D_3 亚型),其中 D_3 受体主要存在于突触前膜,对多巴胺能神经放电、递质的合成和释放起负反馈调节作用。中脑－皮质－边缘通路主要存在 D_2 样受体(D_2、D_3 和 D_4 亚型)。D_4 受体特异性存在于这两条 DA 通路,对思维、情感等精神活动的生理调节起关键作用。结节－漏斗通路主要存在 D_2 样受体中的 D_2 受体,是研究 D_2 受体功能的关键通路。

四、5－羟色胺

自从 1948 年 Rapport 首次得到肌酸酐硫酸盐复合物至今,5－羟色胺(5－hydroxytryptamine, 5－HT)与精神活动及行为功能关系的研究日渐深入,其中枢作用也日趋清楚。脑内 5－HT 在神经末梢合成,以色氨酸为前体,在色氨酸羟化酶的催化下生成 5－羟色氨酸,再经脱羧酶的作用成为 5－HT。5－羟色胺能神经元与去甲肾上腺素能神经元的分布相似,集中分布于脑干中缝核群,组成 9 个 5－羟色胺能神经核团(中缝大核、中缝背核、中缝隐核、中缝苍白核、中缝脑桥核、中央上核、线形上核、线形中核和低位脑干网状区,$B_1 \sim B_9$)。5－羟色胺能神经元在脑内投射广泛,其上行投射纤维参与睡眠与觉醒、情绪、感觉、认知、攻击性、性欲、内分泌活动、生物钟、体温、心血管活动、摄食与饮水及神经营养等生理功能的调控;下行投射纤维则调节痛觉与镇痛作用。

脑内 5－HT 受体亚型众多,根据其氨基酸顺序的同源性及受体偶联的信号转导机制不同,5－HT 受体可分成 7 种亚型(5－$HT_1 \sim$5－HT_7),每种亚型又存在不同的亚亚型,共 14 种不同亚型的 5－HT 受体。

(一) 5－HT_1 受体

5－HT_1 受体可分为 5 个亚型(5－HT_{1A}、5－HT_{1B}、5－HT_{1D}、5－HT_{1E}、5－HT_{1F}),均通过 Gi/Go 蛋白介导,抑制 AC 而使 cAMP 下降,引起生物学效应。5－HT_{1A} 受体主要分布在边缘系统,在情绪、性欲及性功能调节上起关键作用;5－HT_{1B} 和 5－HT_{1D} 受体主要分布在基底神经节和黑质,其在突触前膜可通过负反馈机制调节递质释放。5－HT_{1D} 受体还参与脑血管功能的调节,其功能低下可引起脑血管扩张。

(二) 5－HT_2 受体

5－HT_2 受体分为 5－HT_{2A}、5－HT_{2B}、5－HT_{2C} 3 种亚型,均通过 G_q 蛋白激活 PLC,促进 PI 代谢。5－HT_{2A} 受体主要分布在大脑皮质,其激活可引起失眠、焦虑及抑制性功能。多巴胺能神经元上的 5－HT_{2A} 受体激动可抑制 DA 释放,诱发锥体外系症状及高泌乳素血症。5－HT_{2C} 分布在边缘系统、基底节和黑质等脑区及脑脉络丛,其分子结构和药理特性均与 5－HT_{2A} 相似,激活后可引起激惹和厌食、抑制性唤醒和射精。5－HT_{2B} 的分布与作用迄今尚未阐明。

(三) 5－HT_3 受体

5－HT_3 受体集中在延髓极后区和孤束核,大脑皮质、海马和内侧缰核也有分布,是 5－HT 受体中唯一的配体门控离子通道受体。激活 5－HT_3 受体可引起 Na^+ 和 K^+ 的跨膜转运而造成膜去极化,引起快速的兴奋性突触后电位(excitatory postsynaptic potential，EPSP)。中枢 5 - HT$_3$ 受体激动可引起头痛、恶心、呕吐、抑制性唤醒和射精,并与痛觉传递、焦虑、认知、药物依赖等有关。

(四) 5 - HT$_4$ ~ 5 - HT$_7$ 受体

5 - HT$_4$、5 - HT$_6$、5 - HT$_7$ 受体均与 G$_s$ 蛋白/AC 偶联,增加胞内 cAMP 浓度。而 5 - HT$_5$ 受体虽已克隆出两种受体基因,即 5 - HT$_{5A}$ 和 5 - HT$_{5B}$,并且基本确认了其分布区域,但 5 - HT$_5$ 受体的功能及信号转导系统尚未明确。5 - HT$_4$ 受体主要分布于海马、嗅结节、四叠体、伏隔核、黑质、苍白球和大脑皮质,可能参与情感、精神运动、觉醒、视觉调节,还可通过促进 ACh 释放,改善学习和记忆力。5 - HT$_6$ 受体和 5 - HT$_7$ 受体的脑内功能尚不清楚。

五、兴奋性氨基酸

谷氨酸(glutamate，Glu)是哺乳动物脑内含量最多的氨基酸,也是 CNS 内最主要的兴奋性递质。它既是体内物质代谢的中间产物,也是合成 GABA 的前体物质。作为神经递质的 Glu 是通过谷氨酰胺酶水解谷氨酰胺生成的,合成后大部分贮存在突触囊泡内,也有少量存在于末梢的胞质中。谷氨酸能神经元占脑内神经元总数的一半以上,多为投射神经元,广泛分布于各脑区,但不形成特殊的神经核团。脑内天冬氨酸的作用与 Glu 相似。

脑内有两种类型的 Glu 受体,离子型谷氨酸受体(ionotropicglutamatereceptor，iGluR)和代谢型谷氨酸受体(metabotropicglutamatereceptors，mGluR)。

(一) 离子型谷氨酸受体

iGluR 属配体门控离子通道受体,被 Glu 或天冬氨酸激活后诱发兴奋性突触后电位(Excitatory postsynaptic potential，EPSP),兴奋突触后神经元。根据其对不同激动剂的选择性,iGluR 受体分为 3 类:选择性结合 N -甲基-D -天冬氨酸(N-methyl-D-aspartate，NMDA)受体;AMPA 受体,对 α -氨基-3 -羟基-5 -甲基-4 -异噁唑丙酸(AMPA)有较高敏感性;KA 受体,对海人藻酸(kainic acid，KA)敏感。后两者统称为非 NMDA 受体。

1. NMDA 受体　　NMDA 受体在脑内广泛分布,以海马及大脑皮质分布最密集。NMDA 受体激动时阳离子通道开放,允许 Na$^+$、K$^+$、Ca^{2+} 离子通过,介导兴奋性突触后电流(excitatory postsynaptic current，EPSC)的慢成分。高钙电导是 NMDA 受体的特征,也是其介导 Glu 兴奋性神经毒性、长时程增强(long-termpotentiation，LTP)及记忆学习行为的关键机制。NMDA 受体还与神经元可塑性(neuronalplastisity)和神经发育密切相关。

2. 非 NMDA 受体　　AMPA 受体及 KA 受体合称为非 NMDA 受体,受体兴奋时离子通道开放,但仅允许 Na$^+$、K$^+$ 单价阳离子进出。AMPA 受体与 NMDA 受体共存于兴奋性突触,激动后介导 EPSC 快成分,与 NMDA 受体在突触传递及 Glu 的兴奋神经毒性作用中有协同作用。KA 受体则分布于神经元突触前膜、突触后膜及突触外,抑制神经递质的释放。

(二) 代谢型谷氨酸受体

mGluR 是一类与 G 蛋白偶联的 Glu 受体,于 20 世纪 80 年代中期发现,被激活后影响 PI 代谢或 AC 的活性,通过第二信使 IP$_3$、DG、cAMP 传递信号,触发较缓慢的生物学效应。目前已克隆出 8 种不同亚型的 mGluR(mGluR$_1$ ~ mGluR$_8$),共分成 3 组:第 1 组包括 mGluR$_1$ 和 mGluR$_5$,受体激动后激活 PLC,促进 PI 水解,升高 IP$_3$ 及 DG,关闭 K$^+$ 通道使膜去极化,产生兴奋效应,与 iGluR 受体有协同作用;第 2 组包括 mGluR$_2$ 和 mGluR$_3$,与 Gi 蛋白偶联,抑制 AC 活性,降低 cAMP 浓度而介导生物效应;第 3 组包括 mGluR$_4$ 和 mGluR$_6$ ~ mGluR$_8$,亦通过 Gi 蛋白抑制 AC 活性。第 2 组和第 3 组 mGluR 可分布在谷氨酸能神经末梢上,对神经递质释放产生负反馈抑制作用,从而拮抗 Glu 的兴奋性神经毒性,保护神经元。

兴奋性氨基酸不但参与兴奋性突触的快速信号传递过程,还在学习记忆、神经元可塑性调节、神经系统发育及很多神经系统疾病发病机制中发挥重要作用,是目前神经科学研究和神经药物靶点研究的前沿领域。

六、γ-氨基丁酸

γ-氨基丁酸(γ-aminobutyric acid, GABA)为中枢最主要的抑制性神经递质,脑内γ-氨基丁酸能神经元约占神经元总数的 20%。神经元摄取 Glu 后,经谷氨酸脱羧酶脱羧生成 GABA,由神经末梢释放至突触间隙,作用于相应受体。突触间隙中的 GABA 通过突触前膜和神经胶质细胞摄取消除。γ-氨基丁酸能神经元大多为中间神经元,少数为投射神经元,其长轴突投射通路仅发现两条:小脑-前庭外侧核通路,从小脑浦肯野细胞投射到小脑深部核团及脑干的前庭核;另一通路是从纹状体投射到中脑黑质。黑质是脑内 GABA 浓度最高的脑区。

根据药理学特征,GABA 受体分为 3 种亚型:$GABA_A$、$GABA_B$ 和 $GABA_C$。$GABA_A$ 受体脑内分布最广,数量最多;$GABA_B$ 受体数量较少,脑内分布与 $GABA_A$ 受体一致。$GABA_C$ 受体仅存在于视网膜上。

(一) $GABA_A$ 受体

$GABA_A$ 受体是配体门控离子通道受体,由 α、β、γ、δ 和 ρ 等多种亚基环绕组成氯离子通道,β 亚基上有 GABA 的结合位点,GABA 促使通道开放,氯离子内流,导致突触后膜超极化,诱导快速的抑制性突触后电位(Inhibitory postsynaptic potential, IPSP),产生抑制作用。其他亚基上存在 GABA 受体的调节位点,如苯二氮䓬类(benzodiazepines, BZ)、巴比妥类、印防己毒素及类固醇激素等。上述位点可调节 $GABA_A$ 受体构象,影响受体与 GABA 的亲和力从而影响氯离子内流。

(二) $GABA_B$ 受体与 $GABA_C$ 受体

$GABA_B$ 受体属 G 蛋白偶联受体,通过 G 蛋白影响 cAMP 或 IP_3 等第二信使系统的活性,介导 K^+ 通道开放诱导迟发性 IPSP,或通过关闭突触前膜 Ca^{2+} 通道而负反馈调节神经递质的释放。因此,无论在突触前或突触后的 $GABA_B$ 受体均介导抑制性效应。$GABA_B$ 受体不影响氯离子的通透性。

$GABA_C$ 受体也是氯离子通道,主要分布于视网膜,受体激活可引起 Cl^- 内流,产生快速的 IPSP,从而介导抑制性效应。

脑内 GABA 参与痛觉、食欲和摄食行为及心血管活动等行为和生理功能的调节,同时,GABA 与其他神经递质有广泛的交互作用,间接调节运动、性行为、体温、肌张力、睡眠、应激反应及酒精引起的精神异常。

七、组胺

含组胺(histamine)的神经元主要位于下丘脑结节乳头核和中脑的网状结构,其发出上行纤维经内侧前脑束弥散投射到端脑,下行纤维则投射到低位脑干及脊髓。组胺在脑内可能参与摄食与饮水活动、体温调定、觉醒和激素分泌等生理功能的调节,其临床治疗价值有限,往往是药物副作用的原因。

组胺受体有 H_1、H_2 和 H_3 3 种亚型。H_1 受体和 H_2 受体都是 G 蛋白偶联受体,H_1 偶联 G_q 蛋白,激活 PLC,使 PI 代谢产生 IP_3 和 DG;H_2 偶联 G_s 蛋白,激活 AC 产生 cAMP 传递信号。H_3 受体的信号转导途径尚未阐明。

八、一氧化氮

中枢神经系统还存在多种传递信息的物质,其化学性质、体内过程及信息传递机制等与经典神经递质不同,称为"非典型神经递质(atypical transmitter)",一氧化氮(nitricoxide, NO)是其中最重要的代表。

当脑内 NMDA 受体激活时,钙内流增加并结合钙调蛋白(calmodulin),激活神经元一氧化氮合成酶(neuronal nitricoxidesynthase, nNOS),催化精氨酸氧化生成 NO。与经典神经递质不同,NO 只在神经元兴奋时产生且不在囊泡中贮存,靶细胞膜上没有 NO 受体,其弥散进入细胞后激活 GC,产生 cGMP 介导生物效应,通过 PDE 水解 cGMP 来终止其效应。

NO 的生理功能复杂,它不但参与信号传递,还调节经典神经递质的释放和受体功能,并调节神经元突触可塑性,参与学习、记忆形成,同时多环节参与痛觉调制及脑部供血和神经炎症过程。

九、神经肽

神经肽(neuropeptide)的研究始于 20 世纪 50 年代中期分离的加压素和催产素,迄今,已发现 100 多种,数量远多于小分子神经递质。与经典神经递质的生物学过程不同,神经肽的合成受基因 DNA 模板控制,经转录、翻译后,通常先合成神经肽的前体,进而输入粗面内质网,经一系列酶加工修饰成为神经肽原,神经肽原进一步转化为有活性的神经肽,储存在致密大囊泡中。神经肽可单独贮存于囊泡中,但多数神经肽常与经典递质共存,在突触传递过程中起神经调质的作用。部分神经肽作为神经递质如初级痛觉传入纤维中的 P 物质,可释放到突触间隙,与突触后受体作用完成信息传递。部分神经肽可释放到突触外,弥散到附近细胞,以旁分泌的方式起作用,影响范围比神经递质更广,反应潜伏期更长。尚有部分神经肽从神经元释放出来后,作用于远处靶细胞,发挥神经激素的作用,如神经垂体释放的加压素、催产素等。神经肽起效慢,降解慢,作用时间亦较长。

脑内重要的神经肽家族有:阿片肽(opioidpeptide)家族、速激肽(tachykinin)家族、神经降压肽(neurotensin, NT)家族和胰多肽(pancreaticpolypeptide)家族。

阿片肽家族包括脑啡肽(enkephaline)、β-内啡肽(β-endorphin)、强啡肽(dynorphin)和孤啡肽(orphanin-EQ),其主要生理功能是调制痛觉,同时对运动、呼吸、心血管、胃肠道、内分泌及免疫系统皆有影响。阿片受体属 G 蛋白偶联受体家族,有 μ、δ、κ 3 种亚型,通过 G_i/G_o 蛋白与 AC 偶联,引起 cAMP 下降调节钙通道、钾通道,造成细胞膜对 Ca^{2+}、K^+ 的通透性改变。

速激肽家族包括 P 物质(substance P, SP)、神经激肽 A(neurokinin A)及神经激肽 B(neurokinin B),主要功能是传递痛觉信息。P 物质还参与感觉、运动和情绪的调节,其在情绪调节相关的脑区(杏仁核、导水管周围灰质及下丘脑)及初级感觉神经元上高度表达。速激肽激动 NK 受体,其中 P 物质结合 NK_1 受体,神经激肽 A 结合 NK_2 受体,神经激肽 B 结合 NK_3 受体。

神经降压肽家族包括 NT(13 肽)和神经介素 N(neuromedin N, 6 肽),由同一个前体大分子剪切生成。主要生理功能是降血压、升高血糖、降温、增加毛细血管通透性等,还可能影响多巴胺能神经元的功能。神经降压肽受体分为 NTS_1、NTS_2、NTS_3 3 种亚型。

胰多肽家族包括神经肽 Y(neuropeptide Y, NPY)、胰多肽和多肽 YY(polypeptide YY),有 6 种亚型受体($Y_1 \sim Y_6$),参与情绪、摄食及痛觉的调节。

第三节　中枢神经系统药物作用机制与特点

药物可兴奋和抑制 CNS 功能,CNS 功能兴奋时依次表现为不安、欣快、失眠、幻觉、妄想、躁狂甚至惊厥;而 CNS 功能抑制则表现为镇静、精神萎靡、抑郁、睡眠以致昏迷等。大脑皮质对抑制作用的反应比对兴奋作用的反应更敏感,而延髓的生命中枢相对稳定,只有在极度抑制状态时才出现呼吸和循环功能障碍。感觉、体温调节及高级精神活动这些大脑独有的功能可被药物选择性作用,相应地产生镇痛、解热及抗精神病作用等。

与传出神经系统药物的作用机制相似,作用于 CNS 的药物大多通过影响突触化学传递的某一环节起效,其可影响神经递质的合成、贮存、释放和消除过程,造成突触间隙内神经递质的含量变化,也可直接激动或阻断受体,模拟或拮抗神经递质的生理功能。这两种方式是药物作用于 CNS 的主要途径。此外,影响离子通道功能、受体的信号转导系统或基因调控,也是重要的作用途径。作用于 CNS 药物的作用靶点及机制、分类、药理作用与应用见表 13-1。

表 13-1 作用于 CNS 药物的作用靶点及机制、分类、药理作用与应用

作用靶点	作用机制	代表药物	药理作用与应用
ACh 受体	激动 M_1 受体	毛果芸香碱	觉醒
	阻断 M_1 受体	哌仑西平、东莨菪碱	中枢抑制,抗帕金森病
	激动 M_2 受体	$6-\beta$-乙酰氧基去甲托烷	中枢抑制
	阻断 M_2 受体	阿托品	中枢兴奋
	激动 N 受体	烟碱	惊厥
AChE	抑制胆碱酯酶	毒扁豆碱、他克林	治疗阿尔茨海默病,催醒
NA 受体	激动 α 受体	NA	中枢兴奋
	激动 α_2 受体	可乐定	镇静,降低血压
	阻断 α_2 受体	育亨宾	中枢兴奋,升高血压
	阻断 β 受体	普萘洛尔	幻觉、噩梦,降低血压
NA 的体内过程	促进 NA 释放	麻黄碱、苯丙胺	中枢兴奋
	抑制 NA 释放	锂盐	抗躁狂
	抑制 NA 摄取	可卡因、丙米嗪	欣快,抗抑郁
	抑制 NA 灭活	单胺氧化酶抑制剂	抗抑郁
	耗竭 NA 贮存	利舍平	安定,抑郁
DA 受体	激动 DA 受体	阿扑吗啡	催吐
	阻断 DA 受体	氯丙嗪、氯氮平、舒必利	安定,抗精神病,止吐
DA 合成	促进 DA 合成	左旋多巴	抗帕金森病
GABA 受体	激动 GABA 受体	蝇蕈醇	精神紊乱,阵挛抽搐,抗焦虑
	阻断 GABA 受体	荷包牡丹碱	镇静,催眠,抗惊厥
	增强 GABA 作用	苯二氮䓬类	
5-HT 受体	激动 5-HT 受体	麦角酸二乙胺	精神紊乱,幻觉,欣快
	阻断 5-HT 受体	二甲麦角新碱	中枢抑制
阿片受体	激动阿片受体	阿片类(吗啡、哌替啶)	镇痛,镇静,呼吸抑制
	阻断阿片受体	纳洛酮	解救吗啡中毒
H 受体	阻断 H_1 受体	苯海拉明	中枢抑制,抗晕动病,抗过敏
	阻断 H_2 受体	西咪替丁	精神紊乱
Gly 受体	阻断 Gly 受体	士的宁	中枢兴奋,强直,惊厥
细胞膜	稳定细胞膜	乙醚	全身麻醉

第四节　中枢神经系统疾病的病理、生理机制与治疗

中枢神经系统功能复杂,神经递质种类繁多,不同递质之间又形成错综复杂的网络联系,相互影响,

一种递质可能在很多疾病发生中起作用,而一种疾病也可能涉及多个递质和受体,为疾病发病机制研究和药物靶点发现提出了诸多挑战。常见的中枢神经系统疾病及其发病基础和药物治疗简单综合如下。

一、中枢神经系统退行性疾病

(一) 阿尔茨海默病

阿尔茨海默病(Alzheimer's disease,AD)以进行性记忆损害和认知功能障碍为特征,记忆力、计算能力、抽象思维能力和语言功能皆受损,伴有情感和行为异常,患者逐渐丧失工作能力和自理能力。目前,临床没有有效的对因治疗措施,基本治疗原则是改善症状、延缓病程。其发病机制是基底前脑胆碱能神经元凋亡、缺失所导致的胆碱能神经功能障碍,其功能丧失程度与临床症状直接相关。因而,增强胆碱能神经功能是主要治疗措施,如中枢胆碱酯酶抑制药多奈哌齐(donepezil),通过增加脑内 ACh 浓度改善症状。或者 M_1 受体激动药占诺美林(xanomeline)和西维美林(cevimeline)等通过直接激动 M_1 受体来改善症状。

(二) 帕金森病

帕金森病(Parkinson's disease,PD)由于黑质多巴胺能神经元受损,导致投射到纹状体的多巴胺系统功能低下,ACh 功能相对亢奋,造成的锥体外系运动调节功能障碍,如运动迟缓、静止震颤,严重的可损伤记忆功能,引起痴呆。目前临床治疗 PD 的药物大多基于此学说研制,如拟多巴胺类药物能补充脑内缺失的 DA 或者直接激动 DA 受体,以改善多巴胺能神经功能,而抗胆碱药通过拮抗纹状体相对兴奋的胆碱神经功能来改善症状。

(三) 亨廷顿病

亨廷顿病(Huntington's disease,HD)是一种常染色体显性遗传病,以典型的舞蹈样运动、精神障碍和进行性痴呆为特征。与 PD 正相反,HD 患者黑质-纹状体通路中多巴胺能神经元相对亢进而胆碱能神经元受损,同时 γ-羟基丁酸能神经元功能不足。虽然目前 HD 没有特异性的治疗方法,但抗多巴胺类药物如吩噻嗪类和丁酰苯类抗精神分裂药,提高中枢胆碱能功能药物如胆碱酯酶抑制药毒扁豆碱,可改善 HD 的临床症状。GABA 现已成为中枢神经系统疾病的新型药物靶点,通过抑制 GABA 转氨酶的活性,以降低 GABA 的降解,提高 GABA 浓度,有望成为治疗 HD 的新型药物。

二、精神失常

(一) 精神分裂症

精神分裂症(schizophrenia)以不同程度的情感、认知、意志及行为障碍为主要临床表现。基因异常构成了其遗传基础,脑内各种神经递质如 Glu、DA、5-HT、GABA 传递的失常及相应受体功能的紊乱是其发病的直接原因。目前认为,NMDA 受体功能失调是首要发病原因,并引发脑内一系列神经递质功能紊乱,最典型的是皮层 D_1 受体功能低下及皮层下 D_2 受体功能亢进。

此病目前尚无对因治疗方法,现有药物主要作用于多巴胺系统,经典抗精神分裂药物吩噻嗪类(氯丙嗪,chlorpromazine,又称冬眠灵,wintermine)、硫杂蒽类(氯普噻吨,chlorprothixene)和丁酰苯类(氟哌啶醇,flupentixol)非选择性阻断 DA 受体,非经典类安定剂如氯氮平(clozapine)、五氟利多(penfluridol)、奥氮平(olanzapine)、利培酮(risperidone)、齐拉西酮(ziprasidone)、阿立哌唑(aripiprazole)等则选择性拮抗 D_2 或 D_4 受体,抑或 5-HT_2 受体,疗效更好而锥体外系不良反应更小。目前,一些新的药物靶点为精神分裂症的治疗带来了希望,如甘氨酸转运体-1(glycine transporter-1,GlyT-1)、$mGluR_{2/3}$ 受体、5-HT 受体及 GABA 受体,针对这些靶点的药物正在研发当中。

(二) 情感性精神障碍

抑郁症和躁狂症是典型的情感性精神障碍,目前认为,5-HT 数量和功能的低下是抑郁障碍发生的关键原因,可能同时伴有去甲肾上腺素能神经和多巴胺能神经功能不足,神经内分泌和神经免疫可能也参与了抑郁症的发病过程。目前常用抗抑郁药物均通过单胺系统起作用,最早应用的单胺氧化酶抑制剂因不良反应严重已被淘汰,通过抑制突触前膜对 5 - HT 和 NA 再摄取,增加突触内 5 - HT、NA 或 DA 的浓度,或与突触后受体结合是目前治疗抑郁症主要药物的作用机制,如三环类和四环类药物氯丙咪嗪、阿米替林、多塞平等。选择性 5 - HT 再摄取抑制剂(selective serotonin reuptake inhibitor,SSRI)氟西汀(fluoxetine)、帕罗西汀(paroxetine)、舍曲林(sertraline)、氟伏沙明(fluvoxamine)、西酞普兰(citalopram)是目前全球使用最广泛抗抑郁一线治疗药物,5 - HT 和 NA 双靶点再摄取抑制剂(serotonin norepinephrine reuptake inhibitors,SNRI)文拉法辛(venlafaxine)、度洛西汀(Duloxetine)及米那普仑(milnacipran)等在抑郁症的治疗中也越来越受到重视。新一代抗抑郁药安非他酮(amfebutamone)可阻断 DA 的再摄取以增加突触间隙 DA 含量,发挥抗抑郁效应。

躁狂症现称为双极性精神障碍(bipolardisorder),表现为躁狂和抑郁交替特征,而躁狂状态据信与 NA 功能亢进相关,同时脑内 DA 功能增强。碳酸锂作为常用抗躁狂药即通过抑制脑内 NA 和 DA 释放并增加其再摄取,使突触间隙中 NA 和 DA 浓度降低起治疗作用。另外,锂盐抑制肌醇磷酸酶,抑制 IP_3 脱磷酸化,使 PIP_2 减少,亦能产生抗躁狂作用。抗精神病药氯丙嗪、氟哌啶醇、氯氮平、利培酮通过阻断 DA 受体抗躁狂,起效快且疗效好。抗癫痫药卡马西平(carbamazepine)、丙戊酸钠(sodiumvalproate)及钙通道阻滞药维拉帕米(verapamil)也有一定的治疗作用。

三、疼痛与镇痛

机体通过 4 个神经生物学过程形成痛觉:刺激信号感受、伤害感受传导、疼痛感知及痛觉信号调制。目前,临床使用的中枢性镇痛药主要通过影响痛觉伤害感受信号传导过程发挥作用,尤其是痛觉信号在脊髓背角内的加工和脑内的调制过程。μ、δ 和 κ 阿片受体,α_2 受体,大麻受体,以及 5 - HT、GABA、生长抑素等在此过程中起重要作用,尤以阿片受体最为重要。吗啡(morphine)、哌替啶(pethidine)等药物激动脊髓背角痛觉传入神经纤维上的 μ 受体,抑制痛觉传入递质兴奋性氨基酸(Glu 和天冬氨酸)及 SP 的释放,阻断痛觉传入,同时通过影响脑内抑制性 GABA 功能,产生强大的镇痛作用。可乐定激动 α_2 受体,与吗啡有协同镇痛作用。曲马朵(tramadol)除激动 μ 受体外,尚能抑制 NA 和 5 - HT 再摄取,产生镇痛作用。而罗通定(rotundine)的镇痛作用则与阿片受体无关,可能通过阻断 DA 受体及促进脑啡肽和内啡肽释放起效。

四、睡眠障碍

失眠是临床最常见的症状之一,躯体疾病、精神因素及社会因素皆可引起。镇静催眠药通过抑制中枢神经系统,缓解过度兴奋,引起近似生理性的睡眠。目前,此类药物的主要作用靶点是 GABA 受体。GABA 是脑内最主要的抑制性神经递质,其受体上除了 GABA 的结合位点外,尚有很多调节位点,临床最常用的苯二氮䓬类(benzodiazepines,BZ)镇静催眠药与 BZ 位点结合后,促进 GABA 与其受体的结合,使氯通道开放频率增加,氯内流增多,产生抑制作用;而巴比妥类则与巴比妥结合位点结合,促进 GABA 的结合,使氯通道开放时间延长,也产生中枢抑制作用。

五、癫痫

研究表明,目前多种人类原发性癫痫是"离子通道病",其中钠、钾、钙离子通道功能改变与癫痫发生的密切相关,而谷氨酸能神经传递增强、γ-氨基丁酸能神经元的丢失、γ-羟基丁酸能神经递质合成和释放减少或终止异常及 GABA 受体结构功能的改变都是癫痫发生的重要因素。临床常用的抗癫痫药苯妥英钠(phenytoinsodium)、卡马西平、乙琥胺(ethosuximide)、拉莫三嗪(lamotrigine)即通过抑制钠、钙通道控制癫痫发作；苯巴比妥(phenobarbital)、扑米酮(primidone)、苯二氮䓬类药物、加巴喷丁(gabapentin)通过促进 γ-羟基丁酸能神经功能起效，而丙戊酸钠、托吡酯(topiramate)既可以抑制阳离子通道，又可以增强 γ-氨基丁酸能神经功能。

中枢神经系统疾病众多，病因和发病机制各不相同，很多疾病的研究尚不充分，常见中枢神经系统疾病的总结见表 13-2。

表 13-2　常见中枢神经系统疾病的发病机制、临床表现与治疗

疾 病		发病机制	临床表现	治 疗
中枢神经系统退行性疾病	阿尔茨海默病	基底前脑胆碱能神经元凋亡、缺失所导致的胆碱能神经功能障碍，其功能丧失程度与临床症状直接相关	以进行性记忆损害和认知功能障碍为特征，伴有情感和行为异常	胆碱酯酶抑制药多奈哌齐；M_1 受体激动药占诺美林、西维美林
	帕金森病	黑质多巴胺能神经元受损，导致投射到纹状体的多巴胺系统功能低下，ACh 功能相对亢奋，造成的锥体外系运动调节功能障碍	运动迟缓、静止震颤。严重的可损伤记忆功能，引起痴呆	拟多巴胺类药左旋多巴；抗胆碱药苯海索
	亨廷顿病	常染色体显性遗传病，患者黑质-纹状体通路中多巴胺能神经元相对亢进而胆碱能神经元受损，同时 γ-氨基丁酸能神经元功能不足	以典型的舞蹈样运动、精神障碍和进行性痴呆为特征	吩噻嗪类氯丙嗪；丁酰苯类氟哌啶醇；抗胆碱酯酶药毒扁豆碱
精神失常	精神分裂症	基因异常是遗传基础，NMDA 受体功能失调是首要发病原因，并引发脑内一系列神经递质功能紊乱，最典型的是皮层 D_1 型受体功能低下及皮层下 D_2 型受体功能亢进	情感、认知、意志及行为障碍，可表现为兴奋、幻觉、妄想、攻击性行为等阳性症状及情绪低落、思维贫乏等阴性症状	经典抗精神分裂药氯丙嗪、氯普噻吨、氟哌啶醇；氯氮平、奥氮平、利培酮、阿立哌唑
	抑郁症	5-HT 数量和功能的低下，可能同时伴有去甲肾上腺素能神经和多巴胺能神经功能不足，神经内分泌和神经免疫也参与发病	情绪低落，悲观厌世，自残、自杀倾向	单胺氧化酶抑制剂；三环类抗抑郁药；SSRI；SNRI
	躁狂症	脑内 NA 功能亢进，同时 DA 功能增强	躁狂与抑郁交替，躁狂时情绪亢奋，抑郁时情绪低落	锂盐；氯丙嗪，氯氮平，利培酮；卡马西平，丙戊酸钠
疼痛		伤害性刺激引起痛觉传入中枢，除强烈痛感外，尚可引起生理功能紊乱	疼痛，烦躁，不安，伴随呼吸、循环系统功能改变	阿片类镇痛药；曲马朵；罗通定
睡眠障碍		躯体疾病、精神因素及社会因素皆可引起，中枢过度兴奋	入睡困难，过早觉醒，睡眠浅，易惊醒	苯二氮䓬类
癫痫		钠、钾、钙离子通道功能改变；谷氨酸能神经传递增强、γ-氨基丁酸能神经元的丢失、γ-羟基丁酸能神经递质合成和释放减少或终止异常及 GABA 受体结构功能的改变	强直阵挛发作 失神小发作 单纯部分性发作 精神运动性发作	苯妥英钠，苯巴比妥 丙戊酸钠，乙琥胺 卡马西平，拉莫三嗪 苯二氮䓬类

中枢神经系统递质及其受体

（任海刚，高博）

第十四章 全身麻醉药
Chapter 14 General Anaesthetics

全身麻醉药(general anaesthetics)简称"全麻药",经呼吸道吸入或静脉、肌内注射进入人体后产生中枢神经系统的抑制,临床表现为神志消失、痛觉丧失和一定程度的肌肉松弛。根据用药途径和作用机制,全麻药分为吸入麻醉药(inhalation anaesthetics)和静脉麻醉药(intravenous anaesthetics)两大类。近年来,全身静脉麻醉药发展很快,如起效快、苏醒快的异丙酚和瑞芬太尼在临床中得到了广泛应用,但吸入麻醉药具有麻醉效能强和易于调控麻醉深度的优点,在全身麻醉中仍占有重要地位。

第一节 课 前 阅 读

古老的东方早在公元前 160 年就有关于麻醉止痛的记录,《后汉书·华佗列传》中记载:"若疾发结于内,针药所不能及者,乃令先以酒服麻沸散,即醉无所觉,因破腹背,抽割积聚"。书里记载的"麻沸散"有全身麻醉的功效,麻沸散的主要组成是植物曼陀罗,现在医学证实其含有东莨菪碱的成分。现代麻醉学诞生之前,西方医学也尝试了很多缓解手术疼痛的方法,如棒击、放血、休克等,但是这些方法因可能对患者身体造成严重伤害而不能广泛使用。

现代吸入全麻药物的发展简史:18 世纪前后,随着工业革命和化学研究的迅猛发展,麻醉药物的探索和研究也取得了巨大进步。1799 年,英国化学家汉弗莱·戴维发现了"笑气"(nitrous oxide, N_2O,氧化亚氮,一氧化二氮)的麻醉作用。1846 年,威廉·TG·莫顿(William Thomas Green Morton)首次成功地使用乙醚做全身麻醉手术。1847 年 Holmes Coote 首先将氯仿用于产科麻醉,1853 年英国医生斯诺(John Snow)所著《氯仿和其他麻醉药》一书对当时麻醉学的发展做出了巨大的贡献,随后相继发现和推出了氯乙烷、乙烯醚、三氯乙烯等吸入麻醉药,并迅速在临床上得到应用。吸入麻醉药在过去的 100 多年历史中发展迅速,现已拥有五大类吸入麻醉药(气体、烃类及烯类、醚类、氯代烷类、氟代醚类等),达百余种之多。目前广泛应用于临床的主要是新型吸入麻醉药物七氟烷和地氟烷。

现代静脉全麻药物的发展简史:静脉全麻药物的出现要明显晚于吸入全麻药物。第一个真正意义上的静脉全麻药物是在 1903 年由德国 Emil Fischer 和 Joseph Friederich von Mering 合成的具有催眠镇静作用的长效巴比妥酸盐二乙基巴比妥酸(diethylbarbituric acid)。而真正的静脉内全麻则始自 1906 年,圣彼得堡的 Federow 以氨基甲酸酯(carbamate)作为麻醉剂为患者实施了麻醉。此后,西方国家分别开展了巴比妥类药物的研制及其麻醉作用研究,期间合成了大量具有催眠作用的巴比妥类化合物。这些药物包括 1927 年由德国 Bumm 推荐的广泛用于静脉全麻的第一个巴比妥类药物丁溴比妥(butallylonal)及后续应用的异戊巴比妥钠(amobarbital sodium, amytal sodium)、苯巴比妥钠(pentobarbital sodium, nembutal sodium)、阿洛巴比妥酸(dillybarbituric acid)等药物。1932 年,化学家 Kropp 和 Taub 合成了新的巴比妥类药物环己烯巴比妥(hexobarbital, evipan),环己烯巴比妥的发现使静脉全麻药物又向前发展了一大步。德国 Ernst Reinhoff 首先将环己烯巴比妥用于人体,同年德国 Helmut Weese 和 Scharpff 对本药进行了药效学的研究,使环己烯巴比妥静脉麻醉得以普及,因此有人称 Helmut

Weese 为静脉麻醉之父。同年,Ernest Henry Volwiler 和 Donalee Tabern 合成了硫喷妥钠,1934 年美国 John Lundy 和 Waters Tovell 开始将硫喷妥钠用于临床麻醉。这两种静脉麻醉药物的应用标志着现代静脉麻醉的开始。硫喷妥钠和麻醉性镇痛药、肌松药合用,既有良好的麻醉作用,又有较强的镇痛和肌松作用,还能缓解应激反应,可为手术创造良好的条件。20 世纪 50 年代以后,静脉全麻药物有了进一步的发展。1959 年,Sternbach 合成了苯二氮䓬类药物地西泮,地西泮被用于神经安定镇痛术、麻醉诱导、控制子痫,以及治疗癫痫状态和破伤风。1961 年,Bell 合成了奥沙西泮。1971 年,又发现了效能更强的苯二氮䓬类药物劳拉西泮(lorazepam)。1976 年,瑞士罗氏(Roche)实验室的 Fryer 和 Walser 等合成了第一种水溶性苯二氮䓬类药物咪达唑仑。咪达唑仑的半衰期短、遗忘作用强、无刺激作用,目前已成为麻醉领域应用最为广泛的药物之一。氯胺酮是苯环己哌啶衍生物,于 1962 年由 Stevens 从 200 余种苯环己哌啶衍生物中筛选而得,氯胺酮的毒性较低,于 1970 年开始临床推广以后,在临床上得到了普遍的应用,目前仍是临床麻醉广泛应用的静脉麻醉药之一。丙泊酚于 1970 年由英国帝国化学工业集团 Glen 在研究具有催眠作用的酚类衍生物时首先发现,由于丙泊酚具有代谢迅速、脂溶性高和药代动力学独特等优点,因而迅速被临床医生广泛接受,也使得静脉麻醉所占的比例在过去的 10 年中得到了迅速的增加。随着对全麻概念和全麻成分的进一步探讨和研究,目前发现全麻是由多种成分所组成,如镇痛、制动、意识消失等,并且推测各种成分应该可由特异或相对特异的药物单独产生(如镇痛、肌松等)。肌松剂投入临床应用是现代麻醉学历史中的里程碑事件。第一个应用于临床的肌松剂是箭毒(curare)。1948 年,琥珀胆碱问世。随后,各种非去极化肌松药被陆续合成。1942 年,Griffith 医生将箭毒作为肌松剂引入麻醉药品,肌松剂首次被用于手术,患者在全身麻醉状态下产生快速而完整的肌肉松弛。

虽然目前因全身麻醉直接导致的死亡等严重并发症已十分少见,但不良反应仍相当常见,对全麻具体作用机制认识上的局限性,使得我们难以进一步设计研制出新型的、毒副作用低的特异性全麻药物。进一步提高全身麻醉的安全性、舒适度和可控性,可能要取决于全麻机制的完全阐明。

第二节 吸入麻醉药

吸入麻醉药(inhalational anaesthetics)是通过呼吸道而进入人体内发挥由浅至深的全身麻醉作用的药物,多为挥发性液体或气体。吸入麻醉药给药后由呼吸道经肺泡吸收,麻醉深度可通过调节吸入气体中的全麻药浓度(分压)进行控制并维持满足手术需要的麻醉深度,可用于全身麻醉的诱导和维持。吸入麻醉药有着麻醉功能强、可控性高等特点,在全身麻醉中及麻醉的维持过程中占据着主导地位。在过去的 100 多年历史中发展迅速,现已经拥有五大类吸入麻醉药(气体、烃类及烯类、醚类、氯代烷类、氟代醚类等)。常用的挥发性吸入麻醉药有乙醚(ether)、氟烷(halothane)、恩氟烷(enflurane)、异氟烷(isoflurane)、地氟烷(desflurane)、七氟烷(sevoflurane),常用的气体吸入麻醉药有氧化亚氮等。

【吸入麻醉分期】 吸入麻醉药对中枢神经系统各部位的抑制作用有先后顺序,先抑制大脑皮质,最后是延脑。麻醉程度逐渐加深时,依次出现各种神经功能受抑制的症状。常以麻醉分期最明显的乙醚麻醉为代表,将麻醉深度分为四期,为镇痛期、兴奋期、外科麻醉期和延髓麻醉期。

第一期(镇痛期):是指从麻醉给药开始到患者意识完全消失,出现镇痛及健忘的麻醉状态,这与大脑皮质和网状结构上行激活系统受到抑制有关。

第二期(兴奋期):从意识和感觉消失到第三期即外科麻醉期开始。患者表现为兴奋躁动、呼吸不规则、血压不稳定,是皮质下中枢脱抑制的表现。第一、二期合称为麻醉诱导期,在诱导期内,容易出现喉头痉挛、心搏骤停等麻醉意外,不宜做任何手术或外科检查。

第三期(外科麻醉期):患者恢复安静,呼吸和血压平稳为本期开始的标志。随着麻醉再加深,皮质下中枢(间脑、中脑、脑桥)自上而下逐渐受到抑制,脊髓则由下而上被抑制。外科麻醉期可细分为四级,一般手术都在第三级进行,在临近麻醉的第四级时出现呼吸明显抑制、发绀、血压下降等症状,表明麻醉深度涉及延髓生命中枢,应立即停药或减量。

第四期(延髓麻醉期):该期时呼吸停止,血压剧降。如出现延髓麻醉状态,必须立即停药,进行人工呼吸,心脏按压,争分夺秒全力进行复苏。

上述分期是早期单用乙醚麻醉的典型四期分期的表现。现在临床常用快速诱导麻醉(多药复合麻醉),目的是避开可产生麻醉意外的麻醉第一、二期,快速进入外科麻醉期。因而,麻醉分期尤其是麻醉第三、四期的表现仍有重要意义,可衡量临床各种麻醉的深度,防止麻醉过深而发生意外。临床上吸入性全身麻醉经常维持在三期的一至二级,手术完毕停药后,患者将沿着与麻醉相反的顺序逐渐恢复,但通常没有第二期的兴奋期表现。

【体内过程】　吸入麻醉药经过摄取及分布后作用于神经系统而引起感觉丧失,所有的吸入麻醉药对呼吸和循环均有影响,也会影响其他系统器官的功能。吸入麻醉药均为脂溶性高的挥发性液体或气体,容易透过肺泡的生物膜吸收,分布至中枢神经系统(脑组织)。吸入麻醉药的理化性质决定麻醉强度、摄取速率、分布与排泄,也关系到诱导和苏醒的快慢。

1. 吸收　　吸入麻醉药经肺泡扩散而吸收入血液,经血液转运进入脑组织。吸收速度与肺通气量、吸入气中的药物浓度有关。吸入麻醉药的强度是以最低肺泡有效浓度(minimum alveolar concentration, MAC)来衡量的。MAC 是指在 1 个标准大气压(760 mmHg)下,能使50%的受试对象对伤害性刺激无体动反应时的呼气末肺泡气体浓度。MAC 是衡量麻醉药效强度的指标,各种吸入性全麻药都有恒定的 MAC 值,数值越低,本药物的麻醉作用越强。此外,肺通气量和肺部的血流量也呈正比例影响吸入麻醉药的吸收量和速率。依据量效关系,吸入麻醉药浓度越高,吸收速率越快,全麻越迅速,跨越吸入麻醉期四期分级的速度越快。

2. 分布　　麻醉药物吸收后随即分布转运到各个器官,其分布药量和速率依赖于该器官的血流供应量。全麻药在血中的溶解度通常用血中药物浓度与吸入气体中药物浓度达到平衡时的比值,即血/气分配系数表示(血/气分配系数是指具有挥发性的液体和气体在血液中的分压和在肺泡气中的分压达到动态平衡时,麻醉药在两者中的浓度比值)。血/气分配系数越高,在血液中溶解度越大,被血液摄取的麻醉药越多。麻醉药进入脑组织比进入肌肉和脂肪的速率快。脂溶性高的全麻药容易进入类脂质含量丰富的脑组织,血中药物浓度与脑组织中药物浓度达到平衡时的比值称为脑/血分配系数,脑/血分配系数大,进入脑组织的药量大,麻醉效应强而持久。

3. 代谢与排泄　　吸入麻醉药主要代谢场所是肝脏,细胞色素 P450 是重要的药物氧化代谢酶,能加速药物的氧化代谢过程。当停止给药后,机体组织中未经代谢的原形药物随血流经过肺泡排出,脑/血和血/气分配系数较低的药物易被血液带走,苏醒快,相反则苏醒慢。大多数吸入麻醉药的脂溶性较高,很难以原形由肾脏排出,绝大部分由呼吸道排出,仅小部分在体内代谢后随尿排出。吸入麻醉的苏醒过程,即麻醉药的排出过程,恰好与麻醉诱导过程的方向相反,顺序为组织→血液→肺泡→体外。

【吸入麻醉药作用机制】　吸入麻醉药经肺泡动脉入血,到达脑组织,阻断其突触传递功能,引起全身麻醉(图 14-1)。有关其作用机制的学说很多,尚未趋统一。但脂溶性学说至今仍是各种学说的基础。有力的依据是化学结构各异的吸入麻醉药的作用与其脂溶性之间有鲜明的相关性,即脂溶性越高,麻醉作用越强。现认为吸入麻醉药可溶入细胞膜的脂质层,使脂质分子排列紊乱,膜蛋白质及钠、钾通道发生构象和功能上的改变,抑制神经细胞除极,进而广泛抑制神经冲动的传递,导致全身麻醉。其特异性的机制是干扰配体门控离子通道的功能。中枢抑制性神经递质 GABA 的受体(GABA$_A$ 受体)组成神经细胞膜上的 Cl$^-$ 通道,绝大多数的全麻药都可以与 GABA$_A$ 受体上的一些特殊位点结合,提高

GABA$_A$受体对 GABA 的敏感性,增加 Cl$^-$通道开放频率,使细胞膜超极化,导致中枢神经系统的抑制而产生全身麻醉的效应。

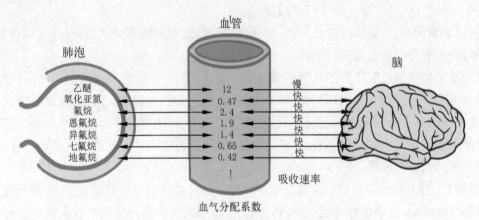

图 14-1　吸入麻醉药的作用机制与血/气分配系数

【常用吸入麻醉药】

乙醚(anesthetic ether)

乙醚是经典麻醉药,为无色澄明易挥发的液体,有特臭,微甜;有极强的挥发性与燃烧性,易氧化生成过氧化物及乙醛而产生毒性。吸收后,能广泛抑制中枢神经系统,因而失去意识、痛觉,反射消失,肌肉松弛,便于手术。吸入后,随血中浓度的升高,呈现对机体功能的不同作用。它首先抑制大脑皮层,使各种感觉及判断力渐消失,意识仍然存在,因麻醉药的局部刺激作用,有流涎、流泪,呼吸道分泌增多等现象,是为诱导期。其后,意识完全消失,对刺激易呈过度兴奋状态,呼吸不规律,肌张力增强,各种反射亢进,是为兴奋期。再次,作用于脊髓,反射机能消失;瞳孔先缩小,后渐扩大,眼球开始固定;呼吸及脉搏徐缓,呼吸加深而有规律;肌肉松弛,是即外科麻醉期,适于外科手术。如能维持血中乙醚浓度于一定水平,则可保持患者于外科麻醉期。如继续吸入而麻醉加深,则瞳孔迅速散大,渐进入延髓麻醉期,终至呼吸麻痹而死。麻醉浓度的乙醚对呼吸功能和血压几乎无影响,对心、肝、肾的毒性也小。乙醚尚有箭毒样作用,故肌肉松弛作用较强。但乙醚的麻醉诱导期和苏醒期较长,易发生麻醉意外。其特异臭味可刺激气管黏液分泌,易引起吸入性肺炎。加上易燃、易爆等缺点,现代手术室已少用,但其使用简便,在野战、救灾等情况下仍有重要价值。常用开放点滴法,通过麻醉面罩吸入。

氟烷(halothane)

氟烷为无色透明液体,沸点为 50.2℃,但化学性质不稳定,遇光、热易降解,临床浓度不燃不爆。氟烷血/气分配系数小,MAC 为 0.75%,麻醉作用快而强,麻醉诱导期短而苏醒快。但因麻醉作用较强,极易引起麻醉过深,出现呼吸抑制、心搏缓慢、心律失常等症状。且氟烷的肌松和镇痛作用较弱;还能扩张脑血管,升高颅内压;对心肌有直接抑制作用,且易使心肌对肾上腺素及 NA 的作用敏感,因此禁与此二药合用,否则易引起室性心动过速或心室纤颤。可致子宫肌松弛而诱发产后出血,禁用于难产或剖宫产患者。反复应用偶致肝炎或肝坏死,现已经被更安全的药物如七氟烷等替代。

恩氟烷(enflurane)

恩氟烷又名安氟醚、易使宁。无色挥发性液体,有果香,不燃不爆,性稳定。对黏膜无刺激性。诱导比乙醚快,一般 5~10 min,无不快感。最低肺泡有效浓度(minimum alveolar concentration, MAC)为

1.68%。麻醉时无交感神经系统兴奋现象,可使心脏对肾上腺素的作用稍有增敏,不增加毛细血管出血,不延长出血时间。不会促使呼吸道分泌增加。因可抑制心肌及血管运动中枢并具有神经节阻滞作用,故心率及血压稍有下降。对呼吸稍有抑制。本药具有一定的肌肉松弛作用,并可增强非去极化肌松药的肌松作用,但比乙醚弱。吸入后易从肺呼出,麻醉复苏较快。在肝脏的代谢率很低,仅有2.4%被转化,故对肝的毒性很小。一般应用于复合全身麻醉,可与多种全身静脉麻醉药和全身麻醉辅助用药联用或合用。

异氟烷(isoflurane)

异氟烷是较为常用的吸入麻醉药。组织及血液溶解度低,血/气分配系数仅为1.48。与氟烷比较,MAC稍大,麻醉诱导平稳、迅速和舒适,麻醉停药后苏醒快。麻醉时肌肉松弛良好,不增加心肌对儿茶酚胺的敏感性,对心功能的抑制作用小于恩氟烷和氟烷。反复使用对肝无明显副作用,偶有恶心、呕吐。主要用于麻醉维持。

地氟烷(desflurane)

地氟烷又名地氟醚,化学结构与异氟烷相似,由氟取代异氟烷分子中的氯。麻醉效价强度低于前述同类药物。组织溶解度低,血/气分配系数为0.42,比其他含氟吸入麻醉药均低,故麻醉的诱导及苏醒均快,易于调节麻醉深度。其MAC为5.6%~6%,故麻醉效力亦较其他者为低。因它对循环系统的影响比其他吸入麻醉药小,对肝肾功能无损害,在机体内几乎无代谢产物等特点备受青睐。缺点是对呼吸道刺激性较强,应用于人非心脏手术的麻醉或可更为有利。因其诱导和苏醒迅速,也适用于门诊手术患者的麻醉,而且恶心、呕吐的发生率明显低于其他吸入麻醉药。地氟烷和干燥的钠石灰或钡石灰发生反应可能产生CO,甚至达到中毒浓度,故应注意避免长时间紧闭麻醉。

七氟烷(sevoflurane)

七氟烷的麻醉性能较强,其特点是对心肺功能影响较小,血/气分配系数低,麻醉诱导和苏醒比其他麻醉药快。在氧及氧化亚氮的混合气体中MAC为0.66%;在纯氧中MAC为1.7%。诱导时间比恩氟烷、氟烷短,苏醒时间三者无明显差异。麻醉期间的镇痛、肌松效应与恩氟烷和氟烷相同。本药的呼吸抑制作用较氟烷小;对心血管系统的影响比异氟烷小;对脑血流量、颅内压的影响与异氟烷相似。主要经呼气排泄,停止吸入后约40%以原形经呼气排出。它在体内可被代谢为无机氟,由尿排出。临床上,七氟烷作为全麻药应用,其主要副作用为血压下降、心律失常、恶心、呕吐。目前在吸入麻醉药的使用中,七氟烷占比达95%,广泛用于成人和儿科患者的院内手术及门诊手术的全身麻醉的诱导和维持,已知对七氟烷或其他含氟药物过敏、有恶性高热或怀疑恶性高热易感者禁用。

氧化亚氮(nitrous oxide)

氧化亚氮(N_2O,又名笑气)是最早的麻醉药,为无色、味甜、无刺激性液态气体,性质稳定,不燃不爆,在体内不代谢,绝大多数经肺以原形呼出。脂溶性低,血/气分配系数仅为0.47,诱导期短而苏醒快,患者感觉舒适愉快。镇痛作用强,对呼吸和肝、肾功能无不良影响。但对心肌略有抑制作用。为麻醉性能较弱的气体麻醉药,其MAC为105%,需与其他麻醉药配伍方可达满意的麻醉效果,主要用于诱导麻醉或与其他全麻药配伍使用。诱导期短,镇痛效果好,但肌松不完全,全麻效能弱。临床多与其他麻醉剂联合应用,单用只适用于拔牙、骨折整复、脓肿切开、外伤缝合等小手术。使用本药必须备有准确可靠的氧化亚氮和氧的流量表,否则不能使用,并随时注意潜在缺氧的危险。停吸本药时必须给氧十几分钟以防缺氧。患有肠胀气患者禁用。

常用吸入麻醉药的特性比较见表14-1。

表14-1 常用吸入麻醉药的特性比较

特性指标	乙 醚	氧化亚氮	氟 烷	恩氟烷	异氟烷	七氟烷	地氟烷
血/气	12	0.47	2.4	1.9	1.4	0.65	0.42
油/气	65	1.4	224	98	98	53.4	18.7
MAC(%)	1.9	105	0.75	1.7	1.15	2.0	6.0
诱导期	很慢	快	快	快	快	快	快
骨骼肌松弛	很好	很差	差	好	好	好	好

第三节 静脉麻醉药

静脉麻醉药(intravenous anaesthetics)是通过静脉注射或静脉滴注给药的全麻药。静脉麻醉药的出现要明显晚于吸入全麻药,与吸入麻醉药比较,其优点是无诱导期,患者迅速进入麻醉状态,对呼吸道无刺激性,麻醉方法简便易行。其主要缺点是其麻醉深度不易掌握,排出较慢。临床上常用于吸入性麻醉的诱导及复合全身麻醉。1934年,硫喷妥钠首次应用于临床,标志着现代静脉麻醉的开始。近年来,随着丙泊酚等一些新型可控性良好的静脉麻醉药不断涌现,此类药物的临床应用呈现逐渐增多的趋势。

常用的静脉麻醉药有硫喷妥钠(thiopental sodium)、氯胺酮(ketamine)、丙泊酚(propofol)、依托咪酯(etomidate)、咪达唑仑(midazolam)和右美托咪定(dexmedetomidine)等。

丙泊酚(propofol)

丙泊酚(又名异丙酚)是目前最常用的静脉麻醉药。具有镇静、催眠作用,有轻微镇痛作用。起效快,静脉注射1~2 mg/kg后30~40 s患者即入睡,维持时间仅为3~10 min,停药后苏醒快而完全,持续输注后无蓄积,这些都是其他静脉麻醉药无法比拟的。丙泊酚对心血管系统有明显的抑制作用,主要表现为对心肌的直接抑制作用及对血管的舒张作用,结果导致明显的血压下降、心率减慢、外周阻力和心排血量降低。对呼吸有明显抑制作用。经肝脏代谢,代谢产物无生物活性。反复注射或静脉持续输注时在体内有蓄积,但对肝肾功能无明显影响。目前广泛用于全身麻醉的静脉诱导,可静脉持续输注与其他全麻药复合应用于麻醉维持,各类无痛诊疗手术及ICU病房的镇静。

硫喷妥钠(Thiopental sodium)

硫喷妥钠为超短效的巴比妥类药物,其脂溶性高,静脉注射后几秒钟可进入脑组织,麻醉作用迅速,无兴奋期。但由于此药在体内迅速重新分布,从脑组织转运到肌肉和脂肪等组织,因而作用维持时间短。硫喷妥钠的镇痛效应差,肌肉松弛不完全,临床主要用于诱导麻醉、基础麻醉、脓肿的切开引流及骨折、脱臼的闭合复位等短时手术。硫喷妥钠对呼吸中枢有明显抑制作用,新生儿、婴幼儿禁用。易诱发喉头和支气管痉挛,支气管哮喘者禁用。

氯胺酮(ketamine)

氯胺酮为苯环己哌啶的衍生物,易溶于水,为中枢兴奋性氨基酸递质NMDA受体的特异性拮抗药,主要选择性抑制大脑联络径路和丘脑-新皮质系统,兴奋边缘系统,而对脑干网状结构的影响较轻。镇痛作用显著,静脉注射后 30~60 s 患者意识消失,作用时间一般为 15~20 min。氯胺酮有兴奋交感神经作用,使心率增快、血压及肺动脉压升高。对呼吸的影响较轻,但用量过大或注射速度过快,或与其他麻醉性镇痛药伍用时,可引起显著的呼吸抑制,甚至呼吸暂停。氯胺酮可使唾液和支气管分泌物增加,对支气管平滑肌有松弛作用。主要在肝脏内代谢,代谢产物去甲氯胺酮仍具有一定生物活性,最终代谢产物由肾脏排出。常有梦幻、肌张力增加、血压上升等现象,此状态又称为分离麻醉(dissociative anaesthesia)。氯胺酮麻醉时对体表镇痛作用明显,内脏镇痛作用差,但诱导迅速。对呼吸影响轻微,对心血管具有明显兴奋作用。可用于全身麻醉的诱导,静脉输注可用于麻醉维持,常用于小儿基础麻醉,以及短时的体表小手术,如烧伤清创、切痂、植皮等。主要副作用有:一过性呼吸暂停、幻觉、噩梦及精神症状,使眼内压和颅内压升高。

依托咪酯(etomidate)

依托咪酯(又名乙咪酯)为超短效催眠药,作用方式与巴比妥类近似。起效快,静脉注射后约 30 s 患者意识即可消失,静脉注射后 1 min 脑内浓度达峰值。对心率、血压及心排血量的影响均很小;不增加心肌氧耗量。主要在肝脏内水解,代谢产物不具有活性,对肝、肾功能无明显影响。因无明显镇痛作用,故用作诱导麻醉时常需加用镇痛药、肌肉松弛药或吸入麻醉药。副作用有:注射后常发生肌阵挛;对静脉有刺激性,引起注射部位局部疼痛;术后易发生恶心、呕吐;反复用药或持续静脉滴注后可能抑制肾上腺皮质功能。

咪达唑仑(midazolam)

咪达唑仑为苯二氮䓬类药物,具有短效麻醉镇静作用,随剂量增加,可产生抗焦虑、镇静、催眠、抗惊厥、顺行性遗忘和中枢性肌肉松弛等作用;对心血管系统影响轻微,可有轻度心率增快,血压降低;抑制呼吸;降低颅内压,减少脑血流量和氧耗量;经肝代谢,经肾排出。可用于术前镇静、麻醉诱导和麻醉维持,亦可作为局麻辅助用药和 ICU 患者镇静用药。副作用有:注射后局部疼痛、血栓性静脉炎和顺行性遗忘。

右旋美托咪定(dexmedetomidine)

右旋美托咪定为选择性 α_2 受体激动剂,可产生镇静、抗焦虑和镇痛效应;突然停药可产生戒断症状。临床应用于全身麻醉、气管内插管行呼吸机治疗和有创检查,还可用于治疗时的镇静,也用于心血管手术麻醉及围术期麻醉合并用药。副作用有:心动过缓、心脏传导抑制、低血压、恶心,以及过度镇静时可能导致气道梗阻。

麻醉性镇痛药吗啡等见第二十章镇痛药。

第四节 复 合 麻 醉

随着对全身麻醉概念和全身麻醉成分的研究和探讨,目前认为全身麻醉是由镇痛、镇静、制动、意识消失、肌肉松弛等多种成分组成,全身麻醉的实施通过联合应用全身麻醉成分的各种特异性药物来达成,全身麻醉药物的概念和范畴也许应该修正或拓展。复合麻醉(combined anaesthesia)目前是指两种或两种以上的全麻药或(和)麻醉方法复合应用,彼此取长补短,以达到最佳临床麻醉效果。随着静脉和吸入全麻药品种的日益增多、麻醉技术的不断完善,应用单一麻醉药物完成全身麻醉手术的方法基本上不再应用,而复合麻醉越来越广泛地应用于临床。根据给药的途径不同,复合麻醉可大致分为全身静脉麻醉和静脉与吸入麻醉药复合的静-吸复合麻醉。

一、麻醉前用药

麻醉前用药(premedication)的目的在于消除患者紧张、焦虑及恐惧的情绪;增强全麻药的效果,减少全麻药的副作用;对不良刺激可产生遗忘作用。提高患者的痛阈,缓解或解除原发性疾病或麻醉前有创操作引起的疼痛。消除因手术或麻醉引起的不良反射,特别是迷走神经反射,抑制交感神经兴奋以维持血流动力学的稳定。麻醉前用药应根据麻醉方法和病情来选择用药的种类、用量、给药途径和时间。

二、诱导麻醉

诱导麻醉(induction of anesthesia)是应用诱导期短的丙泊酚或七氟烷,使患者迅速进入外科麻醉期,避免诱导期的不良反应,然后改用其他药物维持麻醉。患者接受全麻药后,由清醒状态到神志消失,并进入全身麻醉状态后进行气管内插管,这一阶段称为全身麻醉诱导期。

三、合用肌肉松弛药

在麻醉时合用肌肉松弛药阿曲库铵、琥珀胆碱,以满足手术时肌肉松弛的要求。肌肉松弛药(muscle relaxants)简称"肌松药",能阻断神经-肌肉传导功能而使骨骼肌松弛。自从1942年筒箭毒碱首次应用于临床后,肌肉松弛药就成为全身麻醉用药的重要组成部分。但是肌肉松弛药只能使骨骼肌麻痹,而不产生麻醉作用,其使用不仅便于手术操作,也有助于避免深麻醉带来的危害(见传出神经系统药物)。

四、神经安定镇痛术

神经安定镇痛术(neuroleptanalgesia)是指用氟哌利多及芬太尼按50∶1制成的合剂作静脉注射,使患者意识模糊,自主动作停止,痛觉消失,适用于外科小手术,如同时加用氧化亚氮及肌肉松弛药则可达满意的外科麻醉效果,称为神经安定麻醉(neuroleptanesthesia)。

五、全身麻醉的毒性与注意事项

即使是最新的全麻药,毒性仍然很高,目前全身麻醉直接导致的死亡等严重并发症已十分少见,但恶心、呕吐、循环抑制等不良反应仍相当常见。提高全麻药的安全性、舒适度和可控性,取决于全身麻醉机制的完全阐明。

1. 反流与误吸　　全身麻醉时患者的意识丧失,吞咽及咳嗽反射减弱或消失,贲门松弛,胃内容物较多的患者容易发生胃食管反流。反流物一旦到达咽喉部,就可发生误吸,造成窒息或吸入性肺炎。通常情况下反流和误吸最易发生在麻醉诱导时、气管插管前和麻醉苏醒期气管拔管后。过饱或未禁食、食管下端括约肌张力低下及神经肌肉疾病所致喉功能不全的患者,麻醉期间反流误吸的发生率较高。

2. 通气量不足　　麻醉期间和全身麻醉后都可能发生通气量不足(hypoventilation),主要表现为CO_2潴留,可伴有低氧血症。麻醉期间发生通气量不足,主要是由于麻醉药、麻醉镇痛药和肌肉松弛药产生的中枢性和外周性呼吸抑制,同时辅助呼吸或控制呼吸的分钟通气量不足所致,应增加潮气量或呼吸频率。全身麻醉后的通气量不足主要是各种麻醉药物,尤其是麻醉性镇痛药和肌肉松弛药的残留作用,引起中枢性呼吸抑制和呼吸肌功能障碍的结果,应以辅助或控制呼吸直到呼吸功能完全恢复,必要时以拮抗药逆转。

(任海刚,张丽)

第十五章 局部麻醉药
Chapter 15 Local Anaesthetics

　　局部麻醉药(local anaesthetics),简称"局麻药",是一类以适当的浓度作用于局部神经末梢或神经干周围,在保持意识清醒的情况下,可逆地引起局部组织痛觉等感觉暂时消失的药物。局麻药的作用局限于给药部位并随药物从给药部位扩散而迅速消失。局部麻醉作用消失后,神经功能可完全恢复。

第一节　课前阅读

　　用局麻药暂时阻断某些周围神经的冲动传导,使这些神经所支配的区域产生麻醉作用,称为局部麻醉。

　　局部麻醉的发展:1860 年 Nieman 发现了可卡因,次年 Halstead 开始将可卡因用于下颌神经阻滞,是神经阻滞的开端;1891 年,英国 Wynter 和德国 Quincke 介绍了腰椎穿刺术;1898 年,Bier 在动物及人体做蛛网膜下腔阻滞成功;1901 年,Sicard 和 Cathelin 分别成功地进行骶管阻滞;1903 年,报告了 80 例可卡因硬膜外阻滞的经验。1922 年,Labat 刊行《局部麻醉学》一书。1943 年,Lofgren 和 Lundguist 合成了利多卡因;1948 年,利多卡因用于临床。以后相继出现的局麻药有甲哌卡因(1956 年)、丙胺卡因(1960 年)、布比卡因(1963 年)、罗哌卡因等。由于新的局麻药不断涌现,使用方法不断改进,局部和神经阻滞麻醉,包括椎管内阻滞,已成为目前临床上应用较多的一种麻醉方法。

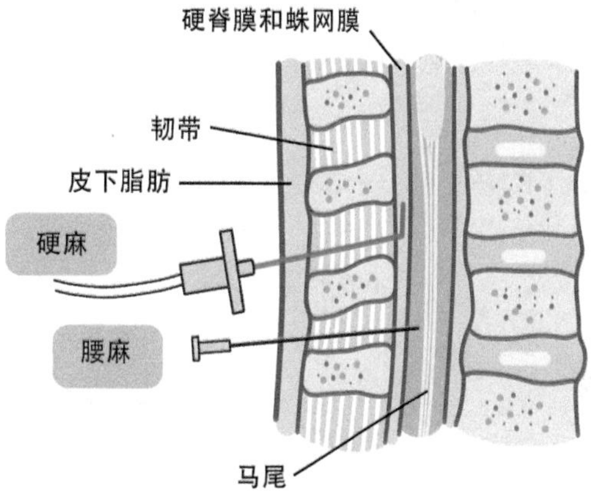

图 15-1　椎管内麻醉(蛛网膜下腔和硬膜外腔麻醉)示意图

　　将麻醉药物注入椎管的蛛网膜下腔或硬膜外腔,脊神经根受到阻滞使该神经根支配的相应区域产生麻醉作用,统称为椎管内麻醉(图 15-1)。

一、硬膜外麻醉

　　硬膜外麻醉(epidural anaesthesia)是将局麻药注入硬脊膜外腔产生节段性脊神经阻滞,使其支配的相应区域产生麻醉作用的方法,又称为硬脊膜外腔阻滞,简称"硬膜外阻滞"(图 15-1)。硬膜外穿刺可在颈、胸、腰、骶各段间隙进行,硬膜外间隙内无脑脊液,药物注入后依赖本身的容积向两端扩散,故一般选择手术区域中央的相应棘突间隙穿刺。穿刺体位、进针部位和针所经过的层次和蛛网膜下腔阻滞基本相同,当针尖穿过黄韧带即到达硬膜外间隙,成功的关键是不能刺破硬脊膜。

二、蛛网膜下腔麻醉

　　蛛网膜下腔麻醉(subarachnoid anaesthesia)是将局麻药注入蛛网膜下腔阻滞脊神经,使其支配的相应区域产生麻醉作用的方法,简称"腰麻"。腰麻穿刺一般取侧卧位,屈髋屈膝,头颈向胸部屈曲,腰背部尽量向后弓曲,使棘突间隙张开便于穿刺。穿刺点一般选 L3～L4 间隙。腰椎穿刺针刺过皮肤后,方向与患者背部垂直,并仔细体会进针时的阻力变化。当针穿过黄韧带时,常有明显落空感,再进针刺破硬脊膜,出现第二次落空感。拔出针芯见有脑脊液自针内滴出,即表示穿刺成功(图 15-1)。

第二节　局部麻醉药

局麻药是一类作用于局部神经末梢或神经干周围,能暂时、完全和可逆性地阻断神经冲动的产生和传导的药物,可保持患者的意识清醒,局部麻醉作用消失后,神经功能可完全恢复,同时对各类组织无损伤作用。

【构效关系】　常用局麻药在化学结构上由 3 部分组成,即芳香环、中间链和胺基团,中间链可为酯链或酰胺链,它可直接影响此类药物的作用(图 15-2)。根据中间链的结构,可将常用局麻药分为两类:第一类为酯类局麻药,结构中具有—COO—基团,属于这一类的药物有普鲁卡因(procaine)、丁卡因(tetracaine)、可卡因(cocaine)、苯佐卡因(benzocaine)等;第二类为酰胺类,结构中具有—CONH—基团,属于这一类的药物有利多卡因(lidocaine)、甲哌卡因(mepivacaine)、丁哌卡因(marcaine)、依替卡因(etidocaine)、丙胺卡因(prilocaine)、罗哌卡因(ropivacaine)等。酯类和酰胺类局麻药,除了起效时间和时效有明显不同外,前者的代谢是在血浆内被水解或被胆碱酯酶所分解,酰胺类则在肝内被酰胺酶所分解。局麻药的麻醉性质取决于其理化特性,即脂溶性、蛋白结合率、pKa 值,其中脂溶性是内在麻醉效能的主要决定因素(表 15-1)。

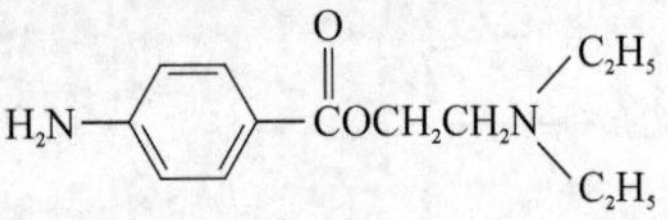

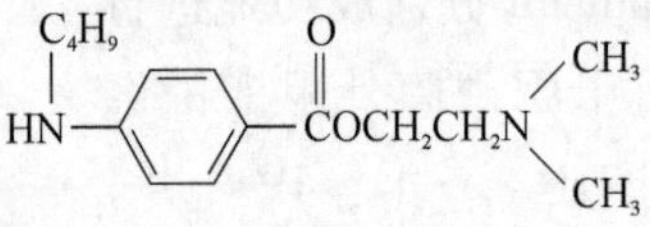

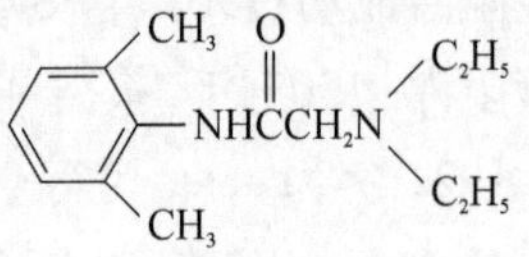

图 15-2　常用局麻药结构式

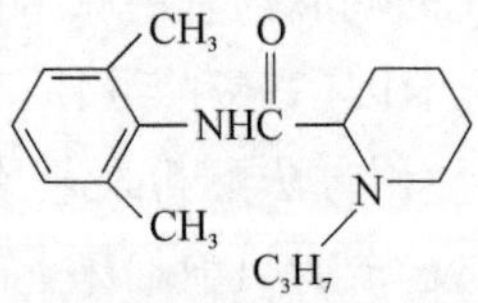

表 15-1　常用局麻药比较表

	普鲁卡因	丁卡因	利多卡因	丁哌卡因	罗哌卡因
pKa	8.9	8.4	7.8	8.1	8.1
脂溶性	+	++++	++	++++	++++
血浆蛋白结合率	5.8	76	64	95	94
作用维持时间(h)	0.75～1	2～3	1～2	5～6	4～6
一次极量(mg)	1 000	40(表面麻醉) 100(神经阻滞)	100(表面麻醉) 400(神经阻滞)	150	150
毒性	弱	强	中等	中等	中等

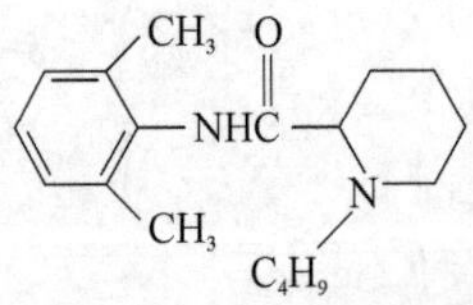

1. 脂溶性　脂溶性愈高,局麻药的麻醉效能愈强。丁哌卡因和丁卡因脂溶性高,利多卡因中等,

普鲁卡因最低。按此规律,丁哌卡因和丁卡因麻醉效能最强,利多卡因居中。

2. **蛋白结合率** 局麻药注入体内后,一部分呈游离状态的起麻醉作用,另一部分与局部组织的蛋白质结合,或吸收入血与血浆蛋白结合,结合状态的药物将暂时失去药理活性。局麻药的血浆蛋白结合率与作用时间有密切关系。结合率愈高,作用时间愈长。

3. **解离常数(pKa)** 不同局麻药各有其固定的解离常数(pKa)值。当局麻药液进入组织后,由于组织液的 pH 接近 7.4,故药液的 pKa 愈大,非离子部分愈少。由于非离子部分具亲脂性,易于透过组织,故局麻药的 pKa 愈大,离子部分愈多,不易透过神经鞘膜,起效时间延长。局麻药的 pKa 愈大,弥散性能愈差。

【体内过程】

1. **吸收** 局麻药从用药作用部位进入血液循环,其吸收的量和速度取决于药物本身的理化性质和影响因素。

(1)药物理化性质:脂溶性强的麻醉药通常药效更强,作用时间更长。普鲁卡因、丁卡因使注射区血管明显扩张,能加速药物的吸收。而丁哌卡因易与蛋白质结合,故吸收速率减慢。

(2)局麻药的剂量:血药峰值浓度与一次给药的局麻药剂量成正比。为了避免血药峰值浓度过高而引起药物中毒,对每一种局麻药都规定了一次用药的最大限量。

(3)局麻药注药部位:局麻药体内吸收的速度和给药部位的血供成正比,对气管黏膜或肋间神经周围的高血管区域应用局麻药,比将局麻药注射到灌注不良的组织(如皮下脂肪组织)吸收更快。吸收速度由快到慢依次为:气管内>肋间神经>骶丛>硬膜外>坐骨神经>蛛网膜下腔。

(4)血管收缩药肾上腺素的使用:如在局麻药液中加入适量肾上腺素,可使血管收缩,延缓药液吸收,作用时间延长,并可减少毒性反应的发生。在手指、足趾等末梢部位应用局麻药时禁止加入肾上腺素,以免引起局部组织坏死。

2. **分布** 由于局麻药通常直接注射在靶器官的位置,所以局麻药在靶器官的分布对临床效果的实现起着至关重要的作用。局麻药吸收入血液后,很快分布到血液灌流好的器官如肺、心、脑和肾,然后以较慢速率再分布到血液灌流较差的肌肉、脂肪和皮肤。蛋白结合率高的药物,如布比卡因在血中分布较多,在组织中分布较少;高脂溶性的局麻药在组织中分布较多。

3. **代谢与消除** 酰胺类局麻药在肝内被线粒体酶所水解,大部分从尿中排出,少量进入胆汁和肝肠循环,故肝功能不全患者用量应酌减。酯类局麻药主要被血浆假性胆碱酯酶(丁酰胆碱酯酶)水解。先天性假性胆碱酯酶异常或因肝硬化、严重贫血、恶病质等引起假性胆碱酯酶量的减少都会导致酯类局麻药的代谢缓慢,局麻药中毒的机会增加。临床上按局麻药作用时效的长短进行分类:一般把普鲁卡因和氯普鲁卡因划为短效局麻药;利多卡因、甲哌卡因和丙胺卡因属于中效局麻药;布比卡因、丁卡因、罗哌卡因和依替卡因则属于长效局麻药。

【药理作用与机制】

1. **局部麻醉作用** 局麻药可使神经冲动兴奋阈电位升高、传导速度减慢、动作电位幅度降低,甚至丧失兴奋性及传导性。局麻药的作用与神经纤维的直径大小及神经组织的解剖特点有关。神经纤维末梢、神经节及中枢神经系统的突触部位对局麻药最为敏感,细神经纤维比粗神经纤维更易被阻断。对无髓鞘的交感、副交感神经节后纤维在低浓度时即可显效,对有髓鞘的感觉和运动神经纤维则需高浓度才能产生作用。局麻药作用后首先消失的是痛觉,其次是冷觉、温觉、触觉、压觉,最后才是运动功能。神经冲动传导的恢复则按相反的顺序进行。

2. **局部麻醉作用机制** 有关局麻药作用机制的学说较多,局麻药产生神经阻滞的确切机制仍需进一步探讨。目前公认的是局麻药阻滞神经细胞膜上的电压门控 Na^+ 通道,使 Na^+ 在其作用期间不能进入细胞内,抑制膜兴奋性,发生传导阻滞,产生局部麻醉作用(图15-3)。实验证明,用4种局麻药进行乌贼巨大神经轴索内灌流给药时,可产生传导阻滞,而轴索外灌流则不引起明显作用。进一步研究认为本类药物不是作用于细胞膜的外表面,而是以其非解离型进入神经细胞内,以解离型作用在神经细胞膜的内表面,与 Na^+ 通道的一种或多种特异性结合位点结合,产生 Na^+ 通道的阻滞作用。因此,具有亲脂性、非解离型是局麻药透入神经的必要条件,而透入神经后则须转变为解离型带电的阳离子才能发挥作用。局麻药属于弱碱性药物,不同局麻药的解离型/非解离型的比例各不相同,两种形式的比例取决于解离常数(pKa)与体液 pH,多数局麻药的 pKa 在 7.5~9.0。例如,普鲁卡因的 pKa 为 8.9,而利多卡因则为 7.9,在生理 pH 条件下普鲁卡因解离多,穿透性差,局部麻醉作用也更弱。

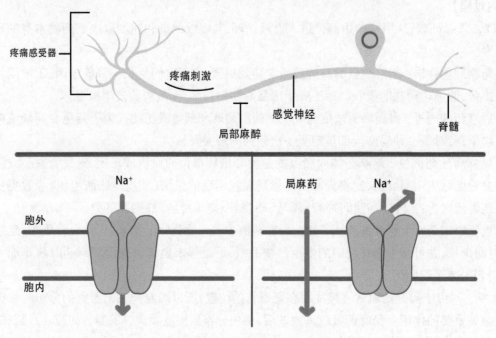

图 15-3   局麻药作用机制示意图

局麻药的作用又具有频率和电压依赖性。频率依赖性即使用依赖性(use dependence),在静息状态及静息膜电位增大的情况下,局麻药的作用较弱,增加电刺激频率则使其局部麻醉作用明显加强,这可能是由于在细胞内解离型的局麻药只有在 Na^+ 通道处于开放状态时才能进入其结合位点而产生 Na^+ 通道阻滞作用,开放的 Na^+ 通道数目越多,其受阻滞作用越大,因此,处于兴奋状态的神经较处于静息状态的神经对局麻药敏感。

3. 全身作用   局麻药剂量或浓度过高时,或局麻药误入血管,血中药物达到一定浓度,即可对全身各组织器官产生影响,这实际上是局麻药的毒性反应。

(1)中枢神经系统:局麻药对中枢神经系统的作用取决于血管内局麻药的浓度,低浓度抑制、镇静、抗惊厥,高浓度时诱发惊厥。局麻药高浓度时主要表现为先兴奋后抑制。这是由于中枢抑制性神经元对局麻药比兴奋性神经元更为敏感,首先被阻滞,中枢神经系统脱抑制而出现兴奋症状。初期表现为眩晕、惊恐不安、多言、震颤和焦虑,甚至发生神志错乱和阵挛性惊厥。之后中枢过度兴奋可转为抑制,患者可进入昏迷状态甚至因呼吸衰竭而导致死亡。局麻药引起的惊厥是边缘系统兴奋灶向外周扩散所致,静脉注射地西泮可加强边缘系统 γ-氨基丁酸能神经元的抑制作用,可防止惊厥发作。普鲁卡因易影响中枢神经系统,因此常被利多卡因取代。可卡因可产生欣快感和一定程度的情绪及行为影响。

（2）心血管系统：局麻药对心功能的影响主要是阻碍去极化期间的 Na^+ 电流，使心肌兴奋性降低，心肌收缩力减弱，传导减慢，不应期延长。多数局麻药可使小动脉扩张，因此在血药浓度过高时可引起血压下降，甚至诱发休克等心血管反应，药物误入血管内时更易发生，高浓度局麻药对心血管的作用常滞后于对中枢神经系统的作用，偶有少数人应用小剂量突发心室纤颤导致死亡。丁哌卡因较易诱发室性心动过速和心室纤颤，而利多卡因则具有抗室性心律失常作用。

【临床应用】

1. 表面麻醉　　表面麻醉（topical anaesthesia）是将渗透作用强的局麻药涂于黏膜表面，使其透过黏膜阻滞浅表神经末梢达到无痛状态的麻醉方法，称为"表面麻醉"。用于表面麻醉的局麻药有可卡因、苯佐卡因和丁卡因、利多卡因及达克罗宁等。常用于眼、鼻、口腔、咽喉、气管、食管和泌尿生殖道黏膜的浅表手术。苯佐卡因也常用于创伤、痔疮及溃疡面等止痛或皮肤瘙痒。

2. 浸润麻醉　　浸润麻醉（infiltration anaesthesia）是将局麻药溶液注入皮下或手术视野附近的组织，使局部神经末梢麻醉的方法。根据需要可在溶液中加少量肾上腺素，可减缓局麻药的吸收，延长作用时间。浸润麻醉的优点是麻醉效果好，对机体的正常功能无影响。缺点是用量较大，麻醉区域较小，在做较大的手术时，因所需药量较大而易产生全身毒性反应。可选用利多卡因、普鲁卡因、丁哌卡因等。动物实验发现，神经阻滞时局麻药只有 2%～3% 的注射剂量进入阻滞神经，超过 90% 的注射局麻药在注射后 30 min 内被循环吸收。在浸润麻醉中现在罗哌卡因比丁哌卡因常用。

3. 神经阻滞麻醉　　神经阻滞麻醉（nerve block anesthesia）是将局麻药注射到外周神经干附近，阻断神经冲动传导，使该神经所分布的区域麻醉的方法，常用于口腔科和四肢手术。阻断神经干所需的局麻药浓度较麻醉神经末梢所需的浓度高，但用量较小，麻醉区域较大。可选用利多卡因、普鲁卡因和丁哌卡因等。为延长麻醉时间，也可将丁哌卡因和利多卡因合用。在神经阻滞麻醉中现在罗哌卡因比丁哌卡因常用。

4. 蛛网膜下腔麻醉　　蛛网膜下腔麻醉（subarachnoid anaesthesia）又称脊髓麻醉或腰麻（spinal anaesthesia），是将麻醉药注入腰椎蛛网膜下腔的方法。首先被阻断的是交感神经纤维，其次是感觉纤维，最后是运动纤维。常用于下腹部和下肢手术。常用药物为丁卡因、罗哌卡因、丁卡因、普鲁卡因等。药物在脑脊液内的扩散受患者体位、药量、注射速度和溶液比重等的影响。普鲁卡因溶液通常比脑脊液的比重高，为了控制药物扩散，通常将其配成高比重或低比重溶液。如用放出的脑脊液溶解或在局麻药中加 10% 葡萄糖溶液，其比重高于脑脊液，用蒸馏水配制溶液的比重可低于脑脊液。患者取坐位或头高位时，高比重溶液可扩散到硬脊膜腔的最低部位，相反，如采用低比重溶液有扩散入颅腔的危险。脊髓麻醉的主要危险是呼吸麻痹和血压下降，后者主要是静脉和小静脉失去神经支配后显著扩张所致，其扩张的程度由管腔的静脉压决定。静脉血容量增大时会引起心输出量和血压的显著下降，因此维持足够的静脉血回流心脏至关重要。可增加输液量或预先应用麻黄碱预防。

5. 硬膜外麻醉　　硬膜外麻醉（epidural anaesthesia）是将药液注入硬膜外腔，麻醉药沿着神经鞘扩散，穿过椎间孔阻断神经根的方法。硬膜外腔终止于枕骨大孔，不与颅腔相通，药液不扩散至脑组织，无腰麻时出现的头痛或脑脊膜刺激现象。但硬膜外麻醉用药量较腰麻大 5～10 倍，如误入蛛网膜下腔可引起全脊髓麻醉。硬膜外麻醉也可引起外周血管扩张、血压下降及心脏抑制，可应用麻黄碱防治。常用药物为利多卡因、丁哌卡因及罗哌卡因等。

6. 区域镇痛　　近年来，外周神经阻滞技术及局麻药的发展为患者提供了更理想的围术期镇痛的有效方法，通常与阿片类药物联合应用，可减少阿片类药物的用量。酰胺类局麻药如丁哌卡因、左丁哌卡因及罗哌卡因在区域镇痛（regional analgesia）中运用最为广泛，尤其是罗哌卡因，由于其具有感觉和运动阻滞分离的特点，现已成为区域镇痛的首选药。

【不良反应与防治】

1. 毒性反应　局麻药的剂量或浓度过高或误将药物注入血管时引起的全身作用,主要表现为中枢神经和心血管系统的毒性。

防治:应以预防为主,掌握药物浓度和一次允许的极量,采用分次小剂量注射的方法。小儿、孕妇、肾功能不全患者应适当减量。目前,对丁哌卡因等长效局麻药中毒的复苏,临床使用静脉推注脂肪乳剂,这起到了良好的抢救效果,而且这种治疗措施有可能推广到过量应用其他脂溶性药物导致的中枢或者心脏毒性的抢救。

2. 变态反应　较为少见,在少量用药后立即出现类似过量中毒的症状,如荨麻疹、支气管痉挛及喉头水肿等。酯类比酰胺类变态反应发生率高,对酯类过敏者,可改用酰胺类。

防治:询问变态反应史和家庭史,普鲁卡因麻醉前应做皮试,用药时可先给予小剂量,若患者无特殊主诉和异常,再给予适当剂量。另外,局麻前给予适当巴比妥类药物,使局麻药分解加快,一旦发生变态反应,应立即停药,并适当应用肾上腺皮质激素、肾上腺素、抗组胺药。

3. 其他　局麻药用于椎管内阻滞时浓度过高或时间过长可能诱发神经损害,原有神经系统疾病、脊髓外伤或炎症等可能会加重。

【常用局部麻醉药】

1. 酰胺类

罗哌卡因(ropivacaine)

罗哌卡因是一种新型长效酰胺类局麻药,具有毒性低、作用时间长的特点,且有麻醉和镇痛的双重作用,广泛用于各类外科手术麻醉。目前罗哌卡因是局麻药的主导品种。罗哌卡因为丁哌卡因哌啶环的第三位氮原子被丙基所代替的产物,是纯左旋式异构体,较右旋式异构体毒性低,作用时间长。其pKa 为8.1,分配系数为2.9。罗哌卡因的脂溶性小使其绝对效能有所减弱,到达粗大运动神经的时间延后,但对 Aδ 和 C 类神经纤维的阻滞比丁哌卡因更为广泛,同时也形成本药独特的作用特点:即运动与感觉阻滞分离。与硬膜外应用相比,罗哌卡因在局部浸润给药后的吸收较慢且变化较大。局部浸润麻醉后最长镇痛时间超过 12 h,且没有明显毒副作用。罗哌卡因的皮肤镇痛时间较丁哌卡因长,可能与罗哌卡因能引起血管收缩有关,而局部浸润麻醉作用时间较同浓度丁哌卡因长 2~3 倍。罗哌卡因没有一般长效局麻药的心脏毒性较大的缺点,本药极少发生心脏毒性,且胎儿对本药具良好耐受性。

利多卡因(lidocaine)

利多卡因是应用最多的传统酰胺类局麻药。相同浓度下与普鲁卡因相比,利多卡因具有起效快、作用强而持久、穿透力强及安全范围较大等特点,同时无扩张血管作用且对组织几乎没有刺激性。可用于多种形式的局部麻醉,有全能麻醉药之称。但进行蛛网膜下腔麻醉时因其扩散性强,麻醉平面难以掌握。而且利多卡因用于蛛网膜下腔麻醉时比其他药物更容易引起神经损害,可能与其在蛛网膜下腔分布不均,局部药液浓度过高有关。利多卡因在肝脏被肝微粒体酶水解失活,但代谢较慢,作用持续 1~2 h。此药反复应用后可产生快速耐受性。利多卡因的毒性大小与用药浓度有关,增加浓度可相应增加毒性反应。本药也常用于室性心律失常的治疗。

丁哌卡因(marcaine)

丁哌卡因又名布比卡因,属酰胺类局麻药,局麻作用持续时间长,可达 5~10 h。本药主要用于浸润麻醉、神经阻滞麻醉和硬膜外麻醉。与等效剂量利多卡因相比,可产生严重的心脏毒性,特别在酸中毒、低氧血症时尤为严重。

左丁哌卡因(levomarcaine)

左丁哌卡因为新型长效局麻药,作为丁哌卡因的异构体,相对毒性较低。在现代小剂量应用局麻药的观点下,局麻药毒性反应的发生率已经很大程度上降低了,在临床需要较大剂量局麻药及局麻药持续应用时,左丁哌卡因的优越性就显得尤为重要。左丁哌卡因具有毒性低、时效长、耐受性好等特性,现已成为目前麻醉用药的重要选择,也是丁哌卡因较为理想的替代药物。

依替卡因(etidocaine)

依替卡因为长效局麻药。起效快,麻醉作用为利多卡因的2~3倍,对感觉和运动神经阻滞都较好,因此主要用于需要肌松的手术麻醉,而在分娩镇痛或术后镇痛方面应用有限。局部和全身的毒性均较大。

甲哌卡因(mepivacaine)

甲哌卡因又称卡波卡因(carbocaine)。是一种氨基类局部麻醉剂。它作用于感觉及运动神经纤维,见效快,药效持续时间长,能有效阻碍神经传导。麻醉作用、毒性与利多卡因相似。

丙胺卡因(prilocaine)

丙胺卡因起效较快,约10 min。时效与利多卡因相似,为2.5~3 h。本药可透过胎盘。主要用于浸润麻醉、神经阻滞、硬膜外阻滞等,也可用于静脉内局麻。

2. 酯类

普鲁卡因(procaine)

普鲁卡因属短效酯类局麻药,亲脂性低,对黏膜的穿透力弱。一般不用于表面麻醉,主要局部注射用于浸润麻醉。注射给药后1~3 min起效,可维持30~45 min,加用肾上腺素后维持时间可延长。普鲁卡因在血浆中能被酯酶水解,转变为对氨基苯甲酸,能对抗磺胺类药物的抗菌作用,故应避免与磺胺类药物同时应用。普鲁卡因也可用于损伤部位的局部封闭。

丁卡因(tetracaine)

丁卡因的化学结构与普鲁卡因相似,属于酯类局麻药。其麻醉强度和毒性均比普鲁卡因强。本药对黏膜的穿透力强,常用于表面麻醉。作用迅速,1~3 min显效,作用持续时间为2~3 h。因毒性大,一般不用于浸润麻醉。丁卡因主要在肝脏代谢,但转化、降解速度缓慢,加之吸收迅速,易发生毒性反应。

苯佐卡因(benzocaine)

苯佐卡因作为非水溶性的局麻药,具有止痛、止痒的作用,临床上用于创面麻醉、溃疡面麻醉、黏膜表面麻醉和痔疮麻醉,其药理作用主要是阻断神经末梢,以解除疼痛与痒症。苯佐卡因的显著特点是易与黏膜或皮肤表面的脂层结合,不易进入人体内产生毒性。苯佐卡因局麻作用比普鲁卡因弱,不可用于浸润麻醉,局部吸收缓慢持久。水解为对氨基苯甲酸,在正常使用浓度范围(2%~10%)内无刺激性和毒性低。抑制来自感觉神经末梢的神经冲动的传导,结构与普鲁卡因相似,因此它吸收缓慢,麻醉作用持久。

奥布卡因(oxybuprocaine)

奥布卡因为酯类局麻药,用于表面麻醉。其结构与普鲁卡因相似,能阻断感觉、运动和自主神经冲动的传导,抑制伤害感受器的兴奋,使局部疼痛暂时消失。其麻醉强度为丁卡因的 2 倍、可卡因的 10 倍。本药还具有抗菌作用和抗血小板聚集作用。主要用于眼科小手术的表面麻醉,也可用于耳鼻喉科的表面麻醉。

3. 其他(氨基醚类、氨基酮类)

普莫卡因(pramocaine)

普莫卡因为氨基醚类局麻药,用醚键代替局麻药化学结构中的酯或酰胺基,由于稳定性增加,其麻醉作用强而持久。普莫卡因是一种非苯甲酸酯型表面麻醉剂。对其他局麻药过敏的患者,由于其特殊化学结构,可使交叉过敏反应的危险性减少到最低限度。普莫卡因可产生满意的表面麻醉效果。

达克罗宁(dyclonine)

达克罗宁为氨基酮类局麻药,是安全的可溶性表面麻醉药,刺激性强,注射后可引起组织坏死。起效快,持续时间久,对皮肤有止痒、止痛和杀菌作用。本药多用于皮肤及黏膜麻醉、局部止痛止痒,以及喉镜、气管镜检查前的准备。

(任海刚,张丽)

第十六章 镇静催眠药
Chapter 16 Sedative-Hypnotic Drugs

镇静催眠药(sedative-hypnotics)是一类对中枢神经系统有抑制作用,缓解神经过度兴奋而引起镇静和近似生理性睡眠的药物。小剂量镇静催眠药发挥镇静作用,可使安静或具有抗焦虑作用;稍大剂量具有催眠作用,诱发睡眠状态;而较大剂量可发挥抗惊厥和抗癫痫作用。第一代镇静催眠药为巴比妥类,由于其严重的不良反应,目前临床上已很少使用。第二代镇静催眠药为苯二氮䓬类药物,因其良好的有效性、安全性和顺从性而应用广泛。20世纪80年代以来,新型镇静催眠药以其较苯二氮䓬类药物有更好的疗效、更少和更轻微的不良反应等优势,在临床应用日益广泛。

第一节 课 前 阅 读

一、睡眠时相及其调节

睡眠是高等脊椎动物周期出现的一种自发的和可逆的静息状态,表现为机体对外界刺激的反应性降低和意识的暂时中断。正常人脑的活动,和所有高等脊椎动物的脑一样,始终处在觉醒和睡眠两者交替出现的状态。睡眠/觉醒转换是一种复杂的生物学现象,涉及行为、运动控制、认知、大脑活动及意识的显著改变。睡眠时间大约占人类生命的1/3,睡眠使人体能够在活动后恢复机体功能,对人类情绪、生理功能、神经元活性及认知功能调节至关重要。

人类一个完整睡眠周期一般为6~8个h,包括循环交替出现4~6次两种完全不同的睡眠时相:非快速眼动睡眠(non-rapid eye movement sleep,NREMS)时相和快速眼动睡眠(rapid eye movement sleep,REMS)时相。NREMS时相又可分成4个阶段,依次为1期(思睡或入睡期)、2期(浅睡)、3期(中睡)和4期(深睡),睡眠程度由浅至深,其中1、2期大脑对外界刺激有一定的反应性,此阶段易受干扰被唤醒。3和4期为熟睡阶段,合称为慢波睡眠,夜惊、夜游行为一般发生在这一阶段。进入NREMS时相后,人体呼吸频率和心率变慢,血压下降,机体姿势肌张力降低,这一时相有利于身体发育、促进体力恢复和肌肉组织休整。在REMS时相,眼球出现快速转动,呼吸速度和深度均增加,脑电活动较高,近似清醒状态,但肌肉完全丧失肌张力,处于最松弛状态,梦境也多出现在这一时相,这一时相对神经系统发育及其功能维持、恢复脑力和智力及学习记忆功能非常重要(图16-1)。NREMS时相在前半夜维持较多,而后半夜REMS时相则越来越长。在典型的完整睡眠周期中,NREMS时相约占整个睡眠时间的80%,REMS时相约占整个睡眠时间的20%。

人类睡眠的神经调节机制非常复杂,涉及神经系统、神经细胞和神经递质的共同作用,受到昼夜节律、人体生物钟和周围环境等因素的影响和调节。促进睡眠的系统主要与大脑中如基底前脑、腹外侧视前区、脑干和丘脑部位的γ-氨基丁酸能神经元释放抑制性神经递质GABA有关,不同部位的γ-氨基丁酸能神经元根据兴奋性不同而呈现状态选择性地释放GABA,抑制突触后神经元兴奋的作用,协同促进睡眠的作用。

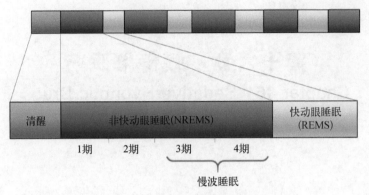

图 16-1　睡眠的生理周期与特点

二、失眠的定义与分类

失眠(insomnia)是指在足够的睡眠条件下,仍难以入睡、睡眠不能维持或易觉醒及过早觉醒等,并伴有日间功能障碍,导致患者的自主神经功能紊乱、痛苦情绪和心理障碍等,是多种疾病的风险因素之一。失眠可分为原发性失眠和继发性失眠(如抑郁、焦虑、躁狂、药物滥用或某些疾病等诱发的),其中继发性失眠更为常见。失眠根据失眠持续时间可分为 3 种类型:① 短暂性失眠,持续时间 1 周左右,通常被称为调整性睡眠障碍,因为它通常是由剧烈的情景压力引起的,如考试或任务截止日期等,它通常是反复发作的;② 短期失眠,通常持续 1~6 个月,通常与持久的压力(如死亡或疾病)或环境(如噪声)等因素有关;③ 慢性失眠,持续失眠 6 个月以上,约 1/3 的人有失眠症状,而约 6% 的人群被诊断为慢性失眠,其中女性和老年群体罹患失眠的风险最高。应根据失眠诱因、类型和程度选用合适的治疗方法,通常可先通过改善睡眠卫生、日间睡眠限制疗法、光照疗法和心理行为治疗等非药物疗法改善失眠。而使用镇静催眠药的药物疗法应作为非药物疗法的短期辅助性治疗,尽可能遵循以最低有效剂量和最短使用时间进行治疗。

三、焦虑症

焦虑症(anxiety)是一种持续性紧张不安、恐惧或恐慌等情绪障碍,是临床上最常见的精神症状之一。其基本特征是过度和持久的恐惧、恐慌和担心。焦虑症包括广泛性焦虑症、强迫症、恐慌症、创伤后应激障碍和恐惧症(如广场恐惧症、社交恐惧症和特殊恐惧症)等,其中恐惧症最为常见。女性比男性更易患上焦虑症。边缘系统的改变、下丘脑-垂体-肾上腺轴的功能障碍及遗传因素是焦虑症发作的重要因素。大多数焦虑症发生在儿童期、青春期或成年初期,如果不及时治疗,会发展为慢性焦虑症,是抑郁症的风险因素之一。焦虑症患者都伴有程度不同的睡眠障碍,其中焦虑性失眠以入睡困难为主要特征,部分患者还伴有睡眠浅、易觉醒和多梦等症状,睡眠质量差,导致白天精力匮乏、情绪低落、忧郁等,严重影响患者身心健康。心理疗法和药物疗法都证明对缓解焦虑症有效。药物疗法是心理治疗的替代或补充,低剂量的苯二氮䓬类有良好的抗焦虑作用,但也应注意其长期服用导致的潜在的如安全性、滥用及依赖性等副作用问题。需要指出的是,目前抗抑郁药物中的选择性 5-HT 再摄取抑制剂(SSRI)和 5-HT/NA 再摄取抑制剂(SNRI)被推荐为焦虑症的一线治疗药物(详见第十九章)。

四、镇静催眠药的应用简史

1869 年发现的水合氯醛(chloral hydrate)是最早使用的镇静催眠药。进入 20 世纪后,对于镇静催眠药的研发得到迅速发展。以巴比妥酸为基本结构的巴比妥类镇静催眠药苯巴比妥于 1912 年上市。

在 20 世纪 30~50 年代,巴比妥类镇静催眠药曾风靡一时,成为第一代镇静催眠药。巴比妥类镇静催眠药在改善失眠症状的同时,也出现了诸多严重不良反应,20 世纪 60 年代后逐渐被以地西泮(diazepam)为代表的第二代镇静催眠药苯二氮䓬类所取代。苯二氮䓬类药物以其良好的药效、安全和顺从性,目前在镇静催眠药中应用最为广泛。但后来发现长期使用这类药物也会产生药物依赖等不良反应。20 世纪 80 年代后,新型镇静催眠药如唑吡坦(zolpidem)、佐匹克隆(zopiclone)和扎来普隆(zeleplon)等,以其较苯二氮䓬类药物有更好的疗效和更少的不良反应等优势,在临床上得到非常广泛的应用。近年来,改善生物节律紊乱的褪黑素(melatonin)受体激动剂雷美替胺(rozerem)和他司美琼(tasimelteon)、食欲素受体拮抗药苏沃雷生(suvorexant)及一些抗抑郁药如多塞平(doxepin)等药物的镇静催眠效应日益得到关注。

理想的镇静催眠药应具备以下特点:① 快速诱导入睡;② 不影响生理性睡眠结构;③ 无宿醉作用;④ 对学习记忆功能无损害;⑤ 对呼吸无抑制作用;⑥ 长期使用不引起药物依赖和戒断症状;⑦ 与其他药物无相互作用等。但目前临床上使用的镇静催眠药还未达到真正能模拟生理性睡眠等特点,应根据失眠诱因、类别和症状合理限制使用镇静催眠药。

第二节　苯二氮䓬类药物

苯二氮䓬类药物(benzodiazepine,BZ)的基本化学结构为 1,4-苯并二氮䓬(图 16-2)。改造、替代其基本结构的不同侧链或基团可获得数以千种苯并二氮䓬衍生物,其中在临床应用的有 20 余种,它们的抗焦虑、镇静催眠、抗惊厥和肌肉松弛活性各有侧重。根据药物及其活性代谢物的消除半衰期长短,可将苯二氮䓬药物分为 3 大类:短效类如三唑仑(triazolam)、奥沙西泮(oxazepam);中效类如艾司唑仑(estazolam)、劳拉西泮(lorazepam);长效类如地西泮(diazepam)、氟西泮(flurazepam)等(表 16-1)。其中,地西泮是苯二氮䓬类药物中临床最常用的药物和代表性药物。

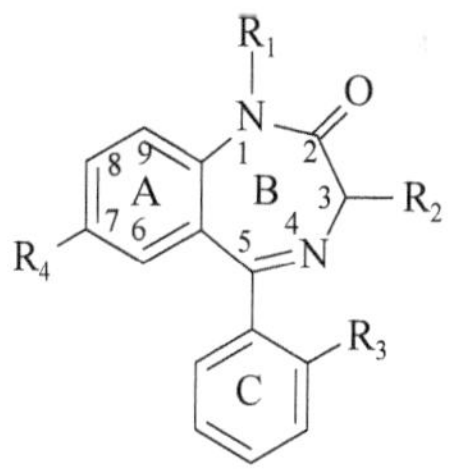

图 16-2　苯二氮䓬类药物的基本化学结构 1,4-苯并二氮䓬

表 16-1　常用苯二氮䓬类药物的分类、作用时间和代谢产物活性

分　类	药物名称	$C_{max}(h)$	$t_{1/2}(h)$	代谢物活性	作用特点与临床应用
短效类 ($t_{1/2}<6\ h$)	三唑仑	1	2~3	有活性	有显著的镇静催眠作用,作用最强、代谢快、极少体内蓄积,广泛用于各种失眠,尤其是入睡困难的失眠
	奥沙西泮	2~4	5~15	无活性	有较强的抗焦虑和抗惊厥作用,催眠作用较弱,主要用于焦虑症,也用于癫痫、失眠的辅助治疗
中效类 ($t_{1/2}6~24\ h$)	艾司唑仑	2	10~24	无活性	具有较强的抗焦虑、镇静催眠和抗惊厥作用,肌松作用弱,各型失眠有良效,也用于抗惊厥、抗癫痫和麻醉前给药
	劳拉西泮	2	10~20	无活性	有较强的抗焦虑和抗惊厥作用,催眠作用较弱,主要用于焦虑症、焦虑型失眠,也可用于麻醉前给药、癫痫持续状态
	硝西泮	2	16~38	无活性	催眠作用显著,抗惊厥作用较强,用于治疗失眠、高热惊厥和麻醉前给药,可用于混合型癫痫,尤其是婴儿痉挛、阵发性肌痉挛等
长效类 ($t_{1/2}>24\ h$)	地西泮	1~2	20~80	有活性	有较强的抗焦虑、镇静催眠、抗惊厥和抗癫痫作用等,用于焦虑症、失眠、麻醉前给药、抗惊厥和抗癫痫,是癫痫持续状态的首选药物,也可缓解肌僵直和肌痉挛等

续　表

分　类	药物名称	C_{max}(h)	$t_{1/2}$(h)	代谢物活性	作用特点与临床应用
长效类 ($t_{1/2}$>24 h)	氟西泮	1~2	40~100	有活性	作用与地西泮类似,首过消除明显,可用于焦虑症、失眠、麻醉前给药、心脏电击复律和内镜检查前给药、抗惊厥、抗癫痫、缓解肌僵直和肌痉挛
	氯氮䓬	2~4	15~40	有活性	作用与地西泮类似,用于焦虑症、失眠和酒精戒断症状等治疗

【体内过程】　苯二氮䓬类药物口服后吸收完全而快速,约 1 h 达 C_{max},不同药物之间吸收速率存在差异,其中三唑仑吸收最快。静脉注射给药可迅速显效。而肌内注射吸收缓慢且不规则。大多苯二氮䓬类与血浆蛋白结合率高,其中地西泮高达 99% 以上。该类药物主要经肝药酶代谢,多数长效类苯二氮䓬类药物的代谢产物具有与母体药物相似的活性,其代谢活性产物 $t_{1/2}$ 更长,连续应用应注意药物及其活性代谢物在体内蓄积,苯二氮䓬类药物的代谢产物最终与葡萄糖醛酸形成结合物经肾排出(图 16-3)。

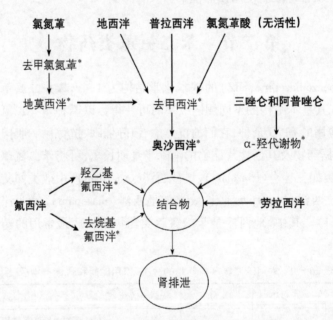

图 16-3　苯二氮䓬类药物的体内转化过程

其中粗体标注的为临床使用的药物,* 为活性代谢产物

【作用机制】　目前认为,苯二氮䓬类药物的中枢抑制作用主要通过结合 $GABA_A$ 受体,以增强中枢抑制性神经递质 GABA 的突触后抑制效应有关。苯二氮䓬类药物作用于不同部位的 $GABA_A$ 受体产生不同的药理作用。

GABA 受体分 $GABA_A$、$GABA_B$ 和 $GABA_C$ 受体 3 种亚型,其中,$GABA_A$ 受体是中枢神经系统内主要抑制性受体,苯二氮䓬类药物和巴比妥类均作用于 $GABA_A$ 受体而发挥其药理作用。$GABA_A$ 受体为神经元膜上的配体门控 Cl^- 通道,目前发现是一个含有 19 个亚单位的大分子复合体,其亚单位分别属于 8 个亚家族($\alpha_1 \sim \alpha_6$、$\beta_1 \sim \beta_3$、$\gamma_1 \sim \gamma_3$、$\rho_1 \sim \rho_3$、δ、ϵ、π 和 θ)。$GABA_A$ 受体上含有多种化合物结合位点,包括 GABA、苯二氮䓬类、巴比妥类、乙醇和神经甾体类等,其中 α/β 亚基结合界面上有 GABA 的结合位点,α/γ_2 亚基结合界面上有 BZ 的结合位点(图 16-4)。GABA 作用于 $GABA_A$ 受体上,使 Cl^- 通透性增加,Cl^- 大量进入细胞膜内引起膜超级化,使神经元兴奋性降低。研究显示,1 个 α、1 个 β 和 1 个 γ 亚单位是苯二氮䓬类药物结合到 $GABA_A$ 受体上的必要条件。苯二氮䓬类药物与 $GABA_A$ 受体上的苯二氮䓬类药物受点(BZ受点)结合,诱导受体发生构象变化,促进GABA与GABA_A受体结合,增加Cl^-通道开放的频率,使Cl^-内流增多,从而增强GABA的中枢抑制效应。这与巴比妥类药物激动GABA_A受体而延长Cl^-通道开放时间的机制不同(详见第十六章第三节)。

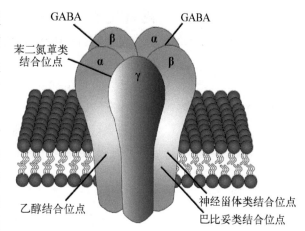

图16-4　GABA_A受体结构及相关结合位点示意图

【药理作用与临床应用】

1. 抗焦虑　苯二氮䓬类药物的抗焦虑作用是通过结合边缘系统GABA_A受体上的BZ受点,抑制海马和杏仁核神经元电活动的发放和传递而实现的。地西泮的抗焦虑作用选择性较高,对各种原因引起的焦虑均有显著疗效,小于镇静剂量时即可明显改善恐惧、紧张、不安、忧虑、心悸、出汗、激动、震颤等症状和因焦虑引起的胃肠道功能紊乱和失眠等。主要用于焦虑症的苯二氮䓬类药物,有长效类的地西泮和氟西泮,中效类的硝西泮及短效类的三唑仑等。

2. 镇静催眠　随着苯二氮䓬类药物使用剂量增大,逐渐产生镇静和催眠作用。苯二氮䓬类药物能显著缩短入睡时间、延长睡眠持续时间和减少觉醒次数。相比巴比妥类药物,苯二氮䓬类药物的镇静催眠作用有以下优点:① 主要延长NREMS时相的第2期,显著缩短慢波睡眠,减少发生于此期的夜惊或梦游症;② 对REMS时相的影响小,停药后出现REMS时相反跳性延长较巴比妥类轻,其依赖性和戒断症状较轻;③ 安全范围大,对呼吸影响小,无麻醉作用;④ 对肝药酶几乎无诱导作用,不影响其他药物的代谢;⑤ 嗜睡、运动失调等一般副作用较轻。

3. 抗惊厥、抗癫痫　苯二氮䓬类药物均有抗惊厥作用,其中地西泮和三唑仑有较强的抗惊厥作用,通过抑制病灶的异常放电向周围正常脑组织扩散而减轻或终止癫痫发作,临床上可用于辅助治疗破伤风、子痫、小儿高热惊厥及药物中毒性惊厥。地西泮静脉注射是目前治疗癫痫持续状态的首选药物。其他类型的癫痫发作以硝西泮和氯硝西泮疗效较好(详见第十七章)。

4. 松弛中枢性肌肉　苯二氮䓬类药物有较强的肌肉松弛作用,对大脑麻痹导致的肌僵直有缓解作用。其可能的机制是小剂量苯二氮䓬类药物抑制脑干网状结构下行系统对γ神经元的易化作用,而较大剂量时增强脊髓神经元的突触前抑制而抑制多突触反射及阻断神经肌肉接头。应控制好使用剂量。

5. 其他　较大剂量可致暂时性记忆缺失。一般剂量对呼吸功能无明显影响,较大剂量时轻度抑制肺泡换气功能,偶致呼吸性酸中毒,可加剧慢性阻塞性肺疾病患者症状。小剂量对心血管系统作用较轻微,增大剂量可降低血压和减慢心率。临床上常用作心脏电击复律及各种内镜检查前用药。

【不良反应与禁忌证】　苯二氮䓬类药物毒性较小,安全范围大,作为抗焦虑和镇静催眠药,几乎完全取代了巴比妥类。① 最常见的不良反应是嗜睡、头晕、乏力、记忆力下降和精细运动不协调等;② 大剂量时可致共济失调、运动及言语障碍;③ 静脉注射速度过快可引起呼吸和循环功能抑制,严重者可致昏迷、呼吸及心搏停止;④ 与其他中枢抑制药或乙醇等合用时,其中枢抑制作用增强,加重嗜睡、昏睡及呼吸抑制,严重者可致昏迷、死亡;⑤ 长期应用可产生耐受、依赖及成瘾,久服停用可出现失眠、焦虑、兴奋、心动过速、呕吐、出汗、震颤,甚至惊厥等反跳现象和戒断症状,但较巴比妥类轻。

老年患者,肝、肾或呼吸功能不全者,青光眼患者,重症肌无力患者,以及驾驶员、高空作业人员、机器操作者、孕妇和哺乳期妇女等慎用。

【苯二氮䓬类药物阻滞药】　口服苯二氮䓬类药物过量中毒除采取洗胃及对症治疗外,还可使用其

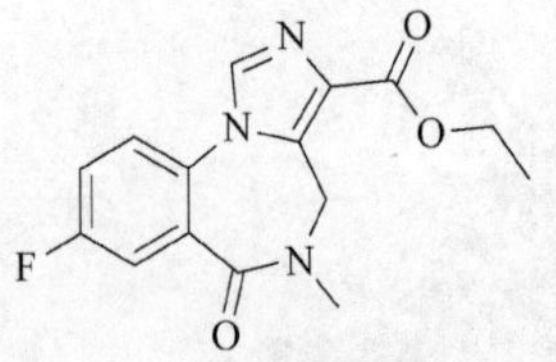

图 16-5　氟马西尼的化学结构

特异性阻滞药氟马西尼(flumazenil,安易醒)解救。氟马西尼为咪唑并苯二氮 䓬类化合物(图16-5),能与苯二氮 䓬类药物药物竞争性结合 GABA$_A$ 受体上的 BZ 受点。氟马西尼可拮抗苯二氮 䓬类药物的多种药理作用,但对巴比妥类和三环类过量引起的中枢抑制作用无拮抗作用,可用作苯二氮 䓬类药物过量的鉴别诊断。

氟马西尼主要用途是苯二氮 䓬类药物过量的治疗,能有效地催醒患者,改善苯二氮 䓬类药物中毒所致的呼吸和循环功能抑制。本药还可用于改善酒精性肝硬化患者的记忆缺失等症状。

第三节　巴比妥类药物

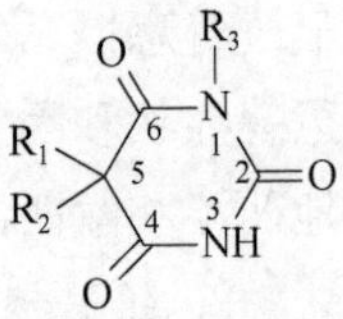

巴比妥类(barbiturates)是巴比妥酸(图16-6)的衍生物,其本身无中枢抑制效应。C$_5$ 上的氢原子或 C$_2$ 上的氧原子被不同的基团取代可获得一系列巴比妥类药物。这些药物因取代基的不同产生特点不同的中枢抑制作用。C$_5$ 上取代基长而有分支(如异戊巴比妥)或双键(如司可巴比妥),则作用强而维持时间短;若 C$_5$ 上一个氢原子被苯基取代(如苯巴比妥),则具有较强的抗惊厥和抗癫痫作用;而 C$_2$ 的 O 被 S 取代(如硫喷妥钠),则脂溶性显著增高,作用更快而维持时间更短。根据作用维持时间的长短,可将巴比妥类药物分为长效、中效、短效和超短效 4 类(表16-2)。

图 16-6　巴比妥类药物母核——巴比妥酸的结构

表 16-2　巴比妥类药物分类、代表药物及其主要用途

分　类	药物名称	显效时间(h)	作用维持时间(h)	主要用途
长效	苯巴比妥	0.5~1	6~8	抗惊厥、抗癫痫
	巴比妥	0.5~1	6~8	镇静催眠
中效	戊巴比妥	0.25~0.5	3~6	抗惊厥
	异戊巴比妥	0.25~0.5	3~6	镇静催眠
短效	司可巴比妥	0.25	2~3	抗惊厥、镇静催眠
超短效	硫喷妥钠	静脉注射,立即	0.25	麻醉或麻醉前给药

【体内过程】　巴比妥类口服或肌内注射均易吸收,并迅速分布于全身组织、体液,也易通过胎盘。此类药物的血浆蛋白结合率各不相同,与其脂溶性高低呈正相关。进入脑组织的速度也与其脂溶性有关,如硫喷妥钠脂溶性极高,极易通过血脑屏障,故静脉注射后立即显效,而脂溶性较低的苯巴比妥静脉注射,也需约 30 min 显效。此外,脂溶性高的药物如司可巴比妥等主要在肝脏代谢而快速失效,作用时间短,而苯巴比妥主要以原形由肾脏排泄,部分被肾小管重吸收,故作用持续时间长。

【作用机制】　巴比妥类药物的中枢抑制作用与其激活 GABA$_A$ 受体有关。与苯二氮 䓬类药物不同的是:① 巴比妥类药物通过结合 GABA$_A$ 受体上的巴比妥类受点,增强 GABA 与 GABA$_A$ 受体的亲和力而延长 Cl$^-$ 通道开放时间,增强 GABA 的中枢抑制作用;② 巴比妥类与 GABA$_A$ 受体结合只需要 α 和 β 亚单位,而苯二氮 䓬类药物至少需要 α、β 和 γ 亚单位;③ 高剂量巴比妥类还能直接激动 GABA$_A$ 受体。④ 此外,巴比妥类还可抑制电压依赖性 Na$^+$ 或 Ca^{2+} 通道而抑制神经元高频放电,也减弱 Glu 介导的兴奋性反应。

【药理作用与临床应用】　巴比妥类对中枢神经系统有广泛性抑制作用。随着剂量的增加,其中枢抑制作用由弱变强,表现为镇静、催眠、抗惊厥、抗癫痫、麻醉乃至昏迷等。大剂量也明显抑制心血管系

统功能。巴比妥类药物比苯二氮䓬类药物安全性差,易发生依赖性和中毒致死。其镇静催眠应用日益减少和受限,目前主要用于抗惊厥、抗癫痫和麻醉。

1. **镇静催眠**　　小剂量巴比妥类药物即可起到镇静作用,可缓解焦虑、烦躁不安等状态。中等剂量可诱导睡眠,缩短入睡时间、减少觉醒次数和延长睡眠时间。巴比妥类药物缩短 REMS 睡眠,改变生理性睡眠结构。久用停药后,"反跳性"地显著延长 REMS 睡眠时相和伴有多梦,引起睡眠障碍。或与氨茶碱或麻黄碱等药配伍,消除后者中枢兴奋引起的失眠等副作用。

2. **抗惊厥、抗癫痫**　　苯巴比妥有较强的抗惊厥和抗癫痫作用,临床可用于治疗癫痫大发作和癫痫持续状态,还可用于小儿高热、破伤风、子痫、脑膜炎、脑炎及中枢兴奋药所引起的惊厥(详见第十七章)。

3. **静脉麻醉与麻醉前给药**　　一些短效或超短效巴比妥类如硫喷妥钠、己烯巴比妥及美索巴比妥等静脉注射可引起短暂的麻醉作用,长效或中效巴比妥类可用于麻醉前给药,以消除手术前患者的紧张情绪。

4. **增强其他药物的中枢抑制作用**　　如与解热镇痛药合用,可增强后者的镇痛作用。

5. **治疗高胆红素血症与肝内胆汁淤积性黄疸**　　这主要是由于巴比妥类诱导肝药酶生成,促进肝细胞葡萄糖醛酸转化酶生成,增强葡萄糖醛酸结合血中胆红素的能力,可用于防治新生儿黄疸。

【**不良反应**】　巴比妥类不良反应较苯二氮䓬类药物多且严重,主要不良反应有:① 宿醉效应,服用催眠剂量的巴比妥类药物后,次晨可出现头晕、无力、困倦、恶心、呕吐、嗜睡、精神不振及定向障碍等后遗症状,较小剂量可减少这些症状,驾驶员、机器操作者或高空作业人员应警惕此类后遗效应;② 耐受性,短期内反复服用巴比妥类药物,其药效逐渐下降,需加大药量才能维持应有的药效;③ 药物依赖性和成瘾性,长期应用巴比妥类药物易使患者对药物产生精神依赖和躯体依赖,乃至成瘾,停药后可产生失眠、兴奋、焦虑、震颤、流涕,甚至惊厥等戒断症状;④ 呼吸抑制,中等剂量即可轻度抑制呼吸中枢,大剂量导致深度呼吸抑制,严重肺功能不全和颅脑损伤所致呼吸抑制者禁用;⑤ 少数患者可出现荨麻疹、血管神经性水肿、多型性红斑及哮喘等过敏反应,偶可引起剥脱性皮炎等严重过敏反应;⑥ 巴比妥类为肝药酶诱导剂,可加速其他药物的代谢,影响药效。

【**急性中毒与解救**】　一次吞服大量巴比妥类药物或静脉注射过量、过快,都可致急性中毒。口服 10 倍催眠剂量可致中度中毒,15~20 倍剂量可引起重度中毒。急性中毒表现为皮肤发绀、深度昏迷、呼吸高度抑制、血压下降、心动过速、体温降低、休克及肾功能衰竭等。呼吸高度抑制是该类药物急性中毒致死的直接原因。

对急性中毒者应尽快采取抢救措施,维持呼吸和循环功能,保持呼吸道畅通,吸氧、必要时人工呼吸,甚至切开气管,应用中枢兴奋药。洗胃并加速巴比妥类药物排泄,用碳酸氢钠或乳酸钠等碱性药物碱化体液,减少肾小管重吸收,严重中毒患者采用透析疗法等。

第四节　新型镇静催眠药与其他传统镇静催眠药

20 世纪 80 年代后研制的一些新型非苯二氮䓬类镇静催眠药开始逐步取代苯二氮䓬类镇静催眠药。近年来,改善生物节律紊乱的褪黑素(melatonin)受体激动剂雷美替胺(rozerem)和他司美琼(tasimelteon)、食欲素受体拮抗药苏沃雷生(suvorexant)及抗抑郁药多塞平(doxepin)已被我国或部分国家批准用于镇静催眠。其他一些如抗癫痫药加巴喷丁(gabapentin)和普瑞巴林(pregabalin)等药物的镇静催眠作用日益得到重视和临床研究。

此外,除苯二氮䓬类、巴比妥类和新型镇静催眠药外,还有一些有别于比妥类和苯二氮䓬类化学结构的传统镇静催眠药。例如,1869 年最早使用的水合氯醛及甲丙氨酯、甲喹酮、甲氯喹酮等曾在临床上广泛使用,由于不良反应、安全性问题或替代药物出现,除非一些特殊患者或特殊病情,其中一些药物在我国或其他一些国家已不再作为镇静催眠药使用。

一、新型镇静催眠药

(一)作用于苯二氮䓬类药物受体亚型的新型镇静催眠药

20 世纪 80 年代以来研制的新型的、作用于苯二氮䓬受体(benzodiazepine receptor,BZ 受体)亚型的非苯二氮䓬类镇静催眠药如唑吡坦(zolpidem)、扎来普隆(zaleplon)、佐匹克隆(zopiclone)和艾司佐匹克隆(eszopiclone)等(简称为"Z"药),与苯二氮䓬类镇静催眠药有类似的作用机制、更好的疗效及更少、更轻微的不良反应,在镇静催眠药市场占有率迅速增加,它们的作用特点、临床应用和不良反应如下表(表 16-3)。

表 16-3　作用于 BZ 受体亚型的非苯二氮䓬类新型镇静催眠药

药物名称	作用特点	临床应用	不良反应
唑吡坦	1988 年于法国首先上市,能结合 $GABA_A$ 受体上的 $BZ_1(\omega_1)$ 受点调节 Cl^- 离子通道,药理作用类似苯二氮䓬类药物,起效快,可维持 6 h。抗焦虑、中枢性骨骼肌松弛和抗惊厥作用弱	用于镇静和各种类型失眠。不破坏正常的睡眠结构,缩短入睡时间、减少觉醒次数和延长总睡眠时间	安全范围大,不良反应轻微,偶致头痛、眩晕、恶心、呕吐及步态不稳,后遗效应、耐受性、药物依赖性和停药戒断症状轻微
扎来普隆	1999 年于丹麦率先上市,短效,选择性激动 $GABA_A$ 受体上的 ω_1 和 BZ_2(ω_2)受点。作用类似唑吡坦,还可促进松果体分泌褪黑激素	用于抗焦虑、镇静催眠和抗惊厥,缩短入睡时间、减少觉醒次数和延长总睡眠时间	无药物积累,不良反应轻微,无后遗效应,及几乎无耐受性和依赖性
佐匹克隆	1987 年在丹麦上市,作用于 GABA 受体上的 BZ 受点,镇静催眠作用较强,亦有抗焦虑、抗惊厥和肌松作用	用于各种类型失眠,作用迅速并且有效时长达 6 h,使患者入睡快且能保持充足的睡眠深度,延长 SWS,不影响 REMS 时相	常见口干、口苦、嗜睡、晨起眼花,少数便秘,无明显的反跳现象,比苯二氮䓬类镇静催眠药具有更轻的后遗效应和宿醉现象
艾司佐匹克隆	为佐匹克隆右旋异构体,药效为母体的 2 倍。2005 年上市,是首个可长期用于改善起始睡眠和维持睡眠质量的药物	用于各种失眠症及抑郁症相关失眠	不良反应类似佐匹克隆,但毒性小于佐匹克隆一半

(二)食欲素受体拮抗药

苏沃雷生(suvorexant)

苏沃雷生是美国 FDA 于 2014 年批准的用于失眠的第一种高度选择性食欲素(orexin)受体拮抗药。食欲素是在下丘脑神经元中发现的神经肽,参与控制清醒状态,食欲素水平在日间升高,夜间下降,在睡眠中保持静息态。苏沃雷生可同时阻断食欲素受体 OXR1 和 OXR2。苏沃雷生显著缩短入睡时间,减少觉醒次数。临床用于治疗入睡困难及睡眠易觉醒的失眠患者,是目前唯一对夜间后 1/3 有疗效且不增加日间镇静,同时对入睡困难患者有确切疗效的药物。最常见的不良反应为嗜睡,高剂量会影响次日的驾驶等,其他副作用有头痛、头晕、梦魇等。

(三)褪黑素与褪黑素受体激动药

褪黑素(melatonin)

褪黑素(MT)是松果体分泌的一种主要激素,其化学名为 N-乙酰-5-甲氧色胺。MT 作用于褪黑素受体 MT₁ 和 MT₂,对机体生物节律、神经内分泌、应激反应、抗炎、镇痛及镇静催眠有重要调节作用,还具有抗氧化和抗衰老等作用。MT 水平在日间降低,夜间升高,其水平高低直接影响睡眠质量。随着年龄增长,尤其在 35 岁后,人体内自身分泌的 MT 逐渐下降,平均每 10 年降低 10%~15%,进而导致睡眠障碍及一系列的功能失调。MT 作为非处方药补充剂用于改善失眠和睡眠障碍已经流行多年,能有效改善中老年失眠患者的睡眠质量。

雷美替胺(rozerem)与他司美琼(tasimelteon)

雷美替胺与他司美琼为褪黑素受体 MT₁ 和 MT₂ 受体激动剂,二者与受体的亲和力远高于 MT,分别于 2005 年和 2014 年被美国 FDA 批准上市。其中,雷美替胺是首个非管制类催眠药。研究显示,两药通过作用于调控睡眠−觉醒周期的视交叉上核的 MT₁ 和 MT₂ 受体,改善睡眠周期时相延迟有关的时相转换障碍如时差、老年人失眠及神经精神障碍所致的失眠,减少睡眠潜伏期,调节睡眠周期,比其他镇静催眠药较温和地维持睡眠时间。二者的主要副作用包括轻微的头痛、嗜睡、疲劳及谷丙转氨酶轻微升高,但无药物依赖性和滥用倾向。

(四)抗抑郁药

近年来,部分抗抑郁药如多塞平等作为镇静催眠药在失眠治疗中的应用逐渐上升。

多塞平(doxepin)

多塞平亦称多虑平,小剂量多塞平于 2010 年被美国 FDA 批准用于治疗成人和老年人睡眠难以维持为特征的失眠症。多塞平通过选择性抗组胺机制,能有效地改善成人和老年失眠患者的主、客观睡眠质量,临床耐受性良好,且头痛和嗜睡等不良反应发生率较低,无成瘾性和戒断症状,近年来已作为失眠的推荐治疗药物之一。

另外,抗抑郁药如曲唑酮(trazodone)和米氮平(mirtazapine),在镇静催眠中的作用也日益得到重视和临床研究。曲唑酮抗抑郁作用较弱,但催眠作用较强,可以治疗睡眠障碍或重度睡眠呼吸暂停综合征,延长 3 期睡眠时相时间,减少睡眠觉醒次数和觉醒时间,对 REMS 时相和睡眠起始无明显影响,宿醉反应也较少。米氮平能缩短睡眠潜伏期、延长慢波睡眠时间和减少觉醒次数,从而改善抑郁症患者的睡眠质量。

二、其他传统镇静催眠药

水合氯醛(chloral hydrate)

水合氯醛是三氯乙醛的水合物,1869 年即被用作镇静催眠药,由于其安全性差且有更好的替代药物,已于 2013 年停止作为镇静催眠药使用。本药口服迅速吸收,大部分在肝脏中还原为活性更强的三氯乙醇。有以下特点:① 口服 15 min 显效,作用可维持 6~8 h,不缩短 REMS 时相睡眠,也无后遗宿醉效应,可用于顽固性失眠或其他镇静催眠药效果差的失眠;② 有抗惊厥作用,可用于小儿高热、子痫及破伤风等引起的惊厥;③ 大剂量有麻醉作用及抑制心肌收缩,缩短心肌不应期,过量对心、肝、肾实质性脏器有损害,故对严重心、肝、肾疾病患者禁用;④ 治疗量对呼吸和血压无影响,但安全范围较小,使用时应注意剂量;⑤ 有特殊臭味和强烈刺激性,口服易引起恶心、呕吐及上腹部不适等,不宜用于胃炎及溃疡患者,常 10% 溶液口服或直肠给药;⑥ 久用易产生耐受、成瘾和严重的戒断症状。

苯二氮䓬类药物

(钱培刚,任海刚)

第十七章 抗癫痫药与抗惊厥药
Chapter 17 Antiepileptic and Antiseizure Drugs

癫痫是一种由于大脑病灶神经元异常过度或同步高频放电所致的反复发作的大脑功能短暂失调综合征,临床上有多种发作类型,其发病率和患病人数非常高,严重影响人类神经系统功能和身体健康。病灶区兴奋性谷氨酸能神经功能增强和抑制性 γ-氨基丁酸能神经功能减弱之间的失衡及离子通道功能异常是癫痫发作的神经病理学基础。抗癫痫药主要通过增强 GABA 介导的中枢抑制作用、抑制 Glu 介导的中枢兴奋作用或通过干扰电压门控 Na^+、Ca^{2+} 离子通道而阻滞 Na^+、Ca^{2+} 离子内流稳定神经细胞膜作用,从而抑制病灶神经元的异常放电或抑制异常放电向周围正常组织扩散而抑制癫痫发作。但目前的抗癫痫药物大多停留在对症治疗水平上,以控制症状及减少和阻止癫痫发作。惊厥是中枢神经系统过度兴奋所致的全身骨骼肌不自主地强烈收缩症状,常用的抗惊厥药有巴比妥类和苯二氮䓬类部分药物、水合氯醛及静脉注射硫酸镁等。

第一节 课前阅读

一、癫痫的定义与临床分类

癫痫(epilepsy)是由于大脑病灶神经元异常过度或同步高频放电,并向周围脑组织扩散,导致大脑功能短暂失调的一种神经疾病,引起客观体征如僵硬、抽搐,以及主观症状如意识障碍和精神异常等。其临床主要表现为突然发作、反复发作及短暂的感觉、意识、精神和运动异常,发作时伴有异常高频高振幅脑电图。根据最新的数据统计,世界范围内癫痫的患病率约为 6.4‰,全球约有 6 500 万人罹患癫痫。在我国,癫痫患病率为 7‰~9‰,全国癫痫患者约有 1 000 万,在神经系统疾病中仅次于脑卒中。

根据脑区不同,2017 年国际抗癫痫联盟将癫痫大体分为局灶性起源(异常神经元活动源自一个或多个局部脑区或半球时)、全面性起源(异常神经元活动源自两个半球时)和未知起源 3 种基本类型,其中较常见发作类型、临床表现和常用的治疗药物如表 17-1 所示。此外,局灶性意识清楚发作可进展为局灶性意识受损发作,而局灶性发作也可进展为双侧强直-阵挛发作。

表 17-1　常见癫痫发作类型、临床表现和常用的治疗药物

发作类型		临床表现	常用药物
局灶性起源(原称部分性发作)	局灶性意识清楚发作(原称单纯部分性发作)	意识不受影响,局部肢体运动或感觉异常如口角、手指或足趾等的重复抽动,麻木感、针刺感或幻觉等特殊感觉症状,持续 20~60 s	卡马西平、奥卡西平、丙戊酸钠、拉莫三嗪、苯巴比妥等
	局灶性意识受损发作(原称复杂部分性发作或精神运动性发作)	伴有意识障碍,对环境接触不良,对他人言语无反应,出现无意识的活动如摇头、拂面或搓手等,事后不能回忆,持续 30 s~2 min	卡马西平、奥卡西平、丙戊酸钠、拉莫三嗪、左乙拉西坦等

续 表

发作类型		临床表现	常用药物
全面性起源（原称全身性发作）	全面性失神发作（又称小发作）	短暂意识突然丧失，常伴有对称的阵挛活动，脑电图出现 3 Hz/s 高频左右对称的同步化棘波，每次发作持续约 30 s，多见于儿童	乙琥胺、丙戊酸钠、拉莫三嗪、氯硝西泮等
	肌阵挛发作	单侧肢体或全身部分肌群发生短暂的（约 1 s）休克样抽动，脑电图伴有短暂爆发的多棘波	丙戊酸钠、托吡酯、硝西泮、氯硝西泮、左乙拉西坦等
	全面性强直-阵挛发作（原称大发作）	意识突然丧失，并伴有剧烈的强直阵挛，尔后转为阵挛性抽搐，继之较长时间的中枢神经系统功能全面抑制，持续数分钟	丙戊酸钠、苯妥英钠、卡马西平、苯巴比妥、左乙拉西坦、奥卡西平等
	癫痫持续状态	强直-阵挛发作持续状态 30 min 以上或连续发作，反复抽搐，持续昏迷，不及时救治危及生命	地西泮、劳拉西泮、苯妥英钠、苯巴比妥等

二、癫痫的神经生物学机制

尽管癫痫发作原因和发病机制目前尚不清楚，但确定的是，癫痫发作几乎全部是由大脑损伤所致功能紊乱的结果。这些损伤因素包括后天原因（如脑卒中、脑血管畸形、脑肿瘤或创伤性脑损伤）、感染性疾病（如脑囊虫病）、自身免疫病和先天基因突变等。全面性起源发作约占癫痫发病率的 40%，其病因主要与遗传基因突变有关。局灶性起源发作约占癫痫的 60%，其中部分病例是由于后天原因脑损伤所致，也有部分患者是由于遗传因素所致。至今，已经发现了包含多个离子通道基因在内的数百个基因与癫痫相关，且在大多数遗传性癫痫中，是由于多个基因而非单基因突变所致。

神经元活动的平衡依赖胞膜上兴奋性和抑制性神经递质水平的调控。局部兴奋性谷氨酸能神经活性增强和抑制性 γ-氨基丁酸能神经活性降低的失衡是癫痫形成的生化基础。突触前神经元兴奋时，电压门控 Na^+ 通道开放引起 Na^+ 内流导致膜去极化，而膜复极化由电压门控 K^+ 通道开放引起 K^+ 外流所致。突触前神经元兴奋开启电压门控 Ca^{2+} 通道引起 Ca^{2+} 内流，触发神经递质释放至突触间隙。释放 Glu 激动突触后膜的 NMDA 受体、AMPA 受体或海藻酸（KA）受体，形成兴奋性突触后电位（EPSP），而释放 GABA 则激活 $GABA_A$，导致 Cl^- 内流形成抑制性突触后电位（postsynaptic potential，IPSP）。Glu 和 GABA 的失衡导致神经元复极化不完全和较高的膜电位，易化神经元动作电位突然发放（图 17-1）。而癫痫的反复发作，则通过强直后增强（post-tetanic potentiation，PTP，指反复高频电刺激/强直刺激突触前神经纤维，引起突触传递易化，再以单个刺激作用于突触前神经元，使突触后神经元的反应较未经强直刺激前为强）的易化机制，使动作电位发放多次重复产生及使突触后神经元的反应增强。

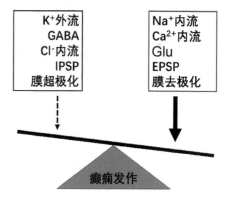

图 17-1 谷氨酸能神经活性和 γ-氨基丁酸能神经活性的失衡是癫痫发作的主要机制

三、抗癫痫药的作用机制

抗癫痫药（antiepileptic drug，AED）主要通过抑制病灶神经元的异常放电或抑制异常放电向周围正常组织扩散，达到抑制癫痫发作的目的。其抗癫痫机制主要有以下几种方式，且一种药物可能通过多种机制发挥抗癫痫作用如苯妥英钠、丙戊酸钠等（图 17-2）：

（1）干扰 Na^+、Ca^{2+} 等离子通道，抑制 Na^+、Ca^{2+} 离子内流，从而稳定神经细胞膜作用和降低其兴奋

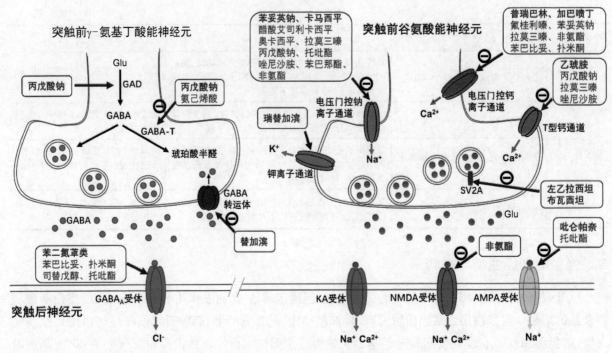

图 17-2   抗癫痫药及其作用机制

GABA-T, GABA 转氨酶；GAD, 谷氨酸脱羧酶；SV2A, 突触囊泡糖蛋白 2A。其中粗体标注的药物为相关机制的典型代表药物

性。癫痫发作主要是由于 Na^+ 离子依赖性动作电位不断形成导致神经元高频反复放电所致，是抗癫痫药的主要靶点，而 T 型 Ca^{2+} 通道是丘脑神经元的起搏电流，导致失神发作时出现 3Hz 异常放电。如苯妥英钠、卡马西平和奥卡西平等多种药物主要通过抑制 Na^+ 离子通道发挥抗癫痫作用，普瑞巴林和加巴喷丁等主要通过阻断电压依赖性钙通道，而乙琥胺主要通过抑制 T 型 Ca^{2+} 通道首选用于治疗失神发作。新型抗癫痫药如瑞替加滨则通过开放钾通道发挥抗癫痫作用。

（2）增强神经递质 GABA 介导的抑制性突触传递功能，增强突触前或突触后的抑制作用。GABA是中枢神经系统最为重要的抑制性神经递质，其功能增强可增加神经元胞膜超级化而使其更加稳定，从而抑制动作电位的高频重复发放。抗癫痫药能通过增加 GABA 含量、激动 $GABA_A$ 受体或抑制 GABA 再摄取机制等发挥抗癫痫作用，如丙戊酸钠、氨己烯酸、替加滨及一些苯二氮䓬类和巴比妥类药物等。

（3）阻滞 Glu 介导的神经兴奋功能。Glu 是大脑中最重要的兴奋性神经递质之一。谷氨酸能神经系统含有不同多种受体如 NMDA、AMPA、KA 受体及亲 mGluR 等。抗癫痫药通过抑制兴奋性神经递质的释放或阻滞兴奋性 Glu 受体如 NMDA、AMPA 或 KA 受体激活等机制，抑制神经兴奋作用，如左乙拉西坦靶向囊泡胞吐过程抑制 Glu 释放发挥抗癫痫作用，非尔氨酯和吡仑帕奈分别为 NMDA 受体和 APMA 受体拮抗药。

（4）其他新作用机制，如大麻二酚可能通过调节 $5-HT_{1A}$ 受体活性等新机制和新靶标发挥抗癫痫作用。

四、抗癫痫药的研究简史

癫痫的现代化药物治疗始于 1850 年的溴化物。1910 年，苯巴比妥被发现具有抗癫痫活性，在过去一段时间一度是治疗癫痫的首选药物。此后，一些类似于苯巴比妥的药物如扑米酮被研发用于治疗癫痫。1938 年，发现苯妥英钠是治疗癫痫的有效药物，至今它仍是治疗局灶性和全身性强直阵挛发作的重要药物。1958 年以来，乙琥胺一直被用作治疗失神发作的首选药物。1960 年，广谱类抗癫痫药丙戊酸钠开始用于临床。1974年,最初用于治疗三叉神经痛的卡马西平被批准用于局灶性癫痫发作。直至20世纪90年代,这些药物一直是癫痫治疗的主要药物。近几十年,多种疗效好、毒性小、耐受性更好的新一代抗癫痫药如拉莫三嗪、奥卡西平、托吡酯、加巴喷丁和左乙拉西坦等被陆续研发出来。近几年,一些新作用机制的抗癫痫药上市,展现了良好的抗癫痫作用,但长期疗效和不良反应还有待于进一步确定。尽管如此,这些药物大多仍停留在对症治疗水平上,用以减少和阻止癫痫发作,尚无药物可以有效预防和治愈癫痫。目前,约80%的患者病情通过长期服用抗癫痫药可以得到有效控制,但仍有小部分患者无法用药物有效控制病情。由于大多数抗癫痫药存在较为严重的不良反应,长期使用令患者依从性降低,造成治疗的间断和病情的反复。

第二节 抗 癫 痫 药

根据药物的主要作用机制,抗癫痫药主要分为以下几种:调节离子通道活性的药物、增强 GABA 抑制作用的药物、抑制 Glu 兴奋作用的药物及新型作用机制或机制不明药物等。

一、调节离子通道活性的药物

(一)电压门控钠离子通道阻滞药

阻滞电压门控 Na^+ 通道是目前癫痫药中最常见和最具特征性的机制。靶向电压门控 Na^+ 通道的癫痫药通过稳定其非活性形式来防止钠通道激活,阻止轴突的高频放电。突触前和突触后阻断钠通道使神经细胞膜稳定,阻止强直后增强(posttetanic potentiation,PTP)形成,限制动作电位的发生和扩散而抑制癫痫发作,如苯妥英钠、卡马西平及拉莫三嗪等。

苯妥英钠(phenytoin sodium)

苯妥英钠亦称大仑丁(dilantin),属乙内酰脲类,1938年被证实具有抗癫痫活性,是治疗癫痫最古老的非镇静催眠类药物,至今仍是多种癫痫类型的一线治疗药物。

【体内过程】 苯妥英钠呈强碱性(pH=10.4),刺激性较大,故不宜作肌内注射和皮下注射。口服吸收缓慢且不规则,个体差异大。需经 6~10 天的连续服药才能达到有效血药浓度(10~20 μg/mL),因此常先用苯巴比妥等作用较快的药物控制发作,合用本药 7~10 天后逐步撤除苯巴比妥。大部分苯妥英钠由肝药酶代谢为无活性的羟基苯妥英,与葡萄糖酸酸结合后经肾排出。其消除速率与血药浓度密切相关,当血药浓度<10 μg/mL 时,按一级动力学消除,$t_{1/2}$ 约为 20 h;当血药浓度>10 μg/mL 时,则按零级动力学方式消除,$t_{1/2}$ 可显著延长至 40~60 h,这可能与机体羟化反应饱和有关,且羟化代谢能力个体差异大;当苯妥英钠的血药浓度>20 μg/mL 时出现毒性反应。故本药治疗剂量需个体化和血药浓度监测。

【药理作用与机制】 苯妥英钠阻止癫痫病灶异常放电向正常脑组织的扩散,但并不能抑制其异常高频放电,这与苯妥英钠的神经细胞膜稳定作用有关,这也是其治疗神经性疼痛和抗心律失常的主要药理作用基础,其膜稳定机制有:

(1)阻断电压依赖性 Na^+ 通道,延长其失活时间,抑制 Na^+ 内流,使钠依赖性动作电位不能形成。这是其抗癫痫作用的主要机制。

(2)阻断电压依赖性 Ca^{2+} 通道,特异性地阻断 L 型和 N 型 Ca^{2+} 通道,但对丘脑神经元的 T 型 Ca^{2+} 通道无阻断作用,这可能是苯妥英钠治疗失神发作无效的原因。

(3)抑制钙调素激酶活性,减少了 Ca^{2+} 依赖的兴奋性神经递质的释放和突触后的去极化反应。

此外,高浓度的苯妥英钠还抑制 K^+ 外流,延长动作电位时程和不应期,还可抑制神经末梢对 GABA 的再摄取和诱导 $GABA_A$ 受体增多,间接增强 GABA 介导的抑制效应。

【临床应用】

1. 抗癫痫　　苯妥英钠目前常用于全面性强直-阵挛发作的治疗,静脉注射可用于治疗癫痫持续状态,但对失神发作无效,甚至导致病情恶化。

2. 治疗神经性疼痛　　可以治疗三叉神经、舌咽神经和坐骨神经等神经性疼痛。苯妥英钠能显著减轻疼痛,并减少发作频率。

3. 抗心律失常　　详见第二十三章。

【不良反应】

1. 局部刺激　　苯妥英钠局部刺激性较大,口服可引起厌食、恶心、呕吐及腹痛等,故宜饭后服用。静脉注射可发生静脉炎。

2. 急性中毒　　主要表现为神经系统反应,症状与血药浓度有关,血药浓度大于 20 μg/mL 时出现眼球震颤、复视、眩晕,大于 30 μg/mL 时致共济失调等,大于 40 μg/mL 时可致语言障碍和精神错乱等,大于 50 μg/mL 时出现严重昏睡甚至昏迷。

3. 慢性毒性反应

(1) 长期应用可引起牙龈增生,多见于儿童和青少年,发生率约为 20%,这与药物刺激胶原组织增生有关,一般停药 3~6 个月后可自行消退。

(2) 抑制叶酸的吸收并加速其代谢,还抑制二氢叶酸还原酶活性,长期用药导致叶酸缺乏,可致巨幼细胞贫血。

(3) 加速维生素 D 代谢,长期应用可致低钙血症,儿童易发生佝偻病,少数成年患者可出现软骨症,必要时应用维生素 D 预防。

4. 过敏反应　　少数患者可发生皮疹、血小板减少、粒细胞缺乏,偶致再生障碍性贫血和肝坏死。长期用药应定期检查血常规和肝功能。

5. 其他　　偶见男性乳房增大、女性多毛、淋巴结肿大等。妊娠早期用药偶致畸胎,故孕妇慎用。久服骤停会诱发癫痫发作加重。

【药物相互作用】　　丙戊酸钠、苯二氮䓬类、磺胺类、水杨酸类及口服抗凝药等可与苯妥英钠竞争血浆蛋白的结合部位,使后者游离型血药浓度增加;丙戊酸钠也抑制苯妥英钠的代谢,合用可导致后者游离型显著提高;苯巴比妥和卡马西平等可通过肝药酶诱导作用加速本药的代谢,而异烟肼及氯霉素等通过抑制肝药酶活性可提高本药的血药浓度。

磷苯妥英钠(fosphenytoin)

磷苯妥英钠是一种用于静脉或肌内注射给药的苯妥英钠前药。在体内被磷酸酶迅速代谢为苯妥英钠发挥抗癫痫作用,于 1996 年上市。磷苯妥英钠为高度水溶性分子,稳定性好及刺激性小,克服了苯妥英钠不宜肌内注射等缺点,成为疗效好、安全性高和耐受性好的抗癫痫药。

卡马西平(carbamazepine)

卡马西平也称酰胺咪嗪,结构与三环类抗抑郁药类似(图 17-3),1968 年被首先批准用于治疗三叉神经痛,1974 年被批准用于治疗癫痫,是目前最广泛使用的抗癫痫药物之一。

【体内过程】　　难溶于水,口服吸收慢且不规则。6~8 h 血浆浓度达 C_{max},有效血药浓度为 4~10 μg/mL,血浆蛋白结合率约为 70%。经肝脏代谢为有活性的卡马西平环氧化物,其效果与母药有相似抗癫痛作用,也被认为是卡马西平不良反应的主要产物。脑脊液浓度可达血药浓度的 50%。卡马西平对肝药酶有诱导作用,可加快其自身代谢,因此,在治疗初始的数周时间内,要相应调整剂量。

【药理作用与机制】　卡马西平结合并阻滞电压门控 Na^+ 通道,降低细胞兴奋性,对 GABA 的突触传递抑制效应也有增强作用。卡马西平还具有抗胆碱、抗抑郁及阻滞神经肌肉接头传递的作用,可刺激抗利尿激素(antidiuretic hormone,ADH)分泌,产生抗利尿作用。

【临床应用】　卡马西平为广谱抗癫痫药,对多种癫痫有效,是治疗进展或不进展为双侧强直-阵挛发作的局灶性起源发作的首选药物之一。对全面性强直-阵挛发作(大发作)也有强效,但因会加重失神发作和肌阵挛发作,需谨慎使用。治疗三叉神经痛和舌咽神经痛的效果优于苯妥英钠,对双相情感障碍的躁狂症疗效比锂盐好且副作用少。

【不良反应】　常见的不良反应有剂量依赖的轻度胃肠道不适、头晕、视力模糊、复视或共济失调等;高剂量会引起镇静作用;少数患者出现粒细胞缺乏、血小板减少和肝损伤等;皮疹和低钠血症是导致其停药的主要原因;癫痫患者久服骤停,可引起惊厥或癫痫持续状态。

奥卡西平(oxcarbazepine)与醋酸艾司利卡西平(eslicarbazepine acetate)

奥卡西平和醋酸艾司利卡西平均是卡马西平的衍生物。与卡马西平不同,两药不能形成环氧化物代谢物,而是生成共同的活性代谢物 $S(+)$-利卡西平发挥主要抗癫痫作用(卡马西平、奥卡西平、醋酸艾司利卡西平及 $S(+)$-利卡西平的结构如图 17-3 所示)。奥卡西平除 $S(+)$-利卡西平外还有生成活性代谢物 $R(-)$-利卡西平。两药分别于 2000 年和 2013 年获准上市,用于 4 岁及以上进展或不进展为双侧强直-阵挛发作的局灶性发作患者的单用或辅助用药,奥卡西平还适用于全面性强直-阵挛发作。作用机制均通过阻断电压门控 Na^+ 通道抑制动作电位的传导和神经元的反复异常放电。其中,皮疹是奥卡西平常见的较危险不良反应,但发生率低于卡马西平,神经毒性也较卡马西平低,且不产生肝药酶诱导作用,但更易发生低钠血症。醋酸艾司利卡西平不良反应最少且轻微,且有效 $t_{1/2}$ 为 20~24 h,故每天只需服药 1 次。

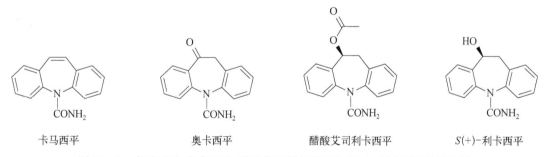

卡马西平　　　　　奥卡西平　　　　醋酸艾司利卡西平　　　$S(+)$-利卡西平

图 17-3　卡马西平、奥卡西平、醋酸艾司利卡西平及 $S(+)$-利卡西平的结构图

拉莫三嗪(lamotrigine)

拉莫三嗪为苯基嗪类化合物,于 1991 年在欧洲率先上市。拉莫三嗪为电压门控 Na^+ 通道阻滞药,此作用机制与卡马西平类似,通过减少 Na^+ 内流而增加神经元的稳定性。也可作用于电压门控 Ca^{2+} 通道,减少 Glu 释放而抑制神经元过度兴奋,从而阻止病灶异常放电。可作为成人局灶性发作的单用或辅助用药;也可单用于全面性强直-阵挛发作和难治性癫痫如 Lennox-Gastaut 综合征。Lennox-Gastaut 综合征具有发病年龄早、发作类型多样、发作频率高、智能损害严重及治疗困难等特点;对失神发作也有效,对失神发作有效的机制目前还不清楚,虽然疗效不及乙琥胺和丙戊酸钠,但其耐受性好和有更少的致畸

风险,也适用于孕妇和育龄女性患者。不良反应包括头晕、头痛、复视、恶心、失眠、嗜睡和皮疹等。

托吡酯(topiramate)

托吡酯为磺酸基取代的单糖类衍生物,为1995年上市的广谱抗癫痫药,用于治疗局灶性发作、原发性全面性发作和难治性癫痫效果明显,对肌阵挛发作和婴儿痉挛有效,也常用于偏头痛的预防。托吡酯通过多种靶点发挥药理作用:阻断电压门控 Na^+ 通道、增强 GABA 受体活性、抑制 AMPA 受体等。托吡酯还有较弱的碳酸酐酶抑制活性,减少大脑癫痫样放电持续时间和动作电位。口服吸收迅速,主要以原形通过尿液排出。常见的不良反应为中枢神经系统症状,如共济失调、嗜睡、精神错乱、头晕等。

唑尼沙胺(zonisamide)

唑尼沙胺为广谱抗癫痫药,分别于1989年在日本、2000年在美国和2005年在欧洲被批准用于治疗癫痫。唑尼沙胺主要通过阻断电压门控 Na^+ 通道,以及影响 T 型 Ca^{2+} 通道对多种类型的癫痫有效,用于全面性强直-阵挛发作、局灶性发作、失神发作、癫痫持续状态及难治性癫痫的辅助用药,尤其对青少年肌阵挛发作和婴儿痉挛有强效。口服吸收迅速、完全,$2\sim4\ h$ 达 C_{max},$t_{1/2}$ 为 60 h。唑尼沙胺耐受性良好,安全性较高,且与其他抗癫痫药无相互作用。最常见的不良反应有嗜睡、头昏、厌食和头痛,部分患者还有恶心、激动、易激惹、乏力、共济失调、腹痛、思维混乱、认知记忆困难及皮疹等,少数患者可致肾结石。

苯巴那酯(cenobamate)

苯巴那酯于2019年作为单用或辅助用药被美国 FDA 批准用于成人局灶性发作。苯巴那酯可通过抑制电压门控 Na^+ 通道来减少神经元的重复放电,此外它也是 $GABA_A$ 离子通道的正向变构调节剂。苯巴那酯显著降低局灶性发作频率,且在维持期内超过20%的患者无任何癫痫发作。常见不良反应包括嗜睡(困倦)、头晕、疲劳、复视和头痛,严重反应包括嗜酸性粒细胞增多与全身症状的药物反应等。

(二) 电压门控钙离子通道阻滞药

Ca^{2+} 通道有 L、N、T、P/Q 和 R 等亚型。Ca^{2+} 通道是正常大脑节律活动的"起搏器",神经元静息状态下钙离子流入导致细胞膜的部分去极化,促进细胞快速去极化后动作电位的形成。尤其是丘脑 T 型 Ca^{2+} 通道在失神发作的棘波放电中起主要作用。抑制 T 型 Ca^{2+} 通道的抗癫痫药对于控制失神发作特别有效,如乙琥胺。此外,一些其他类型 Ca^{2+} 通道阻滞药如普瑞巴林和加巴喷丁对局灶性起源发作有效。

乙琥胺(ethosuximide)

乙琥胺属琥珀酰亚胺类,1958年被发现可治疗全面性失神发作。乙琥胺通过抑制丘脑皮质神经元中的 T 型 Ca^{2+} 通道发挥抗癫痫作用,对其他类型癫痫无效。对全面性失神发作的疗效虽稍逊于氯硝西泮和丙戊酸钠,但其副作用少且耐受性好,是治疗全面性失神发作的首选药物之一。常见的不良反应为胃肠道反应如厌食、恶心、呕吐等,其次为中枢神经系统症状如头痛、头晕、嗜睡等,偶致嗜酸性粒细胞缺乏症,严重者发生再生障碍性贫血。有精神病史者易引起精神行为异常,应慎用。

普瑞巴林(pregabalin)与加巴喷丁(gabapentin)

普瑞巴林、加巴喷丁是神经递质 GABA 的类似物,具有镇痛、抗惊厥和缓解焦虑的作用。尽管是 GABA 类似物,它们对 GABA 受体并无激动效应,也不会改变脑内 GABA 浓度和抑制 GABA 转运。二者与 Ca^{2+} 通道 $\alpha2\delta$ 亚单位有很高的亲和力,阻断电压依赖性 P/Q 型 Ca^{2+} 通道,减少兴奋性神经递质的释放。临床用于局灶性起源发作,还用于治疗带状疱疹后神经痛和焦虑等。

氟桂利嗪(flunarizine)

氟桂利嗪为双氟化哌啶衍生物,为强效 L、T 型 Ca^{2+} 通道阻滞药,还阻断电压门控 Na^+ 通道。为广谱抗癫痫药,对多种癫痫类型有效,尤其对局灶性发作和全面性强直-痉挛发作效果好。还可用于治疗偏头痛和眩晕症,本药毒性小,严重不良反应少见,常见不良反应为困倦。

(三)钾离子通道开放剂

钾离子通道开放剂通过促进神经元 K^+ 外流而产生药理作用。钾通道开放时,K^+ 外流,导致膜超极化,动作电位时程缩短,继而降低电压门控 Na^+ 通道和 Ca^{2+} 通道的开放概率,使膜的兴奋性降低,如瑞替加滨。

瑞替加滨(retigabine)

瑞替加滨又名依佐加滨(ezogabine),于 2011 年批准用于治疗癫痫局灶性发作,是电压门控 KCNQ 钾通道的变构开放剂。开放突触末梢的钾通道可抑制包括 Glu 在内的各种神经递质的释放而发挥抗癫痫作用。常见不良反应包括头晕、嗜睡、视力模糊、精神错乱和构音障碍等,还因会导致视网膜和皮肤的色素沉着,仅限于对其他药物无效的患者,是治疗癫痫局灶性发作的三线治疗药物。

二、增强 GABA 抑制作用的药物

癫痫发作是大脑兴奋性和抑制性之间的不平衡所致,兴奋性高于抑制性。GABA 作为大脑中最重要的抑制性神经递质,增强 GABA 的中枢抑制作用是抗癫痫药的重要靶点之一。

(一)增加 GABA 含量的药物

GABA 由 Glu 经谷氨酸脱羧酶(glutamic acid decarboxylase, GAD)脱羧作用而合成。GABA 由 γ-氨基丁酸转氨酶(γ-aminobutyric acid transaminase, GABA-T)在细胞外腔内转氨代谢。增强 GAD 活性和抑制 GABA-T 活性药物可提高 GABA 浓度,增强 GABA 的中枢抑制功能,如丙戊酸钠、氨己烯酸等。

丙戊酸钠(sodium valproate)

丙戊酸钠为广谱类抗癫痫药,1964 年被批准用于治疗癫痫,是目前最常用的抗癫痫药物之一。它有不同的使用形式如双丙戊酸钠、镁或钙盐和丙戊酰胺等。其抗癫痫机制主要与增强 GABA 的功能有关:① 丙戊酸钠抑制 GABA-T 和琥珀酸半醛脱氨酶,减少 GABA 代谢;② 增加 GAD 活性,促进 GABA 生成;③ 提高突触后膜对 GABA 的反应性,增强 γ-氨基丁酸能神经中枢抑制作用。此外,丙戊酸钠还阻滞 Na^+ 通道和 T 型 Ca^{2+} 通道。

丙戊酸钠对各类型癫痫都有强效,是全面性强直-阵挛发作、失神发作及全面性强直-阵挛发作合并失神发作的首选药物之一,也是治疗肌阵挛发作的首选药物之一,也可用于其他类型的肌阵挛,对其他药物未能控制的顽固性癫痫也有效。对失神发作效果优于乙琥胺,但应密切注意其对肝脏的毒性反应。对局灶性意识受损发作疗效与卡马西平类似。不良反应常见恶心、呕吐、嗜睡、震颤及脱发等,肝脏损伤为其严重毒性反应,通常在服药后的头几个月出现,需要定期检查肝功能。

氨己烯酸(vigabatrin)

氨己烯酸于 2009 年被批准用于婴儿痉挛、成人局灶性意识受损发作及难治性癫痫的辅助用药,氨己烯酸抑制 GABA-T 的活性,从而提高中枢神经系统内 GABA 水平。本药存在发生进行性周边视觉丧失的风险,可能致视力衰退。视觉损伤风险与氨己烯酸使用剂量和时间增加有关。因此,服用氨己烯酸的患者必须定期检查视力。

（二）GABA_A 受体别构调节剂

苯二氮䓬类（benzodiazepine）

苯二氮䓬类药物通过与 GABA_A 受体结合，增加 Cl⁻ 通道开放频率而增强 GABA 的中枢抑制效应，大部分具有很强的抗癫痫和抗惊厥作用（详见第十六章），最常用于治疗癫痫的苯二氮䓬类为地西泮、劳拉西泮、硝西泮、氯硝西泮和氯巴占等。由于耐受性及药物依赖性等不良反应，苯二氮䓬类很少用于癫痫的慢性治疗。

（1）地西泮（diazepam）：静脉注射地西泮是治疗癫痫持续状态的首选药物，控制病情后，用苯妥英钠静脉注射维持疗效。

（2）劳拉西泮（lorazepam）：用于治疗癫痫持续状态，静脉注射比地西泮有更长的作用时间。

（3）硝西泮（nitrazepam）：主要用于失神发作，尤其是肌阵挛发作及婴儿痉挛等，也可用于抗惊厥。

（4）氯硝西泮（clonazepam）：抗癫痫谱较广，对失神发作疗效比乙琥胺好，对肌阵挛性发作婴儿痉挛也有效。静脉注射还可治疗癫痫持续状态。

（5）氯巴占（clobazam）：对多种癫痫有效，适用于其他抗癫痫药无效的发作及婴儿严重肌阵挛癫痫［又称德拉韦综合征（Dravet syndrome）］和伦诺克斯-加斯托综合征（Lennox-Gastaut syndrome，LGS），可单用或辅助用药。婴儿严重肌阵挛癫痫是一种罕见的遗传性癫痫脑病，以多种全面性和局灶性发作为特征，包括肌阵挛发作、强直-阵挛发作、失神发作、无张力发作及单侧半导向性和局灶性发作等。氯巴占除作用于 GABA_A 受体外，还影响 Ca^{2+} 通道和 Na^+ 通道。

巴比妥类（barbiturate）

治疗癫痫最常用的两种巴比妥类药物是苯巴比妥和扑米酮，它们抗癫痫机制主要与 GABA_A 受体结合，延长 Cl⁻ 通道开放的持续时间有关。它们是非常有效的抗癫痫药，但因严重的不良作用而使用受限。随着新药的不断应用，巴比妥类药物现已成为治疗慢性癫痫的二线药物。

（1）苯巴比妥（phenobarbital）：抗癫痫作用强、广谱、起效快且价格低廉，既能抑制病灶的异常放电，又能抑制异常放电的扩散。除延长 Cl⁻ 通道开放时间外，苯巴比妥还阻断突触前膜 Ca^{2+} 的摄取，减少 Ca^{2+} 依赖性的兴奋性神经递质的释放。在较高浓度时也可阻滞 Na^+ 通道和 L、N 型 Ca^{2+} 通道。临床上主要用于治疗全面性强直-阵挛发作及癫痫持续状态，对局灶性发作和肌阵挛发作也有效，对失神发作和婴儿痉挛效果差。

（2）扑米酮（primidone）：又名去氧苯巴比妥，其活性代谢产物为苯巴比妥和苯乙基丙二酰胺。扑米酮及两种代谢产物均有抗癫痫活性。作用机制和抗癫痫谱均与苯巴比妥类似。比苯巴比妥价格昂贵，且不良反应发生率较高，仅适用于其他药物无效的癫痫患者。

（三）GABA 再摄取抑制剂

GABA 再摄取通过 GABA 转运体将 GABA 从突触间隙运送至神经元和胶质细胞内代谢。GABA 转运体抑制剂可以使突触间隙中 GABA 的含量增加而延长 GABA 介导的抑制性突触后电位。

替加滨（tiagabine）

替加滨是脑中表达最丰富的 GABA 转运体 GAT-1 的选择性抑制剂，对其他依赖钠和氯的 GABA 转运体 GAT-2、GAT-3 或 BGT-1 几乎无活性。替加滨抑制 GABA 从细胞外空间转运至细胞内，增加了突触间隙的 GABA 浓度，延长 GABA 介导的中枢抑制效应。因其疗效有限，替加滨适用于局灶性发作的辅助治疗。不良反应包括紧张、头晕、震颤、注意力难以集中、抑郁情绪、嗜睡或共济失调。

三、抑制谷氨酸兴奋作用的药物

谷氨酸(Glu)是大脑中最重要的兴奋性神经递质,通过抑制兴奋性神经递质 Glu 的释放或其介导的受体激活可以有效控制癫痫发作。如苯妥英钠、普瑞巴林、加巴喷丁和拉莫三嗪可以通过阻滞 Ca^{2+} 通道等间接机制抑制 Glu 释放。左乙拉西坦、布瓦西坦等新型抗癫痫药,可以通过直接影响囊泡的胞吐过程抑制兴奋性神经递质的释放,部分 NMDA 和 AMPA 受体拮抗药也适用于部分类型癫痫的治疗。

左乙拉西坦(levetiracetam)与布瓦西坦(brivaracetam)

左乙拉西坦是一种广谱的抗癫痫药,于 1999 年上市,是目前治疗癫痫最常用和最具应用前途的新型抗癫痫药。左乙拉西坦口服吸收迅速且完全,1.3 h 内达 C_{max},$t_{1/2}$ 为 6~8 h,老年患者会更长。左乙拉西坦选择性地与突触囊泡糖蛋白 2A(synaptic vesicle protein 2A, SV2A)结合。SV2A 是脑内广泛表达的突触囊泡整合膜蛋白,参与突触囊泡的胞吐过程。左乙拉西坦与囊泡 SV2A 结合减少兴奋性神经递质 Glu 的释放。左乙拉西坦可有效治疗成人和儿童局灶性发作、全面性强直-阵挛发作和青少年肌阵挛发作。常见不良反应包括嗜睡、虚弱、共济失调和头晕。少数患者出现易怒、攻击性、焦躁、愤怒、焦虑、冷漠、抑郁和情绪不稳定等。

布瓦西坦是左乙拉西坦的 4-正丙基类似物,2016 年被批准用于治疗及辅助治疗 16 岁及以上进展为或不进展为全面性发作的局灶性发作。临床前研究表明,与左乙拉西坦相比,布瓦西坦具有更高的有效性、与 SV2A 有更高的亲和力和不同的结合特性及更快速的脑渗透特性等。

吡仑帕奈(perampanel)

吡仑帕奈是 2012 年上市的抗癫痫药,现作为 4 岁及以上癫痫患者局灶性发作和原发性全面性强直-阵挛发作的单用或辅助用药。吡仑帕奈可以显著减少患者发作频率。吡仑帕奈为 AMPA 受体强效的非竞争性阻滞药,它通过抑制突触后 AMPA 受体活性,减少神经元过度兴奋,这是美国 FDA 批准的首个此作用机制的抗癫痫药物。最常见不良反应包括头晕、嗜睡、疲劳、易怒、跌倒、恶心、共济失调、平衡障碍、步态不稳、眩晕和体重增加。

非氨酯(felbamate)

非氨酯是一种强效的抗惊厥药物,对多种类型的癫痫非常有效。由于本药可导致再生障碍性贫血和肝功能衰竭等严重不良反应,本药仅限于潜在益处大于风险的癫痫患者使用。本药阻断 NMDA 受体和电压门控 Ca^{2+} 通道,也调节 Na^+ 通道,但不影响 GABA 受体。

四、新型作用机制药物

大麻二酚(cannabidiol)

大麻二酚是用植物大麻中的主要化学成分,是大麻中的非成瘾性成分,具有抗痉挛、抗焦虑、抗炎等药理作用,于 2018 年被美国 FDA 用于治疗婴儿严重肌阵挛癫痫与儿童良性部分性癫痫[又称伦诺克斯-加斯托综合征(Lennox-Gastaut syndrome)]。研究表明,大麻二酚具有明显的抗癫痫和抗惊厥活性,可以有效地降低癫痫的发作频率,且比现有的抗癫痫药副作用更少。大麻二酚是美国 FDA 批准的首个来源于植物的大麻素类处方药。其抗癫痫作用机制还不明确,目前研究发现其抗癫痫作用与大麻素受体无明确相关性,可能与调节 5 – HT 受体活性及 Glu 释放等有关。

司替戊醇(stiripentol)

司替戊醇为芳香烯丙醇类化合物,2018 年被批准用于正在服用氯巴占治疗婴儿严重肌阵挛癫痫的辅助用药。目前,还没有临床数据支持司替戊醇可以单用治疗婴儿严重肌阵挛癫痫。其结构与其他抗癫痫药无关。其作用机制可能包括通过 $GABA_A$ 受体介导的直接作用及间接作用,如抑制细胞色素 P450 活性而显著提高氯巴占及其活性代谢物去甲氯巴占的水平,还能抑制丙戊酸代谢。

伊来西胺(ilepcimide)

伊来西胺又名抗痫灵,为桂皮酰胺类药物,是我国学者从白胡椒中提取的新型抗癫痫药。其药理作用机制可能与增加脑内 5 – HT 含量有关,可促进 5 – HT 的合成与释放。本药为广谱类抗癫痫药,适用于单用或辅助治疗儿童和成年患者的各种癫痫发作类型,尤为适用其他抗癫痫药物耐受不良或伴有其他系统疾病的患者。不良反应少,无明显的精神症状,少数患者可有轻度或一过性的不良反应,如疲倦等。

第三节　抗癫痫药的合理应用原则

理想的抗癫痫药应具有疗效好、广谱、不良反应轻微、药动学特性好及价格便宜等特点。癫痫作为一种慢性疾病,虽然部分患者经神经外科治疗康复,但大部分患者需要长期甚至终生合理地使用抗癫痫药物,以防止和减少癫痫发作。应合理有效地应用抗癫痫药,在控制癫痫发作的同时,应密切注意和防治长期使用所致的不良反应。

一、对症选药

根据发作类型、症状分类和病情程度合理选用抗癫痫药(表 17 – 1)。

二、剂量渐增

单纯类型的癫痫最好选用一种有效药物即可,可以从小剂量开始服用,逐渐增加剂量至理想药效后维持治疗。如单用一种药效果不理想或对于合并类型的癫痫患者,常需合并用药控制发作。合理地多药联合治疗应以获得满意疗效且不增加不良反应为前提,选择不超过 3 种且作用机制不同的抗癫痫药合用,且避免有相同不良反应及复杂相互作用的药物合用。

三、先加后撤

在治疗过程中,不可随意更换药物种类,必须更换药物时,应采取逐渐过渡换药,即在原药基础上加用新药,待新药发挥疗效后,再逐渐撤除原药。否则可致癫痫发作加剧或发生癫病持续状态。

四、久用慢停

癫痫治疗需长期用药,即使症状完全控制,也不可骤然停药,应再维持治疗 2~3 年,方可在数月甚至更长时间内逐渐减量停药,以防止复发和反跳加剧。有些病例需终生用药。

五、常查毒性

长期用药应注意药物的不良反应。一些药物要注意检测血药浓度,特别是应定期检查血常规及肝肾功能等,必要时对症服用药物治疗。

六、特殊关注

一些抗癫痫药物有胚胎致畸风险,孕妇或育龄女性服用抗癫痫药尤其应加以注意。

第四节　抗　惊　厥　药

惊厥(convulsion)是中枢神经系统过度兴奋所致的全身骨骼肌不自主地强烈收缩,多见于小儿高热、子痫、破伤风、强直-阵挛发作和中枢兴奋药中毒等。常用的抗惊厥药有巴比妥类和苯二氮䓬类中的部分药物、水合氯醛及静脉注射硫酸镁等。

硫酸镁(magnesium sulfate)

硫酸镁给药途径不同会产生不同的药理作用。口服有泻下和利胆作用(详见第四十五章),外用热敷可消炎去肿,注射给药则产生抗惊厥和降血压作用。

硫酸镁主要通过阻断神经肌肉接头的传递发挥抗惊厥作用。由于 Mg^{2+} 和 Ca^{2+} 化学性质相似,可竞争 Ca^{2+} 的结合位点,抑制 Ca^{2+} 内流而减少 Ca^{2+} 介导的运动神经末梢 ACh 的释放,产生肌肉松弛作用。此外,硫酸镁还可引起血管扩张和血压下降。大剂量 Mg^{2+} 会抑制中枢神经系统而引起感觉及意识丧失。

临床上常以肌内注射、静脉注射或静脉滴注硫酸镁用于缓解子痫、破伤风等引起的惊厥,也用于高血压危象的救治。

硫酸镁注射安全范围小,易发生中毒反应。过量可致延髓呼吸中枢和血管运动中枢抑制,引起呼吸抑制、血压骤降和心脏骤停。肌腱反射消失是中毒反应的先兆表现,因此用药过程宜缓慢给药,并密切检查肌腱反射。有中毒症状时应立即进行人工呼吸,并缓慢注射氯化钙或葡萄糖酸钙加以抢救。

抗癫痫药物的药理作用及机制

(陆小军,任海刚)

第十八章 治疗中枢神经系统退行性疾病的药物
Chapter 18 Drugs for Neurodegenerative Diseases

随着人口老龄化的加剧,中枢神经系统退行性疾病的发病率和患病人群将持续攀升,成为严重危害人类健康和生活质量的重要因素。而这类疾病诊断困难,目前也无有效的治愈措施。除帕金森病可以通过拟多巴胺药和抗胆碱药的合理用药延长患者寿命、改善生活质量,及阿尔茨海默病有少数成体系的治疗药物外,其他类型疾病的临床治疗药物种类及疗效极为有限。本章重点介绍抗帕金森病药相关内容,以及阿尔茨海默病的分类及其各类治疗药物的特点。

第一节 课前阅读

一、中枢神经系统退行性疾病的发病假说

中枢神经系统退行性疾病(neurodegenerative diseases)是一类由于不同的遗传和环境因素导致的中枢神经系统发生慢性、进行性、退行性变性而产生的多种疾病总称。这组疾病常见的类型有阿尔茨海默病(Alzheimer's disease, AD)、帕金森病(Parkinson's disease, PD)、亨廷顿病(Huntington's disease, HD)、肌萎缩侧索硬化(Amyotrophic lateral sclerosis, ALS)、路易体痴呆(dementia with Lewy body, DLB)和额颞痴呆[又名额颞叶变性、皮克病(Pick disease)]等多种类型。尽管这些疾病的病变部位和病因都各不相同,且累及的神经元类型和分布也不相同,但中枢神经系统病灶区域特殊类型的神经元发生选择性损伤和胞内外出现异常蛋白积聚的包涵体是这类疾病共同的病理特征。

这组疾病的发病原因和机制非常复杂,涉及遗传、环境毒素和衰老等多种因素的相互作用和多种致病机制的参与。氧化应激损伤、神经兴奋性毒性和线粒体功能障碍等机制所致的神经元退行性病变和死亡的假说受到广泛重视。氧化应激是指细胞内线粒体氧化磷酸化过程中产生过多的氧自由基或机体清除氧自由基功能受损导致的氧化还原稳态失衡,大量的氧自由基攻击某些靶酶、生物膜类脂及 DNA 等细胞组分,损伤神经元。神经兴奋性毒性假说则认为某些原因引起的兴奋性递质 Glu 的大量释放,通过激动兴奋性受体诱导膜去极化而激活电压依赖性钙通道,使 Ca^{2+} 大量内流和胞内钙超载,激活胞内级联信号通路,使神经元选择性损伤和死亡。线粒体功能障碍是由于环境毒素或遗传等因素导致的线粒体功能受损,使神经元物质能量代谢和氧化还原反应紊乱及激活 caspase 依赖的凋亡信号等,诱导神经元损伤和死亡。近年来的研究也发现,代谢过程受损、神经炎症激活、异常折叠的蛋白质聚集和传播也是神经元变性的重要机制。

二、中枢神经系统退行性疾病的治疗现状

流行病学显示,阿尔茨海默病和帕金森病等主要发生于中老年人群,且随着年龄增加,其发病率急剧上升。由于人口老龄化的加剧,这类疾病目前成为仅次于心血管疾病、癌症这些严重危害人类健康和生活质量的第三大因素。其中,除帕金森病可以通过合理用药延长患者寿命及改善生活质量外,其他类

型疾病的临床治疗效果极为有限。且除阿尔茨海默病和帕金森病治疗药物外，其他类型的中枢神经系统退行性疾病的治疗药物尚未形成体系。针对本类疾病的预防、延缓和有效治愈更是任重道远。不过，随着神经科学、行为科学和相关前沿学科的快速发展，有关本类疾病的发病原因、发病机制及相应的治疗药物或治疗方法在未来一段时间内将会有新的突破。

本章内容将重点介绍治疗帕金森病和阿尔茨海默病的药物。

第二节　抗帕金森病药

一、帕金森病的简介

帕金森病(Parkinson's disease, PD)又称震颤麻痹，是患病率仅次于阿尔茨海默病的中枢神经系统退行性疾病，是一种由于锥体外系功能障碍导致的运动障碍疾病。1817 年，英国医生 James Parkinson(詹姆斯·帕金森)首先描述该疾病并称其为"震颤麻痹"。1872 年，该病被正式命名为帕金森病。帕金森病的典型病理特征是中脑黑质致密带多巴胺能神经元选择性损伤和丢失，导致投射到纹状体内的多巴胺能神经末梢释放的 DA 显著减少，此外，在残存的神经元胞质内出现路易体(Lewy body)包涵体。其发病率与年龄呈高度正相关，在 60 岁以上人群中发病率约为 1%，而 85 岁以上人群的发病率高达4%。帕金森病有典型的静止性震颤、肌肉强直、运动迟缓和共济失调等运动症状，还有睡眠障碍、疲劳、情绪改变、认知改变、自主神经功能障碍、疼痛和嗅觉异常等非运动症状，严重患者出现记忆功能障碍等痴呆症状，严重危害中老年患者的身心健康。临床上根据不同的病因可将帕金森病分为原发性、动脉硬化性、脑炎后遗症和化学药物中毒性(如 Mn^{2+}、CO 或抗精神病药物中毒)4 种类型，它们有相同的主要临床症状，统称为帕金森综合征。

二、帕金森病的发病假说

1960 年首次发现帕金森病患者的纹状体内 DA 含量极度减少，不到正常人的 10%。1961 年发现试用 DA 前体左旋多巴可以显著缓解帕金森病症状。随后的研究发现帕金森病患者黑质多巴胺能神经元大量丢失是纹状体内的 DA 含量极度减少的原因。以此为基础提出的"多巴胺学说"认为帕金森病的病变部位主要在黑质和纹状体。纹状体是调节锥体外系运动的最高级中枢，有两条神经通路协同调节机体运动功能。一方面，黑质中多巴胺能神经元发出上行纤维到达纹状体，其神经末梢与纹状体中尾-壳核神经元形成突触，以 DA 为神经递质，通过对纹状体 γ-氨基丁酸能神经元起抑制作用而调节机体运动功能；另一方面，纹状体尾核中的胆碱能神经元与尾-壳核内神经元形成突触，以 ACh 为神经递质，通过对纹状体 γ-氨基丁酸能神经元起兴奋作用而调节机体运动功能。正常状态下，DA 和 ACh 处于动态平衡状态，使两条神经通路功能处于稳态，相互拮抗，协同调节机体锥体外系运动功能。而帕金森病患者由于纹状体内 DA 含量减少，致使黑质-纹状体通路多巴胺能神经功能减弱及胆碱能神经功能占相对优势，而出现肌张力增高和震颤麻痹等症状(图 18-1)。

多巴胺学说是目前帕金森病治疗的重要理论基础。补充脑内 DA 含量或应用 DA 受体激动药可显著缓解帕金森病症状，而抗胆碱药也可缓解帕金森病的

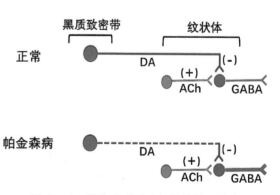

图 18-1　黑质-纹状体多巴胺能神经通路
(+)表示兴奋作用；(-)表示抑制作用

某些症状。这些药物能改善帕金森病症状,但并不能延缓或挽救多巴胺能神经元的选择性变性和丢失,而且其中一些药物的代谢产物可能会加速损伤多巴胺能神经元导致后期帕金森病病情恶化。

目前,帕金森病中多巴胺能神经元选择性变性和丢失的原因和机制还不清楚。比较受肯定的是"氧化应激学说"。正常情况下,DA 经单胺氧化酶(monoamine oxidase,MAO)氧化脱胺代谢,在此过程中产生的 H_2O_2 能被抗氧化系统及时清除。但在致病因素作用下,DA 的氧化代谢产生大量的 H_2O_2 和超氧阴离子($O^{2-}\cdot$),再经黑质部位 Fe^{2+} 催化生成毒性更强的羟自由基($\cdot OH$),致病因素同时也致使黑质多巴胺能神经元线粒体功能受损,不能及时清除自由基。积累的氧自由基通过氧化神经膜类脂、破坏多巴胺能神经膜功能或损伤 DNA,最终导致神经元变性死亡。氧化应激学说为帕金森病治疗带来了新思路,即从单纯缓解症状转向预防或延缓多巴胺能神经变性这一关键问题。例如,司来吉兰为单胺氧化酶 B(MAO - B)抑制药,一方面通过抑制 DA 降解提高脑内 DA 含量缓解帕金森病症状,另一方面还能抑制 $O^{2-}\cdot$ 和 $\cdot OH$ 的形成延缓多巴胺能神经变性,有独特的临床效果。

三、抗帕金森病的治疗方法与药物

经典的抗帕金森病药主要包括拟多巴胺类药和抗胆碱药两大类(表 18 - 1)。前者通过直接补充 DA 前体、增加 DA 前体左旋多巴在脑内转化为 DA 的效率或抑制 DA 降解而产生效应;后者通过拮抗相对过高的胆碱能神经功能而缓解症状。两药合用可增加疗效,其总体目标是恢复多巴胺能和胆碱能神经系统功能的平衡状态。

表 18 - 1　抗帕金森病药分类及代表药物

药 物 类 别		代 表 药 物	
拟多巴胺药	多巴胺前体药	左旋多巴	
	左旋多巴增效药	AADC 抑制药	卡比多巴
		MAO - B 抑制药	司来吉兰
		COMT 抑制药	硝替卡朋
	DA 受体激动药	溴隐亭	
	促 DA 释放药	金刚烷胺	
抗胆碱药		苯海索	

一些非药物治疗手段如脑深部电刺激(deep brain stimulation,DBS)疗法已经成为治疗中晚期帕金森病的有效疗法。其他一些新的治疗策略如神经干细胞移植、基因干预技术和烟碱受体激动药等正在探索和开展临床试验之中。

四、拟多巴胺药

(一) 多巴胺前体药

左旋多巴(levodopa)

【体内过程】　左旋多巴(L - DOPA)口服后,在小肠迅速吸收,0.5~2 h 达 C_{max},$t_{1/2}$ 为 1~3 h。食物中的其他氨基酸可与 L - DOPA 竞争转运体,可以减少 L - DOPA 的吸收。口服后的绝大部分 L - DOPA 被肝脏、肠黏膜及其他外周组织的 L -芳香族氨基酸脱羧酶(aromatic L-aminoacid decarboxylase,AADC)脱羧成为 DA,一般仅 1%~3%的 L - DOPA 能进入中枢神经系统发挥疗效。外周形成 DA 不仅会减低 L - DOPA 的疗效,也是引起外周不良反应的重要因素。L - DOPA 可被儿茶酚 - O -甲基转移酶

（catechol-O-methyl transferase，COMT）代谢为 3-O-甲基多巴，而生成的 DA 被 MAO 和 COMT 代谢分别代谢为二羟基苯乙酸和 3-甲氧酪胺。如同时合用 COMT、外周 AADC 或中枢 MAO 的抑制药，可减少 L-DOPA 代谢、外周生成 DA 或中枢 DA 降解造成的药效降低和不良反应。

【药理作用】　L-DOPA 是由左旋酪氨酸经酪氨酸羟化酶催化生成，是形成 DA 和其他儿茶酚胺类神经递质的中间产物。L-DOPA 易透过血脑屏障，经脑内 AADC 催化脱羧形成 DA，以补充纹状体中 DA 的不足而发挥治疗帕金森病作用。而 DA 不能通过血脑屏障，外周给药对帕金森病无效。

【临床应用】

1. 治疗帕金森病　　除对酚噻嗪类等抗精神病药阻断 DA 受体所引起的帕金森病无效外，L-DOPA 可以治疗其他原因导致的各类型帕金森病，均有显著疗效，尤其是发病初期用药疗效更为显著。服用 L-DOPA 的帕金森病患者的寿命与未服者相比明显延长、生活质量明显提高。

L-DOPA 有以下作用特点：① 起效慢，用药 2~3 周才出现症状改善，1~6 个月后疗效达到最强，显著疗效可维持数年；② 其疗效与黑质-纹状体病损程度有关，轻症或较年轻患者疗效较好，而对重症或年老体弱者疗效较差；③ 改善肌肉僵直和运动困难等症状疗效好，而对肌肉震颤等效果较差。L-DOPA 可明显改善大多数帕金森病患者症状，其中约 20% 患者可完全改善，其他运动功能如姿态、步态、面部表情、言语、吞咽、呼吸、书写均可改善，也可使帕金森病患者改善情绪，对事物反应性增加，但对痴呆症状效果并不明显；④ 长期使用疗效有逐渐下降趋势，一般治疗早期效果显著，3~5 年后疗效逐渐降低甚至消失，出现症状波动及运动过多症，其原因可能与病情进展、受体功能下调及其他代偿机制有关，同时服用 L-DOPA 增效药对此趋势有一定延缓作用。

2. 治疗肝昏迷　　L-DOPA 对急性肝功能衰竭所致的肝昏迷有一定的疗效，与缓解肝昏迷的"伪递质学说"机制有关。"伪递质学说"认为，肝功能障碍时，血中苯乙胺和酪胺升高，在神经细胞内被 β-羟化酶分别转化为苯乙醇胺和羟苯乙胺，二者作为伪递质抑制 NA 功能，干扰神经系统的正常功能。L-DOPA 在中枢转化为 DA，再经 β-羟化酶转化为 NA，恢复神经系统功能，从而使昏迷患者清醒。

【不良反应】

1. 早期反应

（1）胃肠道反应：约 80% 患者在治疗初期出现恶心、呕吐及厌食等，连续用药后能耐受，合用 AADC 抑制药后可明显减少胃肠道反应。原因是 L-DOPA 在外周和中枢转化为 DA 后，直接刺激胃肠道和兴奋延髓催吐化学感受区 D_2 受体。L-DOPA 还可引起腹胀、腹痛、腹泻或便秘等。偶见溃疡出血或穿孔。

（2）心血管反应：约 30% 患者在治疗初期出现直立性低血压，这与外周形成的 DA 作用于血管壁的 DA 受体导致舒张血管及作用于交感神经末梢而反馈性抑制 NA 释放有关。再者，由于 DA 作用于心脏 β 受体，引起部分患者心律不齐和心绞痛等症状，可服用 β 受体拮抗药治疗。

2. 长期反应

（1）异常的不随意运动：约 50% 的帕金森病患者在用药半年时及 90% 的帕金森病患者在用药 2 年以上时，会出现异常的不随意运动，表现为不自主的张口、咬牙、伸舌、怪相、皱眉及头颈部、四肢或躯干的摇摆运动，还表现为过度的呼吸运动引起的不规则换气或换气过度等运动障碍。这是由于长时间服用药理剂量的 L-DOPA 后引起 DA 受体过度兴奋，出现手、足、口、躯体不自主运动。

（2）症状波动：长期应用 L-DOPA（3~5 年）后，约有 40% 以上的帕金森病患者出现症状波动现象，严重患者则出现"开-关反应"。"开"时活动正常或接近正常，而"关"时突然出现严重的肌肉僵直运动不能症状，两种现象可交替出现。症状波动与帕金森病患者的 DA 储存能力下降及 L-DOPA 血药浓度波动有关。可使用 L-DOPA 缓释剂、合用 L-DOPA 增效药或加用 DA 受体激动药等，也可调整用药方法或增加服药次数使 DA 血药浓度保持相对稳定。

（3）精神症状：在长期服用 L-DOPA 的帕金森病患者中，有 10%～15% 出现激动、不安、焦虑、梦幻、幻想、幻视等精神病症状，这与过量的 DA 过度激活边缘、皮质系统 DA 受体有关，此症状不能用 D_2 受体拮抗药等经典抗精神病药治疗，只能用非经典抗精神病药如氯氮平治疗，它不引起或加重帕金森病患者锥体外系运动功能失调。

【药物相互作用】　维生素 B_6 是氨基酸脱羧酶的辅基，能促进 L-DOPA 在外周转化成 DA，可增强 L-DOPA 的外周不良反应及降低抗帕金森病效应；经典抗精神病药物如酚噻嗪类和丁酰苯类等，能阻断黑质-纹状体多巴胺通路功能，利舍平可耗竭黑质-纹状体中的 DA，它们均可以拮抗 L-DOPA 的疗效；非选择性单胺氧化酶抑制剂如苯乙脱肼和乙羧肼等，可以阻断 DA 失活，加重 DA 在外周的不良反应。因此，上述药物不宜与 L-DOPA 合用。

【禁忌证】　因 L-DOPA 会加重精神病症状，故精神病患者禁用。因 L-DOPA 影响眼压，故闭角型青光眼禁用。心血管患者服用 L-DOPA 最好联用卡比多巴。服用 L-DOPA 偶致胃肠道出血，故消化性溃疡患者慎用。此外，L-DOPA 是皮肤黑色素的前体物质，故有黑色素瘤病史或不明原因的皮肤损伤患者禁用。

左旋多巴甲酯（levodopa methyl ester）

左旋多巴甲酯是 L-DOPA 的前体物质，与 L-DOPA 的作用机制相同，经 AADC 催化脱羧后转化为 DA 而发挥药理作用。左旋多巴甲酯易溶于水，吸收较快，7～8 min 即可达到 C_{max}，起效比 L-DOPA 快，且每天只需服用 1 次，可有效降低异常不随意运动的发生。

（二）左旋多巴增效药

1. 氨基酸脱羧酶（AADC）抑制药

卡比多巴（carbidopa）

卡比多巴是 α-甲基多巴肼的左旋体，是 L-DOPA 增效药，有较强的 AADC 抑制作用。卡比多巴不能透过血脑屏障，本药单用无效，与 L-DOPA 合用时，能抑制外周 AADC 而减少外周 L-DOPA 脱羧生成 DA，使血中更多的 L-DOPA 到达黑质-纹状体而发挥抗帕金森病作用，从而提高 L-DOPA 疗效。卡比多巴是 L-DOPA 治疗帕金森病的重要辅助药物，两药合用有以下优势：① 减少 L-DOPA 服用剂量达 75%；② 治疗开始时能更快达到 L-DOPA 有效治疗浓度；③ 显著减少和延缓 L-DOPA 的不良反应，尤其是心血管毒性作用。卡比多巴与 L-DOPA 复方制剂于 1988 年上市，称心宁美（sinemet），复方剂量比例为 1∶4 或 1∶10，现已有控释剂。

苄丝肼（benserazide）

苄丝肼与卡比多巴作用特点相同，其与 L-DOPA 按 1∶4 组成的复方制剂称美多巴（medopar）。

2. 单胺氧化酶 B（MAO-B）抑制药　　人体内 MAO 分为 A 和 B 两种亚型，MAO-A 主要表达在肠道，对食物、肠道内和血液循环中的单胺进行氧化脱氨代谢，MAO-B 主要分布在脑内，其主要功能是降解 DA。

司来吉兰（selegiline）

司来吉兰又名丙炔苯丙胺，为第一代 MAO-B 抑制药。低剂量（<10 mg/d）可选择性抑制 MAO-B，可迅速通过血脑屏障，抑制脑内 DA 降解，使 DA 浓度增加。本药与 L-DOPA 合用，能增加其疗效和降低其用量，减少 L-DOPA 的外周不良反应，并能缓解长期单独使用 L-DOPA 出现的"开-关反应"。长期

临床试验表明,两者合用更有益于缓解帕金森病症状,延长患者寿命。近年来,发现司来吉兰还可抑制黑质-纹状体的超氧阴离子($O^{2-}\cdot$)和羟自由基($\cdot OH$)的形成,延缓神经元变性和帕金森病病情发展。但司来吉兰大剂量($>10\ mg/d$)亦抑制 MAO－A 活性,应避免大剂量使用。司来吉兰的代谢产物为苯丙胺和甲基苯丙胺,可引起焦虑、失眠、幻觉等精神症状,应予以避免与三环类抗抑郁药、哌替啶等合用。

雷沙吉兰(rasagiline)

雷沙吉兰为第二代选择性 MAO－B 抑制药,其对 MAO－B 的抑制作用比司来吉兰强 5~10 倍,可显著提升脑内 DA 浓度,也具有神经保护作用。其代谢产物为无活性的非苯丙胺类物质,不良反应小。单独使用主要治疗轻型早期帕金森病患者,与 L－DOPA 合用用于中晚期帕金森病的治疗。

沙芬酰胺(safinamide)

沙芬酰胺为 MAO－B 选择性抑制药,于 2017 年被美国 FDA 批准上市用于治疗帕金森病。沙芬酰胺使帕金森病患者显著改善运动能力,有效缓解 L－DOPA 长期使用出现的"开-关反应",使"开"期得到显著延长,"关"期缩短。此外,还可明显降低 L－DOPA 异常的不随意运动等不良反应。

3. 儿茶酚－O－甲基转移酶(COMT)抑制药　　L－DOPA 有两条代谢途径: ① 经 AADC 脱羧转化为 DA;② 经 COMT 促转化为 3－O－甲基多巴。而 3－O－甲基多巴与 L－DOPA 竞争转运体而妨碍 L－DOPA 的吸收和进入脑内。此外,DA 也可被 COMT 降解。因此,COMT 抑制药既抑制 L－DOPA 和 DA 降解,又可减少 3－O－甲基多巴对 L－DOPA 转运入脑的竞争性抑制作用,提高 L－DOPA 和 DA 的生物利用度和它们在黑质-纹状体中的浓度。目前,有 3 种 COMT 抑制药用于帕金森病治疗: 硝替卡朋、恩他卡朋和托卡朋。

硝替卡朋(nitecapone)与恩他卡朋(entacapone)

硝替卡朋、恩他卡朋因为不易通过血脑屏障,可抑制外周 COMT,单用无效,与 L－DOPA 合用时,抑制外周 L－DOPA 转化为 3－O－甲基多巴,延长 L－DOPA 在外周的半衰期和稳定其血药浓度,提高脑内 L－DOPA 和 DA 浓度。其中恩他卡朋为新型可逆的、特异性 COMT 抑制药。二者尤其适用于症状波动的帕金森病患者,延长"开-关反应""开"期时间和缩短"关"期时间,提高患者生活质量。

托卡朋(tolcapone)

托卡朋能通过血脑屏障,为外周和中枢 COMT 抑制药,其药理作用与临床应用同恩他卡朋。托卡朋比恩他卡朋生物利用度高,半衰期长,COMT 抑制作用也更强。托卡朋的主要不良反应为肝损害,偶致暴发性肝衰竭,因此仅适用于抗帕金森病药无效时,且应用前后都需严密监测肝功能。

(三) DA 受体激动药

这类药物不同于 L－DOPA,无须通过酶促反应转化为活性代谢物,无潜在的代谢产物神经毒性,其不良反应比 L－DOPA 少且轻。目前已知脑内 DA 受体可分为 D_1~D_5 5 个亚型,均为 G 蛋白偶联受体,由 7 个跨膜结构域组成。其中 D_1 和 D_5 合称为 D_1 样受体,激动 D_1 样受体总体上起神经兴奋作用;D_2、D_3 和 D_4 统称为 D_2 样受体,激动 D_2 样受体,总体上起神经抑制作用。黑质-纹状体主要表达 D_1 样受体中的 D_1 和 D_5 亚型与 D_2 样受体中的 D_2 和 D_3 亚型。治疗帕金森病的 DA 受体激动药主要作用于 D_2 受体,部分通过 D_1 或 D_3 受体起作用。

早期使用的 DA 受体激动药如溴隐亭、利修来得和培高利特为麦角生物碱类,由于可导致心脏瓣膜病变和肺胸膜纤维化等不良反应,现仅适用于不能耐受 L－DOPA 等药的帕金森病患者。目前,大多推荐使用如普拉克索和罗匹尼罗等新型的非麦角类 DA 受体激动药。

溴隐亭（bromocriptine）

溴隐亭又名溴麦角隐亭，为半合成的麦角生物碱，为 D_2 样受体选择性强激动剂，对 D_1 样受体具有部分拮抗效应；对外周 DA 受体、α 受体也有较弱的激动作用。小剂量溴隐亭激动结节-漏斗通路垂体细胞的 D_2 受体，抑制催乳素和生长激素分泌；较大剂量可激动黑质-纹状体多巴胺通路的 D_2 受体，用于帕金森病治疗，与 L-DOPA 合用效果更好。不良反应较多，常见食欲降低、恶心、呕吐、便秘、头痛、鼻塞等。用药初期常见直立性低血压。长期用药可出现无痛性手指血管痉挛和诱发心律失常。运动功能障碍方面的不良反应类似于左旋多巴。精神症状如幻觉、错觉和思维混乱等比 L-DOPA 更常见且严重。严重不良反应还有腹膜和胸膜纤维化等。

麦角类 DA 受体激动药还有利修来得（lisuride）、培高利特（pergolide），非麦角类 DA 受体激动药有普拉克索（pramipexole）、罗匹尼罗（ropinirole）、罗替戈汀（rotigotine）、吡贝地尔（piribedil）和阿扑吗啡（apomorphine）等，这些药物的药理作用、临床应用和不良反应见下表（表 18-2）。

多巴胺前体药 L-DOPA、L-DOPA 增效药和 DA 受体激动药用于治疗帕金森病的药理学策略和药物如图 18-2 所示。

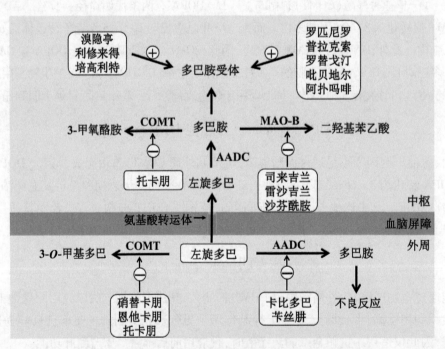

图 18-2　L-DOPA、L-DOPA 增效药与 DA 受体激动药
用于治疗帕金森病的药理学靶标

表 18-2　治疗帕金森病的各种 DA 受体激动药比较

药　物	药理作用	临床应用	不良反应
利修来得	D_2 样受体激动作用强溴隐亭 1 000 倍；D_1 样受体弱拮抗	改善帕金森病运动功能障碍，减少异常不随意运动和"开-关反应"	与溴隐亭类似
培高利特	D_2 样受体激动作用比利修来得强；D_1 样受体弱激动	长期服用 L-DOPA 疗效减退的帕金森患者，减轻"开-关反应"	与溴隐亭类似
罗匹尼罗	激动 D_2 样受体（尤其是 D_2 和 D_3 受体）；对 D_1 受体几乎无作用	帕金森病的早期治疗药物，不易引起"开-关反应"和运动障碍	胃肠道反应、直立性低血压及诱发突发性睡眠等

续　表

药　物	药 理 作 用	临 床 应 用	不 良 反 应
普拉克索	同罗匹尼罗	同罗匹尼罗	同罗匹尼罗
阿扑吗啡	激动 DA 受体	帕金森病治疗,改善严重的"开-关反应"(其他药物无效时选用)	长期用药导致 Q-T 间期延长、肾功能损伤和精神症状
罗替戈汀	激动 D_1、D_2、D_3 受体	首个用于治疗早期帕金森病的透皮贴片,提供持续的 DA 受体激动效应,有效改善帕金森病患者的运动障碍和"开-关反应"	贴皮部位的皮肤反应等
吡贝地尔	激动 D_2 和 D_3 受体	单一用药或与 L-DOPA 联合用药治疗帕金森病	胃肠道反应,如恶心、呕吐、胀气等

（四）促多巴胺释放药

金刚烷胺（amantadine）

金刚烷胺为人工合成的抗病毒药,1969 年偶然发现其具有抗帕金森病作用。研究发现,金刚烷胺可能通过多种机制如促进黑质-纹状体多巴胺能神经释放 DA、抑制 DA 再摄取、直接激动 DA 受体及较弱的抗胆碱作用治疗帕金森病,近年来还发现其抗帕金森病作用还可能与拮抗 NMDA 受体有关。其治疗帕金森病的特点为：起效比 L-DOPA 快,应用数日即可达到最大疗效,对帕金森病的肌肉强直、震颤和运动徐缓均有较强的缓解作用,疗效优于抗胆碱药物,但不及 L-DOPA。但连用 6~8 周后其疗效逐渐减弱。长期用药时可见下肢皮肤出现网状青斑,这可能与促儿茶酚胺释放引起外周血管收缩有关。此外,还可引起不安、失眠和运动失调等。偶致惊厥,癫痫病患者及孕妇禁用。

五、抗胆碱药

在 L-DOPA 问世前的相当长时间内,抗胆碱药一直是治疗帕金森病最有效的药物,阿托品、东莨菪碱是最早用于帕金森病治疗的 M 受体拮抗药,但因其外周的抗胆碱副作用,目前临床上主要使用选择性中枢 M 受体拮抗药。抗胆碱药对晚期严重帕金森病患者的疗效差,仅限于早期轻症或对 L-DOPA 或 DA 受体激动药不能耐受、禁用或治疗无效的帕金森病患者。与 L-DOPA 合用可使半数以上患者症状进一步改善,对经典抗精神病药引起的帕金森综合征也有效。

苯海索（benzhexol）

苯海索又名安坦,口服易吸收,通过拮抗胆碱受体功能而抑制帕金森病黑质-纹状体通路中相对优势的 ACh 作用,以恢复多巴胺能神经和胆碱能神经对纹状体 γ-氨基丁酸能神经元的支配平衡状态。抗震颤和治疗流涎效果好,改善运动迟缓和肌肉强直效果较差。苯海索外周抗胆碱作用为阿托品的 1/10~1/3,副作用与阿托品相同,如口干、散瞳、视力模糊等,但症状较轻。禁用于青光眼和前列腺肥大患者。此外,有报道本药加重帕金森病患者伴有的痴呆症状和长期使用可致依赖,故伴有明显痴呆症状的帕金森病患者应慎用本类药物及避免预防和长期用药。

苯扎托品（benzatropine）

苯扎托品抗胆碱作用似阿托品,同时还具有局部麻醉、抗组胺和抑制大脑皮质等作用。临床应用和不良反应与苯海索类似。

第三节　治疗阿尔茨海默病的药物

一、阿尔茨海默病的简介

阿尔茨海默病(Alzheimer's disease，AD)是一种以进行性认知功能障碍和记忆功能损害为主要特征的中枢神经系统退行性疾病。其临床表现有全面的认知受损，包括记忆力、计算力、抽象思维能力和语言功能的减退，患者还表现出情感和行为异常，几乎完全丧失工作能力和自主生活能力。阿尔茨海默病又名原发性痴呆症，约占老年性痴呆症患者总数的70%，其发病率与年龄高度正相关，在65岁人群中为5%，在95岁人群中则高达90%以上。阿尔茨海默病病程一般2~20年不等，确诊后平均存活时间约为10年，给患者本人、家庭和社会带来极为沉重的负担。随着人类寿命延长和社会老龄化的加剧，罹患阿尔茨海默病的数量和比例都将持续增高。

二、阿尔茨海默病的发病假说

阿尔茨海默病患者尸检显示颞叶、顶叶和前额叶脑组织萎缩，沟回变宽，脑室增大。最典型的两大病理特征为细胞外出现老年斑沉积和细胞内的神经原纤维缠结。受累神经元出现树突的进行性退变，神经元功能和突触结构被破坏，神经活动传递受损，尤其是海马和前脑基底部神经元损伤最为严重。

阿尔茨海默病的病因迄今未明，一般认为涉及衰老、遗传易感和环境毒素等因素。其发病假说有十多种，但目前较为认可的主要有胆碱能神经损伤学说、神经兴奋性毒性假说、β-淀粉样蛋白(amyloid β-protein，Aβ)毒性学说和Tau蛋白过度磷酸化学说等。

1. 胆碱能神经损伤假说　　ACh与学习和记忆密切相关，基底前脑的胆碱能神经以ACh为神经递质投射至大脑皮质和海马，而两者是学习记忆功能的重要核团。在阿尔茨海默病患者的大脑中发现胆碱能神经元显著减少，胆碱能神经活性和ACh含量降低，这些被认为与阿尔茨海默病的认知障碍和记忆功能损害有关。

2. 神经兴奋性毒性假说　　受胆碱能神经调节的脑组织锥体细胞以Glu为神经递质，激活NMDA受体和诱导钙通道开放，参与兴奋性突触传递，介导多种形式的学习记忆过程。在阿尔茨海默病患者脑中，Aβ可使谷氨酸能神经元过度活化，释放大量Glu和过度激活NMDA受体，触发细胞内钙超载，导致突触可塑性下降，甚至神经元死亡。

3. Aβ毒性假说　　Aβ是老年斑的主要组成成分，是由淀粉样前体蛋白(amyloid precursor protein，APP)的突变及其水解过程发生改变有关。Aβ经β-分泌酶和γ-分泌酶依次水解APP生成。Aβ可以通过多种机制导致广泛的神经元功能障碍、变性和死亡，与阿尔茨海默病密切相关。但近年来针对Aβ的绝大多数化合物、疫苗或抗体的临床试验都以失败告终，Aβ与阿尔茨海默病发病之间的关系还需要进一步研究。

4. Tau蛋白过度磷酸化假说　　Tau蛋白是主要表达在神经元的微管相关蛋白，Tau蛋白的适度磷酸化修饰对其正常功能至关重要。但是，在阿尔茨海默病患者脑中，Tau蛋白被异常过度磷酸化修饰而失去微管结合能力，聚集形成的神经原纤维缠结沉积于脑中，使神经元变性和死亡。

三、阿尔茨海默病的治疗药物

迄今，对阿尔茨海默病的治疗并无十分有效的方法，仅有的为数不多的药物主要目的是延缓病情的进展和改善症状。目前临床用于阿尔茨海默病的药物，主要是针对增加中枢胆碱能神经功能和拮抗谷氨酸能神经的功能,其中 AChE 抑制药、非竞争性 NMDA 受体拮抗药和 M 受体激动药效果相对较为肯定,能一定程度改善阿尔茨海默病患者的记忆和认知功能障碍等症状,但不能阻止和逆转阿尔茨海默病的病程。其他如神经生长因子促进剂、神经保护剂、抗氧化剂、钙离子阻滞药、雌激素、抗炎药、改善肠道菌群和抗 Aβ 的药物也正在开发中。

（一）乙酰胆碱酯酶抑制药

他克林（tacrine）

他克林是首个被美国 FDA 批准用于治疗阿尔茨海默病的药物,为第一代可逆性中枢 AChE 抑制药,既抑制血浆中的 AChE,也可抑制组织中的 AChE,具有高度脂溶性,易透过血脑屏障。但因不良反应较多,尤其是肝毒性,谷丙转氨酶升高发生率达 50%,现已退出阿尔茨海默病的临床应用。

多奈哌齐（donepezil）

多奈哌齐为第二代可逆性中枢 AChE 抑制剂。

【体内过程】　多奈哌齐口服吸收完全,进食和服药时间对药物吸收无影响,生物利用度为 100%,$3 \sim 4\,h$ 达 C_{max},$t_{1/2}$ 约为 $70\,h$,可每天服用 1 次。药物主要由肝药酶代谢,其代谢产物 $6 - O$ -脱甲基衍生物的体外抗 AChE 活性与母体药物相同,代谢产物及少量原药经肾脏排泄。

【药理作用】　多奈哌齐对中枢神经系统 AChE 有较高的选择性和专属性,从而增加中枢尤其是脑皮质神经突触间隙 ACh 的浓度,从而改善轻中度患者的认知功能。多奈哌齐还可减少脑内 Aβ 沉积,对 Aβ 等多种原因所致的大脑皮质和海马神经元损伤有保护作用。

【临床应用】　适用于大多数轻、中度阿尔茨海默病患者,尤其对轻度阿尔茨海默病患者效果更佳。能显著改善患者的认知功能障碍和延缓病情发展,是目前最常用的阿尔茨海默病治疗药物。本药还可用于重度阿尔茨海默病、血管性痴呆、帕金森病、精神分裂症和脑震荡等疾病所致的认知功能下降。具有剂量小、毒性低和价格相对较低等优点。

【不良反应】　不良反应较他克林少,患者耐受性较好。常见的不良反应有恶心、呕吐、腹泻、疲劳、肌痛、肌肉痉挛、头晕及失眠等,多数患者不良反应轻微、短暂,连续服药 2~3 周后自行消失。

【药物相互作用】　治疗剂量时不影响其他药物的代谢。当蛋白结合浓度小于 300 ng/mL 时,与华法林、洋地黄联用会影响后两者的蛋白结合率和疗效。

石杉碱甲（huperzine A）

石杉碱甲是我国学者于 1982 年从石杉科植物千层塔（*Huperzia serrata*）中提取的一种生物碱,为我国首创的治疗阿尔茨海默病的 AChE 抑制药。

【体内过程】　口服吸收完全、迅速,生物利用度为 96.9%,易通过血脑屏障。原形药物及代谢产物经肾脏排出。

【药理作用】　是可逆、强效和高选择性的 AChE 抑制药,有很强的拟胆碱活性,能易化神经肌肉接头递质传递。还兼具抗氧化应激和抗神经元凋亡等效应。

【临床应用】　用于各型阿尔茨海默病、神经衰弱、老年性记忆功能减退及脑血管疾病所致的认知障碍和记忆功能减退,改善其记忆和认知能力。

【不良反应】　不良反应较少,常见恶心、头晕、多汗、腹痛、视物模糊等,一般自行消失。严重者可用阿托品拮抗。有严重心动过缓、低血压、心绞痛、哮喘及肠梗阻患者慎用。

利斯的明(rivastigmine)

利斯的明,为第二代 AChE 抑制药,1997 年首先在瑞士上市,随后在欧洲、亚洲和南美洲的一些国家使用。

【体内过程】 利斯的明口服迅速吸收,约 1 h 达到 C_{max},血浆蛋白结合率约为 40%,易透过血脑屏障。

【药理作用】 利斯的明能选择性地抑制大脑皮质和海马中的 AChE 活性,而对纹状体、脑桥及心脏的 AChE 活性抑制效应较弱。

【临床应用】 无外周活性,尤其适用于伴有心脏、肝脏及肾脏等疾病的阿尔茨海默病患者。显著改善阿尔茨海默病患者的认知功能障碍,提高记忆力、注意力和方位感等认知能力。本药还是唯一对日常生活中的认知行为及综合能力有显著疗效的 AChE 抑制药。

【不良反应】 本药具有安全、耐受性好和不良反应轻微等优点,主要不良反应有恶心、呕吐、乏力、眩晕、精神错乱、嗜睡、腹痛和腹泻等,继续服用或减量一般可消失。本药禁用于严重肝、肾损害患者及哺乳期妇女。病态窦房结综合征、房室传导阻滞、消化性溃疡、哮喘、癫病、肝或肾功能中度受损等患者慎用。

加兰他敏(galantamine)

加兰他敏于 2001 年获美国 FDA 批准上市,属于第二代 AChE 抑制药,口服吸收快,2 h 达到 C_{max}。对神经元 AChE 有高度选择性,抑制神经元 AChE 的活性较血液 AChE 高约 50 倍,为 AChE 竞争性抑制药。本药用于治疗轻、中度阿尔茨海默病,在很多国家也被推荐为治疗轻、中度阿尔茨海默病的首选药物,临床有效率约为 60%,疗效与他克林相当,但无肝毒性。用药后 6~8 周治疗效果开始明显。主要不良反应表现为治疗早期患者可有恶心、呕吐及腹泻等胃肠道反应,继续用药即可消失。治疗量偶可致过敏反应。

美曲磷酯(metrifonate)

美曲磷酯,又名敌百虫,是第一个问世的 AChE 抑制药,1952 年美国 Bayer 公司开发其为杀虫剂使用,直到 20 世纪 80 年代才被试用于阿尔茨海默病治疗。美曲磷酯是目前治疗阿尔茨海默病中唯一以无活性前药形式存在的 AChE 抑制药,服用数小时后转化为活性代谢产物发挥持久的抗 AChE 效应。本药能显著提高脑内 DA 和 NA 浓度,不影响 5-HT 的浓度,易化记忆过程,有益于早老性痴呆患者的行为障碍和认知功能改善,并改善患者的幻觉、抑郁、焦虑及情感淡漠等症状。本药适用于轻、中度阿尔茨海默病患者。

(二) 非竞争性 NMDA 受体拮抗药

美金刚(memantine)

【体内过程】 美金刚口服易吸收,绝对生物利用度约为 100%。3~8 h 达 C_{max},$t_{1/2}$ 一般为 60~100 h。本药只有小部分被代谢为不具有 NMDA 受体阻断活性的代谢产物,约 80% 本药在体内以原形存在。主要经肾脏排泄。

【药理作用】 美金刚是一种特异、非竞争性的 NMDA 受体拮抗药,与 NMDA 受体上的环苯已哌啶(phencyclidine)结合位点呈低中度亲和力结合。当 Glu 以病理量释放时,美金刚可降低 NMDA 受体过度激活所致的兴奋性毒性,而不妨碍 Glu 参与正常学习记忆的生理功能调节。美金刚还能减少海马 Aβ 沉积、抑制 Tau 过度磷酸化、增加大脑皮层脑源性神经营养因子含量及减轻氧化应激等机制保护神经元,改善学习记忆减退和认知功能障碍。

【临床应用】　美金刚是第一个用于治疗晚期阿尔茨海默病的非竞争性 NMDA 受体拮抗药。临床应用于中、重度阿尔茨海默病及帕金森病所致的痴呆。美金刚能显著改善认知能力、日常生活能力和社会行为。起效较慢,患者智能障碍好转多在 8 周之后。

【不良反应】　可见轻微眩晕、头重、口干、不安等,饮酒可能加重不良反应。严重肝功能不全、意识紊乱患者及孕妇、哺乳期妇女禁用,肾功能不全时减量。

Namzaric

Namzaric 是由盐酸美金刚和盐酸多奈哌齐组成的固定剂量复方制剂,于 2004 年底由美国 FDA 批准上市。临床用于治疗中、重度阿尔茨海默病患者,在认知功能及全功能改善方面优于美金刚或多奈哌齐单用,还可以降低患者服用的药片数量。

（三）M 受体激动药

占诺美林（xanomeline）

占诺美林是选择性 M_1 受体激动药,对 M_2、M_3、M_4、M_5 受体作用弱。易透过血脑屏障,大脑皮质和纹状体内摄取率较高。本药能明显改善阿尔茨海默病患者的认知功能障碍和行为能力,但有胃肠道和心血管等方面的不良反应,使部分患者中断治疗。目前已开发出经皮肤给药的新剂型,既可减少肝脏代谢,又避免高剂量用药所致的胃肠道不适。

米拉美林（milameline）

米拉美林为非选择性 M 受体激动剂,对 M_1 和 M_2 的亲和力类似。口服本药后,体内分布广泛,经肾脏排泄。米拉美林能提高中枢胆碱活性,提高阿尔茨海默病患者的认知能力。治疗剂量不引起外周胆碱能激动不良反应。不良反应有恶心、呕吐、腹泻、尿频、出汗、头痛、流涎及低血压等。

沙可美林（sabcomedine）

沙可美林对 M_1 受体的选择性比 M_2 受体高约 100 倍。阿尔茨海默病患者服用本药后,第 4 周起效,能明显改善患者认知能力障碍。本药安全,耐受性好,常见的不良反应有出汗等。

知识扩展

阿尔茨海默病治疗药物的新进展

　　根据阿尔茨海默病发病机制的各种假说和临床研究,目前针对阿尔茨海默病的治疗策略主要有以下 5 种:增强乙酰胆碱能神经活性、抑制 Glu 的兴奋性毒性、促进 Aβ 清除、减少 Tau 蛋白过度磷酸化和抑制神经炎症反应。然而,阿尔茨海默病新药研发失败率据统计高达 99.6% 是所有疾病中最高的。自美金刚被批准上市以来,尽管进入Ⅱ期临床试验的化合物多达数百个,但除 2014 年美国 FDA 批准美金刚和多奈哌齐的复方制剂 namzaric 外,绝大部分化合物在Ⅲ期临床试验以失败告终,近 20 年间再无阿尔茨海默病新药被批准上市。2019 年底,由我国学者研发的甘露特钠（GV-971）在国内获批有条件上市。据报告显示,甘露特钠可以通过多种机制如清除 Aβ、抑制神经炎症及改善肠道菌群机制等改善轻、中度阿尔茨海默病患者认知功能障碍,但其长期临床疗效和不良反应还有待于进一步临床观察和研究。

阿尔茨海默病的药物治疗

帕金森病的药物治疗

　　近年来,提出的多靶点治疗策略将成为阿尔茨海默病治疗药物研发的主流方向。由于阿尔茨海默病发病机制和因素的多样性和复杂性,针对单一靶点的药物干预已被证实很难有效控制和治愈阿尔茨海默病。相对于单靶点药物,多靶点药物可针对阿尔茨海默病的不同病理环节发挥作用,且可具有不良反应减少、临床使用剂量低及疗效显著等优点。此外,筛选和研究阿尔茨海默病的早期、客观的诊断指标和生物标志物,以达到在阿尔茨海默病早期进行干预和治疗。

(任海刚,王光辉)

第十九章　抗精神失常药
Chapter 19　Antipsychotic Drug

精神失常是由多种原因引起的以精神活动障碍为特征的一类疾病,包括精神分裂症、抑郁症、躁狂症和焦虑症。治疗这些疾病的药物统称为抗精神失常药(antipsychotic drug)。根据其临床用途分为:抗精神分裂药(antischizophrenia drug)、抗抑郁药(antidepressant)、抗躁狂药(antimanic drug)和抗焦虑药(anxiolytic)。常用的抗焦虑药详见第十六章镇静催眠药。

第一节　课 前 阅 读

一、精神分裂症

精神分裂症(schizophrenia)是一组以思维、情感、行为之间不协调,精神活动与现实脱离为主要表现特征的最常见的一类精神分裂症。根据临床症状,精神分裂症可分为Ⅰ型和Ⅱ型。Ⅰ型以幻觉、妄想、思维紊乱等阳性症状为主;Ⅱ型以情感淡漠、意志缺失、主动性缺乏等阴性症状为主。精神分裂症的临床分型,具体还可细分为偏执型、青春型、紧张型、单纯型、未分化型和残留型。

(1)偏执型:这是精神分裂症中最常见的一种类型,以幻觉、妄想为主要临床表现。

(2)青春型:在青少年时期发病,以显著的思维、情感及行为障碍为主要表现,典型的表现是思维散漫、思维破裂,情感、行为反应幼稚,可能伴有片段的幻觉、妄想;部分患者表现为本能活动亢进,如食欲、性欲增强等。该型患者首发年龄低、起病急、社会功能受损明显,一般预后不佳。

(3)紧张型:以紧张综合征为主要表现,患者主要表现为紧张性木僵、蜡样屈曲、言行刻板,以及不协调性精神运动性兴奋、冲动行为。该型患者一般起病较急,部分患者缓解迅速。

(4)单纯型:该型患者主要在青春期发病,主要表现为阴性症状,如孤僻退缩、情感平淡或淡漠等。该型患者的治疗效果欠佳,患者社会功能衰退明显,预后差。

(5)未分化型:该型患者具有上述某种类型的部分特点,或是具有上述各型的一些特点,但是难以归入上述任何一型。

(6)残留型:该型是精神分裂症急性期之后的阶段,主要表现为性格的改变或社会功能的衰退。

二、抑郁症与躁狂症

抑郁症(depression)是一种常见的精神疾病,主要表现为情绪低落、兴趣减低、悲观、思维迟缓、缺乏主动性、自责自罪、饮食睡眠差、担心自己患有各种疾病、感到全身多处不适,严重者可出现自杀念头和自杀行为。躁狂症(mania)是由遗传、精神、体质、神经递质的功能及代谢异常等多种因素所引起的一类精神疾病。患者以情绪高涨或易激怒为主要临床表现,伴随精力旺盛、言语和活动增多,严重时伴有幻觉、妄想等精神病样症状。

第二节　抗精神分裂药

抗精神分裂药可分为经典抗精神分裂药和非经典抗精神分裂药两大类,经典抗精神分裂药根据化学结构又分为吩噻嗪类、硫杂蒽类和丁酰苯类。本节述及的药物大多对Ⅰ型精神分裂症患者疗效较好,而对Ⅱ型精神分裂症患者疗效较差,甚至无效。这些抗精神分裂药大多具有相似的药理作用机制。

一、阻断中脑-边缘系统和中脑-皮质系统 DA 受体

DA 是中枢神经系统中一种重要的神经递质,与脑内 DA 受体结合后参与人类神经精神活动的调节。目前认为Ⅰ型精神分裂症与中脑-边缘和中脑-皮质 DA 通路功能亢进密切相关,临床应用的抗精神分裂药大多因阻断中脑-边缘和中脑-皮质通路 D_2 受体而发挥作用。经典抗精神分裂药对 D_2 受体有较高的亲和力,通过阻断中脑-边缘和中脑-皮质通路 D_2 受体,消除精神分裂症患者的阳性症状,但同时因阻断黑质-纹状体通路 D_2 受体产生锥体外系不良反应(图19-1)。非经典抗精神分裂药选择性阻断中脑-边缘系统和中脑-皮质系统的 D_2 受体,而对黑质-纹状体通路 D_2 受体亲和力较弱,此类药物对精神分裂症阴性症状疗效较好,很少发生锥体外系不良反应。

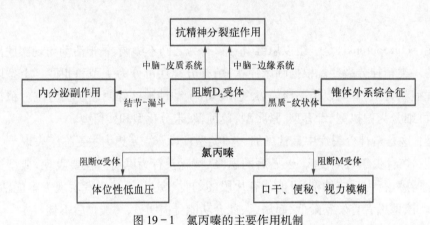

图 19-1　氯丙嗪的主要作用机制

二、阻断 5-HT 受体

目前临床常用的非经典抗精神分裂药如氯氮平和利培酮主要是通过阻断 5-HT 受体而发挥抗精神分裂症的作用。其中,氯氮平是选择性 D_4 受体拮抗药,对其他 DA 亚型受体几乎无亲和力,亦可阻断 $5-HT_{2A}$ 受体,协调 5-HT 与多巴胺系统的相互作用和平衡;利培酮阻断 $5-HT_2$ 受体的作用显著强于其阻断 D_2 受体的作用。因此,即使长期应用氯氮平和利培酮也几乎无锥体外系反应发生。

三、经典抗精神分裂药

(一) 吩噻嗪类药物

氯丙嗪(chlorpromazine)

氯丙嗪又名冬眠灵(wintermine),是第一个问世的吩噻嗪类抗精神分裂药,为这类药物的典型代表。氯丙嗪因阻断 DA 受体、α 受体和 M 受体(图19-1),因此作用广泛,但不良反应也比较多。

【体内过程】　口服吸收慢而不规则,2~4 h 后血药浓度达峰值。不同个体血药浓度可相差10倍,

故给药时应注意剂量个体化。血浆蛋白结合率为 90% 以上,V_d 为 10~20 L/kg,$t_{1/2}$ 约为 6 h。氯丙嗪在体内分布广泛,脑、肺、肝、脾、肾组织中药物浓度较高,其中脑内浓度可达血浆浓度的 10 倍。主要在肝脏代谢,代谢产物经肾脏排泄。因其脂溶性高,易蓄积于脂肪组织,停药后数周乃至半年后,尿中仍可检测出其代谢物。氯丙嗪在体内的消除和代谢随年龄而递减,故老年患者须减量。

【药理作用】

1. 对中枢神经系统的作用

(1) 镇静、抗精神分裂症:氯丙嗪对中枢神经系统有较强的抑制作用,起到镇静作用。正常人口服治疗剂量氯丙嗪后,可出现安静、少动、淡漠、迟钝,但理智正常,在安静环境中易入睡。氯丙嗪的镇静作用易产生耐受性,作用逐渐减弱。精神分裂症患者服用氯丙嗪后,能消除患者的幻觉和妄想,迅速控制患者兴奋躁动状态、减轻思维障碍,使患者恢复理智,情绪稳定,生活自理。此作用无耐受性。

(2) 镇吐:氯丙嗪有较强的镇吐作用。小剂量阻断延髓第四脑室底部催吐化学感受区 D_2 受体,对抗 DA 受体激动剂阿扑吗啡引起的呕吐反应,大剂量直接抑制呕吐中枢,但不能对抗前庭刺激引起的呕吐。氯丙嗪也可治疗顽固性呃逆,其机制可能是氯丙嗪抑制位于延脑与催吐化学感受区旁的呃逆中枢调节部位。

(3) 调节体温:氯丙嗪对下丘脑体温调节中枢有很强的抑制作用,不但降低发热机体的体温,而且还能降低正常机体的体温。氯丙嗪的降温作用随环境温度而变化,在低温环境时,配合物理降温,可使温度降至更低。

2. 对自主神经系统的作用　　氯丙嗪阻断 α 受体,可致血管扩张、血压下降,可翻转肾上腺素的升压效应,故肾上腺素不适用于氯丙嗪急性中毒引起的血压降低乃至休克。氯丙嗪还可阻断 M 受体,可引起口干、便秘和视力模糊等。

3. 对内分泌系统的作用　　阻断结节-漏斗通路 D_2 受体,减少催乳素抑制因子的释放,使催乳素上升;抑制促性腺激素释放因子的释放,使雌激素、孕激素下降;抑制促肾上腺皮质激素(adrenocorticotropic hormone, ACTH)的释放,使糖皮质激素下降;降低垂体生长素的释放,使垂体生长素减少。

【临床应用】

1. 治疗精神分裂症　　氯丙嗪作为一种强镇静药,多用于治疗精神分裂症。氯丙嗪能够显著缓解阳性症状,但对阴性症状疗效不显著。氯丙嗪对急性患者效果显著,但不能根治,需长期用药,甚至终身治疗;对慢性精神分裂症患者疗效较差。氯丙嗪还用于预防精神分裂症的复发。氯丙嗪抗幻觉及抗妄想作用一般需连续用药 6 周至 6 个月才充分显效。

2. 治疗呕吐与顽固性呃逆　　氯丙嗪可用于药物(如强心苷、吗啡、四环素等)和疾病(如尿毒症、恶性肿瘤、放射病、妊娠中毒)所致的呕吐。对晕动症引起的呕吐无效。对顽固性呃逆也有显著疗效。

3. 用于低温麻醉与人工冬眠　　氯丙嗪与其他中枢抑制药(哌替啶、异丙嗪)合用,可使患者深睡,降低体温、基础代谢及组织耗氧量,增强患者对缺氧的耐受力,减轻机体对伤害性刺激的反应,并可使自主神经传导阻滞及中枢神经系统反应性降低,此种状态称为"人工冬眠",为进行其他有效地对因治疗争取时间。多用于严重创伤、感染性休克、高热惊厥、中枢性高热、甲状腺危象等病症的辅助治疗。

【不良反应】

1. 一般不良反应　　包括中枢抑制症状(嗜睡、淡漠、无力等)、M 受体阻断症状(视力模糊、口干、便秘、眼压升高等)、α 受体阻断症状(血压下降、直立性低血压、发射性心悸等)。氯丙嗪局部刺激性较强,宜深部肌内注射。静脉注射可致血栓性静脉炎,应以生理盐水或葡萄糖溶液稀释后缓慢注射。为防止直立性低血压的发生,注射用药后静卧 1~2 h,然后缓慢起立。

2. 锥体外系反应　　锥体外系反应是长期大量服用抗精神分裂药之后最常见的共同不良反应。

通常表现为以下反应。

（1）帕金森综合征：多见于中、老年人，表现为肌张力增高、面容呆板、动作迟缓、肌肉震颤、流涎等。

（2）静坐不能：多见于青、中年人，患者出现坐立不安、反复徘徊等。

（3）急性肌张力障碍：多见于青少年，出现在用药后 1~5 天，由于舌、面、颈及背部肌肉痉挛，患者可出现强迫性张口、伸舌、斜颈、呼吸运动障碍、吞咽困难等。

上述不良反应是由于氯丙嗪阻断了黑质-纹状体通路的 D_2 受体，使纹状体中的 DA 功能减弱、ACh 功能相对增强引起的。减少药量或停药后，症状可减轻或自行消失，也可用抗胆碱药（如苯海索、东莨菪碱）或促 DA 释放药（如金刚烷胺）缓解锥体外系反应。

（4）迟发性运动障碍：是长期服用氯丙嗪后引起的一种特殊而持久的运动障碍。仅见于部分患者，表现为口-舌-颊三联症：吸吮、舔舌、咀嚼的不自主刻板运动及四肢舞蹈样动作。其机制可能是因 DA 受体长期被阻断，受体敏感性增加或反馈性促进突触前膜 DA 释放增加所致。停药后难消失，用抗胆碱药反使症状加重，而非经典抗精神分裂药氯氮平能使此反应减轻。

3. 药源性精神异常　　表现为意识障碍、淡漠、兴奋、躁动、消极、抑郁、幻觉、妄想等。目前缺乏有效治疗措施，可使用异丙嗪或 DA 受体激动药，严重时应停药。

4. 惊厥与癫痫　　少数患者用药过程中出现局部或全身抽搐，脑电图可见癫痫样放电。有抽搐史的患者应慎用，必要时加用抗癫痫药。

5. 过敏反应　　皮疹、接触性皮炎。少数患者出现肝损害、黄疸，也可出现粒细胞减少、溶血性贫血和再生障碍性贫血等。应立即停药或换药。

6. 心血管系统与内分泌系统反应　　出现房室传导阻滞、室性心律失常。心电图异常，表现为 Q-T 间期延长，ST 段异常及 T 波低平或倒置。多见于老年伴有动脉硬化、高血压患者。冠心病患者易致猝死，应慎用。长期用药还会引起内分泌系统紊乱，如乳腺增大、泌乳、闭经、排卵延迟、男性性欲低下、抑制儿童生长等。

7. 急性中毒　　一次吞服大剂量氯丙嗪后，可致急性中毒，患者出现昏睡、血压下降、休克和心肌损害如心动过速、心电图异常，此时应立即对症治疗，早期可用 NA 升高血压。

其他吩噻嗪类药物

吩噻嗪类药物中侧链为哌嗪环的有：奋乃静（perphenazine）、氟奋乃静（fluphenazine）及三氟拉嗪（trifluoperazine），属于高效价药物。与氯丙嗪相比，它们的抗精神分裂症作用及锥体外系不良反应强，而镇静作用弱，对心血管系统、肝脏及造血系统的不良反应较氯丙嗪轻。奋乃静对慢性精神分裂症的疗效高于氯丙嗪。氟奋乃静和三氟拉嗪对行为退缩、情感淡漠等症状有较好疗效，适用于偏执型精神分裂症和慢性精神分裂症。

吩噻嗪类药物中侧链为哌啶环的是硫利达嗪（thioridazine，甲硫达嗪），属于低效价药物。此药有明显的镇静作用，抗幻觉抗妄想作用不如氯丙嗪，锥体外系不良反应小，老年人易耐受，作用缓和。

（二）硫杂蒽类药物

氯普噻吨（chlorprothixene）

氯普噻吨也称泰尔登（tardan），又名氯丙硫蒽，是本类药的代表药，其结构与三环类抗抑郁药相似，故有较弱的抗抑郁作用。其调整情绪、控制焦虑抑郁的作用较氯丙嗪强，但抗幻觉抗妄想作用不及氯丙嗪。氯普噻吨适用于带有强迫状态或焦虑抑郁情绪的精神分裂症、焦虑性神经官能症及更年期抑郁症患者。由于其抗肾上腺素与抗胆碱作用较弱，故不良反应较轻，锥体外系症状也较少。

氟哌噻吨(flupentixol)

氟哌噻吨又名三氟噻吨。抗精神分裂症作用与氯丙嗪相似,有一定的抗抑郁、抗焦虑作用,镇静作用弱,锥体外系反应多见。其血浆蛋白结合率大于 95%,$t_{1/2}$ 为 35 h,V_d 为 14 L/kg。氟哌噻吨适用于抑郁症或伴焦虑的抑郁症,口服 0.5~3 mg,每天最后一次用药不得迟于午后 4 时,用药 1 周无效时应停止用药。由于氟哌噻吨有特殊的激动效应,禁用于躁狂症患者。

（三）丁酰苯类药物

尽管丁酰苯类的化学结构与吩噻嗪类完全不同,但其药理作用与临床应用与吩噻嗪类相似。

氟哌啶醇(haloperidol)

氟哌啶醇能选择性拮抗 D_2 样受体,有很强的抗精神分裂症作用。可显著控制各种精神运动兴奋的作用,同时对慢性症状有较好疗效。其锥体外系不良反应发生率高、程度严重,但对心血管系统的不良反应较轻,对肝功能影响小。

氟哌利多(droperidol)

氟哌利多又名氟哌啶。氟哌利多在体内代谢快,作用维持时间短,作用与氟哌啶醇相似。临床上主要用于增强镇痛药的作用,如与芬太尼配合使用,使患者处于一种特殊的麻醉状态:痛觉消失、精神恍惚、对环境淡漠,被称为神经阻滞镇痛术。用于烧伤清创、窥镜检查、造影等,其特点是集镇痛、镇静、镇吐、抗休克作用于一体。也用于麻醉前给药、镇吐、控制精神分裂症患者的攻击行为。

匹莫齐特(pimozide)

匹莫齐特作用与氟哌啶醇相似,但作用较弱而时间长,每天只需口服 1 次。对躁狂症、幻觉、妄想、淡漠和退缩等有较好的疗效,对慢性退缩性患者尤为适合。匹莫齐特还有某种程度的钙拮抗作用。锥体外系不良反应常见。其他不良反应包括口干、无力、失眠等。用药期间可出现心电图异常,如 Q-T 间期延长和 T 波变化等,故心律失常患者禁用。

（四）其他抗精神分裂药

五氟利多(penfluridol)

五氟利多为口服长效抗精神分裂药。抗精神分裂症作用与其阻断脑内 D_2 受体有关,还可阻断神经系统-肾上腺素受体,抗精神分裂症作用强而持久,口服一次疗效可维持 1 周,亦有镇吐作用,但镇静作用较弱,对心血管功能影响较轻。用于治疗各型精神分裂症,更适用于病情缓解者的维持治疗。五氟利多的不良反应主要是锥体外系反应,如静坐不能、急性肌张力障碍和类帕金森病。长期大量使用可发生迟发性运动障碍。亦可发生嗜睡、乏力、口干、月经失调、溢乳、焦虑或抑郁反应等。偶见过敏性皮疹、心电图异常和粒细胞减少。

舒必利(sulpiride)

舒必利属苯甲酰胺类,选择性拮抗中脑-边缘系统 D_2 受体。对紧张型精神分裂症疗效高、奏效较快。可改善患者与周围的接触、活跃情绪、减轻幻觉和妄想,对情绪低落、忧郁等症状也有疗效,对难治性病例也有一定疗效。舒必利对黑质-纹状体 D_2 受体亲和力较低,因此,其锥体外系不良反应较少。

四、非经典抗精神分裂药

氯氮平（clozapine）

氯氮平属于苯二氮䓬类药物，可特异性地阻断中脑-边缘系统和中脑-皮质系统的 D_4 受体，而对黑质-纹状体的 D_2 受体亲和力弱。亦可阻断 5-HT$_{2A}$ 受体，协调 5-HT 与多巴胺系统的相互作用和平衡，是广谱神经镇静药。氯氮平对精神分裂症的疗效与氯丙嗪相似，具有见效快、作用强等特点，能较快控制兴奋、躁动、焦虑不安、幻觉、妄想等症状，而对情感淡漠和逻辑思维障碍的改善较弱。对 I 型和 II 型精神分裂症患者都有效，慢性患者亦有效。几乎无锥体外系反应，亦无内分泌方面的不良反应，但可引起粒细胞减少，严重者可致粒细胞缺乏，应常规做血象检查。

利培酮（risperidone）

利培酮对 5-HT 受体和 D_2 受体均有拮抗作用，但对前者的作用显著强于后者。利培酮对精神分裂症阳性症状（如幻觉、妄想、思维障碍等）及阴性症状均有疗效，对精神分裂症患者的认知功能障碍和继发性抑郁亦具有治疗作用。锥体外系反应轻，且抗胆碱作用及镇静作用弱，患者治疗依从性较好。

阿立哌唑（aripiprazole）

阿立哌唑对多巴胺能神经系统具有双向调节作用，是 DA 递质的稳定剂。与 D_2、D_3、5-HT$_{1A}$ 和 5-HT$_{2A}$ 受体有很高的亲和力。通过对 D_2 和 5-HT$_{1A}$ 受体的部分激动作用及对 5-HT$_{2A}$ 受体的拮抗作用，发挥抗精神分裂症的疗效。口服阿立哌唑后血药浓度达峰时间为 3~5 h，半衰期为 48~68 h。用于治疗各种类型的精神分裂症。对精神分裂症的阳性和阴性症状均有明显疗效，也能改善伴发的情感症状，降低精神分裂症的复发率。不良反应比较轻，体重增加、锥体外系反应等发生率低，所以患者的耐受性比较好。不良反应主要有头痛、焦虑、失眠、嗜睡、小便失禁、静坐不能等。

齐拉西酮（ziprasidone）

齐拉西酮对 D_2、D_3、5-HT$_{2A}$、5-HT$_{2C}$、5-HT$_{1D}$ 和 α_1 受体的亲和性很强；对 H_1 受体的亲和性中等。对 D_2、5-HT$_{2A}$、5-HT$_{1D}$ 受体具有拮抗作用，对 5-HT$_{1A}$ 受体具有激动作用。抑制突触对 5-HT 和 NA 的再摄取。主要用于治疗精神分裂症患者急性激越症状。常见的不良反应包括头痛、嗜睡、恶心、便秘、消化不良和呼吸系统不适。可引起 Q-T 间期延长，与药物剂量相关。如持续检测 Q-T 值超过 0.5 s，或出现抗精神分裂药恶性综合征或迟发性运动障碍，应立即停药。

奥氮平（olanzapine）

奥氮平拮抗 DA 受体、5-HT 受体和胆碱能受体。拮抗 D_2 受体与治疗精神分裂症的阳性症状有关；拮抗 5-HT$_{2A}$ 受体与治疗精神分裂症的阴性症状有关。与氯氮平不同的是，奥氮平不会发生粒细胞缺乏症，无迟发性障碍和严重的精神抑制症状。奥氮平口服吸收良好，食物对其吸收速率无影响，口服后 5~8 h 可达到血浆峰浓度。主要在肝脏代谢，约 75% 的奥氮平以代谢物的形式从尿中排出。适用于精神分裂症和其他有严重阳性症状或阴性症状的精神分裂症的急性期和维持治疗；亦可缓解精神分裂症及相关疾病常见的继发性情感症状。常见的不良反应包括嗜睡、体重增加。可引起泌乳素增加，但与剂量无关。

第三节 抗 抑 郁 药

抑郁症发病机制有待阐明,目前的单胺神经递质学说认为:大脑神经递质在神经突触间的浓度相对或绝对不足,导致整体精神活动和心理功能处于全面低下状态。临床观察到抑郁症患者大脑缺少5-HT 和 NA,抗抑郁药就是通过抑制神经系统对这两种神经递质的再摄取,使得突触间隙这两种神经递质浓度增高而发挥抗抑郁作用(图 19-2)。抗抑郁药主要分为:三环类抗抑郁药(tricyclic antidepressant, TCA),选择性 5-HT 再摄取抑制剂(selective serotonin reuptake inhibitor, SSRI),NA 再摄取抑制药(norepinephrine reuptake inhibitor, NARI), 5-HT、NA 再摄取抑制药(serotonin and noradrenaline reuptake inhibitor, SNRI),单胺氧化酶抑制剂(monoamine oxidase inhibitor, MAOI)和其他抗抑郁药。图 19-2 的左图代表 5-羟色胺能神经元,右图代表去甲肾上腺素能神经元。SSRI、NARI、TCA 和 SNRI 通过抑制突触前神经元的 5-HT 或 NA 再摄取,增加 5-HT 或去甲肾上腺素能神经传递。MAOI 抑制 5-HT 和 NA 的分解代谢(图 19-2)。

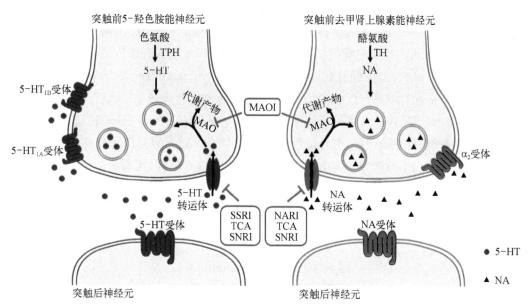

图 19-2 抗抑郁药的作用机制

需要注意的是,患者从服抗抑郁药开始到出现明显缓解抑郁症状,大约需要两周时间。在此期间,要注意对患者的护理,防止自杀性事件发生。

一、三环类抗抑郁药

三环类抗抑郁药(tricyclic antidepressant, TCA)的应用始于 20 世纪 50 年代末,是第一代三环类抗抑郁药,因其化学结构中含有由 1 个中央杂环与 2 个苯环连接构成的三环,所以称为三环类(tricyclic antidepressant)抗抑郁药。三环类抗抑郁药包括丙米嗪(imipramine)、阿米替林(amitriptyline)、氯丙米嗪(clomipamine)、多塞平(doxepin)等。

丙米嗪(imipramine)

丙米嗪,又名米帕明。

【药理作用与机制】 以丙米嗪为代表的三环类抗抑郁药属于非选择性单胺再摄取抑制剂,主要阻断 NA 和 5－HT 递质的再摄取,从而使突触间隙的递质浓度增高,促进突触传递功能而发挥抗抑郁作用。抑郁症患者连续服用药物 2 周后,可表现出抑郁症状减轻,情绪高涨。

此外,丙米嗪可阻断 M 受体和 α_1 受体,产生口干、便秘等抗胆碱反应及心血管系统不良反应。

【临床应用】　丙米嗪用于各种原因引起的抑郁症,还可用于治疗焦虑症、强迫症、睡眠瘫痪、遗尿症、贪食症、偏头痛、神经痛等。丙米嗪可用于内源性抑郁症、更年期抑郁症、反应性抑郁症,但对精神分裂症的抑郁症状效果较差。

【不良反应及禁忌证】　常见的不良反应有口干、扩瞳、视力模糊、便秘、排尿困难和心动过速等抗胆碱作用,还出现多汗、无力、头晕、失眠、皮疹、直立性低血压、反射亢进、共济失调、肝功能异常、粒细胞缺乏症等。因抗抑郁药易致尿潴留、眼内压升高及麻痹性肠梗阻,故前列腺肥大、青光眼和肠麻痹患者禁用。

阿米替林(amitriptyline)

阿米替林的抗抑郁作用与丙咪嗪极为相似,与丙咪嗪相比,阿米替林对 5－HT 再摄取的抑制作用强于对 NA 再摄取的抑制;其镇静作用与抗胆碱作用也较明显。可使抑郁症患者情绪提高,对思考缓慢、行为迟缓及食欲不振等症状可有所改善。阿米替林还可以通过作用于中枢阿片类受体,缓解慢性疼痛。一般用药后 7~10 天可产生明显疗效。口服吸收完全,8~12 h 达血药浓度高峰,血浆半衰期为 32~40 h,蛋白结合率为 82%~96%。经肝脏代谢,CYP2C19、CYP1A2、CYP2D6 均可作用于本药,主要代谢产物为去甲替林,仍有活性。本药与代谢产物分布于全身,可透过胎盘屏障,从乳汁排泄,最终代谢产物自肾脏排出体外。排泄较慢,停药 3 周仍可在尿中检出。主要用于治疗各型抑郁症或抑郁状态。对内因性抑郁症和更年期抑郁症疗效较好,对反应性抑郁症及神经官能症的抑郁状态亦有效。对兼有焦虑和抑郁症状的患者,疗效优于丙咪嗪。与电休克联合使用于重症抑郁症,可减少电休克次数。也用于缓解慢性疼痛。亦用于治疗小儿遗尿症、儿童多动症。阿米替林的不良反应比丙咪嗪少且轻。常见不良反应包括口干、嗜睡、便秘、视力模糊、排尿困难、心悸。偶见心律失常、眩晕、运动失调、癫痫样发作、体位性低血压、肝损伤及迟发性运动障碍。偶有加重糖尿病症状。

氯米帕明(clomipramine)

氯米帕明又名氯丙咪嗪,阻断中枢神经系统 NA 和 5－HT 的再摄取,对 5－HT 的再摄取的阻断作用更强,而发挥抗抑郁及抗焦虑作用,亦有镇静和抗胆碱作用。用于治疗各种抑郁状态,也常用于治疗强迫性、恐怖性神经症。治疗初期可能出现抗胆碱反应,如多汗、口干、视物模糊、排尿困难、便秘等不良反应。中枢神经系统不良反应可出现嗜睡、震颤、眩晕。可发生体位性低血压。偶见癫痫发作、心电图异常、骨髓抑制或中毒性肝损害等。

多塞平(doxepin)

多塞平为二苯并䓬类化合物,是三环类抗抑郁药中镇静功能较强的抗抑郁药之一,作用机制同阿米替林、丙咪嗪。多塞平抑制 5－HT 再摄取。多塞平的抗抑郁作用比丙咪嗪弱,有一定的抗焦虑作用,抗胆碱作用较弱。多塞平还具有一定的抗 H_1、H_2 受体的作用,可用于治疗过敏性皮肤病。口服易吸收,2~4 h 达血药浓度高峰。半衰期为 8~25 h。血浆蛋白结合率为 76%。在体内分布广泛,可通过血脑屏障和胎盘屏障,在肝脏通过首关消除代谢,经去甲基化作用生成主要代谢产物去甲多塞平。而后多塞平与其去甲代谢产物再经肝脏羟基化、N－氧化,代谢产物经肾脏排出。本药还可经乳汁泌出。多塞平主要用于治疗抑郁症和各种焦虑抑郁为主的神经症,亦可用于更年期精神分裂症,对抑郁和焦虑的躯体性疾病和慢性酒精性神病也有效。也可用于镇静、催眠。多塞平的外用膏剂用于治疗慢性单纯性苔藓、湿疹、过敏性皮炎、特应性皮炎等。多塞平的不良反应较少。少数患者可有轻度兴奋、失眠、口干、便秘、视物模糊等，某些症状可在继续用药中自行消失。局部外用也可出现困倦和其他系统反应。最常见的局部反应是烧灼感与针刺感。

二、选择性5-HT再摄取抑制药

选择性5-HT再摄取抑制剂（selective serotonin reuptake inhibitor, SSRI）主要有氟西汀、帕罗西汀、舍曲林、西酞普兰、艾司西酞普兰、氟伏沙明等。

SSRI治疗中、轻度抑郁症的疗效与三环类抗抑郁药相似。该类药耐受性好，不良反应轻，较少引起体位性低血压、心动过速、视力模糊、口干等不良反应。

氟西汀（fluoxetine）

氟西汀属于强效SSRI，比抑制NA摄取作用强200倍。适用于老年人和儿童的抑郁症，还可用于强迫症和贪食症。口服吸收良好，达峰时间为6~8 h，血浆蛋白结合率为80%~95%，$t_{1/2}$为48~72 h，经肝脏代谢为去甲氟西汀，活性与母体相似。偶有消化道症状、头痛头晕等不良反应。

帕罗西汀（paroxctinc）

帕罗西汀属强效SSRI，与其他神经递质受体亲和力极小，故镇静作用、抗胆碱的不良反应比三环类抗抑郁药轻。对抑郁症患者伴随的焦虑心境、躯体化症状、社交回避等症状有较明显的改善作用。本药口服吸收良好，主要经肝脏代谢。主要不良反应为口干、便秘、视力模糊、震颤、头痛、恶心等。

舍曲林（sertraline）

舍曲林口服易吸收，但吸收慢。实验证明，舍曲林可选择性对抗氯苯异丙胺诱导的大脑内5-HT耗竭，抑制5-HT再摄取，从而使突触间隙中5-HT含量升高而发挥抗抑郁作用。本药无抗胆碱作用，不良反应比三环类抗抑郁药少。偶见恶心、呕吐、射精困难和消化不良等。可用于治疗抑郁症和预防发作。

西酞普兰（citalopram）

西酞普兰是强效SSRI，对其他的神经递质受体的亲和力不明显。长期应用不出现耐受性。单次给药达峰时间为4 h，生物利用度为80%，血浆蛋白结合率为80%，主要经肝代谢，$t_{1/2}$约为35 h。约20%经肾清除。本药是消旋体，但主要的疗效是由左旋体产生的。

本药的左旋体艾司西酞普兰（escitalopram）作用为西酞普兰右旋对映体作用的100倍。临床用于重症抑郁症和广泛性焦虑症的治疗。不良反应主要包括失眠、阳痿、恶心、便秘、多汗、口干、疲劳、头痛、嗜睡、焦虑等。

三、NA再摄取抑制药

NA再摄取抑制药（norepinephrine reuptake inhibitor, NARI）通过选择性抑制突触前膜NA的再摄取，增强中枢神经系统NA的功能而发挥抗抑郁作用。该类药包括：地昔帕明、马普替林、去甲替林、普罗替林、阿莫沙平。NARI用于脑内以NA缺乏为主的抑郁症，尤其适用于尿检甲氧基羟苯基乙二醇（Methoxy-Hydroxyphenylglycol, MHPG，NA的代谢物）明显减少的患者。这类药物的特点是起效快，镇静作用、抗胆碱作用和降压作用均比三环类抗抑郁药弱。

地昔帕明(desipramine)

地昔帕明又名地昔帕明,是一个强效选择性 NARI。其效率为抑制 5-HT 摄取的 100 倍以上,对 DA 的摄取亦有一定的抑制作用,对 H_1 受体有强拮抗作用,对 α 受体和 M 受体拮抗作用较弱。临床上主要用于治疗抑郁症,对轻、中度的抑郁症疗效好,也可用于遗尿症的治疗。与丙咪嗪相比,不良反应较小,但对心脏影响与丙咪嗪相似。有轻度镇静作用,缩短 REMS 时相睡眠,但延长深睡眠。过量则导致心律失常、震颤、惊厥、口干及便秘等。偶致直立性低血压,可能是由于抑制 NA 再摄取、阻断 α 受体所致。

马普替林(maprotiline)

马普替林选择性抑制 NA 再摄取,对 5-HT 摄取几乎无影响,有强抗组胺和弱抗胆碱作用,故镇静作用较强,抗胆碱作用和心血管作用较弱。具有广谱、起效快和不良反应少的特点。临床上用于各型抑郁症,老年型抑郁症患者尤为适用。

去甲替林(nortriptyline)

去甲替林药理作用与阿米替林相似,但本药对 NA 摄取有明显的抑制作用,而对 5-HT 摄取的抑制作用较弱。本药有助于抑郁症患者入睡,但缩短 REM 睡眠时间。临床上用于治疗内源性抑郁症效果优于反应性抑郁症,去甲替林比其他三环类抗抑郁药显效快。有效的治疗血药浓度为 50~150 ng/mL。亦可用于治疗遗尿症。与阿米替林相比,镇静、抗胆碱、引起直立性低血压及对心脏的影响和诱发惊厥等均较弱。阻断 α_1 受体引起直立性低血压,阻断 M 受体引起心率加快,过量可引起心律失常。

瑞波西汀(reboxetine)

瑞波西汀为选择性强的 NARI。对 5-HT 亦有较弱的抑制作用,对毒蕈碱受体无明显的亲和力。本药通过脱甲基化、羟基化和氧化作用进行代谢,继而与葡萄糖醛酸和硫酸结合。常见不良反应包括失眠、多汗、头晕、直立性低血压、感觉异常、阳痿和排尿困难。偶见眩晕、口干、便秘、心动过速和尿潴留。老年患者在长期用药后会出现低血钾,还可能发生低钠血症。

四、5-HT、NA 再摄取抑制药

5-HT、NA 再摄取抑制药(serotonin and noradrenaline reuptake inhibitor, SNRI)能有效地拮抗 5-HT 和 NA 的再摄取,发挥抗抑郁作用。

文拉法辛(venlafaxine)

文拉法辛主要通过阻断 5-HT、NA 的再摄取而发挥作用,对 5-HT 再摄取的抑制作用弱于 SSRI,对 NA 再摄取的抑制作用弱于一些三环类抗抑郁药和选择性 NA 再摄取抑制剂,另外,本药还可以减少 cAMP 的释放,引起 β 受体的快速下调,与其起效快有一定关系。本药对各种抑郁症包括单相抑郁、伴焦虑的抑郁、双相抑郁、难治性抑郁均有较好疗效。常见的不良反应为胃肠道不适、眩晕、嗜睡、失眠、视觉异常和性功能异常等,偶见无力、气胀、震颤、激动、鼻炎等。

度洛西汀(duloxetine)

度洛西汀药理作用与文拉法辛相似,但抑制 5-HT 和 NA 再摄取作用均强于文拉法辛。本药不仅可以治疗抑郁症,还可用于治疗压力性尿失禁及疼痛等,尤其适用于女性抑郁症患者。

五、单胺氧化酶抑制药

单胺氧化酶抑制剂(monoamine oxidase inhibitor, MAOI)能抑制 NA、5-HT 和 DA 等单胺类神经递质的降解,故突触间隙的单胺类神经递质浓度相对升高。MAO 可分为 MAO-A 和 MAO-B 型,其中 MAO-A 选择性使 NA 和 5-HT 脱胺,MAO-B 可使苯乙胺脱胺。非选择性 MAOI 可出现头痛、头晕、体位性低血压、多汗、震颤、易激怒等不良反应。

吗氯贝胺(moclobemide)

吗氯贝胺为单胺氧化酶抑制剂类抗抑郁药,选择性抑制 MAO-A,从而提高脑内 NA、DA 和 5-HT 的水平,起到抗抑郁作用,具有作用快,停药后 MAO 活性恢复快的特点。对那些三环类抗抑郁药不适用或无效的患者也可能有效,对儿童注意力缺乏性多动症亦有效。不良反应包括轻度恶心、口干、头痛、头晕、出汗、心悸、失眠、体位性低血压等。与酪胺含量高的食物(如奶酪)同服可能引起高血压。少见不良反应有过敏性皮疹。偶见意识障碍及肝功能损害。大剂量时可能诱发癫痫。躁狂症患者、嗜铬细胞瘤和甲状腺亢进患者禁用。

六、其他抗抑郁药

曲唑酮(trazodone)

曲唑酮是四环类非典型抗抑郁药,能选择性地拮抗 5-HT 的再摄取,并有微弱的阻止 NA 再摄取的作用,但对 DA、组胺和 ACh 无作用,也不会抑制脑内 MAO 的活性。此外,曲唑酮还对 5-HT$_{2A}$ 受体或 5-HT$_{2C}$ 受体具有拮抗作用。位于突触前膜的 5-HT$_2$ 受体属于自身受体,对 5-HT 的释放起负反馈调节作用;本药还通过抑制负反馈调节,增加 5-HT 的释放,达到抗抑郁的作用。曲唑酮还具有中枢镇静作用和轻微的肌肉松弛作用,但无抗痉挛和中枢兴奋作用,可改善睡眠,显著缩短抑郁症患者入睡潜伏期,延长整体睡眠时间,提高睡眠质量。曲唑酮适用于抑郁症和伴随抑郁症状的焦虑症及药物依赖者戒断后的情绪障碍。顽固型抑郁症患者经其他抗抑郁药治疗无效,用本药往往有效。尤其适用于老年性抑郁症或伴发心脏疾患的患者。曲唑酮的不良反应较少而轻微。最常见的不良反应是嗜睡,偶见皮肤过敏、视力模糊、便秘、口干、高血压或低血压、心动过速、头晕、头痛、腹痛、恶心、呕吐、肌肉痛、震颤、协同动作障碍等。

米安舍林(mianserin)

米安舍林为四环类抗抑郁药。米安舍林没有明显的抗毒蕈碱作用,却有明显的镇静作用。不能阻止周围 NA 的再摄取,却可阻断中枢突触前 α 受体,加快脑内 NA 转换。米安舍林还能阻断脑内某些部位的 5-HT 受体。米安舍林主要用于治疗各种类型的抑郁症,对重度抑郁症和神经性抑郁均有良效。尤适用于门诊治疗和患有心血管疾病及老年患者。最常见的不良反应为口干、便秘、嗜睡,治疗 1 周后逐渐减轻。可能发生头昏、直立性低血压、血糖的浓度改变、皮疹等。偶可出现轻度黄疸、肝功能异常、抽搐。抗毒蕈碱和心脏不良反应比三环类抗抑郁药少见,超剂量可能造成心脏毒性。偶见 SGPT 一过性增高。少数老年人可能出现心电图 T 波改变和 ST 段降低。

米氮平(mirtazapine)

米氮平为中枢突触前 α$_2$ 受体拮抗药,增强肾上腺素能的神经传导。通过与中枢 5-HT(5-HT$_2$、5-HT$_3$)受体相互作用起调节 5-HT 的功能。米氮平两种旋光对映体都具有抗抑郁活性,左旋体阻断

α₂ 受体和 5 - HT₂ 受体, 右旋体阻断 5 - HT₃ 受体。米氮平有镇静作用, 有较好的耐受性, 几乎无抗胆碱作用, 其治疗剂量对心血管系统无影响。米氮平用于治疗各种抑郁症。对快感缺乏、精神运动性抑郁、睡眠欠佳(早醒)及体重等症状减轻均有疗效。也可用于其他症状如对事物丧失兴趣、自杀观念及情绪波动。本药在用药 1~2 周后起效。常见的不良作用包括食欲增加、体重增加、嗜睡、镇静, 通常发生在服药后的前几周(此时减少剂量并不能减轻副作用, 反而会影响其抗抑郁效果)。少见的不良作用包括体位性低血压、躁狂症、惊厥发作、震颤、肌痉挛、急性骨髓抑制(嗜红细胞增多、粒细胞缺乏、再生障碍性贫血及血小板减少症)、血清转氨酶水平增高、药疹等。药物过量不引起明显的心脏毒性, 有镇静过度的不良作用。

第四节　抗　躁　狂　药

大多发病机制的假说认为与脑内单胺类平衡失调有关。5 - HT 功能降低与抑郁症有关; 双向抑郁症患者与 NA 有关, 抑郁时尿中 NA 代谢产物 3 -甲氧基 - 4 -羟基苯乙二醇(MHPG)含量降低, 转躁狂时 MHPG 升高; 研究还发现抑郁症患者脑内 DA 功能降低, 躁狂症 DA 功能增高。另外, 躁狂症还与 cAMP 和磷脂酰肌醇 (phosphatidylinositol, PI) 系统失衡有关, cAMP 功能降低, 磷脂酰肌醇系统功能亢进导致抑郁; 反之, 躁狂。

除碳酸锂外, 用于治疗躁狂症的药物还有抗精神分裂药如氟哌啶醇、利培酮、氯氮平等, 能有效地控制躁狂发作的兴奋症状; 抗癫痫药如卡马西平、丙戊酸钠; 钙离子通道阻滞药如维拉帕米等。

碳酸锂(lithium carbonate)

碳酸锂口服吸收快, 血药浓度高峰出现于服药后 2~4 h。锂离子先分布于细胞外液, 然后逐渐蓄积于细胞内。不与血浆蛋白结合, $t_{1/2}$ 为 18~36 h。锂虽吸收快, 但通过血脑屏障进入脑组织和神经细胞需要一定时间, 因此锂盐显效较慢。碳酸锂主要自肾排泄, 约80%由肾小球滤过的锂在近曲小管与 Na^+ 竞争重吸收, 故增加钠摄入可促进其排泄, 而缺钠或肾小球滤过减少时, 可导致体内锂蓄积, 引起中毒。

治疗量的锂盐可使躁狂症患者言语行为恢复正常。能抑制脑内 NA、DA 释放并增加神经元再摄取, 使突触间隙 NA 下降, 由于 NA 减少, 抑制神经元 AC 的激活, 使第二信使 cAMP 下降, 产生抗躁狂作用。此外, 锂盐还抑制 1, 4, 5 -三磷酸肌醇(inositol 1, 4, 5 - triphospate, IP₃)脱磷酸化生成肌醇 (inositol), 使磷脂酰肌醇-4,5 -二磷酸(phosphatidylinositol - 4,5 - bisphosphate, PIP₂)含量减少, 使 IP₃ 和 DAG 第二信使下降, 从而产生抗躁狂作用(图 19 - 3)。

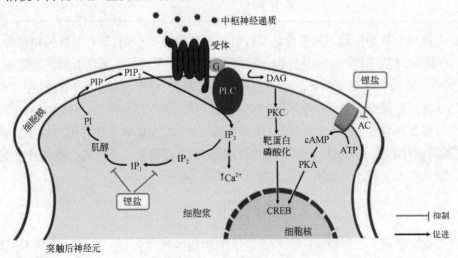

图 19 - 3　锂盐的作用机制

　　临床主要用于治疗躁狂症：躁狂抑郁性精神分裂症的躁狂状态、躁狂抑郁交替发作；精神分裂症的兴奋躁动。

　　锂盐安全范围较窄,用药初期有恶心、呕吐、腹泻、疲乏、肌肉无力、肢体震颤、口干、多尿等不良反应。常在继续治疗1~2周内逐渐减轻或消失。此外,可引起甲状腺功能低下或甲状腺肿,一般无明显症状,停药后可恢复。锂盐中毒主要表现为意识障碍、昏迷、肌张力增加、共济失调、震颤。静脉注射生理盐水可促进锂的排泄。为了防止严重不良反应的发生,最好每天做血药浓度监测,当血锂高达1.6mmol/L 时应立即减量或停药。

（任海刚,王燕）

抗抑郁药

氯丙嗪的
药理作用

第二十章　镇痛药
Chapter 20　Analgesics

镇痛药(analgesics)是一类在不影响感觉和认知的情况下能缓解疼痛的药物。镇痛药主要包括麻醉性镇痛药和非麻醉性镇痛药。本章中讲的以吗啡为代表的阿片类镇痛药与激动阿片受体有关,易产生药物依赖性,易导致药物滥用(drug abuse),属于麻醉性镇痛药(narcotic analgesics),本类药物绝大多数被归入管制药品之列。非麻醉性镇痛药作用机制与阿片受体无关,包括以阿司匹林为代表的非甾体抗炎药,以及对三叉神经痛有效的卡马西平等。

吗啡是鸦片中的主要生物碱。吗啡对中枢神经系统具有镇痛、镇静、引起欣快感及呼吸抑制的作用;可增加胃肠道平滑肌、肛门括约肌和膀胱括约肌张力,因而具有止泻的作用,也可引起便秘及少尿等不良反应;可增加支气管平滑肌张力,因此哮喘患者不宜使用。临床上吗啡用于镇痛,缓解心源性哮喘及止泻。主要不良反应是耐受性和成瘾性。呼吸抑制是吗啡急性中毒的致死原因。

可待因也是鸦片中存在的一种生物碱,镇痛作用、不良反应及成瘾性较吗啡弱,是较好的中枢镇咳药。

人工合成的吗啡类药物包括哌替啶、二氢埃托菲和芬太尼及美沙酮等。哌替啶作用时间短,不良反应较少,适用于短期镇痛;二氢埃托菲和芬太尼镇痛作用比吗啡强大。喷他佐辛为阿片受体部分激动剂。

阿片受体拮抗药纳洛酮可用于吗啡类药物中毒的急救。

第一节　课 前 阅 读

疼痛是与实际或潜在组织损伤相关的一种不愉快的感觉和情绪体验。它是机体受到伤害的一种警告,可引起机体一系列防御性保护反应;也是临床许多疾病的常见症状,是临床疾病诊断的重要依据。同时,剧烈的疼痛可导致患者紧张不安、失眠等情绪反应,还可导致呼吸及心血管等生理功能紊乱,甚至引起休克危及生命,所以控制疼痛是目前临床用药的重要目的之一。

疼痛的调节是一个非常复杂的过程。一般认为,谷氨酸(Glu)和神经肽是伤害性感觉传入神经末梢释放的主要递质。Glu 被释放到突触间隙后,激动突触后膜上的 NMDA 受体和 AMPK 受体,将信号传递给下一级神经元。P 物质(substance P,SP)等神经肽被释放后,扩散到一定范围,影响多个神经元的兴奋性与疼痛扩散。二者可协同调节突触后神经元放电特性,如神经肽类增加和延长 Glu 的作用。除了刀割、棒击等机械性刺激,以及电流、高温、强酸、强碱等物理和化学因素均可成为伤害性刺激外,组织细胞发炎或损伤时释入细胞外液中的钾离子、5-HT、ACh、缓激肽、组胺等生物活性物质亦可引起疼痛或痛觉过敏。在受损局部组织中前列腺素(prostaglandin,PG)的存在极大地加强这些化学物质的致痛作用,而能抑制 PG 合成的药物,如阿司匹林则具有止痛作用。

人类使用鸦片的历史源远流长。考古学家在公元前 4000 年(新石器时代)的遗迹中就发现有"鸦片罂粟"的种子和果实。公元前3400年前后,古代苏美尔人、古埃及人和古印度人都已经大面积地种植了。至少在公元前1500年的古医书"Ebers Papyrus"中已经记载鸦片的药用价值了。在公元前两世纪的古希腊名医Galen记录了鸦片可以治疗的疾病:头痛、癫痫、支气管炎、气喘、咳嗽、腹痛及抑郁症等疾病。公元前2世纪鸦片传入了中国。三国时名医华佗就使用大麻和鸦片作为麻醉剂。元朝时,中医对罂粟的临床应用和副作用已有初步的认识,建议慎用。金元四大名医之一——朱震亨指出:"今人虚劳咳嗽,多用粟壳止勤;湿热泄泻者,用之止涩。其止病之功虽急,杀人如剑,宜深戒之。"19世纪末20世纪初,纯化的吗啡逐渐取代鸦片,吸食改为注射,加重了吗啡的成瘾性。1912年在荷兰海牙召开的鸦片问题国际会议上,到会代表一致赞成管制鸦片、吗啡和海洛因的贩运。

镇痛药的选择应当考虑疼痛的严重程度。WHO及我国都有疼痛阶梯(pain ladder)镇痛指南,先选择使用较弱的镇痛药,若镇痛作用不佳,再选择更强的镇痛药。例如,癌症患者的镇痛采用"癌症患者三级止痛阶梯治疗"方案,就是对轻度疼痛使用非阿片类镇痛药,中度疼痛使用弱阿片类±非阿片镇痛药,重度疼痛可使用强阿片类合并非阿片镇痛药。分级止痛阶梯治疗目的是保证医疗上正当使用镇痛药,既解除患者的疼痛;但也要防止滥用。

此外,选择镇痛药也要考虑疼痛的类型。如对于神经痛,传统的镇痛药效果不好,而三环类抗抑郁药和抗癫痫药这类并非经典镇痛药的药物效果可能更好。例如,卡马西平和奥卡西平(耐受性更好)是缓解三叉神经痛的一线药物。

本章介绍的镇痛药有阿片生物碱类,如吗啡和可待因;人工合成镇痛药,如哌替啶、芬太尼和美沙酮等;一些其他的镇痛药,如曲马朵和延胡索等。

第二节 构效关系与药物分类

【构效关系】 吗啡化学结构于1902年确定,基本骨架是以A、B、C、D环构成的氢化菲核(图20-1),其中环A与环C以氧桥连接,此结构破坏则形成阿扑吗啡,失去其镇痛效应而产生催吐作用;环B与环D的稠合组成吗啡的镇痛作用的基本化学结构:γ-苯基-N甲基哌啶。环A上的一个酚羟基与环C上的醇羟基具有重要的药理作用。

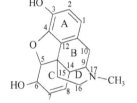

图20-1 吗啡的化学结构式

环A上酚羟基的氢原子被甲基取代得可待因(codeine),被乙基取代得乙基吗啡,必须在体内代谢生成吗啡或乙酰吗啡才发挥作用,镇痛作用下降。3和6位羟基的氢原子被乙酰基取代得海洛因(heroin),镇痛作用和成瘾作用均增强。当17位侧链甲基被烯丙基取代,则变成阿片受体部分激动药或拮抗药,如烯丙吗啡(naloyphine)、纳洛酮(naloxone)和纳曲酮(naltrexone)(表20-1)。

表20-1 吗啡及其衍生物的构效关系

药 名	取代部位和取代基团					
	3	6	17	14	7和8	效应特点
吗啡	—OH	—OH	—CH₃	—	双键	激动药
可待因	—OCH₃	—OH	—CH₃	—	双键	激动药
海洛因	—OCOCH₃	—OCOCH₃	—CH₃	—	双键	激动药
纳洛酮	—OH	=O	—CH₂CH=CH₂	—OH	单键	拮抗药
烯丙吗啡	—OH	—OH	—CH₂CH=CH₂	—	单键	部分激动药

第三节　阿片生物碱类镇痛药

阿片(opium)为希腊文"浆汁"的意思,是来源于罂粟科植物罂粟未成熟蒴果浆汁的干燥物,在公元16世纪已被广泛用于镇痛、止咳、止泻、镇静等。阿片中含有20多种生物碱,含量达25%,这些生物碱按化学结构可分为菲类和异喹啉类:前者如吗啡和可待因,均可激动阿片受体,产生镇痛等中枢作用,是阿片类镇痛药的主要镇痛成分;后者如罂粟碱,具有松弛平滑肌和舒张血管作用。

吗啡(morphine)

吗啡是以希腊梦幻之神 Morphus 的名字而命名,是阿片类中最主要的生物碱,占10%~15%,相当于阿片生物碱总量的一半。

【药理作用】

1. 中枢神经系统

(1)镇痛:吗啡具有强大的镇痛作用,皮下注射5~10 mg吗啡即能显著减轻患者对疼痛的感受,明显改善患者对疼痛的反应。给药后,患者常出现嗜睡、精神恍惚、理智不清等,安静环境下易入睡,也易被唤醒;镇痛作用选择性低,对各种物理性、化学性伤害疼痛均有明显缓减,对持续性、慢性钝痛的效力大于间断性锐痛,对神经性疼痛的效果较差;吗啡在镇痛时并不影响患者意识及其他感觉,患者疼痛感知完全消失,但意识清楚,听觉、视觉及触觉等均正常。给药一次,镇痛作用可维持4~6 h,主要与激动脊髓胶质区、丘脑内侧、脑室及导水管周围灰质的阿片受体有关。

(2)镇静、致欣快作用:在镇痛的同时,吗啡可消除由疼痛引起的焦虑、紧张、恐惧等情绪反应,提高患者对疼痛的耐受力;吗啡也可使患者沉醉于美好幻想之中,自我满足感强,并可引起飘飘欲仙的欣快感(euphoria),对处于疼痛折磨的患者十分明显,这也是造成强迫用药的重要原因。吗啡对情绪的改变作用有利于加强吗啡的镇痛效果,这一作用与其激活中脑边缘系统和蓝斑核的阿片受体有关。

(3)呼吸抑制:治疗量的吗啡即可引起呼吸频率减慢,潮气量降低,肺通气量减少。随着剂量增加而抑制作用增强,急性中毒呼吸频率可减慢至3~4次/分钟,呼吸抑制是吗啡急性中毒致死的主要原因。吗啡抑制呼吸与其作用于呼吸中枢的阿片受体有关,降低脑干呼吸中枢对 CO_2 张力的敏感性,并抑制脑桥呼吸调节中枢。这种呼吸抑制作用易被中枢兴奋药拮抗,与全麻药、镇静催眠药及酒精等合用,能加重其呼吸抑制作用。

(4)镇咳:直接抑制延髓咳嗽中枢,使咳嗽反射减轻或消失,对多种原因引起的咳嗽均有强大抑制作用,这与吗啡作用于延髓孤束核的阿片受体有关。因易成瘾,临床上多以可待因代替。

(5)其他:吗啡与中枢盖前核的阿片受体相结合,兴奋动眼神经缩瞳核,可引起瞳孔缩小似针尖(针尖样缩瞳),吗啡的缩瞳作用不产生耐受性,长期大量应用缩瞳也很明显,因此针尖样瞳孔为吗啡中毒指征;吗啡能兴奋延脑催吐化学感受区,引起恶心、呕吐;吗啡也能作用于下丘脑体温调节中枢,改变体温调定点而使体温略有下降,但大剂量应用,体温反而升高;吗啡还能抑制下丘脑释放促性腺激素释放激素和促肾上腺皮质激素释放。

2. 平滑肌

(1)胃肠道:吗啡兴奋胃肠道平滑肌,提高胃窦部及十二指肠上部的肌张力,使胃排空延迟;提高小肠及大肠的平滑肌张力甚至引起痉挛,使推进性蠕动减弱并增加水分的吸收,同时抑制消化液的分泌,使食物消化和推进延迟;提高回盲瓣及肛门括约肌张力,延缓肠内容物通过,而且吗啡抑制中枢,减弱便意,因而易引起便秘。这与其作用于中枢及肠道的阿片受体有关。

（2）胆道：吗啡可致胆道奥狄氏括约肌收缩，使胆内压升高，引起患者上腹部不适甚至诱发胆绞痛，对输尿管也有收缩作用，故胆绞痛和肾绞痛不宜单独使用吗啡。阿托品只能部分缓解吗啡引起胆道痉挛，阿片受体拮抗药可以完全逆转。

（3）其他：治疗量吗啡还能增强膀胱括约肌张力，引起排尿困难，尿潴留；尽管治疗量的吗啡很少出现支气管收缩作用，但对支气管哮喘患者可诱发哮喘发作，故支气管哮喘患者忌用；吗啡能降低子宫平滑肌对缩宫素的敏感性，减弱子宫收缩频率和幅度，延长产妇分娩时程。

3. 心血管系统　治疗量的吗啡对心肌收缩力、心率和心律无明显影响，但可扩张外周血管，降低外周血管阻力，引起体位性低血压。这是由于吗啡可引起组胺释放和激动延髓孤束核的阿片受体而抑制血管运动中枢所致。吗啡由于抑制呼吸引起 CO_2 潴留，继发地扩张脑血管，脑血流量增加而致颅内压升高。因此，颅外伤及颅内占位性病变患者禁用。

4. 免疫系统　对细胞免疫和体液免疫均有抑制作用，在停药后戒断症状出现期最为明显，长期给药对免疫的抑制作用可出现耐受现象。

【作用机制】　随着脑内阿片受体的分布、内源性阿片肽及机体内在抗痛系统逐渐被揭示，吗啡的镇痛作用机制取得了突破性进展。

1. 阿片受体及其效应　1962 年，我国学者邹冈最先提出吗啡在脑内存在有效的镇痛作用部位。1973 年，Peter 和 Snyder 证实脑内广泛存在阿片受体，脊髓胶质区、丘脑内侧、脑室及导水管周围灰质阿片受体密度高，与痛觉的整合及感受有关，影响着痛觉冲动的传入。边缘系统及蓝斑核阿片受体的密度最高，涉及情绪及精神活动。与缩瞳相关的中脑盖前核，与咳嗽反射、呼吸中枢和交感神经中枢有关的延脑的孤束核，与胃肠活动有关的脑干极后区、迷走神经背核等结构均有阿片受体分布。在外周的回肠及输精管等部位也有阿片受体存在。

体内存在阿片受体多种亚型，已知的有 μ、δ、κ、ε 和 σ 亚型，1992~1993 年间，多种阿片受体亚型相继被克隆，人们对阿片受体的认识开始明晰起来。阿片受体属于 G 蛋白偶联受体家族。阿片受体各亚型在脑内分布部位和密度等不同，吗啡类药物对不同亚型的阿片受体，亲和力和内在活性均不完全相同，各亚型的效应见表 20 - 2。吗啡的主要药理效应如镇痛、镇静、呼吸抑制、缩瞳、欣快和依赖性等主要由 μ 受体介导。

表 20 - 2　阿片受体亚型及其效应

亚　型	效　应					
	痛	呼　吸	心　率	血　压	瞳　孔	精神情绪
μ	↓↓	↓	—	—	↓	欣快、成瘾
κ	↓	±	±	±	↓	镇静
δ	↓	↓↓	±	↓		欣快
ε	↓	↑	↑	↑	↑	幻觉、谵妄
σ	↓	↓	↓	↓	↓	欣快

2. 内源性阿片肽　脑内阿片受体的存在意味着脑内有相应的阿片受体配基。1975 年，从猪脑内成功分离出可与吗啡竞争受体且有吗啡样作用的两种小肽，即甲硫氨基脑啡肽与亮氨酸脑啡肽，其后又从脑组织中分离出 β-内啡肽、α-内啡肽及强啡肽 A 和 B 等 20 多种与阿片类药物作用相似的肽，总体称为内源性阿片样肽（endogenous opioid peptide）。脑啡肽对 δ 受体有较强的选择性，强啡肽对 κ 受体的选择性强，分别被认为是 δ 和 κ 受体的内源性配体，而内啡肽对 μ 受体和 δ 受体均有较强亲和力。

3. 阿片类镇痛药作用机制　内源性阿片肽和阿片受体共同组成了机体的镇痛系统。痛觉刺激使脊髓痛觉初级传入神经纤维末梢释放兴奋性递质(包括 P 物质和 Glu 等),与突触后膜的受体结合后,将痛觉冲动传入脑内引起疼痛。痛觉初级传入神经纤维末梢上存在阿片受体,内源性阿片样肽由特定神经元释放后激动传入神经末梢的阿片受体,抑制 AC、促进 K^+ 外流、减少 Ca^{2+} 内流,使突触前膜兴奋性递质释放减少,从而减弱或阻断痛觉信号传入中枢,起到镇痛作用(图 20 - 2)。同时,内源性阿片肽还可通过增加中枢下行抑制系统对脊髓背角感觉神经元的抑制作用而产生镇痛作用。外源性阿片类药物如吗啡,会模拟内源性阿片肽的作用,与脊髓胶质区、丘脑内侧、脑室及导水管周围灰质的阿片受体结合并激动阿片受体,激活脑内存在的抗痛系统而发挥镇痛作用。

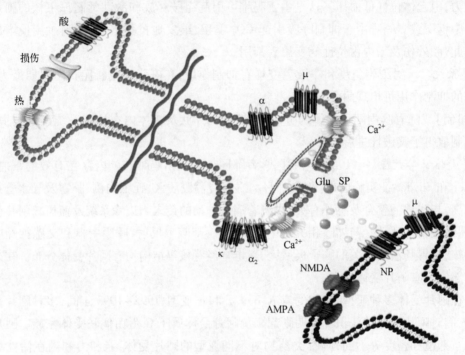

图 20 - 2 阿片类镇痛药的作用机制

SP:P 物质;Glu:谷氨酸;NMDA 和 AMPA:Glu 受体的两个亚型;NP:P 物质的受体;μ、κ、δ、σ:分别代表各型阿片受体

【临床应用】

1. 镇痛   适用于其他镇痛药无效的急性锐痛,如严重创伤、晚期癌痛及烧伤痛等,但易于成瘾,应短期用药;对内脏绞痛如胆绞痛和肾绞痛,需与解痉药阿托品合用;心肌梗死引起的心绞痛,血压正常者可用吗啡止痛。

2. 心源性哮喘   急性左心力衰竭是由于左心搏血功能急速下降,或左心负荷突然加重,肺循环压力急剧升高而出现以急性肺水肿为特征的一种临床病理生理综合征,出现组织器官灌注不足和急性瘀血。在临床急救中,利尿药呋塞米和快速扩血管药硝酸甘油可以迅速解除肺静脉高压状态,减少心脏前后负荷。此外,静脉注射小剂量吗啡也是一个非常重要的措施。其作用机制为:① 降低呼吸中枢对 CO_2 的敏感性,减弱过度的反射性呼吸兴奋,使浅而快的呼吸变为深而慢,改善肺换气功能;② 扩张外周血管,降低外周阻力,减轻心脏前、后负荷,有利于改善心功能;③ 其镇静作用可消除患者的紧张不安、恐惧情绪,减少耗氧量,间接减轻心脏负担。但由于吗啡具有呼吸抑制和抑制咳嗽的作用,对伴有昏迷、休克、严重肺部疾患或痰多的患者禁用。

3. 止泻   常选用阿片酊或复方樟脑酊,用于单纯性的急、慢性腹泻,可缓解症状。伴细菌感染者应合用有效的抗菌药。

【体内过程】　吗啡经胃肠道、鼻黏膜及肺等部位吸收良好,但胃肠道给药首过消除明显,生物利用度只有25%。故常注射给药或呼吸道给药,皮下注射30 min后吸收量可达60%,血浆蛋白结合率约为30%,游离的吗啡迅速分布全身各组织器官。吗啡脂溶性低,成人仅有小量透过血脑屏障,但足以发挥中枢性药理作用。易透过小儿的血脑屏障,也可通过胎盘到达胎儿体内。主要在肝脏生物转化,其中60%~70%与葡萄糖醛酸结合,主要代谢产物为吗啡-6-葡萄糖醛酸,其生物活性比吗啡强,但也难透过血脑屏障。吗啡血浆$t_{1/2}$为3~4 h,吗啡-6-葡萄糖醛酸$t_{1/2}$稍长于吗啡。吗啡代谢物及原形大部分自肾排出,少量经乳汁及胆汁排出。

【不良反应与药物相互作用】

1. 一般反应　治疗剂量的吗啡可引起嗜睡、眩晕、恶心、呕吐、便秘、排尿困难、胆内压升高、直立性低血压和免疫抑制等。

2. 耐受性　反复使用吗啡类药物后,机体中枢神经系统对药物敏感性降低,形成耐受性(tolerance)。此时必须增加剂量才可获得原来的镇痛效果和欣快感,剂量越大,给药间隔越短,越易产生,患者能耐受正常量的25倍而不中毒。

目前研究表明,在长期接触到吗啡后,阿片受体数量下降,受体活性下降或出现脱敏现象(desensitization)。阿片受体为G蛋白偶联受体。当吗啡与阿片受体结合后,G蛋白活化、cAMP水平被抑制,钠通道和钙通道被抑制,导致痛觉神经元细胞膜上和疼痛相关的兴奋被抑制,从而产生镇痛的作用。而长期与吗啡接触,阿片受体与G蛋白脱偶联,导致受体脱敏,产生吗啡耐受性。

长期使用吗啡也会激活疼痛易化系统。多项研究表明,NMDA受体激活及NO的生成也参与了吗啡耐受性的产生;最近也有研究表明,非甾体抗炎药(如COX抑制剂)虽然并不增加吗啡的镇痛作用,但能减缓吗啡耐受性。提示吗啡耐受过程中,不仅阿片受体G蛋白脱偶联发挥作用,而且NMDA受体、NO,以及COX系统等都在其中发挥作用。

3. 依赖性　依赖性(dependence)可分为躯体依赖性和精神依赖性。精神依赖性是指患者对重复用药所达到的欣快感体验的觅药渴求。躯体依赖性是指机体对药物产生耐受性后,在不增加剂量或停药后,机体明显感到不适,可表现出烦躁不安、失眠、焦虑、流泪、流涕、震颤、肌痛、呕吐、腹痛腹泻、出汗,甚至虚脱、意识丧失等戒断症状(withdrawal syndrome),有显著的强迫性觅药行为(compulsive drug-seeking behavior),即出现成瘾性(addiction)。一般精神依赖性先产生,而后为躯体依赖性,二者相互促成,药物依赖性越来越重。吗啡成瘾作用很强,使用治疗剂量的吗啡,每天3次,连续1~2周即可成瘾,少数患者仅用2~3天亦可成瘾。静脉注射吗啡的成瘾性比口服吗啡强得多。

依赖性的治疗:患者停用阿片类1周左右可基本脱瘾,但是停药期间患者的戒断症状严重,不用药物治疗难以坚持。常用替代疗法帮助脱毒,即用依赖性较轻的美沙酮治疗,连续6~7天,逐渐减量至停药可基本脱毒。也可使用可乐定治疗,逐渐增加剂量至有效控制戒断症状而无严重不良反应,维持1周后,逐渐减量至停药可脱毒。

4. 急性中毒　过量可引起急性中毒,表现为昏迷、针尖样缩瞳、呼吸高度抑制,继而反射消失、体温和血压降低甚至休克,呼吸麻痹是吗啡致死的主要原因。抢救措施为人工呼吸、适量给氧、补液及静脉注射阿片受体拮抗药纳洛酮。

【禁忌证】　吗啡禁用于支气管哮喘患者、肺源性心脏病患者、颅脑外伤患者或颅内压升高的患者,也禁用于分娩止痛和孕妇、哺乳期妇女及婴儿止痛。禁用于肝功能严重减退者。

可待因(codeine)

可待因又名甲基吗啡,口服易吸收,生物利用度可达60%,脂溶性较高,易通过血脑屏障而进入中枢神经系统。吸收后约有 10% 在肝内脱甲基转变为吗啡而发挥镇痛作用。可待因的镇痛作用仅为吗啡的 1/12,镇咳作用为其 1/4,持续时间与吗啡相似,无明显镇静作用,欣快感及成瘾性也较吗啡弱。但仍属限制性应用的成瘾性镇痛药。对呼吸中枢抑制较轻,无明显便秘、尿潴留及直立性低血压的不良反应。临床上主要用于剧烈的干咳,也用于中等程度疼痛。

第四节　人工合成镇痛药

吗啡镇痛作用虽然很强,但成瘾性及呼吸抑制等不良反应也很强,因此,目前临床上多采用人工合成镇痛药。

哌替啶(pethidine)

哌替啶又名度冷丁(dolantin),是 1937 年人工合成的苯基哌啶衍生物,具有吗啡样作用,是目前临床上应用最广泛的人工合成镇痛药。

【体内过程】　哌替啶口服或注射给药均能吸收,口服生物利用度约为 52%,血浆药物浓度降低,临床常采用注射给药。血浆蛋白结合率为 60%,可透过胎盘屏障,大部分在肝脏代谢为哌替啶酸和去甲哌替啶,$t_{1/2}$ 为 3~4 h,肝功能不全时 $t_{1/2}$ 延长,主要经肾排出,少量经乳汁排出。代谢产物去甲哌替啶具有明显的中枢兴奋作用,$t_{1/2}$ 为 15~20 h,反复大量应用可引起蓄积,这是哌替啶过量中毒时出现惊厥的原因。

【药理作用】　哌替啶主要激动 μ 型阿片受体,药理作用与吗啡相似。

1. **中枢神经系统**　皮下或肌内注射哌替啶后 10 min 后出现镇痛、镇静作用,但作用弱于吗啡,其效价强度约相当于吗啡的 1/10~1/8,作用持续时间较短,一般为 2~4 h。少数患者可出现欣快感。哌替啶的呼吸抑制作用较吗啡弱,维持时间短。可兴奋延髓催吐化学感受区,增加前庭器官的敏感性,出现恶心、呕吐和眩晕现象;无明显的咳嗽中枢抑制作用和缩瞳作用。

2. **平滑肌**　哌替啶能提高平滑肌和括约肌张力,但因作用较弱,时间短,无明显止泻作用,也较少引起便秘和尿潴留;大剂量可引起支气管收缩而诱发支气管哮喘;有轻微的子宫兴奋作用,但对妊娠末期子宫的正常节律性收缩无明显影响,也不对抗缩宫素的作用,不延缓产程。

3. **心血管系统**　治疗剂量的哌替啶偶可引起直立性低血压。由于抑制呼吸,也使体内 CO_2 蓄积,继发脑血管扩张而可致颅内压升高。

【临床应用】

1. **镇痛**　由于药物依赖性、致平滑肌兴奋作用等不良反应产生较吗啡轻,且口服有效,哌替啶几乎完全代替吗啡用于各种原因的剧烈疼痛,但对胆绞痛和肾绞痛等内脏绞痛需加用平滑肌解痉药阿托品。哌替啶可透过血脑屏障,而且新生儿对其呼吸抑制作用特别敏感,故用于分娩止痛时,产前 2~4 h 内不宜使用。由于其半衰期短及代谢产物具有神经毒性,不宜长期给药。对于癌痛患者需要长期给药的,优选吗啡而非哌替啶。

2. **心源性哮喘的辅助治疗**　代替吗啡用于心源性哮喘的辅助治疗。

3. **麻醉前给药与人工冬眠**　哌替啶的镇静作用可解除患者对手术的紧张和恐惧情绪,减少麻醉药用量,增强麻醉效果。哌替啶与氯丙嗪、异丙嗪组成冬眠合剂,用于如高热、惊厥、甲状腺功能亢进危象和严重创伤时的人工冬眠。

【不良反应】　治疗量可致眩晕、恶心、呕吐、口干、心动过速及直立性低血压等,较少引起便秘和尿潴留,长期反复应用也易产生耐受性和依赖性。剂量过大可致震颤、肌肉抽搐、反射亢进,甚至惊厥。禁忌证与吗啡相似。

芬太尼(fentanyl)

芬太尼为短速强效镇痛药,起效快,维持时间短,静脉注射几乎立即起效,一般维持 10~30 min;肌内注射 15 min 起效,维持 1~2 h;作用与吗啡相似,镇痛效力为吗啡的 100 倍。血浆蛋白结合率为 84%,$t_{1/2}$ 为 3.7 h。主要激动 μ 阿片受体,也能产生明显的欣快感、呼吸抑制和依赖性。用于短时的强效镇痛;或与麻醉药合用以减少麻醉药用量和增强麻醉效果;也与氟哌啶醇(haloperidol)配伍,具有神经安定镇痛作用,用于外科小手术如烧伤换药或器械检查如内窥镜检查等。此外,芬太尼透皮贴剂使血药浓度维持 72 h,镇痛效果稳定,使用方便,适用于中至重度的癌痛患者。不良反应有轻度呼吸抑制、眩晕、恶心、呕吐、胆道平滑肌痉挛及依赖性等,大剂量能引起胸壁及腹壁肌肉僵直而影响通气,纳洛酮或非除极化肌松药可对抗。禁忌证与吗啡同。

瑞芬太尼(remifentanil)

瑞芬太尼为芬太尼类药物,也是 μ 阿片受体激动剂,静脉注射后 1 min 左右在人体内迅速达到血-脑平衡,$t_{1/2}$ 为 6 min 左右。起效快,维持时间短。临床用于全麻诱导和全麻中维持镇痛(可用静脉滴注)。瑞芬太尼的 μ 型阿片受体激动作用可被纳洛酮所拮抗。另外,瑞芬太尼也可引起呼吸抑制、骨骼肌强直、恶心、呕吐、低血压和心动过缓等。瑞芬太尼的镇痛作用及其副作用呈剂量依赖性,与催眠药、吸入麻醉药和苯二氮䓬类药物合用有协同作用。

美沙酮(methadone)

美沙酮口服吸收好,生物利用度为 92%,血浆蛋白结合率为 89%,$t_{1/2}$ 为 35 h。镇痛强度与吗啡相当,但起效慢,作用持续时间长,适用于慢性疼痛。抑制呼吸、缩瞳、致便秘及升高胆道内压等作用与吗啡相似或稍弱。口服美沙酮后不能引起致欣快感作用,也不出现吗啡的戒断症状,使成瘾性发生减弱,用于吗啡和海洛因等脱毒的替代递减治疗。不良反应与哌替啶相似。

喷他佐辛(pentazocine)

喷他佐辛又名镇痛新,是苯并吗啡烷类衍生物,口服和注射给药均吸收良好,但口服首过消除明显,生物利用度低,血浆蛋白结合率为 65%,$t_{1/2}$ 为 3~5 h。主要经肝脏代谢和肾脏排泄。

喷他佐辛是阿片受体部分激动剂,能激动 κ 和 σ 受体而拮抗 μ 受体。镇痛效力是吗啡的 1/3,能减弱吗啡的镇痛作用,对吗啡依赖者可促进戒断症状的产生。呼吸抑制作用是吗啡的 1/2,对平滑肌作用与吗啡相似或较弱,没有缩瞳作用;对心血管系统的影响与吗啡不同,大剂量可使血压升高、心率加快,静脉注射可增加左室舒张期末压和平均动脉压。由于喷他佐辛轻度拮抗 μ 受体,故无明显欣快感和成瘾性,已被国家药品监督管理局列为非麻醉性镇痛药,临床主要用于慢性疼痛患者。

布托啡诺(butorphanol)

布托啡诺为阿片受体部分激动剂,激动 κ 受体,对 μ 受体有弱的拮抗作用。布托啡诺口服首关消除明显,生物利用度低。肌内注射吸收迅速而完全,10 min 起效,持续时间为 4~6 h,$t_{1/2}$ 一般为 4~5 h,临床用于缓解偏头痛及其他各种疼痛,也可作麻醉前用药。本药激动 κ 受体,可增加肺血管阻力,增加心脏负荷。由于布托啡诺激动 κ 受体,使用时有不愉快的感受,因此它的成瘾性及滥用比其他阿片类药物要小。

第五节 其他镇痛药

曲马朵(tramadol)

曲马多为阿片受体的激动剂,镇痛效力与喷他佐辛相当;镇咳效力约为可待因的 1/2,呼吸抑制作用弱,无明显扩血管和降压作用;耐受性和成瘾性较弱。曲马朵口服吸收快而完全,生物利用度为90%,$t_{1/2}$ 约为 5 h,口服后 1 h 起效,作用维持 6 h,临床适用于中、重度的急、慢性疼痛,如外科、产科术后痛及晚期肿瘤疼痛等。常见的不良反应为出汗、眩晕、恶心、呕吐和疲劳等,长期应用也可成瘾。

布桂嗪(bucinnazine)

布桂嗪又名强痛定,镇痛效力约为吗啡的 1/3。口服 30 min 或皮下注射 10 min 起效,作用维持 3~6 h。临床常用于偏头痛、三叉神经痛、炎症性及外伤性疼痛、关节痛、痛经、癌症等引起的疼痛,对内脏器官的止痛作用较差。偶有恶心、头晕、困倦等,停药后即消失。个别病例曾出现成瘾性,应慎用。

延胡索乙素(tetrahydropalmatine)与罗通定(rotundine)

延胡索乙素为我国科学家从罂粟科植物延胡索中提取的生物碱,即消旋四氢帕马丁,有效部分为左旋体,即罗通定。本药口服吸收良好,10~30 min 起效,作用维持 2~5 h,具有镇静、镇痛和中枢性肌肉松弛作用,无明显成瘾性。镇痛作用弱于哌替啶,对慢性持续性钝痛效果好,对创伤、手术后疼痛和晚期癌痛疗效较差。其作用机制可能是阻断脑内 DA 受体,促进与痛觉有关的特定脑区脑啡肽和内啡肽的释放。临床主要口服用于慢性持续性钝痛,如一般性头痛、脑震荡后头痛及胃肠或肝胆系统内脏痛等,也可用于月经痛和分娩止痛。治疗剂量一般无不良反应,安全性大,对产程和胎儿无不良影响,但过大剂量可抑制呼吸,偶见眩晕、乏力、恶心及其他锥体外系反应。

第六节 阿片受体拮抗药

纳洛酮(naloxone)

纳洛酮化学结构与吗啡相似,能与 μ、δ 和 κ 受体结合。纳洛酮对 μ 有强的亲和性,是阿片受体的完全拮抗药,比吗啡对阿片受体的亲和力更大;因此纳洛酮是疼痛研究中常用工具药之一。对 δ 和 κ 受体亲和性较弱。

【体内过程】 由于强的首过消除,口服纳洛酮的生物利用度低于 2%。静脉注射,2 min 起效;肌内注射,5 min 起效。作用维持 30~60 min。在肝脏内代谢成纳洛酮-3-葡萄糖醛酸,随尿排出体内。

【药理作用】 纳洛酮能阻止吗啡样物质与阿片受体结合,为阿片类的解毒剂,还有增加吗啡类药物急性中毒者的呼吸频率,并具有能对抗镇静作用及使血压上升等优点。近年来,内啡肽被认为是一种休克因子,作用于 μ 和 κ 受体,引起心血管抑制,纳洛酮可对抗内啡肽的作用,能逆转休克时内啡肽大量释放所致的低血压效应,对多种原因引起的休克有明显的治疗作用。能快速对抗阿片类药物过量中毒所致的呼吸抑制、血压下降和中枢抑制等症状。动物实验表明,纳洛酮能改善大脑皮质氧的供应,增加神经细胞的电活动。纳洛酮尚具有稳定溶酶体,降低心肌抑制因子的作用。此外,纳洛酮可使长期应用阿片类药物的成瘾者立即出现戒断症状。

【临床应用】

1. 急性中毒的抢救 主要用于阿片类药物急性中毒的抢救,拮抗阿片类药物的呼吸抑制作用。包括解除阿片类药物复合麻醉的手术后残余的呼吸抑制及其他中枢抑制症状,或者新生儿受其母体中阿片类镇痛药影响而导致的呼吸抑制;由于纳洛酮作用维持时间比大多数阿片类药物要短得多,因此必须注意要重复用药。

2. 成瘾鉴别 对疑有阿片类药成瘾者能诱发戒断症状,有鉴别诊断价值。

3. 其他 也适用于各种休克、乙醇中毒、脊髓和脑创伤等。

【不良反应】 对体内无阿片类药物的患者,纳洛酮几乎没有不良反应。仅少数患者可能会出现口干、恶心、呕吐、厌食、震颤、烦躁不安、血压升高和心率加快等反应,这可能与纳洛酮阻断了内啡肽的作用相关。大多数时候这些不良反应可不用处理而自行恢复。对患有心脏病的患者可能诱发心律失常、肺水肿、甚至心肌梗死。

纳曲酮(naltrexone)

纳曲酮是阿片受体拮抗药,对 μ 受体拮抗作用最强,对 κ 受体拮抗作用较弱,对 δ 受体拮抗作用最弱。能明显地减弱或完全阻断阿片受体,甚至反转由静脉注射阿片类药物所产生的作用。作用与纳洛酮相似,拮抗效价为纳洛酮的 2 倍。口服吸收迅速,生物利用度可达 60%,而且作用维持时间较长。本药不产生躯体或精神依赖性。纳曲酮可用于:① 阿片成瘾者的鉴别;② 能解除患者对阿片的躯体依赖性,减弱正性强化作用和负性强化作用,阻断再吸毒品时的效应,从而在防复吸中起到良好的辅助作用;③ 治疗酒精依赖,纳曲酮可减少酒精戒断症状,减少酒精依赖者再次酗酒。

吗啡的药理作用及临床应用

纳曲酮的常见不良反应是腹泻和腹痛。超过推荐剂量的纳曲酮有肝毒性,引起转氨酶增高,急性肝炎或肝功能衰竭的个体禁用纳曲酮。

(任海刚,林芳)

第二十一章 案例学习
Chapter 21 Case Study

1. Mr LM is a 55-year-old with a 35-year history of paranoid schizophrenia.

His symptoms are typical, include blunted affect, delusions and occasional visual hallucinations. In the visual hallucinations he believes that people are stalking him and trying to kill him. Given Mr LM's symptoms, he has found it very difficult to maintain a job and housing and is currently homeless.

On the occasions when Mr LM has been treated, he has been given haloperidol and benztropine, and enough of these medicines last him for 4 weeks (though it is not possible to gauge compliance). These medicines have been fairly well tolerated by Mr LM compared to other neuroleptics (in these cases he experienced significant extrapyramidal side effects).

The doctor in the clinic would like to discontinue the haloperidol and initiate an agent with even fewer extrapyramidal side effects.

A. He asks you which of the following would be least likely to cause extrapyramidal side effects?

- fluphenazine
- chlorpromazine
- flupenthixol
- risperidone

B. Given Mr LM's personal circumstances, what would you recommend to the clinic doctor regarding his long-term treatment?

2. Ms MB is a 25-year-old woman who comes to your pharmacy with a prescription for an oral contraceptive pill containing norgestimate 250 μg and ethinylestradiol 35 μg.

Recently, she had been diagnosed with epilepsy and you confirm that she is currently taking lamotrigine 200 mg daily.

A. Would there be a drug interaction with her new prescription?

If so, how can it be managed?

B. What alternative contraceptive options could be considered?

(Brian Kirby)

【参考文献】

邓小明,姚尚龙,于布为,等. 现代麻醉学[M]. 4 版. 北京：人民卫生出版社,2014.

丁健. 高等药理学[M]. 2 版. 北京：科学出版社,2019.

郭琳,镇学初. 抗精神分裂药物的新靶点和新机制[J]. 神经药理学报,2013,3(5)：2-12.

中国抗癫痫协会. 临床诊疗指南癫痫病分册(2015 修订版)[M]. 北京：人民卫生出版社,2015.

Ada Eban-Rothschild, Lior Appelbaum, Luis de Lecea. Neuronal mechanisms for sleep/wake regulation and modulatory Drive[J]. Neuropsychopharmacology, 2018, 43(5)：937-952.

Krystal A D, Prather A A, Ashbrook L H. The assessment and management of insomnia：An update[J]. World Psychiatry, 2019, 18(3)：337-352.

Baldessarini R J, Tondo L, Vázquez G H. Pharmacological treatment of adult bipolar disorder[J]. Mol Psychiatry, 2019, 24(2)：198-217.

Connolly B S, Lang A E. Pharmacological treatment of Parkinson disease：A review[J]. JAMA, 2014, 311 (16)：1670-1683.

Beghi Ettore, Beghi Massimiliano. Epilepsy, antiepileptic drugs and dementia[J]. Curr Opin Neurol, 2020, 33(2)：191-197.

Katzung B G. Basic and clinical pharmacology[M]. 14th ed. Mahattan：Graw-Hill Education, 2018.

Christine Soong, Lisa Burry, Hyung J. Cho, et al. An implementation guide to promote sleep and reduce sedative-hypnotic initiation for noncritically ill inpatients[J]. JAMA Intern Med, 2019, 179(7)：965-972.

Robert J. Cipolle, Linda M. Strand, Peter C. Morley. Pharmaceutical care practice：The patient-centered approach to medication management[M]. 3th ed. Mahattan：Mc Graw-Hill Education/Medical, 2012.

Claire Gunawan, Udaya Seneviratne, Wendyl D'Souza. The effect of antiepileptic drugs on epileptiform discharges in genetic generalized epilepsy：A systematic review[J]. Epilepsy Behav, 2019(96)：175-182.

Davis K D, Flor H, Greely H T, et al. Brain imaging tests for chronic pain：Medical, legal and ethical issues and recommendations[J]. Nat Rev Neurol, 2017, 13(10)：624-638.

Delphine Charvin, Rossella Medori, Robert A. Hauser, et al. Therapeutic strategies for Parkinson disease：Beyond dopaminergic drugs[J]. Nat Rev Drug Discov, 2018, 17(11)：804-822.

Eric Matheson, Barry L. Hainer. Insomnia：Pharmacologic therapy[J]. Am Fam Physician, 2017, 96(1)：29-35.

Foltynie Toma, Langston J. William. Therapies to Slow, Stop, or Reverse Parkinson's Disease[J]. J Parkinsons Dis, 2018, 8(s1)：S115-S121.

Goldblum E, Atchabahian A. The use of 2-chloroprocaine for spinal anaesthesia[J]. Acta Anaesthesiol

Scand, 2013(57): 545.

Hirshey Dirksen S J, Larach M G, Rosenberg H, et al. Special article: Future directions in malignant hyperthermia research and patient care[J]. Anesthesia & Analgesia, 2011, 113(5): 1108 – 1119.

Jun Wang, Ben J. Gu, Colin L. Masters, et al. A systemic view of Alzheimer disease-insights from amyloid-β metabolism beyond the brain[J]. Nat Rev Neurol, 2017, 13(11): 703.

Katsuhiro Kobayashi, Fumika Endoha, Iori Ohmorib, et al. Action of antiepileptic drugs on neurons[J]. Brain Dev, 2020, 42(1): 2 – 5.

Kebabian J W, Calne D B. Multiple receptors for dopamine[J]. Nature, 1979, 277(5692): 93 – 96.

Keezer M R, Sisodiya S M, Sander J W. Comorbidities of epilepsy: Current concepts and future perspectives [J]. Lancet Neurol, 2016, 15: 106 – 115.

Kejing Lao, Naichun Ji, Xiaohua Zhang, et al. Drug development for Alzheimer's disease: Review[J]. J Drug Target, 2019, 27(2): 164 – 173.

Kraguljac N V, Lahti A C. Paving the way for targeted drug development in schizophrenia[J]. JAMA Psychiatry, 2018, 75(1): 19 – 20.

Lahaye L A, Butterworth J F. Site – 1 sodium channel blockers as local anesthetics: Will neosaxitoxin supplant the need for continuous nerve blocks? [J]. Anesthesiology, 2015(123): 741.

Lugli A K, Yost C S, Kindler C H. Anesthetic mechanisms: Update on the challenge of unravelling the mystery of anaesthesia[J]. Eur J Anaesth, 2009(26): 807.

Malhi G S, Mann J J. Depression[J]. Lancet, 2018, 392(10161): 2299 – 2312.

Marder S R, Cannon T D. Schizophrenia[J]. N Engl J Med, 2019, 381(18): 1753 – 1761.

Martin J. Brodie, Frank Besag, Alan B. Ettinger, et al. Epilepsy, antiepileptic drugs, and aggression: An evidence-based reviews[J]. Pharmacol Rev, 2016, 68(3): 563 – 602.

Melissa J. Armstrong, Michael S. Okun. Diagnosis and treatment of Parkinson disease: A review[J]. JAMA, 2020, 323(6): 548 – 560.

Michael A. Rogawski, Wolfgang Löscher. The neurobiology of antiepileptic drugs[J]. Nat Rev Neurosci, 2004, 5(7): 553 – 564.

Michelle G. Craske, Murray B. Stein, Thalia C. Eley, et al. Anxiety disorders[J]. Nat Rev Dis Primers, 2017(3): 17024.

Mikko Uusi-Oukari, Esa R. Korpi. Regulation of GABAA receptor subunit expression by pharmacological agents[J]. Pharmacol Rev, 2010, 62(1): 97 – 135.

NereaLlamosas, Laura Perez-Caballero, Esther Berrocoso, et al. Ketamine promotes rapid and transient activation of AMPA receptor-mediated synaptic transmission in the dorsal raphe nucleus[J]. Progress in Neuro-Psychopharmacology and Biological Psychiatry, 2019, 88(10): 243 – 253.

Nihan Carcak, Cigdem Ozkara. Seizures and antiepileptic drugs: From pathophysiology to clinical practice [J]. Curr Pharm Des, 2017, 23(42): 6376 – 6388.

Olga Troynikov, Christopher G. Watson and Nazia Nawaz. Sleep environments and sleep physiology: A review [J]. J Therm Biol, 2018(78): 192 – 203.

Orrin Devinsky, Annamaria Vezzani, Terence J. O'Brien, et al. Epilepsy[J]. Nat Rev Dis Primers, 2018 (4): 18024.

Palop J J, Mucke L. Amyloid-beta-induced neuronal dysfunction in Alzheimer's disease: From synapses toward neural networks[J]. Nature Neuroscience, 2010, 13(7): 812 – 818.

Pan Z, Grovu R C, Cha D S, et al. Pharmacological treatment of cognitive symptoms in major depressive disorder[J]. CNS Neurol Disord Drug Targets, 2017, 16(8): 891 – 899.

Reves J G, Glass P S, Lubarsky D A, et al. Intravenous anesthesia. In: Miller RD (editor): Anesthesia [M]. 7th ed. Philedelphia: Elsevier Churchill Livingstone, 2010.

Rothhammer V, Borucki D M, Tjon E C, et al. Microglial control of astrocytes in response to microbial metabolites[J]. Nature, 2018, 557(7707): 724 – 728.

Schapira A V. Neurobiology and treatment of Parkinson's disease[J]. Trends in Pharmacological Sciences, 2008(30): 41 – 47.

Tondo L, Vázquez G H, Baldessarini R J. Depression and mania in bipolar disorder [J]. Curr Neuropharmacol, 2017, 15(3): 353 – 358.

Udina M, Navinés R, Egmond E, et al. Glucocorticoid Receptors, brain-derived neurotrophic factor, serotonin and dopamine neurotransmission are associated with interferon-induced depression [J]. International Journal of Neuropsychopharmacology, 2016, 19(4): 1 – 12.

Veerman S R T, Schulte P F J, de Haan L. Treatment for negative symptoms in schizophrenia: A comprehensive review[J]. Drugs, 2017, 77(13): 1423 – 1459.

Weinberg G L. Lipid emulsion infusion: Resuscitation for local anesthetic and other drug overdose[J]. Anesthesiology, 2012(117): 180.

第三篇授课视频　　第三篇授课PPT

第四篇 心血管系统药理学

Section 4　Cardiovascular Pharmacology

目前，心血管疾病是全球主要的致死病因，其严重危害人体健康。动脉粥样硬化、高血压、心律失常、心绞痛和心肌梗死、充血性心力衰竭等是最常见的严重心血管系统疾病。对这些疾病的治疗，临床有多种药物可供选择，作用于离子通道的药物、β 受体拮抗药、肾素–血管紧张素–醛固酮系统抑制药、利尿药、硝酸酯类扩血管药、洋地黄类正性肌力药等在心血管疾病的治疗中有不可替代的作用。尽管如此，心血管疾病的药物研发仍然面临巨大的挑战。近 20 年来，全球所有药物的研发总体为上升趋势，心血管系统药物同样如此，但增幅缓慢，以致其在所有药物研发中的占比逐年下降，但近年有增长的趋势。

迄今，心血管系统药物研发的主要靶标仍然集中在钙通道阻滞药、羟甲基戊二酰辅酶 A 还原酶抑制剂、AT$_1$ 拮抗药和血管紧张素转换酶抑制剂（angiotensin-converting enzyme inhibitor，ACEI）等传统分子上，但亦成功发现了一些新的化合物，如现已在临床使用的肾素活性抑制剂阿利吉仑，在降压的同时不引起反射性肾素增多。新型 AT$_1$ 受体拮抗药阿齐沙坦也于 2011 年经美国 FDA 批准用于高血压的治疗。第三代 β 受体拮抗药的研究也成果斐然，研究发现奈必洛尔和比索洛尔能提高患者肺弥散能力和运动能力，而接受卡维地洛治疗的患者运动时换气效率更高。这些研究为充血性心力衰竭患者选择合适的 β 受体拮抗药提供了试验支持。脑啡肽酶抑制剂/血管紧张素受体拮抗药组成的合剂（沙库巴曲/缬沙坦）的研究亦取得了突破性进展，此制剂是首个也是唯一在临床试验中疗效显著超过标准治疗药物依那普利（enalapril）的药物，其既可增强钠尿肽水平以保护心脏，又可抑制过度激活的肾素–血管紧张素–醛固酮系统（renin-angiotensin-aldosterone system，RAAS），是近年来心脏病治疗领域最重要的进展之一。与此同时，免疫球蛋白受体激动剂、白蛋白受体激动剂等新的靶标药物也不断涌现，为心血管疾病的治疗提供了更广阔的思路。

心血管系统疾病病情复杂、严重，用药需格外谨慎，同时，必须充分掌握疾病的病理生理学过程，才能有的放矢。对这部分药理学的学习，需要结合心血管功能的调节、疾病的发生机制，从而掌握传统药物作用的特点，并了解新型药物的优劣。

第二十二章　离子通道概述与钙通道阻滞药

Chapter 22　Introduction to Ion Channel and Calcium Channel Blocking Drugs

　　离子通道是细胞膜中的大分子蛋白,它们在细胞膜中形成充满水的孔道,在特定的条件下允许特定的离子顺电化学梯度运动,是细胞生物电活动的基础。人类基因组编码约 400 个离子通道基因,它们在神经、肌肉等兴奋性细胞和免疫、肿瘤等非兴奋性细胞中广泛表达,在决定细胞兴奋性,介导兴奋-收缩偶联,细胞跨膜信号转导及维持细胞正常形态和功能完整性中发挥重要的生理功能。离子通道功能失调可引起疾病,称为通道病(channelopathie)。离子通道是很多疾病治疗中非常重要的药物靶点,包括心血管疾病、神经精神疾病、免疫性疾病、代谢性疾病、肾脏病、胃肠道疾病、肺/呼吸道疾病和许多癌症。本章将对离子通道的研究简史,离子通道的特性、分类、调控及作用于离子通道的药物进行介绍,重点阐述钙通道阻滞药的分类、作用机制、药理作用与临床应用。

第一节　课 前 阅 读

一、离子通道的研究简史

　　1786 年,Luigi Galvani 首次在蛙身上发现了生物电现象,之后经过 100 多年的探索,电生理学家们逐步建立了生物电离子源的假说。1949 年,Cole 和 Marmont 设计了电压钳技术,直接测定了细胞膜对离子的通透性,使电生理研究从此深入至细胞水平。后经 Hodgkin、Huxley 和 Katz 等加以改进,成功地记录了枪乌贼巨轴突动作电位离子电流。1955 年,Hodgkin 和 Keens 在研究神经轴突膜对钾离子通透性时发现,放射性钾跨轴突膜的运动很像是通过许多狭窄孔洞的运动,由此提出了"通道"的概念。Hodgkin 和 Huxley 构建了描述电压门控动力学的 Hodgkin-Huxley 模型,由于对通道研究的出色成果,他们荣获 1963 年度诺贝尔生理学或医学奖。1976 年,Neher 和 Sakmann 建立了膜片钳技术,首次记录到了哺乳动物细胞膜上单个离子通道的活动,使离子通道的研究进入一个空前活跃时期,他们因此而获得1991 年度的诺贝尔生理学或医学奖。

　　尽管电生理学家们获得了大量充分的数据,也构建了非常完善的模型来证明"通道"的存在,但直到 1998 年 MacKinnon 通过蛋白质结晶和 X 射线衍射技术解析了链霉菌钾通道的晶体结构,人们才见到了离子通道的真颜。MacKinnon 因为这一工作获得了 2003 年度的诺贝尔化学奖。2012 年,程亦凡将电子检测相机引入,使得单粒子冷冻电镜技术从低分辨率提升到原子结构尺度,并通过这一技术解析了瞬时受体电位通道子类 V 成员 1(transient receptor potential vanilloid 1, TRPV1)的结构。此后,离子通道结构解析的速度大大加快,极大地推进了离子通道的相关研究。

二、离子通道的特性

　　离子通道具有离子选择性和门控(gating)特性这两大特征。离子选择性是由通道的结构特性所决定的,包括对离子大小和电荷的选择性。不同种类离子通道的离子选择性特异程度不同,有的通道选择性高,在一定条件下,只允许某一种特定离子通过;有的通道则可允许多种不同的离子通过。离子通道的另一特性是门控特性,所谓门控是指通道闸门开启和关闭的过程。一般认为通道可处于 3 种不同的状态:① 激活(activation),也就是通道开放的状态;② 失活(inactivation),在这种状态下通道对离子不通透,而且即使有外来刺激也不能进入开放状态;③ 关闭(close),是静息时通道所处状态,在这种状态下通道对离子也不通透,但如果遇到适当的刺激,可以进入激活状态,这是它与失活状态的区别。通道感受特定的电压、配体或机械力的刺激,在激活、失活及关闭态之间转变,从而表现出不同的功能状态。

三、离子通道的分类

离子通道可以根据门控机制、离子选择性及序列同源性来进行分类。

1. 基于离子通道的门控机制分类   可以将其分为三类:电压门控通道、配体门控通道和机械门控通道。

(1)电压门控通道(voltage gated channel):这类通道的跨膜区包含一个叫作电压传感器(voltage sensor,VSD)的结构,可以感受膜电位的变化而运动从而调节通道闸门的开启和关闭。按通过的离子命名,如电压依赖性钠通道、电压依赖性钙通道。

(2)配体门控通道(ligand gated channel):这类通道蛋白包含与特定配体结合的位点,当配体与之结合后,引起通道蛋白构象的变化从而激活通道,如烟碱型乙酰胆碱受体通道、GABA 受体通道。

(3)机械门控通道(mechanically gated channel):这类通道可以感受细胞膜表面应力变化,实现胞外机械信号向胞内的转导。根据通透性分为离子选择性离子通道和非离子选择性离子通道,还可以根据功能分为张力激活型离子通道和张力失活型离子通道。

2. 基于离子选择性分类   可以将通道分为钠通道、钾通道、钙通道、氯通道。

(1)钠通道:钠通道是选择性通透 Na^+ 的电压门控通道,其对在神经、肌肉和心脏组织的可兴奋细胞中引发和传播动作电位至关重要。钠通道由结构亚基 α 和辅助亚基 β 组成。目前已在哺乳动物中克隆出 9 个 α 亚基亚型(Nav1.1 ~ Nav1.9),分别由基因 $SCN1A-5A$、$SCN8A-11A$ 编码。Nav1.1、Nav1.2、Nav1.3 和 Nav1.6 主要表达在中枢神经系统中,Nav1.7、Nav1.8 和 Nav1.9 主要表达在无髓和小直径有髓传入神经中,Nav1.4 表达在骨骼肌中,而 Nav1.5 表达在心脏中。根据通道对阻滞药河豚毒素(tetrodotoxin,TTX)的敏感性又可以将其分为 TTX 敏感型(包括 Nav1.1 ~ Nav1.4 和 Nav1.6 ~ Nav1.7)和 TTX 不敏感型(包括 Nav1.5、Nav1.8 和 Nav1.9)。

钠通道 α 亚基是由约 2 000 个氨基酸残基组成单个肽,包含 4 个同源重复 Ⅰ ~ Ⅳ,每个重复包含 6 个跨膜片段(S1~S6)。每个重复序列的 S4 片段均包含带正电荷的精氨酸和赖氨酸残基,它们充当细胞膜去极化和复极化的电压传感器。来自每个重复序列的 S5 和 S6 跨膜螺旋形成钠通道孔(pore domian,PD),其中包含 Asp/Glu/Lys/Ala(EEKA)签名序列,用作 Na^+ 离子选择性过滤器。同源重复Ⅲ和Ⅵ之间的细胞内环负责通道的快速失活。膜去极化后,S4 电压传感器向外移动,使孔短暂打开(<1 ms),然后会发生快速和缓慢的失活过程,从而使通道进入非导电失活状态。

(2)钾通道:钾通道是选择性通透 K^+ 的通道,它负责维持细胞膜静息电位,并影响细胞的电活动。人类基因组包含 80 个钾通道基因,按照结构可以将其分为 4 类:电压门控型(包含 6 个跨膜片段和 1 个孔)、内向整流型(包含 2 个跨膜片段和 1 个孔)、钙依赖型(包含 7 个跨膜片段和 1 个孔)及双孔型(包含 4 个跨膜片段和 2 个孔)。所有钾通道的孔中均具有相同且保守的签名序列,其中包含 3 个氨基酸基序 Gly/Tyr/Gly(GYG)。

1)电压门控型钾通道(voltage-dependent K^+ channels,K_V):对膜电位变化敏感,包括 40 个成员,可

以进一步分为 12 个亚家族（$K_V1 \sim K_V12$）。它们是心脏中最主要的钾通道。心肌中的 K_V 通道包括慢速、快速和超快速延迟整流型（I_{Ks}、I_{Kr} 和 I_{Kur}），以及快速和缓慢瞬态外向电流（分别为 $I_{to,f}$ 和 $I_{to,s}$）。

2）内向整流型钾通道（inward rectifier K^+ channels，Kir）：没有电压传感器，对电压变化不敏感，通过 G 蛋白、质子和 ATP 进行门控。该类通道由 *KCNJ1－18* 基因编码，可进一步分成 7 个亚家族（Kir1 ~ Kir7）。其中 Kir6.2 又称为 ATP 敏感的钾通道，在骨骼肌细胞、心肌细胞、血管平滑肌细胞、胰岛 β 细胞、神经细胞、内分泌细胞及肾上腺皮质细胞等均有分布，由 4 个结构亚基和辅助亚基 SUR 形成八聚体。在正常生理情况下，该通道处在失活状态，只有在缺氧、能量耗竭及 ATP 减少时，通道才被激活而开放，该通道与心肌缺血预适应及胰岛素分泌有密切关系，其辅助亚基 SUR 是口服降血糖药的重要靶点。

3）钙依赖型钾通道（Ca^{2+}-dependent K^+ channels，KCa）：是可被 Ca^{2+} 和电压激活的钾通道，根据电导大小分为大（BK、KCa1.1）、中（IK、KCa3.1）和小（SK、KCa2.1 ~ 2.3）电导钙依赖型钾通道 3 个亚型。其中 BK 通道在机体中广泛表达，参与神经递质释放和血管平滑肌舒张的调控，其功能失调与多种神经系统疾病相关。

4）双孔钾通道（two pore K^+ channels，K2P）：由 *KCNK* 基因编码，包含 15 个成员，介导细胞漏电流（或背景电流）。K2P 通道倾向于连续开放，因此通过调整动作电位的持续时间、频率和幅度来控制神经元兴奋性。K2P 通道的激活通过将超极化电位设置在触发阈值以下来稳定细胞，而通道抑制则促进膜去极化和细胞兴奋性。K2P 通道在代谢调节，细胞凋亡及热和化学知觉中发挥各种作用。

（3）钙通道：钙通道是选择性通透钙离子的一类通道，根据门控机制的不同，可以将钙通道分为电压门控钙通道和配体门控钙通道。

1）电压门控钙通道：参与兴奋性细胞中的关键生理过程，包括兴奋-收缩偶联，兴奋-转录偶联，递质释放和激素分泌。这类钙通道是由结构亚基 α_1 亚基和辅助亚基 $\alpha_2\delta$、β 和 γ 组成的异聚体，目前已经克隆出 10 个哺乳动物 α_1 亚基（由基因 *CACNA1* 编码），4 个 $\alpha_2\delta$（由基因 *CACNA2D* 编码）亚基和 4 个 β 亚基。α_1 亚基由 4 个包含 6 个跨膜片段（$S_1 \sim S_6$）的同源重复序列（Ⅰ ~ Ⅳ）组成，N 端和 C 端都在细胞内，4 个重复序列的 S1~S4 片段组成通道的电压传感器，S5 ~ S6 组成通道的孔域，VSD 和 PD 是钙通道阻滞药的作用部位。按照激活电压和电流特性的不同，又可以将电压门控钙通道分成 3 类，分别是 Ca_V1，Ca_V2 和 Ca_V3。Ca_V1、Ca_V2 必须结合辅助亚基 $\alpha_2\delta$ 和 β 才能组成功能性通道，而 Ca_V3 可以不结合辅助亚基 $\alpha_2\delta$ 和 γ。Ca_V1 即 L 型钙通道，因其电流持续时间长而得名，这类通道的激活电压高，电导较大，不同亚型的组织分布不同。Ca_V2 也是高电压激活的钙通道。第三类又叫作 T 型钙通道，这类通道的激活电压低且迅速失活，电流持续时间短，通道电导小。不同亚型的编码基因，组织分布特点见表 22-1。

表 22-1　电压门控钙通道亚型分类与组织分布

亚　型	蛋　白	编码基因	组　织　分　布
L	$Ca_V1.1$	*CACNA1S*	骨骼肌
	$Ca_V1.2$	*CACNA1C*	心脏、大脑、内分泌细胞
	$Ca_V1.3$	*CACNA1D*	心脏、大脑、内分泌细胞
	$Ca_V1.4$	*CACNA1F*	视网膜
P/Q	$Ca_V2.1$	*CACNA1A*	大脑
N	$Ca_V2.2$	*CACNA1B*	大脑、精子
R	$Ca_V2.3$	*CACNA1E*	大脑、精子
T	$Ca_V3.1$	*CACNA1G*	心脏、大脑
	$Ca_V3.2$	*CACNA1H*	
	$Ca_V3.3$	*CACNA1I*	

2) 配体门控钙通道：主要有两种，Ryanodine 受体（ryanodine receptors，RyRs）钙释放通道和三磷酸肌醇（inositol triphosphate，IP_3）受体通道。它们表达在亚细胞器如肌浆网和内质网膜上，是内钙释放进入胞质的途径。RyR 有 3 种亚型，分别是 RyR_1、RyR_2 和 RyR_3，它们又名为骨骼肌、心肌和脑 RyR。IP_3 受体通道也有三种亚型（IP_3R_1、IP_3R_2、IP_3R_3），它们被 IP_3 激活后会引起胞内肌浆网或内质网钙池的释放。

（4）氯通道：氯离子是所有生物中含量最丰富的阴离子，氯通道可以稳定膜电位，并且参与许多生理功能，包括上皮细胞分泌、肌肉收缩、神经兴奋及细胞体积和细胞内 pH 调节。与上述几种阳离子通道对特定阳离子具有高度选择性不同，氯通道也可渗透许多其他的阴离子，包括 I^-、Br^-、NO_3^-、HCO_3^-、SCN^- 和一些小的有机酸。根据激活方式的不同，可以将氯通道分为 5 类：钙释放激活的氯通道（Ca^{2+} release-activated Cl^- channel，CaCC）、容量调节的氯通道（volume-regulated chloride channel，VRCC）、囊性纤维化跨膜转导调节氯通道（cystic fibrosis transmembrane conductance regulator，CFTR）、电压门控氯通道（voltage-gated chloride channel，ClC）和配体门控氯通道（ligand-gated chloride channel，LGCC，GABA 和甘氨酸激活）。

1) 钙释放激活的氯通道：其分子基础是 anoctamin1（ANO1），也称为跨膜蛋白 16A（TMEM16A）。ANO1 属于一个八角星家族，在脊椎动物中有 10 个成员（ANO1 ~ ANO10）。ANO2 在嗅觉感觉神经元，感光受体和海马中介导 Ca^{2+} 激活的氯离子电流，但其他成员是否介导 CaCC 还不清楚。ANO1 通道是同源二聚体结构，每个亚基均包含胞质 N 端结构域和 C 端结构域，以及由 10 个跨膜 α 螺旋组成的跨膜单元。$α_3$ ~ $α_7$ 螺旋形成离子孔，并且对于 Ca^{2+} 结合也至关重要。

2) 容量调节的氯通道：在大多数脊椎动物细胞中广泛表达，并且可以通过细胞肿胀激活。除了在维持细胞体积中的重要作用外，VRCC 还参与许多其他生理过程，包括细胞增殖、迁移、凋亡和兴奋性氨基酸释放。VRCC 的重要组成部分是富含亮氨酸重复序列 8（LRRC8），LRRC8 家族包含 5 个成员（LRRC8A ~ LRRC8E），其中 LRRC8A 是 VRCC 的唯一必需亚基，它需要和至少 1 个其他亚型来形成功能性通道。LRRC8 通道由 6 个亚基组成对称性六聚体，每个亚基包含 4 个跨膜片段，以及细胞内的 N 端结构域和 C 端结构域。

3) 囊性纤维化跨膜转导调节氯通道：是磷调节的氯离子通道，属于 ATP 结合盒（ATP-binding cassette，ABC）家族。CFTR 主要在上皮的顶膜中表达，并参与上皮细胞的分泌。CFTR 由两个跨膜结构域（MSD）和两个核苷酸结合结构域（NBD）组成。每个 MSD 包含 6 个跨膜螺旋，并且 2 个同源的 TMD-NBD 通过特定的胞质调节域（R 域）相连。CFTR 通道可在 R 域被 cAMP 依赖性蛋白激酶磷酸化或是 NBDs 结合 ATP 后开放。

4) 电压门控氯通道：由基因 *CLCN* 编码，该家族的 9 个成员中有 4 个（ClC - 1、ClC - 2、ClC - Ka 和 ClC - Kb）为细胞膜上的氯通道，而其他 5 个成员（ClC - 3 ~ CCl - 7）为 Cl^-/H^+ 交换子，通常位于亚细胞器膜上，如内含体和溶酶体膜。ClC 由两个具有双孔结构的相似亚基组成，每个亚基包含 18 个 α-螺旋以形成通道孔。除了骨骼肌特异性 ClC - 1 和神经元特异性 ClC - 6 外，其他 ClC 成员在机体中广泛表达并参与多种生理过程。

5) 配体门控氯通道：主要是指 GABA 和甘氨酸受体。GABA 和甘氨酸受体主要位于中枢神经系统，并调节抑制性突触信号。当内源性配体与受体结合后，通道打开，允许 Cl^- 和 HCO_3^- 流入细胞，进而抑制神经元兴奋性。GABA 受体包含两个亚家族：离子型 $GABA_A$ 受体和代谢型 $GABA_B$ 受体。$GABA_A$ 受体为配体门控氯通道，包含两个 $α_1$ 亚基，两个 $β_2$ 亚基和一个 $γ_2$ 亚基，这 5 个亚基组装成 1 个假对称五聚体，每个亚基包含 4 个跨膜片段。

四、离子通道的调控

离子通道的功能和表达受到多种因子和信号的调控,它们单独或交互作用,确保通道正常工作。在病理条件下,调控机制出现紊乱,导致一些相关疾病的发生。膜磷脂、激素等内源性物质可以直接与某些通道结合,激活或抑制通道活性。激酶、氧化应激等可以通过磷酸化,氧化还原修饰通道蛋白改变其功能状态。多种细胞膜受体蛋白如肾上腺素受体、胆碱能受体、血管紧张素受体及兰尼碱受体都可以和通道蛋白相互作用。通道的辅助亚基可以改变通道的药理学特性及表达。例如,电压依赖性钙通道辅助亚基 $\alpha_2\delta$ 可以增加 Ca_V1 和 Ca_V2 的电流密度,增加通道对电压的敏感性,还可以增加 Ca_V2 在细胞膜上的表达。通道的功能还受到选择性剪接(alternative splicing)的调控,如 $Ca_V1.3$ α_1 亚基的 C 端剪接产生多个长短不一的通道蛋白,它们的激活和失活特性,以及在不同组织中的表达都有差异,极大地丰富了通道的类型。微 RNA(microRNA 或 miRNA,简称"miR")在通道表达的调控中也扮演着重要角色。例如,miR-1 靶向 $Ca_V1.2$ α_1 亚基基因并降低其表达,在强直性肌营养不良中,miR-1 缺失,导致心脏 $Ca_V1.2$ α_1 蛋白的上调。

第二节　作用于钠通道、钾通道与氯通道的药物

一、作用于钠通道的药物

临床上常见的阻滞钠通道的小分子药物包括局麻药、抗癫痫药和 I 类抗心律失常药。这些药物对不同的钠通道亚型缺乏选择性,但与不同亚型的亲和力有所不同,因而表现出不同的药理作用。作用于钠通道的具体药物内容参考第十五章局部麻醉药、第十七章抗癫痫药和第二十三章抗心律失常药。

二、作用于钾通道的药物

钾通道是家族成员最多的一类通道,其功能异常与多种疾病包括神经精神疾病、代谢和心血管疾病、自身免疫病和癌症相关。因此,以钾通道为靶点的小分子或生物制剂可用于多种相关疾病的治疗。由于细胞内 K^+ 离子浓度(150 mmol/L)和细胞外 K^+ 离子浓度(5 mmol/L)之间的梯度,开放的 K^+ 通道有利于带正电的离子从细胞内流出,从而将细胞膜电位向超极化方向转化。因此,可兴奋细胞中 K^+ 通道的激活会降低兴奋性,而通道抑制作用却相反。在临床上,钾通道阻滞药和激动药都有应用。

通过阻滞钾通道发挥作用的药物种类比较多,其中特异性较高的是阻滞 hERG 和 K_{ATP} 通道的药物。hERG 通道介导心肌细胞的快速激活整流钾电流 I_{kr},选择性阻滞该通道的药物可用于抗心律失常,属于Ⅲ类抗心律失常药物,如胺碘酮、索他洛尔和多非利特,它们可通过延长心脏 AP 持续时间来延长不应期,从而降低折返性心律失常的风险,却不会减慢心肌的传导速度。K_{ATP} 通道在胰岛素分泌中起关键作用,磺脲类口服降血糖药可以通过特异性结合其 SUR 辅助亚基来阻断该通道,降低 K^+ 电流并引起细胞膜去极化和电压依赖性钙通道的开放,从而刺激胰岛素的分泌,降低血糖。格列本脲、那格列奈都属于这类药物。此外,研究证实局麻药丁哌卡因、I 类抗心律失常药奎尼丁和抗抑郁药氟西汀等药物可阻滞 K2P 通道,而利尿剂氯噻嗪可阻滞 BK 通道。

用于临床的特异性钾通道激动药品种较少,其中比较有代表性的是以 K_{ATP} 通道为靶点的二氮嗪,它可以松弛平滑肌,快速降低血压,还可以抑制胰岛素分泌,升高血糖,此外对子宫平滑肌有较强的松弛作用,可用于痛经和制止流产。有些药物也具有激动钾通道的作用,比如一些卤化的挥发性麻醉药可以激活 K2P 通道,中枢性肌肉松弛剂氯唑沙宗可在生理条件下促进 BK 通道开放。

三、作用于氯通道的药物

氯通道在细胞中发挥多种重要的生理功能,被认为是许多疾病的潜在药物靶标。目前用于临床的氯通道药物主要是靶向 CFTR、GABA$_A$ 受体。CFTR 是治疗囊性纤维化(cystic fibrosis, CF)的基本靶标。依伐卡托(ivacaftor)是 2012 年美国 FDA 首次批准的 CFTR 增效剂,用于改善肺功能。但是,由于 CFTR 的突变太多,依伐卡托仅对近 10% 的 CF 患者有效。GABA$_A$ 受体是治疗癫痫、自闭症、精神分裂和成瘾的靶点,相关药物内容参考中枢神经系统药理部分。

第三节 钙通道阻滞药

钙通道存在于机体各种组织细胞中,是调节细胞内钙离子浓度的主要途径。钙通道阻滞药,是一类选择性阻滞钙通道,抑制细胞外钙离子内流,从而降低细胞内钙离子浓度的药物。目前临床上应用的钙通道阻滞药都是针对电压门控钙通道的。在各种电压门控钙通道亚型中,L、N、T 亚型及通道的辅助亚基 α2δ-1 是药物作用和研发的主要靶标。N 型钙通道与疼痛、药物依赖性和焦虑等疾病相关,但目前仅有 1 个以其为靶点的阻滞药齐诺肽(ziconotide, ω-conotoxin MVIIA)作为鞘内注射药物用于治疗顽固性疼痛。T 型钙通道是神经元放电和心脏起搏活动的重要调节蛋白,它们在心血管系统中起非常重要的作用,其功能失调导致许多慢性病包括癫痫和疼痛的发生,然而目前临床上还没有选择性阻滞 T 型钙通道的药物。用于慢性神经性疼痛及癫痫的药物加巴喷丁(gabapentin)和普瑞巴林(pregabalin)则是以电压门控钙通道的辅助亚基 α2δ-1 为靶标。L 型钙通道广泛分布在周围组织特别是骨骼肌、平滑肌和心肌中,选择性阻滞这类钙通道的药物是目前临床应用最广泛的钙通道阻滞药,本节之后提到的选择性钙通道阻滞药均指作用于 L 型钙通道的阻滞药。

一、钙通道阻滞药的分类

选择性钙通道阻滞药:根据化学结构的不同,可以将此类药物分为 3 个亚类,分别为二氢吡啶类(dihydropyridine, DHP)、苯并噻氮䓬类(benzothiazepine, BTZ)、苯烷胺类(phenylalkylamine, PAA)。

(1)二氢吡啶类:硝苯地平(nifedipine)、尼卡地平(nicardipine)、尼莫地平(nimodipine)、尼群地平(nitrendipine)、氨氯地平(amlodipine)等。

(2)苯并噻氮䓬类:地尔硫䓬(diltiazem)、克仑硫䓬(clentiazem)、二氯呋利(diclofurime)等。

(3)苯烷胺类:维拉帕米(verapamil)、戈洛帕米(gallopamil)、噻帕米(tiapamil)等。

这 3 类药物中,选择性最强、使用最广泛的是二氢吡啶类、苯并噻氮䓬类和苯烷胺类在较高浓度时也可以阻断非 L 型钙通道。3 种代表性钙通道阻滞药的分子结构式见图 22-1。

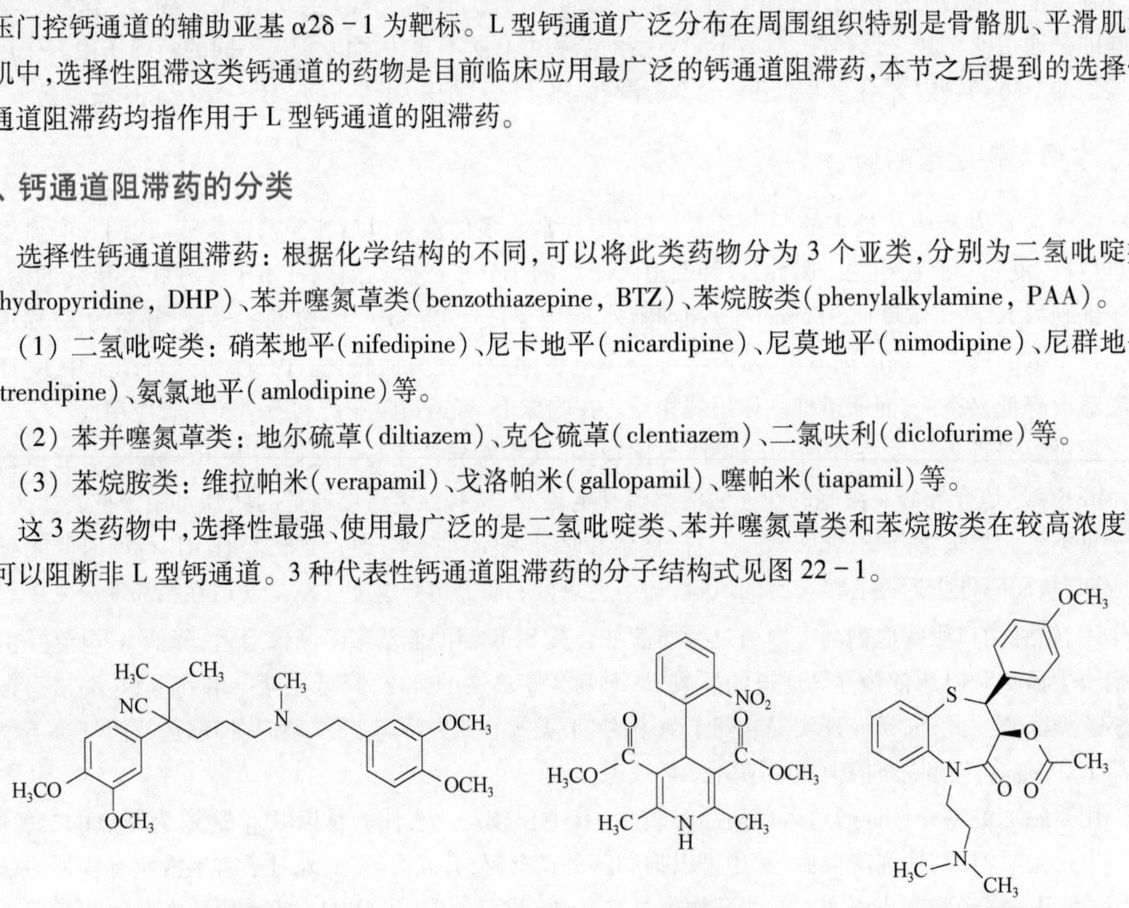

维拉帕米   硝苯地平   地尔硫䓬

图 22-1 3 种钙通道阻滞药的分子结构式

此外,还有一些非选择性钙通道阻滞药,主要有普尼拉明(prenylamine)、苄普地尔(bepridil)、卡罗维林(caroverine)和氟桂利嗪(flunarizine)等。

二、钙通道阻滞药的作用机制

目前,临床应用的 L 型钙通道阻滞药均直接作用于通道的结构亚基 α_1,它们和通道的结合是可逆的,且具有立体选择性,解离常数在纳摩尔范围内(0.1~50 nmol/L)。然而,不同种类钙通道阻滞药与 α_1 亚基的结合位点和作用机制均不同。

二氢吡啶类的结合位点在通道孔域激活门的胞外区域,它们和通道的结合具有很强的电压依赖性,且对失活的通道构象具有较高的亲和力,结合后主要通过稳定和诱导通道失活状态来发挥作用,当膜电位去极化程度增加,使通道更多的处于失活状态时,它们的 IC_{50} 会降低。二氢吡啶类钙通道阻滞药对血管有很明显的舒张作用,但对心肌的作用却很弱,这是因为心肌细胞膜电位在每一个心动周期都会回到 -80 mV 左右,在这个电压下,通道会关闭,药物会从通道蛋白上解离下来。而血管平滑肌细胞静息膜电位接近 -30 mV,在这个电压下,通道处于失活状态,有利于药物的结合。在高血压患者的血管平滑肌中基础钙离子浓度升高,细胞膜去极化程度较高,L 型钙通道更多的处于失活状态,对 DHP 更加敏感。研究表明,在相同的治疗剂量下 DHP 可使高血压患者的血压下降,而对正常血压的影响较小。

苯并噻氮䓬类和苯烷胺类的结合位点在通道孔内,两者的结合位点比较接近,它们通过打开的激活门从孔的胞内侧进入位于结构域Ⅲ和Ⅳ的 S6 上的结合位点,从而直接阻塞通道。它们对激活的通道作用更强,因为只有当通道孔开放时,药物才能进入其结合部位发挥作用,通道孔开放的频率越高,药物越容易接近其结合位点从而增加对钙通道的阻滞,因此它们对通道的阻滞具有明显的频率和电压依赖性。

三、钙通道阻滞药的药理作用与临床应用

【体内过程】 钙通道阻滞药口服均能吸收,但因首过消除强,生物利用度均较低。其中氨氯地平最高,生物利用度可达 65%~90%。钙通道阻滞药与血浆蛋白结合率都较高。几乎所有的钙通道阻滞药都在肝脏被氧化代谢为无活性或活性明显降低的物质,然后经肾脏排出。以普通片剂为例,3 种常用钙通道阻滞药的主要药理学特点见表 22-2。

表 22-2 3 种口服钙通道阻滞药的药理学特点

药 物	选 择 性	生物利用度(%)	$t_{1/2}$(h)	血浆蛋白结合率(%)	消 除
硝苯地平	血管>心脏	45~70	4 h	90	经肝脏代谢;80%原药及代谢产物由尿排出
地尔硫䓬	血管≥心脏	40~65	3~4 h	70~80	肝脏灭活后由粪便排出
维拉帕米	血管<心脏	20~35	6 h	90	70%由肾脏排出,15%由胃肠道消除

【药理作用】 钙通道阻滞药主要通过阻滞心肌和血管平滑肌细胞膜上的 L 型钙通道来发挥作用,由于作用机制的不同,不同种类药物对心脏和血管呈现出不同的选择性,药理作用也各有区别。

1. 对心肌的作用 钙通道阻滞药对心肌的作用比较复杂,包括直接的抑制作用,即负性肌力、负性频率和负性传导作用,以及间接的兴奋作用,即正性肌力作用。

(1)负性肌力作用:钙通道阻滞药通过直接抑制心肌细胞膜上的钙通道来阻止胞外钙离子流入细胞,从而使心肌的兴奋-收缩脱偶联,起到抑制心肌收缩力、降低心肌耗氧量的作用,也就是负性肌力作用。维拉帕米的这一作用最强,地尔硫䓬次之,硝苯地平作用较弱。

(2)负性频率和负性传导作用:窦房结和房室结等慢反应细胞的零相除极和四相缓慢除极均是由 Ca^{2+} 内流所引起,它们的自律性和传导速度由 Ca^{2+} 内流所决定,因而钙通道阻滞药能降低窦房结自律

性,减慢房室结的传导速度,从而减慢心率,即表现为对心脏的负性频率和负性传导作用。此作用是钙通道阻滞药治疗室上性心动过速的理论基础。维拉帕米和地尔硫䓬的这一作用最强,硝苯地平作用较弱。

(3) 对心脏的间接作用:由于钙通道阻滞药可以同时阻滞心肌和血管平滑肌细胞膜上的钙通道,对血管平滑肌细胞膜钙通道的阻滞作用可使舒张血管,降低血压,这会导致整体动物中交感神经活性反射性增高,当药物对心肌的抑制作用较弱时,就会反射性加快心率,表现为正性肌力作用。硝苯地平扩张血管的作用明显,但对心肌作用弱,具有正性肌力作用及反射性心率加快作用。

2. 对平滑肌的作用　由于血管平滑肌肌浆网的发育较差,血管兴奋-收缩偶联所需要的 Ca^{2+} 主要来自胞外,故血管平滑肌对钙通道阻滞药的作用很敏感。该类药物能明显舒张动脉血管,对静脉影响较小。动脉中对冠状动脉作用最明显,可以舒张大的输送血管和小的阻力血管,增加冠脉流量及侧支循环量,有效缓解心绞痛;3 种钙通道阻滞药都能有效扩张冠脉,特别是二氢吡啶类药物。脑血管对钙通道阻滞药也比较敏感,尼莫地平舒张脑血管作用较强,能增加脑血流量。钙通道阻滞药也可舒张外周血管,解除其痉挛,可用于治疗外周血管痉挛性疾病;硝苯地平对外周血管作用较强,维拉帕米次之,地尔硫䓬最弱。

此外,钙通道阻滞药对支气管平滑肌的松弛作用也比较明显,较大剂量也能松弛胃肠道、输尿管及子宫平滑肌。

3. 抗动脉粥样硬化作用　钙通道阻滞药具有抗动脉粥样硬化的作用,主要是由于其可以减少钙内流,抑制平滑肌增殖和动脉基质蛋白合成及抑制脂质过氧化,从而减轻钙超载所造成的动脉壁损害,增加血管壁顺应性,保护内皮细胞。另外,硝苯地平可以增加细胞内 cAMP 含量,提高溶酶体酶及胆固醇酯的水解活性,促进动脉壁脂蛋白的代谢,从而降低细胞内胆固醇水平。

4. 对红细胞和血小板的影响　钙通道阻滞药对红细胞膜具有保护作用,主要是通过抑制 Ca^{2+} 内流,减少磷脂酶的激活,从而抑制红细胞膜上的磷脂降解,保护膜的结构。此外,该类药物还可以抑制血小板聚集。

5. 对肾脏功能的影响　研究表明,钙通道阻滞药有排钠利尿作用,这与其影响肾小管对电解质的转运有关。在高血压患者中,二氢吡啶类药物如尼卡地平和非洛地平在降低血压的同时,能明显增加肾血流,但对肾小球滤过作用影响小。钙通道阻滞药对肾脏的保护作用在伴有肾功能障碍的高血压和心功能不全的治疗中具有重要意义。

【临床应用】　钙通道阻滞药在临床上用于心血管疾病的治疗已经有数十年,近年来也在其他疾病中应用并取得了一定的疗效。

1. 高血压　钙通道阻滞药对高血压的疗效是非常确切的。其中二氢吡啶类药物如硝苯地平、氨氯地平、尼卡地平、尼莫地平等扩张外周血管作用较强,为控制高血压的常用药物。长期服用这些药物,可使全身外周阻力下降 30%~40%,肺循环阻力也下降,这对于并发心源性哮喘的高血压危象患者非常有益。维拉帕米和地尔硫䓬可用于轻度及中度高血压。

2. 心绞痛　钙通道阻滞药对各型心绞痛都有不同程度的疗效。由于具有强大的扩张冠脉作用,是治疗变异型心绞痛的首选药物,其中以硝苯地平效果最佳。钙通道阻滞药还具有负性肌力作用,能在扩冠脉的同时减慢心率、降低心肌收缩力从而治疗稳定型(劳累型)心绞痛,三类药物都可使用。此外,还可以用于治疗由动脉粥样硬化斑块形成或破裂及冠脉张力增高所引起的不稳定型心绞痛,维拉帕米和地尔硫䓬疗效较好,硝苯地平宜与 β 受体拮抗药合用。

3. 心律失常　钙通道阻滞药对心脏的负性频率和负性传导作用使其对室上性心动过速及后除极触发活动所致的心律失常有良好效果。维拉帕米和地尔硫䓬的作用较明显。硝苯地平较差,甚至反射性加快心率,不用于心律失常的治疗。

4. 脑血管疾病　尼莫地平、氟桂利嗪等可预防由蛛网膜下腔出血引起的脑血管痉挛及脑栓塞。

5. 其他　钙通道阻滞药可用于外周血管痉挛性疾病。例如,硝苯地平和地尔硫䓬可改善大多数雷诺病患者的症状,还可用于预防动脉粥样硬化的发生。它们还可用于支气管哮喘、偏头痛等。研究表明,维拉帕米可减缓肿瘤细胞的耐药性,可用做肿瘤耐药性逆转剂。

【不良反应】　在治疗剂量下,钙通道阻滞药的不良反应较轻。常见的不良反应,如潮红、头痛、头晕和低血压,主要与药物扩张血管有关。长期使用二氢吡啶类时,会出现周围水肿和踝关节肿胀。二氢吡啶类也可使心绞痛恶化,这很可能是由于在没有直接抑制心肌作用的情况下,冠状动脉血流向非缺血性心肌的重新分布。便秘是维拉帕米的常见副作用,可能与其抑制肠平滑肌中的 L 型钙通道有关。维拉帕米和地尔硫䓬可引起心动过缓、房室传导阻滞或左心室功能降低,尤其是在服用 β 受体拮抗药或已患有心脏病的患者中。当钙通道阻滞药应用过量达到有毒血浆浓度水平时会抑制胰岛素分泌,发生高血糖。

【药物相互作用】　钙通道阻滞药能提高地高辛浓度,延长西咪替丁的半衰期。硝苯地平可降低奎尼丁的血药浓度。维拉帕米与地高辛合用时,可使地高辛的血药浓度升高 70%,引起心率减慢,因为维拉帕米能抑制地高辛经肾小管分泌,减少消除,故两药合用时宜减少地高辛用量。

钙通道阻滞药家族的三兄弟——硝苯地平,地尔硫䓬和维拉帕米

（孙晓辉）

第二十三章 抗心律失常药
Chapter 23 Antiarrhythmic Agents

心律失常(arrhythmia)是心血管系统最常见的病症之一,是心源性猝死的主要诱因。心律失常是指心脏冲动的频率、节律、起源部位、传导速度或激动次序的异常,心律失常发生时心脏收缩和舒张功能发生障碍,泵血减少导致全身器官的供血不足。某些严重的心律失常如心室颤动,可危及生命。心律失常的治疗主要有药物治疗和非药物治疗,尽管非药物治疗如起搏器、电复律、导管消融和手术等近年发展迅速,但药物治疗在抗心律失常方面仍发挥着重要作用。抗心律失常药多存在致心律失常的毒副作用。因此,只有掌握心脏电生理特征、心律失常发生机制和药物作用机制及不良反应,才能正确合理应用抗心律失常药。

第一节　课 前 阅 读

心律失常可见于生理情况,更多见于病理性状态,由通道基因的遗传变异、局部缺血、交感神经刺激或心肌瘢痕形成等因素引起。现有的抗心律失常药通过阻滞特定离子通道或改变自主神经功能来治疗心律失常。

一、抗心律失常药的研发史

抗心律失常药的研究已有 100 多年的历史,这些药物可以很好地控制心律失常的发生频率和持续时间,减少患者的病死率。目前以胺碘酮为代表的Ⅲ类抗心律失常药已逐步取代Ⅰ类药物如奎尼丁成为临床治疗的主要手段,而 β 受体拮抗药和钙通道阻滞药仍发挥着重要的作用。

首先被发现抗心律失常药的是Ⅰ类药物奎尼丁,它是从金鸡纳树皮中提取的一种天然生物碱,用于治疗疟疾,具有退热作用。1912 年发现其可缓解患者的房颤症状,之后逐步被用作抗心律失常药。1950 年 H. Southworth 等发现利多卡因具有很好的抗室性心律失常作用,广泛用作心肌梗死室性心律失常的治疗。1964 年第一个安全、有效的 β 受体拮抗药普萘洛尔用于治疗心绞痛,本药的成功应用是心绞痛治疗的革命性变革,被公认是 21 世纪对药理学贡献最大的药物之一。目前以卡维地洛为代表的第三代 β 受体拮抗药兼具 α 受体拮抗作用等其他生物活性,使本类药物增加外周扩血管效应,进一步提高药物临床治疗效果。

1989 年,心律失常抑制试验(cardiac arrhythmia suppressing trial, CAST)促进了传统抗心律失常药治疗观念的转变。胺碘酮作用于多个靶点,适用于器质性心脏病和心功能不全的患者,在心律失常治疗中有广泛的应用。但由于其可使体内释放的碘过高,易引起甲状腺功能异常、皮肤光敏感及变色,并且大剂量长期应用易出现致死性肺纤维化,限制了胺碘酮的临床应用,目前很多新型Ⅲ类抗心律失常药通过对药物结构进行"去碘化"处理,减少了胺碘酮的不良反应。2009 年,决奈达隆(dronedarone)通过美国 FDA 批准作为胺碘酮替代药,应用于心房扑动、心房颤动患者的窦性心律维持。

二、心脏电生理学原理

静息电位是指心肌细胞在静止状态下外表面的跨膜电位,一般为-80～-90 mV。内向整流钾通道(I_{K1})在静息电位时保持开放状态,即 K^+ 可在电梯度或浓度梯度作用下通过细胞膜上的钾通道跨膜流动,细胞外 K^+ 的浓度是静息电位的主要决定因素。

动作电位是指可兴奋细胞受到刺激时在静息电位的基础上产生的可扩布的电位变化过程。静息状态下的心肌细胞受到刺激,膜去极化至阈电位,Na^+ 通道开放,在膜两侧 Na^+ 浓度差和内负外正的电位差的作用下,使细胞外的 Na^+ 快速、大量地内流,膜电位急剧上升形成动作电位的上升支,即去极化。在 Na^+ 内流过程中,瞬时外向钾通道(I_{to})被激活开放,K^+ 顺着浓度梯度从细胞内流向细胞外,在某些动作电位中出现 1 相"陷波",瞬时外向钾通道迅速失活。随后,L 型钙通道激活开放,向内的去极化 Ca^{2+} 电流和外向的去极化电流延迟整流电流(I_K)相互平衡,形成动作电位的 2 期平台期。K^+ 外流速度大于 Ca^{2+} 内流速度,细胞膜内电位逐渐下降恢复到静息电位,但是由去极化流入的 Na^+ 和复极化流出 K^+ 未各自复位,此时,通过钠钾泵(Na^+,K^+-ATP 酶)的活动将流入的 Na^+ 泵出并将流出的 K^+ 泵入,恢复动作电位之前细胞膜两侧这两种离子的不均衡分布,为下一次兴奋做好准备。心肌细胞的动作电位时程是由多种内向和外向电流参与,决定心脏的电生理特性——自律性、传导性和兴奋性(图 23-1)。

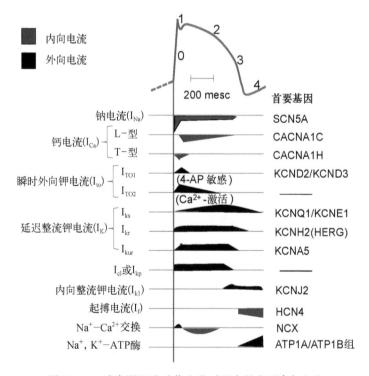

图 23-1 浦肯野细胞动作电位时程中的主要参与电流

根据电生理特性和功能的区别,心肌细胞分为工作肌细胞和自律细胞,它们的动作电位特征如图 23-2 所示。工作肌细胞包括心房肌和心室肌,自律细胞主要包括窦房结 P 细胞和浦肯野细胞,它们除具有兴奋性和传导性之外,还具有自动产生节律性和兴奋性的能力。自律性的产生源于自律细胞动作电位 4 相自动去极化,希-浦细胞 4 相自动去极化主要由起搏电流(I_f)决定,窦房结及房室结细胞 4 相自动去极化则由 I_K 逐渐减小,I_f、I_{Ca-T}、I_{Ca-L} 逐渐增强所致。动作电位 4 相去极速率、动作电位阈值、静息膜电位水平和动作电位时程的变化均可影响心肌自律性。传导速度由动作电位 0 相去极化速率和幅度决定,因此 I_{Na}、I_{Ca-L} 分别对快反应细胞和慢反应细胞的传导性起决定作用,抑制 I_{Na} 可降低快反应细胞的传导速度,抑制 I_{Ca-L} 可降低慢反应细胞的传导速度。

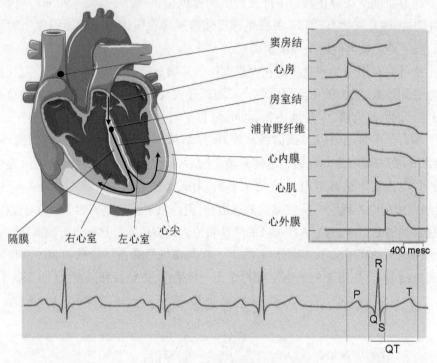

图 23－2　心脏不同部位动作电位的特征

三、心律失常的发生机制

心律失常的发生机制包括冲动形成异常和冲动传导异常。

(一) 冲动形成异常

冲动形成异常包括自律性异常和形成触发活动。

自律性异常是指具有自律性的心肌细胞如窦房结、浦肯野纤维等因自主神经兴奋性改变或内在病变,不能形成正常冲动;或无自律性的心肌细胞病理状态下出现异常自律性,如心肌缺血、电解质紊乱、儿茶酚胺和心肌细胞的机械拉伸会加快动作电位 4 相斜率,增加自律性,而 ACh 会通过降低动作电位 4 相并引起超极化,降低细胞自律性。此外,缺乏自发起搏活动的部位会发生自发活动,如局部缺血使心室细胞去极化可产生"异常"的自动节律性,这种异常兴奋向周围组织扩散可引起心律失常。

触发活动是在某些病理生理条件下,正常的心脏动作电位可能会中断,继而出现异常去极化或称为后除极(after depolarization),后除极达到阈电位可产生兴奋,形成触发活动,它与正常或异常的自律性均完全不同。可见于局部儿茶酚胺浓度增高、心肌缺血再灌、低血钾、高血钙和洋地黄中毒。按照后除极发生的时相,可分为早后除极(early after depolarization, EAD)和迟后除极(delayed after depolarization, DAD)(图 23－3)。

早后除极是一种发生在完全复极之前的后除极,常发生于复极 2 期或 3 期。延长动作电位时程的因素如药物、胞外低钾等都可能诱发早后除极。临床上所见的某些长 Q－T 间期综合征(long Q－T syndrome, LQTS)与尖端扭转型心动过速,可能为早后除极所致。

迟后除极发生在动作电位的 4 期,即膜电位复极完毕后发生震荡电位,其振幅达到阈电位水平,引发新的触发活动。在细胞内或内质网 Ca^{2+} 超载的情况下,如心肌缺血、肾上腺素应激、洋地黄中毒或儿

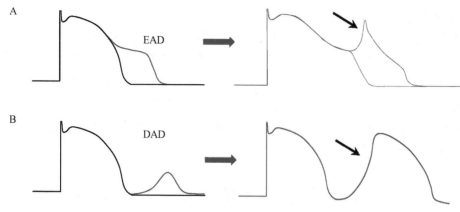

图 23 - 3　早后除极和迟后除极形成机制

EAD：早后除极；DAD：迟后除极

茶酚胺敏感性室性心动过速等都可诱发迟后除极。

LQTS 是尖端扭转型室性心动过速的主要病因,易致晕厥或死亡,分为遗传性 LQTS(congenital long Q - T syndrome)和获得性 LQTS(acquired long Q - T syndrome)两类。遗传性 LQTS 是由基因缺陷引起的心肌复极异常疾病,迄今,已明确有 13 个基因的突变可致心肌细胞离子通道功能异常而引起 LQTS,编码 Na^+ 通道(10%)或复极化电流 I_{Kr} 和 I_{Ks} 的通道(80% ~ 90%)基因突变是主要的突变类型。获得性 LQTS 主要由某些药物的副作用或体内电解质失衡引起。临床上使用延长 Q - T 间期的药物可能致获得性 LQTS,其原因与药物直接或间接过度抑制 hERG 通道相关。

（二）冲动传导异常

冲动传导异常主要指折返激动,是引发快速型心律失常的重要机制之一。折返形成与维持需要 3 个必备条件:折返的环路、单向传导阻滞和缓慢传导。心脏中两个或多个部位的传导性和不应期各不相同,传导速度快和慢的相互连接形成闭合环,其中一条通道单向传导阻滞,另一条通道传导减慢,使原先发生传导阻滞的通道有足够的时间恢复兴奋性,原先阻滞的通道再次激动,从而完成一次折返激动,冲动在环内反复循环,产生持续而快速的心律失常(图 23 - 4)。

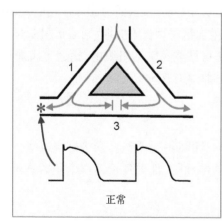
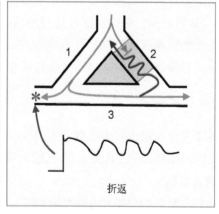

图 23 - 4　房室折返性心动过速的形成

激动折返的环路分为解剖性和功能性。解剖性指原本存在的解剖结构,如附加的心房环路联合原心房、房室传导系统和心室构成折返环路;功能性指在一定条件下,原本整体的组织病理条件下分化成传导性能不同的环路。发生于房室结或房室之间的折返表现为阵发性室上性心动过速;发生于心房内,则可表现为心房扑动或心房颤动;若心室中存在多个折返环路,则可诱发心室扑动或颤动。

（三）心律失常发生的离子靶点假说

心肌细胞膜上存在多种离子通道，产生如 I_{Na}、I_{Ca}、I_{Kr}/hERG、I_{Ks}、I_{Kur}、I_{K1}、I_{KM3} 等电流，这些通道蛋白表达和功能的彼此平衡是心脏正常功能的基础。当某种通道的功能或蛋白质表达异常时，通道间平衡被打破，将出现心律失常。例如，对 I_{Na} 抑制过强，易出现传导阻滞；I_{Kur} 主要存在于心房，与房颤等房性心律失常发生密切相关。I_{Na}、I_{Ca}、I_{Kr}/hERG、I_{Ks}、I_{Kur}、I_{K1} 等与心律失常发生、发展及消除关系密切，是抗心律失常药物作用的有效靶点。一个理想的抗心律失常药物应对上述靶点有调控作用，能使失衡的通道恢复平衡，并使过度延长或缩短的动作电位趋近正常。

第二节 抗心律失常药的基本作用机制与分类

一、抗心律失常药的基本作用机制

抗心律失常药通过影响各种通道电流，改变心脏的自律性、传导性和兴奋性，而发挥抗心律失常作用。

1. 降低自律性　抗心律失常药可通过降低动作电位 4 相斜率、提高动作电位的发生阈值、增加静息膜电位绝对值、延长动作电位时程等方式降低异常自律性。腺苷和 ACh 可增加最大舒张电位，而 β 受体拮抗药可降低 4 期斜率。阻滞钠通道或钙通道常导致阈值改变，阻滞心脏钾通道可延长动作电位，从而降低异常自律性。

2. 减少后除极　抗心律失常药通过抑制后除极和干扰内向内流（通常通过钠通道或钙通道阻滞药）抑制由于迟后除极或早后除极引起的心律失常。维拉帕米通过减少 Ca^{2+} 流入细胞，从而降低内质网 Ca^{2+} 负荷和自发释放 Ca^{2+}，抑制细胞内钙超载而减少迟后除极发生。钠通道阻滞药物提高产生异常兴奋所需的阈值。多数遗传性 LQTS 患者在肾上腺素能应激条件下发生尖端扭转型心动过速，治疗药物选择 β 受体拮抗药抑制肾上腺能神经活动，并缩短动作电位时程和预防早后除极。

3. 延长有效不应期　药物改变传导性或延长有效不应期可消除折返。在解剖学性折返中，药物可通过阻断动作电位的传播而终止心律失常。钙通道阻滞药、β 受体拮抗药或腺苷因而延长房室结不应期和减慢房室结传导从而消除房室结折返所致的室上性心动过速；而功能性折返中，减慢传导速度会改变通路，而不会取消回路。终止功能性折返的最有效方法是延长不应期，钠通道阻滞药通过延迟心房和心室肌细胞失活的钠通道恢复来延长不应期。在窦房结或房室结组织中，钙通道阻滞药可延长心肌细胞有效不应期。在传导缓慢的区域内加速传导也可抑制折返。

二、抗心律失常药的分类

根据药物的主要作用通道和电生理特点，Vaughan Williams 分类法将众多抗快速型心律失常药归纳成四大类：Ⅰ类钠通道阻滞药；Ⅱ类 β 肾上腺素受体拮抗药；Ⅲ类延长动作电位时程药（钾通道阻滞药）；Ⅳ类钙通道阻滞药。

抗快速型心律失常药的分类和作用特点如下：

1. Ⅰ类钠通道阻滞药　药物通过阻滞钠通道，降低动作电位 0 期除极速率，降低自律性和减慢传导。根据对钠通道阻滞强度和阻滞后通道的复活时间常数（$\tau_{recovery}$）将其分为 3 个亚类，即Ⅰa、Ⅰb、Ⅰc。

（1）Ⅰa 类钠通道阻滞药：$\tau_{recovery}$ 1~10 s，适度阻滞钠通道，不同程度抑制心肌细胞钾及钙通道，延长复极过程，尤其显著延长有效不应期。代表药物有奎尼丁、普鲁卡因胺等。

（2）Ⅰb 类钠通道阻滞药：$\tau_{recovery}$ <1 s，轻度阻滞钠通道，缩短或不影响动作电位时程。代表药有利

多卡因、苯妥英钠等。

（3）Ic类钠通道阻滞药：$\tau_{recover}>10\ s$，明显阻滞钠通道，代表药有普罗帕酮、氟卡尼等。

2. Ⅱ类β受体拮抗药　药物通过拮抗心肌细胞β受体，抑制交感神经兴奋所致的起搏电流、钠电流和L型钙电流增加，减慢4相舒张期自动除极速率，降低自律性；还减慢动作电位0相除极速率，减慢传导速度。代表药有普萘洛尔、艾司洛尔等。

3. Ⅲ类延长动作电位时程药　阻滞多种钾通道，延长动作电位时程、有效不应期和Q-T间期，减慢房室结传导。代表药有胺碘酮、决奈达隆、索他洛尔等。

4. Ⅳ类钙通道阻滞药　主要抑制L型钙电流，降低窦房结自律性，减慢房室结传导性，抑制细胞内钙超载。本类代表药有维拉帕米和地尔硫䓬。

第三节　常用抗心律失常药

一、Ⅰ类钠通道阻滞药

钠通道阻滞药通过抑制钠离子内流降低兴奋性阈值；降低动作电位0期除极速率，降低自律性和减慢传导。钠通道阻滞的程度主要取决于心率和膜电位及$\tau_{recovery}$决定的药物特异性理化特性。

（一）Ⅰa类钠通道阻滞药

奎尼丁（quinidine）

奎尼丁是从金鸡纳植物的树皮中提取，早在18世纪被用来治疗"难以控制的心悸"，20世纪初发现奎尼丁是抗疟疾金鸡纳碱的非对映异构体，被用作抗心律失常药物。奎尼丁用于维持房扑或房颤患者的窦性心律，并预防室性心动过速或室颤的复发。

【药理作用】　奎尼丁阻断Na^+电流和多种心肌K^+电流。奎尼丁阻滞激活状态的钠通道，并使通道复活减慢，增加兴奋性阈值和降低自律性。奎尼丁在低浓度（1 μmol/L）时阻止快速延迟整流钾电流（I_{Kr}）。在较高浓度会阻止缓慢延迟整流钾电流（I_{Krs}），内向整流钾电流（I_{K1}），瞬时外向电流（I_{to}）和L型钙电流（I_{Ca-L}）。由于其钾通道阻滞作用，奎尼丁可延长心肌细胞的动作电位时程，适度增加QRS持续时间，在心律缓慢时更明显。奎尼丁在心率缓慢和细胞外低钾时易引发早后除极。

奎尼丁具有α受体拮抗作用和迷走神经抑制作用。

【临床应用】　奎尼丁为广谱抗心律失常药，适用于房性与室性期前收缩、心房扑动与颤动、房室结内折返性心动过速、预激综合征，并预防上述心律失常复发。心房颤动和心房扑动目前虽多采用电转律法，但奎尼丁仍可用于转律后防止复发。

【体内过程】　奎尼丁口服后几乎全部被胃肠道吸收，1~2 h血药浓度达高峰，生物利用度为70%~80%。血浆蛋白结合率约为80%，组织中药物浓度较血药浓度高10~20倍，心肌浓度尤高。$t_{1/2}$为5~7 h。主要经过CYP450酶氧化代谢，其羟化代谢物仍有药理活性，20%以原形随尿液排出。

【不良反应与药物相互作用】　奎尼丁治疗期间最常见的不良反应是腹泻，发生在30%~50%的患者中。腹泻诱发的低钾血症可增强奎尼丁引起的尖端扭转型室速。奎尼丁也可产生金鸡纳反应，这是一种包括头痛和耳鸣的综合征。奎尼丁治疗期间可能发生多种免疫反应。最常见的是血小板减少症，它可能很严重但在停药后迅速消失。心脏方面可出现窦性停搏、房室传导阻滞、Q-T间期延长与尖端扭转型室性心动过速、晕厥、低血压，与拮抗β受体和胆碱能受体作用有关。奎尼丁可加重心力衰竭或传导系统疾病，与其血管舒张作用有关。

普鲁卡因胺(procainamide)

普鲁卡因胺为Ⅰa类抗心律失常药,是局部麻醉剂普鲁卡因的类似物。它具有与奎尼丁相似的电生理作用,但缺乏奎尼丁的迷走神经作用和α受体阻断作用。

【药理作用】　普鲁卡因胺是开放的钠通道的阻滞药,还可通过阻止外向K^+电流来延长大多数心脏组织的动作电位。普鲁卡因胺可降低自律性,增加不应期并减慢传导。

【临床应用】　普鲁卡因胺对房性、室性心律失常均有效。静脉注射或静脉滴注用于室上性和室性心律失常急性发作的治疗,但对于急性心肌梗死所致的持续性室性心律失常,普鲁卡因胺不作为首选。

【体内过程】　口服吸收迅速而完全,1 h血药浓度达高峰。普鲁卡因胺通过以原药肾脏排泄和肝代谢而迅速消除($t_{1/2}=3\sim4$ h)。肝脏代谢的主要途径是通过N-乙酰转移酶(其活性由基因决定)结合,形成N-乙酰普鲁卡因胺。N-乙酰普鲁卡因胺可通过肾脏排泄($t_{1/2}=6\sim10$ h)消除。由于母体药物及其主要代谢产物的清除速度相对较快,因此口服普鲁卡因胺通常以缓释制剂形式给药。

【不良反应】　普鲁卡因胺高浓度($>10\ \mu g/mL$)的主要不良反应为低血压和明显的传导减慢,静脉注射时尤其显著。常见的早期症状是皮疹和小关节痛。口服出现剂量相关的恶心,可能与血浆中高浓度的N-乙酰普鲁卡因胺有关。当血浆N-乙酰普鲁卡因胺浓度升高至高于$30\ \mu g/mL$时可发生尖端扭转型心动过速。长期治疗有25%~50%的患者会出现狼疮综合征的症状。

(二)　Ⅰb类钠通道阻滞药

利多卡因(lidocaine)

利多卡因为Ⅰb类代表药物。利多卡因是一种局部麻醉剂,也可用于室性心律失常治疗。利多卡因可降低心肌梗死患者室颤的发生率。

【药理作用】　利多卡因可阻滞激活态和失活态的钠通道,并使其迅速恢复至静息态。利多卡因在去极化(如缺血组织)或易兴奋的组织作用更强,对房性心律失常无效,因心房动作电位时程短,钠通道失活态相对激活态较短,利多卡因作用弱。利多卡因降低动作电位4期斜率和提高兴奋性阈值,降低心肌细胞自律性。其可抑制动作电位2期Na^+内流,缩短或不影响动作电位时程。但其通常对PR或QRS持续时间无明显影响。

【临床应用】　主要治疗血流动力学稳定的室性心律失常,如心脏手术、心导管术、急性心肌梗死或强心苷中毒所致的室性心动过速或心室纤颤,但均不作为首选。

【体内过程】　利多卡因首关消除明显,生物利用度低,一般选择肠道外用药。本药体内分布广泛,与血浆蛋白结合率约为70%。主要在肝内代谢,$t_{1/2}$为2 h。

【不良反应】　快速静脉注射大剂量利多卡因会引起癫痫发作。当药物的血浆浓度缓慢上升超出治疗范围时(如维持治疗期间可能发生),震颤、构音障碍和清醒度异常更为常见。眼球震颤是利多卡因中毒的早期信号。肝功能不良患者静脉注射过快,可出现头昏、嗜睡或激动不安、感觉异常等。剂量过大可引起心率减慢、房室传导阻滞和低血压,Ⅱ、Ⅲ度房室传导阻滞患者禁用。心力衰竭、肝功不全者长期滴注后可致药物蓄积,儿童或老年人应减量。

美西律(mexiletine)

美西律是利多卡因的类似物,经过修饰以减少肝代谢所致的首过消除,从而适合长期口服治疗。其电生理作用与利多卡因相似。美西律主要用于治疗急、慢性室性快速型心律失常(特别是Q-T间期延长者),以及治疗小儿先天性心脏病与室性心律失常。美西律与奎尼丁或索他洛尔联合使用可提高疗效,同时减少不良反应。美西律不良反应与剂量相关,早期可见胃肠道不适,长期口服可致神经精神症状,如震颤、共济失调、复视、精神失常等。心脏方面表现为低血压(发生在静脉注射时)、心动过缓。

(三) Ic 类钠通道阻滞药

普罗帕酮(propafenone)

普罗帕酮是一种钠通道阻滞药,阻滞后通道复活时间常数相对较慢。也可以阻滞钾通道。其减慢心房、心室和浦肯野纤维的传导,抑制钾通道从而延长心肌细胞动作电位时程和有效不应期,但对复极过程的影响弱于奎尼丁。口服普罗帕酮可用于各种类型的室上性心动过速,室性期前收缩,难治性、致命性室速。与其他钠通道阻滞药一样,也可用于室性心律失常但效果不佳。

普罗帕酮不良反应包括房扑患者的心室率加快,折返性室性心动过速发作的频率或严重性增加,心力衰竭加重及 β 受体阻断相关的不良反应,如窦性心动过缓和支气管痉挛。消化道不良反应常见为恶心、呕吐、味觉改变等。

二、Ⅱ 类 β 受体拮抗药

心脏 β 受体兴奋可增加 L 型钙电流、起搏电流(I_f),增加心率、加快传导并增加心肌收缩力,过度激活可触发早后除极和迟后除极。因此,β 受体拮抗药可通过减慢心率、抑制细胞内钙超载、减少后除极等作用治疗心律失常。

用于抗心律失常的 β 受体拮抗药主要有普萘洛尔(propranolol)、美托洛尔(metoprolol)、阿替洛尔(atenolol)、阿普洛尔(alprenolol)、艾司洛尔(esmolol)、比索洛尔(bisoprolol)等,拮抗 β 受体是其治疗心律失常的基本机制。

普萘洛尔(propranolol)

普萘洛尔为非选择性 β_1 与 β_2 受体拮抗药。

【药理作用】　普萘洛尔可通过降低心率,减少细胞内 Ca^{2+} 超载及抑制后除极发挥抗心律失常作用。其阻断 β 受体诱导的 Ca^{2+} 电流增加,并加快钙通道失活;减少复极化电流 I_{Ks} 的大小;抑制起搏电流。β 受体拮抗药增加房室结的传导时间(增加 PR 间期),并延长房室结不应期。

【临床应用】　普萘洛尔用于治疗多种原因所致的心律失常,尤其治疗交感神经兴奋性过高、甲状腺功能亢进及嗜铬细胞瘤等引起的窦性心动过速效果良好。合用强心苷控制心房扑动、心房颤动及阵发性室上性心动过速时的心室率过快效果较好。可减少心肌梗死患者心律失常发生,缩小心肌梗死范围并降低病死率。

【体内过程】　口服后胃肠道吸收较完全,1~1.5 h 血药浓度达峰值,进入全身循环前即有大量被肝代谢而失活,生物利用度为 30%。血浆蛋白结合率为 93%,其具有亲脂性,能透过血脑屏障而产生中枢反应。$t_{1/2}$ 为 2~3 h,主要在肝脏代谢,甲状腺功能亢进患者药物代谢及机体清除率增加。主要经肾脏排泄,包括大部分代谢产物及小部分(小于 1%)原形物。

【不良反应】　普萘洛尔可引起窦性心动过缓、房室传导阻滞、低血压,诱发及加重心力衰竭,加剧哮喘与慢性阻塞性肺部疾患,精神抑郁、乏力、低血糖、血脂升高。可见嗜睡、头晕、失眠、恶心、腹胀、皮疹、晕厥、低血压、心动过缓等。其可加剧降血糖药的降血糖作用,并掩盖低血糖症状。

艾司洛尔(esmolol)

艾司洛尔是一种经由红细胞酯酶代谢的 β_1 受体拮抗药。$t_{1/2}$ 为 9 min,本药静脉注射后数秒起效。

艾司洛尔具有心脏选择性,抑制窦房结及房室结的自律性、传导性。主要治疗室上性心律失常,降低心房扑动、心房颤动时的心室率。不良反应有低血压、心肌收缩力减弱等。

三、Ⅲ类延长动作电位时程药

胺碘酮(amiodarone)

胺碘酮是甲状腺激素的结构类似物,药理作用广泛,其抗心律失常作用及毒性反应与其作用于细胞核甲状腺素受体有关。

【药理作用】 胺碘酮的作用是抑制心脏多种离子通道。其可阻滞失活的 Na^+ 通道,降低 Ca^{2+} 电流及 I_K、I_{K1}、I_{to},并发挥非竞争性 β 受体阻断作用和舒张血管平滑肌的作用。胺碘酮可有效抑制异常自律性,并延长动作电位持续时间和不应期,延长 PR、QRS 和 Q-T 间期,但其无翻转使用依赖性(reverse use-dependence)。翻转使用依赖性是指心率快时药物延长动作电位时程的作用不明显,而心率慢时却使动作电位时程明显延长,该作用易诱发尖端扭转型室性心动过速。

【临床应用】 胺碘酮是广谱抗心律失常药,用于各种室上性(包括心房扑动与颤动)与室性快速型心律失常;用于心肌梗死后室性心律失常,复苏后预防室性心律失常复发。尤其适用于器质性心脏病、心肌梗死后伴心功能不全的心律失常。

【体内过程】 胺碘酮的脂溶性高,口服、静脉注射均可,生物利用度一般为 35%~65%。药物分布于脂质中,胺碘酮经 CYP3A4 肝代谢为去乙胺碘酮,其有与母体药物相似的药理作用。有效血浆浓度范围为 0.5~2 μg/mL。消除半衰期较复杂,快速消除相一般为 3~10 天(消除 50% 药物),缓慢消除相约数周。停药后作用维持 1~3 个月。

【不良反应】 静脉注射胺碘酮可导致血管舒张引起低血压和心肌功能低下。长期应用可致 Q-T 间期明显延长和心动过缓及尖端扭转型心动过速。长期治疗过程中最严重的不良反应是肺纤维化,定期胸部 X 线扫描或肺功能评价有助于尽早发现胺碘酮的肺部毒性反应。

长期治疗的不良反应尚包括角膜微粒沉着(通常无症状)、肝功能障碍、神经肌肉症状(最常见周围神经病变或近端肌肉无力)、光敏性及甲状腺功能低下或甲状腺功能亢进。长期应用必须定期监测肺功能和血清 T_3、T_4 水平。

索他洛尔(sotalol)

索他洛尔是一种非选择性的 β 受体拮抗药。其为外消旋体。L-对映异构体是比 D-对映异构体更有效,但两者对 K^+ 通道的阻滞作用等同。索他洛尔抑制延迟整流钾通道,延长动作电位时程和 Q-T 间期。其阻滞 K^+ 通道和拮抗 β 受体可降低自律性、减慢房室结传导和延长房室结不应期。主要用于快速型室性心律失常和房颤、房扑患者。索他洛尔过量可引起尖端扭转型室速(1.5%~2%),特别是血清 K^+ 浓度较低和肾功能不全时更易发生。

伊布利特(ibutilide)

伊布利特是一种 I_{Kr} 通道阻滞药,还可以激活内向 Na^+ 电流,延长动作电位时程。伊布利特以快速输注(10 min 内 1 mg)的形式给药,可立即将房颤或房扑转变为窦性心律,且治疗房扑疗效高于房颤。对心房颤动持续数周或数月者的患者,转化率低于持续数天者。伊布利特的主要毒性是易诱发尖端扭转型心动过速,发生率高达 6%,且其中 1/3 的患者需立即进行心脏复律。本药首过消除明显,因此不适于口服。其通过肝脏代谢消除,$t_{1/2}$ 为 2~12 h(平均 6 h)。

多非利特（dofetilide）

多非利特是特异性 I_{Kr} 通道阻滞药,可通过有效阻滞 I_{Kr} 通道而延长动作电位时程和 Q-T 间期。多非利特可恢复或维持心房颤动患者的窦性心率。口服吸收良好,生物利用度近 100%。主要以原形经肾排泄,肾功能不良者应减量,肾功能衰竭患者禁用。主要毒性反应是诱发尖端扭转型室性心动过速。

决奈达隆（dronedarone）

决奈达隆是胺碘酮的非碘化苯并呋喃衍生物,与胺碘酮一样是多种离子通道阻滞药,包括快 I_{Kr}、I_{Ks}、I_{K1}、ACh 激活钾通道、I_{Na} 和 I_{Ca-L}。它具有比胺碘酮更强的抗肾上腺素作用,主要用于治疗房颤和房扑的治疗。与胺碘酮相比,其不良反应明显减少,但维持窦性心律的效果也明显较差。最常见的不良反应是腹泻、腹痛、恶心、呕吐和乏力。决奈达隆可导致剂量依赖性 Q-T 间期延长,但少见尖端扭转型室性心动过速。

四、Ⅳ类钙通道阻滞药

维拉帕米（verapamil）

维拉帕米为钙通道阻滞药。

【体内过程】 口服吸收迅速而完全,2~3 h 血药浓度达峰值,$t_{1/2}$ 为 3~7 h。首过消除效应明显,生物利用度仅为 10%~30%,肝脏功能异常患者慎用。

【药理作用】 维拉帕米阻滞激活态和失活态的 L 型钙通道,也抑制 I_{Kr} 通道。可降低窦房结自律性,降低缺血时心房、心室和浦肯野纤维的异常自律性,减少或消除后除极所致触发活动;减慢房室结传导,可终止房室结折返,减慢心房扑动、心房颤动时加快的心室率;延长窦房结、房室结的有效不应期。

【临床应用】 维拉帕米用于控制慢性房扑或房颤的心室率,治疗室上性和房室结折返性心律失常效果好,是阵发性室上性心动过速的首选药。

【不良反应】 口服较安全,可出现便秘、腹胀、腹泻、头痛、瘙痒等不良反应。静脉给药可引起血压下降、暂时窦性停搏。Ⅱ、Ⅲ度房室传导阻滞,心功能不全,心源性休克患者禁用此药;老年人、肾功能低下者慎用。

五、其他

腺苷（adenosine）

腺苷为内源性嘌呤核苷酸,与 G 蛋白偶联的腺苷受体结合激活 ACh 敏感性钾通道,使心房、窦房结、房室结的 K^+ 外流增多从而缩短动作电位时程,并降低自律性。同时抑制 L 型钙电流并延长房室结的有效不应期,抑制交感神经兴奋所致迟后除极。静脉注射后迅速降低窦性频率、减慢房室结传导、延长房室结有效不应期。腺苷 $t_{1/2}$ 仅为数秒,被体内大多数组织细胞摄取后经腺苷脱氨酶灭活,临床需静脉快速注射给药。临床上主要用于治疗室上性心律失常,因其延长有效不应期可迅速终止折返。治疗剂量时多数患者会出现胸闷、呼吸困难。静脉注射速度过快可致短暂心脏停搏。

（周宇宏）

第二十四章 作用于肾素-血管紧张素系统的药物

Chapter 24 Drugs Act on the Renin-Angiotensin System

肾素-血管紧张素系统(renin-angiotensin system，RAS)是调节心血管生理功能的重要体液系统，由肾素、血管紧张素及其受体组成。其主要功能是调节人体血压、电解质和体液平衡，保持人体内环境的稳定性。

肾素-血管紧张素系统既存在于循环系统中，也存在于血管壁、心脏、中枢神经系统、肾脏和肾上腺等组织中，共同参与对靶器官的调节。血管紧张素原(angiotensinogen，AGT)主要由肝脏合成并释放入血，在血浆肾素作用下酶解为血管紧张素 I (angiotensin I，Ang I)，后者再被血管紧张素转换酶(angiotensin-converting enzyme，ACE)降解为 Ang II。Ang II 是 RAS 主要效应分子，它作用于靶细胞膜上的血管紧张素 II 受体(AT_1 受体和 AT_2 受体)，发挥多种生物学效应。研究证明，Ang I 转变为 Ang II 的过程除了 ACE 途径外，还有非 ACE 途径，如糜蛋白酶途径等。另外，Ang I 还可被血管紧张素转换酶2(ACE2)降解为 Ang I~IX，后者再被 ACE 切割为 Ang I~VII；ACE2 也可直接降解 Ang II，形成 Ang I~VII等。

目前，作用于肾素-血管紧张素系统的药物在心血管疾病的治疗中发挥着重要作用，主要分为血管紧张素转换酶抑制剂(angiotensin-converting enzyme inhibitor，ACEI)、血管紧张素 II 受体拮抗药(angiotensin II receptor blocker，ARB)和肾素的直接抑制剂(direct renin inhibitor，DRI)三大类。

第一节 课 前 阅 读

一、肾素-血管紧张素系统的组成

肾素-血管紧张素系统(renin-angiotensin system，RAS)或肾素-血管紧张素-醛固酮系统(renin-angiotensin-aldosterone system，RAAS)是人体内重要的体液调节系统，如图24-1。

1. **肾素** 肾素(renin)，也称为血管紧张素原酶，由肾小球旁器的球旁颗粒细胞所合成，如图24-2，其活性形式是一种包含340个氨基酸的糖蛋白，能够剪切肝脏合成的血管紧张素原产生 Ang I。肾素是一种天冬氨酰蛋白酶，其分泌受到多种机制的调节，如致密斑途径、肾内压力感受器途径、β_1 受体途径等。

肾素原是肾素的前体，浓度较肾素高 5~10 倍，肾素原可以通过两种方式被激活，分别为蛋白水解途径和非蛋白水解途径。前者通过蛋白水解酶1或组织蛋白酶B，从肾素原的氨基末端去除43个氨基酸(前肽)；在非蛋白水解过程中，肾素原与肾素原受体结合后会导致构象变化，暴露出酶的活性催化位点。肾素和肾素原都储存在肾小球球旁细胞中，释放进入血液循环，肾素的循环半衰期 $t_{1/2}$ 约为 15 min。

2. **血管紧张素原** 血管紧张素原是肾素的作用底物，同时也是肾素-血管紧张素系统的一种限速底物，是一种由452个氨基酸构成的球状糖蛋白。血管紧张素原主要由肝脏合成及分泌，同时在许多组织中都存在血管紧张素原的转录本，包括心脏、肾脏、胰腺、脂肪细胞和中枢神经系统的某些区域。炎

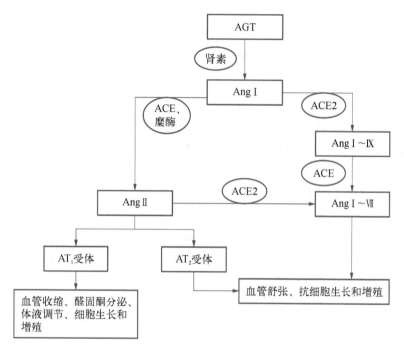

图 24-1　肾素-血管紧张素系统示意图

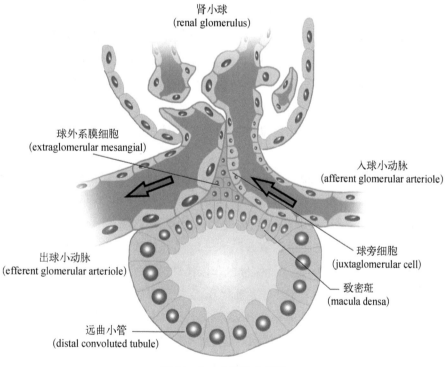

图 24-2　球旁器示意图

症、胰岛素、雌激素、糖皮质激素、甲状腺激素和 Ang Ⅱ 的刺激都能够导致血管紧张素原的合成。怀孕期间，由于雌激素增加，血浆内血管紧张素原的水平能够增加数倍。

　　3. 血管紧张素转换酶　　血管紧张素转换酶(angiotensin converting enzyme，ACE)是一种外切酶，也是一种分子量约为 170 kDa 的糖蛋白。人类的 ACE 包含 1277 个氨基酸残基,并具两个同源域,每个区域均具有一个催化位点和一个 Zn^{2+} 结合区。ACE 具有一个较大的氨基末端细胞外结构域,一个较短的羧基末端细胞内结构域及一个具有 22 个氨基酸的跨膜疏水区域,可以锚定胞外酶。ACE 与激肽酶Ⅱ(即血管紧张肽Ⅰ转化酶,kininase Ⅱ)相同,可以使缓激肽(bradykinin, BK)和其他血管舒张肽失活。虽然血浆中会发生 AngⅠ自主向 AngⅡ的缓慢转化,但体内发生快速代谢的主要原因还是由于内皮细胞表面存在的膜结合的 ACE 活性。ACE 广泛分布于人体各组织中,以附睾、睾丸及肺的含量较丰富,其中肺毛细血管内皮细胞 ACE 活性最高。

4. 血管紧张素转换酶 2   血管紧张素转换酶 2(angiotensin-converting enzyme 2, ACE2)在羧基末端切割一个氨基酸,将 AngⅡ转化为 Ang(Ⅰ~Ⅶ);ACE2 还可以将 AngⅠ转化为 Ang(Ⅰ~Ⅸ),然后进一步在 ACE 的作用下将其转化为 Ang(Ⅰ~Ⅶ)。ACE2 包含一个单一的催化域,与 ACE 的两个催化域相似。AngⅡ是 ACE2 的首选底物,亲和力比 AngⅠ约高出 400 倍。ACE2 参与了 RAAS 中多种肽的代谢过程。ACE2 通过 Ang(Ⅰ~Ⅶ)/Mas 受体途径介导一系列生物学功能。

5. 血管紧张素Ⅱ生物合成的替代途径   AngⅡ可能通过非 ACE 依赖性途径或"ACE 逃逸"产生。血管紧张素原由组织蛋白酶 G 和紧张肽(tonin)转化为 AngⅠ,或直接转化为 AngⅡ。组织蛋白酶 G、糜酶等一系列酶将 AngⅠ转化为 AngⅡ,AngⅡ通过与两种 G 蛋白偶联受体(AT_1 和 AT_2 受体)结合而介导其生物学功能。糜酶的主要来源是肥大细胞,有助于 AngⅠ和 Ang(Ⅰ~Ⅻ)转化为 AngⅡ,特别是在心脏和肾脏组织中这种转化十分重要。

6. 血管紧张素肽及其受体

(1) AngⅡ-AT_1 受体轴:AT_1 受体与许多信号转导系统相关联,根据细胞类型的不同能够产生不同的效应。AT_1 受体与多种异源三聚体 G 蛋白偶联,AT_1 受体被 AngⅡ激活后,通过偶联的 $G_{q/11}$ 和 $G_{i/o}$ 激活 PLC 并升高胞质 Ca^{2+} 离子浓度,进而激活一系列细胞反应。在大多数细胞类型中,AT_1 受体与 G_q 偶联以激活 PLCβ-IP_3-Ca^{2+} 途径,继 G_q 激活,会发生 PKC、PLA_2、PLD 的激活和类花生酸的生成。G_i 的活化可能会降低 AC 的活性,从而降低细胞中 cAMP 的含量;然而,也有证据表明存在 $G_q \rightarrow G_s$ 串联,从而激活 AT_1-G_q-PLC 途径,可增强循环 AMP 的产生。通过如机械应力的构想改变,AT_1 受体可以独立于 AngⅡ进行结合而被激活。AT_1 受体可以通过与 AT_2 受体、缓激肽 B_2 受体、β_2 受体和 apelin 受体进行二聚化修饰从而发挥其功能。

(2) AngⅡ-AT_2 受体轴:AT_2 在胎儿和新生儿组织内大量表达,并随着年龄的增长,AT_2 的含量会逐渐减少。AT_2 受体的激活具有抗细胞增殖、抗炎、血管舒张、利钠作用和抗高血压作用,可以抵消 AT_1 受体产生的许多效应。在心血管疾病中,AT_2 受体的表达上调,并发现 AT_2 受体拮抗 AT_1 受体介导的作用,提示在靶器官中 AngⅡ的作用是通过调节 AT_1 和 AT_2 受体的表达进行平衡调控的。AT_2 受体的信号传导由 G 蛋白依赖性途径($G_{i\alpha2}$ 和 $G_{i\alpha3}$)和 G 蛋白非依赖性途径所介导,抑制 Ca^{2+} 通道功能;并且提高 NO、cGMP 和缓激肽的产生。AT_2 受体可以与缓激肽 B_2 受体形成异二聚体,从而增加 NO 的产生。

(3) 血管紧张素(Ⅰ~Ⅶ)/Mas 受体轴:ACE2/Ang(Ⅰ~Ⅶ)/Mas 受体轴是 RAS 系统中的 ACE/AngⅡ/AT_1 受体轴的负调节剂,具有抗血管生成,抗增殖和抗血栓形成的作用,在心脏缺血和心力衰竭疾病中,具有肾脏和心脏组织的保护作用。Ang(Ⅰ~Ⅶ)主要由 3 条途径产生:① 十肽 AngⅠ在酶的作用下水解位于 7 号脯氨酸与 8 号苯丙氨酸的 3 个氨基酸残基生成 Ang(Ⅰ~Ⅶ);② 八肽 AngⅡ在 ACE2 的作用下去掉一个氨基酸残基生成 Ang(Ⅰ~Ⅶ);③ AngⅠ在 ACE2 的作用下去掉一个氨基酸残基生成 Ang(Ⅰ~Ⅸ),Ang(Ⅰ~Ⅸ)再经 ACE 水解生成 Ang(Ⅰ~Ⅶ)。其中第二条途径是目前已知的 Ang(Ⅰ~Ⅶ)生成的主要方式。Ang(Ⅰ~Ⅶ)对 AngⅡ起拮抗作用,能够诱导区域性和全身性的血管舒张,利尿和尿钠排泄。

Ang(Ⅰ~Ⅶ)的降压作用是通过与 Mas 受体结合介导的,Ang(Ⅰ~Ⅶ)-Mas 轴可通过调节不同的信号通路而诱导血管舒张。例如,通过刺激 PI3K/Akt 途径促进 NO 生成,增强缓激肽的血管舒张作用,并能够抑制 Ang Ⅱ诱导的 ERK 1/2 和 NF-κB 的激活。

ACE2-Ang(Ⅰ~Ⅶ)-Mas 轴的激活可以通过调节胰岛素的作用和减少炎症来预防和恢复局部和全身性的功能障碍,从而改善血脂和胰岛素抵抗,对代谢有着积极作用。使用 ACE2 激活剂和特定的 Mas 受体激动剂能够增强 ACE2-Ang(Ⅰ~Ⅶ)-Mas 受体途径,这为调节 RAS 系统相关的心血管和肾脏疾病提供了新的思路和途径。

二、血管紧张素Ⅱ的功能与作用

血管紧张素Ⅱ(Ang Ⅱ)能够增加总外周阻力(total peripheral resistance,TPR)并改变肾功能和心血管结构,主要生理作用如图 24-3。

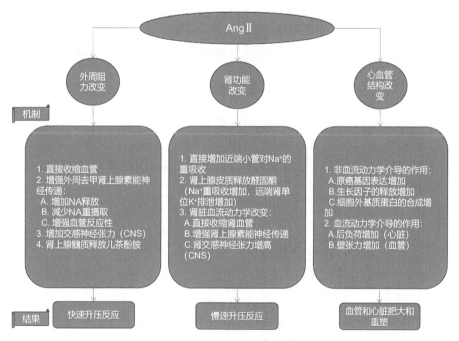

图 24-3　Ang Ⅱ 的主要生理作用

1. **血管紧张素Ⅱ增加总外周阻力的机制**　　Ang Ⅱ通过对血管的直接和间接作用来增加外周阻力。

(1)直接收缩血管:Ang Ⅱ可直接收缩毛细血管前小动脉,并通过激活血管平滑肌细胞上的 AT_1 受体及刺激 G_q-PLC-IP_3-Ca^{2+}途径,收缩毛细血管后小静脉的作用相对较弱。Ang Ⅱ对不同的血管床有不同的作用。其直接收缩血管作用在肾脏中最强,对于其他内脏则较弱。Ang Ⅱ诱导的血管收缩作用在脑血管及肺和骨骼肌血管中也较弱。然而,高循环浓度的 Ang Ⅱ可能会减少大脑和冠状动脉的血流量。

(2)增强外周去甲肾上腺素能神经传递:Ang Ⅱ与 AT_1 受体结合,通过抑制神经末梢对 NA 的再摄取并且增强血管对 NA 反应,从而增加交感神经末梢的 NA 释放。高浓度肽可直接刺激神经节细胞。

(3)对中枢神经系统的影响:Ang Ⅱ会增加交感神经张力。少量 Ang Ⅱ注入椎动脉会导致动脉血压升高,反映了该激素对不受血脑屏障保护的室周核的影响(如后叶、穹窿下器官、终板血管器)。循环的 Ang Ⅱ也会减弱压力感受器所介导的交感神经放电的减少,从而增加动脉压。中枢神经系统受血源性 Ang Ⅱ和脑内形成的 Ang Ⅱ的影响。Ang Ⅱ还可引起中枢神经介导的致渴(干渴)效应并增强了神经垂体中加压素的释放。

（4）肾上腺髓质释放儿茶酚胺：Ang Ⅱ通过促进 Ca^{2+} 进入去极化的嗜铬细胞，从而刺激肾上腺髓质释放儿茶酚胺。

2. 血管紧张素Ⅱ调节肾功能的机制　　Ang Ⅱ对肾功能有明显的影响，可减少 Na^+ 和水的尿排泄，同时增加 K^+ 的排泄。

（1）直接增加近端小管 Na^+ 的重吸收：极低浓度的 Ang Ⅱ会刺激近端小管中的 Na^+/H^+ 交换，这种作用会增加 Na^+、Cl^- 和碳酸氢盐的重吸收。肾单位处理的碳酸氢盐一般有 20% ~ 30% 受此机制影响。Ang Ⅱ还可增加近端小管中 Na^+-葡萄糖协同转运蛋白的表达，从而增加 Na^+ 的重吸收。而在高浓度下，Ang Ⅱ又会抑制近端小管中的 Na^+ 转运。此外，Ang Ⅱ还可直接刺激升支粗段的 Na^+,K^+-$2Cl^-$ 转运体，增加 Na^+ 吸收。

（2）肾上腺皮质释放醛固酮：Ang Ⅱ刺激肾上腺皮质的球状带，增加醛固酮的合成和分泌，并增强对其他刺激（如 ACTH、K^+）的反应，而该浓度下的 Ang Ⅱ对血压影响较小。醛固酮作用于远端小管和集合小管，可导致 Na^+ 滞留及 K^+、H^+ 排泄。在低钠或高钾的情况下，Ang Ⅱ对醛固酮合成和释放的刺激作用增强。

（3）肾脏血流动力学改变：Ang Ⅱ通过直接收缩肾血管平滑肌，增强肾交感神经张力（CNS 效应）并且促进肾上腺素传递（肾内效应）来降低肾血流量和肾排泄。Ang Ⅱ通过以下几种机制影响肾小球滤过率（glomerular filtration rate, GFR）：① 收缩传入小动脉，降低肾小球内压并倾向于降低 GFR；② 收缩系膜细胞，减少了肾小球内可用于过滤的毛细血管表面区域，也倾向于降低 GFR；③ 收缩传出小动脉，增加肾小球内压并倾向于增加 GFR。

正常情况下，Ang Ⅱ会稍微降低 GFR。然而，在肾动脉低血压的情况下，Ang Ⅱ对传出小动脉的作用占主导地位，因此 Ang Ⅱ会增加 GFR。所以，阻断 RAS 可能会导致双侧肾动脉狭窄的患者或只有单个肾脏的单侧狭窄的患者发生急性肾功能衰竭。

3. 血管紧张素Ⅱ改变心血管结构的机制　　心血管肥大和重塑的病理改变会增加发病率和死亡率。所涉及的细胞包括血管平滑肌细胞、心肌细胞和成纤维细胞。Ang Ⅱ对其的影响分别有：诱导心肌细胞肥大；刺激血管平滑肌细胞的迁移、增殖和肥大；增加血管平滑肌细胞产生的细胞外基质；促进心脏成纤维细胞产生过多细胞外基质。另外，Ang Ⅱ还可通过增加醛固酮的产生和盐皮质激素受体的活化而间接改变细胞外基质的形成和降解。盐皮质激素受体拮抗药可以减少但不能完全阻止 Ang Ⅱ引起的不良心血管重塑。Ang Ⅱ除了对心血管结构的直接细胞作用外，心脏前负荷（Na^+ 滞留导致的容积膨胀）和后负荷（动脉血压升高）的变化可能也会导致心脏肥大和重塑。动脉高血压也会导致血管的肥大和重塑。

4. RAS 在长期维持动脉血压中的作用　　动脉血压是 Na^+ 排泄的主要决定因素。尽管不同的饮食中 Na^+ 的摄入量差别很大，但是 RAS 仍然可以维持长期动脉血压稳定在设定值附近。如果饮食中的 Na^+ 摄入量较低，会刺激肾素释放，Ang Ⅱ会作用于肾脏，使血压升高。相反，当饮食中的 Na^+ 较高时，肾素释放受到抑制。当药物阻止 RAS 的调节时，盐摄入量的变化会明显影响长期的动脉血压水平。

第二节　肾素-血管紧张素系统抑制药

干扰 RAS 的药物在心血管疾病的治疗中起着重要作用。除了可抑制肾素释放的 β_1 受体拮抗药外，临床常用药物还有以下 3 类 RAS 抑制剂（图 24 - 4）：

（1）血管紧张素转换酶抑制剂（angiotensin-converting enzyme inhibitor，ACEI），如卡托普利、依那普利等。

（2）血管紧张素Ⅱ受体拮抗药（angiotensin Ⅱ receptor blocker，ARB），如氯沙坦等。

（3）肾素直接抑制剂（direct renin inhibitor，DRI），如阿利吉仑。

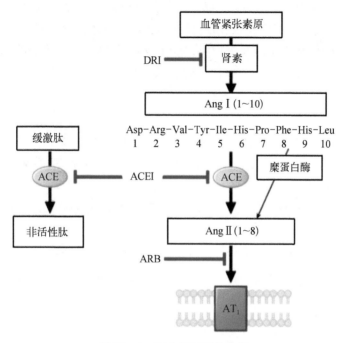

图 24-4　RAS 抑制剂的分类

一、血管紧张素转换酶抑制剂

许多血管紧张素转换酶抑制剂（ACEI）是含酯的前药，其药效比活性分子低 100~1 000 倍，但具有更好的口服生物利用度。目前十余种 ACEI 可供临床使用，它们在药效、ACE 抑制（药物本身的直接作用或是活性代谢物的作用）及药代动力学方面存在差异。卡托普利（captopril）作为第一种 ACEI 类药物，在临床上用于治疗高血压和某些类型的充血性心力衰竭，卡托普利的应用被认为是药物治疗上的突破。

所有 ACEI 均会阻止 Ang Ⅰ 向 Ang Ⅱ 的转化，并具有相似的适应证、不良反应和禁忌证。由于高血压通常需要终身治疗，因此在比较抗高血压药时，生活质量问题是一个重要的考虑因素。除了福辛普利、曲多普利和奎那普利（表现为肝脏和肾脏的平衡清除），ACEI 主要由肾脏清除。肾功能受损会显著降低大多数 ACEI 的血浆清除率，因此对于肾功能不全的患者，应减少这些药物的剂量。血浆肾素活性（plasma renin activity，PRA）升高使患者对 ACEI 引起的低血压反应过度，对于血浆中肾素水平较高的患者（如心力衰竭患者及服用利尿剂的盐分减少患者），应减少所有 ACEI 的初始剂量。

（一）药动学

大多数 ACEI 经口服给药。除卡托普利和赖诺普利外，它们一般是前药，吸收后经快速代谢将酯水解后，成为有活性的二酸形式，如依那普利转化为依那普利拉。肝脏为主要的代谢场所。活性药物或活性代谢物主要经尿排泄，部分药物还可经胆道排泄。

（二）药理作用与应用

ACEI 能够扩张外周血管，使总外周阻力降低，血压下降，在降压同时不减少心、脑、肾等重要器官的血流量，不干扰交感神经反射功能，不引起体位性低血压，对高肾素及正常肾素高血压的降压效果显著，对低肾素高血压也有降压效果,长期应用可改善左心室肥厚,故经常用作一线抗高血压药。

ACEI 通过降低 Ang Ⅱ 和醛固酮等作用减轻心脏前后负荷,使外周血管和冠状血管阻力降低,增加冠脉血供,减少心肌纤维化,减慢心肌细胞凋亡。用于治疗顽固性心力衰竭和无症状性心力衰竭,对使用洋地黄、利尿剂和血管扩张剂无效的心力衰竭患者也有好的疗效。

ACEI 也可以治疗肾小球疾病。ACEI 可以通过降低系统血压和肾内血压,改善肾小球滤过膜的通透性,减少蛋白尿、抑制肾组织细胞的硬化过程,长期用药可显著降低蛋白尿。

ACE 底物除了 Ang Ⅰ 外,还有缓激肽等物质,ACEI 减慢缓激肽降解,促进前列腺素(PG)合成,因此 ACEI 还表现出与血管紧张素无关的药理作用。有关 ACEI 治疗各种疾病的药理作用机制将在相应章节中详细介绍。

（三）不良反应

1. 刺激性干咳　　ACEI 的不良反应轻,咳嗽最常见的不良反应,主要为刺激性干咳。

2. 与 Ang Ⅱ、醛固酮生成受阻有关的副作用　　常见低血压、高血钾、窦性心动过缓、头痛等症状,随着用药时间延长这些副作用可消失。

3. 与缓激肽、PG 活化有关的副作用　　有血管神经性水肿等症状,随着用药时间延长可减轻消失。

4. 与药物结构有关的副作用　　卡托普利含有巯基可引起粒细胞减少、味觉减退或丧失、过敏性皮炎、一过性蛋白尿、皮肤瘙痒、发热等。依拉普利等第二代 ACEI 不含巯基,因此这方面副作用较小。

5. 其他　　脱发、男性乳房发育、畸胎等。

（四）常用的血管紧张素转换酶抑制药

卡托普利（captopril）

【体内过程】　　口服给予卡托普利后,其吸收迅速,生物利用度约为 75%。受食物影响,其生物利用度会降低 25%~30%。在 1 h 内血浆浓度便能达到峰值,随后药物被迅速清除。大部分药物随着尿液被清除,40%~50% 为原形药物,其余为卡托普利二硫化物二聚体和卡托普利-半胱氨酸二硫化物。

【药理作用】　　卡托普利为人工合成的非肽类 ACEI,主要作用于 RAAS。抑制 RAAS 的 ACE,阻止 Ang Ⅰ 转化为 Ang Ⅱ,并能抑制醛固酮分泌,减少水钠潴留。对多种类型高血压均有明显降压作用,并能改善充血性心力衰竭患者的心脏功能。对不同肾素分型高血压患者的降压作用以高肾素和正常肾素两型;对低肾素型在加用利尿剂后降压作用亦明显。本药具有轻至中等强度的降压作用,可降低外周血管阻力,增加肾血流量,不伴反射性心率加快。本药可通过以下机制降低血压:抑制 ACE,使 Ang Ⅰ 转化为 Ang Ⅱ 减少,从而产生血管舒张;同时减少醛固酮分泌,以利于排钠;特异性肾血管扩张亦加强排钠作用;由于抑制缓激肽的水解,减少缓激肽的灭活。此外,尚可抑制局部 Ang Ⅱ 在血管组织及心肌内的形成。可改善心力衰竭患者的心功能。

【临床应用】　　用于治疗各种类型的高血压症,尤对其他降压药治疗无效的顽固性高血压,与利尿剂合用可增强疗效,对血浆肾素活性高者疗效较好。也用于急、慢性充血性心力衰竭,与强心剂或利尿剂合用效果更佳。

【不良反应】

1. 中枢神经系统　　昏厥、头痛、眩晕、感觉异常、失眠及疲乏,由低血压引起,尤其在缺钠或血容量不足时。

2. 心血管系统　　心悸、轻度心率增高、首剂时低血压、头晕等。

3. 胃肠道　　味觉障碍、恶心、呕吐、腹泻、腹痛、便秘、口干、味觉迟钝、食欲不振、口腔有咸味或金属味、体重下降等。

4. 血液系统　中性粒细胞减少、粒细胞增多及各类细胞减少。治疗开始后 3~12 周出现，以 10~30 天最显著，停药后持续 2 周。

5. 过敏反应　血清病样反应、关节痛及皮肤损害。

6. 肾脏　尿酮、肾功能损害、肾病综合征、肾小球肾炎等。蛋白尿，可发生于治疗开始 8 个月内，在 6 个月内渐减少，疗程不受影响。

7. 皮肤　皮疹（常发生于治疗 4 周内）、荨麻疹、斑丘疹、血管性神经性水肿及光过敏。减量、停药或给抗组胺药后消失，7%~10% 伴嗜酸性细胞增多或抗核抗体阳性。

8. 其他　抗核抗体测定阳性、咳嗽等。

【药物相互作用】

（1）本药可升高血钾浓度，可能引起血钾过高。与螺内酯、氨苯蝶啶等保钾利尿剂合用时应慎重。

（2）与 PG 合成抑制剂如吲哚美辛合用，可减弱本药作用。

（3）禁止与其他可能改变免疫功能的药物联合应用，如普鲁卡因胺、丙胺卡因、肼屈嗪、丙磺舒及醋丁洛尔。

（4）与含钾药物合用，可引起血钾过高。

（5）与利尿药同用，使降压作用增强，但应避免引起严重低血压，故原用利尿药者宜停药或减量。与其他扩血管药同用也可能致低血压。

依那普利（enalapril）

【体内过程】　口服依那普利会迅速吸收，口服生物利用度约为 60%，吸收不受胃肠道内食物的影响。吸收后在肝内水解所生成的二羧酸依那普利拉抑制 ACE 的作用比依那普利强，但口服依那普利拉吸收差。口服依那普利后约 1 h 血药浓度达峰值，而依那普利拉峰值血药浓度是在 3~4 h。依那普利的 $t_{1/2}$ 约为 1.3 h，但依那普利拉由于与 ACE 的紧密结合，血浆 $t_{1/2}$ 约为 11 h。经肾排泄，口服剂量的 94% 左右以原形药物或依那普利拉存在于尿和粪便中，无其他代谢产物。

【药理作用】　依那普利口服后在肝脏内水解成依那普利拉而发挥作用。后者对 ACE 的抑制作用为卡托普利的 8 倍以上。降压作用机制与卡托普利相同，但作用时间持久。本药降压同时能保持心肌收缩力，不影响心输出量。能使充血性心力衰竭患者外周血管阻力和肺毛细血管楔压降低，从而减轻心脏前、后负荷，改善心脏功能。本药能增加肾血流量，对血糖、尿酸和胆固醇代谢无明显影响。

【临床应用】

1. 高血压　用于治疗高血压，可单独应用或与其他降压药（如利尿药）合用。

2. 心力衰竭　用于治疗心力衰竭，可单独应用或与强心药、利尿药合用。

本药适用于各种程度高血压病、肾血管性高血压及糖尿病合并高血压病患者的治疗；也可用于慢性充血性心力衰竭的治疗，尤以常规应用洋地黄或利尿药难于控制者，能延缓充血性心力衰竭症状的临床进展及减少住院治疗的需要。由于本药效果优于卡托普利，不良反应较轻，故使用日益广泛，为高血压治疗的首选药。

【不良反应】　常见不良反应有眩晕、头痛、疲乏、咳嗽，均轻微、短暂。

【药物相互作用】

（1）与利尿药同用降压作用增强，可引起严重低血压。在开始治疗前利尿药应停用或减量，依那普利开始剂量宜小，以后再根据血压情况逐渐调整。

（2）与排钾利尿药同用可减少钾丢失，但与保钾利尿药、补钾药及钾盐制剂同用可引起血钾明显增高。接受依那普利治疗的心力衰竭患者一般不需要使用保钾利尿药。

（3）与锂同用可致锂中毒，停药后毒性反应可消失。

赖诺普利（lisinopril）

【体内过程】　口服赖诺普利后血浆峰值浓度一般在服药后 7 h 左右出现，多次用药后累积有效半衰期为 12.6 h。赖诺普利经由肾以原形排泄，肾功能受损时清除率下降。食物不影响其吸收。

【药理作用】　本药是依那普利拉的赖氨酸衍生物，具强 ACE 抑制作用。在体内不经肝脏转化即可产生药理效应，作用出现迟，但维持作用时间长而平稳。

【临床应用】　本药用于治疗原发性高血压及肾血管性高血压。可单独服用或与其他降压药合用。充血性心力衰竭患者，在用洋地黄或利尿剂效果不好时可加用本药。

【不良反应】　与其他的 ACEI 相似。常见咳嗽、头昏、头痛、心悸、乏力等，咳嗽为干咳，往往是不能应用本药的主要原因。

【药物相互作用】

（1）与利尿剂联合用药时，通常能够增加其抗高血压的疗效，但偶然会产生血压过度下降的情况。

（2）与吲哚美辛合用时，降压效果减弱。

（3）与其他排钠利尿剂合用时，锂的排泄可能降低。故若使用锂盐，应密切监测血液中锂浓度。

（4）如果需要与保钾利尿剂合用，应谨慎并定期检测血清钾，特别是在肾功能不全的患者中，容易引起血钾浓度明显上升。

二、血管紧张素 Ⅱ 受体拮抗药

（一）基本药理作用与应用

Ang Ⅱ 受体拮抗药以高亲和力与 AT_1 受体结合，对 AT_1 受体的选择性是 AT_2 受体的 10 000 倍以上。血管紧张素 Ⅱ 受体拮抗药（ARB）与 AT_1 受体的结合是竞争性的，但是对 Ang Ⅱ 的生物学应答有抑制作用，包括 Ang Ⅱ 诱导的以下几种生物学效应：① 收缩血管平滑肌；② 快速升压反应；③ 缓慢升压反应；④ 口渴；⑤ 释放加压素；⑥ 醛固酮分泌；⑦ 释放肾上腺儿茶酚胺；⑧ 增强去甲肾上腺素能神经传递；⑨ 增强交感神经张力；⑩ 肾功能改变；⑪ 细胞肥大和增生。ARB 可以降低患有肾血管性和遗传性高血压的动物及过表达肾素基因的转基因动物的动脉血压。然而，ARB 对低肾素高血压的动物（如由氯化钠和去氧皮质酮诱发的高血压大鼠）的动脉血压影响很小。

（二）常用 AT_1 受体拮抗药

氯沙坦（losartan）

【体内过程】　氯沙坦口服吸收迅速，1~3 h 后达到血药峰值浓度。肝脏首过消除显著，生物利用度为 33%~37%，血浆蛋白结合率为 98.7%，很难通过血脑屏障。消除半衰期为 1.5~2 h。在肝脏经 CYP 酶代谢形成有药理活性的产物 EXP 3174，其活性比母体强 15~30 倍，血浆蛋白结合率大于 99%，半衰期为 6~9 h，使降压作用进一步加强，作用持久。氯沙坦及其代谢产物大部分经肝脏和肾脏排泄，口服一次剂量 ^{14}C 标记的氯沙坦后，大约 35% 的放射性出现在尿中，58% 出现在粪便中。

【药理作用】　氯沙坦能特异性拮抗 AT_1 受体，阻断循环和局部组织中 Ang Ⅱ 所致的动脉血管收缩、交感神经兴奋和压力感受器敏感性增加等效应，强力和持续性降低血压，使收缩压和舒张压下降。尚可减轻左心室肥厚，抑制心肌细胞增生，延迟或逆转心肌重构，改善左室功能。对血糖、血脂代谢无不利影响。其还具有改善肾血流动力学作用，减轻肾血管阻力，选择性扩张出球小动脉，降低肾小球内压力，降低蛋白尿,增加肾血流量和肾小球滤过率,保护肾脏而延缓慢性肾功能不全的过程,特别对糖尿病肾病的恶化有逆转作用。

【临床应用】　本药用于轻、中度高血压,适用于不同年龄的高血压患者,对伴有糖尿病、肾病和慢性心功能不全患者有良好疗效。与利尿药或钙通道阻滞药合用,可增强降压疗效。

【不良反应】　ARB 通常耐受性良好,其引起的血管性水肿和咳嗽的发生率低于 ACEI。

1. 过敏反应　　血管性水肿(包括导致气道阻塞的喉及声门肿胀,以及/或面、唇、咽和(或)舌肿胀)在极少数服用氯沙坦治疗的患者中有报道。其中部分患者以前曾因服用包括 ACEI 在内的其他药物而发生过血管性水肿。

2. 其他　　可能有胃肠道反应、肝功能异常、贫血、肌肉痛、偏头痛、咳嗽、荨麻疹、瘙痒等。

【药物相互作用】

(1)与其他抑制 AngⅡ的药物一样,本药与保钾利尿药(如螺内酯、氨苯蝶啶、阿米洛利)、补钾剂,或含钾的盐代用品合用时,可导致血钾升高。

(2)与其他抗高血压药物一样,非甾体抗炎药吲哚美辛可降低氯沙坦的抗高血压作用。

(三)肾素直接抑制剂

血管紧张素原是肾素的唯一特异性底物。肾素直接抑制剂(DRI)通过与肾素结合而抑制血管紧张素原向 AngⅠ的转化,这是一种酶促反应,也是生成 AngⅡ的限速步骤。阿利吉仑是唯一被批准用于临床的 DRI。

阿利吉仑(aliskiren)

阿利吉仑是一种有效的肾素竞争性抑制剂。它结合肾素的活性位点,以阻止血管紧张素原转化为 AngⅠ,从而减少 AngⅡ的生成。阿利吉仑对肾素的亲和力(IC_{50} 约为 0.6 nmol/L)比对任何其他天冬氨酸肽酶的亲和力约高 10 000 倍。阿利吉仑能显著而持续地降低血浆肾素活性(plasma renin activity,PRA),从而减少 AngⅠ、AngⅡ的生成,且与剂量呈正相关。阿利吉仑还可以降低血浆和尿中的醛固酮水平,增强利尿作用。其不影响缓激肽和 PG 的代谢,临床上常用于单纯性高血压、高血压肥胖、高血压伴糖尿病的治疗。阿利吉仑的生物利用度较低(约 2.5%),但其高亲和力和效力弥补了低生物利用度。口服后在 3~6 h 内达到血浆峰值浓度。$t_{1/2}$ 为 20~45 h。血浆达到稳态需要 5~8 天。血浆蛋白结合率为 50%,且与浓度无关。阿利吉仑具有良好的耐受性,不良事件轻微或与安慰剂相当。

血管紧张素Ⅰ转换酶抑制药

(张雪梅)

第二十五章 利尿药
Chapter 25 Diuretic Agents

体液潴留可引起水肿、腹水、呼吸困难、电解质代谢紊乱等多种临床症状。利尿药(diuretics)是一类作用于肾脏,通过增强电解质和水的排泄,降低血容量,治疗因心血管、肝、肾等功能障碍引起的水肿、肝硬化腹水、高血压、心力衰竭、肾结石、高钙血症等疾病的药物。

第一节 课 前 阅 读

一、肾脏的结构与生理功能

人的肾脏由肾实质和肾盂组成,肾实质分为皮质、髓质两部分。肾单位是肾脏结构和功能的基本结构,人的单侧肾脏中约含有 100 万个肾单位。每个肾单位包括肾小体和肾小管两部分,其中肾小体由肾小球和肾小囊组成;肾小管则可分为三段(近端小管、髓袢、远端小管),近端小管及远端小管均可分为直部和曲部,而髓袢可分为降支细段、升支细段和升支粗段(图 25-1)。肾小管与肾小球、集合管协同作用,发挥泌尿、维持体内酸碱平衡和维持血容量的功能。

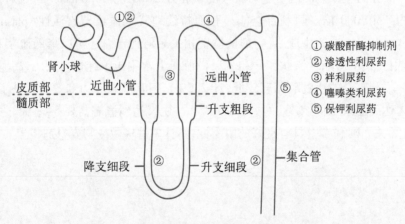

图 25-1 肾单位结构与利尿药作用靶点示意图

二、尿液的形成过程

尿液的形成过程可分为 3 个阶段: ① 肾小球滤过; ② 肾小管和集合管重吸收; ③ 肾小管和集合管分泌。

在第一阶段中,血浆经过肾小球滤过形成原尿。成年人每天可生成原尿约 180 L,其中 99% 将在肾小管和集合管处被重吸收回体内,最终排出体外的终尿量约为 1.5 L。

在第二段及第三阶段中,肾小管各段对物质的转运方式和机制各不相同(图 25-1)。在肾小管近端(即近曲小管)段,主要完成的是 NaCl 与 $NaHCO_3$ 的重吸收。首先,原尿中的 Na^+ 通过管腔侧膜上的 Na^+-H^+ 交换进入肾小管上皮细胞,同时带动管腔内的水进入细胞。通过 Na^+-H^+ 交换进入管腔的 H^+ 在碳酸酐酶的催化作用下,与 HCO_3^- 结合生成 H_2CO_3 并迅速分解为 H_2O 与 CO_2,CO_2 经简单扩散进入细胞后,在碳酸酐酶的催化下生成 HCO_3^-,以及可再次用于 Na^+-H^+ 交换的 H^+。最后,基底侧膜上的 Na^+,K^+- ATP 酶与 $Na^+-HCO_3^-$ 共转运体将细胞内的 Na^+ 和 HCO_3^- 转运至组织间液并吸收入血。碳酸酐酶抑制剂可通过阻断碳酸酐酶功能,在此段发挥利尿作用。

在近曲小管远端,随着管腔内 HCO_3^- 浓度与 pH 下降,管腔侧膜上的 Cl^--碱交换被激活,使 Cl^- 进入细胞内,并进一步经基底侧膜上的 K^+-Cl^- 共转运体吸收入血。目前临床尚未有药物影响该机制。

髓袢降支细段对水有高通透性,故此段主要功能为重吸收水,而不影响 NaCl 的排泄,甘露醇等渗透性利尿药可在此段发挥作用。髓袢升支粗段主要通过 Na^+,K^+-2Cl^- 共转运体将管腔内的 Na^+、K^+ 和 Cl^- 交换入细胞,并经由基底侧膜上的 Na^+,K^+- ATP 酶将 Na^+ 进一步转运至组织间液。胞内蓄积的 K^+ 则被动扩散至管腔,引起管腔内正电位,促进 Ca^{2+} 和 Mg^{2+} 的重吸收。由于此段对水无通透性,故对调节尿液的渗透压起着关键作用,袢利尿药可在此段发挥强大的利尿作用。

在远曲小管近端,NaCl 主要通过 Na^+-Cl^- 共转运体被主动转运进细胞,并重新吸收入血,噻嗪类利尿药主要作用于此段。而在远曲小管远端和集合管,则通过管腔侧的 Na^+-K^+ 交换完成 Na^+ 的重吸收及 K^+ 的排泄,保钾利尿药作用于此段。

第二节　常用利尿药

根据各种药物的化学结构、作用部位和作用机制,可将利尿药分为以下几类。

1. 袢利尿药　　高效利尿药,主要作用于髓袢升支粗段,干扰 Na^+,K^+-2Cl^- 同向转运系统,如呋塞米等。

2. 噻嗪类利尿药　　中效利尿药,主要作用于远曲小管近端,抑制 Na^+-Cl^- 同向转运子,如氢氯噻嗪等。

3. 保钾利尿药　　为低效利尿药,主要作用于远曲小管和集合管,如氨苯蝶啶等通过直接抑制 Na^+ 通道起效;螺内酯等通过拮抗醛固酮受体起效。

4. 碳酸酐酶抑制剂　　主要作用于近曲小管,抑制碳酸酐酶活性,从而抑制 H^+-Na^+ 交换,促进尿钠排出。利尿作用弱,如乙酰唑胺等。

5. 渗透性利尿药　　也称脱水药,主要作用于髓袢降支及肾小管其他部位,如甘露醇等。

一、袢利尿药

袢利尿药(loop diuretics)是强效利尿药,作用于髓袢升支粗段,选择性地抑制 Na^+ 与 Cl^- 的重吸收,从而发挥利尿排钠作用。此类药物不影响尿液 pH,可口服或静脉给药,作用效果迅速而显著,是目前临床应用中效价最强、效能最高的利尿药,常作为高血压的二线治疗用药,以及各种原因引起的水肿的一线治疗用药。常见药物包括呋塞米(furosemide)、托拉塞米(torsemide)、布美他尼(bumetanide)及依他尼酸(ethacrynic acid)。

呋塞米(furosemide)

【化学结构】　含有磺酰胺、氯苯甲酸和呋喃环结构(图 25-2)。

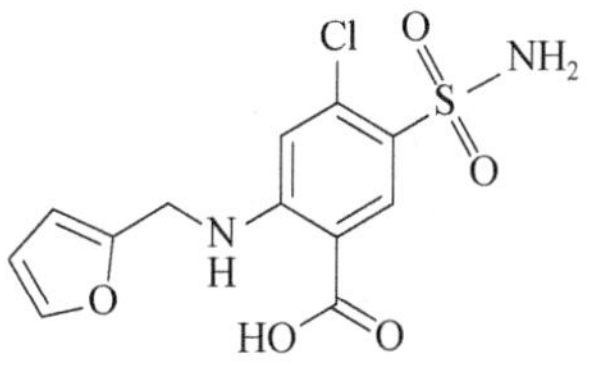

【药理作用】　通过竞争性与 Cl^- 通道结合,抑制肾脏髓袢升支粗段的 Na^+,K^+-2Cl^- 共转运体,从而减少对 Na^+、K^+、Cl^- 的重吸收,降低肾的稀释和浓缩功能,使排出的尿液接近等渗。此外还可增加 Ca^{2+}、Mg^{2+}、HCO_3^- 及血氨和血磷的排泄。利尿作用带来血浆容量减少、心输出量降低、肾小球滤过率上升,长期使用可降低外周血管阻力,导致血压降低。另外,也可诱导环氧

图 25-2　呋塞米的化学结构式

合酶-2(cyclooxygenase-2, COX-2)表达,增加 PG 合成,引起肾脏血管扩张、血管阻力下降、肾血流增强,从而降低左心室舒张末期压力,治疗充血性心力衰竭。呋塞米还可上升肾素及醛固酮水平,升高血糖及血脂,导致高胆固醇血症和高甘油三酯血症。

【体内过程】 静脉给药 5 min 可起效,口服后 30~60 min 起效,2~3 h 吸收完全,生物利用度个体差异较大,食物可延缓口服药物吸收,但不影响其利尿效果。血浆蛋白结合率为 95%,可通过胎盘屏障,并经乳汁分泌。50%~80% 的剂量在 24 h 内以原形药物经尿液排出体外,少量通过肝脏代谢后经粪便等肾外途径排泄。在严重肾功能不全患者中,经肾外途径排泄的比例可达 98%。作用时间为 2~3 h,健康人群中半衰期为 0.5~1 h,肝肾功能不全患者中半衰期可能延长。

【临床应用】

1. 急性肺水肿及其他类型水肿　静脉注射呋塞米可以减少循环血量,提高血浆渗透压,从而使肺水肿症状改善。此外,还可扩张静脉,减少回心血量,甚至在利尿作用发挥前即可产生减轻肺水肿的作用。对充血性心力衰竭、脑水肿、肝腹水、肾炎水肿及其他类型水肿也有疗效。尤其是在其他利尿药均效果不佳时,应用呋塞米仍可能有效。

2. 高血压　呋塞米通过对血管的扩张作用影响血流动力学,且价格低廉,在噻嗪类利尿药疗效不佳时,可作为高血压的二线治疗用药。

3. 高钙血症　呋塞米可增加 Ca^{2+} 的排泄,降低血钙,对临床治疗高钙血症有一定的疗效。

4. 少尿型急性肾功能衰竭　呋塞米可以增加尿量,对肾小管产生冲刷作用,防止肾小管堵塞,同时增加 PG 合成,扩张肾血管,增加肾血流量。对于急性肾功能衰竭的患者,可帮助减少肾小管坏死,保护残余肾功能。

5. 急性药物中毒　呋塞米产生的强大利尿作用可加快毒物随尿液排出,可用于长效巴比妥类、水杨酸类等经肾脏排泄药物的中毒解救。

【不良反应】

1. 水与电解质紊乱　低血容量、低血钠、低血钾、低血钙、低血镁、低氯性碱血症。

2. 耳毒性　见于大剂量静脉注射时,与氨基糖苷药物合用时耳毒性更易发生,常可出现眩晕、耳鸣、听力障碍,甚至暂时性耳聋,少数为不可逆性。耳毒性的原因可能与本药引起耳内淋巴液、电解质浓度迅速改变和耳蜗外毛细胞损伤有关。

3. 高尿酸血症　长期用药后患者可能出现高尿酸血症,易引发痛风。其原因主要为低血容量致胞外液浓缩,使近曲小管对尿酸盐的再吸收增加,也与本药从近曲小管分泌,竞争性抑制尿酸排泄有关。

4. 其他　可引起高血糖。大剂量还可引起胃肠道出血,亦能引起粒细胞、血小板减少。与磺胺类有交叉过敏反应。禁用于磺胺类药物过敏患者。

【药物相互作用】 与非甾体抗炎药合用时,由于后者抑制 PG 合成,可能降低利尿作用。与氨基糖苷类抗生素等合用时,可能增加耳毒性。与锂制剂合用时,可增加锂中毒风险。与抗心律失常药、抗抑郁药、抗精神病药、强心苷类合用时,应注意因低血钾引起的室性心律失常。

托拉塞米(torsemide)

【化学结构】 含有磺酰脲和氨基吡啶结构(图 25-3)。

【药理作用】 药理机制与呋塞米相似,但药效强度为后者的 2 倍。托拉塞米不影响肾小球滤过率和肾脏血流,也不激活 RAAS,可与醛固酮受体拮抗药或保钾利尿药合用,在肝功能不全患者中促进 Na^+ 在远曲小管和集合管的排泄。

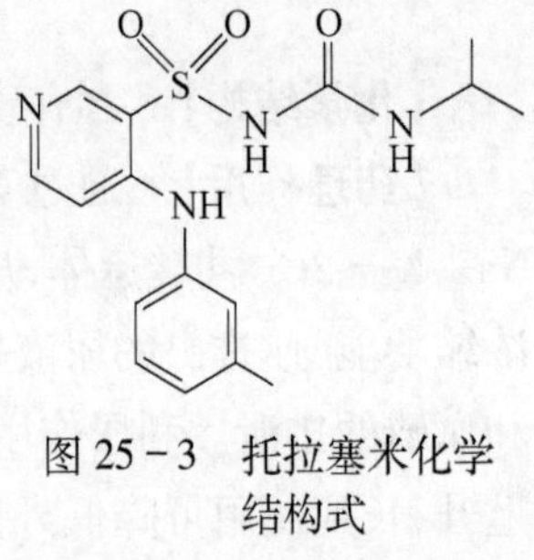

图 25-3　托拉塞米化学结构式

【体内过程】 静脉给药 10 min 起效, 口服后 1 h 内起效, 1 h 吸收完全, 口服与静脉给药的吸收程度几乎相同。血浆蛋白结合率为 97%~99%。80% 的剂量经肝脏 CYP2C9 代谢, 生成活性代谢产物, 但该产物的利尿活性并不显著, 剩余 20% 则以原形药物经尿液排泄。作用时间为 4~6 h, 健康人群中消除半衰期 3.5 h。

【临床应用】 用于治疗充血性心力衰竭、肝硬化和肾脏疾病导致的水肿、腹水及高血压。

布美他尼(bumetanide)

布美他尼(又名丁苯氧酸)对水和电解质的排泄作用及作用部位基本与呋塞米相似, 口服和静脉注射的起效时间分别为 30~60 min 和数分钟, 作用达峰时间为 1~2 h 和 15~30 min, 持续时间为 4~6 h 和 3.5~4 h。其主要特点是:① 作用强, 其利尿作用为同剂量呋塞米的 40~60 倍。② 口服吸收较呋塞米完全, 生物利用度高。③ 不良反应较少, 耳毒性发生率稍低, 对糖代谢影响亦较小。④ 临床适应证同呋塞米, 对呋塞米无效的患者, 对本药可能有效。

二、噻嗪类利尿药

噻嗪类利尿药(thiazide and thiazide-like diuretics)最早发现于 1957 年, 主要作用于远曲小管近端, 抑制 Na^+ 与 Cl^- 的重吸收, 是目前临床应用最广泛的利尿药之一。常用噻嗪类利尿药包括氢氯噻嗪、甲氯噻嗪、环戊噻嗪等。此类药物的化学结构中均含有磺胺取代基, 其药理作用、适应证与不良反应均类似, 但效价强度与药代动力学性质不同。噻嗪类利尿药均为口服给药, 可单独应用或与其他药物合用, 治疗高血压及各类水肿性疾病, 是老年及轻度高血压患者的一线用药。

氢氯噻嗪(hydrochlorothiazide)

【化学结构】 具有苯并噻二嗪结构, 其中 6 位被氯原子取代, 7 位被磺酰胺基取代(图 25-4)。

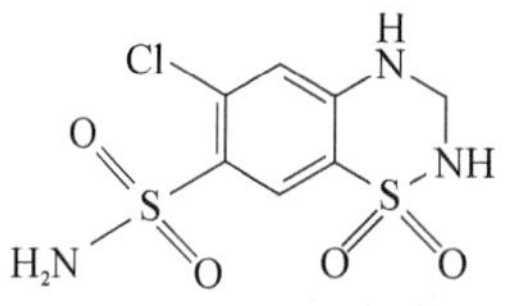

【药理作用】

1. 利尿作用 通过竞争管腔侧膜上的 Na^+-Cl^- 共转运体, 抑制远曲小管

图 25-4 氢氯噻嗪的化学结构式

近端对 Na^+ 和 Cl^- 的重吸收, 增强远曲小管和集合管 Na^+-K^+ 交换, 促进 K^+ 和水的排出; 在近曲小管有较弱的碳酸酐酶抑制作用, 可抑制 Na^+-H^+ 交换, 进一步减少 Na^+ 重吸收, 促进 HCO_3^- 的排出。因降低了细胞内 Na^+ 浓度, 可增强基底侧膜 Na^+-Ca^{2+} 交换, 提高近端小管对 Ca^{2+} 的重吸收。同时, 还与尿素竞争有机酸分泌系统, 减少 Ca^{2+} 和尿酸排泄。

2. 降压作用 可降低心输出量和血浆容量, 长期使用可降低外周血管阻力, 导致血压降低。

3. 抗利尿作用 可轻度降低血容量及肾小球滤过率, 增加近曲小管对 Na^+ 和水的重吸收, 使尿量减少。其次, 还可在远曲小管和集合管段的血管升压素级联反应中发挥作用, 上调 AC 功能, 增加环磷酸腺苷(cyclic adenosine monophosphate, cAMP)浓度, 增加此段对水的通透性, 促进水的重吸收, 从而减少尿量。另外, 氢氯噻嗪的排钠作用可使人体血浆渗透压下降, 减少患者渴感及饮水量, 可用于治疗尿崩症。

【体内过程】 口服吸收程度受到剂型、剂量及疾病状态的影响, 在肝肾功能不全及心血管疾病患者中吸收减少, 生物利用度为 60%~70%。口服后 2 h 起效, 4 h 血药浓度达到峰值, 作用时间 6~12 h, 不能透过血脑屏障, 但可透过胎盘屏障, 并经由乳汁分泌。超过 61% 的口服剂量在 24 h 内以原形药物经尿液排出体外, 半衰期为 5.6~14.8 h。

【临床应用】

1. 水肿性疾病　　可用于各种原因引起的水肿的治疗，包括肝腹水、充血性心力衰竭、肾病综合征、急慢性肾炎水肿、肾上腺皮质激素治疗引起的钠水潴留等。

2. 高血压　　可单独或与其他降压药物联合应用，治疗原发性高血压。

3. 尿崩症　　可通过抗利尿作用使尿量减少，用于中枢性或肾性尿崩症。

4. 高钙尿症、肾结石　　氢氯噻嗪可减少 Ca^{2+} 排泄，对治疗高钙尿症并预防钙盐结石有一定的疗效，可预防肾结石。

【不良反应】

1. 电解质紊乱　　常见低血钾、低血钠、低血镁、低氯血症、代谢性碱中毒等。

2. 高尿酸血症　　本药能与尿酸竞争排泄途径而使尿酸潴留，故痛风患者应慎用。

3. 代谢变化　　可致高血糖、高脂血症。糖尿病、高脂血症患者慎用。

4. 过敏反应　　与磺胺类有交叉过敏反应，禁用于磺胺类药物过敏患者。

【药物相互作用】　　与非甾体抗炎药合用时，由于抑制肾脏 PG 产生，可能降低利尿作用。与锂制剂合用时，可由于增加近端小管对锂的重吸收而导致锂的血浆浓度上升，应警惕锂中毒风险。禁止与胺碘酮、齐拉西酮、氟哌利多、比沙可啶、西沙必利、两性霉素 B、阳离子交换树脂等可能引起 Q-T 间期延长的药物合用，避免因低血钾和（或）低血镁而导致室性心律失常（包括室性心动过速及尖端扭转型室性心动过速）。

美托拉宗（metolazone）

【药理作用】　　药理机制与氢氯噻嗪相似，但药效强度约为后者的 10 倍。美托拉宗不影响肾小球滤过率和肾脏血流，可通过增强近端小管对 Mg^{2+} 和磷的排泄而发挥利尿作用，因此在严重肾功能不全［肌酐清除率（creatinine clearance rate, CCR）<30 mL/min］的患者中仍可使用（图 25-5）。

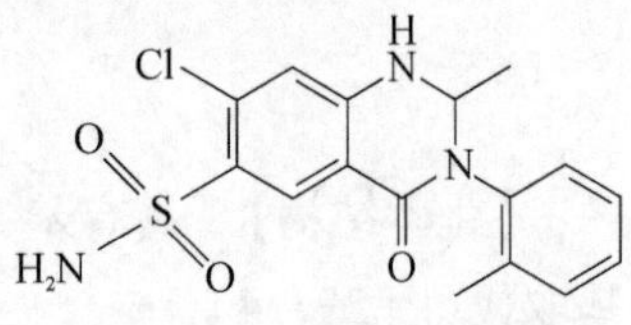

图 25-5　美托拉宗的化学结构式

【体内过程】　　口服吸收程度受到剂型和疾病状态的影响，在心血管疾病患者中口服吸收减少，生物利用度为 65%。红细胞结合率为 50%~70%，血浆蛋白结合率为 33%，可通过胎盘屏障，并经乳汁分泌。70% 的剂量以原形药物经尿液排泄，剩余部分通过胆汁排泄或经肝脏代谢。消除半衰期约为 14 h。

【临床应用】　　用于水肿、充血性心力衰竭、肾病综合征及高血压的治疗，尤其适用于肾功能不全（CCR<30 mL/min）的患者。

三、保钾利尿药

保钾利尿药（potassium-sparing diuretics）为低效利尿药，主要分两类，一类为醛固酮受体拮抗药，另一类为肾小管上皮 Na^+ 通道抑制药，它们均作用于远曲小管远端和集合管。

醛固酮受体拮抗药（aldosterone receptor antagonists）：此类药物属于一类特殊的保钾利尿药，主要作用于远曲小管与集合管，拮抗醛固酮的保钠排钾作用。因正常生理状态下此段肾小管对 Na^+ 的排泄较少（仅约占总 Na^+ 滤过量的 5%），故其利尿作用较弱，较少作为利尿药单独使用，可与噻嗪类利尿药或袢利尿药合用以增强药效，并预防低血钾的发生。常见药物包括螺内酯（spironolactone）、依普利酮（eplerenone）。

螺内酯（spironolactone）

【化学结构】　　螺内酯（又名安体舒通）是一种含有 21-羧酸 γ-内酯环、且 C7α 位被乙酰硫基取代的黄体酮衍生物(25-6)。这些结构修饰在增强螺内酯抗雄激素活性的同时，极大地降低了其孕激素样活性，并提高了生物利用度和效价强度。

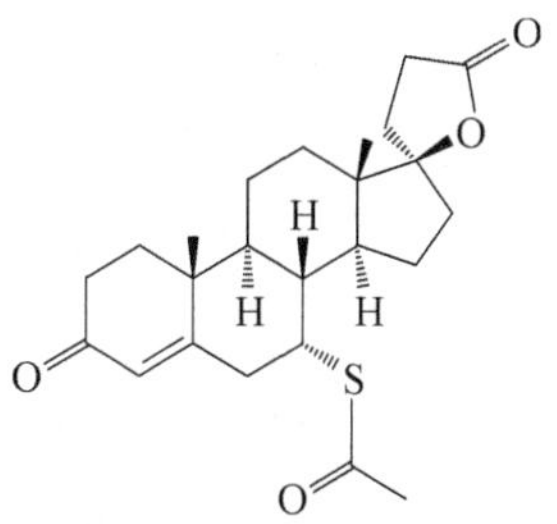

【药理作用】　螺内酯是非选择性的醛固酮受体拮抗药，结构与醛固酮类似，在远曲小管和集合管与醛固酮竞争性结合盐皮质激素受体，减少醛固酮诱导蛋白质的合成，抑制醛固酮依赖的 Na^+-K^+ 交换，增加 Na^+ 和水的排泄，减少 K^+ 和 H^+ 的排泄，从而发挥保钾排钠的利尿作用，作用强度约为氨苯蝶啶的 4 倍。同时，螺内酯还拮抗雄激素受体(androgen receptor, AR)，并抑制类固醇生成，研究发现其对雌激素及孕激素受体有一定的激动作用。

图 25-6　螺内酯的化学结构式

【体内过程】　口服给药，生物利用度为 60%~90%，血浆蛋白结合率为 90%，存在较明显的首过消除效应及肝肠循环，食物(尤其是高脂、高热量的食物)可加强吸收。可透过血脑屏障。口服后 0.5~1.5 h 血药浓度达到峰值。螺内酯为前药，90% 的药物经肝脏代谢为活性代谢产物 7α-硫代甲基螺内酯(7α-TMS)与烯睾丙内酯(canrenone)发挥药理活性，绝大部分从尿液中排出体外。利尿作用起效缓慢，连续给药后第三天可达到最大疗效，单次给药终末半衰期为 1~2 h，活性代谢产物半衰期为 10~35 h。

【临床应用】

1. 水肿性疾病　　可用于包括水肿、肝硬化腹水、充血性心力衰竭、肺水肿、肾病综合征等在内的各类水肿性疾病的治疗，主要作用为预防其他利尿药可能引起的低钾血症。

2. 高血压　　可作为高血压的辅助治疗药物。注意不可与 ACEI 合用，以免增加高钾血症的发生风险。

3. 原发性醛固酮增多症　　螺内酯非选择性地拮抗醛固酮受体，可用于原发性醛固酮增多症(primary aldosteronism, PA)的治疗和诊断。

4. 其他　　研究证据支持螺内酯对痤疮、多囊卵巢综合征(polycystic ovary syndrome, PCOS)及女性多毛症的治疗有效。

【不良反应】　常见恶心、呕吐、头痛、体位性低血压、高钾血症、代谢性酸中毒等。因其对雄激素受体的拮抗作用，长期使用时，男性可见乳房发育、勃起功能障碍等，女性可见毛发增多、月经不调、性欲减退等。禁用于无尿、肾上腺功能减退(如艾迪生病)、高钾血症及肾功能衰竭(CCR<10 mL/min)患者。

【药物相互作用】　避免与 ACEI、ARB、环孢素 A、他克莫司及钾制剂等可能上升血钾的药物合用，以防由于高血钾诱发心律失常。与地高辛等 P-gp 底物合用时，应注意调整剂量，避免产生毒性反应。与非甾体抗炎药合用时，可降低利尿作用，并进一步降低肾脏血流，导致肾功能损害。

依普利酮(eplerenone)

【化学结构】　通过向螺内酯结构中引入 9α, 11α-环氧桥和 17α-甲酯基而获得(图 25-7)。

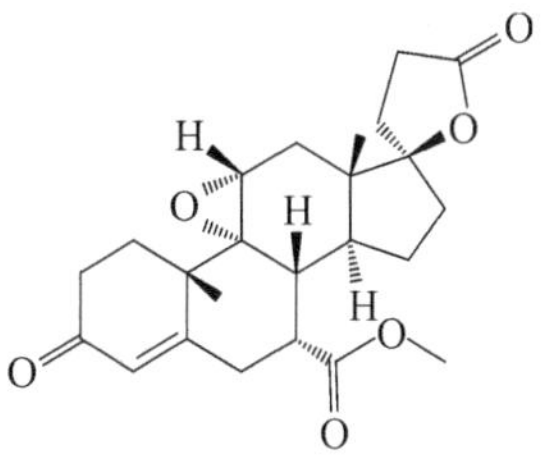

【药理作用】　依普利酮是一种高选择性的醛固酮受体拮抗药，药理机制与螺内酯相似。与盐皮质激素受体的亲和力和抗盐皮质激素作用均弱于螺内酯，且无抗雄激素作用，无糖皮质激素样、孕激素样及雌激素样作用，副作用少，且可显著降低急性心肌梗死后患者的心血管风险。

图 25-7　依普利酮的化学结构式

【体内过程】　口服吸收度不受食物影响，血浆蛋白结合率为 50%。口服后 1.3 h 达到血药浓度峰值，2 周内出现降血压效果，4 周时达到最大疗效。绝大部分(>95%)剂量经肝 CYP3A4 代谢为无活性产物，其中 66% 经尿液排泄，32% 经粪便排泄，消除半衰期为 4~6 h。

【临床应用】　用于充血性心力衰竭和顽固性高血压的治疗，尤其是降低急性心肌梗死后心力衰竭和左心功能不全患者的心血管死亡风险。

【不良反应】 可见头晕、腹泻、虚弱、高钾血症、低钠血症、高甘油三酯血症、高胆固醇血症及体位性低血压等。禁用于中度肾功能不全(CCR<50 mL/min)的高血压患者,以及严重肾功能不全(CCR<30 mL/min)的所有患者。

【药物相互作用】 严禁与酮康唑或伊曲康唑合用。与其他中效 CYP3A4 抑制剂(如氟康唑)或诱导剂(如利福平)合用时,应注意调整剂量。

四、肾小管上皮细胞钠离子通道抑制药

属于上皮细胞钠通道阻滞药,主要作用于远曲小管和集合管的管腔侧,药效较弱。常用药物包括氨苯蝶啶及阿米洛利。

氨苯蝶啶(triamterene)与阿米洛利(amiloride)

【药理作用】 二者均通过直接阻滞管腔上皮细胞 Na^+ 通道,抑制 Na^+-K^+ 交换,减少 Na^+ 重吸收,从而增加 Na^+ 和 Cl^- 的排泄,减少 K^+ 和 H^+ 的分泌,发挥非醛固酮依赖的保钾利尿作用。阿米洛利作用强度为氨苯蝶啶的 10 倍。

【体内过程】 氨苯蝶啶可经胃肠道快速吸收,生物利用度为30%~70%,口服后 2~4 h 后起效,在肾功能正常的人群中,利尿作用可持续7~9 h。氨苯蝶啶经肝 CYP1A2 代谢为 p-羟基氨苯蝶啶,并经Ⅱ相代谢,生成活性产物 p-羟基氨苯蝶啶硫酸酯。略少于 50% 的剂量经肾脏排泄,21%以原形药物排出体外。阿米洛利不经过肝脏代谢,约 50% 的剂量以原形药物经尿液排泄,40%的剂量以原形药物经粪便排泄,在肾功能正常的人群中半衰期为 6~9 h。

【临床应用】 用于水肿、腹水、充血性心力衰竭、低钾血症及假性醛固酮增多症[(liddle syndrome(利德尔综合征)]的治疗,常与噻嗪类利尿药合用以改善高血压。

【不良反应】 常见高钾血症,也可出现低钠血症、叶酸缺乏等。禁用于无尿、高钾血症及肾功能衰竭(CCR<10 mL/min)患者。

【药物相互作用】 避免与 ACEI、ARB、阿利克仑、β 受体拮抗药、非甾体抗炎药、环孢素 A、他克莫司及钾制剂等可能抑制肾素或上升血钾的药物合用,以防由于高血钾诱发心律失常,在肝肾功能不全的患者中尤其需要注意调整剂量。

五、碳酸酐酶抑制剂

碳酸酐酶抑制剂(carbonic anhydrase inhibitor)是最早发现的利尿药之一,与保钾利尿药同属于弱效利尿药。主要作用于近曲小管,通过抑制管腔侧上皮细胞的 Na^+-H^+ 交换(NHE3),增加 Na^+ 和 HCO_3^- 的排泄。然而,由于远曲小管和集合管的 Na^+-K^+ 交换机制,此类药物的排钠效果将在肾小管后段被代偿,Na^+ 将被重吸收入血,因此其利尿效果较弱。此外,碳酸酐酶抑制剂还可在肾脏外抑制碳酸酐酶依赖的 HCO_3^- 转运,可用于青光眼、癫痫、急性高山症、颅内高压、周期性麻痹及震颤的治疗。常见药物包括乙酰唑胺(acetazolamide)、醋甲唑胺(methazolamide)、多佐胺(dorzolamide)、布林唑胺(brinzolamide)、双氯非那胺(dichlorphenamide)、舒噻胺(sultiame)及唑尼沙胺(zonisamide)等。

乙酰唑胺(acetazolamide)

【化学结构】 含有磺胺结构(图 25-8)。

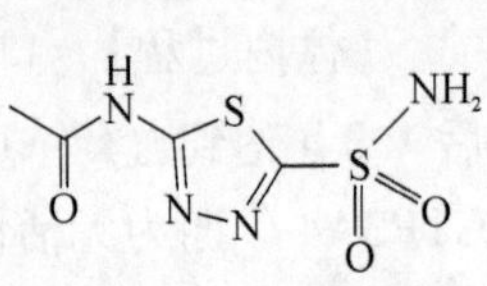

【药理作用】 通过非竞争性地抑制近曲小管细胞膜上的碳酸酐酶(carbonic anhydrase, CA)活性,减少 H_2CO_3 降解为 H^+ 和 HCO_3^-,抑制 Na^+-H^+ 交换,减少 HCO_3^- 的重吸收,促进 Na^+、HCO_3^- 和水排出体外,造成尿液碱化;同时,高钠尿液

图 25-8 乙酰唑胺的化学结构式

在肾小管后段可刺激 $Na^+ - K^+$ 交换,增加 K^+ 的排泄。由于 HCO_3^- 排泄增加将造成肾小球滤过液碱化,乙酰唑胺的作用也将随着给药时间延长而逐渐减弱,2~3 天后会出现药物耐受。

【体内过程】 可口服或静脉给药。口服后快速吸收,2~4 h(即释剂型)或 8~12 h(缓释剂型)后达到血药浓度峰值,半衰期为 10~15 h;静脉给药后 2 min 起效,15 min 达到血药浓度峰值,作用持续 4~5 h。血浆蛋白结合率为 90%,主要分布在肾皮质和红细胞中。不经过肝脏代谢,90%~100%(即释口服剂型及静脉注射剂)或 47%(缓释口服剂型)的剂量在 24 h 内经肾排出体外,肾功能不全(CCR<50 mL/min)的患者应降低给药频率。

【临床应用】

1. 水肿 可用于减轻充血性心力衰竭或其他药物治疗引起的水肿,因其利尿作用较弱,目前较少作为利尿药单独使用。

2. 各种类型青光眼 可抑制房水生成,降低眼压,可用于开角型青光眼急性发作时的短期控制、闭角型青光眼术前辅助降压或继发性青光眼的治疗,也可用于抗青光眼术后眼压仍控制不佳者。

3. 癫痫 乙酰唑胺静脉注射或速释片可用于癫痫失神性发作、强直-阵挛性发作及部分性发作的辅助治疗,不推荐使用缓释片用于此适应证。

4. 急性高山症 可抑制脑脊液生成,降低脑脊液及脑组织 pH,改善高山症的症状,可用于急性高山症的预防和治疗。

5. 代谢性碱中毒 可通过增加 HCO_3^- 排泄,纠正代谢性碱中毒。也可用于纠正由于二氧化碳潴留(如慢性阻塞性肺疾病、机械通气)导致的呼吸性酸中毒继发的代谢性碱中毒。注意应用乙酰唑胺前,应首先纠正水与电解质失衡(如给予生理盐水及氯化钾)。

【不良反应】 可见低钾血症、低钠血症、高氯性酸中毒等。尿液碱化还可能引起肾结石和尿氨下降,导致高氨血症及肝性脑病。在肾功能不全患者中可能由于药物蓄积导致神经系统损害,出现眩晕或感觉异常。禁用于肝硬化、肾功能衰竭(CCR<10 mL/min)及磺胺类药物过敏患者。

六、渗透性利尿药

渗透性利尿药(osmotic diuretics)又称为脱水药(dehydrant)。此类药物主要作用于近端小管和髓袢降支段,由于在此段肾小管水分可自由通透而药物不被重吸收,故可提高小管液渗透压,使原尿中水分无法吸收从而发挥利尿作用。常用药物包括甘露醇(mannitol)、甘油(glycerin)、山梨醇(sorbitol)、异山梨醇(isosorbide)、高渗葡萄糖(hypertonic glucose)及尿素(urea)等。

甘露醇(mannitol)

【药理作用】 静脉给药的甘露醇可提高血浆晶体渗透压,扩张血容量,增加肾血流量,在肾脏内经肾小球滤过后,几乎不被肾小管重吸收,故可提高肾小球滤过液的渗透压,减少水的重吸收,发挥利尿作用。与此同时,由于利尿作用的存在使小管液流动加快,减少了尿液与小管上皮的接触时间,进一步加强 Na^+ 和 Cl^- 的排泄,但排钠作用相较而言弱于排水作用,因此可缓解水肿并提高血钠水平。甘露醇还可在不影响肾小球滤过率的基础上,降低体内肾素水平。在人体的其他部分,甘露醇可提高血浆渗透压,使组织脱水,从而降低颅内压和眼压,减轻颅内水肿(图 25-9)。

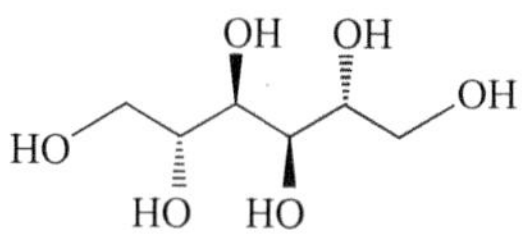

图 25-9 甘露醇的化学结构式

【体内过程】 静脉给药,口服几乎不吸收,进入人体后主要分布在细胞外液中。静脉给药后 15 min 后可观察到脑脊液压力降低,作用持续 3~8 h;30~60 min 后可降低眼压,作用持续 4~8 h;1~3 h 后开始产生利尿效果。仅当极高剂量给药或患者发生酸中毒时,才可透过血脑屏障。甘露醇在体内很少代谢,

90%剂量可由肾脏自由滤过,少于10%剂量经过肾小管重吸收。静脉给药半衰期为30~150 min,给药途径不同时,平均血浆终末半衰期保持不变。

【临床应用】 静脉注射剂可用于治疗颅内高压、脑水肿、高眼压、透析失衡综合征(dialysis disequilibrium syndrome, DDS)、急性肾功能衰竭导致的少尿及肾小管坏死及水杨酸盐或巴比妥类等酸性药物的急性中毒解救,也可作为尿道冲洗剂或口服作为导泻剂。吸入剂可作为支气管激发试验用于哮喘诊断。一般不作为长期使用的利尿药用于慢性水肿患者。

【不良反应】 可见恶心、头痛、鼻出血、喉部不适、严重脱水、高钠血症及渗透性肾病等。由于甘露醇进入人体后快速分布到血液循环中细胞外液,可能由于循环血量迅速增加及细胞外液体积迅速扩张而导致低钠血症,加重心力衰竭,并引起一过性肺水肿。在严重肾功能不全患者中,由于甘露醇无法经尿液排泄而滞留在血液中,可引起组织严重脱水,增加低血钠风险。禁用于无尿、急性心肌梗死、动脉瘤、高血压、低血容量症、颅内活动性出血、急性肺水肿、脑卒中、急性支气管痉挛、充血性心力衰竭及对明胶过敏的患者。

【药物相互作用】 与地高辛等药物合用时,应警惕因低血钾导致的心脏毒性。与碳酸酐酶抑制剂合用时,可加强利尿和降眼压作用,应注意调整给药剂量。

山梨醇(sorbitol)

山梨醇是甘露醇的同分异构体,作用与临床应用同甘露醇。5.48%(w/v)的水溶液为等渗液,临床上常使用25%的高渗液。本药进入体内后,有部分在肝内转化为果糖而使其作用有所减弱,但因其易溶、价廉,临床应用亦较广泛。

葡萄糖(glucose)

利尿药的作用环节和分类

葡萄糖分子量为180 Da,临床常使用50%的高渗溶液由静脉注射,可产生轻度的脱水和渗透性利尿作用。因葡萄糖在体内易被代谢,故作用较弱,且不持久。由于部分葡萄糖可从血管弥散到脑脊液中,使颅内压回升引起反跳现象,治疗脑水肿时可与甘露醇交替使用,以巩固疗效。

(唐至佳)

第二十六章 抗高血压药
Chapter 26　Antihypertensive Drugs

高血压是常见的心血管疾病,其中90%是原发性高血压,没有明确病因。药物治疗是高血压的主要治疗手段,以对症治疗为主。一线治疗药物包括利尿药、血管紧张素转换酶抑制药(ACEI)、血管紧张素Ⅱ受体拮抗药(ARB)、β受体拮抗药和钙通道阻滞药(calcium channel blocker, CCB)这五类。治疗过程须遵循有效降压、平稳降压、保护靶器官、个体化用药、合理联合用药的原则。

第一节　课 前 阅 读

一、高血压的定义与分类

高血压是动脉血压持续偏高的慢性疾病,其评价标准为: 未使用降压药物的情况下,非同日3次测量诊室血压,收缩压(SBP)≥140 mmHg 和(或)舒张压(DBP)≥90 mmHg。

根据高血压发病的原因,高血压可以分为原发性高血压和继发性高血压。原发性高血压病因未明,但与食盐摄入、代谢综合征、年龄、肥胖、缺少锻炼、吸烟饮酒和遗传倾向有关。部分人群对食盐敏感,在盐负荷下易出现高血压,称为盐敏感性高血压。高钠并可增高 RAAS 和交感系统的活性,促进代谢综合征的发生,是我国人群重要的高血压发病危险因素。

继发性高血压则是由某些确定的疾病或病因引起的血压升高,当查出病因并有效去除或控制病因后,高血压可被治愈或明显缓解。继发性高血压的常见病因为: 肾实质性、肾血管性高血压、原发性醛固酮增多症、嗜铬细胞瘤、主动脉缩窄和睡眠呼吸暂停综合征。

二、高血压的分级

根据血压升高水平,临床上进一步将高血压分为 1 级、2 级和 3 级。血压水平分类和定义见表 26-1。需要注意的是,血压的高低并不是患者出现心血管风险的唯一评估标准,心血管危险因素、靶器官损害、临床并发症和糖尿病的有无对患者的心血管风险都有显著的影响,在确定临床诊疗方案时需要综合考虑。

表 26-1　高血压的分级

分　类	收 缩 压	和/或	舒 张 压
正常血压	<120	和	<80
高血压			
1 级(轻度)	140~159	和/或	90~99
2 级(中度)	160~179	和/或	100~109
3 级(重度)	≥180	和/或	≥110

注: 当收缩压和舒张压属于不同级别,以较高分级为准。

三、药物影响血压调节的主要机制

动脉压主要由血容量、心输出量和外周血管阻力决定。药物可以抑制心肌收缩力,降低心输出量,也可以通过作用于血管平滑肌,引起阻力血管的扩张从而降低外周阻力,还能通过干扰交感神经系统、RASS 同时影响血容量、心输出量和外周阻力等多种因素来降血压(图 26-1)。

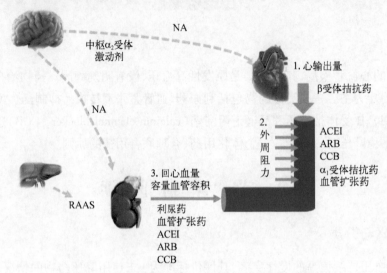

图 26-1　血压的决定因素与高血压药物作用靶点

NA:肾上腺素;ACEI:血管紧张素转换酶抑制剂;ARB:血管紧张素 II 受体拮抗药;CCB:钙通道阻滞药

第二节　抗高血压药的分类

抗高血压药近年来发展迅速,本节总结列出了常用抗高血压药的分类及代表药物。其中,利尿剂、ACEI、ARB、β 受体拮抗药和钙通道阻滞药是临床应用的一线药物。其他如 α 受体拮抗药、血管扩张剂等也用于某些类型高血压的治疗。抗高血压药的疗效和降压作用直接相关,用药时应考虑到患者高血压的类型及其固有疾病和并发症,选用不同的药物。

一、利尿药

1. 噻嗪类药物　　如氯噻酮、氢氯噻嗪、吲达帕胺等。
2. 袢利尿药　　如呋塞米等。
3. 保钾利尿药　　如氨苯蝶啶、阿米洛利、螺内酯等。

二、作用于肾素-血管紧张素系统的药物

1. 血管紧张素转换酶抑制剂　　如卡托普利、福辛普利等。
2. 血管紧张素 II 受体拮抗药　　如洛沙坦、奥美沙坦等。
3. 肾素直接抑制剂　　如阿利吉仑。

三、作用于交感神经系统的药物

1. β 受体拮抗药　　如阿替洛尔、美托洛尔等。

2. α₁ 受体拮抗药　　如哌唑嗪等。

3. α、β 受体拮抗药　　如拉贝洛尔、卡维地洛等。

4. 作用于中枢交感系统作用的药物　　如可乐定、莫索尼定、甲基多巴等。

四、钙通道阻滞药

二氢吡啶类　　如氨氯地平、尼卡地平、硝苯地平、尼索地平等。

五、血管扩张剂

1. 作用于动脉的药物　　如肼屈嗪、米诺地尔等。

2. 作用于动脉与静脉的药物　　如硝普钠等。

第三节　常用抗高血压药

一、利尿药

自从 1958 年发明了氯噻嗪,利尿药迅速被应用于高血压治疗,至今仍然是极为常用的抗高血压药。噻嗪类及其他利尿剂单独使用时有抗高血压作用,与所有其他抗高血压药的疗效有协同作用。氢氯噻嗪、氯噻酮和吲达帕胺是常用于治疗高血压的利尿药。

呋塞米等强效利尿剂可单独使用或联用其他抗高血压药用于治疗高血压。长期用药,髓袢利尿药对高血压患者的降压效果不如噻嗪类。可能是因为髓袢利尿药的作用时间短,并且其强大的利尿作用更容易引起 RAAS 的代偿性激活,长期给药后不会增加 Na^+ 的排出,不利于血压的降低。保钾利尿药单独用于抗高血压的价值不大,但与噻嗪类药物联合使用可避免发生高钾血症,减少心律失常的风险。

氢氯噻嗪(hydrochlorothiazide)

【药理作用】　利尿药、抗高血压的长期作用机制尚不明确。噻嗪类利尿药的短期降压机制是通过抑制肾脏远曲小管中表达的 Na^+-Cl^- 共同转运体,增强尿液中 Na^+ 的排泄,使细胞外容量减少,导致心输出量减少而降低血压。在长期治疗期间,由于 RAAS 的激活等代偿性反应,细胞外容积恢复到几乎正常,而此时利尿药仍然具有降压作用。有研究认为,利尿药降血压的长期机制类似于尼可地尔和米诺地尔这一类的药物,可能是由于利尿药(特别是噻嗪类利尿药)激活 ATP 调节的钾通道,导致细胞膜超极化,抑制钙离子进入血管平滑肌细胞,继而引起血管扩张和血管阻力下降,促进血压下降。

【临床应用】　利尿药可增加 Na^+ 排泄,尤其适合盐敏感性高血压的治疗。对耐药性高血压,合并肥胖或糖尿病、更年期女性和老年人高血压也有较强降压效果。利尿药降压起效较平缓,持续时间相对较长,作用持久,服药 2~3 周后作用达到高峰。适用于轻、中度高血压,研究发现许多患者使用小剂量(12.5 mg)的氢氯噻嗪或氯噻酮即有降压作用,超过 25 mg 时降压作用并不一定增强,反而可能使不良反应发生率增加。ACEI 及留钾利尿药因为可以改善噻嗪类引起的血钾过低,与噻嗪类利尿药合用具有协同作用。

【不良反应】　具体见第二十五章。部分患者在服用利尿药后可能会出现严重的低钾血症,长期服用,即使是小剂量的利尿剂也会导致一定程度的 K^+ 耗竭,容易导致心律失常。研究表明,患者使用的利尿药剂量与心源性猝死之间存在正相关。因此,临床应用利尿药需要避免低钾血症的发生,可将噻嗪类药物与 RAS 抑制剂或保钾利尿剂联合使用。噻嗪类利尿药的主要不良反应还包括对血脂、血糖、血尿酸代谢的影响,痛风患者、肾功能不全者禁用,同时应避免妊娠和哺乳期用药。

氯噻酮(chlorthalidone)

氯噻酮又名氯酞酮。它的结构和氢氯噻嗪不完全相同,不具有苯并噻二嗪结构,但有类似的结构和药理作用,也被认为是噻嗪类利尿药,被广泛用于高血压的治疗,吲哒帕胺也属此类。在临床试验中,氯酞酮的抗高血压疗效优于氢氯噻嗪类药物,与氢氯噻嗪等药物相比,氯酞酮的 $t_{1/2}$ 时间更长(>24 h),血压下降更稳定(数小时),且减少心血管意外的作用更强。使用剂量与氢氯噻嗪类似,每天不应超过25 mg。

二、β 受体拮抗药

普萘洛尔(propranolol)是第一个被证明对高血压和缺血性心脏病有效的 β 受体拮抗药,现在已被选择性 β 受体拮抗药所取代。阿替洛尔和美托洛尔具有选择性 $β_1$ 受体阻断的作用,拉贝洛尔和卡维地洛则兼有 $α_1$ 受体阻断和 β 受体阻断的作用。

β 受体拮抗药对心肌收缩力、心传导及窦性心律均有抑制作用,降压起效较迅速、强大,适用于不同严重程度的高血压,尤其是心律较快的中、青年患者或合并心绞痛的患者,对老年人高血压疗效相对较差。对于重度高血压,β 受体拮抗药在预防直接血管扩张药引起的反射性心动过速方面特别有效。研究表明,β 受体拮抗药可以降低心肌梗死和心力衰竭患者的死亡率,对兼有这些疾病的高血压患者有利(见第二十七章)。此外,高血压伴有心绞痛、偏头痛、焦虑症的患者,选用 β 受体拮抗药也较为适宜。

β 受体拮抗药治疗高血压的主要不良反应是心动过缓和突然停药时导致反弹,还会出现乏力和四肢发冷。非选择性 β 受体拮抗药同时可阻断 $β_2$ 受体,可增加气道阻力,因此急性心力衰竭、支气管哮喘、病态窦房结综合征、房室传导阻滞和外周血管病的患者禁用。糖尿病虽然不是使用 $β_1$ 受体拮抗药的禁忌证,因其增加胰岛素抵抗,还可能掩盖和延长降糖治疗过程中的低血糖症,使用时须加注意。

普萘洛尔(propranolol)

普萘洛尔(又名心得安)对 $β_1$ 及 $β_2$ 受体无选择性,作用较为广泛,可以治疗心律失常、心绞痛、高血压,亦可以用于甲状腺功能亢进症,口服吸收迅速,生物利用度不高,患者服药每天两次,能有效地控制高血压,亦可给予缓释制剂,每天给药 1 次。体内过程、药理作用具体见前章。

【临床应用】 用于各种程度的原发性高血压。可作为抗高血压的首选药单独应用,也可与其他抗高血压药合用。在轻度至中度高血压中,普萘洛尔可显著降低血压,而无明显的体位性低血压。对血浆肾素活性高的患者最有效,也能降低肾素活性不高的高血压患者的血压。

【不良反应】 普萘洛尔的主要不良反应系其对心脏、血管或支气管 β 受体的拮抗。对 $β_1$ 受体拮抗导致的副作用不利于心动过缓或心脏传导疾病的患者,对 $β_2$ 受体拮抗作用则对哮喘、周围血管功能不全和糖尿病患者不利。长时间常规使用后停用 β 受体拮抗药,一些患者会出现戒断综合征,表现为神经紧张,心动过速,心绞痛强度增加和血压升高,其中少数患者出现心肌梗死,故应避免突然停药。

美托洛尔(metoprolol)与阿替洛尔(atenolol)

美托洛尔和阿替洛尔是高血压治疗中使用最广泛的 β 受体拮抗药。它们的降压机制与普萘洛尔相同,但对心脏的 $β_1$ 受体有较大的相对选择性,无膜稳定作用,无内在拟交感活性。美托洛尔抑制 $β_1$ 肾上腺素受体的作用与普萘洛尔大致等效,但阻断 $β_2$ 受体的功效比普萘洛尔低 50~100 倍。口服用于治疗各种程度高血压,对患有哮喘、糖尿病或周围血管疾病的高血压患者有利。

美托洛尔主要由 CYP2D6 代谢,首过消除大,半衰期为 4~6 h,但缓释制剂可以每天给药 1 次。美托洛尔的缓释剂可有效降低心力衰竭的死亡率,尤其适用于高血压和心力衰竭患者。阿替洛尔主要通过尿液排泄,半衰期为 6 h,降压作用持续时间较长,每天服用 1 次。

拉贝洛尔(labetalol)

拉贝洛尔在阻断 β 受体的同时也阻断 α 受体。其中阻断 $β_1$ 受体和 $β_2$ 受体的作用强度相似,对 $α_1$ 受体作用较弱,对 $α_2$ 受体则无作用。因其具有内在拟交感活性,可部分激活 $β_2$ 受体,拉贝洛尔降低血压而不会显著改变心率或心输出量,可用于治疗嗜铬细胞瘤和高血压急症。

卡维地洛(carvedilol)

卡维地洛和拉贝洛尔相似,是一种消旋体混合物,同时阻断 $α_1$ 和 $β_1$、$β_2$ 受体,无内在拟交感活性。阻断 $α_1$ 受体的作用为拉贝洛尔的一半,阻断 β 受体的作用比拉贝洛尔强 3~5 倍。卡维地洛口服后易于吸收,口服首过消除显著,生物利用度为 22%,药效维持可达 24 h。

卡维地洛导致的血压下降,主要是外周血管阻力降低所致,对心输出量和心率影响较小。适合用于治疗轻中度高血压或伴有肾功能不全糖尿病的高血压患者,卡维地洛可降低心力衰竭患者的死亡率,适合伴有心力衰竭的高血压患者。不良反应与普萘洛尔相似,但不影响血脂代谢。临床上用于治疗轻、中度高血压或伴有肾功能不全、糖尿病的高血压患者。注意用药剂量必须个体化,从小剂量开始,在密切监测下逐步调整剂量。

三、血管紧张素转换酶抑制剂

常用的有卡托普利、依那普利、贝那普利、西拉普利。作用机制为抑制 ACE 活性,使 Ang Ⅱ 的生成减少及缓激肽的降解减少,从而扩张血管、降低血压。本类药物降压时,起效缓慢,作用逐渐增强,不仅具有良好的降压效果,而且具有器官保护作用,对高血压患者的并发症及一些伴发疾病有良好的治疗效果。因其阻断醛固酮,可以增强利尿药的作用,有轻度留 K^+ 的作用,对有高血钾倾向的患者应注意,适合与具有排钾作用的利尿药物合用。与缓激肽相关的副作用、如顽固性咳嗽(无痰干咳),其是患者停药的主要原因;血管神经性水肿是该类药少见而严重的不良反应。对高钾血症、妊娠妇女和双侧肾动脉狭窄患者禁用。

卡托普利(captopril)

卡托普利具有轻至中等强度的降压作用,可降低外周阻力,增加肾血流量,不伴反射性心率加快。药理作用及体内过程、不良反应详见第二十四章。

【临床应用】 对绝大多数轻中度高血压有效,特别对正常肾素型及高肾素型高血压疗效更佳。降压作用快而强,短期或长期口服均可降压,能改善充血性心力衰竭患者的心脏功能,副作用小,适用于各型高血压。

目前为抗高血压治疗的一线药物之一。60%~70% 的患者单用本药能使血压控制在理想水平。加用利尿药,则 95% 患者有效,可用于重症或顽固性高血压。本药尤其适用于合并有糖尿病及胰岛素抵抗、左心室肥厚、心力衰竭、急性心肌梗死的高血压患者,可明显改善生活质量且无耐受性,连续用药 1 年以上疗效不会下降,且停药不反跳。

依那普利(enalapril)

依那普利为不含巯基的长效、高效 ACEI。依那普利为前体药,代谢为苯丁羟脯酸(enalaprilat,依那普利拉)后,抑制 ACE 的作用较卡托普利强 10 倍,且更持久。作用持续时间较长,可每天给药 1 次。临床上主要用于高血压的治疗,不良反应、药物相互作用与卡托普利相似。因为其不含—SH,故无典型的青霉胺样反应(皮疹、嗜酸性粒细胞增多等)。有报道其对心功能的改善优于卡托普利。因作用强,引起咳嗽等不良反应明显,合并有心力衰竭时低血压亦较多见,应适当控制剂量。

其他 ACEI

其他 ACEI 如赖诺普利(lisinopril)、贝那普利(henazepril)、福辛普利(fosinopril)、奎那普利(quinapril)、雷米普利(ramipril)、培哚普利(perindopril)和西拉普利(cilazapril)等,与卡托普利相比,均更为长效,每天只需服用 1 次,作用及临床应用同依那普利。

四、血管紧张素 II 受体拮抗药

Ang II 可作用于两种受体,即血管紧张素 I 型和 II 型受体(AT$_1$ 和 AT$_2$ 受体)。AT$_1$ 受体拮抗药为常用抗高血压药,代表药物有氯沙坦(losartan)、坎地沙坦(candesartan)、奥美沙坦(olmesartan)、替米沙坦(telmisartan)、依普沙坦(eprosartan)、厄贝沙坦(irbesartan)、缬沙坦(valsartan)、阿奇沙坦(achisartan)和阿利沙坦(alisartan)。

其降压作用起效缓慢,但持久而稳定。与 ACEI 比较,AT$_1$ 受体拮抗药对 AT$_2$ 受体的器官保护作用具有增强作用;可阻断 ACE 途径和非 ACE 途径(如糜酶途径)几乎所有 Ang II 的有害作用;不影响缓激肽等物质的生化代谢,几乎不出现干咳、血管神经性水肿等不良反应,持续治疗的依从性高。禁忌证与 ACEI 相同。目前与 ACEI 并列为一线降压药。

氯沙坦(losartan)

【药理作用】　氯沙坦竞争性阻断 AT$_1$ 受体,为第一个用于临床的非肽类 AT$_1$ 受体拮抗药。氯沙坦在体内转化成更有活性的代谢产物 EXP-3174,后者有非竞争性 AT$_1$ 受体阻断作用,它们都能与 AT$_1$ 受体选择性地结合,对抗 AT$_1$ 受体的绝大多数药理学作用,从而产生降压作用。

【临床应用】　本药可用于各型高血压,若单用效果不理想,可加用利尿药,其他内容详见第二十四章。

五、钙通道阻滞药

目前钙通道阻滞药(calcium channel blocker, CCB)在我国是临床最为常见的抗高血压药物。该类药物抗高血压的作用机制是抑制 Ca^{2+} 离子进入血管平滑肌细胞,抑制平滑肌的收缩,从而舒张血管,降低外周阻力而降低血压。非二氢吡啶类的药物如维拉帕米、地尔硫䓬还对心脏有一定抑制作用。二氢吡啶类(如氨氯地平、非洛地平、尼卡地平、硝苯地平、尼索地平和尼群地平)与非二氢吡啶类的药物在降低血压方面都同样有效。

除心力衰竭外,钙通道阻滞药较少禁忌证,对老年患者有较好的降压疗效,高钠饮食和饮酒也不影响其降压作用。由于其药理作用广泛,可用于合并糖尿病、冠心病或外周血管病患者;长期治疗还有抗动脉粥样硬化作用。

与维拉帕米和地尔硫䓬相比,硝苯地平和其他二氢吡啶类药物对血管的选择性更高,对心脏的抑制作用也较小。在给予二氢吡啶的大多数患者中,反射性交感神经激活伴轻微心动过速可维持或增加心

输出量。维拉帕米对心脏的抑制作用最大,可能降低心率和心输出量。地尔硫革的作用介于二者之间。药理作用和不良反应请参考第二十二章。

硝苯地平(nifedipine)

【体内过程】 硝苯地平口服和舌下含服,90%以上被吸收,生物利用度达65%以上。蛋白结合率为98%,$t_{1/2}$为4~5 h,口服20 min产生降压作用,舌下给药后5~10 min内开始降压,作用持续6~8 h。主要经肾排泄,一般70%~80%从尿中排出,10%~15%由粪便排出。

【药理作用】 硝苯地平作用于血管平滑肌细胞膜L型钙通道,通过抑制钙离子从细胞外进入细胞内,而使细胞内钙离子浓度降低,导致小动脉扩张,总外周血管阻力下降而降低血压。由于周围血管扩张,可引起交感神经活性反射性增强而引起心率加快。

【临床应用】 硝苯地平对轻、中、重度高血压均有降压作用,亦适用于合并有心绞痛或肾脏疾病、糖尿病、哮喘、高脂血症及恶性高血压患者。一些流行病学研究报道,接受短效硝苯地平治疗高血压的患者发生心肌梗死或死亡的风险增加,目前多推荐使用缓释片剂,以提供更平稳的慢性高血压控制。口服短效硝苯地平则可用于严重高血压的紧急治疗。

【不良反应与药物相互作用】 见第二十二章。

氨氯地平(amlodipine)

氨氯地平口服吸收缓慢,服药后6~12 h达到血药浓度峰值。与硝苯地平相比,本药起效慢,作用持续时间长,在肝脏代谢为无活性的代谢产物,经肾排出体外。$t_{1/2}$为35~48 h。老年人及肾功能减退者或者合并应用其他降压药或抗心绞痛药时,不必调整剂量,肝功能不全者禁用。其作用与硝苯地平相似,但对血管松弛作用较硝苯地平强,适用于各型高血压。每天口服1次。

拉西地平(lacidipine)

拉西地平血管选择性强,不易引起反射性心动过速和心输出量增加,用于轻、中度高血压。降压作用起效慢、持续时间长,每天口服1次。具有抗动脉粥样硬化作用。不良反应有心悸、头痛、面红、水肿等。

非洛地平(felodipine)

非洛地平口服吸收良好,但首过消除强,生物利用度仅为13%~16%,$t_{1/2}$为7~21 h,主要经肝代谢,经肾排出。肝病患者及老年患者应调整剂量。

第四节 其他抗高血压药

一、中枢性抗高血压药

中枢性抗高血压药包括可乐定、甲基多巴、莫索尼定和利美尼定等,这些药物是治疗高血压的二线或三线药物。中枢性抗高血压药可以降低大脑血管交感中枢的活性,从而导致交感神经活动减少和随后的血管舒张,此外还可降低心率和心输出量。

曾经认为可乐定的降压作用主要通过作用于延髓背侧孤束核 α_2 受体,使支配心血管系统的外周交感神经活性降低,血压下降。后来发现其降压作用还与延髓嘴端腹外侧区的咪唑啉 I_1 受体有关。I_1 的作用也导致外周交感神经张力降低及血压下降,与 α_2 受体的作用产生协同。α_2 受体还与其引起的镇静等副作用有关。本类药物中,莫索尼定主要作用于咪唑啉受体,甲基多巴则作用于孤束核 α_2 受体。适合一线抗高血压药无效或禁忌的高血压患者。

可乐定(clonidine)

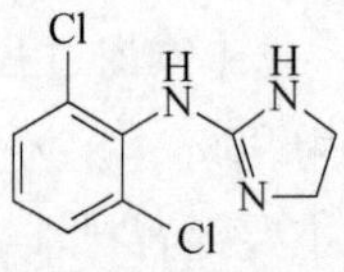

【药代动力学】

可乐定为咪唑啉衍生物,即二氯苯胺咪唑啉。口服吸收快而完全,生物利用度约为 75%,1~3 h 后血药浓度达峰值,血浆 $t_{1/2}$ 约为 9 h,30%~50% 经肝代谢,其余以原形经肾排泄。由于其半衰期相对较短,必须每天口服两次(或使用透皮制剂)以保持平稳的血压控制。

图 26-2 可乐定的化学结构式

【药理作用】   降压作用中等偏强起效快,静脉注射后可见血压短暂升高,随后血压持久下降。升压作用是激动外周血管 α_1 受体所致,随后出现的降压作用则与中枢作用相关。降压的同时伴有心率减慢,心排出量减少,对立位血压的降压作用大于卧位,此外还有镇静,抑制胃肠运动和分泌的作用。

【临床应用】

(1)常用于其他药无效时,中度高血压的治疗。本药不影响肾血流量和肾小球滤过率,可长期使用。

(2)可与利尿药合用,用于重度高血压的治疗。

(3)口服用于预防偏头痛或作为治疗吗啡成瘾的戒毒药,还可用于戒烟。

(4)溶液剂滴眼,用于治疗开角型青光眼。

【不良反应与相互作用】   可乐定引起的嗜睡等副作用主要由 α_2 受体介导,常见的不良反应是口干和便秘,其他有嗜睡、抑郁、眩晕、血管性水肿、腮腺肿痛、恶心、心动过缓、食欲缺乏等,还有停药反跳现象。可乐定不宜用于高空作业或驾驶机动车辆的人员,以免因精力不集中、嗜睡而导致事故发生,停药因反跳现象,引起高血压危象。

【药物相互作用】   可乐定能加强其他中枢神经系统抑制药的作用。三环类化合物如丙咪嗪等药物对中枢 α 受体阻断作用,可取消可乐定的降压作用,故二者不宜合用。如患者在治疗期间发生抑郁,则应停用可乐定。停药应在有其他降压药替代的同时逐步进行。一旦发生可乐定停药导致的高血压危象,应重新使用可乐定或给予 α 和 β 受体拮抗药。

莫索尼定(moxonidine)

莫索尼定为第二代中枢性降压药,作用与可乐定相似,但对咪唑啉 I_1 受体的选择性比可乐定高,降压效能略低于可乐定。其不良反应少,无明显镇静作用,亦无停药反跳现象。口服易吸收血浆 $t_{1/2}$ 为 2 h,但与受体结合牢固,可每天给药一次,长期用药也有良好的降压效果,并能逆转高血压患者的心肌肥厚,用于治疗轻、中度高血压。

二、血管平滑肌扩张药

所有血管扩张剂都使小动脉的平滑肌松弛而降低血管阻力,硝普钠和硝酸盐也可以舒张静脉。小动脉扩张导致外周阻力下降以降低血压,但压力感受器反射性兴奋交感神经,导致患者心率加快、心肌收缩力加强、心输出量增加,部分对抗了其降压作用,且出现心悸、心绞痛等不良反应,还会反射性激活 RAAS,增加醛固酮分泌,导致水钠潴留;并可导致高血压患者心肌肥厚。另一些药如硝普钠对小动脉和静脉均有扩张作用,由于也扩张静脉,使回心血量减少,因此不增加心排出量,但也反射性兴奋交感神经。由于直接扩张血管平滑肌的药物不良反应较多,一般不单独用于治疗高血压,仅在其他抗高血压药无效时才加用该类药物。血管扩张剂治疗不会引起体位性低血压。

肼屈嗪（hydralazine）

肼屈嗪是一种肼衍生物，可扩张小动脉，但不会扩张静脉。现用于联合治疗重度高血压患者。

【药代动力学】 肼屈嗪有较强的首过消除效应，因此生物利用度低（平均为 25%），并且个体间存在差异。肼屈嗪的半衰期为 1.5~3 h，但扩血管作用的持续时间较长，可能是由于与血管组织的高亲和力所致。

【不良反应】 肼屈嗪最常见的不良反应是头痛、恶心、厌食、心悸、出汗和潮红。对于患有缺血性心脏病的患者中，反射性心动过速和交感神经刺激可能引起心绞痛或缺血性心律不齐。剂量高于每天 400 mg 时，红斑狼疮综合征的发生率为 10%~20%，停用肼屈嗪可逆转。其他严重但不常见的不良反应包括周围神经病变、药物热。

硝普钠（sodium nitroprusside）

硝普钠属于硝基扩张血管药，可直接松弛小动脉和静脉平滑肌。作用机制为在血管平滑肌内代谢产生具有强大的舒张血管平滑肌作用的 NO，NO 可激活 GC，促进 cGMP 的形成，从而产生血管扩张作用。

硝普钠降压作用强，起效快，维持时间短，对小动脉、小静脉及微静脉均有扩张作用，主要用于高血压危象、高血压脑病伴有急性心肌梗死或心力衰竭的高血压患者，也用于治疗慢性心功能不全。静脉滴注 30 s 即出现血压下降，2 min 内达到最低水平，停药后 5 min 内血压恢复至原水平。过度血管扩张和降压会导致头胀痛、面部潮红、恶心、呕吐、出汗不安和心悸等症状，停药后可以消失。一般在血压得到控制后应及早改用其他口服降压药，肾功能不全者慎用。

三、神经节阻断药

本类药物包括：樟磺咪芬（trimethaphan camsylate）、美卡拉明（mecamylamirte）、六甲溴铵（hexamethonium bromide）等。是历史上治疗高血压的首批药物，它们通过拮抗神经节节后纤维上的烟碱受体而阻断节后神经纤维的兴奋。由于选择性差，该类药物的不良反应多，包括交感神经麻痹（过度体位性低血压和性功能障碍）和副交感神经麻痹（便秘、尿潴留、青光眼、视力模糊、口干等）。此类药物降压作用过强过快，毒性大，临床上很少使用神经节阻断药治疗高血压，现仅限用于一些特殊情况，如高血压危象、主动脉夹层动脉瘤、外科手术中的控制性低血压等。

四、α_1 受体拮抗药

α_1 受体拮抗药，包括哌唑嗪（prazosin）、特拉唑嗪（terazosin）、多沙唑嗪（doxazosin）。可使血管平滑肌舒张，减少外周阻力、增加静脉容量、增加血浆肾素活性，从而降低血压。长期使用后扩血管作用仍存在，但肾素活性可恢复正常。最大的优点是对代谢没有明显的不良影响，并对血脂代谢有良好作用。

可用于各种程度的高血压治疗，对轻、中度高血压有明确疗效，与利尿药及 β 受体拮抗药合用可增强其降压作用。本类药物不易引起反射性心率增加，主要不良反应为首剂现象（低血压），一般服用数次后这种现象即可消失。此外许多患者用药后可出现水、钠潴留。

五、去甲肾上腺素能神经末梢阻断药

本类药物包括利舍平、胍乙啶和人工合成的胍乙啶类似物如倍他尼定等。去甲肾上腺素能神经末梢阻断药主要通过影响儿茶酚胺的贮存及释放产生降压作用。利舍平作用较弱，不良反应多，目前已不

单独应用。胍乙啶较易引起肾、脑血流量减少及水钠潴留,主要用于重症高血压。倍他尼定等作用与胍乙啶相似,可作为胍乙啶的替代品,但较少用。

六、钾通道开放药

米诺地尔(minoxil)

米诺地尔是钾通道开放药。可激活平滑肌膜中的钾通道,减少膜去极化,是强大的小动脉扩张药,但不扩张静脉,血管扩张作用具有选择性,扩张冠状动脉、胃肠道血管和脑血管,对肾和皮肤血管无作用。降压时反射性兴奋交感神经,常伴有心动过速和心输出量增加。本药口服吸收完全,口服后 4 h 生效,12~88 h 达高峰,能较持久的贮存于小动脉平滑肌中,一次给药可以维持 24 h 以上。临床上主要用于治疗顽固性高血压及肾性高血压。

米诺地尔的副作用包括水钠潴留、心悸、多毛。与利尿药和(或)β 受体拮抗药合用,可纠正其致水钠潴留和反射性心动过速的副作用,并提高疗效。

吡那地尔(pinacidil)、尼可地尔(nicorandil)等也属此类药物。

七、肾素抑制药

肾素抑制药通过抑制肾素活性,使血管紧张素原生成 Ang I 减少,进而导致 Ang II 降低,血压下降。理论上肾素抑制药与 ACEI 或 AT$_1$ 受体拮抗药合用,可克服 ACEI、AT$_1$ 受体拮抗药引起的血浆肾素活性升高,减少心血管风险,但实际应用显示,肾素抑制药与 ACEI 或 AT$_1$ 受体拮抗药合用,降压疗效确实增强,不良反应也同时增加,因此应避免合用。阿利吉仑(aliskiren)是目前用于临床的唯一肾素抑制药,临床应用、不良反应等详见第二十四章。

八、其他

尚有作用机制与上述药物不同,但具有明显抗高血压作用的其他药物,如沙克太宁(cicletanine)属呋喃吡啶类,能增加前列环素的合成等;酮色林(ketanserin)具有阻断 5 – HT$_{2A}$ 受体和轻度的 α$_1$ 受体阻断作用;波生坦(bosentan)为非选择性内皮素受体拮抗药。这些药物目前尚较少作为抗高血压药物应用于临床。

第五节 抗高血压药的合理应用

降低血压对减少心脑血管意外起到决定性的作用,一般高血压患者应降至 140/90 mmHg 以下,能耐受者和部分高危及以上的患者可进一步降至 130/80 mmHg 以下。治疗过程中应遵循有效降压、平稳降压、保护靶器官、用药个体化和联合用药的原则。

一、有效降低血压

生活方式的改变是高血压治疗极为重要的环节。前文曾提到和高血压相关的危险因素,对于轻度高血压患者,针对这些危险因素改变患者的生活方式,如超重者减肥、限制钠的摄入量(每天 5~6 g),久坐者增加有氧运动,戒酒、戒烟,改变饮食结构等,可以有效地降低患者出现其他心血管疾病、致残和死亡的风险。

对轻度高血压以外的其他大多数高血压患者,需要药物治疗以达到充分控制血压的目的。一般来说,有效降压的标准是将血压控制在 140/90 mmHg 以下。近年来,临床试验结果表明,在血压降到 140/90 mmHg 的水平后,进一步降低血压至低于 120/70 mmHg 时,可进一步显著减少患者心血管意外的发生率及降低总死亡率。

高血压的病因不明,无法根治,需要终身治疗。有些患者认为应该尽量不用药,经一段时间的治疗后血压接近正常后就自动停药,导致停药后血压重新升高,造成对靶器官的伤害。近年开展的一项临床研究结果发现,我国只有不到 10% 的高血压患者血压得到良好的控制。因此,必须加强对患者的教育,保证高血压患者得到有效的治疗。

二、平稳降低血压

血压不稳定可导致器官损伤。血压在 24 h 内存在自发性波动,这种自发性波动被称为血压波动性(blood pressure variability,BPV)。在血压水平相同的高血压患者中,血压波动性高者,靶器官损伤严重。将大鼠的动脉压力感受器的传入神经去除,造成动物的血压极不稳定,可造成这些动物严重的器官损伤。至于在长期应用中究竟哪些药物确能使血压稳定,尚缺乏系统的研究。目前应注意尽可能减少人为因素造成的血压不稳定。使用短效的降压药使血压波动增大,应优先使用长效降压药物,以有效控制 24 h 血压波动,更有效地预防心脑血管并发症发生。

三、保护靶器官

高血压的靶器官损伤包括心肌肥厚、肾小球硬化和小动脉重构等。在抗高血压治疗中必须考虑逆转或阻止靶器官损伤。一般而言,降低血压即能减少靶器官损伤,根据以往几十年抗高血压治疗的经验,认为对靶器官的保护作用比较好的药物是 ACEI、长效钙通道阻滞药和 AT$_1$ 受体拮抗药。除了血流动力学的效应之外,抑制细胞增生等非血流动力学作用也在其中起重要作用。其他药物对靶器官损伤也有一定的保护作用,但较弱。

四、联合用药

联合应用抗高血压药已成为降压治疗的基本方法,为了控制血压水平,大部分高血压患者需要使用 2 种或 2 种以上抗高血压药。血压≥160/100 mmHg 或高于目标血压 20/10 mmHg 的高危人群,往往初始治疗即需要应用 2 种抗高血压药。如血压超过 140/90 mmHg,也可考虑初始小剂量联合抗高血压药治疗。初始联合治疗对高危的中老年高血压患者有良好的降压作用,明显提高血压控制率。如仍不能达到目标血压,可在原药基础上加量,或可能需要 3 种甚至 4 种以上降压药物。

联合用药的方案,我国临床主要推荐应用的优化联合治疗方案是:钙通道阻滞药(CCB)+血管紧张素Ⅱ受体拮抗药(ARB);CCB+血管紧张素转换酶抑制药(ACEI);CCB+噻嗪类利尿药;CCB+β 受体拮抗药;ARB+噻嗪类利尿药;ACEI+噻嗪类利尿药。此外,利尿药+β 受体拮抗药;α 受体拮抗药+β 受体拮抗药;CCB+保钾利尿药;噻嗪类利尿药+保钾利尿药也可以考虑使用。在上述各种两药联合方式中再加上另一种降压药物便构成三药联合方案,其中 CCB+ACEI(或 ARB)+噻嗪类利尿药组成的联合方案最为常用。4 种药联合的方案,主要适用于难治性高血压患者,可以在上述 3 药联合基础上加用第 4 种药物如 β 受体拮抗药、醛固酮受体拮抗药、氨苯蝶啶、可乐定或 α 受体拮抗药等。

药物联合时,降压作用机制应具有互补性,同时使用增加疗效和(或)抵消或减轻不良反应。例如,在应用 ACEI 或 ARB 基础上加用小剂量噻嗪类利尿剂,降血压效果可以达到甚至超过将原有的 ACEI 或 ARB 剂量倍增的降压幅度,加用 CCB 也有相似效果。ACEI 和 ARB 可使血钾水平略有上升,能拮抗噻嗪类利尿剂长期应用所致的低血钾等不良反应。ACEI 或 ARB+噻嗪类利尿药合用有协同作用,有利于改善降压效果。CCB+ACEI 或 ARB,CCB 具有直接扩张动脉的作用,ACEI 或 ARB 既扩张动脉又扩张静脉,故两药合用有协同降低血压作用。CCB 常见的不良反应为踝部水肿,可被 ACEI 或 ARB 减轻或抵消。此外,ACEI 或 ARB 也可部分阻断 CCB 所致反射性交感神经张力增加和心率加快的不良反应。CCB+β 受体拮抗药合用,CCB 具有扩张血管和轻度增加心率的作用,恰好抵消 β 受体拮抗药的缩血管及减慢心率的作用。两药联合可使不良反应减轻。

五、个体化用药

对于特定的抗高血压药,约 2/3 的患者会出现有意义的临床反应,而约 1/3 的患者对同一种药物没有反应。种族和年龄可能对药物的反应有一定的影响,患者自身的身体状况则是另一个决定用药选择的因素。表 26 - 2 总结了一些具有其他的疾病的高血压患者的适用药物,供参考。

表 26 - 2　高血压药物的适应证(部分)

适 应 证	CCB	ACEI	ARB	利尿剂	β 受体拮抗药
左心室肥厚	+	+	+	±	±
稳定型冠心病	+	+	+	-	+
心肌梗死后	-	+	+	+	+
心力衰竭	-	+	+	+	+
脑血管病	+	+	+	+	±
肾功能不全	±	+	+	+	-
糖尿病	±	+	+	±	-
血脂异常	±	+	+	-	-

抗高血压的作用环节和一线药物

CCB:钙通道阻滞药;ACEI:血管紧张素转换酶抑制药;ARB:血管紧张素 Ⅱ 受体拮抗药;+表示适用,-表示证据不足或不适用,±号表示可能适用。

（朱益）

第二十七章　治疗心力衰竭的药物
Chapter 27　Drugs Used in Heart failure

　　心力衰竭是由各种心脏疾病导致心功能不全,心输出量降低,不能满足机体代谢需要的一种临床综合征。心力衰竭的发生包括多种病理生理机制,尤其是交感神经系统和肾素-血管紧张素-醛固酮系统(RAAS)激活,引发心肌 $\beta_1 - G_s$ 信号系统下调和心脏构型重建。RAAS 抑制药包括血管紧张素转换酶抑制药(ACEI)、AT_1 受体拮抗药和醛固酮阻滞药,是目前治疗心力衰竭最重要的药物,其治疗心力衰竭的主要机制是逆转心血管重构,降低心脏负荷和改善血流动力学。此外,β 受体拮抗药如卡维地洛也已被推荐作为治疗慢性心力衰竭的常规用药,宜小剂量长期用药,但在应用时需密切监控。强心苷类是历史最悠久的心力衰竭治疗药物,通过抑制 $Na^+,K^+ - ATP$ 酶产生正性肌力作用,可用于治疗心力衰竭和房颤等,但由于其安全范围狭窄,甚至可致室性心律失常,限制了临床应用,现已不再是心力衰竭治疗的一线药物。其他非苷类正性肌力药如 β 受体激动药、磷酸二酯酶抑制药(phosphodiesterase inhibitor,PDEI)和钙增敏药也不作为心力衰竭的一线药物,但可用于急性心力衰竭的短期治疗。利尿药、扩血管药和钙通道阻滞药能够降低心脏负荷,亦可用于心力衰竭的治疗。

第一节　课　前　阅　读

一、心力衰竭的定义与分类

　　心力衰竭(heart failure,HF)又称为慢性心功能不全(chronic cardiac insufficiency),是由各种心脏疾病导致心功能不全,心输出量(cardiac output)降低,不能满足机体代谢需要的一种临床综合征。心力衰竭导致器官、组织血液灌流不足,同时伴有体循环和(或)肺循环的被动性充血,故又称充血性心力衰竭(congestive heart failure,CHF)。心力衰竭最常见的原因是冠状动脉疾病、高血压,心肌病、瓣膜性心脏病、肺源性心脏病等亦可能导致心力衰竭。心力衰竭按心脏解剖结构可分为左心衰、右心衰和全心衰,按发生过程可分为急性和慢性心力衰竭。急性心力衰竭通常表现为心输出量的突然降低,如心肌梗死或心脏瓣膜撕裂;慢性心力衰竭则可能由长时间的代偿致心脏重塑,心功能丧失。按射血分数则可分为收缩性心力衰竭和舒张性心力衰竭。大约50%的年轻患者发生收缩性心力衰竭(heart failure with reduced ejection fraction,HFrEF),即心肌收缩力降低,射血分数降低。舒张性心力衰竭(heart failure with preserved ejection fraction,HFpEF)时,即心肌僵硬,丧失舒张功能,导致心脏充盈和心输出量减少,但射血分数可能是正常的。舒张性心力衰竭患者的比例随年龄而增加。

二、心力衰竭的病理生理学

(一)心力衰竭时神经内分泌变化
　　心功能障碍时全身性、局部性神经-体液调节发生一系列变化,主要表现在:
　　1. 交感神经系统　　心力衰竭时,心肌收缩力减弱、心输出量下降,交感神经系统活性反射性增高。交感神经激活在心力衰竭早期可起到一定的代偿作用,但长期的交感神经系统的激活可使心肌后负荷及耗氧量增加,促进心肌肥厚,诱发心律失常甚至猝死。此外,高浓度的 NA 尚可直接导致心肌细胞凋亡、坏死,使病情恶化。

2. 肾素-血管紧张素-醛固酮系统　　心力衰竭时,肾血流量减少,RAAS 激活,RAAS 的激活在心功能不全早期有一定的代偿作用,长期的 RAAS 激活,Ang Ⅱ 增加,收缩小动脉,促进醛固酮释放而致水钠潴留,增加心脏前负荷。RAAS 的激活可促进多种生长因子基因的表达,促进细胞生长,增加细胞外基质合成,从而引起心肌和血管肥大、纤维增生,导致心血管构型重建。

3. 精氨酸加压素　　心力衰竭时患者血中精氨酸加压素(arginine vasopressin,AVP)含量增加,AVP 通过特异受体(V1)与 G 蛋白偶联,激活 PLC,产生 IP_3 和 DAG,使血管平滑肌细胞内 Ca^{2+} 增加而收缩血管,增加心脏负荷。

4. 内皮素　　心力衰竭时,多种刺激因素如低氧、氧自由基、Ang Ⅱ 等都能促使心内膜下心肌以自分泌、旁分泌方式产生内皮素(endothelin,ET),产生强烈收缩血管作用和正性肌力作用。此外,内皮素还有明显的促生长作用,导致心室重构。

5. 心房钠尿肽与脑钠肽　　心房钠尿肽(atrial natriuretic peptide,ANP)和脑钠肽(brain natiuretic peptide,BNP)能够舒张血管、减少水钠潴留,有益于改善心力衰竭。B 型尿钠肽(又称脑尿钠肽)由心肌细胞合成,主要在心室表达,同时也存在于脑组织中。心肌细胞所分泌的 BNP 先以 108 个氨基酸组成的前体形式(pro-BNP,BNP 原)存在,当心肌细胞受到刺激时,在活化酶的作用下裂解为由 76 个氨基酸组成的无活性的直线多肽(NT-proBNP)和由 32 个氨基酸组成的活性环状多肽(BNP),释放入血液循环。BNP 具有强大的利钠、利尿、扩血管的作用,且可抑制血管平滑肌细胞和成纤维细胞增殖,从而产生抗心血管构型重建及降血压作用。BNP 含量受到心室压力和体积调节,当左心室功能不全时,心室体积和压力增高促进 BNP 快速合成释放入血,导致血浆 BNP 的升高,有助于调节心脏功能。临床上将 BNP 作为心力衰竭的定量标志物(BNP<100 pg/mL,可排除心力衰竭),BNP 升高的程度与心室扩张和压力超负荷成正比,可敏感和特异性地反映心脏功能的变化:不仅反映左心室收缩功能障碍,也反映左心室舒张功能障碍、瓣膜功能障碍和右心室功能障碍情况。因此,BNP 对于诊断心力衰竭高度准确,可以帮助心力衰竭患者进行危险分层,指导慢性心力衰竭的治疗。

6. 肿瘤坏死因子　　肿瘤坏死因子(tumor necrosis factor,TNF)是单核巨噬细胞及心肌自分泌产生的促进免疫和炎症反应的细胞因子。心力衰竭时 TNF-α 表达增加,TNF-α 可引起宿主发热,介导炎症反应,导致细胞凋亡,加重心力衰竭。

7. 白介素　　心力衰竭时,白介素(interleukin,IL)表达增多,如 IL-1、IL-6 等,可使心肌基质金属蛋白酶活性增加,参与心肌炎症反应,加重心力衰竭。

8. 一氧化氮　　一氧化氮(nitric oxide,NO)由一氧化氮合酶(nitric oxide synthase,NOS)催化 L-精氨酸产生。具有舒张血管、抗血管平滑肌增生、抑制血小板聚集、负性肌力和逆转心室重构等作用。心力衰竭时,NO 产生减少。

9. 肾上腺髓质素　　肾上腺髓质素(adrenomedullin,AM)可抑制醛固酮、血管紧张素和内皮素等的生成,舒张血管,促进尿钠排泄,抑制血管平滑肌增生。

(二) 心力衰竭时心肌肾上腺素 β 受体信号转导的变化

如前所述,心力衰竭最早且最常见的变化是交感神经系统的激活,交感神经长期激活可致心肌 $β_1$ 受体信号转导发生下列变化:

1. $β_1$ 受体下调　　心力衰竭时心肌 $β_1$ 受体密度降低,数目减少,以减轻 NA 对心肌的损害。

2. $β_1$ 受体与兴奋性 G_s 蛋白脱偶联　　心力衰竭时 G_s 蛋白数量减少,活性下降,而抑制性 G_i 蛋白数量增多,活性提高,G_s/G_i 比值下降,使心脏对 β 受体激动药的反应性降低。同时,AC 活性下降,cAMP 生成减少,细胞内 Ca^{2+} 减少,心肌收缩功能降低。

3. G 蛋白偶联受体激酶活性增加　　G 蛋白偶联受体激酶(G-protein coupled receptor rinase,GRK)是 G 蛋白偶联受体特异性激酶,能够磷酸化已被激动剂占领并与 G 蛋白相偶联的受体。受体被 GRK 磷酸化后形成磷酸化受体,与 G 蛋白脱偶联,使受体减敏。已发现心力衰竭时心肌中 GRK 活性增加 1 倍导致 $β_1$-G_s 蛋白系统信号功能下降。

（三）心力衰竭时心肌功能与结构变化

1. 心肌功能变化　　如前所述,心力衰竭是各种心脏疾病导致的心功能不全,可分类为收缩性心力衰竭和舒张性心力衰竭。收缩性心力衰竭表现为心肌收缩力减弱,心输出量减少,射血分数明显下降,组织器官灌流不足,其对正性肌力药物反应良好。舒张性心力衰竭主要表现为心室充盈异常,心室舒张受限和不协调,心室舒张末期压增高,心室顺应性降低,心输出量减少,射血分数下降不明显甚至可维持正常,对正性肌力药物反应差。极少数由贫血、甲状腺功能亢进、动静脉瘘等所致的心力衰竭,心输出量并不减少甚至增高,表现为高输出量心力衰竭,该类患者用本章讨论的治疗心力衰竭的药物难以奏效。

2. 心脏结构变化　　心力衰竭发病过程中,心肌处在长期的超负荷状态,心肌缺血、缺氧、能量生成障碍,心肌过度牵张等因素引发心脏构型重建(cardiac remodeling),表现为心肌组织内心肌细胞肥大、心肌细胞凋亡、心肌成纤维细胞增殖、心肌细胞外基质(extracellular matrix,ECM)堆积、胶原量增加等。心脏构型重建可导致心肌肥厚、心肌纤维化、心腔扩大、心脏顺应性降低、心脏收缩和舒张功能障碍。心脏构型重建是心力衰竭发病最重要内源性机制之一,Ang Ⅱ、醛固酮和儿茶酚胺可介导心力衰竭期间的心肌构型重建。

第二节　治疗心力衰竭药物的分类

根据药物的作用与作用机制,治疗心力衰竭的药物可分为以下几类(图 27-1)：

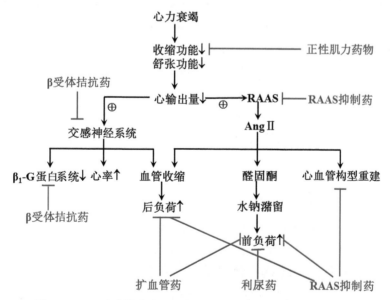

图 27-1　心力衰竭的病理机制与抗心力衰竭药的主要作用位点

1. 肾素-血管紧张素-醛固酮系统抑制药

（1）血管紧张素转换酶抑制药：如卡托普利、依那普利等。

（2）血管紧张素Ⅱ受体（AT₁）拮抗药：如氯沙坦、缬沙坦等。

（3）醛固酮受体拮抗药：螺内酯等。

2. β受体拮抗药　　如美托洛尔、卡维地洛等。

3. 利尿药　　如氢氯噻嗪、呋塞米等。

4. 正性肌力药

（1）强心苷类药：地高辛等。

（2）非苷类正性肌力药：多巴酚丁胺、米力农、左西孟旦等。

5. 扩血管药　　如硝普钠、硝酸异山梨酯、肼屈嗪、哌唑嗪等。

6. 钙通道阻滞药　　如氨氯地平等。

第三节　肾素-血管紧张素-醛固酮系统抑制药

肾素-血管紧张素-醛固酮系统抑制药包括 ACEI、血管紧张素Ⅱ受体拮抗药和醛固酮受体拮抗药，是用于心功能不全治疗最重要的药物之一。尤其是 ACEI 和 AT₁ 拮抗药可作为心力衰竭治疗的一线用药广泛用于临床。

一、血管紧张素转换酶抑制药

目前临床常用于治疗心力衰竭的 ACEI 有卡托普利（captopril）、依那普利（enalapril）、西拉普利（cilazapril）、贝那普利（benazapril）、培哚普利（pernidopril）、雷米普利（rampiril）及福辛普利（fosinopril）等。它们通过抑制 ACE，产生阻止 AngⅡ生成和保存缓激肽活性的作用。

【治疗心力衰竭的作用机制】

1. 降低外周阻力，降低心脏后负荷　　ACEI 可抑制 ACE，抑制体循环及局部组织中 AngⅠ向 AngⅡ的转化，使血液及组织中 AngⅡ含量降低，从而减弱了 AngⅡ的收缩血管作用；ACEI 还能抑制缓激肽的降解，使血中缓激肽含量增加，缓激肽可促进 NO 和 PGI_2 生成，发挥扩血管、降低心脏后负荷作用。

2. 减少醛固酮生成　　减轻水钠潴留，降低心脏前负荷。

3. 抑制、逆转心血管重构　　AngⅡ及醛固酮促进心肌细胞肥大、心肌间质纤维化、胶原含量增加，是导致心肌及血管重构的主要因素。ACEI 可减少 AngⅡ及醛固酮的形成，防止和逆转心肌与血管重构，改善心功能。

4. 改善血流动力学　　ACEI 降低血管阻力，降低平均动脉压，即降低后负荷。并能降低左室充盈压、降低室壁张力，即降低前负荷，从而改善心脏的舒张功能，增加心输出量。此外，ACEI 降低肾血管阻力，增加肾血流量。

5. 降低交感神经活性　　AngⅡ通过作用于交感神经突触前膜 AT₁ 受体促进 NA 释放，并可促进交感神经节的神经传递功能。AngⅡ尚可作用于中枢神经系统的 AT₁ 受体，促进中枢交感神经的冲动传递，进一步加重心肌负荷及心肌损伤。因此，ACEI 可通过减少 AngⅡ发挥其抗交感作用。

【临床应用】　　ACEI 对各病程阶段心力衰竭患者均有作用，能防止和逆转心室重构，提高心脏及血管的顺应性，不仅能消除或缓解心力衰竭症状、提高心力衰竭患者运动耐力和生活质量，而且显著降低心力衰竭患者的病死率、改善预后，还可延缓尚未出现症状的早期心功能不全的病程进展，延缓心力衰竭的发生。故现已作为治疗心力衰竭的一线药物广泛用于临床，特别是对舒张性心力衰竭患者疗效明显优于传统药物地高辛。

【不良反应】　　咳嗽、神经性水肿等与缓激肽相关。醛固酮分泌减少导致高钾血症。妊娠期服用可能对胎儿肾脏造成损害,并增加胎儿死亡率,孕期禁用。详见第十九章。

二、血管紧张素Ⅱ受体拮抗药

常用药物包括氯沙坦(losartan)、缬沙坦(valsartan)、厄贝沙坦(irbesartan)、坎地沙坦(candesartan)、依普沙坦(eprosartan)、替米沙坦(telmisartan)、奥美沙坦(olmesartan)。本类药物是血管紧张素Ⅱ受体的竞争性拮抗剂,对心力衰竭的作用与ACEI相似,能拮抗AngⅡ的促生长作用,也能预防及逆转心血管重构。与ACEI的不同之处是:AT_1受体拮抗药对ACE途径产生的AngⅡ及非ACE途径如糜酶(chymase)途径产生的AngⅡ都有拮抗作用;干扰RAS但不抑制激肽酶,不影响缓激肽代谢,因此不易引起咳嗽、血管神经性水肿等不良反应。常作为ACEI不耐受者的替代品。

血管紧张素受体拮抗药和脑啡肽酶抑制剂合剂(Angiotensin receptor-neprilysin inhibitor,ANRI)-沙库巴曲缬沙坦(sacubitril+valsartan)于2015年7月获得FDA批准,2017年7月获得CFDA批准,用于射血分数降低的心力衰竭患者,降低心血管病患者死亡率和心力衰竭住院风险,在临床试验中疗效显著优于心力衰竭标准治疗药物依那普利,而且表现出更高的安全性。使本药成为过去10年中心脏病学领域最重要的进展之一。其中沙库巴曲为脑啡肽酶抑制剂,能够增加钠尿肽如ANP、BNP等的含量,本药既能抑制心脏的RAS,又促进保护性神经内分泌系统的功能,对心力衰竭具有双重有益作用。适用人群为心功能分级为中度至重度心力衰竭患者,应用于ACEI治疗效果不佳,症状无缓解的患者。最常见不良反应有血管性水肿、低血压、高血钾及肾功能降低。本药不宜与ACEI联用,当在沙库巴曲缬沙坦与ACEI之间进行切换时,两类药物的使用间隔应超过36 h,妊娠期禁用。

三、抗醛固酮药

心力衰竭患者血中醛固酮的浓度可明显增高,达正常人群的20倍以上,醛固酮不仅通过保钠排钾引起水钠潴留,还有明显的促生长作用,特别是促进成纤维细胞的增殖,尚可刺激蛋白质与胶原蛋白的合成,引起心肌和血管重构,加速心力衰竭恶化。此外,醛固酮还可阻止心肌摄取NA,使NA游离浓度增加而诱发冠状动脉痉挛,增加心力衰竭时室性心律失常和猝死的风险。螺内酯(spironolactone)、依普利酮(eplerenone)是肾脏集合管中盐皮质激素醛固酮受体(MR)的竞争性拮抗药,能够增加Na^+和水的排泄,降低前负荷,同时抑制醛固酮引起的心脏重塑。临床研究证明,心力衰竭时单用螺内酯作用较弱,但与ACEI合用则可同时降低AngⅡ及醛固酮水平,能进一步减少患者的病死率,防止左室肥厚和心肌纤维化,改善血流动力学。

第四节　β受体拮抗药

自20世纪70年代中期以来的研究发现,RAAS和交感神经系统的激活是导致心力衰竭发生及病情进展加剧最重要的神经内分泌机制,尽管心力衰竭时应用β受体拮抗药有抑制心肌收缩力,加重心功能障碍的可能,但充分的临床试验证明,长期应用β受体拮抗药卡维地洛(carvedilol)、比索洛尔(bisoprolol)和美托洛尔(metoprolol)可以改善心力衰竭的症状,提高射血分数,改善患者的生活质量,降低死亡率,使早先视为禁忌的β受体拮抗药现已成为治疗慢性心力衰竭的常规用药,常与ACEI合用于轻度或重度慢性收缩性和舒张性心力衰竭。

【治疗心力衰竭的作用机制】

1. 拮抗交感神经活性　　交感神经系统与RAAS的激活是心力衰竭时最重要的神经内分泌变化。β受体拮抗药通过阻断心脏β受体,拮抗过量儿茶酚胺对心脏的毒性作用,防止过量儿茶酚胺所致的

Ca^{2+}内流,减轻由此导致的能量消耗与线粒体损伤;减少心肌细胞凋亡和坏死,改善心肌重构;还有上调心肌 β_1 受体的数量,恢复 β_1-G_s 蛋白信号转导能力,改善 β 受体对儿茶酚胺的敏感性。β 受体拮抗药也能够减少肾素释放,因此对 RAS 也有间接的抑制作用。需要注意的是,以往曾认为上调心肌 β 受体是 β 受体拮抗药用于心力衰竭的主要机制,但卡维地洛并无上调 β 受体的作用,对心力衰竭仍有效,说明上调 β 受体并不是 β 受体拮抗药治疗心力衰竭的唯一机制。此外,卡维地洛兼有阻断 α_1 受体、抗氧化等作用,从而舒张血管,降低心脏负荷,减轻心力衰竭时氧自由基所致的心肌损伤。

2. 抗心律失常与抗心肌缺血　　β 受体拮抗药具有明显的抗心肌缺血及抗心律失常作用,是其降低心力衰竭病死率和猝死的重要机制。

【临床应用】　适用于扩张型心肌病及伴有缺血、心律失常的心力衰竭。β 受体拮抗药长期应用可阻止临床症状恶化、改善心功能、降低猝死及心律失常的发生率。初期应用 β 受体拮抗药可使血压下降、心率减慢、充盈压上升、心输出量下降、心功能恶化,故应注意选择适应证。应从小剂量开始,并与ACEI、利尿药和地高辛等合并应用,以消除其不良反应。

【注意事项】　应用 β 受体拮抗药治疗心力衰竭时,应注意:

(1) 一般心功能改善的平均起效时间为 3 个月,心功能改善与治疗时间呈正相关。

(2) 从小剂量开始,逐渐增加至患者既能够耐受又不加重病情的剂量。开始时剂量偏大将导致病情加重。

(3) 合并使用其他抗心力衰竭药,如 ACEI、利尿药和地高辛等,以此作为基础治疗措施。

(4) 严重心动过缓、严重左室功能减退、明显房室传导阻滞、低血压及支气管哮喘患者慎用或禁用。

第五节　利　尿　药

利尿药在心力衰竭的治疗中起着重要的作用,目前仍作为一线药广泛用于各种心力衰竭的治疗。利尿药促进 Na^+、水的排泄,减少血容量,降低静脉压,消除或缓解静脉瘀血及肺水肿和外周水肿,降低心脏前负荷,改善心功能。对心力衰竭伴有水肿或有明显瘀血者尤为适用。对轻度心力衰竭,单独应用噻嗪类利尿药;对中、重度心力衰竭或单用噻嗪类疗效不佳者,可用袢利尿药或噻嗪类与保钾利尿药合用;对严重心力衰竭、慢性心力衰竭急性发作、急性肺水肿或全身水肿者,宜静脉注射袢利尿药呋塞米(furosemide)。保钾利尿药作用较弱,多与其他利尿药如袢利尿药等合用,能有效拮抗 RAAS 激活所致的醛固酮水平的升高,增强利尿效果及防止失钾,还可抑制心脏构型重建。

利尿药引起的电解质平衡紊乱,尤其是排钾利尿药如袢利尿药和噻嗪类利尿药引起的低钾血症,是心力衰竭时诱发心律失常的常见原因之一,特别是与强心苷类合用时更易发生,因此应注意补充钾盐或与保钾利尿药合用。

第六节　正性肌力药

一、强心苷类

强心苷(cardiac glycosides)是一类具有强心作用的苷类化合物,又名洋地黄类(digitalis)药物,来源于玄参科和夹竹桃科植物如紫花洋地黄、毛花洋地黄、黄花夹竹桃等。可供使用的制剂有地高辛(digoxin)、洋地黄毒苷(digitoxin)、毛花苷 C(lanatoside C)、去乙酰毛花苷(deslanoside)和毒毛花苷 K(strophanthinK)。临床常用的为地高辛和西地兰。

强心苷分子由强心苷元(苷元)与糖缩合而成。苷元由甾体母核及其 17 位碳原子连接的不饱和内酯环组成,3 位碳原子与 3 分子洋地黄毒糖相连。苷元是强心苷强心作用的有效部位,糖基不介导强心苷药理作用,但能提高苷元极性,影响强心苷的药代动力学特性,延长其作用时间(图 27 - 2)。

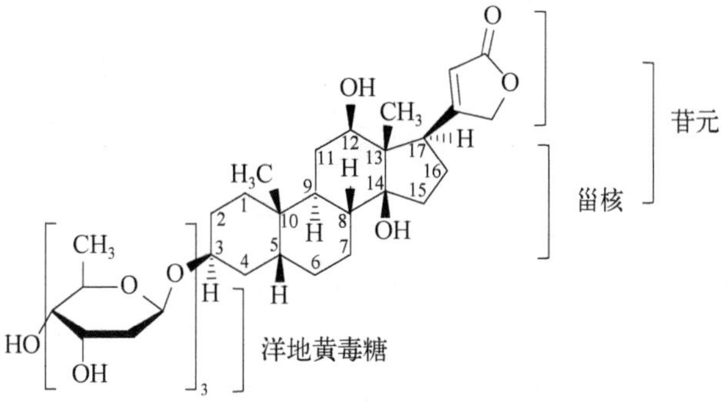

图 27 - 2　强心苷的结构

【体内过程】　强心苷类药物由于侧链的不同,导致它们药动学上存在差异。长效强心苷类的代表药物是洋地黄毒苷,脂溶性高,口服吸收好,大多经肝代谢后经肾排出,存在明显的肠肝循环,$t_{1/2}$ 长达 5~7 天,作用维持时间长。中效强心苷类的代表药物是地高辛,口服生物利用度个体差异大,临床应用时应注意调整剂量。人群中大约 10% 的人肠道菌群可灭活地高辛,抗生素可能引起其血药浓度升高,从而增加毒性反应。地高辛口服吸收迅速而完全,生物利用度达 90%,分布广泛,能通过血脑屏障。约 2/3 的地高辛以原形经肾脏排出,$t_{1/2}$ 为 33~36 h。短效类代表药物是毛花苷 C、毒毛花苷 K,口服不吸收,需静脉给药,绝大部分以原形经肾脏排出,作用维持时间短(表 27 - 1)。

表 27 - 1　3 种强心苷的药动学参数

药　名	给药方法	吸收率(%)	蛋白结合率(%)	肝代谢(%)	肝肠循环(%)	肾排泄(%)	半衰期
洋地黄毒苷	口服	90~100	97	70	26	10	5~7 d
地高辛	口服静脉	60~85	25	20	7	60~90	36 h
毒毛花苷 K	静脉	—	5	0	少	100	19 h

【药理作用与机制】

1. 对心脏的作用

(1) 正性肌力作用:强心苷对心脏具有高度选择性,显著加强衰竭心脏的收缩力,增加心输出量,从而解除心力衰竭的症状。强心苷的正性肌力作用(positive inotropic action)有以下特点:① 加快心肌纤维缩短速度,使心肌收缩迅速而敏捷,因此舒张期相对延长;② 增加衰竭心脏心输出量,但不增加正常人心输出量;③ 不增加或降低心肌耗氧量。

强心苷正性肌力作用的机制是:强心苷与心肌细胞膜上的强心苷受体 Na^+,K^+-ATP 酶结合并抑制其活性,导致钠泵失活,使细胞内 Na^+ 量增加,K^+ 减少。细胞内 Na^+ 量增多后,通过 Na^+-Ca^{2+} 双向交换机制使 Na^+ 内流减少,Ca^{2+} 外流减少,或 Na^+ 外流增加,Ca^{2+} 内流增加,心肌细胞内 Ca^{2+} 有所增加;心肌细胞内 Ca^{2+} 的轻度增加,又促使肌浆网(sarcoplasmic reticulum, SR)释放更多的 Ca^{2+}(以钙释钙),最终导致心肌细胞内 Ca^{2+} 明显增加,使心肌收缩力加强(图 27 - 3)。

(2) 减慢心率作用:治疗量的强心苷对正常心率影响小,但对心率加快及伴有房颤的心功能不全者则可显著减慢心率(负性频率,negative chronotropic action)。心功能不全时由于反射性交感神经活性增强,使心率加快,而应用强心苷后使心输出量增加,反射性兴奋迷走神经,抑制窦房结,使心率减慢。

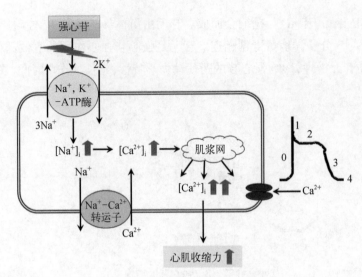

图27-3　强心苷的作用机制

强心苷减慢心率的另一个机制是增加心肌对迷走神经的敏感性。强心苷的减慢心率作用有利于心脏休息,延长舒张期,增加心输出量,使冠脉血流量增多,因此对心力衰竭治疗有利。

(3) 对心肌电生理特性的影响:强心苷对心肌电生理特性的影响比较复杂。治疗剂量时,强心苷反射性兴奋迷走神经及增加心肌对迷走神经的敏感性,迷走神经主要支配心房、窦房结和房室结等,故强心苷降低窦房结自律性,减慢房室传导。强心苷还可促进 K^+ 外流,缩短心房动作电位时程(APD)和有效不应期(ERP)。高浓度时,强心苷可过度抑制 Na^+,K^+-ATP 酶,则更多影响心室及蒲肯野纤维,使细胞内 K^+ 降低,但 Ca^{2+} 增加。细胞内 K^+ 降低,使 K^+ 外流减少,造成最大舒张电位负值减小,自律性提高,并缩短 ERP。细胞内 Ca^{2+} 增加则引起 Ca^{2+} 振荡、早后除极、迟后除极等。故强心苷中毒时可引起各种类型室性心律失常,以室性期前收缩、室性心动过速多见。中毒剂量下,强心苷也可增强中枢交感神经活性,进一步增加引起室性心律失常的风险(表 27-2)。

表 27-2　强心苷对心肌电生理特性的作用

电生理特性	窦房结	心 房	房室结	浦肯野纤维
自律性	降低			增高
传导性			减慢	
有效不应期	缩短	缩短		缩短

(4) 强心苷引起的心电图的改变:治疗量强心苷引起心电图变化的表现为:T 波幅度变小,甚至倒置,ST 段降低呈鱼钩状,表明动作电位 2 相缩短,可作为临床判断强心苷中毒的指标之一;P-P 间期延长,表明窦性心率减慢;P-R 间期延长,表明房室传导减慢;Q-T 间期缩短,表明浦肯野纤维和心室肌 APD 和 ERP 缩短。中毒量强心苷可引起各种类型的心律失常,在心电图上引起相应改变。

2. 利尿　　强心苷对心功能不全患者有明显的利尿作用,主要原因是其正性肌力作用使心输出量增加后,增加了肾血流量和肾小球滤过率,从而间接产生利尿作用。此外,强心苷亦可直接抑制肾小管 Na^+,K^+-ATP 酶,减少肾小管对 Na^+ 的重吸收,促进钠和水排出,发挥利尿作用。

3. 对神经系统和内分泌系统的作用　　治疗量时,强心苷反射性兴奋迷走神经,增加心肌对迷走神经的敏感性,还有直接兴奋脑干副交感神经中枢,从而减慢心率和抑制房室传导。强心苷还能降低心力衰竭患者血浆肾素活性,进而减少 Ang Ⅱ 及醛固酮含量,以拮抗心功能不全时过度激活的 RAAS。但中毒剂量时,强心苷可兴奋延髓极后区催吐化学感受区而引起呕吐,还可兴奋交感神经中枢,增加交感神经冲动,引起快速型心律失常。

4. 对血管的作用　　强心苷能直接收缩血管平滑肌,使外周阻力上升。但心力衰竭患者用药后,因强心苷抑制交感神经活性的作用超过了其直接收缩血管的效应,因此血管阻力下降、心输出量及组织灌流增加、动脉压不变或略升。

【临床应用】

1. 治疗心力衰竭　　在过去数十年心力衰竭的治疗中,强心苷特别是地高辛一直是心力衰竭治疗的首要药物,但随着对心力衰竭病理生理和神经内分泌机制认识的不断加深,以及 ACEI、β 受体拮抗药治疗心力衰竭临床疗效的肯定,强心苷已不再是心力衰竭治疗的一线药物,现多用于以收缩功能障碍为主且对利尿药、ACEI、β 受体拮抗药疗效欠佳者,通常与其他抗心力衰竭药物如利尿药和 ACEI 等联用。强心苷治疗心力衰竭机制主要由于正性肌力作用和负性频率作用。强心苷对不同原因所致的心力衰竭疗效有一定的差异:对有心房纤颤伴心室率快的心力衰竭疗效最佳;对瓣膜病、风湿性心脏病(高度二尖瓣狭窄的病例除外)、冠状动脉粥样硬化性心脏病和高血压心脏病所导致的心功能不全疗效较好;对肺源性心脏病、活动性心肌炎(如风湿活动期)或严重心肌损伤疗效较差,且容易发生中毒;对扩张型心肌病、心肌肥厚、舒张性心力衰竭者不应选用强心苷,而应首选 β 受体拮抗药、ACEI。

2. 治疗心律失常

(1)心房纤颤:心房纤颤的主要危害是心房过多的冲动下传至心室,引起心室率加快,心输出量减少。强心苷主要是通过兴奋迷走神经,减慢房室传导,或增加房室结中隐匿性传导,减慢心室率,但对多数患者并不能终止心房纤颤。

(2)心房扑动:由于心房扑动的冲动较强而规则,更易于传入心室,所以心室率快而难以控制。强心苷是治疗心房扑动最常用的药物,它可不均一地缩短心房的有效不应期,使扑动变为颤动,进而通过减慢房室传导而减慢心室率。有部分病例在转变为心房纤颤后停用强心苷可恢复窦性节律,可能是因为停用强心苷后,相当于取消了缩短心房不应期的作用,也就是使心房的有效不应期相对延长,从而使折返冲动落于不应期而终止折返激动,恢复窦性节律。

(3)阵发性室上性心动过速:强心苷兴奋迷走神经,降低心房的兴奋性,因此可能终止阵发性室上性心动过速的发作,现在少用。

【不良反应】　强心苷安全范围狭窄,一般治疗量已接近中毒剂量的 60%,这也是强心苷不再是治疗心力衰竭一线药物的原因之一。强心苷生物利用度个体差异较大,故易发生不同程度的毒性反应。特别是当低血钾、高血钙、低血镁、心肌缺氧、酸碱平衡失调、发热、心肌病理损害、肾功能不全、高龄及合并用药等因素存在时更易发生。

1. 胃肠道反应　　主要表现为厌食、恶心、呕吐及腹泻等。是最常见的早期中毒症状。剧烈呕吐可导致失钾而加重强心苷中毒,所以应注意补钾或考虑停药。

2. 中枢神经系统反应　　主要表现有色视症,如黄视、绿视症及视物模糊等,以及眩晕、头痛、失眠、疲倦和谵妄等症状。视觉异常通常是强心苷中毒的先兆,可作为停药指征。

3. 心脏反应　　是强心苷最严重、最危险的不良反应,约有 50% 的病例发生各种类型心律失常。

(1)快速型心律失常:强心苷中毒最多见和最早见的是室性期前收缩,约占心脏毒性发生率的 1/3,也可发生二联律、三联律及室性心动过速,甚至发生室颤。如前所述,强心苷引起快速型心律失常的机制是过度抑制 Na^+, K^+-ATP 酶,使细胞内 K^+ 降低,但 Ca^{2+} 增加,增加心肌自律性和迟后除极。据此,近来有人主张应用钙通道阻滞药治疗由强心苷中毒所引起的快速型心律失常。

(2)房室传导阻滞:强心苷引起的房室传导阻滞除与提高迷走神经兴奋性有关外,还与高度抑制 Na^+, K^+-ATP 酶有关。抑制 Na^+, K^+-ATP 酶则细胞失钾,使钾外流减少,静息膜电位变小(负值减少),

使零相除极速率降低,故发生传导阻滞。

(3) 窦性心动过缓:强心苷可因抑制窦房结,降低窦房结自律性而致窦性心动过缓,使心率降至60 次/分以下,也是中毒先兆症状,应作为停药的指征之一。

【中毒防治】

1. 预防

(1) 避免中毒诱发因素:避免低血钾,尤其是排钾性利尿药可致低血钾而加重强心苷的毒性。呋塞米还能促进心肌细胞 K^+ 外流,所以强心苷与排钾利尿药合用时,应根据患者的肾功能状况适量补钾。

(2) 警惕中毒先兆症状:强心苷中毒先兆症状包括腹泻、色视、早搏、心率<60 次/分,可作为强心苷的停药指征。

2. 治疗

(1) 氯化钾是治疗由强心苷中毒所致的快速型心律失常的有效药物。钾离子能与强心苷竞争心肌细胞膜上的 Na^+,K^+ - ATP 酶,减少强心苷与酶的结合,从而减轻或阻止毒性的发生和发展。钾与心肌的结合比强心苷与心肌的结合疏松,强心苷中毒后补钾只能阻止强心苷继续与心肌细胞的结合,而不能将已经与心肌细胞结合的强心苷置换出来,故防止低血钾比补钾更重要。补钾时不可过量,同时还要注意患者的肾功能情况,以防止高血钾的发生,对并发传导阻滞的强心苷中毒者不能补钾盐,否则可致心脏停搏。

(2) 对心律失常严重者还可使用苯妥英钠。苯妥英钠不仅有抗心律失常作用,还能与强心苷竞争 Na^+,K^+ - ATP 酶,恢复该酶的活性,因而有解毒效应。

(3) 利多卡因可用于治疗强心苷中毒所引起的室性心动过速和心室纤颤。

(4) 对强心苷中毒所引起的心动过缓和房室传导阻滞等缓慢型心律失常,不宜补钾,可用 M 受体拮抗药阿托品治疗。

(5) 国外应用地高辛抗体治疗严重危及生命的地高辛中毒。地高辛抗体的 Fab 片段对强心苷有高度选择性和强大亲和力,能将强心苷从 Na^+,K^+ - ATP 酶的结合中解离出来,对严重中毒有明显效果。

【药物相互作用】

(1) 奎尼丁能使地高辛的血药浓度增加 1 倍,两药合用时应减少地高辛用量的 30%~50%,否则易发生中毒,尤其是心脏毒性。

(2) 地高辛与维拉帕米合用时,因为维拉帕米能抑制地高辛经肾小管分泌,减少消除,所以使地高辛的血药浓度升高 70%,引起缓慢型心律失常,故二药合用时宜减少地高辛用量的 50%。

(3) 苯妥英钠增加地高辛的清除,降低地高辛的血药浓度。

(4) 拟肾上腺素药提高心肌自律性,使心肌对强心苷的敏感性增高,而导致强心苷中毒。

二、非苷类正性肌力药

非苷类正性肌力药包括 β 受体激动药、PDEI 和钙增敏药等(图 27-4)。由于这类药物不良反应多,易使病情恶化,可增加心力衰竭患者的病死率,故不宜作常规治疗用药,仅供短期静脉给药用。

(一) β 受体激动药

β 受体激动剂包括合成的和天然的儿茶酚胺类,通过激动 $β_1$ 受体-G_s 蛋白系统,激活 AC,增加 cAMP,促进 Ca^{2+} 内流,增加心肌收缩力,因此可用于心力衰竭的治疗。但是,心力衰竭时交感神经过度

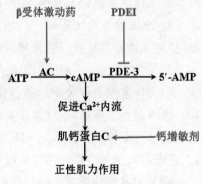

图 27-4　非苷类正性肌力药的作用环节

激活,β_1 受体下调,β 受体与 G_s 蛋白脱偶联;心肌细胞中 G_s 与 G_i 蛋白平衡失调,对儿茶酚胺类药物及 β 受体激动药的敏感性下降。在心力衰竭后期,儿茶酚胺更是病情恶化的主要因素之一,且易引起心率加快和心律失常,因此 β 受体激动药主要用于强心苷反应不佳或禁忌者,更适用于伴有心率减慢或传导阻滞的患者。

多巴酚丁胺(dobutamine)

多巴酚丁胺是治疗心力衰竭最常用的 β 受体激动药。主要激动心脏 β_1 受体,也轻度激活 β_2 受体及 α_1 受体,能明显增强心肌收缩力,降低血管阻力,提高衰竭心脏的心输出量,并降低左心室舒张末期压。缺点是可能引起心率和心肌耗氧量的轻度增加。半衰期仅为 2 min,多采用静脉给药用于急性代偿性心力衰竭的短期治疗,或用于对强心苷反应不佳的严重左心室功能不全和心肌梗死后心功能不全,但血压明显下降者不宜使用。

多巴胺(dopamine)

小剂量使用多巴胺时激动 D_1、D_2 受体,扩张肾、肠系膜及冠状血管,增加肾血流量和肾小球滤过率,促进排钠。稍大剂量激动 β 受体,并促使 NA 释放,抑制其摄取,故能增加外周血管阻力、加强心肌收缩性、增加心输出量。大剂量时激动 α 受体,致血管收缩,心脏后负荷增高。故多巴胺多用于急性心力衰竭,常作静脉滴注。

(二)磷酸二酯酶抑制药

磷酸二酯酶抑制药(phosphodiesterase inhibitor, PDEI)抑制 PDE-3,减少 cAMP 降解,明显提高心肌细胞内的 cAMP 含量,激动 PKA,增加细胞内钙浓度,增加心肌收缩力。cAMP 还可失活肌球蛋白轻链激酶而使血管平滑肌松弛,从而降低左心室充盈压。因此 PDEI 具有正性肌力和血管舒张双重作用,可缓解心力衰竭症状。对于这类药物是否能降低心力衰竭患者的病死率和延长其寿命,目前尚有争议。主要用于心力衰竭时的短时间支持疗法,尤其是对强心苷、利尿药及血管扩张药反应不佳的患者。

氨力农(amrinone)与米力农(milrinone)

氨力农(又名氨吡酮)和米力农(又名甲氰吡酮)为双吡啶类衍生物。氨力农的不良反应较严重,常见的有恶心、呕吐,心律失常的发生率也较高,此外尚有血小板减少和肝损害。米力农为氨力农的替代品,抑酶作用比氨力农强 20 倍,不良反应亦较少。米力农不仅有正性肌力作用,而且还可以扩张肺血管,改善心肌舒张功能,可用于治疗肺动脉高压和右心力衰竭。与多巴酚丁胺相比,米力农半衰期较长(3~6 h),降低左室充盈压和血压作用更强,致心律失常和增加心肌耗氧量的作用弱。但是米力农仍可能通过提高房室结传导速度加重心律失常风险,可致室上性及室性心律失常、低血压、心绞痛样疼痛及头痛等,并有报道其能增加病死率。现仅供短期静脉给药治疗急性心力衰竭。

(三)钙增敏药

钙增敏药(calcium sensitizer)是近年来发现的新一代用于心力衰竭的药物,其增加肌钙蛋白 C(troponin C, TnC)对 Ca^{2+} 的亲和力,在不增加细胞内 Ca^{2+} 浓度的条件下,增强心肌收缩力。可避免细胞内 Ca^{2+} 浓度过高所引起的损伤,还可节约部分 Ca^{2+} 转运所消耗的能量,是开发正性肌力药物的新方向。大多数钙增敏药还兼具对 PDE-3 的抑制作用,可部分抵消钙增敏药的副作用。

该类药物均缺乏心肌舒张期的松弛作用,使舒张期变短、张力提高。而且有报道该类药物和米力农一样,可降低心力衰竭患者的生存率,但其临床疗效有待于大规模的临床研究证实。

维司力农(vesnarinone)

维司力农是一种口服有效的正性肌力药物,兼有中等程度的扩血管作用。其作用机制较复杂,能选择性地抑制 PDE-2,但对 PDE-3 的抑制作用比米力农、氨力农等双吡啶类弱。本药还能激活 Na^+ 通道,促进 Na^+ 内流;抑制 K^+ 通道,延长动作电位时程;因 cAMP 的增加而促进 Ca^{2+} 内流,使细胞内 Ca^{2+} 量增加;增加心肌收缩成分对 Ca^{2+} 的敏感性;抑制 TNF-α 和 INF-γ 等细胞因子的产生和释放。临床应用可缓解心力衰竭患者的症状,提高生活质量。

匹莫苯(pimobendan)

匹莫苯是苯并咪唑类衍生物。本药除抑制 PDE-3 外,还能提高心肌收缩成分对细胞内 Ca^{2+} 的敏感性,使心肌收缩力加强。临床试验表明匹莫苯可增加患者运动耐力,减轻心力衰竭症状,减少发作次数,对中度和重度心力衰竭患者有效。不良反应低于双吡啶类药物。

左西孟旦(levosimendan)

左西孟旦能够稳定 Ca^{2+} 诱导的肌钙蛋白 C 构象变化,在不增加 ATP 消耗的情况下,增加心肌肌钙蛋白 C 对 Ca^{2+} 的敏感性,而增强心肌收缩力,但并不影响心室舒张;同时可激活 ATP 敏感的钾通道,使血管扩张,改善心脏的供血供氧,减轻心脏负荷,降低心肌耗氧量;在较高浓度下,它还可抑制 PDE-3。因此,左西孟旦在心力衰竭的治疗中具有正性肌力和血管扩张作用,可增加心力衰竭患者的运动耐量并改善心力衰竭症状。本药生物利用度高,半衰期为 1 h,致心律失常和 Ca^{2+} 诱导细胞损伤的风险低。

第七节　扩 血 管 药

扩血管药治疗心功能不全的机制为:扩张静脉,使静脉回心血量减少,降低心脏的前负荷,进而降低肺楔压,缓解肺部瘀血症状;扩张小动脉,降低外周阻力,降低心脏的后负荷,增加心输出量,增加动脉供血,缓解组织缺血症状。

硝酸甘油(nitroglycerin)与硝酸异山梨酯(isosorbide dinitrate)

硝酸酯类包括硝酸甘油与硝酸异山梨酯:扩张静脉作用超过扩张动脉作用,使静脉容量增加,降低右房压力,减轻肺瘀血及呼吸困难。另外,还能选择性地舒张心外膜的冠状血管,在缺血性心肌病时增加冠脉血流而改善心肌缺血,从而缓解心力衰竭患者症状,提高运动耐力。

肼屈嗪(hydralazine)

肼屈嗪扩张动脉作用超过扩张静脉作用,降低血压,降低心脏后负荷,增加心输出量,也较明显地增加肾血流量。因降低血压而反射性激活交感神经及 RAAS,故长期单独应用时疗效难以持续。可与硝酸酯类合用,主要用于肾功能不全或对 ACEI 不能耐受的心力衰竭者。

硝普钠(sodium nitroprusside)

硝普钠扩张小静脉和小动脉,降低心脏前、后负荷。口服无效,静脉滴注后 2~5 min 起效,快速控制急性心力衰竭。适用于需迅速降低血压和肺楔压的急性肺水肿、高血压危象等危重病例,不适用于慢性心力衰竭。

哌唑嗪(prazosin)

哌唑嗪为选择性 α_1 受体拮抗药,扩张动、静脉,降低心脏前、后负荷,增加心输出量。

奈西立肽(nesiritide)

奈西立肽为重组 B 型利钠肽(BNP),作用机制是在血管平滑肌细胞和血管内皮细胞,激活可溶性 GC,产生 cGMP,进而使细胞内钙减少,降低血管平滑肌张力,松弛静脉和小动脉。具有利尿、扩血管作用,有效防止心肌肥大和纤维化。因其半衰期只有 18 min,临床上先静脉注射,再静脉滴注维持疗效。

波生坦(bosentan)

波生坦为竞争性内皮素受体拮抗药,口服有效,临床现用于肺动脉高压的治疗。波生坦对动物心力衰竭模型有改善作用,对临床病例的研究尚未得出最后结论。

第八节 钙通道阻滞药

钙通道阻滞药用于心力衰竭的机制为:扩张外周动脉,降低外周阻力,减轻心脏的后负荷,改善心力衰竭的血流动力学;扩张冠脉,对抗心肌缺血;缓解钙超载,改善心室的松弛性和僵硬度,改善舒张期功能障碍。

抗心力衰竭药的作用环节

短效钙通道阻滞药如硝苯地平(nifedipine)、地尔硫䓬(diltiazem)、维拉帕米(verapamil)等可使心力衰竭症状恶化,增加患者的病死率,可能与其负性肌力作用及反射性激活神经内分泌系统等有关。因此,不适用于心力衰竭的治疗。

地高辛正性肌力作用

长效钙通道阻滞药如氨氯地平(amlodipine)和非洛地平(felodipine),它们是新一代二氢吡啶类钙通道阻滞药,作用维持时间较长,反射性激活神经内分泌系统作用较弱,可用于心力衰竭的治疗。此外,氨氯地平尚有抗动脉粥样硬化、抗炎等作用,可能对治疗心力衰竭有利。适用于伴有心绞痛、高血压的舒张性心力衰竭患者。

如何防治地高辛中毒

钙通道阻滞药通常不是心力衰竭的常规用药,仅用于继发于冠心病、高血压及舒张功能障碍的心力衰竭。对于心力衰竭伴有房室传导阻滞、低血压、左室功能低下伴有后负荷低及严重收缩功能障碍的患者,不宜使用钙通道阻滞药。

(盛瑞)

第二十八章 调血脂药与抗动脉粥样硬化药
Chapter 28 Drugs Used in Hyperlipidemia and Atherosclerosis

动脉粥样硬化(atherosclerosis, AS)是心脑血管疾病的主要病理学基础,是环境因素和遗传因素相互作用的一种慢性炎症过程,主要表现为受累的动脉内膜出现脂质沉积、单核细胞和淋巴细胞浸润及血管平滑肌细胞的迁移和增生等,形成了泡沫细胞、脂纹和纤维斑块,导致血管壁硬化、管腔狭窄和斑块破裂引起的血栓形成等。与动脉粥样硬化性血管病变相关的冠心病、脑卒中等心脑血管疾病,被称为动脉粥样硬化性心血管疾病(atherosclerotic cardiovascular disease, ASCVD)。

目前,早期或轻症的动脉粥样硬化患者,常通过调整饮食、适量运动、戒烟及积极治疗高血压、糖尿病等措施进行积极防治。无效或重度患者除采用一般疗法以外,需要联合药物治疗。根据作用机制的不同,目前临床上常用的防治动脉粥样硬化的药物分为调血脂药和抗动脉粥样硬化药,其中调血脂药主要包括:他汀类、胆汁酸结合树脂、胆固醇吸收抑制剂、贝特类及烟酸类等。除了药物治疗,治疗动脉粥样硬化还可以采取介入治疗、手术治疗和基因治疗等方法。

第一节 课 前 阅 读

一、正常脂蛋白代谢

血脂是血浆中所有脂质的统称,包括胆固醇(cholesterol, Ch)、甘油三酯(triglyceride, TG)和磷脂(phospholipid, PL)等,与临床密切相关的是 Ch 和 TG。人体中的 Ch 主要以游离胆固醇(free cholesterol, FC)和胆固醇酯(cholesterol ester, CE)的形式存在,总称为总胆固醇(total cholesterol, TC)。血脂有两种来源,外源性脂质从食物中摄取入血,内源性脂质则由肝细胞、脂肪细胞和其他组织细胞合成释放入血。血脂不溶于水,在血浆中与载脂蛋白(apolipoprotein, Apo)结合形成脂蛋白,从而溶于血液并被转运。

脂蛋白根据密度不同可分为:乳糜微粒(chylomicron, CM)、极低密度脂蛋白(very low density lipoprotein, VLDL)、中间密度脂蛋白(intermediate density lipoprotein, IDL)、低密度脂蛋白(low density lipoprotein, LDL)和高密度脂蛋白(high density lipoprotein, HDL)及脂蛋白(a)[lipoprotein (a),Lp(a)]等。各类脂蛋白的物理特性、主要成分、来源与功能见表 28-1。

表 28-1 分类脂蛋白的物理特性、主要成分、来源与功能

名 称	密度(g/mL)	颗粒直径(nm)	主要成分	主要载脂蛋白	来 源	功 能
CM	<0.950	80~500	TG	B-48、A-I、A-Ⅳ、Cs、E	小肠黏膜合成	将食物中 TG 和 Ch 从小肠转运至其他组织
VLDL	0.950~1.006	30~80	TG	B-100、E、Cs	肝脏合成	转运内源性 TG 至外周组织,经酯酶水解释放 FC

名　称	密度(g/mL)	颗粒直径 (nm)	主要成分	主要载脂蛋白	来　源	功　能
IDL	1.006~1.019	27~30	TG、Ch	B-100、E	VLDL 中 TG 水解形成	属 LDL 前体,部分经肝脏代谢
LDL	1.019~1.063	20~27	Ch	B-100	VLDL 和 IDL 中 TG 水解形成	Ch 主要载体,经 LDL 受体介导而被外周组织摄取和利用,与 ASCVD 正相关
HDL	1.063~1.210	8~10	磷脂、Ch	A-Ⅰ、A-Ⅱ、E、Cs	主要肝脏和小肠合成	促进 Ch 从外周组织转运至肝脏或其他组织再分布,与 ASCVD 负相关
Lp(a)	1.055~1.085	26	Ch	B-100、Apo(a)	肝脏合成	可能与 ASCVD 正相关

Apo 是一种水溶性多肽,主要有 A、B、C、D、E 5 类,又分为若干亚型,不同的脂蛋白含有不同的 Apo,它们的主要功能:① 结合并转运脂质,稳定脂蛋白结构;② 参与脂蛋白受体的识别;③ 调节脂蛋白代谢关键酶的活性。例如, Apo A-Ⅰ 是血浆卵磷脂,胆固醇酯酰转移酶(lecithin: cholesterol acyltransferase, LCAT)激活剂,识别 HDL 受体;Apo A-Ⅱ 稳定 HDL 结构,激活肝脂肪酶;Apo B-100 能识别 LDL 受体;Apo C-Ⅱ 是脂蛋白酯酶(lipoprotein lipase, LPL)的激活剂;Apo C-Ⅲ 则抑制 LPL 的活性,并抑制肝细胞 Apo E 受体;Apo E 参与 LDL 受体的识别;Apo D 转运 CE。一旦载脂蛋白发生异常,就会影响脂蛋白代谢,进而影响脂质水平。

二、血脂异常与动脉粥样硬化

血浆脂质尤其是 TC 和(或)TG 水平升高达一定程度时即为高脂血症(hyperlipemia)或高脂蛋白血症(hyperlipoproteinemia)。按病因可以分为原发性和继发性。原发性者为遗传性或后天的饮食习惯、生活方式等环境因素导致的脂质代谢异常,按脂蛋白升高的类型不同分为 6 种类型(表 28-2)。继发性者常见于糖尿病、酒精中毒、肾病综合征、慢性肾功能衰竭、甲状腺功能低下、肝脏疾病和药物因素等。

表 28-2 原发性高脂血症类型

类　型	升高的脂蛋白	Ch	TG	致动脉粥样硬化作用	原　因
Ⅰ	CM	+	+++	—	LPL 活性降低;Apo C-Ⅱ缺乏
Ⅱa	LDL	++	—	高度	LDL 受体缺陷或活性降低 LDL 异化障碍
Ⅱb	LDL、VLDL	++	++	高度	VLDL 合成旺盛;VLDL 向 LDL 转换亢进
Ⅲ	IDL	++	++	中度	LDL 异化速度降低
Ⅳ	VLDL	+	++	中度	VLDL 合成旺盛;VLDL 处理速度减慢
Ⅴ	CM、VLDL	+	++	—	LPL 活性降低或 CM、VLDL 处理速度变慢

各种脂蛋白导致动脉粥样硬化的危险程度不同。血浆中 TC、低密度脂蛋白胆固醇(low-density lipoprotein cholesterol, LDL-C)和极低密度脂蛋白胆固醇(very low-density lipoprotein cholesterol, VLDL-C)水平的升高,氧化型低密度脂蛋白(oxidized LDL, ox-LDL)的形成,LDL 受体活性的降低或数目减少,血浆中 HDL 和高密度脂蛋白胆固醇(high-density lipoprotein cholesterol, HDL-C)的降低均可能导致动脉粥样硬化的发生。另外,TG 的升高可能通过升高 LDL 和降低 HDL 的水平,从而具有致动脉粥样硬化作用。

Lp(a)是从人的 LDL 中提取的脂蛋白,其理化性质和组成结构与 LDL 有很多的共性。Lp(a)的浓度主要与遗传有关,基本不受性别、年龄、体重和大多数降 Ch 的药物的影响。现有证据表明,Lp(a)可能具有致动脉粥样硬化作用。此外,Lp(a)增高还可见于各种急性时相反应、肾病综合征、糖尿病肾病、妊娠和服用生长激素等。在排除各种应激性升高的情况下,Lp(a)被认为是 ASCVD 的独立危险因素,与血浆 LDL 及 Ch 增高无关。

第二节　调血脂药与抗动脉粥样硬化药的分类

目前,临床上常用的调血脂药与抗动脉粥样硬化药主要包括:

一、调血脂药

（一）主要降低 TC 与 LDL 的药物

1. 他汀类　如洛伐他汀、辛伐他汀、阿伐他汀等。

2. 抑制胆固醇吸收的药　① 胆汁酸结合树脂,如考来烯胺和考来替泊;② 胆固醇吸收抑制剂,如依折麦布;③ 酰基辅酶 A 胆固醇酰基转移酶抑制药,如甲亚油酰胺。

3. 前蛋白转化酶枯草溶菌素 9(PCSK9)抑制药　如 PCSK9 抑制药。

（二）主要降低 TG 与 VLDL 的药物

1. 贝特类　如非诺贝特、吉非贝齐等。

2. 烟酸类　如烟酸、阿昔莫司。

3. 降低 Lp(a)药　如烟酸、烟酸戊四醇酯等。

二、抗氧化药

如普罗布考、维生素 E。

三、多烯脂肪酸

如 n-3 型多烯脂肪酸和 n-6 型多烯脂肪酸。

四、黏多糖与多糖类

如低分子量肝素和类肝素。

第三节　常用调血脂药与抗动脉粥样硬化药

一、调血脂药

调血脂药包括他汀类、胆汁酸结合树脂、胆固醇吸收抑制剂、贝特类、烟酸类及 PCSK9 抑制剂等。

（一）主要降低 TC 与 LDL 的药物

1. 他汀类　他汀类(statins)是 3-羟基-3-甲基戊二酸单酰辅酶 A(3-hydroxy-3-methylglutaryl CoA, HMG-CoA)还原酶的竞争性抑制剂,为一类强效的调血脂药物。洛伐他汀(lovastatin)是第一个临床应用的他汀类药物。目前临床上常用药有:洛伐他汀、辛伐他汀(simvastatin)、普伐他汀(pravastatin)、氟伐他汀(fluvastatin)、阿托伐他汀(atorvastatin)、瑞舒伐他汀(rosuvastatin)和匹伐他汀(pitavastatin)等。

【体内过程】　他汀类具有二羟基庚酸结构,是抑制 HMG‐CoA 还原酶的必需基团,其中洛伐他汀和辛伐他汀是无活性的内酯环前药,口服后须在肝脏中转化为开环羟酸型结构才具有活性(图 28‐1)。他汀类药物均能被肠道吸收,具有较高的肝脏首过消除,生物利用度为 5%～30%。阿托伐他汀(14 h)、匹伐他汀(12 h)和瑞舒伐他汀(19 h)的血浆 $t_{1/2}$ 较长,其余的药物一般为 1～3 h,而肝脏胆固醇合成在午夜至凌晨 2:00 之间达到峰值,因此 $t_{1/2}$ 较短的他汀类药物应在晚上服用。大部分药物由肝脏代谢,经胆汁由肠道排泄,5%～20% 则经肾在尿中排泄。

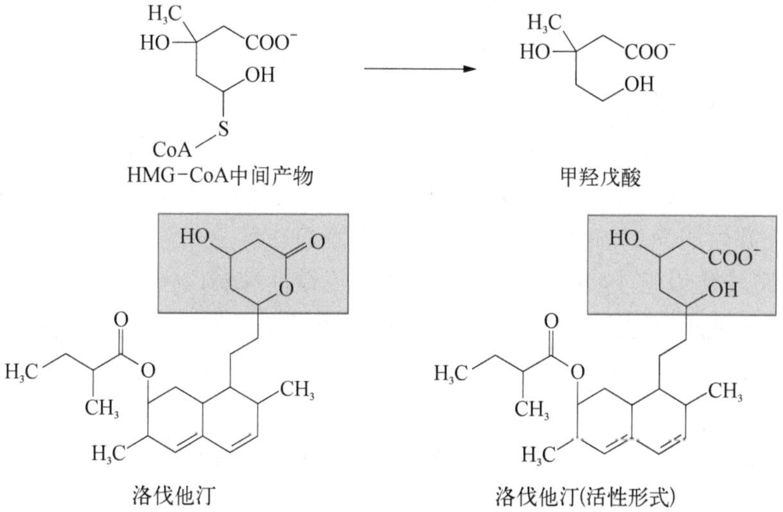

HMG‐CoA中间产物　　　　　　　　　甲羟戊酸

洛伐他汀　　　　　　　　　　洛伐他汀(活性形式)

图 28‐1　他汀类对 HMG‐CoA 还原酶的抑制作用

【药理作用与机制】

(1)调血脂作用:肝脏是内源性胆固醇合成的主要场所,而 HMG‐CoA 还原酶是此合成过程中的限速酶,催化 HMG‐CoA 转化为中间产物甲羟戊酸(mevalonic acid,MVA),进一步生成鲨烯,然后合成胆固醇。他汀类药物及其代谢产物与 HMG‐CoA 的化学结构相似,竞争性抑制 HMG‐CoA 还原酶的活性,减少肝脏内源性胆固醇合成,继而上调肝细胞表面 LDL 受体,摄取血浆中大量的 LDL,加速 LDL 分解代谢为胆汁酸而排出体外(图 28‐2)。此外,还可抑制 VLDL 合成,降低血浆 TG 水平,也能轻度升高 HDL‐C 水平。

(2)非调血脂作用:近年来,大量临床研究证实,他汀类在抗动脉粥样硬化性血管疾病的预防中显示了良好的作用,这些作用不仅可用于解释调血脂作

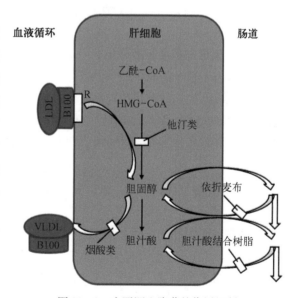

图 28‐2　主要调血脂药的作用机制

用,还提示其非调血脂作用可能也参与了其抗动脉粥样硬化的作用,作用机制主要包括:改善内皮功能、抑制血小板聚集、抗血栓形成、抗氧化、抗炎、稳定粥样硬化斑块和抗骨质疏松等作用。

【临床应用】　他汀类主要用于原发性高胆固醇血症、杂合子家族性高胆固醇血症和Ⅲ型高胆固醇血症和以胆固醇升高为主的混合性高脂血症,也可用于 2 型糖尿病和肾病综合征引起的高胆固醇血症。对病情较严重者可与其他调血脂药合用。近年来,大量的临床试验已经证实了他汀类药物在心血管疾病的一级和二级预防中,显示了良好的作用。

【不良反应】　他汀类药物不良反应较小且轻微,其不良反应多见于接受大剂量治疗的患者。例如,肝功能异常主要表现为转氨酶升高,发生率一般为 0.5%～3.0%,呈剂量依赖性。本类药物可引起肌肉不良反应,表现为肌痛、肌炎和横纹肌溶解。患者如有肌肉不适和(或)无力,且连续检测肌酸激酶呈进行性升高时,应减少他汀类药物的剂量或停药;他汀类治疗还可引起认知功能异常,但多为一过性,发生率不高。他汀类药物对肾功能无明显不良影响。其他不良反应还包括头痛、失眠、抑郁及消化不良、腹泻、腹痛、恶心等消化道症状。孕妇和哺乳期妇女禁用。

2. 抑制胆固醇吸收的药

(1) 胆汁酸结合树脂:主要包括考来烯胺(cholestyramine,消胆胺)和考来替泊(colestipol,降胆宁),均为碱性阴离子交换树脂,不溶于水,不易被消化酶所破坏。

【药理作用与机制】　胆汁酸是胆固醇在体内代谢的主要去路,正常情况下,95%的胆汁酸可以在肠道被重吸收。该类药物口服后不吸收,在肠道通过离子交换与胆汁酸结合,阻止其重吸收,中断其肝肠循环,同时也减少外源性胆固醇的吸收,促进内源性胆固醇在肝脏代谢为胆汁酸(图 28-2)。另外,7α-羟化酶是胆固醇转化为胆汁酸的关键酶,胆汁酸能反馈性抑制该酶的活性。本类药物减少了胆汁酸的吸收,从而解除了其对酶的抑制作用,可以加速胆固醇转化为胆汁酸,从而降低血浆和肝脏中胆固醇含量,继而肝细胞表面 LDL 受体代偿性表达增加,使血浆中 LDL-C 水平降低。本类药能降低 TC 和 LDL-C,有剂量依赖性,但对 HDL 几乎无影响,对 TG 和 VLDL 的影响较小,甚至有一定合成增加作用。另外,该类药可以反馈性增加 HMG-CoA 还原酶的活性,使胆固醇合成增加,若与他汀类药物合用,可增加其降脂作用。

【临床应用】　适用于治疗以 TC 和 LDL-C 升高为主的高胆固醇血症患者,尤其是 TG 正常而不能用他汀类药物的患者,如 Ⅱa 型高脂血症,但对纯合子家族性高胆固醇血症无效,对高甘油三酯血症无效。

【不良反应与药物相互作用】　由于本类药物应用剂量较大,且有特殊的臭味和一定的刺激性,常见便秘、胃肠不适等症状,一般在两周后消失,若便秘过久,应停药。血浆 TG 水平升高。考来烯胺以氯化物形式应用,长期应用可引起高氯酸血症。高剂量会发生脂肪痢等。长期应用可干扰脂溶性维生素(A、D、E、K)、叶酸及铁剂等吸收。另外,对一些药物,如他汀类、保泰松、苯巴比妥、洋地黄毒苷、口服抗凝药等,也会影响这些药物的吸收,应尽量避免配伍使用,必要时可在服此药 1 h 前或 4 h 后服用上述药物。

(2) 胆固醇吸收抑制药:依折麦布(ezetimibe)是新型胆固醇吸收抑制剂,降低肠道胆固醇吸收,发挥调血脂作用。

【药理作用与临床应用】　小肠上皮刷状缘上的 NPC1L1 蛋白(Niemann-Pick C1-like 1 protein),在肠道吸收胆固醇的过程中起关键作用。依折麦布通过与 NPC1L1 蛋白特异性结合,可以抑制饮食及胆汁中胆固醇的吸收(图 28-2),但同时促进了内源性胆固醇合成的代偿性增加,而胆固醇合成抑制剂(如他汀类药物)可以抑制胆固醇合成。研究显示,在他汀类药物基础上使用依折麦布,能够进一步降低心血管事件发生率。这两类药物的作用是互补的,既能防止由依折麦布诱导的肝脏胆固醇合成的增加,也能防止他汀类药物诱导的胆固醇吸收的增加。

【不良反应】　依折麦布的安全性和耐受性良好,其不良反应轻微且多为一过性,主要表现为头疼和消化道症状。与他汀类药物合用也可发生转氨酶增高和肌痛等副作用,禁用于妊娠期和哺乳期的妇女。

(3) 酰基辅酶 A:胆固醇酰基转移酶抑制药。

酰基辅酶 A:胆固醇酰基转移酶(acyl-CoA:cholesterol acyltransferase,ACAT)是调节体内胆固醇代

谢平衡的关键酶之一,能够催化胆固醇与长链脂肪酸生成胆固醇酯,而胆固醇酯大量积聚形成脂滴,就可以形成泡沫细胞,因而促进动脉粥样硬化病变的形成过程。

甲亚油酰胺(melinamide),口服后约 50% 经门静脉吸收,在体内分布广,最后大部分被分解,约 7% 自胆汁排出。

【药理作用与临床应用】　本药可以抑制 ACAT,阻滞细胞内胆固醇向胆固醇酯的转化,减少外源性胆固醇的吸收,同时减少胆固醇在肝脏形成 VLDL,最终减少外周组织中胆固醇酯的蓄积和泡沫细胞的形成,有利于胆固醇的逆转运,使血浆及组织中胆固醇降低。适用于 II 型高脂蛋白血症。不良反应轻微,有食欲减退或腹泻等症状。

3. 前蛋白转化酶枯草溶菌素 9 抑制药　　前蛋白转化酶枯草溶菌素 9(proprotein convertase subtilisin/kexin type 9,PCSK9)是由肝脏合成的分泌性丝氨酸蛋白酶,可与肝细胞表面的 LDL 受体结合并使其降解,从而导致血浆 LDL 浓度升高。PCSK9 功能缺失突变与 LDL 降低和 ASCVD 风险降低有关。通过抑制 PCSK9,可阻止 LDL 受体降解,促进 LDL-C 的清除。PCSK9 抑制剂以 PCSK9 单克隆抗体发展最为迅速,其中阿里瑞卡单抗(alirocumab)、依伏库单抗(evolocumab)和伯考赛珠单抗(bococizumab)研究较多,已在美国及欧盟等国家获准上市。研究显示,PCSK9 抑制药,无论单用或与他汀类合用均可明显降低血浆 LDL-C 水平,并减少心血管事件的发生。初步临床研究结果表明,本药可使 LDL-C 降低 40%~70%,并可减少心血管事件。至今尚无严重或危及生命的不良反应报道。

(二)主要降低 TG 与 VLDL 的药物

1. 贝特类　　20 世纪 60 年代上市的贝特类(fibrates,苯氧芳酸类)药物,氯贝丁酯(clofibrate)有明显降低 TG 及 VLDL 的作用,但有严重不良反应,现已少用。目前应用的新型贝特类,主要有吉非罗齐(gemfibrozil)、苯扎贝特(bezafibrate)和非诺贝特(fenofibrate)等,调血脂作用增强而不良反应减少。

【体内过程】　口服吸收快而完全,与血浆蛋白结合率为 92%~96%,大部分在肝脏与葡萄糖醛酸结合经肾在尿中排泄。吉非罗齐和苯扎贝特具活性酸形式,吸收后起效快,作用时间短,$t_{1/2}$ 为 1~2 h;非诺贝特需水解成活性酸形式后才发挥作用,$t_{1/2}$ 长,约为 20 h。

【药理作用与机制】　贝特类能降低血浆 TG、VLDL-C,一定程度升高 HDL-C。各种贝特类的作用强度不同,吉非罗齐、非诺贝特和苯扎贝特作用较强。作用机制尚未完全阐明,可能与调节基因转录的核受体——过氧化物酶体增殖激活受体(peroxisome proliferator activated receptor, PPAR)有关。该受体有 α、β/δ、γ 3 种亚型。目前认为,贝特类是 PPARα 的配体,通过 PPARα 介导激活脂肪酸氧化、增加 LPL 合成、减少 Apo C-III 表达而降低 TG,增加 VLDL 的清除。同时通过激活 Apo A-I 和 Apo A-II 的表达,从而提高 HDL 水平。非诺贝特在提高 HDL 水平方面比吉非罗齐更有效。

大多数贝特类药物具有潜在的抗血栓作用,包括抑制凝血和增强纤溶作用。

【临床应用】　主要用于以 TG 或 VLDL 升高为主的原发性高脂血症,也可用于低 HDL 和高动脉粥样硬化性疾病风险(如 2 型糖尿病)的高脂蛋白血症患者。

【不良反应与药物相互作用】　一般耐受良好,不良反应主要为消化道反应,如食欲缺乏、恶心、腹胀等;其次为乏力、头痛、失眠、皮疹、阳痿等。肌炎不常见,但一旦发生则可能导致横纹肌溶解症,出现肌红蛋白尿症和肾功能衰竭,尤见于已有肾损伤的患者及易患高甘油三酯血症的酒精中毒患者。一般不与他汀类药物合用以减少横纹肌溶解的风险。患肝胆疾病、孕妇、儿童及肾功能不全者禁用。贝特类药物可以增强口服抗凝药的抗凝活性,应适当减少抗凝血药的剂量。

2. 烟酸类　　烟酸(nicotinic acid)是一种 B 族维生素,大剂量应用时则为一种广谱调血脂药,对多种高脂血症有效。

【体内过程】　水溶性维生素之一,口服吸收迅速而完全,生物利用度 95%,达峰时间一般为 30~

60 min。$t_{1/2}$ 约为 60 min。血浆蛋白结合率低,迅速被肝、肾和脂肪组织摄取,以原形及代谢物形式经肾排出。

【药理作用与机制】 烟酸也称为维生素 B_3,属于人体必需维生素。大剂量时具有降低 TC、LDL-C 和 TG 及升高 HDL-C 的作用。目前认为烟酸是少有的降低 Lp(a) 的药物。

在脂肪组织中,烟酸可以降低脂肪细胞 cAMP 的水平,抑制激素敏感性酯酶对 TG 的分解,从而减少 FFA 向肝脏的转运,减少肝脏 TG 的合成。TG 合成的减少降低了肝脏 VLDL 的产生,进一步减少了 LDL 的来源,这是 LDL 水平降低的原因。烟酸还增强了 LPL 活性,促进 CM 和 VLDL 中 TG 的分解。烟酸还通过降低 Apo A-I 在 HDL 中的部分清除率来升高 HDL-C 的水平。HDL 的增加有利于胆固醇的逆向转运,阻止动脉粥样硬化病变的发展。

【临床应用】 属广谱调血脂药,对 Ⅱb 和 Ⅳ 型高脂血症作用最好。适用于混合型高脂血症、高甘油三酯血症、低高密度脂蛋白血症及高脂蛋白(a)血症。在他汀类基础上联合烟酸的临床研究提示,与单用他汀类相比,ASCVD 风险并没有进一步的降低,因此不建议联合使用,但还可以用于他汀类不耐受患者的单一治疗。

【不良反应】 由于用量较大,不良反应较多。最常见的不良反应是颜面潮红和消化道不适。最严重的是肝脏损害,尤其是在患者每天服用超过 2 g 时。糖尿病患者应谨慎使用烟酸,因为烟酸诱导的胰岛素抵抗会导致严重的高血糖。烟酸还会升高尿酸水平,诱发痛风。慢性活动性肝病、活动性消化性溃疡和严重痛风者禁用。

阿昔莫司(acipimox)化学结构类似烟酸。口服吸收快而全,不与血浆蛋白结合,原形由尿排出,$t_{1/2}$ 约为 2 h。药理作用类似烟酸,可使血浆 TG 明显降低,HDL 升高,与胆汁酸结合树脂伍用可加强其降 LDL-C 作用,作用较强而持久,不良反应少而轻。除用于高脂血症外,也适用高脂蛋白(a)血症及 2 型糖尿病伴有高脂血症患者。

3. **降低 Lp(a) 的药物** 流行病学调查证明,血浆 Lp(a) 升高是动脉粥样硬化的独立危险因素,也是经皮冠状动脉腔内血管成形术(percutaneous transluminal coronary angioplasty, PTCA)后再狭窄的危险因素。其可能原因,一方面是 Apo(a) 与纤溶酶原有高度的相似性,竞争性地抑制纤溶酶原活化,促进血栓形成;另一方面可通过增强单核细胞向内皮的黏附,参与泡沫细胞的形成。降低血浆 Lp(a) 水平已经成为防治动脉粥样硬化研究的热点。现已证实,烟酸、烟酸戊四醇酯、烟酸生育酚酯、阿昔莫司、新霉素等可降低血浆 Lp(a) 水平。

二、抗氧化药

过多的氧自由基(oxygen free radical)可以损伤血管内皮,对 LDL 氧化修饰等,在动脉粥样硬化发生和发展中发挥重要作用。因此,防止氧自由基对脂蛋白的氧化修饰,已成为阻止动脉粥样硬化发生和发展的重要措施。

普罗布考(probucol,丙丁酚)

【体内过程】 口服吸收不完全,低于 10%,且不规则,餐后服用可增加吸收,脂溶性高,吸收后主要分布在脂肪组织,脂肪组织中的药物浓度是血药浓度的 100 倍。循环中的药物多与 LDL 结合。一次服用本药后达峰时间约为 24 h,长期服用 3~4 个月达稳态药物浓度。服后 4 天内,90% 经粪便排出,仅有 2% 经尿排泄。粪便中以原形为主,尿中以代谢产物为主。

【药理作用与机制】 普罗布考具有较强的抗氧化作用,可以抑制 ox-LDL 的生成,防止 ox-LDL 引起的致动脉粥样硬化作用,已知 ox-LDL 可以损伤内皮细胞、造成血管平滑肌细胞增殖及迁移等;同时,本药还有较弱的降脂作用,可使血浆 TC 和 LDL-C 下降,而 HDL-C 及 Apo A-I 也同时下降,对血浆 TG 和 VLDL 一般无影响。若与他汀类药物或胆汁酸结合树脂合用,可增强调血脂作用。

【临床应用】　主要用于与其他调血脂药合用治疗各型高胆固醇血症;较长期服用,可使家族性高胆固醇血症患者的肌腱等部位的黄色瘤消退。

【不良反应与药物相互作用】　不良反应少而轻,以胃肠道不适为主,如腹泻、腹胀、腹痛、恶心等。极为少见的严重不良反应为 Q-T 间期延长,用药期间注意心电图的变化,室性心律失常、Q-T 间期延长、血钾过低者禁用;不宜与延长 Q-T 间期的药物同用,即使在数月内曾用过普罗布考而现在停用的患者也要忌用。孕妇及小儿禁用。

维生素 E(vitamin E)

维生素 E 有很强的抗氧化作用,可以清除氧自由基和过氧化物,或抑制磷脂酶 A_2(phospholipase A_2, PLA_2)和脂氧酶,以减少氧自由基的生成,减少过氧化物和丙二醛(malondialdehyde, MDA)的生成,生成的生育醌可被维生素 C 或氧化还原系统复原,继续发挥作用。维生素 E 能防止脂蛋白的氧化修饰及其所引起的一系列病变过程,从而发挥抗动脉粥样硬化作用。

三、多烯脂肪酸

多烯脂肪酸(polyenoic fatty acid)又称多不饱和脂肪酸类(polyunsaturated fatty acid, PUFA),根据其不饱和键在脂肪酸链中开始出现位置不同,分为 n-3(或 ω-3)型及 n-6(或 ω-6)型两类。

(一) n-3 型多烯脂肪酸

n-3 型多烯脂肪酸包括二十碳五烯酸(eicosapentaenoic acid, EPA)和二十二碳六烯酸(docosahexaenoic acid, DHA),主要存在于高纯度鱼油制剂中。

【药理作用与机制】　EPA 和 DHA 主要来自海洋生物,这些动物的油脂中富含 n-3 多烯脂肪酸,有调血脂及抗动脉粥样硬化的效应。EPA 和 DHA 有明显的调血脂作用,降低 TG 及 VLDL 的作用较强,升高 HDL-C, Apo A-Ⅰ/Apo A-Ⅱ 比值明显加大;EPA 和 DHA 还可以抑制血小板聚集、抗血栓形成和扩张血管的作用,对动脉粥样硬化早期白细胞-内皮细胞炎症反应的多种细胞因子表达呈明显的抑制作用,这些均有益于抗动脉粥样硬化。

【临床应用】　适用于高甘油三酯血症。对心肌梗死患者的预后有明显改善。亦可用于糖尿病并发高脂血症等。

【不良反应】　一般应用无明显不良反应,长期或大剂量应用,可使出血时间延长、免疫反应降低等。

(二) n-6 型多烯脂肪酸

n-6 型多烯脂肪酸(n-6 polyenoic fatty acids)主要来源于植物油,有亚油酸和 γ-亚麻酸。目前认为其降脂作用较弱,临床疗效不确切。

四、黏多糖与多糖类

在动脉粥样硬化的发病过程中,血管内皮损伤具有重要意义。各种原因引起的内皮损伤,改变其通透性,引起白细胞和血小板黏附,并释放各种活性因子,导致内皮进一步损伤,最终促进动脉粥样硬化斑块形成。保护血管内皮免受损伤,是抗动脉粥样硬化的重要措施之一。目前应用的保护动脉内皮药(agent used to protect arterial endothelium)主要为黏多糖和多糖类。临床上,常采用低分子量肝素(low molecular weight heparin, LMWH)和类肝素。

(一) 低分子量肝素

LMWH 是由肝素解聚而成,平均分子量为 4~6 kDa。由于分子量低,生物利用度较高,与血浆、血小板、血管壁蛋白结合的亲和力较低,抗凝血因子 Xa 活力大于抗凝血因子Ⅱa 的活力,抗凝血作用较弱,抗血栓形成作用强。主要用于不稳定型心绞痛、急性心肌梗死及经皮腔内冠状动脉成形术(percutaneous transluminal coronary angioplasty,PTCA)后再狭窄等。

(二) 天然肝素类

天然肝素类(natural heparinoids)是存在于生物体的类似肝素结构的一类物质,如硫酸乙酰肝素(heparan sulfate)、硫酸皮肤素(dermatan sulfate)、硫酸软骨素(chondroitin sulfate)及冠心舒等。冠心舒(脑心舒)是从猪肠黏膜提取的含硫酸乙酰肝素、硫酸皮肤素和硫酸软骨素的复合物。它们具有抗凝血因子Ⅱa 作用弱,抗凝血因子 Xa 作用强和 $t_{1/2}$ 长的特点。冠心舒有调血脂、降低心肌耗氧量、抗血小板、保护血管内皮和阻止动脉粥样斑块形成等作用,用于心及脑缺血性病症。研究证明,冠心舒具有与肝素相同强度的抑制血管平滑肌细胞增殖作用,而抗凝血作用仅为肝素的 1/47,且口服有效,表明天然类肝素可能是临床应用前景较好的药物。

(薛洁)

第二十九章　抗心绞痛药
Chapter 29　Anti-anginal Drugs

缺血性心脏病(ischemic heart disease)是全球居民最常见的心脏病之一,心绞痛是其最常见的临床症状。心绞痛(angina pectoris)是因冠状动脉供血不足引起的心肌急剧的、暂时的缺血与缺氧综合征。心绞痛典型临床表现为阵发性胸骨后压榨性疼痛并向左上肢放射,疼痛是由心肌缺血引起代谢产物(乳酸、丙酮酸、组胺、类似激肽样多肽、K^+等)堆积,刺激心肌自主神经传入纤维末梢引起的。心绞痛最常见的病因是大的冠状动脉粥样硬化性阻塞,冠状动脉短暂性痉挛。此外,心肌肥大及缺血性心肌病等亦是心绞痛的主要发病原因。心绞痛持续发作不能及时缓解则可能发展为急性心肌梗死,故应采取有效的治疗措施及时缓解心绞痛。抗心绞痛药物主要通过扩张外周血管降低心脏前、后负荷,抑制心肌收缩以减少心肌需氧,或者扩张冠状动脉以增加心肌供血供氧来改善心肌氧的供需失衡。用药后多数患者心绞痛症状得以消除,如症状持续存在需警惕不稳定型心绞痛或心肌梗死的发生,需进一步诊治。本章主要介绍硝酸酯类、β受体拮抗药和钙通道阻滞药等临床常用的抗心绞痛药。降血脂药,尤其是他汀类药物已经成为长期治疗动脉粥样硬化性疾病极其重要的药物(见第二十八章)。

第一节　课　前　阅　读

一、缺血性心脏病的临床分类

缺血性心脏病也称为冠状动脉粥样硬化性心脏病(coronary atherosclerotic heart disease),是指冠状动脉(冠脉)发生粥样硬化引起管腔狭窄或者闭塞,导致心肌缺血缺氧,甚至心肌坏死而引起的心脏病,简称"冠心病"。1979年,世界卫生组织将缺血性心脏病分为以下五型:① 隐匿性或无症状性冠心病;② 心绞痛;③ 心肌梗死;④ 缺血性心肌病;⑤ 猝死。近年来根据发病特点和治疗原则不同分为两大类:

1. **慢性冠状动脉疾病**　慢性冠状动脉疾病(chronic coronary artery disease, CAD),也称为慢性心肌缺血综合征(chronic ischemic syndrome, CIS),包括稳定型心绞痛、缺血性心肌病和隐匿性冠心病等。

(1)稳定型心绞痛:也称为劳力性心绞痛,其特点为阵发性前胸区压榨性疼痛或者憋闷感觉,主要位于胸骨后部,可放射至心前区和左上肢尺侧,常由劳累、情绪波动或其他增加心肌耗氧量的因素所诱发,休息或使用硝酸酯类制剂可缓解。疼痛发作的程度、频度、持续时间、性质及诱发因素等在数月内无明显变化。

(2)缺血性心肌病:属于冠心病的一种特殊类型或者晚期阶段,由于冠状动脉粥样硬化引起长期心肌缺血,导致心肌弥漫性纤维化,产生与原发性扩张型心肌病类似的临床表现。

(3)隐匿性冠心病:没有心绞痛的临床症状,但有心肌缺血的客观证据(心电活动、心肌血流灌注及心肌代谢等异常)的冠心病,也称为无症状性冠心病。

2. **急性冠脉综合征**　急性冠脉综合征(acute coronary syndrome, ACS)包括不稳定型心绞痛

（unstable angina, UA）、非 ST 段抬高型心肌梗死（non-ST-segment elevation myocardial infarction, NSTEMI）和 ST 段抬高型心肌梗死（ST-segment elevation infarction, STEMI），也有将冠心病猝死包括在内。动脉粥样硬化不稳定斑块破裂或者糜烂导致冠状动脉内急性血栓形成是急性冠脉综合征主要病理基础，而血小板激活在急性冠脉综合征发病中起着极其重要的作用。

此外，还有冠状动脉疾病其他表现形式，包括变异型心绞痛（冠状动脉痉挛所诱发）、心肌桥及心脏 X 综合征（又称微血管性心绞痛）。

二、心绞痛的病理生理学机制

心绞痛的主要病理生理机制是心肌需氧与冠状动脉供氧的平衡失调，致心肌暂时性缺血缺氧，代谢产物在心肌组织堆积，引起胸痛，其主要病理生理基础是冠状动脉病变，尤其是动脉粥样硬化，引起的心肌组织供血障碍，导致氧的供需失衡。任何引起心肌组织对氧的需求量增加和（或）冠脉狭窄、痉挛致心肌组织供血供氧减少的因素均可成为诱发心绞痛的诱因。

1. 决定心肌氧供的主要因素　　心肌的氧供取决于动、静脉的氧分压差及冠状动脉的血流量。正常情况下，心肌细胞摄取血液氧含量的 65%~75%，已接近于极限，因而增加氧供应主要依靠增加冠状动脉血流量（图 29-1）。冠状动脉的血流量与灌注压（主动脉舒张期压力）和舒张时间直接相关。因此，减慢心率可以延长舒张时间，增加冠状动脉的血流量。冠状动脉血流量与冠状动脉阻力成反比，冠状动脉阻力主要取决于心肌局部代谢产物和自身活性等内在因素及药物的调节。生理情况下冠状动脉循环有很大的储备能力，在运动和缺氧时冠状动脉均可适度扩张，血流量可增加到休息时的数倍。动脉粥样硬化引起冠状动脉狭窄或部分分支闭塞时，其血流量减少；另外，由于冠状动脉内皮细胞受损而使其扩张性减小，冠状动脉循环的储备能力下降，因而对动脉粥样硬化性心脏病依靠增加冠状动脉的血流量来增加氧供是有限的。因此，降低心肌组织对氧的需求量即成为治疗心绞痛的主要措施。

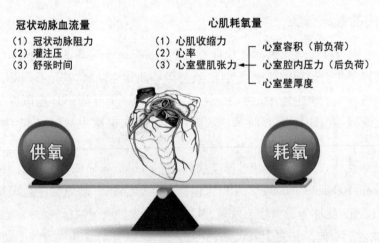

图 29-1　影响心肌耗氧量和供氧量的主要因素

2. 决定心肌耗氧量的主要因素　　主要因素有心室壁肌张力、心率和心肌收缩力，心肌耗氧量与三者均成正比（图 29-1）。心室壁肌张力与心室内压力（相当于收缩期动脉血压，即心室后负荷）和心室容积（即心室前负荷）成正比。与心室壁厚度成反比。当心率、心肌收缩力、动脉血压或心室容积增加时，心肌耗氧量增加。因此，引起这些血流动力学改变的常见因素，如运动或交感神经张力增加，成为阻塞性冠状动脉疾病患者心绞痛发生的常见诱因。每分钟射血时间等于心率与心室每搏射血时间的乘积。射血时心室壁张力增大，每搏射血时间增加，心肌耗氧量也增加，心肌收缩力增强和收缩速度加快,均可使心肌的机械做功增加而增加心肌耗氧量。临床上将影响耗氧量的主要因素简化为"三项乘积"(收缩压×心率×左心室射血时间)或"二项乘积"(收缩压×心率)作为粗略估计心肌耗氧量的指标。

依据心绞痛的病理生理学机制,降低心肌耗氧量和扩张冠状动脉以改善冠脉供血是缓解心绞痛的主要治疗策略。此外,冠状动脉粥样硬化斑块破裂、血小板聚集和血栓形成也是诱发不稳定型心绞痛的重要因素。因此,临床实践中抗血小板药、抗血栓药、ACEI 及他汀类药物等亦常用于心绞痛的防治。

第二节 常用的抗心绞痛药

一、硝酸酯类药物

本类药物均有硝酸多元酯结构,脂溶性高,分子中的—O—NO_2 是发挥疗效的关键基团。此类药物中以硝酸甘油最常用。此外,还有硝酸异山梨酯、单硝酸异山梨酯和戊四硝酯等,其化学结构如下(图 29-2):

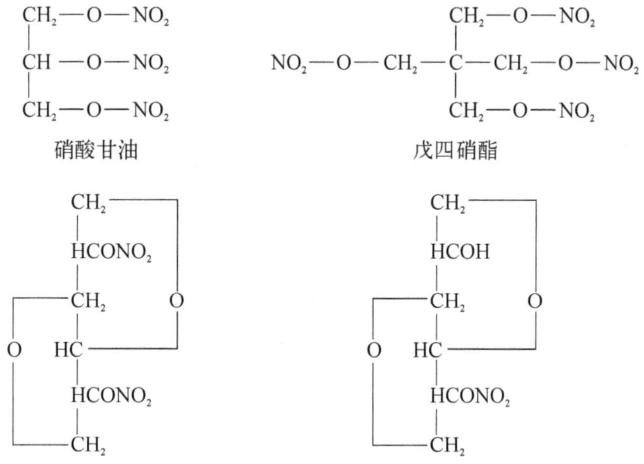

图 29-2 硝酸酯类药物

硝酸甘油(nitroglycerin)

硝酸甘油是硝酸酯类的代表药,其用于心绞痛治疗已有 160 多年。由于具有起效快、疗效肯定、使用方便和经济等优点,至今仍是心绞痛防治最常用的药物。虽然硝酸甘油是炸药生产的原料,但医用硝酸甘油的配方并没有爆炸性。

【体内过程】 硝酸甘油口服因受首过消除效应等因素的影响,生物利用度仅为8%,故临床控制心绞痛急性发作不宜口服用药。舌下含服能避免首过消除效应,并因其脂溶性高,极易通过口腔黏膜吸收,血药浓度很快达峰值,含服后 1~2 min 即可起效,疗效持续 20~30 min,$t_{1/2}$ 为 2~4 min(表 29-1)。硝酸甘油也可经皮肤吸收,用2%硝酸甘油软膏或贴膜剂(表 29-1)睡前涂抹在前臂皮肤或贴在胸部皮肤,可持续较长时间的有效浓度。硝酸甘油在肝内经谷胱甘肽-有机硝酸酯还原酶还原成水溶性较高的二硝酸代谢物,少量为一硝酸代谢物及无机亚硝酸盐,最后与葡萄糖醛酸结合经肾脏排出。二硝酸代谢物具有较弱的舒张血管作用,仅为硝酸甘油的1/10。

表 29 - 1　用于治疗心绞痛治疗的硝酸酯类与亚硝酸酯类药物

分　类	药　物	作用时间
短效药	硝酸甘油(舌下含服)	10~30 min
	硝酸异山梨酯(舌下含服)	10~60 min
长效药	硝酸甘油(口服持续作用)	6~8 h
	硝酸甘油(2%软膏剂经皮吸收)	3~6 h
	硝酸甘油(口服缓释)	3~6 h
	硝酸甘油(缓释贴膜经皮吸收)	8~10 h
	硝酸异山梨酯(舌下含服)	1.5~2 h
	硝酸异山梨酯(口服)	4~8 h
	硝酸异山梨酯(咀嚼)	2~3 h
	单硝酸异山梨酯(口服)	6~10 h
	季戊四醇四硝酸酯(PETN)	10~12 h

【药理作用】　硝酸甘油的基本药理作用是松弛平滑肌,但具有组织器官的选择性,其对血管平滑肌的作用最显著。由于硝酸甘油可扩张体循环血管及冠状血管,因而具有如下作用。

1. 降低心肌耗氧量　最小有效量的硝酸甘油即可明显扩张静脉,特别是较大的静脉,从而减少回心血量,使心腔容积缩小,降低心脏的前负荷,心室内压力减小,心室壁张力降低,射血时间缩短,心肌耗氧量减少。稍大剂量的硝酸甘油也可显著舒张动脉,特别是较大的动脉血管,动脉血管的舒张降低了心脏的射血阻力,从而降低左心室内压力和射血时心脏后负荷而降低心肌耗氧量。但血管舒张的同时使血压下降,进而引起反射性心脏兴奋,导致心率加快和收缩力加强,可能加重心绞痛。因此,需合理控制硝酸甘油的用量。

2. 扩张冠状动脉,增加缺血区血液灌注　硝酸甘油选择性扩张较大的心外膜血管、输送血管及侧支血管,尤其在冠状动脉痉挛时更为明显,而对阻力血管的舒张作用较弱。当冠状动脉因粥样硬化或痉挛而发生狭窄时,缺血区的阻力血管已因缺氧和代谢产物的堆积而处于舒张状态。这样,非缺血区阻力就比缺血区大,用药后血液将顺压力差从输送血管经侧支血管流向缺血区,从而增加缺血区的血液供应(图 29 - 3)。

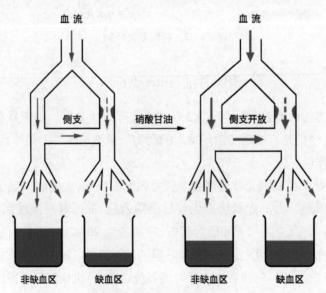

图 29 - 3　硝酸甘油对冠状动脉血流分布的影响

血液从阻力较大的非缺血区经扩张的侧支血管流向阻力较小的缺血区

3. 降低左室充盈压,增加心内膜下肌层供血,改善左室顺应性　　冠状动脉小的阻力血管从心外膜大的冠状血管呈直角分支,贯穿心室壁成网状分布于心内膜下区域(图 29-4)。因此,心内膜下区域心肌血流易受心室壁肌张力及心室内压力的影响。当心绞痛发作时,因心肌组织缺血缺氧、左心室舒张末压增高,降低了心外膜血流与心内膜血流的压力差,使心内膜下区域缺血更为严重。硝酸甘油扩张静脉血管,减少回心血量,降低心室内压力;扩张动脉血管,降低心室壁张力,从而增加了心外膜向心内膜下肌层的有效灌注压,有利于血液从心外膜流向心内膜下缺血区。

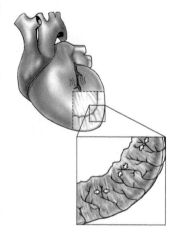

图 29-4　心内膜下肌层的冠状血管分布

4. 保护缺血的心肌细胞,减轻缺血性损伤　　硝酸甘油释放 NO,促进内源性的 PGI_2,降钙素基因相关肽(calcitonin gene-related peptide, CGRP)等物质的生成与释放,这些物质对心肌细胞均具有直接保护作用。硝酸甘油不仅保护心肌,减轻缺血性损伤,缩小心肌梗死范围,改善左心室重构,还能增强人及动物缺血心肌的电稳定性,提高室颤阈,消除折返,改善房室传导等,从而减少心肌缺血导致的并发症。

【作用机制】　硝酸甘油作为 NO 的供体,在平滑肌细胞内经谷胱甘肽 S-转移酶的催化释放出 NO。线粒体乙醛脱氢酶 2(aldehyde dehydrogenase isoform 2, ALDH2)在硝酸甘油释放 NO 中发生关键作用。如果 ALDH2 发生突变,其活性降低,将导致硝酸甘油疗效减低。NO 的受体是可溶性 GC 活性中心的 Fe^{2+},二者结合后可激活 GC,增加细胞内第二信使 cGMP 的含量,进而激活 cGMP 依赖性蛋白激酶(cGMP dependent protein kinase),减少细胞内 Ca^{2+} 的释放和外 Ca^{2+} 内流,细胞内 Ca^{2+} 浓度的减少可使肌球蛋白轻链去磷酸化(dephosphorylation of myosin light chain phosphate)而松弛血管平滑肌(图 29-5)。因此,硝酸甘油通过与内源性血管内皮舒张因子(endothelium derived relaxing factor, EDRF,即 NO)相同的作用机制松弛血管平滑肌,但又不依赖于血管内皮细胞,在内皮细胞有病变的血管仍可发挥作用。硝酸甘油扩血管作用中还有 PGI_2 和细胞膜超极化的机制参与。有研究证明,硝酸甘油扩张离体血管,降低动物血压及临床患者应用后所致的搏动性头痛都与促进 CGRP 的合成及释放有关。CGRP 广泛分布于心血管系统,是感觉神经的重要递质之一。CGRP 能激活血管平滑肌细胞的 ATP 敏感型钾通道,从而使平滑肌细胞膜超极化,产生强烈的扩血管效应。此外,硝酸甘油通过产生 NO 而抑制血小板聚集、黏附,可能也有利于冠心病的治疗。

【临床应用】

1. 心绞痛与急性心肌梗死　　舌下含服硝酸甘油能迅速缓解各种类型心绞痛。在可能发作前用药亦可预防发作。对急性心肌梗死者多静脉给药,不仅能降低心肌耗氧量、增加缺血区供血,还可抑制血小板聚集和黏附,从而缩小梗死范围。反复连续使用要限制用量,以免血压过度降低引起心、脑等重要器官灌注压过低,反而加重心肌缺血。硝酸甘油缓慢吸收制剂,包括口颊膜片、口服及透皮制剂等,可以维持较长时间(一般为 8~10 h)的血药浓度(表 29-1),但由于耐受性的产生,使这些缓慢释放制剂的应用有限。因此,两次应用长效或缓释制剂的给药间隔时间至少达 8 h,以减少耐受性的产生。

2. 心力衰竭　　硝酸甘油可降低心脏前、后负荷,用于心力衰竭的治疗。

3. 其他　　硝酸甘油可舒张肺血管,降低肺血管阻力,改善肺通气,用于急性呼吸衰竭及肺动脉高压的治疗。

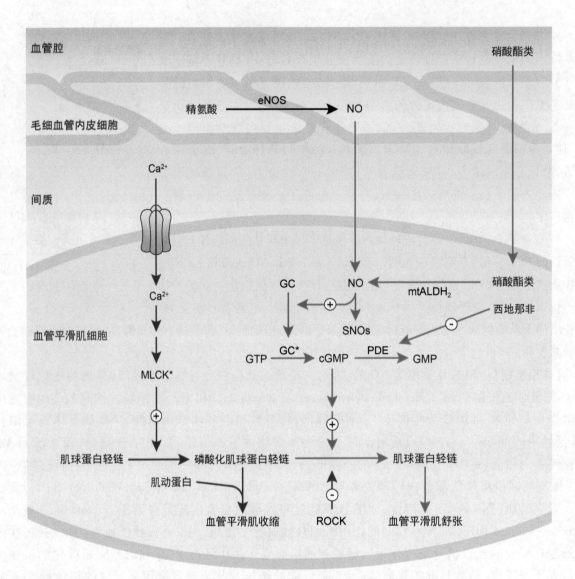

图 29 - 5 硝酸酯类及其他增加血管平滑肌细胞中 NO 浓度的药物的作用机制

　　灰色箭头表示引起血管平滑肌舒张的相关环节。MLCK*,活化型肌球蛋白轻链激酶(activated myosin light-chain kinase)。亚硝基硫醇(SNOs)对钾通道和 Ca^{2+} - ATP 酶具有非 cGMP 依赖性作用。eNOS,内皮型一氧化氮合酶(endothelial nitric oxide synthase);GC,鸟苷酸环化酶(guanylyl cyclase);GC*,活化型鸟苷酸环化酶(activated guanylyl cyclase)。mtALDH$_2$,线粒体乙醛脱氢酶-2(mitochondrial aldehyde dehydrogenase - 2);PDE,磷酸二酯酶(phosphodiesterase);ROCK,Rho 激酶。

　　【不良反应与注意事项】　多数不良反应是由其血管舒张作用所引起,如头、面、颈、皮肤血管扩张引起暂时性面颊部皮肤潮红,脑膜血管舒张引起搏动性头痛,眼内血管扩张则可升高眼内压等。大剂量可出现直立性低血压及晕厥。剂量过大可使血压过度下降,冠状动脉灌注压过低,并可反射性兴奋交感神经引起心率增加、心肌收缩性增强,使耗氧量增加而加重心绞痛。特异性磷酸二酯酶 V 型(phosphodiesterase type-5, PDE - 5)抑制剂(如西地那非)可抑制 cGMP 降解(图 29 - 5),与硝酸甘油合用可产生协同降压作用,增强反射性交感神经兴奋而加重心绞痛,故二者不宜合用。超剂量时还会引起高铁血红蛋白血症,表现为呕吐、发绀等。

　　硝酸甘油连续应用两周左右可出现耐受性,用药剂量、频度、给药途径和剂型等均影响耐受性的产生。用药剂量大或反复应用过频易产生耐受性,不同的硝酸酯类之间存在交叉耐受性,停药 1~2 周后耐受性可消失。出现耐受性后,轻者必须增加用量,但会加重不良反应,重者即使增加用量也无法达到满意疗效。硝酸甘油产生耐受性的机制尚未完全阐明,可能的机制为:① 硝酸甘油在血管平滑肌细胞转变成 NO 发生障碍,称为"血管耐受"。是由于硝酸酯类在细胞内生成 NO 过程中需要氧化—SH,引起—SH 消耗所致。② 非血管机制,称为"伪耐受",可能与硝酸酯类使血压快速下降,代偿性增强交感神经活性,释放 NA,激活 RAS,使水、钠潴留,血容量及体重增加有关。不同组织产生耐受性有差异,动脉比静脉更易产生耐受性。因此,应避免大剂量给药和无间歇给药,可通过补充—SH 供体、合理调配膳食等措施减少耐受性的发生。

知识扩展

　　在制造炸药的化工厂,机体可能会持续暴露于高水平的硝酸酯类的环境中。当工作场所被挥发性有机硝酸酯类化合物污染严重时,工人们发现,星期一开始工作时,他们会感到头痛和短暂性头晕["星期一病"(monday disease)]。一天左右后,这些症状由于耐受性的发展而消失。在周末,当减少接触化学物质时,耐受性消失。因此,下星期一又会出现以上症状。工业暴露的其他危害已有报道,包括依赖性。但没有证据表明,采用短效硝酸酯类治疗心绞痛,会引起身体依赖性,即使大剂量使用。

硝酸异山梨酯(isosorbide dinitrate) 与
单硝酸异山梨酯(isosorbide mononitrate)

　　硝酸异山梨酯(又名消心痛),其作用及机制与硝酸甘油相似,但作用较弱,起效较慢,作用维持时间较长(表 29 - 1)。本药经肝代谢生成的异山梨醇-2 -单硝酸酯和异山梨醇-5 -单硝酸酯,仍具有扩张血管及抗心绞痛作用。此外,本药剂量范围个体差异较大,剂量大时易致头痛及低血压等副作用,缓释剂可减少不良反应。主要口服用于心绞痛的预防和心肌梗死后心力衰竭的长期治疗。单硝酸异山梨酯的作用及应用与硝酸异山梨酯相似。

二、β 受体拮抗药

　　本类药物众多,药理作用与临床应用广泛(见第八章)。本章仅简要介绍其抗心绞痛作用。β 受体拮抗药可使心绞痛患者心绞痛发作次数减少、心电图缺血性特征有所改善、增加患者运动耐量、减少心肌耗氧量、改善缺血区代谢和缩小心肌梗死范围。现已作为一线防治心绞痛的药物,尤其是慢性劳力性心绞痛,其中美托洛尔(metoprolol)、比索洛尔(bisoprolol)和阿替洛尔(atenolol)在临床最为常用。

　　【抗心绞痛作用】

　　1. 降低心肌耗氧量　　心肌缺血患者在心绞痛发作时,心肌局部和血中儿茶酚胺含量均显著增加,激动心脏 β_1 受体,使心肌收缩力增强、心率加快;血管 α_1 受体激动引起外周血管收缩,左心室后负荷增加,从而使心肌耗氧量增加。同时因心率加快,心室舒张时间相对缩短,使冠脉血流量减少,因而加重心肌缺氧。β 受体拮抗药通过阻断 β_1 受体使心肌收缩力减弱、心肌纤维缩短速度减慢、心率减慢及血压降低,因而可明显减少心肌耗氧量。但此类药物抑制心肌收缩力又可增加心室前负荷,同时因收缩力减弱,心室射血时间延长,导致心肌耗氧量增加,但总体效应仍是减少心肌耗氧量而缓解心绞痛。

　　2. 改善心肌缺血区供血　　冠状动脉 β_2 受体阻断后致血管收缩,尤其在非缺血区明显。因此,非缺血区与缺血区血管张力差增加,促使血液流向已代偿性扩张的缺血区,从而增加缺血区血流量。其次,由于心率减慢,心脏舒张期相对延长,有利于血液从心外膜血管流向易缺血的心内膜下区域。

　　3. 其他　　本类药物因阻断 β 受体,可抑制脂肪分解酶活性,减少心肌游离脂肪酸的含量;改善心肌缺血区对葡萄糖的摄取和利用而改善糖代谢和减少耗氧;促进氧合血红蛋白结合氧的解离而增加组织供氧。

【临床应用】　普萘洛尔、吲哚洛尔(pindolol)、噻吗洛尔(timolol)及选择性 β_1 受体拮抗药美托洛尔、比索洛尔、阿替洛尔和醋丁洛尔(acebutolol)等均可用于心绞痛。尤其是用于对硝酸酯类不敏感或疗效差的稳定型心绞痛,可使发作次数减少,对伴有心律失常及高血压者尤为适用。长期使用 β 受体拮抗药能缩短仅有心电图缺血改变而无症状的心绞痛患者的缺血时间。β 受体拮抗药还能降低近期有心肌梗死者心绞痛的发病率和死亡率。对冠状动脉痉挛诱发的变异型心绞痛不宜应用,因其阻断 β_2 受体,α_1 受体相对占优势,易致冠状动脉收缩。该类药对心肌梗死也有效,能缩小梗死范围,但因抑制心肌收缩力,应慎用。

β 受体拮抗药和硝酸酯类合用时,宜选用作用时间相近的药物,通常以美托洛尔或比索洛尔与硝酸异山梨酯合用,两药能协同降低耗氧量,同时 β 受体拮抗药能对抗硝酸酯类所引起的反射性心率加快和心肌收缩力增强,硝酸酯类可缩小 β 受体拮抗药所致的心室前负荷增加和心室射血时间延长,二药合用可互相取长补短(表29-2)。合用时用量减少,副作用也相应减少。但由于两类药都可降压,如血压下降过多,冠脉流量减少,对心绞痛不利。一般宜口服给药,因个体差异大,给药剂量应从小量开始逐渐增加剂量。停用 β 受体拮抗药时应逐渐减量,如突然停用可导致心绞痛加剧和(或)诱发心肌梗死。对心功能不全、支气管哮喘、有哮喘既往史及心动过缓者不宜应用。长期应用后对血脂也有影响,本类药物禁用于血脂异常的患者。

表29-2　硝酸酯类、β 受体拮抗药及钙通道阻滞药对心肌耗氧量主要因素的影响

心肌耗氧因素	硝酸酯类	β 受体拮抗药	钙通道阻滞药	
			硝苯地平	维拉帕米
心室前负荷	↓	↑	(-)	↑
心室后负荷	↓	(-)	↓	↓
心率	反射性↑	↓	反射性↑	↓
收缩力	反射性↑	↓	反射性↑	↓

注:(-)表示无显著改变;↑表示升高;↓表示下降。反射性↑是由于血管扩张,血压下降导致交感神经兴奋所致。

三、钙通道阻滞药

钙通道阻滞药是临床用于预防和治疗心绞痛的常用药,尤其是对变异型心绞痛疗效最佳。本类药物尽管种类较多,化学结构不同,但都具有阻滞心肌细胞和平滑肌细胞的 L 型电压依赖性钙通道,抑制 Ca^{2+} 内流的作用,因而具有广泛的药理作用与临床应用,包括抗室上性心律失常作用及降血压作用。因此,对心肌缺血伴高血压或心律失常者可选用。

【抗心绞痛作用及其机制】　钙通道阻滞药通过阻滞 L 型 Ca^{2+} 通道,抑制 Ca^{2+} 内流而产生以下抗心绞痛作用。

1. 降低心肌耗氧量　钙通道阻滞药能使心肌收缩力减弱、心率减慢、血管平滑肌松弛、血管扩张、血压下降,减轻心脏后负荷,从而使心肌耗氧量减少。

2. 舒张冠状动脉　本类药物对冠脉中较大的输送血管及小的阻力血管均有扩张作用,特别是对处于痉挛状态的血管有显著的解除痉挛作用,从而增加缺血区的血液灌注。此外,还可增加侧支循环,改善缺血区的供血和供氧。

3. 保护缺血心肌细胞　心肌缺血时,细胞膜对 Ca^{2+} 的通透性增加和 Ca^{2+} 从细胞内排出到细胞外

的能力下降,外钙内流的增加或细胞内 Ca^{2+} 向细胞外转运障碍,使胞内 Ca^{2+} 超载,特别是线粒体内 Ca^{2+} 积聚,从而失去氧化磷酸化的能力,促使细胞凋亡和死亡。钙通道阻滞药通过抑制外钙内流,减轻缺血心肌细胞的 Ca^{2+} 超载而保护心肌细胞,对急性心肌梗死者,能缩小梗死范围。

4. 抑制血小板聚集 不稳定型心绞痛与血小板黏附和聚集、冠状动脉血流减少有关,大多数急性心肌梗死也是由动脉粥样硬化斑块破裂、局部形成血栓突然阻塞冠状动脉所致。钙通道阻滞药抑制 Ca^{2+} 内流,降低血小板内 Ca^{2+} 浓度,可抑制血小板聚集。

此外,有报道表明钙通道阻滞药还具有促进血管内皮细胞产生及释放内源性 NO 的作用。

【临床应用】 钙通道阻滞药治疗心绞痛与 β 受体拮抗药有许多相似之处,但与之相比有如下优点:① 钙通道阻滞药因有松弛支气管平滑肌作用,故更适合心肌缺血伴支气管哮喘者;② 钙通道阻滞药有强大的扩张冠状动脉作用,变异型心绞痛是最佳适应证;③ 钙通道阻滞药抑制心肌作用较弱,特别是硝苯地平还具有较强的扩张外周血管,降低外周阻力作用且血压下降后反射性加强心肌收缩力,可部分抵消对心肌的抑制作用,因而较少诱发心力衰竭;④ 心肌缺血伴外周血管痉挛性疾病患者禁用 β 受体拮抗药,而钙通道阻滞药可扩张外周血管,适用于此类患者的治疗。常用于抗心绞痛的钙通道阻滞药有硝苯地平(nifedipine,又名心痛定)、维拉帕米(verapamil,又名异搏定)、地尔硫䓬(diltiazem,又名硫氮䓬酮)、哌克昔林(perhexiline,又名双环己哌啶)及普尼拉明(prenylamine,又名心可定)等。钙通道阻滞药对变异型心绞痛疗效显著,对稳定型心绞痛及急性心肌梗死等也有效。钙通道阻滞药与 β 受体拮抗药联合应用可以治疗心绞痛,特别是硝苯地平与 β 受体拮抗药合用更为安全。二者合用对降低心肌耗氧量起协同作用,β 受体拮抗药可消除钙通道阻滞药引起的反射性心动过速,后者可抵消前者的收缩血管作用(表 29-2)。临床证明对心绞痛伴高血压及运动时心率显著加快者最适宜。维拉帕米或地尔硫䓬合用 β 受体拮抗药可能产生房室传导阻滞和抑制心室功能。因此,在应用钙通道阻滞药时,需根据各类药物的潜在的不良反应及药理特性选择。

硝苯地平(nifedipine)

扩张冠状动脉和外周小动脉作用强,抑制血管痉挛效果显著,对变异型心绞痛效果最好,对伴高血压患者尤为适用。对稳定型心绞痛也有效,对急性心肌梗死患者能促进侧支循环,可能防止梗死范围的扩大。硝苯地平因其不降低房室传导,对有房室传导异常的患者较维拉帕米和地尔硫䓬更安全。可与 β 受体拮抗药合用,增加疗效。有报道称,硝苯地平可增加发生心肌梗死的危险,应引起重视。

维拉帕米(verapamil)

维拉帕米扩张冠状动脉作用较弱,对变异型心绞痛多不单独使用本药。对稳定型心绞痛有效,疗效近似普萘洛尔,它与 β 受体拮抗药合用起协同作用,但两药合用可显著抑制心肌收缩力及传导系统,故合用要慎重。因其抑制心肌收缩力、抑制窦房结和房室结的传导,故对伴心力衰竭、窦房结或明显房室传导阻滞的心绞痛患者应禁用。维拉帕米和地尔硫䓬因其具有抗心律失常作用而对有房性心动过速、心房扑动及心房颤动史的心绞痛患者显示出其优势。

地尔硫䓬(diltiazem)

地尔硫䓬对变异型、稳定型和不稳定型心绞痛都可应用,其作用强度介于上述两药之间。扩张冠状动脉作用较强,对周围血管扩张作用较弱,降压作用小,对伴房室传导阻滞或窦性心动过缓者应慎用,又因其抑制心肌收缩力,对心力衰竭患者也应慎用。

第三节　其他抗心绞痛药

血管紧张素转换酶抑制剂(angiotensin converting enzyme inhibitor)

血管紧张素转换酶抑制剂(ACEI)包括卡托普利(captopril)、赖诺普利(lisinopril)和雷米普利(ramipril)等。该类药物不仅用于高血压和心力衰竭的治疗,也可通过扩张动、静脉血管降低心脏前、后负荷,从而降低心肌耗氧量;舒张冠状动脉增加心肌供氧,以及对抗自由基,减轻其对心肌细胞的损伤和阻止 Ang Ⅱ 所致的心肌和血管重构作用。

卡维地洛(carvedilol)

卡维地洛是去甲肾上腺素能神经受体拮抗药。因其能阻断 β_1、β_2 和 α 受体,又具有一定的抗氧化作用,故可用于心绞痛、心功能不全和高血压的治疗。

尼可地尔(nicorandil)

尼可地尔是 K^+ 通道激活药,既有激活血管平滑肌细胞膜 K^+ 通道,促进 K^+ 外流,使细胞膜超极化,抑制 Ca^{2+} 内流作用,还有释放 NO,增加血管平滑肌细胞内 cGMP 生成的作用。上述两种作用的结果使血管平滑肌松弛,冠状动脉扩张,冠状动脉供血增加,并减轻 Ca^{2+} 超载对缺血心肌细胞的损害。主要适用于变异型心绞痛和慢性稳定型心绞痛,且不易产生耐受性。同类药还有吡那地尔(pinacidil)和克罗卡林(cromakalim)。

吗多明(molsidomine)

吗多明的代谢产物作为 NO 的供体,释放 NO,通过与硝酸酯类相似的作用机制,扩张容量血管及阻力血管,降低心肌耗氧量,改善侧支循环,改善心肌供血。舌下含服或喷雾吸入用于稳定型心绞痛或心肌梗死伴高充盈压患者,疗效较好。

雷诺嗪(ranolazine)

雷诺嗪用于对其他抗心绞痛药治疗无效者的慢性稳定型心绞痛治疗。其抗心绞痛作用机制尚不清楚,可能与减少通过 Na^+-Ca^{2+} 交换的 I_{Na} 而减少 Ca^{2+} 内流,从而降低心脏舒张期张力、心肌收缩力及心脏做功。使用时必须与氨氯地平、β 受体拮抗药或硝酸酯类药物联合应用。需注意本药可延长冠状动脉疾病患者的 Q-T 间期,引起尖端扭转型室性心动过速。此外,部分患者出现头晕、恶心和乏力等。

伊伐布雷定(ivabradine)

伊伐布雷定是首个选择性、特异性窦房结 I_f 钠通道阻滞药。在冠心病患者中,伊伐布雷定通过抑制窦房结超极化激活的钠通道,降低心率,从而减少心肌耗氧量。单药使用时,伊伐布雷定显著改善稳定型心绞痛患者心绞痛的发作次数和持续时间,其抗缺血和抗心绞痛作用与 β 受体拮抗药和钙通道阻滞药相当,适用于窦性心律且心率≥75 次/分的慢性稳定型心绞痛患者的对症治疗。可作为具有 β 受体拮抗药禁忌者或不能耐受患者的替代用药;或者对 β 受体拮抗药、钙通道阻滞药和长效硝酸酯类不能充分控制症状的患者,可考虑伊伐布雷定作为二线药物治疗。伊伐布雷定的优点是对胃肠道及支气管平滑肌无作用。伊伐布雷定最常见的不良反应为闪光现象(光幻视)和心动过缓,为剂量依赖性,与伊伐布雷定的药理学作用有关。

第四节 抗心绞痛药物的临床应用

一、稳定型心绞痛

对于慢性稳定型心绞痛的维持治疗,可以选择β受体拮抗药、钙通道阻滞药或长效硝酸酯类。选择哪种药物取决于患者的个体反应。对于高血压患者,采用缓释或长效钙通道阻滞药或β受体拮抗药的单一疗法大多可获满意疗效。对血压正常的患者,长效硝酸酯类可能更合适。β受体拮抗药(美托洛尔或比索洛尔)与钙离子通道阻滞药的组合比单独用药更有效。二氢吡啶类钙通道阻滞药,应选择作用时间更长的药物(氨氯地平或非洛地平)。如果对单一药物的疗效欠佳,则应添加其他类别的药物,以最大限度地减少心脏作用,同时最大限度地降低不良作用。有些患者可能需要同时使用硝酸酯类、β受体拮抗药和钙通道阻滞药进行治疗。雷诺嗪或伊伐布雷定,与β受体拮抗药联用可能对某些传统药物难以治疗的患者有效;对用3种药物难以治疗的稳定的慢性心绞痛患者,通常建议进行冠状动脉造影和血运重建(如果无禁忌证)。别嘌呤醇(allopurinol)或哌克昔林(perhexiline)等药物可能对不适合血管重建的患者有益。

二、血管痉挛性心绞痛

硝酸酯类和钙通道阻滞药是缓解和预防变异型心绞痛患者缺血发作的有效药物,而β受体拮抗药不适用于此类患者的治疗。接受硝酸酯类联合钙通道阻滞药治疗的患者中,约70%完全消除了心绞痛发作。在另外20%中,心绞痛发作频率显著降低。预防冠状动脉痉挛(有或没有固定的动脉粥样硬化性冠状动脉病变)是这种治疗效应的主要机制。不同的钙通道阻滞药疗效相近,具体药物的选择应取决于患者的个体差异。变异型心绞痛不是患者进行手术血运重建和血管成形术的指征。

三、不稳定型心绞痛与急性冠状动脉综合征

反复发生的富含血小板的非阻塞性血栓形成是不稳定型心绞痛患者静息时反复发生缺血发作的主要机制。需要使用阿司匹林联合替格瑞洛或者氯吡格雷进行抗血小板治疗,大多数患者还需要静脉注射肝素或皮下注射低分子量肝素。如果需要经皮冠状动脉支架置入治疗(大多数急性冠脉综合征患者均经支架置入治疗),则应添加糖蛋白Ⅱb/Ⅲa抑制剂,如阿昔单抗。另外,应考虑使用硝酸甘油和β受体拮抗药进行治疗,难治性病例应加钙通道阻滞药,以减轻心肌缺血。还应开始应用降血脂药和ACEI。

(魏超,张慧灵)

抗心绞痛药物的作用环节

硝酸酯类与β受体拮抗药联合用于心绞痛的机制

硝酸甘油-能吃的炸药

硝酸甘油为什么能治疗心绞痛

第三十章 案例学习
Chapter 30 Case Study for the Cardiovascular Pharmacology

Case 1

A 73 year-old woman (58 kg) has been treated for chronic heart failure for three years. She has a history of hypertension. She visited her general practitioner (GP) as she was tired, had increasing shortness of breath, particularly at night, and was finding it hard to complete her daily walk. The GP examined her and noted pitting oedema in her lower limbs. He increased her dose of furosemide from 40 mg in the morning to 40 mg twice a day, and increased the dose of digoxin to 187.5 micrograms daily.

Her medicines were:

- Furosemide 40 mg, bid, po
- Amipril 5 mg daily, po
- Digoxin 187.5 microgram daily, po
- Atorvastatin 20 mg daily, po

Two weeks later she was taken to the emergency room by her daughter as she had been experiencing nausea for three days, and one episode of vomiting. On admission blood tests were taken and the results were as follows:

- Potassium 2.9 mmol/L (Ref 3.5 − 5)
- Urea 10 mmol/L (Ref 2.6 − 7)
- Creatinine 132 mmol/L
- Digoxin level 2 mg/L (Ref 0.8 − 2)

Questions?

1. What symptoms of heart failure did she has when she presented to the GP?

2. What symptoms of digoxin toxicity is she experiencing?

3. Comment on her potassium level and explain the significance of this result.

4. Comment on her renal function and explain the significance.

5. What is the aim of treatment of chronic heart failure, and what treatments are used?

6. How should she be managed?

Case 2

Part I

Mr. Wang, a 51 year-old man from Suzhou, who is reviewed for the management of his hypertension. He is 173 cm tall and 77 kg weight (BMI 26), he has never smoked and does not have diabetes. He has a history of asthma. His brother had a heart attack at the age of 53 years old. Despite appropriate modifications to his diet, alcohol intake and exercise, his blood pressure is 174/102 mmHg. The measurements were repeated at regular intervals over 8 weeks. There is no evidence of end organ damage. His renal function is normal.

Questions?

1. Why were his blood pressure readings repeated?

2. What is his 10-year risk of cardiovascular disease?

3. What treatment would you recommend for Mr Wang? What might a possible side effect of the treatment be? What is the mechanism of action of this antihypertensive?

4. What class of antihypertensive is contraindicated? Why is this agent contraindicated in this patient from a pharmacological perspective?

Part II

Mr Wang's blood pressure remains high despite taking the antihypertensive you recommended, with the dose at a normal maximum.

Questions?

1. What should you discuss with Mr Wang before recommending an additional agent, and how would you explore this?

2. What agent would you recommend to add to his current treatment, and why? What is the pharmacological action of this agent?

Judith Strawbridge, Shane Cullinan

【参考文献】

高血压基层诊疗指南[J],中华全科医师杂志,2019,18(4):301-313.

葛均波. 内科学[M]. 9 版. 北京:人民卫生出版社,2018.

国家卫生计生委合理用药专家委员会,中国医师协会高血压专业委员会. 高血压合理用药指南(第2版)[J]. 中国医学前沿杂志,2017,9(7):28-126.

杨宝峰,陈建国. 药理学[M]. 9 版. 北京:人民卫生出版社,2018.

朱依谆,殷明. 药理学[M]. 8 版. 北京:人民卫生出版社,2018:213-223.

Almeida-Pereira G, Coletti R, Mecawi A S, et al. Estradiol and agiotensin Ⅱ crosstalk in hydromineral balance:Role of the ERK1/2 and JNK signaling pathways[J]. Neuroscience, 2016(322):525-538.

Bertil Hille. Ion channels of excitable membranes[M]. 3th ed. Sinauer Associates, Inc. , 2001.

Bertram G. Katzung. Basic and clinical pharmacology [M]. 14th ed. Manhattan:Mc Graw-Hill Education, 2018.

Brunton L L. Goodman and gilman's the pharmacological basis of therapeutics[M]. 13th ed. Manhattan Mc Graw-Hill Education, 2018.

Digitalis Investigation Group. The effect of digoxin on mortality and morbidity in patients with heart failure [J]. N Engl J Med, 1997, 336(8):525-533.

DiPiro J T, Talbert R L, Yee G C, et al. Pharmacotherapy:A pathophysiologic approach[M]. 10th ed. Manhattan:Mc Graw-Hill Education/Medical, 2017.

Felker GM, Butler J, Collins S P, et al. Heart failure therapeutics on the basis of a biased ligand of the angiotensin-2 type 1 receptor:Rationale and design of the BLAST-AHF study (biased ligand of the angiotensin receptor study in acute heart failure)[J]. JACC Heart Fail, 2015, 3(3):193-201.

Gerald W. Zamponi, Joerg Striessnig, Alexandra Koschak, et al. The physiology, pathology, and pharmacology of voltage-gated calcium channels and their future therapeutic potential [J]. Pharmacological Reviews, 2015, 67(4):821-870.

Guang C, Phillips R D, Jiang B, et al. Three key proteases — angiotensin-I-converting enzyme (ACE), ACE2 and renin — within and beyond the renin-angiotensin system[J]. Arch Cardiovasc Dis, 2012 (105):373-385.

Ding H, Zhou Y, Huang H, et al. MiR-101a ameliorates Ang Ⅱ-mediated hypertensive nephropathy by blockade of TGFβ/Smad3 and NF-κB signaling in a mouse model of hypertension[J]. Clinical & Experimental Pharmacology & Physiology. https://doi. org/10. 1111/1440-1681. 13042[2021-08-05].

Zhou L, Li Y, Hao S, et al. Multiple genes of the renin-angiotensin system are novel targets of Wnt/β-catenin signaling[J]. Journal of the American Society of Nephrology Jasn, 2015, 26(1):107-120.

Liu Yani, Wang Kewei. Exploiting the diversity of ion channels: Modulation of ion channels for therapeutic indications[J]. Handbook of Experimental Pharmacology, 2019(260): 187 – 205.

Lu X, Meima M E, Nelson J K, et al. Identification of the (pro)renin receptor as a novel regulator of low-density lipoprotein metabolism[J]. Circ Res, 2016, 118(2): 222 – 229.

Mc Murray J J, Packer M, Desai A S, et al. PARADIGM-HF Investigators and Committees. Angiotensin-neprilysin inhibition versus enalapril in heart failure[J]. N Engl J Med, 2014, 371(11): 993 – 1004.

Márquez E, Riera M, Pascual J, et al. Renin-angiotensin system within the diabetic podocyte[J]. Am J Physiol Renal Physiol, 2015, 308(1): F1 – F10.

Robert J. Cipolle, Linda M. Strand, Peter C. Morley. Pharmaceutical care practice: The patient-centered approach to medication management[M]. 3th ed. Manhattan: Mc Graw-Hill Education/Medical, 2012.

Packer M, Bristow M R, Cohn J N, et al. The effect of carvedilol on morbidity and mortality in patients with chronic heart failure. U. S. Carvedilol Heart Failure Study Group[J]. N Engl J Med, 1996, 334(21): 1349 – 1355.

Ponikowski P, Voors A A, Anker S D, et al. ESC Scientific Document Group. 2016 ESC Guidelines for the diagnosis and treatment of acute and chronic heart failure[J]. Eur Heart J, 2016, 37(27): 2129 – 2200.

Rang H P, Ritter J M, Flower R J, et al. Rang and Dale's Pharmacology[M]. London: Elsevier Churchill Livingstone, 2015.

Stevens C W, Brenner G M. Brenner and Stevens' Pharmacology[M]. 5th ed. London: Elsevier, 2017.

Velazquez E J, Morrow D A, DeVore A D, et al. PIONEER-HF investigators. Angiotensin-neprilysin inhibition in acute decompensated heart failure[J]. N Engl J Med, 2019, 380(6): 539 – 548.

Yancy C W, Jessup M, Bozkurt B, et al. 2017 ACC/AHA/HFSA focused update of the 2013 ACCF/AHA guideline for the management of heart failure: A report of the American College of Cardiology/American Heart Association Task Force on clinical practice guidelines and the heart failure society of America[J]. Circulation, 2017, 136(6): e137 – e161.

第四篇授课视频　第四篇授课PPT

第五篇

炎症、免疫、自体活性物质药理学

Section 5

Inflammation，Immunity and Autacoids Pharmacology

本篇共分五章,前四章分别介绍解热镇痛抗炎药、抗风湿药与抗痛风药、影响免疫功能的药物及影响自体活性物质的药物,第五章是案例学习。

第三十一章为解热镇痛抗炎药,又名非甾体抗炎药(nonsteroidal anti-inflammatory drug, NSAID),是一类化学结构各异、药理作用相似的药物。这类药物主要通过抑制环氧合酶(cyclooxygenase, COX)而减少局部组织前列腺素(prostaglandin, PG)的合成,进而产生药理作用。环氧合酶有COX-1、COX-2和COX-3三种不同的亚型,大部分传统非甾体抗炎药对COX-1和COX-2没有选择性,在产生解热、镇痛、抗炎疗效的同时,也会产生胃肠道、心血管系统等不良反应;而环氧合酶的选择性或特异性抑制剂在实现疗效的同时,部分不良反应有所减轻或加剧。根据化学结构,解热镇痛抗炎药分为水杨酸类、苯胺类、芳基乙酸类、芳基丙酸类、烯醇酸类、吡唑酮类、考昔类等药物。解热镇痛抗炎药是目前临床应用最为广泛的药物之一。

第三十二章为抗风湿药与抗痛风药。首先,本章将讲解类风湿关节炎的主要临床症状、病因及发病机制、治疗方法。常用的治疗类风湿关节炎的药物包括非甾体抗炎药、糖皮质激素和抗风湿药(disease modifying anti-rheumatic drug, DMARD)三类。本章将着重介绍非生物药和生物药类抗风湿药在类风湿关节炎中的应用。随后,本章将分析一种代谢性疾病——痛风的病因及临床症状,并分别从急性痛风和慢性痛风两个方面介绍抗痛风药,代表性药物有秋水仙碱、丙磺舒、别嘌醇等。

第三十三章为影响免疫功能的药物。该类药物能抑制、增强或双向调节机体的免疫反应和免疫功能,临床主要用于减轻、延缓和治疗器官移植后的排斥反应、自身免疫病,也用于肿瘤的治疗或辅助治疗。代表性药物包括糖皮质激素等抑制细胞因子表达药物,环孢素、他克莫司等抑制细胞因子生成和活性药,硫唑嘌呤、甲氨蝶呤等抗增殖和抗代谢药,西罗莫司等抗生素类药,免疫佐剂、干扰素、抗淋巴细胞球蛋白、利妥昔单抗等生物药物,雷公藤总苷等中药有效成分药。

第三十四章为影响自体活性物质的药物。该类药物通常以旁分泌方式作用于邻近部位或靶器官,从而产生特定的生理或病理作用。影响自体活性物质的药物包括天然的、人工合成的自体活性物质及其阻滞药等。本章将介绍组胺、5-HT、脂质衍生物、多肽类、血管活性肽、腺苷、NO的生理作用,并着重讲解组胺、5-HT等相关代表药物及其药理作用与临床应用。

第三十五章是案例学习。共有两个英文案例,涉及药物作用机制、体内转化、药物用量、药物使用和起效时间、用药监测、不良反应、药物相互作用等内容。这些案例供学生融会贯通学习、巩固重要知识点、提高分析问题和解决问题能力之用。

第三十一章 解热镇痛抗炎药

Chapter 31 Antipyretic-analgesic and Anti-inflammatory Drugs

解热镇痛抗炎药(antipyretic-analgesic and anti-inflammatory drug)又名非甾体抗炎药(nonsteroidal anti-inflammatory drug, NSAID),是一类化学结构各异,但药理作用相似的药物,主要通过抑制体内的环氧合酶(cyclooxygenase, COX)而减少局部组织前列腺素(prostaglandin, PG)的生物合成,进而产生药理作用。本类药物通常用于发热、中等程度的疼痛、风湿性关节炎等的治疗,是目前临床应用最为广泛的药物之一。

与此相对应的甾体类抗炎药则是指糖皮质激素类药物,因其化学结构中含有甾核,通常称为甾体类抗炎药。糖皮质激素类药物通过作用于体内的糖皮质激素受体,产生强大的抗炎、抗过敏与免疫抑制等药理作用。与阿片类的麻醉性镇痛药相比,解热镇痛抗炎药的使用不会产生药物依赖性,也不会造成呼吸抑制,但镇痛作用不如阿片类药物强。

本类药物临床上最常见的不良反应是胃肠道反应,临床应用中应通过加强监测或合用其他药物等方式避免。其他的不良反应有血小板功能障碍、肝损害、肾损害及心血管系统的不良反应等。

本类药物是对症治疗的药物。发热和疼痛都是临床常见的症状,是机体面临刺激或疾病的信号,又是诊断疾病的重要依据,故在疾病未确诊前不宜轻易使用,以免掩盖病情,延误疾病的诊断与治疗。

第一节 课前阅读

炎症是具有血管系统的活体组织对损伤因子所发生的一种以防御为目的,以损伤为起始,以修复告终的病理过程,局部血管反应为其中心环节。炎症局部血管扩张、代谢加强,产热增多,出现红、热、脓肿等,同时炎症因子刺激神经末梢产生疼痛。病原微生物及各种损伤性化学、物理、生物因素(如自身免疫病中的抗体)均能激活炎症反应,在参与炎症反应的炎症因子中,PG、白三烯(leukotriene, LT)、血栓素、血小板活化因子等均来源于细胞膜磷脂的代谢产物。

细胞膜磷脂作为细胞膜脂质双分子层的组成成分,可由磷脂酶 A_2(phospholipase A_2, PLA_2)代谢为花生四烯酸(arachidonic acid, AA)和血小板活化因子(platelet activating factor, PAF),其中花生四烯酸经 COX 又可代谢为 PG 与血栓素 A_2(thromboxane A_2, TXA_2),经脂氧酶(lipoxygenase, LO)作用则产生 LT,解热镇痛药可抑制花生四烯酸的 COX 代谢途径,进而使 PG 的生物合成减少,见图 31-1。

PG 可由全身许多组织细胞在局部产生和释放,对产生 PG 的细胞本身或对邻近细胞的生理活动发挥调节作用。同时 PG 也是体内重要的炎症因子,在炎症反应过程中,PG 可使血管舒张,增加微血管通透性,导致组织水肿,还有致热、致痛、吸引中性粒细胞的作用,并可与缓激肽等协同致炎。

生成 PG 的 COX 目前已知至少存在 2 种主要的同工酶,分别为 COX-1 和 COX-2。另外,还发现 COX-3,主要表达于大脑皮层和心脏。其中 COX-1 为结构型,存在于血管、血小板、胃、肾等组织器官的正常细胞,参与 PG 对正常生理功能的调节,如血管舒缩、血小板聚集、胃黏膜血流、胃黏液分泌及肾

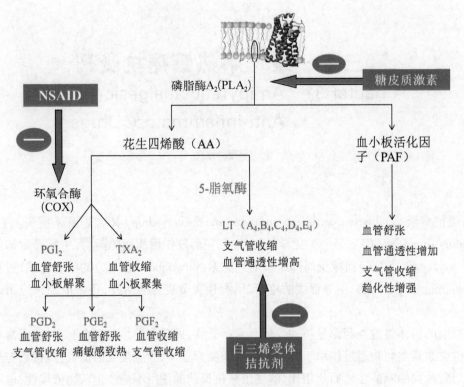

图 31-1　细胞膜磷脂的代谢产物与作用及常用抗炎药的作用部位

血流的调节等,其功能与保护胃黏膜、调节血小板聚集、调节外周血管阻力和调节肾血流量分布有关,以维持细胞、组织和器官生理功能的稳定。COX-2 为诱导型,通常情况下在大多数组织中表达量很低,炎症反应时激活,表达量明显增多,发生炎症反应的细胞,如病变的胃黏膜、异位的子宫内膜、肿瘤相关纤维母细胞、乳腺癌组织等部位都可发现 COX-2 的高表达。炎症反应发生时,各种损伤性化学、物理和生物因子可诱导产生多种细胞因子,如 IL-1、IL-6、IL-8 及 TNF 等的合成,这些细胞因子可诱导 COX-2 的表达,增加 PG 合成,同时,组织发生损伤时,局部组织的细胞也释放缓激肽、组胺、细胞因子和补体成分,这些物质与 PG 相互作用,加重炎症反应过程。

大部分传统非甾体抗炎药对 COX-1 和 COX-2 没有选择性,20 世纪 90 年代发现 COX 存在 COX-1 和 COX-2 两种同工酶后,各制药公司曾致力于开发选择性 COX-2 抑制剂,目前用于临床的选择性 COX-2 抑制剂主要有塞来昔布、尼美舒利等,这些药物均在保留了解热、镇痛、抗炎疗效的同时,明显降低了溃疡、出血等胃肠道不良反应。然而,随着研究的进展,越来越多的证据表明,两种 COX 在生理、病理上的差别并不明显,COX-1 在发挥生理作用的同时,也发挥病理作用;而 COX-2 也具有一定的生理作用。选择性 COX-2 抑制剂在减少胃肠道不良反应的同时,可能带来心血管系统等更严重的不良反应。如患者服用选择性 COX-2 抑制剂罗非昔布 18 个月后,发生心肌梗死、脑卒中、血栓形成的风险增高,导致罗非昔布撤市。后来研究发现,血小板中只有 COX-1 而没有 COX-2,但血小板黏附、聚集时,渗入内皮细胞间隙的血小板膜碎片诱导血管内皮细胞表达的是 COX-2 而不是 COX-1,选择性 COX-2 抑制剂抑制了内皮 PGI₂ 的生成,却对血小板 TXA₂ 的产生没有影响,因此导致促进血小板聚集和抑制血小板聚集作用的失衡,出现促凝现象。这可能是选择性 COX-2 抑制剂增加心血管事件的原因之一。因为严重的心血管系统不良反应,近年来对选择性 COX-2 抑制剂的临床应用一直有争议,其效果与安全性仍有待进一步确定。目前,认为不论是传统的非甾体抗炎药还是选择性 COX-2 抑制剂,均能增加心脑血管不良事件,如血栓、高血压、心肌梗死、充血性心力衰竭等,而且对 COX-1 抑制作用越强,其心脑血管的不良事件越少,但上消化道不良反应越多;对 COX-2 抑制作用越强,其上消化道不良反应越少,但心脑血管不良事件越多。

不同的 NSAID 对 COX-1 和 COX-2 的抑制程度不同。临床上根据药物对 COX-1 与 COX-2 选择性的不同,将非甾体抗炎药分为 4 类,见表 31-1。

表 31-1　非甾体抗炎药按照 COX 抑制程度分类

分　　类	特　　点	代　表　药　物
COX-1 特异性抑制剂	只抑制 COX-1,对 COX-2 无作用	小剂量阿司匹林
COX 非特异性抑制剂	同时抑制 COX-1 和 COX-2	布洛芬、萘普生、双氯芬酸、大剂量阿司匹林、吲哚美辛、吡罗昔康
COX-2 选择性抑制剂	主要抑制 COX-2,但高剂量也可抑制 COX-1	美洛昔康、尼美舒利
COX-2 特异性抑制剂	只抑制 COX-2,对 COX-1 无作用	罗非昔布、塞来昔布

第二节　解热镇痛抗炎药概述

【药理作用与临床应用】　非甾体抗炎药虽然化学结构各异,但几乎均有解热、镇痛、抗炎作用。

1. 解热作用　　发热是机体在神经系统协同免疫系统共同作用下对各种损伤因素所做出的一种适应性反应。人体的体温调节中枢位于下丘脑,可使机体的散热和产热之间保持动态平衡,维持正常体温。病理条件下,不同的化学物质、细菌或病毒等外源性致热原通过巨噬细胞膜 Toll 样受体引起的受体后信号,诱导 IL-1β、TNF 和 IL-6 等细胞因子的生物合成和释放,这些细胞因子作为内源性致热原,与外源性致热原均能诱导 COX-2 合成,引起 PGE_2 合成和释放增加,PGE_2 通过表达于下丘脑的特异性受体作用于下丘脑的体温调节中枢,导致体温调定点的上移,从而增加产热,使体温升高。非甾体抗炎药可通过抑制 PGE_2 的生成而发挥解热作用。本类药物只能使发热者的体温恢复正常,对正常人的体温无影响。实验证实,非甾体抗炎药不能抑制直接注射 PG 产生的发热,但对内源性致热原引起的发热有解热作用,说明药物是通过抑制中枢 PG 合成而发挥解热作用。研究显示,PGE_2 并非唯一的发热介质,非甾体抗炎药可能存在其他的降温机制。

2. 镇痛作用　　外在的伤害性刺激或体内的炎症反应会使受损伤局部产生 5-HT、P 物质、缓激肽、PG 等致痛物质,这些物质刺激游离的痛觉神经末梢并向上传导而产生痛觉。非甾体抗炎药主要通过抑制外周局部病变部位的 COX,使 PG 的生物合成减少,从而减轻疼痛,该类药物具有中等程度的镇痛作用,对于炎症和组织损伤引起的疼痛尤其有效,对临床常见的慢性钝痛,如关节炎、牙痛、痛经、产后疼痛、肌肉和血管起源的疼痛及癌痛具有较好的镇痛作用,对急性的锐痛、严重的创伤性剧痛、平滑肌绞痛无效,长期应用不产生成瘾性,也没有呼吸抑制作用。临床上主要用于慢性钝痛,也可单用或与麻醉性镇痛药联用抑制术后疼痛,联用时可以减少麻醉性镇痛药的用量。非甾体抗炎药在疼痛治疗中有"天花板效应",即达到一定剂量后再增加剂量并不能使镇痛效果增强,这使其在严重疼痛治疗中的应用受到限制。

脊髓也可产生 PG,作为致痛物质在神经性疼痛中起作用。COX 抑制剂也可能通过减少 PG 的合成而在中枢神经系统产生镇痛作用。

3. 抗炎作用　　除苯胺类的非甾体抗炎药均有抗炎作用。如前所述,PG 是一类重要的炎症因子,非甾体抗炎药通过抑制 PG 的生成而产生抗炎作用,此外本类药物的抗炎作用还可能与抑制溶酶体酶的释放及白细胞趋化性等作用有关。可用于风湿免疫病如类风湿关节炎、骨关节炎、风湿热等的治疗。风湿免疫病是一种与自身免疫相关的炎症性疾病,较为共性的表现有关节疼痛肿胀、肌痛、皮疹和发热等。非甾体抗炎药是风湿免疫病治疗中改善症状的常用药物,可用于缓解急性期症状、减轻关节疼痛、肿胀和僵直,改善关节活动度等,但不能控制疾病的活动及进展。因此在风湿免疫病的治疗中,在应用非甾体抗炎药的同时,应加用缓解病情的抗风湿药(disease-modifying antirheumatic drug)。

4. 其他　　COX-2 途径产生的 PG 在恶性肿瘤的发展中起到重要作用,流行病学研究和临床试验都证实使用选择性或非选择性非甾体抗炎药均可以显著降低骨、肺、乳腺肿瘤及其他肿瘤发生、发展的风险。这可能与药物抑制肿瘤增殖和血管生成、促进肿瘤细胞凋亡、改变细胞周期、降低细胞侵袭和调节免疫抑制等作用机制有关。此外,流行病学研究显示,长期服用非甾体抗炎药可能通过抑制炎症反应发展,对神经元的炎性损伤发挥保护作用而预防和延缓阿尔茨海默病的发病。

【不良反应】　由于体内 PG 广泛的生理作用,因此这类药物的使用会产生各种不良反应,其中以胃肠道副反应最常见。当非甾体抗炎药用于解热、头痛、牙痛、痛经等短期疼痛治疗时,其不良反应少见,当其用于癌痛等长期疼痛治疗、关节炎治疗时,由于通常需要长期大量服药,不良反应发生率高。

1. 胃肠道损害　　胃肠道损害是非甾体抗炎药最常见的不良反应,表现为恶心、呕吐和腹痛,内镜下表现为胃肠道黏膜损害,严重的会出现消化道溃疡或出血,长期服用非甾体抗炎药的患者中约有 25% 会出现溃疡。非甾体抗炎药引起的胃肠道损害一方面是因为某些药物的局部刺激,另一方面是因为药物吸收后抑制胃肠道 COX,使得消化道黏膜血流减少,局部出现缺血性损伤。非甾体抗炎药也可能损伤 PG 依赖的胃黏膜碳酸盐分泌,造成胃酸对胃壁的损害。肠溶制剂、缓释制剂、控释制剂等剂型的使用,减少了普通制剂在短时间内大量释放药物引起的胃肠刺激症状。非甾体抗炎药与米索前列醇或质子泵抑制剂联合应用可预防胃肠道损伤。选用 COX-2 特异性抑制剂亦可以降低发生消化道溃疡的风险。

2. 心血管系统不良反应　　非甾体抗炎药的使用可引起心血管不良反应,虽然发生率较低,但其风险却可能是致命的。临床试验显示,所有的非甾体抗炎药均可能引起严重的心血管不良事件,包括心肌梗死、心力衰竭和高血压。其机制在于 COX 抑制后打破了血小板聚集和内皮细胞 PGI_2 抗凝作用之间的平衡。有高血压和(或)心力衰竭(如体液潴留和水肿)病史的患者应慎用非甾体抗炎药,因其可导致新发高血压或使已有的高血压症状加重。高血压患者使用非甾体抗炎药时应密切监测血压。非甾体抗炎药还可以引起心力衰竭等症状,尤其是有心血管病史和左室功能受损的患者,更易发生心功能不全。非甾体抗炎药,特别是选择性或特异性 COX-2 抑制剂,应尽可能避免用于有心血管高危因素的人群,如缺血性心脏病或脑卒中、高血压、高血脂、糖尿病或有外周动脉疾病的患者。

3. 药物超敏反应综合征　　非甾体抗炎药是诱发超敏反应的常见药物,其诱发的超敏反应大多是由非免疫机制介导的,即由于 COX 活性受到抑制,而脂氧酶代谢途径被异常放大,产生过多的白三烯类物质而导致炎症反应,表现为服药可加重原有的呼吸道疾病、皮肤疾病,也可诱发荨麻疹和血管神经性水肿,这类超敏反应在不同化学结构的非甾体抗炎药中存在交叉反应;还有的药物超敏反应综合征(drug-induced hypersensitivity syndrome, DIHS)是由免疫机制(IgE 或 T 细胞)介导的,表现为用药后速发的荨麻疹、血管神经性水肿,甚至严重过敏反应,或者固定性药疹、斑丘疹、光敏性皮炎等,甚至可累及脏器(肺脏、肾脏)或诱发重症药疹,此类反应在不同类型化学结构的非甾体抗炎药中无交叉反应。

4. 肾损害　　非甾体抗炎药的使用,尤其是大剂量使用,可能会引起肾脏的不良反应,其症状包括电解质异常、急性间质性肾炎、肾乳头坏死及肾结石。这是因为 PGE_2 和 PGI_2 参与维持肾功能,其受抑制后可减少肾小球的灌注,进而导致急性和慢性肾功能不全。长期服用非甾体抗炎药引起的肾功能损害也称为"镇痛药性肾病"。健康人群使用治疗剂量的非甾体抗炎药时,通常很少引起肾功能损伤,但当有危险因素存在时,如高龄、高血压、充血性心力衰竭、肝硬化、糖尿病、肾动脉硬化,合用其他损害肾脏药及使用药物剂量过大等情况下,非甾体抗炎药更容易引起肾损害。非甾体抗炎药的肾损害一般是可逆的,治疗期间应监测肾功能,检查尿常规及水电解质情况,如出现肌肝清除率(CCR)下降,应立即停药。

5. **肝损害** 所有非甾体抗炎药均可能产生肝损害,但导致严重的药物性肝损伤(drug-induced liver injury, DILI)的药物主要有双氯芬酸、布洛芬、舒林酸、阿司匹林、萘普生、吡罗昔康、尼美舒利7种药物,肝损害的类型既有肝细胞型,表现为血清转氨酶活性升高,也有胆汁淤积型或混合型。多数与个体易感性相关,如个体对药物的代谢异常,由于肝毒性代谢产物而出现肝损伤。部分患者有过敏反应,表现如发热、皮疹、瘙痒及嗜酸细胞增高,提示免疫性机制也参与其中。

6. **中枢神经系统** 所有非甾体抗炎药都有中枢神经系统反应,部分药物以中枢不良反应最常见,如头痛、耳鸣、头晕,偶见无菌性脑膜炎,也可发生感觉异常、幻觉、抑郁、焦虑等精神反应,老年人易发生记忆丧失。

7. **血液系统** 本类药物都有抑制血小板聚集的作用,可延长出血时间。非甾体抗炎药引起的再生障碍性贫血、粒细胞缺乏、血小板减少等也有少量报道,其中以吲哚美辛、对乙酰氨基酚和保泰松较为多见。非甾体抗炎药或其代谢产物作为半抗原,与蛋白质结合成抗原,刺激机体产生相应抗体,这种抗体不仅可以作用于成熟粒细胞,而且可作用于各阶段粒细胞,表现出多样的骨髓改变。

【**药物相互作用**】 非甾体抗炎药是一类常用药物,常与其他药物同服,临床应用中较常见的药物相互作用如下:

(1) 同时服用两种非甾体抗炎药,不仅不会增加镇痛效果,反而会增加胃肠道出血等不良反应的风险。

(2) 非甾体抗炎药与抗凝药(华法林、双香豆素、肝素等)、溶栓药(链激酶、尿激酶)同用,增加出血风险。

(3) 泼尼松、地塞米松、泼尼松龙等糖皮质激素类药物,能引起胃、十二指肠甚至食管和肠道溃疡,如与非甾体抗炎药合用,可加重这种不良反应。

(4) 非甾体抗炎药可抑制 PG 的扩张血管作用,会减弱同时服用的降压药如 β 受体拮抗药、ACEI、利尿药的效果,使患者的血压不稳定。降压药中钙离子阻滞药较少受非甾体抗炎药的影响。

(5) 大多数非甾体抗炎药由肝脏 CYP2C9 酶进行代谢,由于 CYP2C9 具有基因多态性,因此服用本类药物可影响同样经 CYP2C9 代谢的药物(如口服降血糖药)的药效。

第三节　常用的解热镇痛抗炎药

通常依据化学结构,将解热镇痛抗炎药分为水杨酸类、苯胺类、芳基乙酸类、芳基丙酸类、烯醇酸类、吡唑酮类、考昔类等。

一、水杨酸类

阿司匹林(aspirin)

阿司匹林(图 31-2)是本类药物的代表药,又名乙酰水杨酸(acetylsalicylic acid),水杨酸类的其他药物还有贝诺酯(benorilate)、双水杨酯(salsalate)、水杨酸钠(sodium salicylate)等。

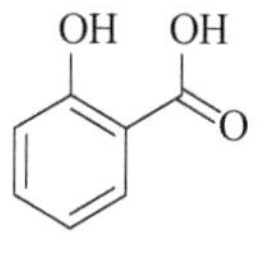

【**体内过程**】 本药可在胃和小肠上部吸收大部分,吸收后可迅速被血浆、红细胞、胃肠黏膜和肝脏的酯酶水解为活性代谢产物水杨酸,因此阿司匹林的 $t_{1/2}$ 仅为 15～

图 31-2 阿司匹林的化学结构式

20 min,水杨酸的血浆蛋白结合率高达 $80\% \sim 90\%$,可分布于全身各组织,也能渗入关节腔和脑脊液,并可通过胎盘。水杨酸主要经肝脏代谢,代谢物主要为水杨尿酸(salicyluricacid)及葡萄糖醛酸结合物,小部分为龙胆酸。游离水杨酸及其代谢产物从肾脏排泄,尿液 pH 对其排泄速度有明显影响,在碱性尿时可排出 85%,而在酸性尿中仅为 5%,还可通过乳汁排泄。水杨酸盐的 $t_{1/2}$ 长短取决于剂量的大小和尿 pH,口服小剂量阿司匹林(小于 1g)时,按一级动力学消除,$t_{1/2}$ 为 $3 \sim 5$ h;当用量大于 1g 时,则按零级动力学消除,$t_{1/2}$ 延长为 $15 \sim 30$ h。

【药理作用与临床应用】 阿司匹林是强效的 COX-1 抑制剂,小剂量应用时仅抑制 COX-1,对 COX-2 无作用。并且其对 COX 的抑制是不可逆的,可使 COX-1 分子中的第 530 位丝氨酸(Ser530)或 COX-2 分子中的 516 位丝氨酸(Ser516)乙酰化,阻止底物 AA 与酶活性位点的接触导致酶的失活,其他非甾体抗炎药均属可逆性 COX 抑制剂。

1. 解热、镇痛、抗炎 用于普通感冒或流行性感冒引起的发热,也用于缓解轻至中度疼痛如头痛、关节痛、牙痛、肌肉痛、痛经,还可用于癌症患者的轻、中度疼痛。能减轻炎症的红、肿、热、痛等症状,可用于类风湿关节炎、骨关节炎等风湿免疫病的治疗。大剂量阿司匹林能使风湿热症状在用药后 $24 \sim 48$ h 明显好转,可作为急性风湿热的鉴别诊断。阿司匹林抗炎剂量较解热、镇痛剂量高 $1 \sim 2$ 倍,最好用至最大耐受量,一天 $3 \sim 6$ g,分 4 次口服。

2. 抗血小板 小剂量的阿司匹林即可使血小板的 COX 乙酰化,从而不可逆地抑制血小板 COX 活性,减少 TXA_2 的生成,对 TXA_2 诱导的血小板聚集产生不可逆的抑制作用,从而预防血栓的形成。由于成熟血小板不再合成新的 COX,机体需要新的血小板生成才能恢复 TXA_2 合成;但血管内皮能合成 COX,因此小剂量阿司匹林对血管内皮 PGI_2 合成的抑制弱而短暂。大剂量的阿司匹林对血管内皮 COX 抑制作用增强,减少 PGI_2 的合成,PGI_2 是 TXA_2 的生理对抗剂,它的合成减少可能促进血栓形成。因此常用小剂量阿司匹林($75 \sim 300$ mg/d)预防血栓形成,可用于不稳定型心绞痛、预防心肌梗死复发、预防短暂性脑缺血发作和已出现早期症状后预防脑梗死,以及预防动脉血管手术后血栓形成。

3. 其他 流行病学研究表明,服用小剂量阿司匹林还可以降低结直肠癌的风险,可预防或延缓阿尔茨海默病的发病。近年研究发现,阿司匹林可通过抗血小板聚集、改善胎盘循环、降低炎症反应等起到预防早产的作用。此外,儿科用于黏膜皮肤淋巴结综合征(又称川崎病)的治疗,还可以用于驱除胆道蛔虫。

【不良反应】 一般用于解热镇痛的剂量很少引起不良反应。长期大量用药(如治疗风湿热),尤其当血中药物浓度 >200 μg/mL 时较易出现不良反应。血药浓度越高,不良反应越明显。

1. 胃肠道反应 较常见的有恶心、呕吐、上腹部不适或疼痛,较大剂量口服可出现胃肠道出血或溃疡,表现为胃部剧痛、血性或柏油样便等。活动性溃疡病或其他原因引起的消化道出血者禁用。

2. 加重出血倾向 阿司匹林通过不可逆地抑制血小板 COX 而抑制 TXA_2 合成,使血小板聚集受到抑制,使血液不易凝固,出血时间延长。大剂量阿司匹林还可抑制凝血酶原形成,引起凝血障碍,易引起出血,使用维生素 K 可预防。严重肝病、血友病、血小板减少症患者禁用,手术前 1 周应停用阿司匹林。

3. 阿司匹林哮喘 某些有鼻窦炎、鼻息肉、哮喘基础病史的患者,服用阿司匹林或其他非甾体抗炎药可诱发鼻塞、流涕、鼻痒、喷嚏等鼻部症状,以及呼吸困难、喘息等呼吸道症状。哮喘患者服用阿司匹林或其他非甾体抗炎药后可能会诱发哮喘发作,称为阿司匹林哮喘。属于前述非免疫机制介导的药物超敏反应,因药物抑制了 COX,使通过脂氧酶途径生成的 LT 增多,导致支气管痉挛,进而诱发哮喘。除呼吸道症状外,部分患者还可出现荨麻疹和(或)血管性水肿。因阿司匹林是强效的 COX-1 抑制剂,能抑制 COX-1 的非甾体抗炎药会与阿司匹林产生交叉反应。鼻息肉、慢性荨麻疹患者及对阿司匹林和其他解热镇痛药过敏者禁用。

4. 水杨酸反应 水杨酸反应(salicylism)是阿司匹林过量或中毒的表现,多见于治疗风湿病剂量过大(5 g/d)时,表现为头痛、头晕、恶心、呕吐、腹泻、耳鸣、耳聋及视力障碍等,称为水杨酸反应。严重者可出现呼吸深快、脱水、幻觉、精神紊乱,甚至呼吸困难、昏迷、惊厥。一旦出现应立即停药,静脉滴注碳酸氢钠,碱化尿液以促进药物排泄。

5. 瑞夷综合征 病毒感染后服用阿司匹林或水杨酸酯/盐的患者,偶可引起昏迷、惊厥、意识障碍等中毒性脑病和肝功能损害的表现,多见于儿童和青少年,虽然发生率低,但预后差,病毒性感染患儿不宜用阿司匹林,可用对乙酰氨基酚替代。

6. 肝、肾功能损害 本药可影响尿酸排泄,诱发痛风。剂量过大或老年人及伴有心、肝、肾功能损害的患者使用时,易发生肝、肾功能损害。损害多是可逆性的,停药后可恢复。但也有间质性肾炎、肾病综合征、肾乳头坏死的报道。

贝诺酯(benorilate)

贝诺酯为阿司匹林与对乙酰氨基酚以酯键结合的中性化合物。口服后以原形吸收,吸收后很快代谢为水杨酸和对乙酰氨基酚。进一步在肝中代谢,主要以水杨酸及对乙酰氨基酚的代谢产物自尿中排出,极少量从粪便排出。主要用于发热、头痛、神经痛、牙痛及手术后轻度头痛等,也可用于类风湿关节炎、急慢性风湿性关节炎等的治疗,不良反应较阿司匹林小,患者易于耐受。

二、苯酚类

对乙酰氨基酚(acetaminophen)

本类药物代表药物为对乙酰氨基酚(又称扑热息痛,结构式见图31-3),是非那西丁(phenacetin)的体内活性代谢产物,非那西丁因为不良反应严重,已不再单独使用,常与其他药物组成复方制剂应用。对乙酰氨基酚解热镇痛作用确切,但抗炎作用很弱,是治疗轻、中度疼痛的重要药物,也是应用最广泛的解热镇痛药物。

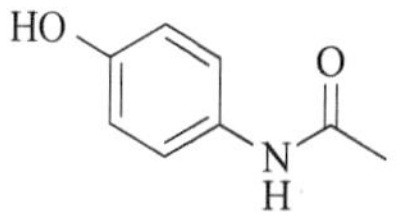

图31-3 对乙酰氨基酚的化学结构式

【体内过程】 口服后吸收迅速而完全,吸收后在体内分布均匀。口服后0.5~2 h血药浓度达峰值。90%~95%在肝脏代谢,主要代谢产物为葡萄糖醛酸及硫酸结合物。还有少部分对乙酰氨基酚被CYP酶氧化,产生肝毒性代谢产物乙酰苯醌亚胺(N-acetyl-p-benzoquinone imine, NAPQI)。当服用治疗剂量对乙酰氨基酚时,NAPQI可与谷胱甘肽(glutathione, GSH)结合失去毒性。当服用过量对乙酰氨基酚时,NAPQI累积可导致GSH被耗竭,未与GSH结合的多余NAPQI可能与细胞蛋白(包括线粒体蛋白)发生反应,使肝细胞发生严重的氧化应激损伤和线粒体功能障碍而导致肝功能衰竭。血浆半衰期为1~3 h,主要以与葡萄糖醛酸结合的形式从肾脏排泄,也能通过乳汁分泌。

【药理作用与临床应用】 解热、镇痛作用强度与阿司匹林相似,用于普通感冒或流行性感冒引起的发热,也用于缓解轻至中度疼痛如头痛、关节痛、牙痛、肌肉痛、痛经等。与其他非甾体抗炎药相比,对乙酰氨基酸几乎没有抗炎作用;对血小板功能、凝血时间和尿酸水平也没有明显影响,也不诱发溃疡。有学者推测,中枢COX可能与对乙酰氨基酚有更高的亲和力,这也许是本药与一般非甾体抗炎药的药理作用不同的原因。

对乙酰氨基酚是骨关节炎的一线治疗药物,这是因为骨关节炎的炎症反应在发病初期并非主要因素,而对乙酰氨基酸镇痛作用确切,对于以疼痛为主要症状的患者来说是有益的,可有效缓解关节疼痛,但因为没有抗炎作用,所以在减轻晨僵和改善功能方面作用有限。

因不诱发瑞夷综合征,儿童因病毒感染引起发热、头痛时,应首选对乙酰氨基酚。

【不良反应】 治疗剂量下,对乙酰氨基酚的不良反应很少见,偶见恶心、呕吐、出汗、腹痛、皮肤苍白等,很少引起胃肠道出血。少数病例可发生皮疹、皮肤瘙痒、粒细胞缺乏、贫血等过敏性反应,极少数患者使用对乙酰氨基酚可能出现致命的、严重的皮肤不良反应,如剥脱性皮炎、中毒性表皮坏死松解症(toxic epidermal necrolysis,TEN)等。

过量中毒可引起肝损害,长期饮酒、肝功能异常者使用对乙酰氨基酚发生肝损伤的风险更高,长期用药应定时检查肝生化指标。用药期间如发现肝生化指标异常或出现全身乏力、食欲不振、厌油、恶心、皮肤黄染等可能与肝损伤有关的临床表现时,应立即停药并就医。N-乙酰半胱氨酸是对乙酰氨基酚中毒的阻滞药,宜尽早应用,12 h 内给药疗效满意,超过 24 h 疗效较差。肾功能低下者长期大量用药,可出现药源性肾病,表现为肾绞痛,急、慢性肾功能衰竭等。

三、芳基乙酸类

本类药物抗炎作用强,代表药物有双氯芬酸(diclofenac)、吲哚美辛(indometacin,消炎痛),同类药物还有醋氯芬酸(aceclofenac)、阿西美辛(acemetacin)、舒林酸(sulindac)等。

双氯芬酸(diclofenac)

【体内过程】 本药口服吸收快,血浆蛋白结合率为 99.5%,$t_{1/2}$ 为 1~2 h。药物经肝脏代谢,40%~65% 的代谢产物从肾脏排泄,其余由胆汁、粪便排出。本药首关消除效应明显,进入全身循环的药物仅达 50%。药物可渗进滑膜液中,一直可以保留到血药浓度下降时。双氯芬酸在体内主要由 CYP2C9 代谢,CYP2C9 突变可导致代谢异常,使得肝毒性发生率增加。

【药理作用与临床应用】 双氯芬酸不仅抑制 COX 活性,减少 PG 合成,同时也能促进花生四烯酸与甘油三酯(TG)结合,降低花生四烯酸浓度,而间接抑制 LT 的合成。双氯芬酸是非甾体抗炎药中作用较强的一种,它对 PG 合成的抑制作用强于阿司匹林和吲哚美辛等。

临床主要用于抗炎治疗,如类风湿关节炎、骨关节炎、强直性脊椎炎、肩周炎、滑囊炎、肌腱炎等,也可用于扭伤、劳损引起的腰背痛、泌尿系统结石等内脏痛和手术后疼痛等,以及各种原因所致发热的短期治疗,也可用于急性痛风的治疗。

【不良反应】 不良反应与阿司匹林相似,有研究表明,与同类药物相比,双氯芬酸的心血管健康相关的风险更高,国家药品监督管理局对双氯芬酸说明书的最新修订中增加了其可导致严重过敏反应(包括过敏性休克)及可导致患者虚脱、血压下降的警示语。

吲哚美辛(indometacin)

【体内过程】 口服吸收迅速而完全,血浆蛋白结合率约为 99%。$t_{1/2}$ 平均为 4.5 h,本药在肝脏主要经 CYP2C9 代谢为去甲基吲哚美辛和去氯苯甲酰基吲哚美辛,代谢物又可水解为吲哚美辛,重新吸收再循环。60% 从肾脏排泄,其中 10%~20% 以原形排出;33% 从胆汁排泄,其中 1.5% 为原形药。

【药理作用与临床应用】 吲哚美辛是目前人工合成的最强 COX 抑制剂,对 COX-1 和 COX-2 均有强大的抑制作用,还能够抑制 PLA_2 和 PLC,减少粒细胞游走和淋巴细胞增殖,其抗炎作用比阿司匹林强 10~40 倍,具有强效的解热、镇痛及抗炎作用。对炎症性疼痛有明显镇痛效果,主要用于风湿性关节炎、类风湿关节炎、骨关节炎及强直性脊柱炎等的治疗,也可用于术后镇痛、产后镇痛。对癌性发热及其他不易控制的发热常能见效。因不良反应多,仅用于其他药物不能耐受或疗效不佳的病例。

【不良反应】 吲哚美辛不良反应较多,可累及全身各个系统。最常见的不良反应是胃肠道反应,发生率为 35%~50%,常见症状有恶心、呕吐、胃痛等;吲哚美辛引起的神经系统不良反应也较多,可出现头痛、头晕、焦虑、意识模糊、共济失调、抽搐等;老年人易出现肾损害,如血尿、水肿等;血液系统不良反应如再生障碍性贫血、粒细胞减少或血小板减少等较其他非甾体抗炎药多见;过敏反应,如皮疹、哮喘、血管性水肿及休克等。对阿司匹林过敏的患者使用本药会发生交叉过敏现象。

四、芳基丙酸类

代表药物有布洛芬(ibuprofen,化学结构式见图 31-4)、萘普生(naproxen),其他药物还有酮洛芬(ketoprofen)、洛索洛芬(loxoprofen)、奥沙普秦(oxaprozin)、非诺洛芬(fenoprofen)、氟比洛芬(flurbiprofen)等,其中布洛芬是目前应用最广泛的非甾体抗炎药,具有良好的解热作用,是目前国内外广泛使用的退热药。

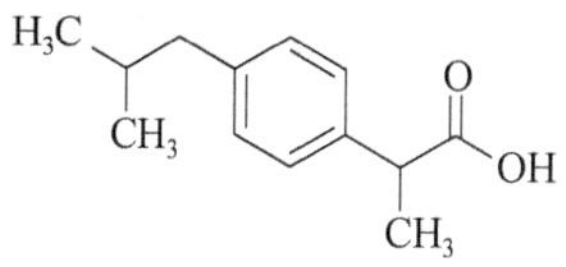

图 31-4 布洛芬的化学结构式

布洛芬(ibuprofen)

【体内过程】 口服吸收快,血浆蛋白结合率为 99%。$t_{1/2}$ 约为 2 h,本药在肝内主要由 CYP2C8 和 CYP2C9 代谢,主要代谢产物是羟化和羧化产物。60%~90%经肾排泄,其中约 1%为原形药,其余部分随粪便排出。

【药理作用与临床应用】 布洛芬退热作用快、降温持续的时间长,与其他非甾体抗炎药相比,布洛芬安全性高,是广泛应用的儿童退烧药。本药还可用于治疗各种急、慢性关节炎的关节肿痛症状,也可治疗非关节性的各种软组织疼痛,如腱鞘炎、滑囊炎、肌痛及运动后损伤性疼痛等,以及手术后、创伤后疼痛、痛经、牙痛、头痛等轻中度疼痛。

【不良反应】 布洛芬的不良反应与阿司匹林类似,但发生率低,在常规治疗剂量下发生胃肠道不适、皮疹、出血等不良反应的发生率远较阿司匹林低,因而在治疗风湿性关节炎时,更适用于不能耐受阿司匹林和保泰松的患者。大规模临床试验发现布洛芬可降低小剂量阿司匹林的抗血小板作用,使其在保护心脏和预防中风方面作用减弱,应尽量避免合用,如合用时则服用布洛芬应至少在服用阿司匹林后 30 min 或服用阿司匹林前 8 h,以避免引起相互作用。

萘普生(naproxen)

本药用于治疗风湿性关节炎、类风湿关节炎、胃关节炎、强直性脊柱炎、痛风、关节炎、腱鞘炎,亦可用于缓解肌肉骨骼扭伤、挫伤、损伤及痛经等所致的疼痛。口服后吸收迅速而完全,口服后 2~4 h 血药浓度达峰值。血浆蛋白结合率高于 99%。$t_{1/2}$ 为 12~15 h。在肝内经 CYP2C9 代谢,经肾脏排泄,约有 95%以原形及其结合物随尿排出。不良反应与阿司匹林相似,以胃肠道反应和中枢神经系统反应多见,但程度较轻,发生率也较低。对因胃肠系统疾病或其他原因不能耐受阿司匹林、吲哚美辛等药物的患者,本药常可获满意效果。

五、烯醇酸类

烯醇酸类也称昔康类,代表药物有吡罗昔康(piroxicam)、美洛昔康(meloxicam)、氯诺昔康(lornoxicam)等,本类药物中的美洛昔康为 COX-2 的选择性抑制剂。

吡罗昔康(piroxicam)

本药除了抑制 COX 外,还抑制白细胞的趋化性和溶酶体酶的释放,其镇痛、消肿等疗效与吲哚美辛、阿司匹林、萘普生相似。与其他非甾体抗炎药相比,吡罗昔康的严重皮肤反应和胃肠道损害风险更高,因此不宜用于短期疼痛和炎症的治疗,其适应证严格限制用于骨关节炎、类风湿关节炎和强直性脊柱炎的症状缓解,但不作为一线药物使用,每天最大使用剂量不超过 20 mg,并且只能在有治疗慢性疼痛和炎症经验的医生指导下使用。

口服吸收好。单次服药后 3~5 h 血药浓度达峰值,血浆蛋白结合率高达 90% 以上。主要经肝脏 CYP2C9 代谢。66% 自肾脏排泄,33% 自粪便排泄,有肠肝循环。平均 $t_{1/2}$ 为 50 h(30~86 h),肾功能不全患者平均 $t_{1/2}$ 延长。由于半衰期较长,多次给药易致蓄积。

美洛昔康(meloxicam)

美洛昔康对 COX-2 有一定的选择性,对胃肠道、肾脏的副作用明显弱于经典的非甾体抗炎药。其对 COX-2 的抑制呈剂量依赖性,仅服 7.5 mg/d 时较少抑制 COX-1,超过 15.0 mg/d 时就同时抑制 COX-1。可用于轻、中度慢性钝痛,如神经痛、关节痛等,镇痛较强而持久。抗炎症急性渗出作用较吡罗昔康长,总疗效优于吡罗昔康、双氯芬酸、吲哚美辛,是控制风湿性疾病临床症状的主要药物之一。主要用于骨关节炎症状加重时的短期症状治疗,以及类风湿关节炎和强直性脊柱炎的长期症状治疗。

口服吸收良好,生物利用度达 89%,药物血浆蛋白结合率为 99%,能够进入滑液,浓度接近在血浆中的一半,在肝脏中代谢为没有药效学活性的产物,主要代谢产物为 5'-羧基美洛昔康,达剂量的 60%,体外实验显示 CYP2C9 代谢途径在其代谢中起重要作用,几乎完全以代谢物的形式排出,经尿或粪便的排泄量相等,$t_{1/2}$ 约为 20 h。

不良反应与其他非甾体抗炎药类似,但胃肠道、肾脏的不良反应发生率较低。

六、吡唑酮类

代表药物有保泰松(phenylbutazone)、氨基比林(aminopyrine)、安替比林(phenazone)等,其中氨基比林与安替比林可诱发粒细胞减少,已不再单独使用,仅作为复方的一种成分。保泰松具有很强的抗炎、抗风湿作用,而解热作用较弱,口服保泰松吸收完全迅速,$t_{1/2}$ 为 50~65 h,其活性代谢产物血浆半衰期也可长达数天,长期服用时,其羟化物可在体内蓄积产生毒性,临床主要用于治疗风湿性关节炎、类风湿关节炎、强直性脊柱炎,由于不良反应较多,现已少用。

七、考昔类

本类药物为特异性 COX-2 抑制剂,这类药物在体外实验中抑制重组 COX-2、COX-1 所需浓度上的差异一般大于 100 倍。代表药物有塞来昔布(celecoxib)、帕瑞昔布(parecoxib)、依托考昔(etoricoxib)等。

塞来昔布(celecoxib)

塞来昔布可用于治疗各种急性疼痛和各种关节炎伴发的慢性疼痛,治疗骨关节炎时的疗效与布洛芬、双氯芬酸或萘普生无差异,同时较少出现严重的胃肠道不良反应。对于急性创伤、外伤导致的急性疼痛或外科手术后疼痛都是较理想的止痛药物。

口服吸收完全,生物利用度达 99%,血浆蛋白结合率高达 97%,$t_{1/2}$ 一般为 10~12 h。主要经 CYP2C9 代谢为无活性的代谢产物,绝大多数以代谢产物的形式经粪便与尿液排出。

与已经撤市的罗非昔布、伐地昔布相比,塞来昔布在 3 个药物中被认为是安全性最好、风险性最小的药物。另外,与布洛芬和双氯芬酸相比,塞来昔布引起溃疡及与溃疡相关的并发症的发生率均低于上述两药。塞来昔布在治疗时不影响血小板功能,不增加出血时间,但长期使用本药可增加心血管危险,尤其是心力衰竭,与使用剂量和心血管危险因素有关。因本药含有磺胺结构,对磺胺过敏应慎用。目前塞来昔布仅作为处方药销售。

帕瑞昔布(parecoxib)

帕瑞昔布为前体药,是第一个注射用的特异性 COX - 2 抑制剂,静脉注射后迅速转变成活性代谢物伐地昔布。具有明确的镇痛效果,静脉注射可单独或联合麻醉性镇痛药用于手术后镇痛,可显著减少吗啡用量,且有理想的镇痛效果。

治疗浓度的帕瑞昔布可维持胃肠道黏膜的完整性和血小板介导的正常凝血状态,但仍应避免长时间治疗,因本药含有磺胺结构,应慎用于有磺胺类药物过敏史的患者,用药期间一旦发现皮疹应立即停药,以免引发致死性的严重皮肤损害,伐地昔布因严重心血管不良反应而撤市,帕瑞昔布的使用也应警惕相关的不良反应。

八、其他

尼美舒利(nimesulide)

尼美舒利为选择性 COX - 2 抑制剂,除了抑制 COX,还可抑制嗜碱性细胞释放组胺,也不会促使 LT 的合成,较少导致支气管痉挛,有"阿司匹林哮喘"病史的患者可选用尼美舒利。本药口服吸收良好,生物利用度大于 90%,$t_{1/2}$ 为 2~3 h,有效治疗浓度持续 6~8 h。尼美舒利与布洛芬、对乙酰氨基酚相比,解热镇痛作用更强,起效更快,且较少发生消化系统不良反应,肝损伤发病率低,但个别严重不良事件危害程度严重。因此目前只作为抗炎镇痛的二线用药,只能在至少一种其他非甾体抗炎药治疗失败的情况下使用。适用于慢性关节炎(包括类风湿关节炎和骨关节炎等)的疼痛、手术和急性创伤后的疼痛、原发性痛经的症状治疗。连续使用最长不能超过 15 天。口服制剂禁止用于 12 岁以下儿童。

萘丁美酮(nabumetone)

萘丁美酮是一种非离子、非酸性的前体药物,经十二指肠吸收后,在肝脏进行代谢,生成活性产物 6 -甲氧基-2 -萘乙酸(6-methoxy-2-naphthylacetic acid, 6 - MNA),6 - MNA 为强效的 COX 抑制剂。用于治疗类风湿关节炎,能够明显改善类风湿关节炎活动期指标,也可用于骨关节炎等疾病的治疗。

解热镇痛
抗炎药

(牟英)

第三十二章　抗风湿药与抗痛风药

Chapter 32　Antirheumatic Drugs & Drugs Used in Gout）

类风湿关节炎(rheumatic arthritis, RA)是一种慢性自身免疫病,表现为关节滑膜炎症。常用的治疗类风湿关节炎药物包括非甾体抗炎药、糖皮质激素和改善病情的抗风湿药(disease-modifying anti-rheumatic drug, DMARD)。本章将介绍类风湿关节炎的主要临床症状、病因及发病机制、治疗方法,并将按照生物药和非生物药两大类别着重介绍抗风湿药在类风湿关节炎中的应用。其他的抗风湿药在相关章节中均有论述。

痛风(gout)是一种代谢性疾病,其主要特征是由于尿酸钠在骨关节和(或)软骨沉积从而导致的急性关节炎,并且会反复发作。本章将介绍痛风的病因及临床症状,并将分别从急性痛风发作治疗和慢性痛风治疗两个角度介绍抗痛风药。

第一节　课前阅读

一、类风湿关节炎的临床症状

类风湿关节炎是一种慢性自身免疫病,患者大多为 50 岁以上,以女性居多。以对称性和侵蚀性滑膜炎为基本病理特征,伴有骨关节和软骨组织的破坏,关节间隙变窄。临床表现为受累关节红肿疼痛、晨僵明显的症状,病变随着病程的进展可以累及全身各个大小关节,严重时患者会因出现关节破坏、畸形和功能的丧失而致残。

二、类风湿关节炎的病因与发病机制

类风湿关节炎具有一定的遗传倾向,尤其是人类白细胞分化抗原 HLA - DR4 与类风湿因子是主要的遗传效应分子。此外,一些细菌或病毒也作为致病源引起本病,如链球菌或 EB 病毒能够作为抗原,在患者体内通过刺激机体产生出相应抗体而诱导免疫病理损伤,从而导致类风湿关节炎。导致类风湿关节炎的最重要的原因是免疫系统的异常。很多免疫细胞如 T 细胞、B 细胞、巨噬细胞、树突状细胞和滑膜细胞等都在类风湿关节炎的免疫应答和炎症反应中起着作用。通过对类风湿关节炎患者血清的检测发现,炎症免疫细胞产生的如 IL - 1β、IL - 2、IL - 6、TNF - α 等多种细胞因子的水平显著升高。这些细胞因子能够通过各自受体介导的不同信号通路参与到类风湿关节炎的滑膜炎症及骨和软骨破坏的过程中。

三、痛风的病因与临床症状

痛风是一种主要由尿酸引起的代谢性疾病,特征为反复发作的急性关节炎。尿酸是人体内嘌呤代谢的终产物,溶解性低。因此,当尿酸钠沉积在骨关节和软骨中会导致以反复发作为其特征的急性关节炎。通过对痛风的病理生理学研究发现,尿酸盐结晶被关节的滑膜细胞吞噬后可释放 PG、溶酶体酶和

IL-1等炎症因子。这些炎症因子通过趋化作用促使中性粒细胞向关节间隙迁移,进一步加重炎症反应。巨噬细胞参与炎症反应的后期,能够在吞噬和消化尿酸盐结晶的同时释放出大量炎症介质,进而加重炎症反应,最终造成关节的炎症和疼痛。痛风通常伴有高尿酸血症,也可能会出现肾结石、痛风石和间质性肾炎等。

第二节　抗风湿药的分类

抗风湿药是指能够缓解类风湿关节炎病情的药物。

类风湿关节炎的治疗药物包括非甾体抗炎药、糖皮质激素和抗风湿药三类。随着类风湿关节炎的病程发展,选择不同类型的抗风湿药进行治疗。治疗类风湿关节炎的初始药物是非甾体抗炎药。采用小剂量口服糖皮质激素的方式对延缓关节破坏效果较好,能够有效缓解活动性类风湿关节炎的症状,但是必须在用药时考虑全身使用糖皮质激素可能引起的问题。对已确诊为类风湿关节炎患者,当出现进行性关节疼痛、晨僵明显等症状,或者通过影像学检查证实骨关节被破坏,或是在生化检测后发现红细胞沉降率和C反应蛋白水平持续升高等情况出现时,无论非甾体抗炎药是否能够充分缓解患者症状,都应在确诊后3个月之内开始使用抗风湿药治疗。

抗风湿药目前可分为非生物药和生物药两大类别。非生物类抗风湿药包括甲氨蝶呤、来氟米特、环孢素A、艾拉莫德等,这些药物在治疗风湿病时,一般需要6周至6个月方能获得显著疗效。但是生物类抗风湿药在治疗2周内即可获得较为良好的效果。

第三节　非生物类抗风湿药

甲氨蝶呤(methotrexate)

【药理作用与临床应用】　甲氨蝶呤作为叶酸类似物,可以通过抑制二氢叶酸还原酶而减少四氢叶酸生成,从而阻断DNA合成,起到延缓并修复骨破坏的作用。用于活动期类风湿关节炎患者,是目前治疗类风湿关节炎的首选药物。研究显示,将甲氨蝶呤与其他抗风湿药联合应用治疗类风湿关节炎能够获得更好的效果。例如,当甲氨蝶呤联合生物制剂使用时,疗效优于甲氨蝶呤单药治疗。

【体内过程】　口服易吸收,$t_{1/2}$约为2 h,血浆蛋白结合率为50%,不易通过血脑屏障。若为小剂量给药(2.5~15 μg/kg),则会在48 h以内以原形从尿中排出40%~50%;若大剂量给药(150 μg/kg),则在开始的8~12 h内排出90%,少量药物通过胆道从粪便排出。

【不良反应】　甲氨蝶呤有良好的耐受性,但长期应用会导致骨髓抑制和胃肠道反应,偶有皮肤发红、瘙痒或皮疹、脱发、出血性肠炎等。大剂量应用会导致肝肾功能的损害,并造成白细胞和血小板减少,并且可能会导致药源性间质性肺炎。服用叶酸可以预防由甲氨蝶呤引起的胃肠道反应、黏膜损害和全血细胞减少等。

来氟米特(leflunomide)

【药理作用】　来氟米特是异噁唑类免疫抑制剂,其作用机制是通过抑制二氢乳清酸脱氢酶(dihydroorotate dehydrogenase, DHODH)活性而影响淋巴细胞的嘧啶合成,从而发挥抗增殖活性。来氟米特能够抑制T细胞的增殖和自身抗体的产生,并能降低IL-8受体的转录和NF-κB活化,以及促进IL-10受体转录。

【临床应用】　来氟米特可以改善类风湿关节炎患者的临床症状,提高患者的关节功能和日常生活能力,在生理指标上降低患者血沉及 C 反应蛋白水平。临床上多与甲氨蝶呤联合应用于类风湿关节炎,起效快而且耐受性好。还可与其他药物联合用于银屑病、狼疮性肾炎、原发性肾病综合征等自身免疫病。

【体内过程】　口服吸收完全,可在肠道和血液中迅速转变为活性代谢物 A77 - 1726。来氟米特及其代谢物 A77 - 1726 的 $t_{1/2}$ 可达 19 天左右。

【不良反应】　主要有胃肠道不适、皮疹、可逆性脱发、耳鸣等不良反应,大部分患者在减量或停药后可恢复。具有干扰 IL - 8 受体及 IL - 10 受体表达水平的继发性效应。可能诱发肝损害,应定期检查肝损害情况。因为本药与出生缺陷有关,所以需警告患者节育。

环孢素 A(cyclosporine A)

【药理作用】　作为一种从真菌中提取出的环状多肽,环孢素 A 选择性作用于 T 细胞,并能与细胞内的环孢素结合蛋白(cyclophilin)结合,抑制辅助性 T 细胞的活化及对 IL - 2 的反应性。能够抑制巨噬细胞产生细胞因子及嗜碱性粒细胞和肥大细胞释放炎症介质从而发挥抗炎作用。

【临床应用】　首选用于器官移植后排斥反应和自身免疫病。主要用于难治性类风湿关节炎和幼年特发性关节炎。

【体内过程】　可静脉给药或口服给药,但口服吸收缓慢且不完全,生物利用度为 20% ~ 50%。本药在体内分布广泛,在全血中大部分集中分布于红细胞,是因红细胞中所含的亲环蛋白与环孢素结合较高而致。环孢素 A 在肝内被 CYP3A 代谢,主要经胆汁排泄。

【不良反应】　不良反应为血肌肝升高和血压上升,用药时间长或剂量过大可出现骨髓抑制。对精子和卵子会造成一定程度的损伤,其他不良反应包括可能出现巨红细胞血症、白细胞及血小板减少和贫血。

第四节　生物类抗风湿药

生物制剂治疗类风湿关节炎的机制主要是通过阻断关键的炎症细胞因子或细胞表面分子而发挥作用,常用的生物类抗风湿药包括靶向 TNF - α、IL - 6、CD20 的单克隆抗体等。

一、肿瘤坏死因子-α 抑制剂

TNF - α 抑制剂主要包括英夫利昔单抗、阿达木单抗、依那西普等。其中,英夫利昔单抗是人鼠嵌合性 TNF - α 单克隆抗体,阿达木单抗是针对 TNF - α 的全人源化单克隆抗体。抗体药物通过皮下注射给药,在对甲氨蝶呤等非生物类抗风湿药的治疗无效的情况下使用可获得较为满意的疗效,早期应用的效果更佳。依那西普是人重组 TNF 受体 p75 与 IgG Fc 段的融合蛋白,治疗类风湿关节炎的耐受性好。依那西普通过与可溶性 TNF - α 竞争性结合,阻断其与细胞表面 TNF - α 受体结合,进而抑制后续炎症反应。TNF - α 抑制剂的主要不良反应是注射部位反应、感染和肿瘤发生风险等。

二、抗白介素 6 受体单克隆抗体

IL - 6 在调控免疫应答和炎症反应过程中发挥重要作用,抗 IL - 6 受体单克隆抗体通过结合 IL - 6 跨膜受体来抑制 IL - 6 介导的信号转导,抑制自身类风湿因子(rheumatoid factor, RF)和抗瓜氨酸化蛋白抗体(anti-citrullinated protein antibody, ACPA)的产生。临床上主要用于中、重度类风湿关节炎的治疗,对 TNF - α 抑制剂反应欠佳的患者有效,也可用于治疗幼年特发性关节炎。抗 IL - 6 受体单克隆抗体的代表药物是托珠单抗,此外,以 IL - 6 信号通路作为靶点的多个生物制剂也正在研发。IL - 6 抑制剂主要不良反应是输液反应、感染、肿瘤发生风险、消化道溃疡、血脂异常、肝转氨酶升高、中性粒细胞减少等。

三、抗 CD20 单克隆抗体

抗 CD20 单克隆抗体是以利妥昔单抗为代表的一类药物。利妥昔单抗是靶向 B 细胞表面 CD20 抗原的人鼠嵌合性单克隆抗体,能够与前 B 或成熟 B 细胞膜上的 CD20 特异性结合,通过补体依赖的细胞毒性(complement dependent cytotoxicity, CDC)和抗体依赖的细胞毒性(antibody-dependent cellular cytotoxicity, ADCC)诱导 B 细胞凋亡,从而抑制炎症反应。临床上作为抗风湿药,主要用于活动性类风湿关节炎,可与甲氨蝶呤联用于成年中度活动性类风湿关节炎的治疗,也可与环孢素 A 联合用药。不良反应为部分患者出现皮疹、滴注部位反应,患者原有心脏病可能会加重,另有可能导致轻微和可逆性出血及真菌、细菌和病毒感染等。严重或活动性感染禁用,可能会导致 B 细胞耗竭。

四、T 细胞调节剂

T 细胞调节剂的代表药物是阿巴西普,它是一种选择性 T 细胞共刺激抑制剂,是由免疫球蛋白 IgG_1 的 Fc 区和细胞毒性 T 细胞相关抗原 4(cytotoxic T lymphocyte associated antigen-4,CTLA-4)细胞外结构域组成的融合蛋白。阿巴西普通过与 APC 上的 CD80 和 CD86 结合,抑制 T 细胞激活,导致 T 细胞免疫失能,从而抑制炎症因子的产生。临床上适用于对其他抗风湿药应答不足的中、重度活动性类风湿关节炎患者。阿巴西普可降低血清 IL-6、RF、C 反应蛋白、MMP-3 及 TNF-α 水平,延缓组织结构性破坏的进程,从而减轻患者症状。不良反应为上呼吸道和泌尿道感染、恶性肿瘤等。

第五节 抗 痛 风 药

痛风急性发作的治疗主要可以采用秋水仙碱和非水杨酸类非甾体抗炎药,慢性痛风治疗的主要目的是降低血中尿酸含量,故常采用丙磺舒和别嘌醇等。

秋水仙碱(colchicine)

【药理作用】 秋水仙碱能够与中性粒细胞的微管蛋白结合,阻止微管蛋白聚合从而无法形成微管,导致中性粒细胞的迁移、趋化和吞噬功能下降。此外,秋水仙碱也抑制白三烯 B_4 的形成。

【临床应用】 对急性痛风性关节炎有选择性抗炎作用,用药后数小时能够消退关节的红、肿、热、痛等症状。但对一般性疼痛及其他类型的关节炎无效。由于对血中尿酸浓度及尿酸排泄并无影响,故对慢性痛风无效。

【不良反应】 不良反应较多,常见为消化道反应。中毒时会出现水样腹泻、血便、脱水和休克,对肾及骨髓也有一定的损害作用。

丙磺舒(probenecid)

【药理作用】 尿酸是经过肾小球滤过和肾小管分泌排出的,可在肾近曲小管被重吸收。丙磺舒可以竞争性抑制尿酸的重吸收,从而增加尿酸盐的排泄并降低血中尿酸盐水平。

【临床应用】 临床上用于慢性痛风的治疗,可作为促进尿酸排泄的一线药物。

【体内过程】 口服吸收完全。少量游离型药物由肾小球滤过,大部分药物经近曲小管中段分泌入原尿。在偏酸性环境中,原尿中的丙磺舒大都可以通过被动扩散机制被重吸收。

【不良反应】　由于丙磺舒本身无抗炎和镇痛作用,在治疗初期由于尿酸盐从关节部位转移入血,因而会使痛风的症状暂时加重。通过增加饮水并碱化尿液的方式可促进尿酸排泄,防止尿结石形成。

别嘌醇(allopurinol)

【药理作用】　别嘌醇是次黄嘌呤异构体,能够抑制尿酸的合成,是痛风间歇期的首选治疗药物。

【临床应用】　临床用于原发性和继发性高尿酸血症,也用于治疗反复发作的痛风和尿酸性肾结石或尿酸性肾病。

【体内过程】　口服易吸收,约70%通过肝脏代谢为有活性的别黄嘌呤。别嘌醇($t_{1/2}$ 为 1~3 h)和别黄嘌呤($t_{1/2}$ 为 18~30 h)都可以抑制黄嘌呤氧化酶,从而减少尿酸生成。

【不良反应】　患者耐受性较好,不良反应发生率较低,偶见皮疹、胃肠道反应和氨基转移酶升高,罕见粒细胞减少、白内障等。

苯溴马隆(benzbromarone)

【药理作用】　主要通过抑制肾近曲小管对尿酸的重吸收,从而促进尿酸的排泄并降低血中尿酸水平起到抗痛风作用。用药后可以缓解关节的红、肿、热、痛等症状,还能使痛风结节消散。

【临床应用】　临床上用于慢性痛风治疗,也可用于原发性或继发性高尿酸血症。

【体内过程】　口服易吸收,主要在肝脏代谢,代谢物也有一定的活性。

【不良反应】　少数患者会出现恶心、腹胀、肾绞痛、痛风急性发作和皮疹等不良反应。由于少数患者在用药 3 个月后会出现粒细胞减少,因此用药期间需要定期检查血常规。

(茅以诚)

第三十三章 影响免疫功能的药物
Chapter 33 Immunomodulatory Drugs

影响免疫功能的药物能够抑制、增强或双向调节机体的免疫反应和免疫功能,参与调节免疫反应的各种细胞、组织和器官及分布在全身组织中的淋巴细胞和浆细胞等构成了机体免疫系统。该类药物主要用于治疗器官移植后的排斥反应、自身免疫病,也用于肿瘤的治疗或辅助治疗。

第一节 课 前 阅 读

一、免疫概述

免疫系统(immune system)是机体执行免疫应答(immune response)及免疫功能的重要系统。免疫系统具有免疫监视、防御、调控三大功能。

(1)监视功能:识别和清除体内发生突变的肿瘤细胞、衰老细胞、死亡细胞或其他有害成分。

(2)防御功能:识别和清除外来入侵的抗原,如病原微生物等,使机体免于病毒、细菌、污染物质及疾病的攻击。

(3)调控功能:通过自身免疫耐受和免疫调节使免疫系统内环境保持稳定,修补免疫细胞和受损的组织和器官,使其恢复正常的功能。

二、免疫应答

免疫应答是指机体免疫系统对抗原产生免疫效应的全过程,包括抗原对机体的免疫诱导、免疫细胞间相互作用及免疫效应物质(活化淋巴细胞、抗体)介导的反应。免疫应答可分为以下三期:

(1)感应期:是巨噬细胞和免疫活性细胞处理与识别抗原的阶段。

(2)增殖分化期:免疫活性细胞被抗原激活后增殖分化并产生免疫活性物质的阶段。

(3)效应期:活化淋巴细胞或抗体与相应靶细胞或抗原接触,产生细胞免疫或体液免疫效应的阶段(图33-1)。

三、免疫病理反应

正常免疫应答在抗感染、抗肿瘤及抗器官移植排斥方面具有重要的作用。但当机体免疫功能异常时,可出现免疫病理反应,包括超敏反应(hypersensitivity)、自身免疫病(autoimmune disease)、免疫缺陷病(immunodeficiency disease)、免疫增殖病(immunoproliferative disease)、器官移植排斥反应(transplant rejection)等。

(1)超敏反应(hypersensitivity):又称变态反应,是异常的、过高的免疫应答引起的疾病。

(2)自身免疫病(autoimmune disease):是指机体对自身抗原产生免疫应答而导致自身组织损伤所引起的疾病。

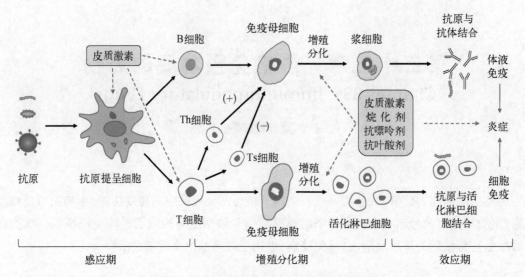

图 33-1 免疫反应基本过程和药物作用环节

Th：辅助性 T 细胞（helper T cell），促进 B 细胞增殖分化；Ts：抑制性 T 细胞（suppressor T cell），抑制 B 细胞分化

（3）免疫缺陷病（immunodeficiency disease）：是由于免疫系统发育不全或遭受损伤时所导致的免疫功能缺陷而引起的疾病。

（4）免疫增殖病（immunoproliferative disease）：是指免疫器官、免疫组织或免疫细胞异常增生导致的一种疾病，这类疾病表现为免疫功能异常及免疫球蛋白的质和量的变化。

（5）器官移植排斥反应（transplant rejection）：是在机体进行同种异体组织或器官移植后，外来的组织或器官等移植物作为一种"异己成分"被受者免疫系统识别，并发生针对移植物的攻击、破坏和清除的免疫反应。

免疫病理反应为机体的免疫功能低下或免疫功能过度增强所致，严重时可导致机体死亡。影响免疫功能的药物通过调控上述一个或多个环节而发挥免疫抑制或免疫增强作用，从而防治免疫功能异常导致的疾病。根据影响免疫功能药物的作用可以分为免疫抑制剂（immunosuppressant）和免疫调节剂（immunomodulator）。

第二节 免 疫 抑 制 剂

免疫抑制剂是一类对机体免疫反应具有抑制作用的药物，能抑制 T 细胞和 B 细胞等与免疫反应有关细胞的增殖和功能，能降低抗体免疫反应。临床主要用于人体器官移植后的排斥反应和自身免疫病，如类风湿关节炎、红斑狼疮、真菌性皮肤病、膜性肾小球肾炎、炎症性肠病和自身免疫性溶血性贫血等疾病。大多数免疫抑制药主要作用于免疫反应的感应期，抑制淋巴细胞增殖，也有一些作用于免疫反应的效应期。

免疫抑制剂可大致分为：① 抑制细胞因子基因和蛋白质表达的药物，如糖皮质激素；② 抑制细胞因子生成和活性的药物，如环孢素、他克莫司；③ 抑制嘌呤或嘧啶合成的抗增殖和抗代谢的药物，如硫唑嘌呤；④ 阻断 T 细胞表面信号分子类药物，如单克隆抗体；⑤ 抗生素类药，如西罗莫司；⑥ 中药有效成分药，如雷公藤总苷、白芍总苷等。

一、糖皮质激素

糖皮质激素（glucocorticoid，GC），是临床上使用最早和应用最广泛、具有多种生物活性的免疫抑制剂之一,有强大的抗炎、抗休克等活性,是迄今最有效的抗炎免疫抑制药物。

【体内过程】　可口服或注射用药。口服吸收速度与药物的脂溶性及在肠内浓度成正比。糖皮质激素类药物主要在肝脏中代谢,大部分与葡萄糖醛酸或硫酸结合后经肾排出。

【药理作用】　与糖皮质激素受体结合,入核后降低重要促炎因子 IL-1、IL-6 等表达,使 T 细胞产生 IL-2 及其自身增殖和细胞毒性受到抑制,中性粒细胞和单核细胞趋化性减弱,溶酶体酶释放减少。对各个免疫环节均有抑制作用、在免疫应答感应期可抑制巨噬细胞吞噬和处理抗原的能力、在增殖分化期抑制 T 细胞增殖及 T 细胞依赖性免疫功能、在效应期抑制多种细胞因子的表达,减轻效应期的免疫炎症反应。糖皮质激素抑制哮喘中细胞因子包括 TNF-α、IL-1、IL-5、IL-6、IL-8、IL-13 等产生;诱导脂皮素 1(lipocortin 1)的生成而抑制 PLA_2 活性,从而影响花生四烯酸炎症代谢物生成;抑制诱导型一氧化氮合成酶(inducible nitric oxide synthase, iNOS)和 COX-2,阻断炎症介质产生,发挥抗炎作用;抑制黏附分子表达而减少炎症细胞与血管内皮的相互作用,降低微血管通透性;抑制免疫功能和抗过敏作用而减少组胺、5-HT、缓激肽等过敏介质的释放。

【临床应用】　用于治疗器官移植后的免疫排斥反应和自身免疫病,如风湿性关节炎、肾病型慢性肾炎、自身免疫性溶血性贫血、特发性血小板减少性紫癜、皮肌炎、硬皮病等。由于其作用广泛,副作用多,通常不作为首选药物。

【不良反应】　长期大量应用引起医源性肾上腺皮质功能亢进,而停药后易引起医源性肾上腺皮质功能不全。这是由于长期大量使用糖皮质激素,反馈性抑制下丘脑-垂体-肾上腺皮质轴致肾上腺皮质萎缩所致。

二、抑制细胞因子生成与活性药

环孢素(cyclosporine)

环孢素,又名环孢菌素 A(cyclosporin A, CsA),是从丝状真菌培养液中分离获得的由 11 个氨基酸组成的环肽,其中一个为侧链带双键的氨基酸(图 33-2)。本药发现于 1969 年,从 20 世纪 80 年代开始作为免疫抑制剂用于器官移植后的抗排斥反应。

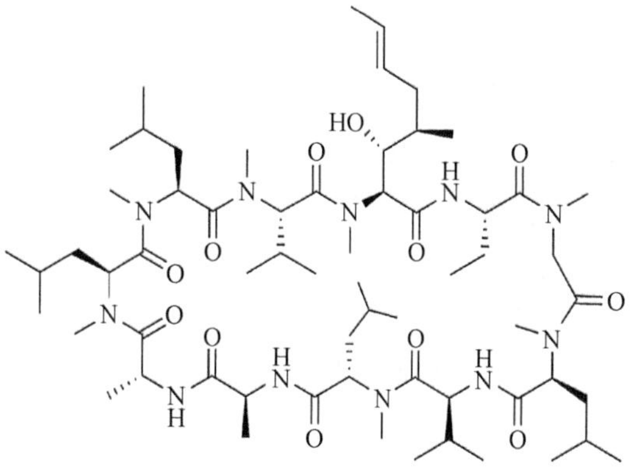

【体内过程】　环孢素口服吸收慢而不完全,生物利用度为 20~50%,3~4 h 达峰值。在血液中约 50% 被红细胞摄取,30% 与血红蛋白结合,4%~9% 结合于淋巴细胞,血浆中游离药物仅为 5%,$t_{1/2}$ 为 24 h。吸收的环孢素主要在肝脏中被 CYP3A 酶系统代谢,自胆汁排出,体内过

图 33-2　环孢素的化学结构式

程和生物利用度有明显的个体差异。此外,环孢素有效浓度与中毒浓度接近,因此在临床应用中需监测血药浓度,以调整患者使用剂量。

【药理作用】　环孢素作用于抗原受体诱导的 T 细胞分化的早期,并抑制其活化。环孢素与环孢素结合蛋白(cyclophilin, CyP)形成复合物,再与依赖钙和钙结合蛋白的钙调磷酸酶(calcineurin)作用,抑制活化 T 细胞核因子(nuclear factor of activated T cell, NF-AT)入核,从而抑制 IL-2 的合成。体外实验发现,环孢素抑制抗原激活 T 细胞中 IL-2、IL-3、IFN-γ 及其他细胞因子的基因表达,选择性抑制 T 细胞活化和效应 T 细胞介导的细胞免疫反应,可部分抑制 T 细胞依赖的 B 细胞反应,可间接通过 IFN 的产生而影响自然杀伤(natural killer, NK)细胞的活力。环孢素还可增加 T 细胞转化生长因子 β (transforming growth factor-β, TGF - β)的表达, TGF - β对 IL - 2 诱导的 T 细胞增殖有较强的抑制作用, 也可抑制抗原特异性细胞毒 T 细胞(cytotoxic T lymphocyte, CTL)的产生。

【临床应用】 广泛用于肾、肝、胰、心脏、肺、皮肤、角膜及骨髓移植引起的免疫排斥反应, 自身免疫病如类风湿关节炎、贝赫切特综合征、系统性红斑狼疮、银屑病、皮肌炎等。与甲氨蝶呤联用是异体干细胞移植物抗宿主病的标准预防方案。

【不良反应与药物相互作用】 不良反应发生率较高, 严重程度和持续时间与剂量、血药浓度相关, 但多为可逆性不良反应。肾毒性为常见不良反应, 肝毒性多见于用药早期的一过性肝损伤, 继发病毒感染多见。继发肝肿瘤发生率约为一般人群的 30 倍, 以淋巴瘤和皮肤瘤多见。此外, 还有高血压、高血糖、肝功能不全、高钾血症、癫痫、多毛症等症状。

与雌激素、雄激素、西咪替丁、红霉素、酮康唑等合用, 环孢素血药浓度及肝肾毒性均增加。与利福平、卡马西平、苯巴比妥等合用, 会诱导肝微粒体酶表达而加快其代谢, 降低其免疫抑制作用。与肾毒性药物如氨基氮类抗生素、两性霉素和非甾体抗炎药同时使用有诱发急性肾功能衰竭的危险。

他克莫司(tacrolimus)

他克莫司, 又名 FK506, 1984 年从链霉素属放线菌(*Streptomyces tsukubaensis*)中分离提取的 23 元大环内酯类抗生素(图 33 - 3)。

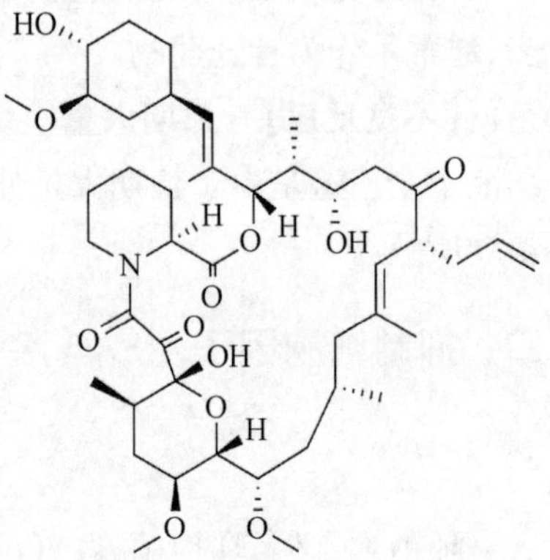

【体内过程】 可口服或静脉注射。口服吸收很快, 生物利用度在 25% 左右, 其中大部分(75% ~ 80%)进入红细胞, 导致全血药物浓度高于血浆药物浓度。血浆蛋白结合率为 98%。1 ~ 2 h 达峰, $t_{1/2}$ 为 9 ~ 12 h, 大部分在肝脏中通过 CYP3A4 酶系统代谢, 不到 1% 的药物从胆汁、尿液和粪便中排出。

图 33 - 3 他克莫司的化学结构式

【药理作用】 作用与环孢素相似, 他克莫司与 FKBP(FK506 binding protein)形成复合物, 抑制 NF - AT 所需的钙调磷酸酶, 从而抑制 *IL* - 2 基因转录, 抑制 T 细胞活化而发挥免疫抑制作用。与环孢素一样, 与胞质肽基脯氨酰异构酶结合, 其抑制免疫反应是环孢素的 10 ~ 100 倍。

【临床应用】 用于抗器官和干细胞移植后的免疫排斥反应, 存活率、抗排斥效应优于环孢素。对自身免疫病有一定的疗效, 可用于治疗类风湿关节炎、肾病综合征、1 型糖尿病。与甲氨蝶呤或吗替麦考酚酯联用是移植物抗宿主病的标准预防药物。

【不良反应与药物相互作用】 不良反应与环孢素相似, 但他克莫司肾毒性及神经毒性不良反应发生率更高, 而多毛症发生率较低。胃肠道反应及代谢异常均可发生。可引起血小板减少及高脂血症, 在降低剂量时可以逆转。唑类抗真菌药物、大环内酯类抗菌药、抗病毒药、钙通道阻滞药能增加其血药浓度, 而肝药酶诱导剂可降低其血药浓度。

三、抗增殖与抗代谢药

硫唑嘌呤(azathioprine)

硫唑嘌呤(AZA), 为巯嘌呤的咪唑衍生物(图 33 - 4)。

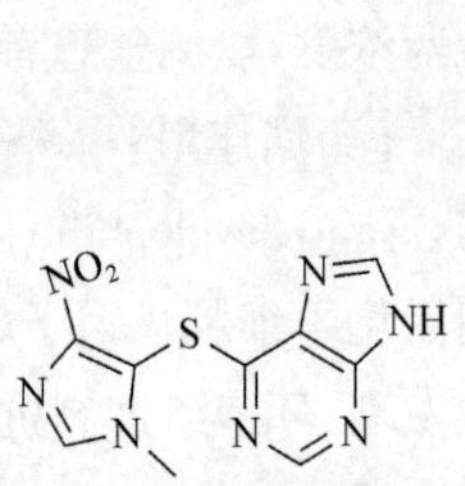

【体内过程】 肠道吸收迅速而完全, 服药后 1 ~ 2 h 血药浓度达峰值, 血浆 $t_{1/2}$ 为 3 ~ 4 h, 约 30% 与血清蛋白结合, 肝黄嘌呤氧化酶将硫唑嘌呤代谢为 6 -巯嘌呤(6-mercaptopurine, 6 - MP), 两者均在红细胞和肝脏中氧化或甲基化, 经肾

图 33 - 4 硫唑嘌呤的化学结构式

脏排泄。次黄嘌呤鸟嘌呤磷酸核糖转移酶(hypoxanthine-guanine phosphoribosyltransferase, HGPRT)等多种酶将 6‑MP 代谢为 6‑硫鸟嘌呤核苷酸(6-thioguanine nucleotide, 6‑TGN)。

【药理作用】　在谷胱甘肽作用下转化为有活性的 6‑MP,干扰嘌呤代谢的所有环节,抑制嘌呤合成,阻止 DNA、RNA 及蛋白质的合成,从而抑制淋巴细胞和 NK 细胞的增殖,抑制细胞免疫和体液免疫反应。

【临床应用】　主要用于器官移植后抗排异反应,多与皮质激素合用,或与抗淋巴细胞球蛋白联用;广泛用于类风湿关节炎、系统性红斑狼疮、活动性慢性肝炎、溃疡性结肠炎、重症肌无力、硬皮病等自身免疫病。

【不良反应】　不良反应主要为恶心、呕吐、腹痛、口腔溃疡、白细胞或血小板减少、贫血;可见皮疹、肝酶或血尿酸升高、脱发、周围神经炎、蛋白尿及继发感染等;超敏反应包括发热、寒战、急性间质性肾炎、肝炎等;大剂量或用药过久可引起严重的骨髓抑制,导致粒细胞减少,再生障碍性贫血;也可能有中毒性肝炎、胰腺炎、腹膜出血、视网膜出血、肺水肿等;增加细菌、病毒和真菌的易感性;可能致畸。其部分毒性是由 6‑TGN 参与 DNA 合成而引起的。

甲氨蝶呤(methotrexate)

甲氨蝶呤(MTX)为抗代谢类免疫调节药物,高浓度下有抗肿瘤作用,化学结构式见图 33‑5。

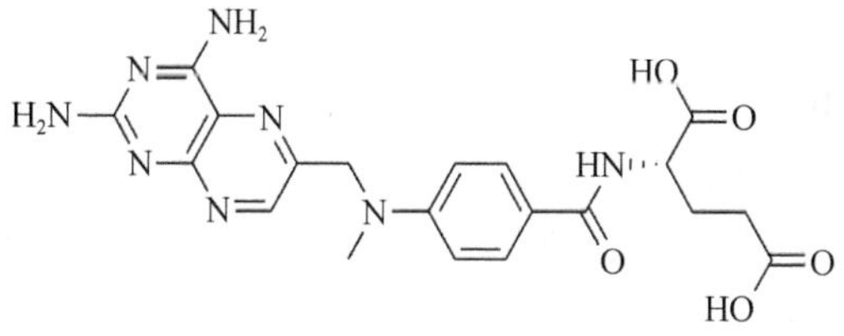

【体内过程】　口服后约 70% 被吸收,血液中 $t_{1/2}$ 为 6~9 h,代谢为低活性的羟化产物;主要通过尿液排泄,约 30% 可能通过胆汁排泄。

图 33‑5　甲氨蝶呤的化学结构式

【药理作用】　阻止免疫母细胞的分裂增殖,抑制体液免疫作用,具有一定的抗炎作用。其治疗类风湿关节炎作用可能与抑制氨基咪唑甲酰胺核糖核苷酸转化酶(aminoimidazole carboxamide ribonucleotide transformylase)和胸苷酸合成酶(thymidylate synthetase)相关。氨基咪唑甲酰胺核糖核苷酸竞争性抑制单磷酸腺苷(adenosine monophosphate, AMP)脱氨酶增加 AMP,转化为胞外腺苷,抑制中性粒细胞、巨噬细胞、树突状细胞和淋巴细胞炎症。另外,还可以通过抑制二氢叶酸还原酶(dihydrofolate reductase)而抑制淋巴细胞和巨噬细胞,抑制类风湿性滑膜炎促炎细胞因子,抑制肿瘤细胞的生长与增殖。

【临床应用】　用于类风湿关节炎、银屑病关节炎、系统性红斑狼疮、多发性肉芽肿等自身免疫病。

【不良反应与药物相互作用】　主要不良反应为恶心和黏膜溃疡,还有白细胞减少、贫血、消化道溃疡和脱发等症状。羟基氯喹能降低其排泄、增加其肾小管重吸收。水杨酸盐、磺胺类、苯妥英钠、四环素、氯霉素及氨基苯甲酸可增强其药效,叶酸可降低其药效。

环磷酰胺(cyclophosphamide)

环磷酰胺(CTX,图 33‑6),是一种常用烷化剂,具有强而持久的免疫抑制作用,抗炎作用较弱。

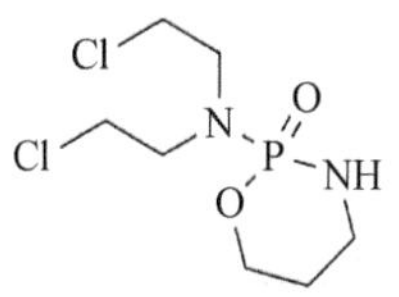

【体内过程】　口服易吸收,1 h 血药浓度达峰值,血浆 $t_{1/2}$ 约为 7 h。环磷酰胺经肝脏氧化酶系统转化为活性代谢物,经肾排泄,其中约 30% 排出物为原形或活性代谢物。粪便中有相当量的原形药排出。

图 33‑6　环磷酰胺的化学结构式

【药理作用】　非选择性杀伤增殖淋巴细胞,也影响某些静止细胞,阻止其转化为淋巴母细胞,减少淋巴细胞数目;对 B 细胞比对 T 细胞更为敏感,因而能选择性地抑制 B 淋巴细胞;还可明显降低 NK 细胞的活性,从而抑制初次和再次体液与细胞免疫反应。但在免疫抑制剂量下不影响已活化巨噬细胞的细胞毒性。

【临床应用】 常用于防止排斥反应、移植物抗宿主反应、糖皮质激素不能长期缓解的多种自身免疫病,如严重类风湿关节炎、系统性红斑狼疮、自身免疫性溶血性贫血、抗体诱导的纯红细胞再生障碍、韦格纳肉芽病,可长期缓解儿童肾病综合征,与糖皮质激素合用可以治疗天疱疮;也可用于治疗溃疡性结肠炎、血小板减少性紫癜、出血综合征。

【不良反应】 不良反应有骨髓抑制、胃肠道反应、出血性膀胱炎、脱发、心脏毒性和电解质紊乱等,偶见肝功能障碍。

吗替麦考酚酯(mycophenolate mofetil)

吗替麦考酚酯(MMF),又名霉酚酸酯、麦考酚酸酯,是一种真菌抗生素的半合成衍生物(图 33-7)。1995 年,美国 FDA 批准用于肾移植后,已广泛用于心、肝和小肠等器官移植后的排斥反应。

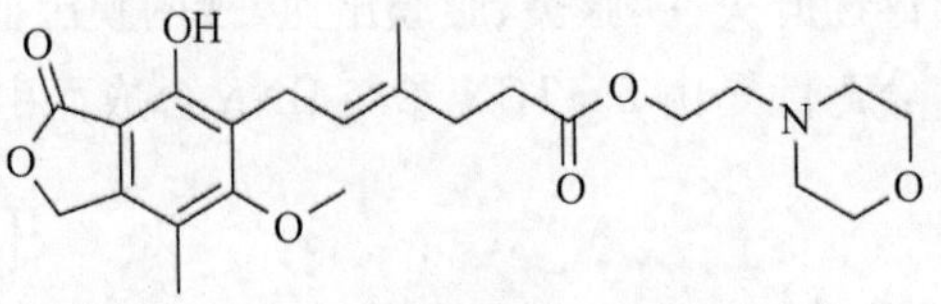

图 33-7 吗替麦考酚酯的化学结构式

【体内过程】 口服吸收迅速,生物利用度较高,血药浓度在 1 h 左右达峰值,有明显的肠肝循环,$t_{1/2}$ 为 16~17 h。

【药理作用】 在体内可转化成有活性的霉酚酸(mycophenolic acid,MPA),MPA 可高效、选择、可逆、非竞争性地抑制嘌呤核苷酸合成中的限速酶——肌苷-磷酸酯脱氢酶(inosine monophosphate dehydrogenase,IMPDH),减少嘌呤的合成,从而抑制 T 细胞和 B 淋巴细胞的增殖与抗体生成、毒性 T 细胞的产生;通过抑制 E-选择素(E-selectin)、P-选择素(P-selectin)和细胞间黏附分子 1(intercellular adhesion molecule 1,ICAM1)降低白细胞与内皮细胞的黏附,使之不能到达炎症部位,因而具有潜在的浸润阻断活性;能快速抑制单核巨噬细胞的增殖,减轻炎症反应。MMF 也可以抑制血管平滑肌细胞和系膜细胞的增殖。

【临床应用】 主要用于防止肾脏和心脏移植后的免疫排斥反应;对银屑病、类风湿关节炎、系统性红斑狼疮、重症 IgA 肾病也有一定的疗效。

【不良反应与药物相互作用】 与环孢素、硫唑嘌呤等相比,较少出现骨髓抑制和肝肾毒性,不良反应为恶心、呕吐、消化不良、腹痛等胃肠道反应,以及白细胞减少、血小板减少和贫血等血液系统反应,与其他免疫抑制药联用有增加感染和诱发肿瘤的风险。磺吡酮可干扰吗替麦考酚酯从肾小管分泌,两者合用时毒性增加;松果菊可兴奋免疫系统而降低吗替麦考酚酯药效。

来氟米特(leflunomide)

来氟米特(LFM,图 33-8)是一个抗增生的异噁唑类免疫抑制药。最初作为杀虫剂,但无杀虫效果,却意外发现其具有免疫抑制功能。

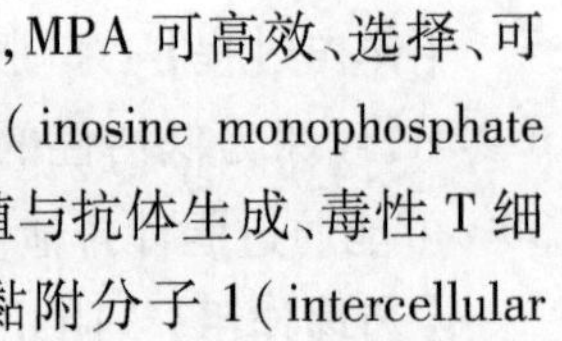

图 33-8 来氟米特的化学结构式

【体内过程】 口服后在肠道完全吸收,主要分布于肝、肾和皮肤,来氟米特及代谢产物 A77-1726 $t_{1/2}$ 约为 19 天,口服后 6~12 h 内 A77-1726 的血药浓度达峰值,A77-1726 血浆浓度低,血浆蛋白结合率大于 99%,血药浓度较稳定,生物利用度较高(约 80%)。

【药理作用】 在肠道和肝脏内迅速转化为活性代谢产物 A77-1726,通过 A77-1726 抑制二氢乳清酸脱氢酶(dihydroorotate dehydrogenase,DHODH),阻断嘧啶从头合成,抑制 DNA 和 RNA 的合成,使活化的淋巴细胞处于 G_1/S 交界处或 S 期休眠。来氟米特具有选择性抑制活化 T 细胞的增殖,阻断 B 细胞增殖,减少抗体的作用。不仅有免疫抑制作用,还有明显的抗炎作用。也可以增加 IL-10 受体 mRNA 表达,而降低 A 型 IL-8 受体(IL-8RA)mRNA 表达,并能抑制 TNF-α 依赖的 NF-κB 活化。

【临床应用】 主要用于治疗类风湿关节炎、抗移植排斥反应及自身免疫病。

【不良反应】 主要有厌食、呕吐、腹痛、胃肠炎、腹泻、瘙痒、可逆性转氨酶升高、脱发、皮疹等。$t_{1/2}$ 较长,可引起蓄积毒性。与肝毒性药物合用时不良反应增强。

羟氯喹(hydroxychloroquine)

羟氯喹(图 33-9A)是 4-氨基喹啉衍生物,作用与氯喹类似,但毒性仅为氯喹(图 33-9B)的一半。

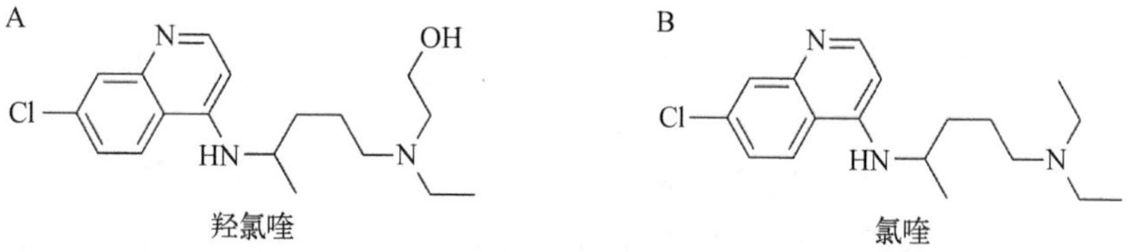

图 33-9 羟氯喹(A)与氯喹的化学结构式(B)

【体内过程】 口服后生物利用度约为 70%,$t_{1/2}$ 长(可达 45 天),代谢慢,在肝脏转变成脱乙酰代谢产物,主要通过肾清除,部分通过粪便排泄。

【药理作用】 抑制 T 细胞对有丝分裂原的响应,抑制白细胞趋化性,稳定溶酶体酶,与 DNA 双螺旋相互作用形成喹啉-DNA 复合物,通过阻断脱氧核糖核酸酶的解聚作用稳定 DNA,抑制 DNA 和 RNA 多聚酶反应,从而抑制 DNA 复制和 RNA 转录,干扰蛋白质合成。还可阻断 DNA 与抗 DNA 抗体反应,清除自由基。抑制多形核细胞趋化和炎症。

【临床应用】 用于疟疾、风湿性疾病、原发性干燥综合征等疾病的治疗。

【不良反应与药物相互作用】 消化不良、恶心、呕吐、腹痛、皮疹等症状,高剂量使用发生视网膜病变、角膜水肿和混浊,建议用药前和用药后每年进行眼科检查。

有报道羟氯喹通过抑制 CYP2D6 而轻度抑制美托洛尔代谢,与保泰松合用容易引起皮炎,降低氨苄西林的生物利用度。

四、抗体类药

利妥昔单抗(rituximab)

利妥昔单抗是一种抗人 CD20 人鼠嵌合单克隆抗体,1997 年被批准为世界上第一个单克隆抗体抗肿瘤药。

【体内过程】 利妥昔单抗在慢性淋巴细胞白血病中晚期 $t_{1/2}$ 约为 32 天,非霍奇金淋巴瘤中晚期 $t_{1/2}$ 约为 22 天,成人体内 $t_{1/2}$ 约为 25 天。

【药理作用】 体外抑制细胞增殖和诱导细胞凋亡,可以和 B 细胞非霍奇金淋巴瘤细胞表面的 CD20 抗原特异性结合,通过补体依赖的细胞毒性和抗体依赖性细胞介导的细胞毒性引发 B 细胞溶解。

【临床应用】 单独使用或与其他免疫抑制剂联合用于治疗 B 细胞恶性肿瘤如非霍奇金淋巴瘤、慢性淋巴细胞白血病、多发性骨髓瘤,自身免疫病如系统性红斑狼疮、类风湿关节炎。对血栓性血小板减少性紫癜、获得性凝血因子Ⅷ抗体增多所致的凝血障碍、溶血性贫血及免疫性甲状腺肿大(Greave's disease)具有较好的治疗效应,也有个案报道用于治疗原发性肾病综合征、韦格纳肉芽肿病等疾病。

【不良反应】 可出现血小板、中性粒细胞减少,有报道发生一过性纯红细胞再生障碍性贫血和溶血性贫血;有全身症状、心血管系统症状、消化系统反应、代谢和营养疾病、骨骼肌肉系统反应、神经系统症状、呼吸系统症状;由于肿瘤溶解,可引起高钾血症、低钙血症、高尿酸血症和高磷血症;还有盗汗、出汗、单纯疱疹、带状疱疹、泪液分泌疾病、结膜炎、味觉障碍等不良反应。与顺铂合用时部分不良反应更易发生。

达雷木单抗(daratumumab)

达雷木单抗是一种抗 CD38 的 IgG_1(人源单克隆抗体),是首个治疗多发性骨髓瘤的单克隆抗体。伊沙妥昔单抗(isatuximab)也是靶向 CD38 的嵌合型 IgG_1 衍生单克隆抗体。

【体内过程】 达雷木单抗清除率随剂量增加和多次给药而降低。在推荐剂量(16 mg/kg)的达雷木单抗单药治疗时 $t_{1/2}$ 约为 18 天;与其他药物联合使用时 $t_{1/2}$ 约为 23 天。

【药理作用】 达雷木单抗可通过与 CD38 结合诱导细胞凋亡,通过补体依赖性细胞毒作用、抗体依赖性细胞介导的细胞毒作用,抑制肿瘤细胞的生长。

【临床应用】 常与来那度胺和地塞米松联合治疗复发、难治性多发性骨髓瘤。

【不良反应】 常见的不良反应有淋巴细胞减少、输液相关反应、疲劳、恶心、背痛、发热、咳嗽、寒颤、高血压、感染、肝毒性等。

埃罗妥珠单抗(elotuzumab)

埃罗妥珠单抗 2015 年经美国 FDA 批准上市,用于与地塞米松、来那度胺联合治疗复发或难治性多发性骨髓瘤。埃罗妥珠单抗是首个治疗多发性骨髓瘤的免疫刺激单抗药物,也是继达雷木单抗之后,第二个治疗多发性骨髓瘤的免疫疗法药物。

【体内过程】 体内代谢过程具有非线性药物动力学特征,推荐剂量为 10 mg/kg,与来那度胺和地塞米松联合给药的稳态谷浓度为 194 μg/mL,最大稳态浓度的 97% 在 82.4 天后清除。

【药理作用】 埃罗妥珠单抗是一种靶向细胞表面糖蛋白[信号淋巴细胞激活分子家族成员 7(SLAMF7,也称 CS1、CD2 subset-1、CRACC、CD319)]的单克隆抗体,具有双重作用机制。一是直接激活途径:直接与骨髓瘤细胞表面高表达的糖蛋白 SLAMF7 结合,通过 SLAMF7 信号通路抑制细胞间的黏附作用,从而减弱基质细胞对骨髓瘤细胞的生长刺激作用,通过 NK 细胞直接激活免疫系统。二是抗体依赖性细胞毒作用:靶向结合骨髓瘤细胞表面的 SLAMF7,通过抗体依赖性细胞毒作用提高 NK 细胞杀伤恶性细胞。

【临床应用】 联合来那度胺、泊马度胺和地塞米松用于治疗复发、难治性多发性骨髓瘤,包括已接受 1~3 次既往治疗的患者和接受至少两种先前疗法(来那度胺和蛋白酶体抑制剂)的患者。

【不良反应】 用药后淋巴细胞、白细胞、血小板减少,肝脏血清碱性磷酸酶升高。有心血管反应、中枢神经系统反应、内分泌和代谢失调、胃肠道反应、神经肌肉和骨骼疼痛、肌肉痉挛、白内障及呼吸道症状,还可能发生发热、输液相关反应等。

抗淋巴细胞球蛋白(antilymphocyte globulin)

抗淋巴细胞球蛋白(ALG)是强效免疫抑制剂。用人淋巴细胞或胸腺细胞、胸导管淋巴细胞或培养的淋巴母细胞免疫动物获得抗淋巴细胞血清(anti-lymphocyte serum, ALS),经提纯得到抗淋巴细胞球蛋白,其中用人的胸腺细胞免疫动物得到的制品,又名抗胸腺细胞球蛋白(antithymocyte globulin, ATG)。目前临床应用的主要是马和兔两种 ALG,其中兔 ALG 不良反应较少、较轻。

【体内过程】 注射后主要停留在血液中,组织中浓度很低,仅循环淋巴细胞暴露在高浓度 ALG 下,约 6 h 从循环系统中消除。

【药理作用】　ALG 特异性与 T 细胞结合,干扰细胞免疫反应,产生免疫抑制作用,在血清补体参与下,使外周血淋巴细胞裂解,对 T 细胞和 B 细胞均有破坏作用,但对 T 细胞的作用较强;也可通过封闭淋巴细胞表面受体,使受体失去识别抗原的能力。能有效抑制各种抗原引起的初次免疫应答,对再次免疫应答作用较弱。

【临床应用】　用于预防及抑制器官移植排斥反应,主要是对急性排异期有效,对体液免疫所致的超急性排异无效。与硫唑嘌呤、泼尼松合用预防肾移植排斥反应,可延迟排斥反应,提高器官移植成功率。临床还试用于白血病、多发性硬化、重症肌无力、溃疡性结肠炎、肾小球肾炎、重症肌无力、类风湿关节炎、系统性红斑狼疮、再生障碍性贫血等疾病,对顽固性皮炎、脉管炎、原发性肝炎、交感性眼炎等也有一定的疗效。

【不良反应】　常见不良反应有局部疼痛及一过性红肿、关节疼痛、寒战、短期高热、低血压、心率增快、呼吸困难、血小板减少和血栓性静脉炎等反应,也可出现血清病、荨麻疹、过敏性休克等。少数患者还可发生一过性静脉炎或血管痉挛,引起血尿、蛋白尿,停药后消失。因淋巴细胞大幅度减少,部分患者粒细胞也相对减少,抗感染能力降低,容易发生感染。长期使用机体免疫监视功能下降,可能诱发癌症。

五、抗生素类药

西罗莫司(sirolimus)

西罗莫司又名雷帕霉素(rapamycin,图 33 - 10A),与依维莫司(everolimus,图 33 - 10B)一样,是一种增殖信号抑制剂(proliferation signal inhibitor, PSI)。它是从加拿大土样中分离出来的吸水链霉菌产生的大环内酯类抗生素,具有极强的抗真菌活性,兼具抗肿瘤活性和免疫抑制作用,是一种疗效好、低毒、无肾毒性的口服免疫抑制剂。

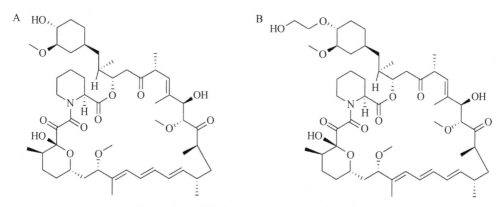

图 33 - 10　西罗莫司与依维莫司的化学结构式

【体内过程】　西罗莫司溶液口服后迅速吸收,单剂量和多剂量口服平均达峰时间约为 1 h 和 2 h。$t_{1/2}$ 约为 60 h,是 CYP3A4 和 P - gp 的底物。

【药理作用】　与循环血中的免疫亲和素(immunophilin)FKBP12(FK506 - binding protein 12)形成活性复合物,该复合物结合并抑制一种关键丝氨酸苏氨酸蛋白激酶[哺乳动物雷帕霉素靶蛋白(mammalian target of rapamycin, mTOR)]。mTOR 调控激素、生长因子、营养、能量和应激刺激的细胞生长、增殖、存活、血管生成、代谢等过程,抑制 IL 介导的 T 细胞增殖,抑制细胞周期从 G_1 向 S 期进展。西罗莫司和依维莫司也可能抑制 B 细胞增殖和免疫球蛋白的产生。

【临床应用】　可以单独或与皮质类固醇、环孢素、他克莫司、吗替麦考酚酯等免疫抑制剂联用,用于缓减肾、心脏等器官移植手术后的免疫排斥反应,还可用于治疗淋巴管平滑肌瘤病(lymphangio-leiomyomatosis,

LAM),预防和治疗造血干细胞移植患者的类固醇难治性急性和慢性移植物抗宿主病,以及与环孢素联用治疗葡萄膜视网膜炎。

【不良反应与药物相互作用】 常见的不良反应有外周性水肿、高甘油三酯血症、高血压、高胆固醇血症、肌酐升高、腹痛、腹泻、恶心、头痛、发烧、尿路感染、关节痛、疼痛、贫血、血小板减少等症状。不建议在肝脏或肺脏移植患者中使用,可能导致感冒和流感易感性增加、淋巴瘤和其他恶性肿瘤的发展。避免同时使用强效 CYP3A4 和 P-gp 诱导剂或抑制剂。

六、中药有效成分药

雷公藤总苷(tripterygium glycoside)

雷公藤总苷(TG)是雷公藤(*Tripterygium wilfordii*)去皮根部的提取物,为我国首先研究利用的抗炎免疫调节中草药制剂,有"中草药激素"之称,1981 年开始用于风湿病。

【药理作用】 其生理活性由多种成分(二萜内酯、生物碱、三萜等)协同产生,包括雷公藤甲素、雷公藤内酯酮、雷公藤晋碱、雷公藤次碱、雷公藤红素、雷公藤内酯甲等。雷公藤总苷通过抑制多种炎症细胞因子 IL-1、IL-6、IL-8、TNF-α 的产生而发挥其抗炎作用,可抑制 T 细胞增殖反应和 T 细胞对刀豆素 A 的增殖反应。

【临床应用】 可单独或与糖皮质激素及其他免疫抑制剂联合用于肾小球肾炎、红斑狼疮、类风湿关节炎、亚急性及慢性重症肝炎、慢性活动性肝炎;也可用于变应性皮肤脉管炎、皮炎、湿疹、银屑病关节炎、白塞综合征、复发性口疮、强直性脊柱炎、重症肌无力、皮肌炎、急性前葡萄膜炎、溃疡性结肠炎、过敏性紫癜、慢性荨麻疹、干燥综合征等;联合小剂量甲氨蝶呤可用于治疗老年性类风湿关节炎;联合环磷酰胺治疗难治性狼疮肾炎。

【不良反应】 主要有皮肤过敏及心血管系统、消化系统、泌尿系统、造血系统、神经系统、生殖系统的不良反应,还可引起脱发、色素沉着、腰痛等症状。大剂量雷公藤总苷(60 mg/kg)可使动物胸腺萎缩。

白芍总苷(total glucosides of paeony)

白芍总苷(TGP)是从毛茛科植物芍药(*Paeonia lactiflora Pall.*)干燥根中得到的芍药苷(paeoniflorin)、羟基芍药苷(hydroxylpaeoniflorin)、芍药花苷(paeonin)、芍药内酯苷(albiflorin)、苯甲酰芍药苷(benzoylpaeoniflorin)等具有生理功效成分的混合物,其中芍药苷含量占总苷的90%以上。

【药理作用】 可调节炎症细胞因子如 IL-1、TNF-α 的产生,调节免疫细胞信号转导;具有免疫调节、抗炎、抗氧化、保肝、镇痛、抗病毒、抗癌等多种药理活性。

【临床应用】 用于类风湿关节炎、系统性红斑狼疮、干燥综合征、系统性血管炎、硬皮病、多发性肌炎、皮肌炎等。

【不良反应】 最常见的不良反应是胃肠道反应,包括腹痛、腹泻等。

第三节　免疫调节剂

免疫调节剂,曾称为免疫增强剂(immunoenhancer)、免疫促进剂(immunopotentiator)和免疫刺激剂(immunostimulant),由于近年来发现该类药物具有双向调节作用而称为免疫调节剂。免疫调节剂能激活一种或多种免疫活性细胞,增强机体特异性和非特异性免疫功能,使低下的免疫功能恢复正常;或具有佐剂作用,增强抗原免疫原性,加速诱导免疫应答;或替代体内缺乏的免疫活性成分,产生免疫替代作用;或对机体的免疫功能产生双向调节作用,使过高或过低的免疫功能趋于正常。因此,该类药物能纠正免疫缺陷,增强机体免疫应答、抗肿瘤和抗感染能力。临床上主要用于免疫缺陷性疾病、慢性感染性疾病和肿瘤的辅助治疗。

免疫调节剂种类繁多,包括:① 提高巨噬细胞吞噬功能的药物,如卡介苗等;② 提高细胞免疫功能的药物,如左旋咪唑、转移因子及其他免疫核糖核酸、胸腺素等;③ 提高体液免疫功能的药物,如丙种球蛋白等。也可根据其来源分为:① 微生物来源的药物,如卡介苗;② 人或动物免疫系统产物,如胸腺素、转移因子、INF、IL 等;③ 化学合成药物,如左旋咪唑、聚肌胞苷酸等;④ 真菌多糖类,如香菇多糖等;⑤ 中药,如人参、黄芪等中药有效成分。

一、免疫佐剂

卡介苗(Bacillus Calmette-Guerin vaccine)

卡介苗(BCG 疫苗)是一种减毒的活性牛型结核杆菌疫苗,为非特异性免疫增强药。

【药理作用】 具有免疫佐剂作用,能增强抗原的免疫原性,加速诱导免疫应答,提高细胞和体液免疫功能,也可增强巨噬细胞的吞噬功能、趋化性,增强溶菌酶活力,增强机体的非特异性免疫功能。促进IL-1 产生、T 细胞增殖,增强抗体反应和抗体依赖性淋巴细胞介导的细胞毒性,增强 NK 细胞活性。

【临床应用】 用于预防结核病和多种肿瘤如急性白血病、恶性淋巴瘤、黑色素瘤、膀胱癌、肺癌、乳腺癌等的免疫辅助治疗,还用于麻风病、艾滋病、支气管炎、严重的口疮等的预防和治疗。

【不良反应】 接种局部红肿、硬结和溃疡,也可出现寒战、高热、全身不适等过敏反应。免疫功能低下者,可出现播散性卡介苗感染,应改用死卡介苗。剂量过大可降低免疫功能,甚至可促进肿瘤生长。有少数患者使用治疗用卡介苗后可自觉不适、乏力、关节疼痛,体温达 38℃ 以上。个别患者有尿道炎、前列腺炎、睾丸炎或附睾炎。

干扰素(interferon)

干扰素(IFN)主要有 IFN-α、IFN-β、IFN-γ,是免疫系统产生的细胞因子。IFN 是一类可诱导的分泌糖蛋白,各种哺乳动物淋巴细胞、巨噬细胞和成纤维细胞等均可因病毒感染或其他刺激而产生IFN,也可用 DNA 重组技术生产重组人 IFN。IFN 具有高度的种属特异性,动物 IFN 对人无效。

【体内过程】 口服不吸收。肌内或皮下注射,IFN-α 吸收率在 80% 以上,而 IFN-β 及 IFN-γ 的吸收率较低。一般在注射后 4~8 h 血药浓度达峰值。IFN-γ 吸收不稳定,全身给药后,可再分布至呼吸道分泌物、脑脊液、眼和脑;IFN-α、IFN-β 和 IFN-γ 血浆消除 $t_{1/2}$ 分别为 2 h、1 h 和 0.5 h,主要在肝和肾发生生物转化。

【药理作用】 IFN 具有抗病毒、抗肿瘤和免疫调节作用。IFN 与细胞表面受体结合,激活细胞内抗病毒蛋白基因,促进多种抗病毒蛋白的合成;也可阻断病毒 mRNA、抑制蛋白质合成,发挥抗病毒作用。可调节抗体生成,能增加或激活巨噬细胞,增加特异性细胞毒性作用和 NK 细胞杀伤作用。小剂量具有增强细胞和体液免疫,大剂量则有抑制作用。IFN-α 和 IFN-β 的抗病毒作用强于 IFN-γ。IFN-γ 的免疫调节活性最强,能改变 30 多种基因的转录,表达组织相容性抗原,介导局部炎症反应。

【临床应用】 用于病毒感染性疾病,如疱疹性角膜炎、病毒性结膜炎、带状疱疹和慢性乙型肝炎;对骨肉瘤疗效较好,对多发性骨髓瘤、乳腺癌、肝癌、肺癌、各种白血病等也有一定的临床辅助疗效,可改善患者的血象和全身症状。

【不良反应】 主要有发热、流感样症状,嗜睡、精神紊乱等神经系统症状,皮疹、肝功能损害。大剂量可致可逆性白细胞和血小板减少,偶见变态反应、肝功能障碍和局部疼痛、红肿等。少数患者用后产生抗 IFN 抗体。

左旋咪唑(levamisole)

左旋咪唑(LMS)是一种噻唑类衍生物,是第一个化学结构(图 33-11)明确的口服免疫调节药物。始用于蛔虫、勾虫、丝虫病的驱虫治疗,后发现在动物体内有激发免疫力、增强抗感染的作用。

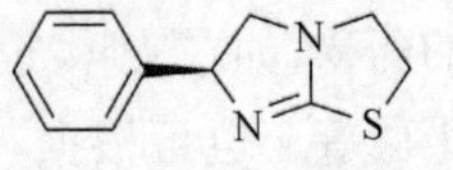

图 33-11　左旋咪唑的化学结构式

【体内过程】　口服后易从消化道吸收,2 h 后达峰值,主要在肝脏代谢,代谢物从尿液排出。左旋咪唑及其代谢物的 $t_{1/2}$ 约为 4 h 和 16 h。单剂量免疫药理作用可持续 5~7 天。

【药理作用】　对抗体生成有双向调节作用,可使免疫功能低下者或缺陷者的免疫功能恢复正常,但对免疫功能正常的机体的抗体生成无影响。能促进植物血凝素(phytohaemagglutinin, PHA)诱导的淋巴细胞增殖反应,增强巨噬细胞的趋化和吞噬功能,增强杀菌作用。作用机制可能与其激活 PDE,提高淋巴细胞内 cGMP 水平、降低 cAMP 水平有关。本药还可以使机体产生一种血清因子,在体外促进 T 细胞分化,诱导 IL-2 的产生。

【临床应用】　主要用于免疫功能低下者免疫功能的恢复,可增强对细菌及病毒感染的抵抗力;也用于治疗自身免疫病如类风湿关节炎、系统性红斑狼疮及小儿呼吸道感染、肝炎、菌痢、脓肿等。

【不良反应】　不良反应发生率低,偶有头晕、恶心、呕吐、腹痛、食欲不振、发热、嗜睡、乏力、皮疹、瘙痒等现象,停药后能自行缓解,个别患者可能有肝功能异常、白细胞及血小板减少等症状。

沙利度胺(thalidomide)、来那度胺(lenalidomide)与泊马度胺(pomalidomide)

20 世纪 50~60 年代在欧洲等地沙利度胺(图 33-12A)被广泛用于孕妇妊娠反应的口服镇静剂,随后发现其具有严重的致畸作用而被禁用;1998 年和 1999 年分别批准治疗麻风病和多发性骨髓瘤,第二代来那度胺(图 33-12B)和第三代泊马度胺(又名 CC-4047,图 33-12C)具有更高的抑制多发性骨髓瘤活性。

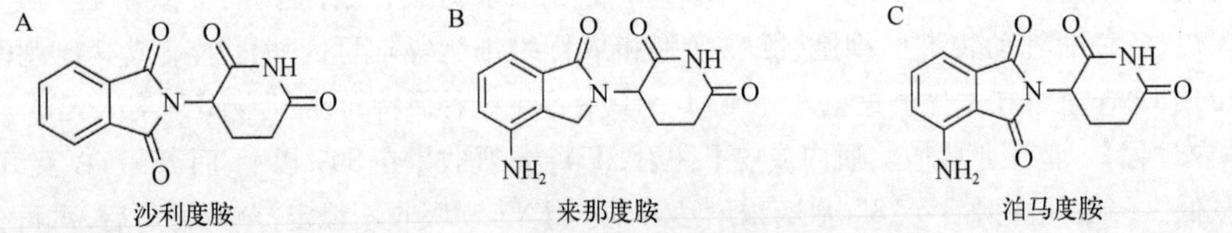

A　　　　　　　　　　　B　　　　　　　　　　　C

沙利度胺　　　　　　　来那度胺　　　　　　　泊马度胺

图 33-12　沙利度胺、来那度胺与泊马度胺的化学结构式

【体内过程】　沙利度胺口服后吸收缓慢,生物利用度高,代谢较少,主要由尿液排出,少部分可经粪便排出,一般血药浓度 4~5 h 达峰值,通过非酶水解作用清除,$t_{1/2}$ 为 5~7 h。血浆蛋白结合率为 55%~66%。与沙利度胺相比,来那度胺在体内具有吸收快、$t_{1/2}$ 短(3~5 h),血浆蛋白结合率低(约 30%)等特点。

【药理作用】　沙利度胺有抑制血管新生、抗炎和免疫调节作用。选择性地抑制 TNF-α 的表达,增加 IL-10 的生成,降低吞噬作用及减少过氧化物与自由基的产生;通过刺激 T 细胞增殖,增加 IL-2 和 IFN-γ 分泌,增强细胞介导的免疫反应;抑制内皮血管生长因子和成纤维生长因子,下调内皮细胞整合素表达及调节细胞黏附分子的表达,从而抑制血管新生。近期研究发现,沙利度胺、来那度胺、泊马度胺通过介导转录因子 Ikaros(IKZF1)和 Aiolos(IKZF3)的泛素化降解,从而抑制骨髓瘤、骨髓异常增生和淋巴瘤细胞的增殖,还选择性地降解锌指蛋白、酪蛋白激酶ⅡA 等多种蛋白。

【临床应用】　用于治疗多发性骨髓瘤、急性髓系白血病、麻风病、系统性红斑狼疮、白塞综合征、强直性脊柱炎、系统性硬皮病、干燥综合征。来那度胺用于成人自体造血干细胞移植后的维持治疗,联合利妥昔单抗治疗滤泡性淋巴瘤和边缘区淋巴瘤,来那度胺和泊马度胺联合地塞米松、硼替佐米治疗多发性骨髓瘤。

【不良反应】　该类药物最常见不良反应有致畸、外周神经病变、嗜睡、疲劳、头晕、头痛、发热、水肿、皮肤瘙痒、便秘、恶心、食欲下降、神经和骨骼肌肉疼痛、甲状腺功能减退、深静脉血栓、血小板、中性粒细胞及白细胞减少、贫血等。与沙利度胺相比,来那度胺和泊马度胺抗骨髓瘤活性更强,神经毒性、便秘、致畸等毒副作用更低。

第四节　其他免疫调节药物

其他免疫调节药物见表 33-1。

表 33-1　其他免疫调节药物的药理作用与临床应用及不良反应

药　名	药　理　作　用	临床应用及不良反应
白介素-2(IL-2)	与细胞的 IL-2 受体特异性结合,产生免疫增强和免疫调节作用,主要功能是诱导 Th 细胞和细胞毒性 T 细胞增殖、激活 B 细胞产生抗体、活化巨噬细胞、增强 NK 细胞、增强淋巴因子激活的杀伤细胞(lymphokine-activated killer cell, LAK 细胞)的活性及诱导 IFN-γ 活性	临床应用:具有抗肿瘤活性,适用于免疫缺陷、自身免疫病及抗衰老 不良反应:全身性不良反应、胃肠道不良反应、神经精神症状、皮肤出现弥漫性红斑,尚有心肺反应、肾脏反应、血液系统反应等
转移因子(transfer factor, TF)	是从正常人淋巴细胞或脾、扁桃体等淋巴组织提取的一种多核苷酸和多肽小分子物质,将供体的细胞免疫信息转移给受体,从而获得供体的特异性和非特异性细胞免疫功能,对细胞免疫有双向调节作用,但不转移体液免疫,不起抗体作用。活化巨噬细胞,增强协同参与免疫反应的巨噬细胞识别、结合、吞噬和消化抗原的能力。作用可持续 6 个月,可起佐剂作用	临床应用:原发性和继发性细胞免疫缺陷如胸腺发育不全、免疫性血小板减少性紫癜,某些抗生素难以控制的难治性病毒和真菌感染及肿瘤的辅助治疗;先天性低丙种球蛋白血症患者用转移因子治疗有效。使用剂量小,起效快,药效持续时间长 不良反应:较少,少数患者可出现皮疹,注射部位产生疼痛
依那西普(etanercept)	是由 TNF 受体的 p75 蛋白的膜外区与人 IgG 的 Fc 片段融合的蛋白;与血清中可溶性 TNF-α 和 TNF-β 有较高的亲和力,与它们结合后阻断二者与细胞表面 TNF 受体的结合,抑制由 TNF 受体介导的异常免疫反应及炎症过程。$t_{1/2}$ 较长,为 115 h	临床应用:主要用于治疗类风湿关节炎、疗效欠佳的中轴型或外周型脊柱关节炎、常规治疗无效的有肌腱端炎症状的患者 不良反应:局部注射刺激反应,有肿瘤发生风险,可诱发皮肤脉管炎、狼疮综合征、系统性红斑狼疮、间质性肺炎和自身免疫性肝炎,增加感染概率,其他不良症状如头痛、眩晕、皮疹、咳嗽、腹痛等
胸腺素(thymosin)	是从胸腺分离的一种活性多肽,可采用基因工程生物合成。可促进 T 细胞分化成 T_h、T_s、T_c 等 T 细胞亚群,从而调节胸腺依赖性免疫应答;还有直接的抗病毒和抗肿瘤作用	临床应用:治疗胸腺依赖性免疫缺陷病(包括艾滋病)、抗衰老、抗肿瘤及某些自身免疫病和病毒感染 不良反应:轻,一般出现恶心、发热、头晕、胸闷、无力、嗜睡等症状,也有可能会出现转氨酶升高,一般停药后即可恢复
免疫核糖核酸(immunogenic RNA, iRNA)	是动物经抗原免疫后从其免疫活性细胞(如脾细胞、淋巴结细胞)中提取的核糖核酸,作用类似于转移因子,可以传递对某抗原的特异性免疫活力,使未活化的淋巴细胞转化为免疫活性细胞,传递细胞免疫和体液免疫	临床应用:与转移因子相似,主要用于恶性肿瘤的辅助治疗,试用于流行性乙型脑炎和病毒性肝炎的治疗
异丙肌苷(isoprinosine)	为肌苷、乙酰基苯甲酸、二甲氨基异丙醇酯以 1∶3∶3 组成的复合物。具有免疫增强作用,可诱导 T 细胞分化成熟,增强其功能;增强单核-巨噬细胞和 NK 细胞活性,促进 IL-1、IL-2 和 INF 的产生,恢复低下的免疫功能;可增加 T 细胞依赖性抗原的抗体产生;兼具抗病毒作用	临床应用:急性病毒性脑炎和带状疱疹等病毒性感染及某些自身免疫病,还可用于肿瘤的辅助治疗,改善艾滋病患者的免疫功能 不良反应:少,安全范围较大

药　　名	药　理　作　用	临床应用及不良反应
乌苯美司(ubenimex)	从链霉菌属培养液中分离得到的二肽化合物,可竞争性地抑制氨肽酶 N(CD13)及亮氨酸肽酶。靶向抗癌的免疫增强剂,激活人 T 细胞、NK 细胞功能,下调炎症因子及趋化因子;增加集落刺激因子合成而刺激骨髓细胞的再生及分化。可竞争性地抑制肿瘤表面 CD13 的表达,抑制肿瘤细胞侵袭和血管新生;干扰肿瘤细胞的代谢,抑制肿瘤细胞增殖,促进肿瘤细胞凋亡;刺激细胞因子的生成和分泌,促进抗肿瘤效应细胞的产生和增殖	临床应用:可增强免疫功能,用于肿瘤化疗、放疗的辅助治疗,老年性免疫功能缺陷等。可配合化疗、放疗及联合应用于白血病、多发性骨髓瘤、骨髓增生异常综合征及造血干细胞移植,以及其他实体瘤患者 不良反应:发生率低,反应轻微。偶有皮疹、瘙痒、头痛、面部浮肿和一些消化道反应,如恶心、呕吐、腹泻、软便等
中药多糖等	从中药中提取的多糖,如黄芪多糖、枸杞多糖、刺五加多糖等,有增加抗体产生、促进细胞因子分泌、提高机体的细胞免疫和体液免疫功能,还可促进淋巴细胞的分裂、增殖	临床应用:用于抗衰老、抗肿瘤、抗感染、自身免疫病、细胞免疫功能低下、艾滋病辅助治疗

(许国强,任海刚)

第三十四章　影响自体活性物质的药物

Chapter 34　Agents That Affect Antacoids

自体活性物质(autacoids),又称为局部激素(local hormones),是当机体受到伤害性刺激后由多种局部组织产生的内源性物质,通常以旁分泌方式作用于邻近部位或靶器官,产生特定的生理或病理作用。自体活性物质包括组胺、5−HT、PG、LT 和血管活性肽类(P 物质、激肽类、血管紧张素、利尿钠肽、血管活性肠肽、降钙素基因相关肽、神经肽 Y 和内皮缩血管肽等),大部分自体活性物质都具有一定的递质或激素的功能。影响自体活性物质的药物包括天然的、人工合成的自体活性物质及其阻滞药等。本章将介绍组胺、5−HT、脂质衍生物、多肽类、血管活性肽、腺苷、NO 的生理作用,并着重介绍作用于组胺、5−HT 的相关代表药物及其药理作用与临床应用。

第一节　课　前　阅　读

一、组胺

组氨酸经 L−组氨酸脱羧酶所产生的物质为组胺(histamine)广泛分布在人体内各个组织,具有多种生理活性。在哺乳动物中,组胺主要通过与蛋白质和肝素等结合,以无活性的复合物形式存在于外周皮肤结缔组织、肠黏膜和肺等部位的肥大细胞和嗜碱性粒细胞内,而中枢神经系统中的组胺则由下丘脑后部结节乳头核神经细胞合成。当在组织受损、炎症发生、神经刺激或经某些药物处理后,组胺会以其活性形式(游离型)释放,发挥强大的生理效应。组胺本身并无临床治疗用途,主要作为诊断药物;临床上主要应用其受体拮抗药。

二、5−羟色胺

5−羟色胺(5−hydroxytryptamine,5−HT)又名血清素(serotonin)。5−HT 广泛分布于胃肠道、血液和中枢神经系统中。其中,体内 90% 的 5−HT 分布于胃肠道的肠嗜铬细胞和嗜铬样细胞;血液中的 5−HT 主要在血小板中,占总量的 8%~10%;中枢神经系统中的 5−HT 主要分布于松果体和下丘脑,占全身总量的 1%~2%。由于 5−HT 不能透过血脑屏障,因此其在外周与中枢的代谢和功能上具有相对独立性。

三、膜磷脂代谢产物

膜磷脂可衍生多种具有生理活性的自体活性物质。细胞膜受到刺激后,细胞膜磷脂在 PLA_2 的作用下衍生为花生四烯酸(arachidonic acid,AA)、前列腺素类(prostaglandins,PGs)如血栓素类(thromboxanes,TXs)、白三烯类(leukotrienes,LTs)、血小板活化因子(platelet activating factor,PAF)等多种自体活性物质。

1. 花生四烯酸　　在生物体内,AA 有 3 种酶代谢途径,包括 COX 途径、脂加氧酶(lipoxygenase,

LOX)途径和 CYP450 途径;其中 COX 途径是最主要的途径,AA 经 COX 途径生成 PG 及其类似物,发挥生理作用;其次为通过 LOX 途径生成 LT 参与病理生理过程(图31-1)。

2. 前列腺素类　　PG 和血栓素作用广泛,受体亚型较多,对血管、呼吸道、消化道和生殖器官等部位的平滑肌,以及血小板、传出神经和中枢神经系统均有明显作用(表34-1)。

表 34-1　前列腺素类的主要作用

组织器官	前列腺素类名称	作　　用
血管	PGD_2、PGE_2、PGI_2 PGF_{2a}、TXA_2	扩张血管 收缩血管
血小板	TXA_2 PGD_2、PGI_2	聚集 抑制聚集
心脏	PGE_2 PGE_1	正性变力作用 负性变时作用
肺	PGE_2、PGI_2 PGD_2、PGF_{2a}、TXA_2	扩张支气管 收缩支气管
胃肠道	PGE_2、PGI_2	抑制胃酸分泌、增强平滑肌运动
肾脏	PGE_2、PGI_2	扩张血管、利尿、利钠、分泌肾素
生殖器官	PGE_2(高浓度)、PGI_2 PGE_2(低浓度) PGF_{2a}	子宫平滑肌松弛 子宫平滑肌收缩 妊娠、非妊娠子宫平滑肌收缩、溶解黄体
内分泌	PGE_2 PGF_{2a}	促肾上腺皮质激素(ACTH)、促甲状腺激素(TSH)、类固醇激素、胰岛素、促性腺激素、催乳素释放 黄体溶解、萎缩,抑制黄体酮分泌
下丘脑	PGE_2、PGE_1	致热原

3. 白三烯类　　是体内重要的炎症介质,在人体的多种疾病中发挥作用。LTC_4、LTD_4、LTE_4 对呼吸道都具有强大的收缩作用,促进黏液分泌,也和肺水肿有关。静脉注射白三烯类能直接收缩外周血管从而产生短暂的升压效应,随后白三烯类介导心输出量的减少并减少血容量从而导致持久降压。另外,白三烯类具有负性肌力作用。LTB_4 对单核细胞和巨噬细胞具有趋化作用,能够促进白细胞向炎症部位聚集,产生炎症介质,释放溶酶体酶,因而在炎症反应中具有重要的作用。

4. 血小板活化因子　　是一类具有很强生物活性的重要磷脂类介质,主要由血小板、中性粒细胞、内皮细胞及肺、肝和肾等多种细胞和组织产生。能够引起低血压,增加血管通透性,引起过敏反应和炎症反应等,参与临床多种疾病的病理生理过程。PAF 在多种疾病的发病过程中都具有重要作用,包括动脉粥样硬化、血栓形成、缺血性心血管疾病、支气管哮喘、消化道溃疡等。

四、多肽类

多肽类种类较多,在体内分布广泛,对体内多种生理功能具有调节作用。

1. 血管紧张素-肾素-血管紧张素系统　　与循环系统的调节关系密切,在心脏、血管壁和肾上腺等局部均已发现了血管紧张素-肾素-血管紧张素系统(RASS)的存在。血管紧张素转换酶抑制剂(angiotensin converting enzyme inhibitor, ACEI)及血管紧张素受体拮抗药(angiotensin receptor blocker, ARB),已在抗高血压等方面得到广泛应用。

2. 内皮素　　内皮素(endothelin, ET)有 3 种,即 ET_1、ET_2、ET_3,都是由 21 个氨基酸组成的多肽,

具有调节心血管、胃肠道、泌尿生殖器、内分泌等效应。ET₁ 主要在内皮细胞表达，ET₂ 主要在肾脏表达，ET₃ 则多在神经系统和肾小管上皮细胞表达。ET 受体分为 3 种亚型：ET-A 受体、ET-B 受体和 ET-C 受体。ET 和 ET 受体结合后可产生广泛的生物学效应。静脉注射 ET 后先出现短暂降压，随后是持久的升压作用，ET 与高血压的产生与维持有关。ET 对冠状血管有极强的收缩作用，也能增强心肌收缩力，使心肌耗氧量增强，加重心肌缺血。ET 还可促进血管平滑肌细胞增殖，可能导致动脉粥样硬化，与其他心血管、脑血管及肾功能衰竭等疾病有关，也与支气管哮喘密切相关。

3. P 物质　P 物质（substance P，SP）是由 11 个氨基酸组成的多肽。在中枢系统中作为神经递质，在胃肠道部位作为局部激素。SP 可舒张小动脉，产生明显降压作用。与其他血管舒张剂不同，SP 能够收缩静脉。SP 对内脏平滑肌具有强烈兴奋作用，能引起胃肠道和子宫平滑肌的节律性收缩及支气管平滑肌的收缩。SP 可刺激巨噬细胞合成并释放出溶酶体酶及花生四烯酸代谢产物，参与炎症反应中组织修复过程，还能使成纤维细胞、平滑肌细胞和内皮细胞增殖。

4. 激肽类　激肽（kinins）是由激肽原经激肽释放酶催化而成的，主要分为缓激肽（bradykinin）和胰激肽（kallidin）。缓激肽主要存在于血浆中，由血浆中高分子量的激肽释放酶催化裂解而成；胰激肽主要存在于组织和腺体内，由组织中低分子量的激肽原组织激肽释放酶催化裂解而成。

激肽生成后很快被组织或血浆中的激肽酶降解失活。激肽酶分为激肽酶 I 和激肽酶 II 两型，其中激肽酶 I 存在于血浆中，激肽酶 II 同时存在于血和组织中。激肽酶既可使激肽失活，又能促进 Ang II 生成。

激肽具有扩张血管、收缩平滑肌和提高毛细血管通透性的作用，尤其是扩张血管作用比组胺强 10 倍。激肽还可引起平滑肌收缩。激肽作用于皮肤和内脏的感觉神经末梢，会引起剧烈疼痛。PGE 能增强和延长其致痛作用。激肽还可以促进白细胞的游走与聚集，是重要炎症介质之一。

5. 利尿肽　利尿肽可分为心房利尿钠肽（atrial natriuretic peptide，ANP）、脑利尿钠肽（brain natriuretic peptide，BNP）和 C 型利尿钠肽（C-type natriuretic peptide，CNP），是由哺乳动物心房肌细胞或其他一些组织合成的，具有排钠利尿、舒张血管等作用。其中，ANP 可增加肾小球滤过率、减少近曲小管 Na^+ 重吸收，因此具有很强的排钠利尿、舒张血管和降低血压的作用，还能够抑制肾素和醛固酮的分泌。ANP 与 ANP 受体结合激活 GC，增加 cGMP 及其作用。在轻、中度高血压和肾功能衰竭等疾病中 ANP 具有潜在治疗价值，但剂量过大可能产生恶心、呕吐、潮红、低血压和心动过缓等副作用。

五、腺苷

组织细胞或内皮细胞缺血后会释放出腺苷等内源性活性物质，对缺血损伤产生保护作用，能够发挥缺血预适应作用。腺苷的半衰期很短，其受体可分为 A₁、A₂A、A₂B 和 A₃ 共 4 种亚型。腺苷作用于腺苷受体，会产生各类复杂的生物学效应，如改变血管反应性、调节体温、低氧适应调节、炎症反应和免疫调节等，特别是参与缺血预适应过程。腺苷受体的分布广泛、效应复杂。临床上主要用于迅速终止折返性室上性心律失常，其机制是引起短暂的房室传导阻滞。胞内腺苷可经腺苷平衡转运体转移到胞外，双嘧达莫（dipyridamole）可通过抑制腺苷摄取发挥抗血栓作用。

六、一氧化氮

一氧化氮（nitricoxide，NO）是一种气体信号分子，作为生理性气体广泛存在于机体各组织器官。NO 主要由血管内皮细胞产生，其化学性质活泼，半衰期短，参与机体多种生理与病理过程。NO 对血管具有显著的舒张作用，能够保护血管内皮，还具有促进血管新生作用；低浓度的 NO 可使心肌收缩力提高,抑制心肌细胞的凋亡,具有心肌保护作用;NO 在呼吸系统中可降低肺动脉压,扩张支气管;NO 还能抑制血小板聚集,防止血栓形成。硝普钠、硝酸甘油等药物都可作为 NO 供体发挥药理作用。

第二节 组胺与组胺受体激动药

一、组胺及其受体

组胺是广泛存在于人体内各种组织中的一种自体活性物质,通过特异性地作用于位于靶细胞表面的组胺受体发挥生物学功能。组胺受体可分为 4 种不同的亚型(表 34 - 2)。

表 34 - 2 组胺受体分布及其主要生理效应

受 体	H_1	H_2	H_3	H_4
分布	平滑肌、内皮细胞、中枢神经	胃壁细胞、心肌、肥大细胞、中枢神经	中枢神经系统	造血干细胞等
效应	支气管、胃肠道平滑肌收缩;血管扩张,通透性增高,渗出增加;水肿;觉醒反应	胃酸分泌;血管扩张;心脏兴奋;抑制肥大细胞释放组胺	负反馈性调节,抑制组胺释放	趋化反应,分泌细胞分子

【药理作用与机制】

1. 平滑肌　组胺通过激活平滑肌细胞的 H_1 受体,收缩支气管平滑肌,会导致呼吸困难,支气管哮喘患者尤为敏感。

2. 腺体　组胺能够作用于胃壁细胞的 H_2 受体,激活 AC,使细胞内 cAMP 水平升高,最终激活 H^+,K^+ - ATP 酶,刺激胃壁细胞大量分泌胃液。此外,组胺对 H_2 受体的兴奋作用还可促进唾液、肠和支气管等腺体的分泌,但作用较弱。

3. 血管　组胺通过激动血管平滑肌细胞上的 H_1、H_2 受体,扩张小动脉和小静脉,减少回心血量,降低血压。激动 H_1 受体,可扩张毛细血管并增加其通透性,引发局部水肿和全身血液浓缩。组胺作用于位于血小板膜的 H_1 受体,能够激活 PLA,引起花生四烯酸释放,通过调节细胞内钙水平而促进血小板的聚集。此外,激活 H_2 受体引起血小板中的 cAMP 含量增加,可对抗血小板聚集。两种作用的平衡变化可影响血小板功能。

4. 心脏　组胺激活 H_2 受体可提高心肌 cAMP 水平,促进细胞内 Ca^{2+} 升高从而产生正性肌力作用。组胺还可直接激活心脏 H_1 受体减慢房室传导。

5. 神经系统　组胺作为神经递质作用于 H_1 受体,具有调节觉醒、食欲、饮水和体温等生理功能,还对疼痛和瘙痒等感觉具有调控作用。组胺作用于突触前膜的 H_3 受体能够以负反馈方式抑制组胺释放。

【临床应用】　曾用于诊断性试验,现已少用。

【不良反应】　易引起过敏反应,甚至会引发过敏性休克,可用肾上腺素解救。

二、组胺受体激动药

组胺受体激动药与组胺具有类似的生理作用。

倍他司汀(betahistine)

【药理作用】　能够扩张血管,但对毛细血管通透性无影响。可促进脑干的血液循环,纠正内耳的血管痉挛,减轻膜迷路积水。具有抗血小板聚集作用,能抗血栓形成。

【临床应用】 内耳眩晕症,能改善眩晕、耳鸣、恶心等症状;可缓解各种原因引起的头痛;还可用于慢性缺血性脑血管病的治疗。

【不良反应】 偶有恶心、头晕等症状。胃溃疡患者慎用,支气管哮喘、嗜铬细胞瘤患者禁用。

第三节　组胺受体拮抗药

凡与组胺竞争同一受体产生拮抗组胺作用的药物叫组胺受体拮抗药(histamine receptor antagonist)。根据这些药物对组胺受体亚型的不同选择性,可分为 H_1、H_2、H_3 和 H_4 受体拮抗药,目前仅前两种为临床常用药物。

一、H_1 受体拮抗药

常用的 H_1 受体拮抗药中,第一代药物对中枢有较强的作用,具有显著镇静和抗胆碱作用,但受体的特异性差,作用时间短,使用后容易出现困倦、耐药等。代表药物包括苯海拉明(diphenhydramine)、异丙嗪(promethazine)、曲吡那敏(tripelennamine)、氯苯那敏(chlorphenamine)等。第二代 H_1 受体拮抗药作用时间长,镇静作用较弱,代表药物包括西替利嗪(cetirizine)、美喹他嗪(mequitazine)、阿司咪唑(astemizole)、阿伐斯汀(acrivastine)、苯茚胺(phenindamine)、左卡巴斯汀(levocabastin)、咪唑斯汀(mizolastine)、非索非那定(fexofenadine)及氯雷他定(loratadine)等。由于第二代 H_1 受体拮抗药无法透过血脑屏障,因此不具有中枢抑制作用的特点。

【药理作用】

1. 抗 H_1 受体作用　能够完全对抗组胺引起的支气管、胃肠道平滑肌的收缩作用。能够抑制组胺引起的局部毛细血管扩张和通透性增加,但只能部分对抗组胺的血管扩张和血压降低等全身作用,需同时应用 H_1 和 H_2 受体两种拮抗药才能完全对抗。

2. 中枢抑制作用　主要为第一代药物的作用,由于大多可通过血脑屏障并抑制中枢 H_1 受体,具有镇静作用,易引起嗜睡;也可通过对抗胆碱系统起到防晕、止吐的作用。

3. 抗胆碱作用　中枢抗胆碱作用主要表现为镇静和镇吐。其中镇吐作用与延髓化学催吐感受区的抑制作用有关,也能减少前庭的兴奋和抑制迷路冲动从而产生抗晕动病作用。

4. 其他作用　该类药物具有较弱的 α 受体拮抗作用和局麻作用。

【临床应用】

1. 变态反应性疾病　用于因组胺释放所引起的荨麻疹、变应性鼻炎,可以减轻鼻痒、喷嚏、流泪、流涕等过敏反应症状,对鼻阻力的影响较弱。对昆虫咬伤、药物、接触过敏原等引起的皮炎及其他疾病所致的瘙痒、水肿也有较强的改善作用。在支气管哮喘发作和过敏性休克等变态反应性疾病中,在使用其他药物的基础上起辅助性治疗作用。

2. 防晕止吐　常用苯海拉明、异丙嗪治疗由晕动症、放射病等引起的轻度呕吐。

3. 镇静、催眠　主要为第一代 H_1 受体拮抗药。

【体内过程】 口服或注射均易吸收,口服后多数在 15~30 min 起效,1~2 h 作用达峰,一般持续 4~6 h。吸收后的药物大部分在肝内代谢,代谢物从肾排出,药物以原形经肾脏排泄的较少。

【不良反应】 第一代药物多见嗜睡、乏力等中枢抑制现象,驾驶员或高空作业者工作期间不宜使用。偶见口干、食欲缺乏、恶心、便秘或腹泻等消化道反应,部分患者会出现粒细胞减少或溶血性贫血。

二、H₂ 受体拮抗药

H₂ 受体拮抗药能特异性阻断 H₂ 受体,能够拮抗组胺或组胺受体激动药所引起的胃酸分泌。常用药物有西咪替丁(cimetidine)、雷尼替丁(ranitidine)、法莫替丁(famotidine)、罗沙替丁(roxatidine)等。

H₂ 受体拮抗药通过特异性阻断 H₂ 受体而抑制胃酸的分泌。主要用于胃溃疡和十二指肠溃疡,还可用于病理性胃酸分泌增多症。大多口服吸收良好,部分药物有首关效应,在体内可被代谢成氧化物,大部分以原形经肾排出。偶有便秘、腹泻、皮疹、头痛、头晕等症状。小儿或肝肾功能不全慎用,孕妇忌服。

第四节　5-羟色胺类药物

5-羟色胺(5-HT)与其受体结合后介导多种生理学效应,其功能异常会导致多种疾病。目前已知的 5-HT 受体有 5-HT₁~5-HT₇ 7 个亚型,其中 5-HT₃ 受体亚型为阳离子通道受体,其余受体亚型均为 G 蛋白偶联受体。

一、5-羟色胺与拟 5-羟色胺药

5-HT 本身无临床应用价值,但其受体亚型众多。拟 5-HT 药可以通过与 5-HT 受体特异性结合,具有不同的临床价值。主要代表药物有 5-HT₁B 和 5-HT₁D 受体激动药舒马普坦(sumatriptan)、选择性 5-HT₁A 受体激动药丁螺环酮(buspirone)、5-HT₄ 受体激动药西沙必利(cisapride)、选择性 5-HT 再摄取抑制药氟西汀(fluoxetine)等,以及麦角生物碱(ergot alkaloid)。

【药理作用】

1. 神经系统　5-HT 与多种神经系统疾病有关。在中枢神经系统,5-HT 激动受体参与睡眠、食欲、体温、痛觉和血压等多种生理功能的调节,并可能与焦虑、抑郁、偏头痛等多种疾病有关。5-HT 功能低下与焦虑症和抑郁症相关,使用丁螺环酮和一些 5-HT₁A 受体激动药可起到抗焦虑作用;三环类抗抑郁药、单胺氧化酶抑制药和 5-HT 再摄取抑制药等可通过增加突触间隙内 5-HT 水平起到抗抑郁作用。缺乏 5-HT 可引起失眠,5-HT 合成前体 L-色氨酸或 5-HT 激动药能够促进入睡并增加睡眠时间。胃肠道和延髓呕吐中枢 5-HT₃ 受体被激动后参与呕吐反射调节,引起呕吐。蚊虫叮咬和植物刺伤等可刺激局部 5-HT 释放,作用于感觉神经末梢引起疼痛和瘙痒。

2. 心血管系统　激动 5-HT₂ 受体使肾、肺血管平滑肌明显收缩,使内皮完整的心脏血管和骨骼肌血管平滑肌舒张。5-HT 与 5-HT₃ 受体结合使心率减慢,减少心排出量,血压短暂下降;随后,缩血管效应导致数分钟的血压升高;最后,由于骨骼肌血管扩张会导致长时间的低血压。5-HT 激动 5-HT₂ 受体还可引起血小板不可逆地聚集,5-HT 活化成纤维细胞,促进血管平滑肌细胞的增殖,增大动脉粥样硬化斑块,而 5-HT 的缩血管作用也会进一步加重动脉粥样硬化。5-HT 和 5-HT 受体在原发性高血压的发生、发展中发挥一定作用,5-HT₁A 受体介导舒血管反应与 5-HT₂A 受体介导缩血管效应处于平衡状态,当平衡破坏时,便可导致高血压。抗高血压药物酮色林、乌拉地尔即通过阻断 5-HT 受体发挥作用。

3. 脑缺血　脑缺血时,由于血管内皮细胞对 5-HT 的摄取和代谢减少而导致位于血管平滑肌的 5-HT 增加,引起血管及其侧支循环收缩,加重脑缺血。

4. 胃肠道　激动胃肠道平滑肌 5-HT₂ 受体和肠神经系统神经节细胞的 5-HT₄ 受体,收缩胃肠道平滑肌,增加胃肠道张力,加快肠蠕动。

【临床应用】　舒马普坦是 5-HT 的衍生物,为最主要的抗偏头痛药物。丁螺环酮为有效的抗焦虑药物。西沙必利可用于治疗胃食管反流病等胃肠动力失调疾病。氟西汀等选择性 5-HT 再摄取抑制药对抑郁症治疗有效。麦角生物碱可用于治疗偏头痛,且因其兴奋子宫平滑肌收缩的作用而可用于产后出血。

二、5-羟色胺受体拮抗药

赛庚啶(cyproheptadine)

可选择性阻断 5-HT$_2$ 受体和 H$_1$ 受体,还具有较弱的抗胆碱作用。可用于治疗荨麻疹、湿疹、接触性皮炎等皮肤疾病和过敏性鼻炎,也可用于预防偏头痛发作。具有口干、恶心、乏力和嗜睡等不良反应。青光眼、前列腺肥大及尿闭患者禁用。驾驶员及高空作业者慎用。

昂丹司琼(ondansetron)

选择性阻断 5-HT$_3$ 受体,具有强大的镇吐作用。用于癌症患者手术和化疗伴发的严重恶心和呕吐。由于昂丹司琼经肝脏代谢,对肝有损害性;还可能出现大便干结、腹胀、皮疹、眩晕等症状。

第五节　前列腺素类药物

天然前列腺素药物代谢快、选择性作用差、不良反应较多,目前临床常用人工合成的 PG 药物。

贝前列素(beraprost)

本药属于前列环素衍生物,具有较强的抗血小板聚集作用和血管扩张作用,可以防止血栓的形成。可口服,主要用于慢性动脉闭塞性疾病如肢体动脉痉挛症(又称雷诺病)、慢性脑梗死和肺动脉高压等。会导致出血倾向,如脑出血、消化道出血、肺出血、眼底出血等不良反应。

米索前列醇(misoprostol)

本药物能抑制基础胃酸或组胺、胃泌素及食物刺激引起的胃酸分泌。临床上用于治疗胃及十二指肠溃疡,尤其对 H$_2$ 受体拮抗药无效者也有效。还可用于抗早孕。不良反应包括轻度恶心、呕吐、下腹痛等,个别早孕妇女可出现面部潮红、发热及手掌瘙痒等症状。

卡前列素(carboprost)

兴奋子宫平滑肌,有扩张子宫颈和刺激子宫收缩的双重作用。临床用于终止妊娠及中期引产。作用时间长,副作用小,偶有恶心、呕吐、头晕和腹泻等不良反应。

第六节　白三烯受体拮抗药

一、白三烯

白三烯(leukotriene,LT)是体内重要的炎症介质。其主要的生理作用包括:

1. 对呼吸系统的作用　　LTC$_4$ 和 LTD$_4$ 能够引起支气管强烈收缩,促进呼吸道黏液分泌,产生黏膜水肿。

2. 对心血管系统的作用　　低水平的 LT 能够收缩冠状动脉、肺和肠系膜血管,还能增加毛细血管和微小静脉的通透性,造成局部水肿。

3. 过敏反应与炎症反应　　LT 是引起变态反应的重要介质,能够促进单核细胞和巨噬细胞向炎症部位游走趋化。LT 在较高浓度下能够使嗜酸性粒细胞黏附并脱颗粒,释放出细胞因子和趋化因子,生成氧自由基。LT 可以增加血管内皮细胞的通透性,促使炎症细胞向炎症区域迁移,由此参与急性炎症反应中。在慢性炎症过程,如哮喘、炎症性肠病等相关疾病,LT 也与之有密切的联系。

二、白三烯受体拮抗药

LT 受体拮抗药主要通过特异性拮抗 LT 受体中的半胱氨酰 LT 受体 1 型($CysLT_1$)发挥抗炎、松弛支气管平滑肌等作用,因此可用于改善哮喘症状,还可用于鼻炎、类风湿关节炎、银屑病、肠炎等多种炎症性疾病。常用的 LT 受体拮抗药包括扎鲁司特(zafirlukast)、孟鲁司特(montelukast)、普仑司特(pranlukast)等。

扎鲁司特(zafirlukast)

【药理作用】　　扎鲁司特能特异性地拮抗引起气道超敏反应的 LT 受体,有效地预防 LT 所引起的血管通透性增加、气道水肿和支气管平滑肌收缩,还能抑制嗜酸粒细胞和淋巴细胞的升高,减少因肺泡巨噬细胞刺激所产生的过氧化物,从而达到抑制气管收缩、减轻炎症或哮喘症状的作用。

【体内过程】　　口服吸收良好,建议空腹服用,3 h 左右达到血药浓度峰值,血浆蛋白结合率高达 99%。主要在肝脏代谢,清除半衰期约为 10 h。部分药物通过粪便排泄,少量经尿排泄。老年患者或乙醇性肝硬化稳定期患者使用同等剂量所达到的峰浓度和曲线下面积(AUC)较正常者增高 2 倍。少部分药物可通过胎盘屏障。

【临床应用】　　适用于支气管哮喘的预防和长期治疗,也可用于季节性变应性鼻炎。

【不良反应】　　最常见的不良反应包括轻微头痛、胃肠道反应、鼻炎、咽炎,较少出现皮疹和氨基转移酶增高,极少见血管神经性水肿等变态反应。肝功能损害者、正在服用华法林的患者、孕妇及哺乳期妇女慎用。

第七节　一氧化氮及其相关药物

在体内 L-精氨酸经一氧化氮合酶(nitric oxide synthase, NOS)催化转变成 L-胍氨酸,并释放出 NO。NOS 有 3 种亚型,神经元型一氧化氮合酶(neuronal nitric oxide synthase, nNOS)主要表达于神经元和骨骼肌,为结构型 NOS;诱导型一氧化氮合酶(inducible nitric oxide synthase, iNOS)主要表达于巨噬细胞和平滑肌细胞,为诱导型 NOS;内皮细胞型一氧化氮合酶(endothelial nitric oxide synthase, eNOS)主要表达于内皮细胞和神经元,为结构型 NOS。在 nNOS 和 eNOS 的调节通路中,NO 的合成受到药物和胞质钙离子浓度的调控,胞质钙离子与钙调蛋白形成复合物,然后激活 nNOS 和 eNOS。iNOS 不受钙离子调节,而炎症介质可诱导 iNOS 基因的转录激活,导致 iNOS 的堆积和 NO 的大量产生。NO 生成后很快会被氧化而失去生物学活性,还可与亚铁血红素和蛋白质的—SH 结合后失活。

西地那非(sildenafil)

【药理作用】　　西地那非是环磷酸鸟苷(cyclic guanosine monophosphate, cGMP)特异性 PDE-5 的选择性抑制药,能够通过抑制海绵体内的 PDE-5 对 cGMP 的分解,从而增强 NO 的作用,从而激活平滑肌细胞内 GC,导致 cGMP 水平升高,使得海绵体内平滑肌松弛,海绵窦扩张,血液流入而使阴茎勃起。

【体内过程】　服后吸收迅速,10~40 min 起效,绝对生物利用度约为 40%。空腹口服 30~120 min 后达血药浓度峰值,餐后口服 90~180 min 达血药浓度峰值。西地那非及其主要循环代谢产物(N-去甲基化物)均有约96%与血浆蛋白结合,组织分布良好。主要通过肝脏的微粒体酶 CYP3A4 和 CYP2C9 清除。其主要代谢产物(N-去甲基化物)具有与西地那非相似的 PDE 选择性,其血浆浓度约为西地那非的 40%,因此西地那非的药理作用大约有 20%来自其代谢产物。西地那非及其代谢产物的消除半衰期约为 4 h,给药量的 80%主要以代谢产物的形式经粪便排泄,13%经肾排泄。

【临床应用】　用于治疗阴茎勃起功能障碍(erectile dysfunction,ED)。

【不良反应】　所见报道的不良反应个案较多,涉及心血管、消化、呼吸、代谢、内分泌、血液、泌尿生殖、中枢神经等多个系统。最常见的为头痛、面部潮红、消化不良和肌肉疼痛,其次为鼻塞、腹泻、头晕和皮疹。偶见短暂性视力异常,通常为色辨别力损害或对光敏感性增加。服用时需注意剂量,色素视网膜炎或其他视网膜畸形的患者、近期曾发生心肌梗死、脑卒中、休克或致死性心律失常患者等情况慎用。

（茅以诚）

第三十五章　案例学习

Case 1

A 52 year-old woman had noticed swelling, tenderness and stiffness in her hands and wrists, particularly in the morning. She had been taking ibuprofen 400 mg three times a day which she had purchased over the counter, and it relieved the pain and swelling. She was referred to a rheumatologist by her general practitioner, and diagnosed with rheumatoid arthritis. She was prescribed methotrexate 7.5 mg once a week, and folic acid 5 mg daily.

Questions?

1. Why was methotrexate prescribed?
2. What is the role of folic acid?
3. When should she take the folic acid?
4. What monitoring will be needed while taking methotrexate?
5. What advice should she be given about side-effects of methotrexate?
6. What can a pharmacist do when dispensing methotrexate to ensure that it is used safely?
7. How long might it take before she sees improvement in her symptoms?
8. Can she continue to take ibuprofen to manage her symptoms while the methotrexate takes effect?

Case 2

A 34 year-old man (weight 78 kg) was diagnosed with ulcerative colitis eight years ago. He has been taking olsalazine in order to maintain remission. He has had two inflammatory exacerbations in the last 12 months requiring systemic corticosteroids. His consultant gastroenterologist thinks that olsalazine is no longer effectively maintaining remission, and is now initiating azathioprine.

Questions?

1. How is olsalazine converted to its pharmacologically active form?
2. Describe the mechanism of action of the therapeutic class olsalazine belongs to.
3. What starting dose of azathioprine should the patient be taking?
4. Describe the mechanism of action of azathioprine in ulcerative colitis.
5. What monitoring should be considered after initiating azathioprine?

Case 3

A 28 year-old woman (60 kg) has widespread severe plaque psoriasis. She has used a number of treatments to manage her conditions including

- Regular emollient application
- Topical calcipotriol ointment 0.005% - PUVA (psoralen and ultraviolet A) therapy
- Oral ciclosporin

Her condition is still poorly managed and is impacting on her quality of life. Her consultant dermatologist has discussed biologic therapy with adalimumab with her.

Questions?

1. Explain the role of vitamin D and analogues such as calcipotriol in the pathophysiology of psoriasis.

2. Describe the mechanism of action of ciclosporin.

3. When prescribing a systemic non-biologic agent for this particular patient, why would ciclosporin be preferred to methotrexate?

4. Describe the mechanism of action of the therapeutic class adalimumab belongs to.

5. What important conditions/adverse effects should be evaluated before initiation of adalimumab, and monitored during treatment?

(Judith Strawbridge, Aisling O'Leary)

【参考文献】

程海婷,封宇飞,刘洪涛.免疫调节剂泊马度胺的药理作用和临床评价[J].中国新药与临床杂志,2015,34(4):253-257.

崔冰冰,邵鹏,马慧萍,等.沙利度胺治疗恶性肿瘤的研究进展[J].解放军医药杂志,2020,32(2):116-120.

丁健.高等药理学[M].2版.北京:科学出版社,2019.

李俊.临床药理学[M].6版.北京:人民卫生出版社,2018.

孟娟,肖浩,张虹婷,等.非甾体抗炎药超敏反应[J].中华临床免疫和变态反应杂志,2019,13(1):73-80.

史旭波,胡大一.关注非甾体抗炎药的心血管事件风险[J].临床荟萃,2008,23(12):837-839.

王丽,游丽娜,皮婷,等.2011—2017年FDA批准上市的单克隆抗体抗肿瘤药物的解析[J].现代药物与临床.2018,33(10):1-5.

杨宝峰,陈建国.药理学[M].9版.北京:人民卫生出版社,2018.

张奉春,栗占国.内科学风湿免疫科分册[M].北京:人民卫生出版社,2015

朱依谆,殷明.药理学[M].8版.北京:人民卫生出版社,2016.

Bertram G. Katzung. Basic and Clinical Pharmacology[M]. 14th ed. Manhattan:Mc Graw-Hill Education, 2018.

Krönke J, Fink E C, Hollenbach P W, et al. Lenalidomide induces ubiquitination and degradation of CK1 in del(5q) MDS[J]. Nature, 2015(523):183-188.

Krönke J, Udeshi N D, Narla A, et al. Lenalidomide causes selective degradation of IKZF1 and IKZF3 in multiple myeloma cells[J]. Science, 2014(343):301-305.

第五篇授课视频　第五篇授课PPT

第六篇 内分泌系统药理学

Section 6 Endocrine Pharmacology

内分泌系统通过分泌激素以体液调节的方式与神经系统共同调节机体的新陈代谢、生长发育和对环境的适应。内分泌系统的疾病涵盖广泛，包括内分泌腺的功能亢进和功能减弱，如糖尿病、甲状腺功能亢进（俗称"甲减"）、肾上腺皮质功能亢进或减退及原发性醛固酮增多症等；也包括功能正常但是腺体组织结构出现异常的疾病：如单纯性甲状腺肿、甲状腺癌、胰腺癌、肾上腺肿瘤等。对于功能亢进的内分泌疾病，主要手术切除导致功能亢进的肿瘤或组织；放射治疗破坏内分泌肿瘤或组织；药物治疗包括：① 抑制内分泌腺激素的合成与分泌；② 针对激素受体的药物治疗；③ 针对内分泌肿瘤的化疗。对于功能减退的内分泌疾病，最常见的方法就是外源激素的替代治疗。

近年来，糖尿病患病率在老年人、城市居民、经济发达地区和肥胖的人群中逐年增加。与欧美相比，中国糖尿病前期及 2 型糖尿病的患病率增长迅速，糖尿病患者诊断时年龄更小。虽然降血糖药数量越来越多，但 2 型糖尿病患者的高血糖控制变得更加复杂，2 型糖尿病患者常发生心力衰竭，其死于心血管疾病的风险是普通人群的两倍。药物治疗方面，传统降血糖药双胍类、磺脲类、噻唑烷酮类、α 糖苷酶抑制剂、胰岛素仍占重要地位，对于患有慢性肾病、心力衰竭和动脉粥样硬化性心血管疾病的患者，目前提倡采用钠-葡萄糖耦联转运体-2（sodium-glucose linked transporter-2, SGLT-2）抑制剂及胰高血糖素样肽-1（glucagon-like peptide-1, GLP-1）受体激动剂，另外 DPP-4 抑制剂也有很好的降糖效果。

妇科内分泌近年来发展迅速，涉及面最广。性早熟、异常子宫出血、多囊卵巢综合征、不孕症和绝经相关疾病等困扰着众多的女性患者。随着中国逐步进入老龄化社会，绝经期激素治疗也逐渐受到社会大众的重视。性激素治疗的风险则因人而异，具体差异取决于用药类型、用药剂量、疗程和给药途径，治疗强调个体化决策，以求利益最大化和风险最小化。

毒性弥漫性甲状腺肿［又称格雷夫斯病（Graves' disease, GD）］患者和甲亢治疗多年来没有实质性改变，仍然是抗甲状腺药、放射性碘或手术之间的选择，但同时多种新的治疗药物目前正在临床试验中，现在的研究认为毒性弥漫性甲状腺肿是由促甲状腺激素受体（thyrotropin receptor, TSH receptor, TSHR）的自身抗体引起的，目前一种人抗 TSHR 单克隆抗体（K1-70）正在进行 I 期临床试验。

糖皮质激素是把"双刃剑"，超生理量的糖皮质激素具有强大的抗炎、抗休克、抗过敏、非特异性免疫抑制等多种药理作用，它有非常广泛的、强大的临床适应证，但它的不良反应也涉及身体的各个器官，在临床中我们要合理、规范地使用糖皮质激素。另外，库欣综合征（Cushing syndrome）的药物治疗目前也取得进展：Osilodrostat（isturisa）口服片剂于 2020 年获得美国 FDA 批准，用于无法手术的成人库欣综合征的治疗，osilodrostat 可以抑制 11β-羟化酶 1（CYP11B1）和醛固酮合成酶而发挥作用。

总之，随着内分泌系统相关的疾病等发病机制逐渐被揭示，未来可能需要协同靶向多种信号通路的治疗才能逆转这些疾病，新兴药物的多靶点治疗或许能最终改变现在的治疗状况。

第三十六章　子宫平滑肌兴奋药与抑制药
Chapter 36　Oxytocics and tocolytic drugs

子宫平滑肌兴奋药,是一类选择性直接兴奋子宫平滑肌的药物,它们的药理作用可因药物种类、用药剂量及子宫生理状态的不同而有差异。当药物诱导产生近似生理分娩的节律性收缩时,有利于促进胎儿的娩出,可用于催产和引产,临床常用小剂量缩宫素和前列腺素类药物;当药物引起子宫平滑肌的强直性收缩时,可机械性压迫子宫肌层血管而产生止血作用,可用于产后出血或加速子宫复原,临床常用大剂量缩宫素、麦角新碱,也可用前列腺素类药物。此类药物如果剂量过大可造成胎儿宫内窘迫、胎盘早剥甚至子宫破裂等严重后果,故临床应用必须严格掌握其适应证。而子宫平滑肌抑制药则可抑制子宫平滑肌收缩,使子宫平滑肌的收缩力减弱,收缩节律减慢,临床上主要用于防治早产和痛经,常用药物包括 β_2 受体激动药、钙通道阻滞药、硫酸镁、COX 抑制药等。

第一节　课前阅读

一、垂体后叶素的组成及其作用

垂体后叶(神经垂体)为下丘脑的延伸结构,本身不含腺细胞,不能合成激素,但通过下丘脑-垂体束,与下丘脑有着直接的神经联系。在下丘脑视上核与室旁核的大细胞神经元中合成的血管加压素(vasopressin, VP,简称"加压素")和缩宫素(oxytocin, OT)通过下丘脑-垂体束纤维的轴浆运输到神经垂体贮存,在机体需要时释放入血。加压素和缩宫素作为垂体后叶素的两种主要成分,它们的化学结构相似,都是由六肽环和三肽侧链构成的九肽,两者区别只是第3与第8位的氨基酸残基不同,因此,它们的生理作用也有部分交叉重叠。

加压素,又名抗利尿激素(antidiuretic hormone, ADU),为含9个氨基酸残基的多肽。各类动物的加压素的氨基酸组成略有差异,人加压素第8位上为精氨酸,故称精氨酸血管加压素(arginine vasopressin, AVP)。在生理情况下,加压素浓度很低,仅为 0.1 ng/dL~0.4 ng/dL,其主要生理作用是促进肾远曲小管和集合管对水的重吸收,参与尿的浓缩过程,与机体水盐平衡有关。加压素作用通过加压素受体(V_1、V_2 和 V_3)-G 蛋白-第二信使通路发挥作用。当机体脱水和失血的情况下加压素分泌增多,高浓度加压素可作用于血管平滑肌相应的 V_1 受体,通过 G 蛋白激活 PLC-IP3 通路使细胞内钙离子浓度增加,引起血管平滑肌收缩,血压升高。同时作用于肾远曲小管和集合管上皮细胞 V_2 受体,通过 G_s 蛋白激活 AC-cAMP-PKA 介导的基因转录过程,增加胞内水通道蛋白-2(aquaporin-2, AQP-2)合成并转运到上皮细胞顶质膜上,增加水的通透性,增加水的重吸收,具有抗利尿作用。在临床上 VP 缺乏可以导致尿崩症,结果肾脏排出大量的低渗尿,引起严重的口渴。

缩宫素,又名催产素(pitocin)。与加压素不同,缩宫素没有明显的基础分泌,只有在分娩、授乳等情况下才通过神经反射分泌。缩宫素的主要生理作用有促进子宫平滑肌收缩和乳腺肌上皮细胞收缩,其作用通过 G_q 蛋白激活 PLC,再经 IP_3 介导的胞内钙库释放 Ca^{2+} 产生调节效应。缩宫素对非孕子宫作用较弱,而对妊娠子宫作用较强。孕激素能降低子宫平滑肌对缩宫素的敏感性,而雌激素作用则相反。雌激素可促进缩宫素与缩宫素受体结合,对缩宫素有允许作用。因此,临床上对于过期妊娠患者利用雌激素和缩宫素进行催产,协助分娩。此外,缩宫素是分娩后刺激乳腺排放乳汁的关键激素。分娩后,子宫平滑肌缩宫素受体减少,但乳腺内缩宫素受体明显增加。缩宫素可促进乳腺腺泡周围的肌上皮细胞收缩,使腺泡内压力增加,乳汁由腺泡腔经输乳管从乳头射出,产生射乳作用。

二、子宫平滑肌收缩力与分娩

子宫平滑肌的收缩力在整个分娩过程中,起主导作用,腹肌和提肛肌的收缩力仅在子宫颈开全后,协同子宫平滑肌的收缩力将胎儿排出。临产后的子宫平滑肌收缩,简称"宫缩",是有节律的阵发性收缩,每次宫缩由弱渐强,然后逐渐减弱以至消失。两次宫缩之间,有一定的间歇时间。在分娩过程中,子宫收缩可使宫颈张开,胎儿下降,但也暂时中断了胎儿与母体之间的物质交换,特别是气体交换;间歇期则恢复胎儿与母体间的物质交换,并使子宫肌层获得休息,消除疲劳,为下一次子宫收缩准备条件。

分娩时宫缩乏力,将导致产程延长,还容易造成胎头在骨盆内旋转异常,影响胎儿正常娩出,使分娩的手术产率增高,胎儿产伤增多,甚至发生胎儿窘迫、胎死宫内。此时,使用小剂量缩宫素、地诺前列酮等前列腺素类药物,增强子宫平滑肌的节律性收缩,可促进胎儿顺利娩出。产后子宫平滑肌的收缩,则有利于产后止血和子宫复原。宫缩乏力是引起产后出血的最主要原因。妊娠子宫自胎盘娩出后逐渐恢复至未孕状态的过程,称为子宫复原。子宫恢复的主要标志就是持续性的收缩,一般情况下,在产后 $4\sim6$ 周可以恢复到原来大小。妊娠过程中增大的子宫在分娩后不能顺利收缩的情况称为子宫复原不全。临床一般应用大剂量缩宫素、麦角新碱、前列腺素类药物,使子宫平滑肌产生强直性收缩以达到止血和促进子宫复原的目的。

反之,分娩时子宫平滑肌收缩过强、过频,产程过快,可致产妇宫颈、阴道及会阴撕裂,若有梗阻则发生子宫破裂,危及母儿生命。子宫持续地过强收缩,影响子宫及胎盘血液循环,易发生胎儿宫内窘迫、新生儿窒息甚至死胎。强直性子宫收缩,几乎均是外界因素引起宫颈以上部分的子宫肌层出现痉挛性收缩,间歇期短或无间歇期。不恰当地使用子宫平滑肌兴奋药,包括使用指征或用药剂量掌握不当,或子宫对此类药物过度敏感,均可导致子宫收缩过强,发生子宫破裂。此外,子宫平滑肌异常收缩增强,使子宫血流量减少,造成子宫缺血,可引发痛经。

第二节　子宫平滑肌兴奋药

缩宫素(oxytocin)

目前临床应用的缩宫素多为人工合成品或者从牛、猪的神经垂体提取分离的药物制剂。从动物神经垂体提取的药物制剂中含有缩宫素和少量的加压素,但人工合成品内不含加压素。《中华人民共和国药典》(2020 年版)规定缩宫素的效价以单位(U)计算,一个单位相当于 2 μg 纯缩宫素。

【体内过程】 缩宫素口服后在胃肠道易被消化酶破坏而失效,故口服无效。临床上多采用肌内注射、静脉注射,亦可经鼻黏膜给药,但作用较弱。肌内注射吸收良好,$3\sim5$ min 起效,作用可维持 $20\sim30$ min。静脉注射起效更快,但作用维持时间更短,故通常静脉滴注维持药效。缩宫素可通过胎盘,大部分经肝及肾迅速破坏,少部分以结合形式经肾脏排出。在妊娠期间血浆中会出现缩宫素酶,可使缩宫素失活,这时缩宫素的 $t_{1/2}$ 为 $5\sim12$ min。

【药理作用】

1. 兴奋子宫平滑肌   缩宫素直接兴奋子宫平滑肌,加强子宫平滑肌的收缩力和收缩频率,其作用强度取决于子宫生理状态、激素水平和用药剂量。小剂量(2~5 U)缩宫素可加强子宫(尤其是妊娠末期子宫)的节律性收缩作用,其收缩的性质与正常分娩相似,即使子宫底部肌肉产生节律性收缩,对子宫颈则可产生松弛作用,以促进胎儿顺利娩出。大剂量(5~10 U)缩宫素,可使子宫平滑肌发生持续性的强直性收缩,进而妨碍胎儿的血液循环,对分娩产生不利影响,应予以注意。

雌激素能提高子宫平滑肌对缩宫素的敏感性,而孕激素却能降低其敏感性。妊娠初期,雌激素含量低,孕激素含量高,此时,子宫平滑肌对缩宫素的敏感性低,有利于胎儿正常发育,妊娠后期,雌激素水平逐渐升高,临产时达到高峰,子宫平滑肌对缩宫素的敏感性最强,小剂量的缩宫素即引起子宫平滑肌强烈收缩,有利于胎儿娩出。此外,妊娠子宫对缩宫素的敏感性个体差异较大。

缩宫素与子宫平滑肌细胞胞质膜上的特异性缩宫素受体相结合而产生作用。子宫缩宫素受体的密度在不同时期和不同部位均有显著差异。一般情况下,未孕子宫受体密度低,妊娠期间子宫受体数目逐渐增多。缩宫素受体在子宫体和蜕膜区的数目多于子宫颈部。缩宫素受体与 G 蛋白相偶联,当受体活化后,通过后者介导 PLC,使 IP_3 生成增多,随后 Ca^{2+} 向子宫平滑肌细胞内大量转移,胞质中 Ca^{2+} 浓度增加,从而增强子宫平滑肌的收缩活动。此外,缩宫素可上调 COX-2,促进 PG(PGE_2 和 PGF_{2a})的合成与释放来增强子宫的收缩效应。

2. 促进乳汁分泌   激动乳腺的缩宫素受体,引起乳腺腺泡周围的肌上皮细胞(属平滑肌)收缩,促进排乳,但不影响母乳产生。

3. 其他   大剂量缩宫素能松弛血管平滑肌,引起血压短暂下降,但催产剂量的缩宫素不引起血压下降。

【临床应用】

1. 催产、引产   对胎位正常、头盆相称、无产道障碍、宫缩乏力的难产者,可使用小剂量缩宫素增强子宫节律性收缩,促进分娩。对由于各种原因如死胎、过期妊娠或妊娠合并严重疾病需中断妊娠的患者,可使用小剂量缩宫素引产。

2. 产后出血   产后及流产后因宫缩乏力或缩复不良引起的出血,皮下或肌内注射较大剂量的缩宫素,可迅速引起子宫强直性收缩,压迫子宫肌层内血管而止血,但作用时间短,可联合使用麦角制剂以维持疗效。

【不良反应及注意事项】   恶心、呕吐、腹痛和便急等不良反应,与兴奋胃肠道平滑肌有关。偶见过敏反应。静脉注射过快或剂量过大可引起急性一过性低血压,伴面部潮红和反射性心动过速。长时间大剂量应用时可引起高血压或水潴留。

过量使用缩宫素可使子宫平滑肌产生持续性的强直性收缩,引发胎儿宫内窒息、胎盘早剥,甚至出现子宫破裂。因此必须注意以下几点:① 严格掌握剂量及滴速,根据宫缩和胎心情况及时调整滴速,避免子宫强直性收缩;② 严格掌握用药禁忌证。凡产道异常、胎位不正、头盆不称、前置胎盘、多胎妊娠、3次以上妊娠的经产妇及有剖宫产史者禁用。

垂体后叶素(pituitrin)

垂体后叶素是从牛、猪的垂体后叶中提取的粗制品,内含等量的缩宫素和加压素,因而兼有二者的作用。故对子宫平滑肌的选择性不高,作为子宫兴奋药的应用,已被缩宫素所取代,它所含的加压素能与肾脏远曲小管和集合管的加压素受体相结合,增加对水分的再吸收,使尿量明显减少,可用于治疗尿崩症。加压素尚有收缩血管(特别是毛细血管和小动脉)作用,故可用于治疗肺出血和门脉高压引起的上消化道出血。它也能收缩冠状血管,故冠心病患者禁用。此外,加压素尚有升高血压和兴奋胃肠道平滑肌的作用。不良反应有面色苍白、恶心、腹痛、心悸、胸闷及过敏反应。心力衰竭、高血压及妊娠中毒症者禁用。

麦角生物碱(ergot alkaloid)

麦角(ergot)是寄生在黑麦及其他禾本科植物中的一种麦角菌的干燥菌核,在麦穗上突出如角,而得名。目前已用人工培养方法生产。麦角中含多种作用强大的成分,主要是麦角碱类,此外尚有组胺、酪胺、胆碱和ACh等。

麦角碱在化学结构上都是麦角酸的衍生物,按化学结构可分为两类:① 氨基麦角碱类,以麦角新碱(ergometrine)和甲基麦角新碱(methylergometrine)为代表,口服吸收快而完全,作用迅速,短暂,代谢和排泄较快,主要作为子宫收缩剂;② 氨基酸麦角碱类,以麦角胺(ergotamine)和麦角毒(ergotoxine)为代表,口服吸收不良,且不规则,作用缓慢而持久,本类药物对血管作用显著,主要用于偏头痛。

【药理作用】

1. 兴奋子宫平滑肌　麦角新碱和甲基麦角新碱均可选择性地兴奋子宫平滑肌,且起效快,作用强。其子宫收缩作用取决于子宫的功能状态,妊娠子宫对麦角碱类比未妊娠子宫敏感。在临产时或新产后则最敏感。与缩宫素不同,它们的作用强而持久,剂量稍大即引起子宫平滑肌强直性收缩,对子宫体和子宫颈的兴奋作用无明显差别,因此,不宜用于催产和引产。

2. 收缩血管　麦角生物碱类药物,尤其是麦角胺对血管平滑肌的收缩作用较强,可直接作用于动、静脉血管使其收缩,大剂量使用还会损伤血管内皮细胞。持续的血管收缩、痉挛可以导致肢端干性坏疽。

3. 阻断α受体　氨基酸麦角碱类可阻断α受体,翻转肾上腺素的升压作用,使升压作用变为降压,同时抑制中枢,使血压下降。麦角毒作用最强,麦角胺次之,麦角新碱无此作用。麦角胺等对血管的双向作用反映了此类药物对α受体的部分激动作用,麦角胺与α受体的解离非常慢,导致对α受体的长时程激动和拮抗作用,对β受体没有影响。

【临床应用】

1. 子宫出血　麦角新碱或甲基麦角新碱主要用于产后或流产后预防和治疗由于子宫收缩乏力或缩复不良所致子宫出血,它能使子宫平滑肌强直性收缩,机械性压迫血管而止血。

2. 子宫复原　产后子宫复原过程若进展缓慢,易引起出血和感染,应用麦角制剂兴奋子宫,加速其复原。

3. 偏头痛　麦角胺与咖啡因合用治疗偏头疼。两药都有收缩脑血管作用,咖啡因还可增加麦角胺的吸收率,提高其血药浓度,从而明显提高疗效。

4. 人工冬眠　双氢麦角碱具有抑制中枢神经系统、舒张血管和降低血压的作用,可与异丙嗪、哌替啶组成冬眠合剂,用于人工冬眠。

【不良反应】　注射麦角新碱可致恶心、呕吐、出冷汗、血压升高,偶有过敏反应。妊娠毒血症产妇应慎用。麦角生物碱类药物均禁用于催产、引产、妊娠、血管硬化、冠心病、肝肾功能不良者。

前列腺素(prostaglandin)

前列腺素(PG)是一组具有相似结构的化合物的统称。早期是从羊精囊提取,现可采用生物合成法或全合成法制成。对心血管、呼吸、消化及生殖系统有广泛的生理和药理作用。作为子宫兴奋药应用的前列腺素类药物有地诺前列酮(dinoprostone,PGE_2)、地诺前列素(dinoprost,$PGF_{2\alpha}$)、硫前列酮

（sulprostone，PGE$_2$ 衍生物）、卡前列素（carboprost，15 - Me-PGF$_{2\alpha}$，15 -甲基 PGF$_{2\alpha}$）、米索前列醇（misoprostol，PGE$_1$ 衍生物）。

PG 有收缩子宫的作用,其中以 PGE$_2$ 和 PGF$_{2\alpha}$ 活性最强,尤其在分娩中,PG 可通过促进子宫颈的成熟和扩张来促进分娩。PG 引起子宫收缩的特性与生理性的阵痛相似,在增强子宫平滑肌节律性收缩的同时,能使子宫颈松弛。但是,与缩宫素不同,上述几种 PG 对妊娠各期的人子宫都有显著的兴奋作用,对分娩前的子宫更为敏感,而且其作用不受激素水平的影响。临床上用于终止早期或中期妊娠,还可用于足月或过期妊娠引产,发生良性葡萄胎时可用于排除宫腔内的异物。卡前列素作用持续时间长,除了用于终止妊娠,还可用于宫缩乏力导致的产后顽固性出血。

不良反应主要为恶心、呕吐、腹痛等胃肠道平滑肌兴奋的现象。严重心、肝、肾疾病,青光眼和哮喘患者禁用。引产时的禁忌证、注意事项与缩宫素相同。

第三节　子宫平滑肌抑制药

子宫平滑肌抑制药又称抗分娩药（tocolytic drug）,是一类能松弛子宫平滑肌,减弱子宫收缩力,减慢收缩节律,用于预防早产、流产和痛经的药物。临床上子宫平滑肌抑制药有 β 受体激动药、硫酸镁、钙通道阻滞药、COX 抑制药、缩宫素受体拮抗药等。

利托君（ritodrine）

人的子宫平滑肌含有 β 受体,且以 β$_2$ 受体占优势。许多常见的 β$_2$ 受体激动药如沙丁胺醇（salbutamol）、特布他林（terbutalin）、海索那林（hexoprenaline）等都有松弛子宫平滑肌作用,并可用于防治早产。其中,利托君是专作为子宫平滑肌松弛药而设计发展的拟肾上腺素类药,其化学结构与异丙肾上腺素相似,对非妊娠和妊娠子宫都有抑制作用。这类药物激动子宫平滑细胞膜上的 β$_2$ 受体,激活细胞内 AC,增加细胞内的 cAMP 浓度,继而降低细胞内钙的水平,最终引起子宫平滑肌松弛,进而抑制子宫收缩。主要不良反应有母、儿心率加快,心肌耗氧量增加,血糖升高,水钠潴留,血钾降低等。本类药物禁忌证较多,使用时严格掌握适应证,在具有抢救条件的医院并在医生的密切观察下使用。

硫酸镁（magnesium sulfate）

镁离子直接作用于子宫平滑肌,拮抗钙离子对子宫平滑肌的作用,或通过超极化细胞膜和减弱肌球蛋白轻链激酶活性,减少细胞内钙离子浓度而松弛子宫平滑肌。注射硫酸镁还能抑制中枢及外周神经系统,使骨骼肌、心肌、血管平滑肌松弛,具有抗惊厥和降压作用,因而可以预防和治疗妊娠高血压、子痫前期和子痫。硫酸镁注射后最常见的不良反应是出汗和面色潮红。此外,偶有恶心、呕吐、视物模糊等。用药过程中密切注意呼吸、膝反射及尿量。由于抑制宫缩所需的血镁浓度与中毒浓度接近,因此肾功能不良、肌无力、心肌病患者慎用或不用。

硝苯地平（nifedipine）

本药通过阻断子宫平滑肌细胞膜中钙离子通道,减少细胞外钙离子内流,降低细胞内钙离子浓度而松弛子宫平滑肌。用药期间应密切注意孕妇心率与血压变化。已用硫酸镁者慎用,以防血压急剧下降。

吲哚美辛（indometacin）

COX 是花生四烯酸转换为 PG 的关键酶,而 PG 有刺激子宫收缩的作用,因此,抑制 COX 可抑制宫缩。但因其大剂量长期使用能使胎儿动脉导管提前关闭,导致肺动脉高压;且有收缩肾血管,抑制胎尿形成,使肾功能受损,羊水减少的副作用,故临床应慎用此类药物,仅在 β_2 受体激动药、硫酸镁等药物使用无效或使用受限时应用,且仅在孕 34 周前短期(1 周内)使用。用药过程密切监测羊水量及胎儿动脉导管血流。

阿托西班(atosiban)

一种合成肽类药,缩宫素的类似物,为缩宫素受体拮抗药,通过与缩宫素竞争受体而抑制宫缩,其对宫缩的抑制作用与缩宫素受体含量相关。在少数已发表的临床试验中,阿托西班抗分娩作用似乎与 β_2 受体激动药相似,而产生的副作用较少。临床上用于 18 岁以上,孕龄 24~33 周,胎儿心率正常的妊娠期妇女。

(张芸)

第三十七章　性激素类药与避孕药
Chapter 37　Gonadal Hormone and Contraceptives

性激素为性腺分泌的激素,包括雌激素、孕激素和雄激素。雌激素主要是雌二醇,目前常用多为人工合成品。其能促使其第二性征和性器官发育成熟,并参与形成月经周期,还具有促进神经细胞生长、保护心脏、抗雄激素的作用和轻度的水钠潴留等作用。临床上可用于围绝经期综合征、抗骨质疏松、乳房胀痛及退乳、卵巢功能不全和闭经、功能性子宫出血等。抗雌激素类药物分为雌激素受体拮抗药(如氯米芬)、选择性雌激素受体调节药(如雷洛昔酚)和芳香化酶抑制药(如来曲唑)三类;天然的孕激素是黄体酮,人工合成有甲地孕酮等。孕激素使子宫内膜由增殖期转为分泌期,有利于孕卵的着床和胚胎发育,还具有抑制子宫收缩,抑制排卵,促进乳腺腺泡发育的作用。临床应用于功能性子宫出血、痛经和子宫内膜异位症、先兆流产、习惯性流产和前列腺肥大等。天然的雄激素为睾酮,人工合成的有美睾酮、丙酸辛酮等。它们能促进男性性征和生殖器官发育,并保持其成熟状态,能显著地促进蛋白质合成,促进肾脏分泌促红细胞生成素,也可以直接刺激骨髓造血。适用于无睾症及类无睾症、功能性子宫出血、再生障碍性贫血、晚期乳腺癌的治疗。抗孕激素类药米非司酮主要用于避孕和抗早孕作用。避孕药分为主要抑制排卵避孕药和其他的避孕药,主要抑制排卵避孕药有口服避孕药、长效注射避孕药、缓释剂和多相片剂,其他的避孕药有男性避孕药、抗早孕药和外用避孕药。

第一节　课前阅读

雌激素和孕激素的分泌受下丘脑-垂体前叶的调节。下丘脑分泌促性腺激素释放激素(gonadotropin-releasing hormone,GnRH),它促进垂体前叶分泌促卵泡素(follicle stimulating hormone,FSH)和黄体生成素(luteinizing hormone,LH)。FSH促进卵巢的卵泡生长发育,使其分泌雌激素,同时使LH受体数目增加,LH则可促使卵巢黄体生成,并促使卵巢黄体分泌孕激素;对于男性,FSH可促进睾丸曲细精管的成熟和睾丸中精子的生成,对生精过程有启动作用,LH可促进睾丸间质细胞分泌雄激素,加速睾酮的合成,维持生精过程。

性激素对垂体前叶的分泌功能具有正反馈和负反馈两方面的调节作用,这取决于药物剂量和机体性周期。例如,在排卵前,雌激素水平较高可直接或通过下丘脑促进垂体分泌LH,导致排卵(正反馈)。在月经周期的黄体期,由于血中雌激素、孕激素都高,从而减少GnRH的分泌,抑制排卵(负反馈)。常用的甾体避孕药就是根据这一负反馈而设计的。

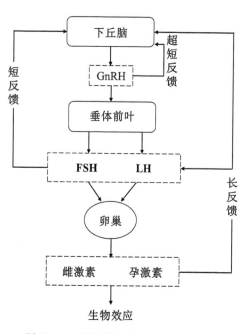

图37-1　女性激素分泌与调节示意图

以上的反馈途径称"长反馈"。垂体促性腺激素的水平也能影响下丘脑 GnRH 的释放,这种反馈途径称"短反馈"(图 37 - 1)。

第二节　雌激素类药与抗雌激素类药

一、雌激素类药

雌激素主要由卵巢和胎盘产生,天然的雌激素包括雌二醇(estradiol)、雌酮(estrone)及雌三醇(estriol)。其中以雌二醇的活性最强。通过改变天然雌激素的化学机构,合成了许多高效、长效的衍生物,如注射用的长效雌激素戊酸雌二醇(estradiol valerate)、苯甲酸雌二醇(estradiol benzoate)、环戊丙酸雌二醇(estradiol cypionate)及口服的炔雌醇(ethinylestradiol)、炔雌醚(quinestrol)等。此类药物可与孕激素组成各种不同的复方制剂,用作避孕药;人工合成的类固醇类雌激素还有美雌醇、马烯雌酮等。妊马雌酮(conjugated estrogens)是从妊马尿中提取的一种水溶性天然结合型雌激素,因应用方便、口服有效、长效、不良反应少等特点被广泛应用。此外,还合成有雌激素活性非甾体化合物也具有雌激素样作用,如己烯雌酚(diethylstilbestrol,又名乙蔗酚)等。

【体内过程】　天然雌激素如雌二醇口服易被破坏,首过消除明显,因此主要采用肌内注射和外用。外用时雌二醇从皮肤渗透直接进入血液循环,可避免肝脏首过消除作用,且不损害肝功能。在血中大部分与性激素结合蛋白和白蛋白结合,结合率可达到 50% 以上,部分与葡萄糖醛酸和硫酸结后灭活,从尿中排泄。人工合成的炔雌醇、炔雌醚或己烯雌酚首过消除不明显,口服效果好,作用持久。

【生理与药理作用】

1. 对生殖系统的作用　　生理剂量的雌激素能促进和调节女性性器官及副性征的正常发育。促使子宫内膜增生,在孕激素的协同作用下,维持正常的月经周期。增强子宫平滑肌对缩宫素的敏感性。促进输卵管肌层发育及收缩,同时使阴道上皮增生、浅表层细胞发生角化。小剂量的雌激素,特别是在孕激素的配合下,刺激促性腺激素分泌,从而促进排卵,而大剂量的雌激素通过负反馈机制可减少促性腺激素释放,从而抑制排卵。

2. 对乳腺的作用　　小剂量促使乳腺导管和腺泡的发育增生;但较大剂量能抑制垂体前叶催乳素的释放,从而减少乳汁分泌。

3. 对神经系统的作用　　雌激素能促进神经细胞的生长、分化、存活和再生,并且促进神经胶质细胞的发育及突触的形成。此外,雌激素还能够促进 ACh、DA、5 - HT 等神经递质的合成。

4. 对代谢的影响　　能增加钙在骨中的沉着,加速骨骺闭合。能激活肾素-血管紧张素系统,使醛固酮分泌增加,促进肾小管对水、钠的重吸收,有轻度钠潴留和血压升高;大剂量时能升高血清 TG 和磷脂,降低血中胆固醇和 LDL,并使糖耐量降低。

5. 其他　　雌激素可以增加 NO 和 PG 的合成,舒张血管,抑制血管平滑肌细胞的异常增殖和迁移等,具有一定的保护心脏功能;还可增加凝血因子 II、VII、IX、X 的活性,从而促进血液凝固;并可使真皮增厚、表皮增殖,保持皮肤弹性。

【作用机制】　雌激素受体(ER)有 α,β 两种亚型,除主要分布生殖器官外,中枢神经系统、心血管系统、免疫系统和骨等组织中亦有 ER_α 和 ER_β 的分布,这种特异性分布是 ER_α 和 ER_β 发挥不同生物学作用的组织基础。

雌激素细胞内信号转导有经典的核启动的类固醇信号转导,以及膜启动的类固醇信号转导和 G 蛋白偶联的 GPER(也称 GRP30)信号转导。核启动的类固醇信号转导是细胞内雌激素受体介导的基因效应,雌激素和核内 ER 结合,激活形成 ER 同源或异源二聚体,激活的 ER 与 DNA 增强子雌激素应答元件(estrogen responseelement,ERE)结合,ER－ERE 复合物促使转录起始复合物形成并诱导转录;除 ERE 机制外,ER 还能结合到其他转录因子,然后结合到靶基因启动区的活化蛋白 1(activating protein-1,AP－1)位点,调节基因转录活性,通过合成 mRNA 及相应的蛋白质,发挥其药理作用。

膜启动的信号转导是由膜蛋白介导的快速非基因效应,主要通过离子信号通路、NO 信号通路、丝裂原活化的蛋白激酶/细胞外信号调节激酶信号通路、磷脂酸肌醇 3 位蛋白激酶/蛋白激酶 B 信号通路及 G 蛋白偶联的信号通路等途径发挥快速的细胞功能调节及药理作用。

【临床应用】

1. 围绝经期综合征　更年期妇女因雌激素分泌减少,而垂体促性腺激素分泌增多,引起内分泌平衡失调而产生一系列症状,又称更年期综合征。用雌激素替代治疗,可抑制垂体促性腺激素的分泌而减轻围绝经期综合征各种症状,如与小剂量的雄激素合用,效果更好。局部用药可治疗老年性阴道炎。小剂量雌激素还可降低绝经期妇女冠心病的发生风险。

2. 防治骨质疏松　雌激素对于骨质疏松,特别是绝经期骨质疏松,可有效抑制骨吸收,降低骨转换,而增加骨密度,在绝经前 5~10 年内开始使用效果最佳。但是该类药物的毒副作用限制了其作为抗骨质疏松一线药物的长期使用。接受激素治疗的妇女心脏病、脑卒中、浸润性乳腺癌的发病风险都有所增加,这也是目前该疗法仅作为短期治疗的主要原因。为了减轻激素疗法的副作用,临床上通常采用小剂量来预防和治疗骨质疏松作用。

3. 乳房胀痛和退乳　大剂量的雌激素则能干扰催乳素对乳腺的刺激作用,使乳汁分泌减少而退乳消痛。

4. 卵巢功能不全和闭经　原发性或继发性卵巢功能低下患者以雌激素替代治疗,可促使外生殖器及第二性征发育,与孕激素合用能形成人工月经周期。

5. 功能性子宫出血　雌激素能促进子宫内膜增生,修复出血创面,使不规则出血停止,如与孕激素合用,止血效果明显。

6. 绝经后晚期乳腺癌　绝经期妇女的卵巢停止分泌雌二醇,此时肾上腺分泌的雄烯二酮在周围组织中可转化为雌酮,持续作用于乳腺则可能引起乳腺癌。大剂量的雌激素可抑制垂体前叶分泌促性腺激素,进而减少雌酮的产生,因此,绝经后晚期的乳腺癌患者可用雌激素治疗,缓解乳腺癌症状,但绝经期以前的患者禁用,因这时反而促进肿瘤的生长。

7. 前列腺癌　大剂量雌激素可抑制垂体促性腺激素的分泌,使雄激素生成减少,同时本身又有抗雄激素的作用,可用于前列腺癌。

8. 其他　雌激素抗雄激素的作用,用于青春期痤疮的治疗;与孕激素合用可用于避孕;小剂量雌激素可促进神经元突触的形成,对阿尔茨海默病有一定的治疗作用。

【不良反应】

(1) 常见恶心、食欲不振,早晨较多见。减少剂量或从小剂量开始,逐渐增加剂量可减轻反应。

(2) 长期大量应用可引起子宫内膜过度增生及子宫出血,故有子宫出血倾向者及子宫内膜炎患者慎用。

(3) 肿瘤患者(前列腺癌和绝经期后乳腺癌除外)不用。

(4) 绝经后雌激素替代疗法,长期大量应用有可能增加乳腺癌的发生危险。

(5) 妊娠期不应用雌激素,以免引起胎儿发育异常;本药在肝灭活,并可能引起胆汁郁积性黄疸,故肝功能不良者慎用。

二、抗雌激素类药

本类药物根据作用机制的不同,分为雌激素受体拮抗药(氯米芬)、选择性雌激素受体调节药(雷洛昔芬)和芳香化酶抑制药(来曲唑)三类。

氯米芬(clomiphene)

氯米芬(又名"氯酚胺")具有较弱的雌激素活性,能与雌激素受体结合,发挥竞争性拮抗雌激素作用,从而阻断雌二醇的负反馈性抑制,随后使人体促性腺激素分泌增加,诱发排卵。本药口服后易自胃肠道吸收,$t_{1/2}$ 为 5~7 天。临床上主要用于治疗功能性不孕症、功能性子宫出血、绝经后晚期乳腺癌及长期应用避孕药后发生的闭经等。

不良反应主要为多胎及视觉异常,少数人服药后可出现乳房肿胀、头昏、恶心、面部潮红等,连续服用大剂量有 15%~20% 的人可引起卵巢肥大,停药 3~5 周后可自行恢复。卵巢囊肿患者和肝、肾病患者禁用。

雷洛昔芬(raloxifene)

雷洛昔芬为选择性雌激素受体调节药,与不同组织的雌激素受体亲和力不同,对乳腺和子宫内膜上的雌激素受体没有作用,但能特异性拮抗骨组织的雌激素受体而发挥作用,临床多用于骨质疏松的治疗。

来曲唑(letrozole)

来曲唑是新一代高选择性芳香化酶抑制剂,芳香化酶是催化形成雌激素的限速酶,通过抑制芳香化酶,使雌激素水平下降,从而消除雌激素对肿瘤生长的刺激作用。多用于雌激素依赖性肿瘤治疗。

第三节　孕激素类药与抗孕激素类药

一、孕激素类药

天然孕激素(progestogen)〔主要指由黄体所分泌的黄体酮(progesterone,又称孕酮)〕,睾丸和肾上腺皮质也能少量分泌。天然的孕激素含量很低,且口服无效。临床应用的孕激素大多为人工合成的衍生物,按照化学结构,孕激素类药物分为两类:

1. 17α-羟孕酮类　由黄体酮衍生而来,如甲羟孕酮(medroxyprogesterone,安宫黄体酮)、甲地孕酮(megestrol)、氯地孕酮(chlormadinone)等。

2. 19-去甲睾酮类　由妊娠素衍生而获得,结构与睾酮相似,如炔诺酮(norethisterone)、双醋炔诺酮(ethynodiol diacetate)和炔诺孕酮(norgestrel, 18-甲基炔诺酮)等。

【体内过程】　黄体酮口服 1~3 h 血药浓度达峰值,在胃肠道及肝脏迅速代谢而失活,生物利用度低,故一般采用注射给药,但舌下或阴道、直肠给药也有效。主要在肝脏中代谢,代谢产物主要为葡萄糖酸结合物,经肾脏排出。人工合成的高效炔诺酮、甲地孕酮等,在肝脏代谢较慢,可口服给药。甲羟孕酮和甲地孕酮的未结晶混悬液与己酸孕酮的油溶液可肌内注射,因在局部吸收缓慢而发挥长效作用。

【生理、药理作用与机制】　黄体酮的受体主要有两种,分别为 PR_A 和 PR_B,黄体酮与受体结合后,使受体磷酸化,征集辅助激活因子,或直接与通用转录因子相互作用,从而引起蛋白质构象发生变化,而发挥治疗效应。PR_B 介导黄体酮的刺激反应,而 PR_A 则能抑制其效应。

1. 生殖系统

（1）子宫：月经周期后期，黄体酮在雌激素作用的基础上，使子宫黏膜内腺体生长，子宫充血，内膜增厚，为受精卵植入做好准备。受精卵植入后促使子宫内膜产生胎盘，并减少妊娠子宫的兴奋性，抑制其活动，使胎儿安全生长；使子宫颈口闭合，黏液减少变稠，使精子不易穿透。

（2）输卵管：抑制输卵管的节律性收缩和纤毛的生长。

（3）阴道：加快阴道上皮细胞的脱落。

（4）排卵：大剂量时通过对下丘脑的负反馈作用，抑制垂体促性腺激素的分泌，产生抑制排卵作用。

2. 乳房　在与雌激素共同作用下，促进乳腺小叶及腺体的发育，使乳房充分发育，为泌乳做准备。

3. 代谢　黄体酮竞争性地对抗醛固酮，从而促进 Na^+ 和 Cl^- 的排泄并利尿；可促进蛋白质的分解；增加血中 LDL 含量。此外，黄体酮还是肝药酶的诱导剂，可促进药物的代谢。

4. 神经系统　黄体酮可通过下丘脑体温调节中枢影响散热过程，轻度升高体温，使月经周期黄体相的基础体温升高；有中枢抑制和催眠作用，还能增加呼吸中枢对 CO_2 的敏感性，加快呼吸，从而降低 CO_2 分压。

【临床应用】

1. 功能性子宫出血　因黄体功能不足。所致子宫内膜不规则的成熟与脱落而引起子宫出血时，应用孕激素类可使子宫内膜协调一致地转为分泌期，故可维持正常的月经。

2. 痛经、子宫内膜异位症　常使用雌激素、孕激素复合避孕药抑制排卵并减轻子宫痉挛性收缩从而止痛，长周期大剂量孕激素如炔诺酮片可使异位的子宫内膜萎缩退化，治疗子宫内膜异位症。

3. 先兆流产、习惯性流产　由于黄体功能不足所致的先兆流产、习惯性流产，孕激素类有时可以安胎，但对习惯性流产疗效不确定。19-去甲睾酮类具雄激素作用，可使女性胎儿男性化，故不宜采用，黄体酮有时也可能引起生殖性畸形，须注意。

4. 子宫内膜腺癌　大剂量孕激素类药物可影响肿瘤细胞的 DNA 转录，抑制肿瘤细胞的生长并促使其向成熟转化。目前疗效并不十分确切。

5. 前列腺肥大或前列腺癌　大剂量孕激素类药物可以反馈地抑制垂体前叶分泌黄体生成素（luteinizing hormone，LH），减少睾酮的分泌，从而促进前列腺细胞的萎缩退化，产生治疗作用。

【不良反应】　常见的不良反应为子宫出血、月经量的改变，甚至停经。偶见头晕、恶心及乳房胀痛等。有些不良反应与雄激素活性有关，如性欲改变、多毛或脱发、痤疮。

二、抗孕激素类药

抗孕激素类药干扰黄体酮的合成和代谢，主要包括：① 黄体酮受体拮抗药，如米非司酮（mifepristone）；② 3-β 羟甾体脱氢酶抑制剂，如曲洛司坦（trilostane）。

米非司酮（mifepristone）

米非司酮是炔诺酮的衍生物，米非司酮为受体水平抗孕激素药，与黄体酮受体的亲和力比黄体酮强5 倍。具有终止早孕、抗着床、诱导月经及促进宫颈成熟等作用，并有抗糖皮质激素的活性，还具有较弱的雄性激素样活性。

米非司酮口服有效，生物利用度较高，血浆半衰期长，可有效延长下一个月经周期，故不宜持续给药。由于米非司酮对抗黄体酮对子宫内膜的作用，具有明显的抗着床作用，故可单独用作房事后避孕的有效措施；可终止早期妊娠。有可能出现一些严重的不良反应如阴道出血等，但一般无须特殊处理。贫血、正在接受抗凝治疗和糖皮质激素治疗者不宜使用。

第四节　雄激素类药与抗雄激素类药

一、雄激素类药

天然雄激素(androgens)主要是睾酮(testosterone),由睾丸间质细胞合成和分泌,肾上腺皮质和卵巢也能少量分泌。目前临床应用的雄激素是人工合成品,如丙酸睾酮(testosterone propionate,丙酸睾丸素)、美睾酮(mesterolone)和氟甲睾酮(fluoxymesterone)等。

【体内过程】　睾酮口服易吸收,但在肝脏中被迅速破坏,因此口服无效。大部分与蛋白质结合。代谢物与葡萄糖醛酸或硫酸结合失去活性,经尿排泄。也可做成片剂植于皮下,吸收缓慢,作用可长达6周。睾酮的酯类化合物极性较低,溶于油液中,肌内注射后,吸收缓慢,持续时间也较长,如丙酸睾酮一次肌内注射可维持2~4天。甲睾酮不易被肝脏破坏,口服有效,也可舌下给药。

【生理与药理作用】

1. 生殖系统　　促进男性性征和生殖器官发育,并保持其成熟状态,促进精子的发育和成熟。睾酮还可抑制垂体前叶分泌促性腺激素(负反馈),对女性可减少雌激素分泌。尚有抗雌激素作用。

2. 同化作用　　雄激素能明显地促进蛋白质合成(同化作用),减少氨基酸分解(异化作用),使肌肉增长,体重增加,降低氮质血症,同时出现水、钠、钙、磷潴留现象。

3. 提高骨髓造血功能　　在骨髓功能低下时,大剂量雄激素可促进细胞生长。是促进肾脏分泌促红细胞生成素所致,也可能是直接刺激骨髓造血功能所致。

4. 增强免疫作用　　睾酮可促进免疫球蛋白的合成,增强机体免疫功能和巨噬细胞的吞噬功能,具有一定的抗感染能力,并且具有糖皮质激素样抗炎作用。

5. 其他　　睾酮可通过激活雄激素受体和偶联 K^+ 通道,对心血管系统进行良性调节作用,主要表现为影响脂质代谢,降低胆固醇;调节凝血和纤溶过程;使血管平滑肌细胞舒张、血管张力降低等。另外,还可抑制高胰岛素血症、高糖代谢综合征的发生。

【临床应用】

1. 替代疗法　　对无睾症(先天或后天两侧睾丸缺损)或类无睾症(睾丸功能不全)的患者、男性性功能低下的患者,可用睾酮做替代疗法。

2. 围绝经期综合征与功能性子宫出血　　利用其抗雌激素作用使子宫平滑肌及其血管收缩,内膜萎缩而止血。对严重出血病例,可用己烯雌酚、黄体酮和丙酸睾酮3种的混合物注射,以收止血之效,但停药后可出现撤退性出血。

3. 晚期乳腺癌　　对晚期乳腺癌或乳腺癌转移者,采用雄激素治疗可使部分病例的病情得到缓解。这可能与其抗雌激素作用有关,也可能通过抑制垂体促性腺激素的分泌,减少卵巢分泌雌激素。此外,雄激素尚有抗催乳素刺激乳腺癌的作用。治疗效果与癌细胞中雌激素受体含量有关,受体浓度高者,疗效较好。

4. 再生障碍性贫血及其他贫血　　用丙酸睾酮或甲睾酮可使骨髓造血机能改善。

5. 虚弱　　由于雄激素的同化作用,各种消耗性疾病、骨质疏松、生长延缓、长期卧床、损伤、放疗等身体虚弱状况可用小剂量的雄激素进行治疗,可使患者食欲增加,加快患者体质恢复。

6. 预防良性前列腺增生　　雄激素可降低前列腺内双氢睾酮的水平,预防良性前列腺增生,但疗效不显著。

【不良反应】

（1）如长期应用于女性患者，可能引起痤疮、多毛、声音变粗、闭经、乳腺退化、性欲改变等男性化现象。发现此现象应立即停药。

（2）多数雄激素均能干扰肝脏内毛细胆管的排泄功能，引起胆汁郁积性黄疸。应用时若发现黄疸或肝功能障碍时，则应停药。

肝功能不全、心力衰竭患者应慎用。前列腺癌患者、孕妇及哺乳期妇女禁用。

二、抗雄激素类药

抗雄激素类药指能够对抗雄激素生理效应的药物，包括雄激素合成抑制剂和雄激素受体拮抗药等。

环丙孕酮（cyproterone）

环丙孕酮为 17 -羟孕酮类衍生物，具有很强的抗雄激素作用，也有孕激素活性。可反馈抑制下丘脑-垂体系统，降低血浆中 LH、FSH 水平，使体内睾酮水平降低。还可阻断雄激素受体，抑制男性严重性功能亢进。临床用于治疗男性性欲异常、妇女多毛症、痤疮、青春早熟、性欲亢进及前列腺癌。未成年人、肝病、有血栓史者及孕妇禁用。

第五节　避　孕　药

生殖生理过程包括精子和卵子的形成、成熟、排卵、受精、着床及胚胎发育等多个环节，如果阻断其中任何一个环节，都可能达到避孕或终止妊娠的目的。由于这些环节大多发生在女性体内，所以女性避孕药比男性避孕药种类多，发展也较快。

一、主要抑制排卵的避孕药

现应用的女性避孕药以此类为主。它们由不同类型的雌激素和孕激素类组成。此类药物具有高度有效、使用方便、停药后恢复生育快、调节月经周期、可降低某些癌症发病率等优点。

【药理作用】　避孕机制主要为抑制排卵。服药后，外源性雌激素和孕激素药物被吸收，雌激素通过负反馈机制抑制下丘脑促性腺释放激素（gonadotropin-releasing hormone，GnRH），使促卵泡素（FSH）分泌下降，卵泡的生长和成熟受到抑制，同时孕激素又抑制促黄体生成素（luteinizing hormone，LH）释放，两者协同作用而使排卵过程受到抑制。

除以上作用外，此类药物还可干扰生殖过程的其他环节。例如，可能使子宫内膜的正常增殖受到抑制，使腺体减少而内膜萎缩，因此不适宜受精卵的着床；还可能影响子宫和输卵管制的正常活动，改变受精卵在输卵管的运行速度，以致受精卵不能适时地到达子宫。此外，宫颈黏液变得更黏稠，使精子不易进入子宫腔等。

【分类及临床应用】　现有的几种国内常用的甾体避孕药可分为口服制剂、长效注射制剂、缓释制剂及多相片 4 类，其成分见表 37-1。

1. 口服制剂

（1）短效口服避孕药：主要为不同品种的孕激素与炔雌醇组成的复方片剂。临床上常用的有复方炔诺酮片（口服避孕药片Ⅰ号）、复方甲地孕酮片（口服避孕药片Ⅱ号）及复方炔诺孕酮甲片等。一般从月经周期第 5 天开始服用，连续 22 天，不能间断。一般于停药后 2~4 天就可以发生撤退性出血，形成人工月经周期。下次服药仍从月经来潮第 5 天开始。如停药 7 天仍未来月经,则应立即开始服下一周期的药物。偶尔漏服时,应于 24 h 内补服 1 片。临床效果可靠,不良反应小,是目前应用最广的一类避孕药。

(2) 长效口服避孕药:是以长效雌激素类药物炔雌醚与不同孕激素类如炔诺孕酮或氯地孕酮等配伍而成的复方片剂。临床上常用的有复方甲炔诺酮乙片、复方氯地孕酮片等。服法是从月经来潮当天算起,第 5 天服 1 片,最初两次间隔 20 天,以后每月服 1 次,每次 1 片,避孕成功率为 98% 以上。

(3) 探亲避孕药:是由大剂量孕激素组成,如甲地孕酮、炔诺酮等,其优点是使用不受月经周期的限制,可在月经周期的任何一天开始服用,且效果较好。适用于夫妇分居两地在探亲时由女方服用的避孕药。探亲避孕 1 号片,房事之前 10 h 先服 1 片,以后每晚服 1 片,探亲结束后第 2 天上午加服 1 片;探亲避孕片,探亲当天至第 10~15 天每天 1 片,如长于 15 天则改用口服避孕药;53 号避孕片,房事 1 次服 1 片(首次加 1 片)。

表 37-1　常用甾体避孕药的成分

药　物　名　称	成　分	
	孕激素(mg)	雌激素(mg)
短效口服避孕药		
复方炔诺酮片(口服避孕药片Ⅰ号)	炔诺酮 0.625	炔雌醇 0.035
复方甲地孕酮片(口服避孕药片Ⅱ号)	甲地孕酮 1.0	炔雌醇 0.035
复方炔诺孕酮甲片	炔诺孕酮 0.3	炔雌醇 0.03
复方左旋甲炔诺酮片	左旋甲炔诺酮 0.15	炔雌醇 0.03
长效口服避孕药		
复方甲炔诺酮乙片(长效避孕片)	甲炔诺酮 12.0	炔雌醚 3.0
复方氯地孕酮片	氯地孕酮 12.0	炔雌醚 3.0
复方次甲氯地孕酮片	16-次甲氯地孕酮 12.0	炔雌醚 3.0
长效注射避孕药		
复方羟孕酮己酸酯注射液(避孕针 1 号)	己酸孕酮 250.0	戊酸雌二醇 5.0
复方甲地孕酮注射液	甲地孕酮 25.0	雌二醇 3.5
探亲避孕药		
甲地孕酮片(探亲避孕 1 号片)	甲地孕酮 2.0	
炔诺酮片(探亲避孕片)	炔诺酮 5.0	
双炔失碳酯片(53 号避孕片)	双炔失碳酯片 7.5	

2. 长效注射避孕药

(1) 单纯孕激素长效注射制剂:将甲羟孕酮(150 mg)做成微晶水混悬液,首次于月经周期第 5 天注射,之后每 3 个月注射 1 次。将庚炔诺酮(200 mg)做成油剂注射应用,首次于月经周期第 5 天注射,之后每 2 个月注射 1 次,避孕有效率高达 99.7%。

(2) 复方甾体长效注射剂:复方甲地孕酮注射液为微晶水混悬液,复方己酸孕酮注射液为油剂。首次在月经周期第 5 天注射,在第 7 天注射第 2 次,以后每个月在月经周期的第 10~12 天注射 1 次,按期给药,不能间断,避孕效果肯定。

3. 缓释剂　将孕激素(甲地孕酮、炔诺孕酮和三烯高诺酮等)放在以聚二甲基硅氧烷等硅橡胶为材料制成的阴道环、宫内避孕器内,分别置入阴道、宫腔内,使甾体激素缓慢释出,从而达到长期的避孕作用。

4. 多相片剂　为了使服用者的激素水平近似月经周期水平并减少月经期间出血的发生率,可将避孕药制成多相片剂,如炔诺酮双相片、三相片和炔诺孕酮三相片。

(1) 双相片:开始 10 天每天服一片含炔诺酮 0.5 mg 和炔雌醇 0.035 mg 的片剂(第一相片),后 11 天每天服 1 片含炔诺酮 1 mg 和炔雌醇 0.035 mg 的片剂(第二相片),这种服用法,很少发生突破性出血,是其优点。

（2）三相片：开始 7 天每天服 1 片含炔诺酮 0.5 mg 和炔雌醇 0.035 mg 的片剂（第一相片），中期 7 天，每天服用 1 片含炔诺酮 0.75 mg 和炔雌醇 0.035 mg 的片剂（第二相片），最后 7 天每天服用 1 片含炔诺酮 1 mg 和炔雌醇 0.035 mg 的片剂（第三相片），其效果较双相片更佳。

（3）炔诺孕酮三相片：开始 6 天每天服用 1 片含炔诺孕酮 0.05 mg 和炔雌醇 0.03 mg 的片剂（第一相片），中期 5 天每天服用一片含炔诺孕酮 0.075 mg 和炔雌醇 0.04 mg 的片剂（第二相片），后 10 天每天服用一片含炔诺孕酮 0.125 mg 和炔雌醇 0.03 mg 的片剂（第三相片），这种服法更符合人体内源性激素的变化规律，临床效果更好。

【不良反应】

1. 类早孕反应　　避孕药在用药初期少数人可出现轻微的类早孕反应，如恶心、呕吐、食欲不振、头晕、乏力、嗜睡等。一般坚持用药 2~3 个月后症状可减轻或消失。

2. 子宫不规则出血　　较常见于使用避孕药后最初几个周期内。如果出现不规则出血，可加服炔雌醇。

3. 闭经　　有 1%~2% 服用避孕药妇女发生闭经，尤其有不正常月经史者易发生。如连续 2 个月闭经，应予停药。

4. 乳房胀痛　　长效口服避孕药可使服药者乳房产生胀痛、肿块。少数哺乳妇女乳汁减少。

5. 凝血功能亢进　　国外有报道，本类避孕药可诱发血栓性静脉炎、肺栓塞或脑血管栓塞等。国内虽未见报道，仍应注意。

6. 其他　　可能出现痤疮、皮肤色素沉着、体重增加等症状，个别人可出现血压升高。

【禁忌证与注意事项】　充血性心力衰竭或有其他水肿倾向者慎用。急慢性肝病及糖尿病需用胰岛素治疗者不宜用。对长期用药是否会增加肿瘤发病率的问题，各家报道不一，但仍应注意，如长时用药过程中出现乳房肿块，应立即停药。宫颈癌患者禁用。

二、其他避孕药

（一）男性避孕药

棉酚（gossypol）

棉酚是棉花根、茎和种子中所含的一种黄色酚类物质。其作用部位在睾丸细精管的生精上皮，可使精子数量减少，直至无精子。停药后可逐渐恢复。经健康男子试用，每天 20 mg，连服两个月即可达节育标准，有效率达 99% 以上。不良反应有乏力、食欲减退、恶心、呕吐、心悸及肝功能改变等。服药者如发生低血钾肌无力症状，应及时处理。因棉酚可引起不可逆精子生成障碍，限制了其作为常规避孕药的使用。

环丙氯地孕酮（cyproterone acetate）

环丙氯地孕酮是一种强效孕激素，为抗雄激素药物，可在雄激素的靶器官竞争性对抗雄激素。大剂量的环丙氯地孕酮可抑制促性腺激素的分泌，减少睾丸内雄激素结合蛋白的产生，抑制精子的生成，干扰精子的成熟过程。

（二）抗早孕药

米非司酮（mifepristone）

米非司酮为第一个黄体酮受体拮抗药，一般在妊娠早期使用，可破坏子宫蜕膜，使子宫平滑肌的收缩作用增强,宫颈发生软化、扩张,从而诱发流产。在临床上用于抗早孕、房事后紧急避孕,也可以用于诱导分娩。

　　抗早孕药中还有前列腺素类衍生物,具有较好疗效的有卡前列素、吉美前列素和硫前列酮等,除用于中期引产外,主要用于抗早孕及扩张宫颈等。

卡前列素(carboprost)

　　卡前列素为 $PGF_{2\alpha}$ 衍生物,比较稳定,肌内注射或阴道给药均有效,产生子宫收缩作用。阴道给药易吸收,1~3 h 生效,作用维持 8~10 h。临床上用于抗早孕、扩宫颈及中期引产。如与丙酸睾酮合用,可提高抗早孕成功率。

硫前列醇(sulprostone)

　　硫前列醇为 PGE_2 类似物,其软化和扩张子宫颈管的作用优于卡前列甲酯。肌内注射吸收迅速,经 20~30 min 血药浓度达峰值,从给药到宫缩开始时间仅 0.2~0.6 h,作用维持 4~8 h。

（三）外用避孕药

　　外用避孕药物多是一些具有较强杀精功能的药物,制成胶浆或栓剂等剂型。将此类药物放入阴道深处,子宫颈口附近,药物可自行发生溶解并同时分散在子宫表面和阴道壁,发挥杀精子作用,从而达到避孕的目的。它的优点是使用方便,不影响内分泌和月经,但避孕失败率明显高于其他方法。

（李永金）

第三十八章　肾上腺皮质激素类药

Chapter 38　Adrenocorticosteroids

肾上腺皮质激素(adrenocortical hormones)是肾上腺皮质分泌的甾体类激素的总称。肾上腺皮质激素主要包括糖皮质激素(glucocorticoids)、盐皮质激素(mineralocorticoids)和性激素类(sex hormones)。肾上腺皮质激素药物则指天然与合成的肾上腺皮质激素及其受体拮抗药,临床常用的皮质激素主要是糖皮质激素类。糖皮质激素是维持生命活动必需的激素,生理剂量的糖皮质激素主要对机体物质代谢产生影响,但是随着其在抗炎、抗休克、抗过敏和抗免疫等方面广泛而重要的应用,它的一系列问题也随之暴露出来——如诱发溃疡、加重感染,导致骨质疏松、肌肉萎缩、伤口愈合迟缓,以及医源性的肾上腺皮质功能亢进症,表现为满月脸、水牛背、向心性肥胖、皮肤变薄、多毛、水肿、低血钾、高血压、糖尿病等。因此,合理有效地利用肾上腺皮质激素显得至关重要。因发现肾上腺皮质激素、结构及生物学效应,瑞士化学家塔迪尔斯·莱希施泰因(Tadeus Reichstein, 1897~1996 年)与生物化学家爱德华·加尔文·肯德尔(Edward Calvin Kendall, 1886~1972 年)及美国病理学家菲利普·舒瓦特·亨奇(Philip Showalter Hench, 1896~1965 年)一起获得了 1950 年的诺贝尔生理学或医学奖。

第一节　课前阅读

临床发现切除双侧肾上腺的人很快就会因为低血压、感染、衰老而死亡,而注射肾上腺的提取物后会延缓病情的恶化。动物实验也表明,切除肾上腺会导致动物死亡。因肾上腺损害导致的疾病"阿狄森氏病(Addison's disease)"表现为逐渐加重的全身不适、无精打采、乏力、倦怠、食欲减退、恶心、体重减轻、头晕和体位性低血压等表现为主,并伴有皮肤黏膜色素沉着。这是为什么呢?

肾上腺是人体重要的内分泌器官,由于位于两侧肾脏的上方,左右各一。腺体分肾上腺皮质和肾上腺髓质两部分,周围部分是皮质,内部是髓质。肾上腺皮质由 3 层构成,最外层为球状带(zona glomerulosa),位于中间的为占大部分的束状带(zona fasciculata),内层为网状带(zona seticularis)。球状带紧靠被膜,约占皮质厚度的 15%。球状带细胞分泌盐皮质激素(mineralocorticoid),主要代表为醛固酮(aldosterone),调节电解质和水盐代谢。束状带约占皮质厚度 78%,由多边形的细胞排列成束,所以叫束状带。束状带细胞分泌糖皮质激素(glucocorticoid),主要代表为可的松和氢化可的松,调节糖、脂肪和蛋白质的代谢。网状带(zona reticularis)约占皮质厚度的 7%,紧靠髓质,细胞排列成不规则的条索状,交织成网,网状带细胞分泌性激素(sex hormone),但分泌量相对较少。

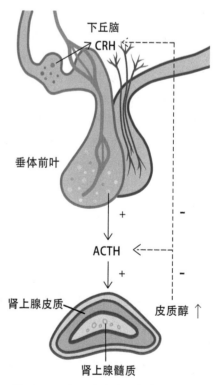

图 38-1　肾上腺皮质激素分泌的调节

肾上腺皮质激素是如何分泌和调节的？正常生理情况下肾上腺皮质激素的分泌受到下丘脑和垂体的调控，即下丘脑-垂体前叶-肾上腺皮质轴对机体正常物质代谢进行调节。当分泌不足时表现为代谢失调。当人体在内外环境突然改变时可应激性分泌大量糖皮质激素。其分泌和生成直接受促肾上腺皮质激素（adreno-corticotropic hormone，ACTH；又名促皮质素，corticotrophin）的直接调节。由下丘脑分泌的促肾上腺皮质激素释放激素（corticotropin-releasing hormone，CRH）进入垂体前叶，促进垂体前叶促肾上腺皮质激素（adreno-corticotropic hormone，ACTH）的分泌，ACTH 则可以促进肾上腺皮质醇的分泌。反过来糖皮质激素在血液中浓度的增加又可以抑制下丘脑和垂体前叶对 CRH 和 ACTH 的分泌从而减少糖皮质激素的分泌，ACTH 含量的增加也会抑制下丘脑分泌 CRH，这是一个负反馈的过程，保证了体内糖皮质激素含量的平衡（图 38-1）。内源性糖皮质激素的分泌具有昼夜节律性，午夜 12 时含量最低，上午 8~10 时含量最高。此外，机体在应激状态下，内源性糖皮质激素的分泌量会激增到平时的 10 倍左右。肾上腺皮质激素主要通过调节靶基因的转录而发挥生物效应，糖皮质激素和盐皮质激素都是脂溶性类固醇激素，易通过细胞膜进入细胞内，与胞质受体结合，形成激素-受体复合物，进入细胞核内，与特异的 DNA 位点结合，调节靶基因的转录和翻译，产生相应的基因效应。

第二节　糖皮质激素

糖皮质激素（glucocorticoid），最早因其调节糖类代谢的活性而得名。迄今，已有 60 多年的应用历史，作用相当广泛而且非常有效，但作用复杂，且随剂量不同而变化。生理情况下主要影响正常物质代谢过程（如糖、蛋白质、脂肪、水和电解质）；缺乏时可引起代谢失调甚至死亡；应激状态时，机体分泌大量的糖皮质激素，通过允许作用等，使机体能适应内外环境变化所产生的强烈刺激；超过生理剂量时，除了影响物质代谢，糖皮质激素还具有抗感染、抗过敏和抑制免疫反应等多种药理作用。但糖皮质激素引起的全身不良反应是困扰其发展的重要障碍。长期大剂量使用糖皮质激素还可导致多种不良反应和并发症，甚至危及生命。对这把"双刃剑"有准确、全面的认识非常必要。虽然从动物的肾上腺可提取天然的激素，但现在所用的糖皮质激素，均是由人工合成。

【构效关系】　肾上腺皮质激素的基本结构为甾核，其构效关系如下：① C_3 位的酮基、C_{20} 位的羰基及 C_4-C_5 位的双键是保持生理功能所必需；② 糖皮质激素的 C_{17} 位上有—OH；C_{11} 位上有═O 或—OH；③ 盐皮质激素的 C_{17} 位上无—OH，C_{11} 位上无═O 或有 O 与 C_{18} 相连；④ C_1-C_2 位为双键及 C_6 位引入—CH_3 则抗炎作用增强、水盐代谢作用减弱；⑤ C_9 位引入—F，C_{16} 位引入—CH_3 或—OH 则抗炎作用更强、水盐代谢作用更弱。通过对基本结构进行化学修饰，合成了一系列的皮质激素类药物（图 38-2）。这些化学修饰改变了这类药物与受体的亲和力、血浆蛋白结合率和侧链的稳定性，以及它们在体内的降解速度和代谢物的类型等。因此，各种糖皮质激素的主要区别在于其作用持续时间，盐皮质激素样活性大小和抗炎作用强度等方面。

【体内过程】

1. 吸收、分布　人体肾上腺皮质分泌的糖皮质激素可以直接释放入血，外源性的糖皮质激素可以通过注射、口服等吸收。口服的糖皮质激素可在胃肠道迅速吸收，血中峰浓度一般在 1~2 h 内出现，一次给药作用维持 8~12 h。肌内或皮下注射后，可在 1 h 内达到峰浓度。糖皮质激素在关节内的吸收缓慢，仅起局部作用。进入血液的糖皮质激素约有 80% 与皮质激素结合蛋白（corticosteroid binding globulin，CBG）结合，CBG 在血浆中含量虽少，但亲和力大。糖皮质激素仅 10%~15% 呈游离状态，糖皮质激素大部分与血浆蛋白结合，结合蛋白除了特异性的皮质激素结合蛋白还包括非特异性的白蛋白。当游离的药物消除后，结合的药物就会释放出来。CBG 在肝中合成，雌激素对其有明显的促进作用，妊

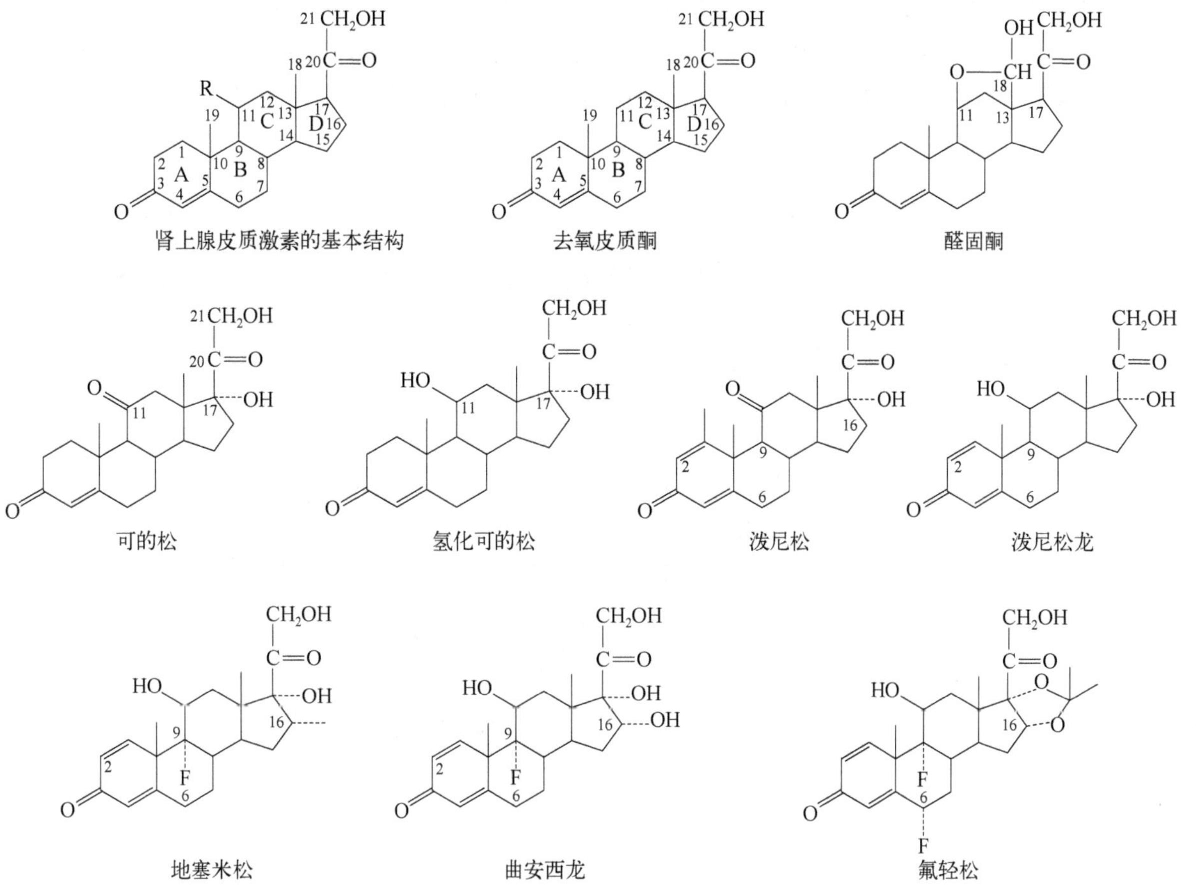

图 38-2　肾上腺皮质激素药物的化学结构

娠期间血中 CBG 浓度增加。肝、肾病患者体内 CBG 水平减少,游离型激素增多。

2. 代谢、排泄　糖皮质激素多数在肝脏中代谢转化,当大量使用糖皮质激素、应激、肝肾功能不全时,皮质激素水平升高。只有 1% 的皮质醇以原型的形式随尿液排出;大约 20% 的皮质醇在到达肝脏之前,会在肾脏和其他有糖皮质激素受体的组织中被 11-羟基类固醇脱氢酶代谢转化。每天产生的部分皮质醇以二羟基酮代谢物的形式随尿排出。许多皮质醇代谢物分别在肝脏的 C_3 和 C_{21} 羟基与葡萄糖醛酸或硫酸盐结合后随尿液排出。

【作用机制】　糖皮质激素的生理、病理、药理作用均是通过其自身受体-糖皮质激素受体介导的,糖皮质激素易于通过细胞膜进入细胞,与胞质内受体结合从而发挥重要的生理、药理作用。糖皮质激素药理作用的机制为基因效应和非基因效应。其中基因效应是其药理作用的主要机制。

1. 基因效应　糖皮质激素脂溶性高,易通过细胞膜与胞质内的糖皮质激素受体(glucocorticoid receptor, GR)结合。GR 约由 800 个氨基酸构成,由羧基端激素结合域不同分为 GRα 和 GRβ 两种亚型。GRα 几乎在所有组织和细胞中均有表达,在绝大多数细胞中其含量也远远超过 GRβ,且糖皮质激素主要是通过结合 GRα 发挥其生物学效应。GRα 几乎在所有组织和细胞中均有表达,其含量也远远超过 GRβ。GRα 活化后产生经典的激素效应,而 GRβ 能与 DNA 结合,但不与类固醇结合,可能通过干扰 GRα 与 DNA 结合,而成为类固醇的抑制物,作为 GRα 拮抗剂而起作用。公认的 GR 结构是由激素结合亚单位和两个 90 kD 热休克蛋白 90(heat shock protein 90, HSP90)组成的复合体,分子量为 300 kD。当糖皮质激素缺乏时,未活化的 GRα 在胞质内与 HSP90 等结合形成多蛋白复合体,热休克蛋白辅助糖皮质激素受体维持一定的构型并处于未被激活状态。当该复合体与激素结合后,构型发生变化,

GRα 与复合体分离,随之类固醇-受体复合体易位进入细胞核,在细胞核内 GR－GR 二聚体与特异性 DNA 位点即靶基因的启动子序列的糖皮质激素反应元件(glucocorticoid response element, GRE)或负性糖皮质激素反应元件(negative glucocorticoid response element, nGRE)相结合,GR 特异性的靶向基序活化了基因转录(图 38－3)。

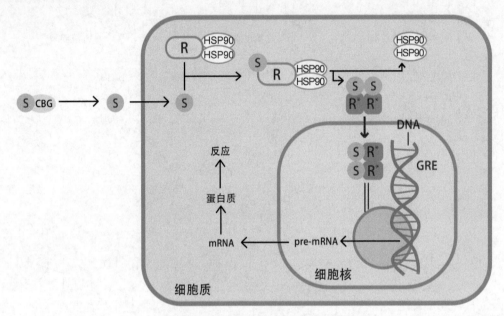

图 38－3 糖皮质激素作用机制示意图

2. 非基因组效应 近年来,发现非基因快速效应是糖皮质激素发挥作用的另一重要机制。基因效应机制需要通过转录过程调节基因的表达,而非基因组效应不需要转录过程的参与,不直接调节基因的表达。主要特点为起效迅速(数秒到数分钟);对转录和蛋白质合成抑制剂不敏感;在不能通过细胞膜、缺少细胞核或不能进行 RNA 和蛋白质合成的细胞内(如红细胞、精子、培养的胚胎海马神经元)及与不具有激活转录活性的突变受体结合的情况下,糖皮质激素均能发挥效应。糖皮质激素发挥非基因组调控作用:① 糖皮质激素细胞膜受体,糖皮质激素的快速非基因组效应与细胞膜类固醇受体有关;② 非基因的生化效应,近来证实了激素对细胞能量代谢的直接影响;③ 细胞质受体的受体外成分介导的信号通路,有研究发现糖皮质激素与 GR 结合后,GR 与 HSP90 等成分分离,随之糖皮质激素受体复合体易位进入细胞核(产生基因效应),而 HSP90 等受体外成分则进一步激活某些信号通路产生快速效应。虽然糖皮质激素基因组效应和非基因组效应间存在着许多不同点,但是它们之间存在交互调节。

【药理作用】

1. 对代谢的影响

(1) 糖代谢:糖皮质激素在是调节机体糖代谢的重要激素之一,在维持血糖的正常水平和肝脏与肌肉的糖原含量方面有重要作用,能增加糖原含量并能显著升高血糖。机制是:① 促进糖原异生(gluconeogenesis),增加肝内糖异生和糖原合成酶的活性,利用外周组织,特别是利用肌肉蛋白质代谢中的一些氨基酸及其中间代谢产物作为原料合成糖原;② 减少机体组织对葡萄糖的利用;③ 减慢葡萄糖氧化分解为 CO_2 的过程,有利于丙酮酸和乳酸等中间代谢产物在肝脏和肾脏再合成葡萄糖,增加血糖的来源;④ 抑制胰岛素与其受体结合,降低组织细胞对胰岛素的敏感性,使外周组织对糖的利用减少。

(2) 蛋白质代谢:糖皮质激素加速胸腺、肌肉、骨、皮肤等组织的蛋白质分解代谢,增高血中氨基酸和增加尿中氮的排泄量,造成负氮平衡;大剂量糖皮质激素还能抑制蛋白质合成。故长期用药可出现肌肉萎缩、胸腺萎缩、生长减慢、骨质疏松、皮肤变薄和伤口愈合延缓等现象。用药期间应该多进食高蛋白食物、少进食糖类。

（3）脂肪代谢：糖皮质激素对脂肪组织的主要作用是提高四肢的脂肪酶活性，促进脂肪分解，使血浆中脂肪酸浓度增加，并向肝脏转移，增加脂肪酸在肝内的氧化，以利于肝糖原异生。短期使用对脂肪代谢无明显影响；大剂量长期使用可增高血浆胆固醇水平、激活四肢皮下脂酶，促使皮下脂肪分解，使脂肪重新分布于面部、胸、背及臀部，形成向心性肥胖，表现为"满月脸，水牛背"，呈现面圆、背厚、躯干部发胖而四肢消瘦的特殊体形，即向心性肥胖。

（4）水和电解质代谢：糖皮质激素通过作用于盐皮质激素受体产生较弱的盐皮质激素样潴钠排钾作用。此外，当继发性醛固酮增多症时，它能增加肾小球滤过率和拮抗抗利尿激素的作用，减少肾小管对水的重吸收，故有利尿作用。此外，长期用药将造成骨质疏松，可能与其减少小肠对钙的吸收和抑制肾小管对钙的重吸收、促进尿钙排泄有关。

2. 抗炎作用　糖皮质激素具有强大的抗炎作用，能抑制物理性、化学性、生物性、感染性及无菌性等多种原因所引起的炎症反应。在炎症病理发展过程中的不同阶段都有抑制作用。在急性炎症早期，可增高血管的紧张性、降低毛细血管的通透性，同时抑制白细胞浸润及吞噬反应，减少各种炎症因子的释放，减轻渗出、水肿，改善红、肿、热、痛等症状。在炎症后期，糖皮质激素通过抑制毛细血管和成纤维细胞的增殖，抑制胶原蛋白、黏多糖的合成及肉芽组织增生，防止粘连及瘢痕形成，减轻后遗症。但须注意的是，炎症反应是机体的一种防御性机制，炎症反应的后期更是组织修复的重要过程。因此，糖皮质激素在抑制炎症及减轻症状的同时也可导致感染扩散、创面愈合延迟。

（1）对炎症抑制蛋白及某些靶酶的影响：增加炎症抑制蛋白脂皮素 1（lipocortin 1）的生成，继之抑制 PLA_2，影响花生四烯酸代谢的连锁反应，使具有扩血管作用的 PGE_2、PGI_2 和有趋化作用的白三烯类（LTA_4、LTB_4、LTC_4 和 LTD_4）等减少；抑制 iNOS 和 COX-2 等的表达，从而阻断相关介质的产生，发挥抗炎作用。

（2）对细胞因子及黏附分子的影响：糖皮质激素不仅能抑制多种炎症细胞因子如 $TNF-\alpha$、$IL-1$、$IL-2$、$IL-6$、$IL-8$ 等的产生，且可在转录水平上直接抑制黏附分子如 E-选择素及细胞间黏附分子-1（intercellular adhesion molecule-1, ICAM-1）的表达。此外，还影响细胞因子及黏附分子生物效应的发挥。

（3）对炎症细胞凋亡的影响：GR 介导基因转录变化，最终激活 caspase 和特异性核酸内切酶而导致细胞凋亡。这种作用可被 GR 拮抗药 RU486 所阻断，说明凋亡具有 GR 依赖性。

3. 免疫抑制与抗过敏作用

（1）对免疫系统的抑制作用：糖皮质激素对免疫过程的多个环节均有抑制作用，而且在转录后还能干扰 mRNA 的稳定性，抑制免疫活性物质的释放。小剂量糖皮质激素主要抑制细胞免疫，大剂量则能抑制由 B 细胞转化成浆细胞的过程，减少抗体生成干扰体液免疫。糖皮质激素不能使正常人淋巴细胞溶解，也不能使免疫球蛋白合成或补体代谢明显下降，更不能抑制特异性抗体的合成。但糖皮质激素能干扰淋巴组织在抗原作用下的分裂和增殖，阻断致敏 T 细胞所诱发的单核细胞和巨噬细胞的聚集等，从而抑制组织器官的移植排斥反应和皮肤迟发性过敏反应。此外，对于自身免疫病也能发挥一定的近期疗效。

（2）抗过敏作用：在免疫过程中，由于抗原、抗体反应引起肥大细胞脱颗粒而释放组胺、5-HT、过敏性慢反应物质和缓激肽等，从而引起一系列过敏性反应。糖皮质激素被认为能减少上述过敏介质的产生，抑制因过敏反应而产生的病理变化，从而减轻过敏性症状。

4. 抗休克作用　皮质醇的分泌对休克应激十分敏感，大剂量的糖皮质激素已广泛用于各种严重休克,如过敏性休克、中毒性休克、低血容量休克等,特别是感染中毒性休克的治疗。一般认为大剂量糖皮质激素抗休克作用的机制与下列因素有关。

（1）抑制某些炎症因子的产生：减轻全身炎症反应综合征及组织损伤,使微循环血流动力学恢复正常,改善休克状态;

（2）稳定溶酶体膜：发生休克时,血压下降,内脏缺血、缺氧,引起溶酶体破裂,许多酸性水解酶和组织蛋白大量释放,产生细胞和组织损伤。休克时的酸中毒,能增强溶酶体酶的水解作用。大剂量糖皮质激素,具有稳定溶酶体膜的作用,能减少溶酶体酶的释放,降低体内血管活性物质如组胺、缓激肽的浓度。同时,还能抑制组织溶酶,从而减少心肌抑制因子形成,防止此因子所引起的心肌收缩力减弱、心输出量降低和内脏血管收缩等循环衰竭。

（3）扩张痉挛收缩的血管、兴奋心脏、加强心脏收缩力：大剂量糖皮质激素能直接增强心肌收缩力,增加冠状动脉血流量,提高对儿茶酚胺的反应性,并对痉挛收缩的血管有解痉作用。

（4）提高机体对细菌内毒素的耐受力：虽然可以提高机体对细菌内毒素的耐受力,但对外毒素则无防御作用。

（5）其他：除以上原因外,糖皮质激素的抗炎、抗免疫和抗毒素作用,也是其抗休克作用的组成部分;糖皮质激素对某些细胞因子如 TNF 基因转录和翻译的抑制,也有助于抗休克。

5. 其他作用

（1）允许作用：是指糖皮质激素对某些器官、组织或细胞不产生生理作用,但是它的存在却为另一种激素的生理学效应创造有利条件,称为允许作用(permissive action)。例如,糖皮质激素可增强儿茶酚胺的血管收缩作用和胰高血糖素的血糖升高作用等。

（2）对血液与造血系统的影响：糖皮质激素能刺激骨髓的造血功能,使红细胞和血红蛋白含量增加,大剂量可使血小板增多、提高纤维蛋白原浓度,并缩短凝血酶原时间;刺激骨髓中的中性粒细胞释放入血而使中性粒细胞计数增多但功能降低,可降低其游走、吞噬、消化及糖酵解等功能,因而减弱对炎症区域的浸润与吞噬活动。糖皮质激素可使血液中淋巴细胞减少,临床发现肾上腺皮质功能减退者淋巴组织增生、淋巴细胞增多;而肾上腺皮质功能亢进者淋巴细胞减少、淋巴组织萎缩。

（3）对中枢神经系统的影响：长期或大量应用糖皮质激素,无论有无精神病病史,均可能诱发精神失常。早期以欣快感为常见,继而出现失眠、兴奋甚至躁狂,也可表现为抑郁、焦虑。大量长期应用糖皮质激素能降低大脑的电兴奋阈,促使癫痫发作。大剂量应用也可致儿童惊厥。防治措施可以采取早上服用激素,晚上服用镇静催眠药(如艾司唑仑);精神病或癫痫病史避免使用。

（4）对骨骼的影响：长期大量使用本类药物时可出现骨质疏松,椎体骨折是与糖皮质激素相关的最常见骨折部位。药理作用机制可能是糖皮质激素可刺激破骨细胞活化、抑制成骨细胞增殖、抑制Ⅰ型胶原和非胶原蛋白质合成,促进成骨细胞和骨细胞凋亡;糖皮质激素抑制小肠对钙、磷的吸收及增加尿钙排泄,引起继发性甲状旁腺功能亢进,进而促使破骨细胞的活化,导致骨丢失;糖皮质激素通过减少雌激素及睾酮的合成引起骨质疏松;糖皮质激素引起的肌萎缩及肌力下降是导致患者骨折的危险因素。

（5）对心血管系统的影响：糖皮质激素增强血管对其他活性物质的反应性,可以增加血管壁肾上腺素受体的表达。出现动脉粥样硬化、心肌损害、血液黏度增加、血小板生成等,在糖皮质激素分泌过多的库欣综合征和一小部分应用合成的糖皮质激素的患者中,可出现高血压。

（6）退热作用：用于严重的中毒性感染,常具有迅速而良好的退热作用。糖皮质激素可抑制细胞因子和炎症递质的释放,使内源性致热原减少,抑制下丘脑致热原反应。糖皮质激素抗炎作用也使白细胞浸润和吞噬现象显著减少,增加了溶酶体的稳定性,从一定程度上对体温的降低产生了影响。糖皮质激素直接作用于下丘脑体温调节中枢,降低其对致热原的敏感性,使体温迅速下降至正常。

【临床应用】

1. 严重感染或预防炎症后遗症

(1) 严重急性感染：主要用于中毒性感染或同时伴有休克者，如中毒性菌痢、中毒性肺炎、暴发型流行性脑膜炎及败血症等，在应用有效抗菌药治疗感染的同时，可用糖皮质激素作辅助治疗。因其能增加机体对有害刺激的耐受性，减轻中毒反应，有利于争取时间，进行抢救。对无特效治疗药的病毒性感染，原则上不用本类药物；但在一些重症的感染，如严重急性呼吸综合征（severe acute respiratory syndrome，SARS），又名传染性非典型肺炎，是一种由冠状病毒引起的严重的肺部感染。部分重症患者肺间质可见单个核细胞浸润、肺泡腔内细胞性纤维黏液样渗出物及肺水肿等，之后肺部病变进行性加重，表现为胸闷、气促、呼吸困难），少数患者（10%～15%）出现呼吸窘迫综合征而危及生命。糖皮质激素的恰当应用可减轻肺组织的渗出及损伤，减轻后期肺纤维化的程度。但由于大剂量的应用，后期也有少部分患者出现股骨头坏死。另外，对于多种结核病的急性期，特别是以渗出为主的结核病，如结核性脑膜炎、胸膜炎、心包炎、腹膜炎，在早期应用抗结核药物的同时辅以短程糖皮质激素，可迅速退热，减轻炎症渗出，使积液消退，减少愈合过程中发生的纤维增生及粘连。但剂量宜小，一般为常规剂量的1/2～2/3。目前认为，在有效抗结核药物的作用下，糖皮质激素的治疗并不引起结核病灶的恶化。

(2) 抗炎治疗与防止某些炎症的后遗症：人体重要器官的炎症，如结核性脑膜炎、脑炎、心包炎，或由于炎症损害或恢复时产生粘连和瘢痕，将引起严重功能障碍，如风湿性心瓣膜炎、损伤性关节炎、睾丸炎、SARS及烧伤后瘢痕挛缩等。早期应用糖皮质激素可减少炎性渗出，减轻愈合过程中纤维组织过度增生及粘连，防止后遗症的发生。对眼科疾病如虹膜炎、角膜炎、视网膜炎和视神经炎等非特异性眼炎，应用糖皮质激素可迅速消炎止痛、防止角膜混浊和瘢痕粘连的发生。有角膜溃疡者禁用。

2. 免疫相关疾病

(1) 自身免疫病：对多发性皮肌炎患者，糖皮质激素为首选药；严重风湿热、风湿性心肌炎、风湿性及类风湿关节炎、系统性红斑狼疮、自身免疫性贫血和肾病综合征等，应用糖皮质激素后可缓解症状。一般采用综合疗法，不宜单用，以免引起不良反应。

(2) 过敏性疾病：如荨麻疹、血管神经性水肿、支气管哮喘和过敏性休克等。此类疾病一般发作快，消失也快，治疗主要应用肾上腺素受体激动药和抗组胺药。对严重病例或其他药物无效时，可应用本类激素作辅助治疗，目的是抑制抗原-抗体反应所引起的组织损害和炎症过程。吸入型糖皮质激素防治哮喘效果较好且安全可靠，极少有副作用。

(3) 器官移植排斥反应：对异体器官移植手术后所产生的免疫性排斥反应，可使用糖皮质激素预防，通常器官移植术前1～2天开始口服泼尼松。若已发生排斥反应，治疗时可采用大剂量氢化可的松静脉滴注，排斥反应控制后再逐步减少剂量至最小维持量，并改为口服。若与环孢素等免疫抑制剂合用则疗效更好，并可减少两药的剂量。

3. 休克　对感染中毒性休克，在应用足量有效的抗菌药治疗的同时，可及早、短时间突击使用大剂量糖皮质激素；待微循环改善、脱离休克状态时即可停用，糖皮质激素尽可能在抗菌药之后使用，停药则在撤去抗菌药之前；对过敏性休克，可与首选药肾上腺素合用，对病情较重或发展较快者，同时静脉滴注氢化可的松200～400 mg，以后视病情决定用量，好转后逐渐减少用量；对低血容量性休克，在补液、补电解质或输血后效果不佳时，可合用超大剂量的皮质激素；对心源性休克须结合病因治疗。

4. 血液病　多用于治疗儿童急性淋巴细胞白血病，目前采取与抗肿瘤药物联合的多药并用方案；但对急性非淋巴细胞白血病的疗效较差。此外，还可用于再生障碍性贫血、粒细胞减少症、血小板减少症和过敏性紫癜等的治疗。停药后易复发。

5. 局部应用　对湿疹、肛门瘙痒、接触性皮炎、银屑病等都有疗效，多采用氢化可的松、泼尼松龙、氟轻松等软膏、霜剂、洗剂局部用药；肌肉韧带或关节劳损时，可将醋酸氢化可的松或醋酸泼尼松龙混悬液加入1%普鲁卡因注射液肌内注射，也可注入韧带压痛点或关节腔内以消炎止痛；应用呼吸道吸入制剂可主要作用于呼吸道。

6. 替代疗法　用于急、慢性肾上腺皮质功能不全者，脑垂体前叶功能减退及肾上腺次全切除术后，皮质激素分泌不足的患者。

【不良反应】

1. 长期大剂量应用引起的不良反应

（1）医源性肾上腺皮质功能亢进症：又称皮质醇增多综合征，即库欣综合征（Cushing syndrome），是指长期过量应用激素引起脂质代谢和水盐代谢紊乱的现象。表现为满月脸、水牛背、皮肤变薄、多毛、水肿、低血钾、高血压、糖尿病等，停药后症状可自行消失。必要时可加用抗高血压药、降血糖药治疗，并采取低盐、低糖、高蛋白饮食及加用氯化钾等措施。

（2）大剂量诱发或加重感染：大剂量糖皮质激素具有较强免疫抑制作用，长期应用可使机体的防御功能降低，易诱发感染或使体内潜在的感染病灶扩散，甚至波及全身，特别是在原有疾病已使抵抗力降低的白血病、再生障碍性贫血、肾病综合征等患者中更易发生。感染症状常被糖皮质激素的抗炎作用所掩盖，故结核病等患者应合用抗结核药。无有效药物可控制的感染时，应慎用或禁用糖皮质激素。

（3）消化系统并发症：大剂量糖皮质激素抑制胃肠道PG合成，促进胃酸和胃泌素分泌，抑制胃黏液分泌，降低胃黏膜的屏障作用，阻碍组织修复，促进溃疡形成（类固醇性溃疡），故诱发或加剧胃、十二指肠溃疡，甚至造成消化道出血、穿孔。对少数患者可诱发急性胰腺炎或脂肪肝。为防止胃部并发症，对长期大剂量应用糖皮质激素者，特别是有溃疡病史的应同时给予保护胃黏膜和抑制胃酸分泌的药物；不要和非甾体抗炎药合用。

（4）骨质疏松、肌肉萎缩、伤口愈合迟缓等：长期大量使用糖皮质激素可促进蛋白质分解、抑制蛋白质合成，增加肾脏尿钙排泄，引起继发性甲状旁腺功能亢进，进而促使破骨细胞的活化、导致骨丢失。骨质疏松多见于儿童、绝经妇女和老年人。严重者可发生自发性骨折。由于糖皮质激素抑制生长激素的分泌和造成负氮平衡，还可影响生长发育。糖皮质激素加强骨骼肌的分解代谢作用。防治措施包括减少激素用量、适当运动和高蛋白饮食。

（5）糖尿病：长期大量使用糖皮质激素增加胰岛素抵抗，促进糖原异生，减少机体组织对葡萄糖的利用，将引起糖代谢的紊乱，约半数患者出现糖耐量受损或糖尿病（类固醇性糖尿病）。这类糖尿病对降血糖药敏感性较差，所以应在控制原发病的基础上，尽量减少糖皮质激素的用量，最好停药。如不能停药，应酌情给予口服降血糖药（可选择二甲双胍、噻唑烷二酮类药物），严重高血糖者可注射胰岛素。

（6）心血管系统并发症：长期大量应用糖皮质激素，由于钠、水潴留和血脂升高可引起高血压和动脉粥样硬化，诱发潜在的冠状动脉病变，出现心绞痛等。由于长期应用激素可引起高脂血症，来源于中性脂肪的栓子易黏附于血管壁上，阻塞软骨下的骨终末动脉，使血管栓塞造成股骨头无菌性缺血坏死。故高血压、冠心病和脂代谢异常者应慎用糖皮质激素。

（7）白内障、青光眼：眼是糖皮质激素重要的靶器官，全身或局部长期用药会出现眼部的并发症，如青光眼、白内障。外周血淋巴细胞与小梁网细胞糖皮质激素受体比正常人有更高的亲和力，小梁细胞功能活动的异常将导致房水流畅性的改变，引起眼压升高。多发生于对激素中、高度反应者，其临床表现与原发性开角型青光眼相似，应注意区别。使用糖皮质激素半年至1年，即引起后囊下白内障。对儿童的威胁甚于成人，即使减量或停药也往往不能使已经浑浊的晶状体恢复正常的透明度，而且即使停药之后，已经发生的白内障也可能继续发展。因此，在使用糖皮质激素类药时要定期检查眼压、眼底、视野,以避免糖皮质激素白内障或青光眼的发生。

（8）对妊娠的影响:糖皮质激素可通过胎盘,在妊娠早期接受大量糖皮质激素,胎儿可发生畸形;糖皮质激素可损害胎盘功能,妊娠中后期如用大量糖皮质激素可导致流产、早产或死胎。故妊娠早期应避免应用糖皮质激素,妊娠中、后期应尽量减少糖皮质激素的用量。妊娠期间曾接受一定剂量的糖皮质激素治疗者应注意观察婴儿是否有肾上腺皮质功能减退的表现。

（9）中枢神经系统兴奋:糖皮质激素可诱发癫痫发作,非癫痫患者偶可产生癫痫发作(多见于儿童),有精神病或精神病家族史者易发生精神症状。故有癫痫或精神病史者禁用或慎用。

2. 停药反应

（1）医源性肾上腺皮质功能不全:长期应用糖皮质激素的患者,垂体-肾上腺皮质轴(HPA轴)会受到不同程度抑制而导致肾上腺皮质萎缩,减量过快或突然停药,特别是当遇到感染、创伤、手术等严重应激情况时,可引起肾上腺皮质功能不全或危象等应激反应障碍,表现为恶心、呕吐、乏力、低血压和休克等。肾上腺皮质功能的恢复时间与外源性糖皮质激素抑制HPA轴的强度、剂量、用药时间长短和个体差异等有关。停用激素后,垂体分泌ACTH的功能一般需经3~6个月才恢复;一旦内源性ACTH分泌达足够水平,肾上腺皮质即可逐渐恢复其分泌功能,这一过程一般需9~12个月。因此,不可骤然停药,须缓慢减量,停用糖皮质激素后连续应用ACTH 7天左右;在停药1年内如遇应激情况(如感染或手术等),应及时给予足量的糖皮质激素。

（2）反跳现象:指某些疾病经糖皮质激素治疗后症状缓解,突然停用糖皮质激素或减量过快而致原有症状的复发或恶化。此时可恢复糖皮质激素的原剂量或加用非甾体抗炎药,待症状缓解后再缓慢减量、停药。

（3）糖皮质激素抵抗或糖皮质激素不敏感综合征(glucocorticoid hormone insensitivity syndrome, GCIS):一部分长期使用糖皮质激素的患者中,即使大剂量糖皮质激素治疗疗效依然很差或无效的现象为"糖皮质激素抵抗"。糖皮质激素抵抗可分为原发性和继发性两类。原发性糖皮质激素抵抗发病常为家族性,多数是由于糖皮质激素受体的配体结合区突变所致;继发性糖皮质激素抵抗可见于某些对糖皮质激素治疗无反应的淋巴细胞性白血病、获得性免疫缺陷综合征(又称艾滋病)、肾功能不全等疾病。此时对患者盲目加大剂量和延长疗程不但无效,而且会引起严重的后果。糖皮质激素抵抗是临床用药的难题,目前临床还未见解决糖皮质激素抵抗的有效措施。

【禁忌证】

活动性消化性溃疡和近期胃空肠吻合术后;库欣综合征;抗生素类药物无法控制的细菌、病毒、真菌等所致的感染性疾病;青光眼活动期;妊娠初期(14周内)和哺乳期等禁用。骨质疏松或骨折未愈合前、糖尿病、严重高血压、有精神病或癫痫病史者慎用。

【用法与疗程】

为了减少糖皮质激素副作用的发生,使用糖皮质激素时应遵行以下原则:应使用最小有效剂量;采用隔日疗法;尽量用局部用药代替全身用药;大剂量短程冲击用药。糖皮质激素剂量的大小和疗程的长短,取决于病变的性质、病情的轻重及治疗的目的等,常有以下几种方法。

1. 大剂量冲击疗法　　主要用于急性、重度、危及生命的疾病的抢救,如休克、急性移植排斥反应、败血症等。糖皮质激素冲击疗法最长时间为5天,5天后停用,或减量维持治疗。大剂量应用时宜合用氢氧化铝凝胶等防止急性消化道出血。

2. 一般剂量长期疗法　　多用于结缔组织病和肾病综合征等。常用泼尼松口服,开始每天10~30 mg,一天3次,获得临床疗效后逐渐减量,每3~5天减量1次,每次按20%左右递减,直到最小有效维持量。需要长期用药维持疗效的患者,可采取两种方式:

（1）每日清晨一次给药法：一般采用短效类的可的松或氢化可的松，在每日清晨7~8时一次服用。这种给药法使外源性糖皮质激素血浆浓度与内源性糖皮质激素分泌昼夜节律重合，可减少药物对内源性皮质激素分泌功能的抑制。生理条件下，皮质激素在清晨为分泌高峰，午夜（0时）前后为低谷，在分泌低谷时反馈性促进下丘脑-垂体激素（如ACTH）分泌，继而引起皮质激素新的分泌高峰。如清晨一次给药，可使内外糖皮质激素浓度高峰重合，作用增强；而午夜时分浓度降低，不致显著抑制下丘脑-垂体激素分泌，因而可减少皮质分泌功能抑制的不良反应。

（2）隔日清晨给药法：隔日疗法是指每隔日早晨8时前1次服下两天的总量。隔日投药时间主要在早晨，此时内源性糖皮质激素水平正处于高峰，并通过负反馈机制抑制ACTH的分泌，这时服用外源性糖皮质激素不会对ACTH的正常分泌产生明显影响。一般采用中效类的泼尼松或泼尼松龙，可减轻对内源性皮质激素分泌的抑制作用。隔日疗法是一种既能收到临床预期治疗效果，又能最大程度地减轻副作用和并发症及对HPA轴抑制的较理想的给药方法。

3. 小剂量替代疗法　适用于治疗急、慢性肾上腺皮质功能不全症（包括肾上腺危象等）、脑垂体前叶（腺垂体）功能减退、肾上腺次全切除术后。一般维持量为泼尼松每日5~7.5 mg或氢化可的松每日20~30 mg。给药方式应符合糖皮质激素的昼夜分泌节律，总量的2/3在早餐后给予，余下1/3量下午给予。在长时间使用糖皮质激素治疗过程中，遇下列情况之一者，应撤去或停用糖皮质激素：① 维持量已减至正常基础需要量；② 因治疗效果差，不宜再用糖皮质激素，应改药者；③ 因严重副作用或并发症，难以继续用药者。

第三节　盐皮质激素

盐皮质激素（mineralocorticoids）是由肾上腺皮质球状带细胞分泌的类固醇激素，主要有醛固酮（aldosterone）和去氧皮质酮（desoxycorticosterone），主要生理作用是维持人体内水和电解质的平衡。盐皮质激素的合成和分泌受血浆电解质组成和肾素-血管紧张素系统的调节。

一、醛固酮

醛固酮（aldosterone）是一种重要的盐皮质激素，具有调节钠、钾代谢和细胞外液容量的生理作用。醛固酮主要作用于肾脏远曲小管和集合管上皮细胞的钠泵，促进Na^+重吸收，而导致Cl^-和水的重吸收增加，引起水钠储留。它与下丘脑分泌的抗利尿激素相互协调，共同维持体内水、电解质的平衡。醛固酮潴钠排钾机制可能与类固醇的基因效应有关，通过与肾远曲小管上皮细胞内特殊受体相结合，转位进入细胞核，作用于染色质DNA，引起某种特异mRNA的合成，生成一类醛固酮诱导蛋白质（aldosterone induced protein，AIP），使上皮钠通道活性增大，表现为上皮钠通道开放频率及开放数目增加，从而促进肾小管细胞膜对Na^+的重吸收。心血管中的高浓度醛固酮，除了保钠排钾以外，还将刺激胶原蛋白等合成，可以促进心血管和肾脏纤维化。醛固酮主要与血浆中的白蛋白结合。血液中结合型醛固酮约占60%，其余约40%处于游离状态。

醛固酮主要在肝脏代谢，醛固酮与肝脏的葡萄糖醛酸结合而失去活性。在天然皮质激素中，醛固酮是作用最强的一种盐皮质激素，但由于在正常生理状态下，糖皮质激素的分泌量很大，故在人体总的水盐代谢中糖皮质激素也承担了重要的作用。平时每日醛固酮的分泌量很少，如因某种情况引起醛固酮分泌过多，其显著的钠水潴留及排钾效应则可引起低血钾、组织水肿及高血压。若盐皮质激素分泌水平过低，会导致水钠流失和血压降低。

二、去氧皮质酮

去氧皮质酮(desoxycorticosterone)具有类似醛固酮的作用,促进远曲小管钠的再吸收及钾的排泄。潴钠作用只有醛固酮的1%~3%。临床上用于原发性肾上腺皮质功能减退症的替代治疗。去氧皮质酮用药过量可导致水钠潴留,出现高血压、水肿、肺充血、低血钾、充血性心力衰竭等,过多的钾丢失可致肌肉无力和麻痹,还可引起关节疼痛。

临床上盐皮质激素常与氢化可的松等合用作为替代疗法,用于慢性肾上腺皮质功能减退症,以纠正患者失钠、失水和钾潴留等,恢复水和电解质的平衡。在替代疗法中,对于病情较重的患者或单用糖皮质激素无效的患者,可加用盐皮质激素。应用替代疗法的同时,患者每日须补充食盐6~10 g。

第四节　促肾上腺素皮质激素与皮质激素抑制药

一、促肾上腺皮质激素

目前主要分为天然和人工合成两类,天然的促肾上腺皮质激素(adrenocorticotropic hormone,ACTH)是从哺乳动物脑垂体前叶中提取到的一个多肽激素,由腺垂体嗜碱细胞合成分泌。ACTH能促进肾上腺皮质激素的合成与分泌,并刺激肾上腺皮质增生。ACTH的合成和分泌受到下丘脑促皮质素释放激素(corticotropin releasing hormone,CRH)的调节,对维持机体肾上腺正常形态和功能具有重要作用。在生理情况下,下丘脑、垂体和肾上腺三者处于动态平衡(图38-1),ACTH缺乏,将引起肾上腺皮质萎缩、分泌功能减退。正常ACTH分泌存在与皮质醇相同的昼夜节律,早晨高,下午和晚上低。天然的ACTH由39个氨基酸组成,其生理活动主要依赖于前24个氨基酸残基,氨基酸残基25~39则主要与ACTH的免疫原性有关。人工合成的ACTH仅有24个氨基酸残基,免疫原性明显降低,故过敏反应显著减少。

ACTH口服后在胃内可被胃蛋白酶破坏而失效,故不能口服,可注射应用。血浆 $t_{1/2}$ 为10~15 min。一般在ACTH给药2 h后,肾上腺皮质开始分泌氢化可的松,肌内注射4 h后达高峰,8~12 h作用消失。ACTH作用于靶细胞膜上的ACTH受体。ACTH受体来源黑皮素受体(melanocortinreceptor,MCR)家族。MCR家族是一组G蛋白偶联受体,共有5个成员,其中只有MC2R是ACTH的特异性受体。MC2R分布于肾上腺。MC2R与黑皮素受体辅助蛋白形成复合物则在束状带浓度最高,主要作用是促进皮质激素生成。ACTH维持肾上腺皮质的正常功能,促进皮质激素的合成和分泌。但当肾上腺皮质本身受损,分泌功能发生严重障碍时,ACTH就不能奏效,故临床上主要用于ACTH兴奋试验以判断肾上腺皮质贮备功能,诊断脑垂体前叶-肾上腺皮质功能状态及检测长期使用糖皮质激素的停药前后的皮质功能水平,以防止因停药而发生皮质功能不全。还可用于如风湿性关节炎、红斑狼疮、干癣,也用于过敏反应如严重喘息、药物过敏、荨麻疹等。中毒多因误用大量、短期内多次连续应用治疗剂量、突然停药或减量过快所致,少数患者因机体对之敏感性增高,在应用促皮质激素时可引起过敏反应。

二、皮质激素抑制药

皮质激素抑制药可代替外科的肾上腺皮质切除术,用于一些内源性皮质醇分泌过量患者的治疗。此外,也可用于检测参与类固醇合成的酶,以评估下丘脑-垂体轴功能。临床常用的有米托坦、美替拉酮、酮康唑、氨鲁米特和依托咪酯等(图38-4)。Osilodrostat和左旋酮康唑(levoketoconazole)是类固醇合成的新的抑制剂,目前正在多中心试验中评估。

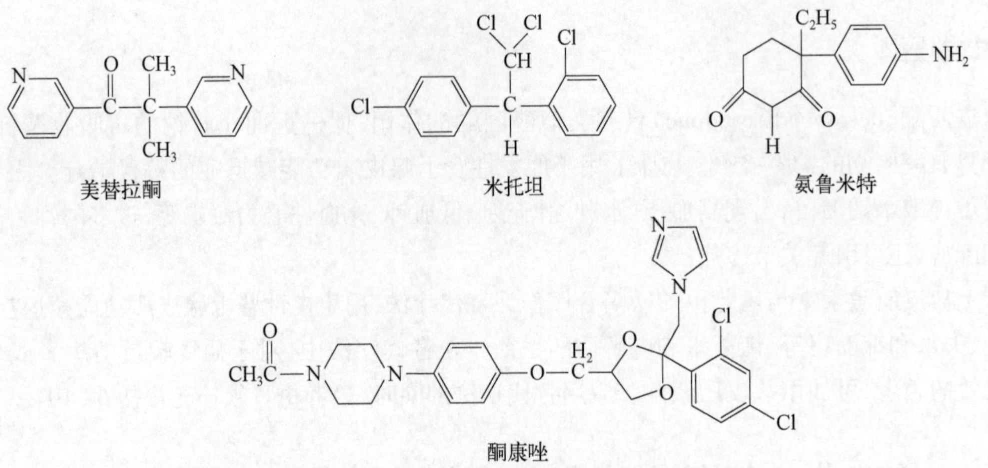

图 38-4 皮质激素抑制药的化学结构

米托坦(mltotane)

米托坦又名双氯苯二氯乙烷,它能抑制几种与肾上腺类固醇生成有关的酶。它选择性地作用于肾上腺皮质细胞,对肾上腺皮质的正常细胞或瘤细胞都有损伤作用,尤其是选择性地作用于肾上腺皮质束状带及网状带细胞,使其萎缩、坏死。用药后血、尿中氢化可的松及其代谢物迅速减少。

米托坦口服约 40% 由胃肠道吸收,其余 60% 以原型随粪便排出。停药 6~9 周后,血浆中仍可测到米托坦。本品脂溶性高,主要储存于脂肪中。米托坦是目前药物治疗肾上腺皮质癌的基石,临床上主要用于无法切除的肾上腺皮质癌、切除复发癌、肾上腺皮质增生及肿瘤所致的皮质醇增多症等。不良反应有消化道不适,如食欲不振、恶心、呕吐、腹泻等;中枢抑制系统抑制、眩晕、嗜睡、皮肤出疹等反应,减小剂量后这些症状可以消失。若由于严重肾上腺功能不全而出现休克或严重的创伤时,可给予肾上腺皮质类药物。

美替拉酮(metyrapone)

美替拉酮又名甲吡酮,主要抑制 11β-羟化酶,这是参与皮质醇合成的末端酶,干扰去氧皮质酮转化为皮质酮。抑制 11-去氧氢化可的松转化为氢化可的松,而降低它们的血药浓度;又能反馈性地促进 ACTH 分泌,导致 11-去氧皮质酮和 11-去氧氢化可的松代偿性增加,故尿中 17-羟类固醇排泄也相应增加。临床通常用于库欣综合征的鉴别诊断,也可用于治疗肾上腺皮质肿瘤和产生 ACTH 的肿瘤所引起的氢化可的松过多症和肾上腺皮质癌。口服后迅速起效,有助于及时控制皮质醇增多症,特别是需要在门诊背景下使用。不良反应较少,可有恶心、呕吐等消化系统症状及眩晕等其他副作用。在服用较大剂量时容易诱发肾上腺皮质功能不全。

氨鲁米特(aminoglutethimide)

氨鲁米特又名氨基苯哌啶酮,可在肾上腺皮质和腺体外组织两个不同部位阻断雄激素的生物合成,从而起到药物肾上腺切除作用。在腺体内主要阻止肾上腺中的胆固醇转变为孕烯醇酮,从而抑制肾上腺皮质激素的生物合成。在周围组织中抑制芳香化酶作用强,能阻止雄激素转变为雌激素。能有效减少肾上腺肿瘤和 ACTH 过度分泌时氢化可的松的增多。临床用于治疗皮质醇增多症,抑制肾上腺皮质功能,可与美替拉酮合用,治疗由垂体所致 ACTH 过度分泌诱发的库欣综合征。为了防止肾上腺功能不足,可给予生理剂量的氢化可的松。

酮康唑（ketoconazole）

酮康唑是一种抗真菌药，其机制是阻断真菌类固醇的合成。它能抑制几种参与肾上腺类固醇生成的酶（如 11β -羟化酶），从而抑制皮质醇的合成。但由于哺乳类动物组织对其敏感性远较真菌低，因此它对人体类固醇合成的抑制作用仅在高剂量时才会出现。目前，酮康唑主要用于治疗库欣综合征和前列腺癌。

依托咪酯（etomidate）

依托咪酯是一种非肠道给药的麻醉剂，它还能抑制 11β -羟化酶，已用于控制严重的、危及生命的皮质醇增多症。

盐皮质激素抑制药物，如抗醛固酮类药物螺内酯（详见第二十五章利尿药）。

（张丽）

糖皮质激素：生命的守保神

合理善用糖皮质激素

第三十九章　甲状腺激素与抗甲状腺药

甲状腺激素(thyroidhormone)是由甲状腺腺泡细胞分泌的,是一种含碘的络氨酸化合物。甲状腺激素包括甲状腺素(又称四碘甲状腺原氨酸,3,5,3′,5′-tetraiodothyronine, T_4)和三碘甲状腺原氨酸(3,5,3′,-triiodothyronine, T_3),对维持机体代谢、促进生长发育,尤其是在中枢神经系统发育起重要作用。

第一节　课前阅读

在发育期甲状腺激素分泌过少可引起智力低下、身材矮小的克汀病(cretinism),而成人时期甲状腺分泌过少可引起心动过缓、畏寒及黏液性水肿等甲状腺功能减退症(hypothyrodism,简称"甲减")。甲状腺功能减退症的主要病因是:① 甲状腺破坏;② 碘过量或缺乏;③ 自身免疫损伤;④ 抗甲状腺药。甲状腺功能减退症用甲状腺激素治疗。甲状腺功能亢进症(hyperthyrodism,简称"甲亢")是指甲状腺体分泌过多甲状腺激素引起的一种机体神经、循环、消化等系统兴奋性增高和代谢亢进为主要表现的一组临床综合征。其病因包括毒性弥漫性甲状腺肿(Graves' disease,又称格雷夫斯病)、结节性毒性甲状腺肿和自主性高功能甲状腺结节(autonomous hyperfunctional thyroid nodule),其中毒性弥漫性甲状腺肿占80%左右,其发病病因包括:① 血清中针对甲状腺的自身抗体;② 甲状腺内淋巴细胞浸润;③ 循环和甲状腺存在针对甲状腺抗原的 T 细胞。

第二节　甲状腺激素

【甲状腺激素的生物合成、分泌及调节】

1. 甲状腺激素的生物合成

(1) 碘的摄取:食物中摄取的碘以碘化物的形式进入血液循环,正常情况下维持着低水平的碘浓度(15~30 nmol/L)。甲状腺泡细胞通过位于细胞膜上的钠-碘共转运体(sodium-iodide symporter)主动摄取碘。正常情况下甲状腺中碘化物的浓度达血浆浓度的 20~50 倍,而在甲状腺功能亢进时可高达250 倍。促甲状腺激素(thyrotropin, TSH)可增强钠-碘共转运体的功能。

(2) 碘的氧化和酪氨酸碘化:摄入的碘化物在甲状腺过氧化物酶的作用下被氧化成氧化碘,随后与甲状腺球蛋白(thyroglobulin, TG)中的酪氨酸残基结合,生成一碘酪氨酸(monoiodotyrosine, MIT)和二碘酪氨酸(diiodotyrosine, DIT)。

(3) 偶联:同样,在过氧化物酶作用下,一分子 MIT 和一分子 DIT 偶联生成 T_3,或二分子的 DIT 偶联成 T_4。合成的 T_3 和 T_4 储存于甲状腺泡胶质的 TG 分子上。正常时,合成的 T_4 和 T_3 的比例为 5:1,缺碘时甲状腺中 T_4:T_3 比例下降,从而使甲状腺激素活性维持平衡。

(4) 释放:TG 在蛋白水解酶的作用下裂解出 T_3、T_4 进入血液。TSH 通过增强内肽酶的活性,从而增加 TG 的裂解。正常人每天 T_4 和 T_3 的分泌量分别为 75 g、25 g 左右。在脱碘酶的作用下,低活性的

T_4 可脱碘变成高活性的 T_3。

2. 甲状腺激素的分泌调节　　甲状腺腺泡细胞分泌 T_3、T_4 受下丘脑-垂体-甲状腺轴的调节。下丘脑分泌的促甲状腺激素释放激素（thyrotropin releasing hormone，TRH），促进垂体前叶合成和分泌促甲状腺激素（thyroid stimulating hormone，TSH），而 TSH 又促进甲状腺细胞增生及 T_3、T_4 的合成、释放。血清 TSH 浓度的变化是反应甲状腺功能最敏感的指标。甲状腺功能亢进时 TSH 通常 <0.1 mU/L。血中游离 T_3 和 T_4 对下丘脑及垂体前叶产生负反馈调节作用。血中碘浓度高时抑制甲状腺腺泡细胞合成和释放 T_3、T_4（图 39-1）。

【体内过程】　　T_4、T_3 的口服后生物利用度分别为 50%~75% 和 90%~95%。T_4、T_3 的吸收在严重黏液性

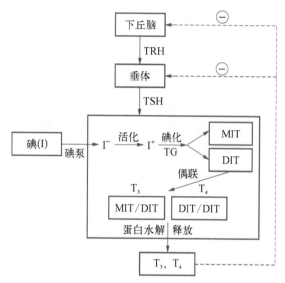

图 39-1　甲状腺激素的生物合成、分泌与调节

水肿伴肠梗阻时，口服吸收减少，需考虑肠外给药。两者的血浆蛋白结合率均可达 99% 以上，但 T_3 的蛋白质的亲和力低于 T_4，其游离量可为 T_4 的 10 倍。T_3 的 $t_{1/2}$ 为 2 天，用药后 6 h 内起效，24 h 左右作用达高峰，作用强而快。T_4 的 $t_{1/2}$ 为 5 天，用药后 24 h 内无明显作用，最大作用出现在用药后 7~10 天，作用弱而慢。两者主要在肝、肾线粒体内脱碘，并与葡萄糖醛酸或硫酸结合而经肾排泄。甲状腺激素减少可通过胎盘，也可进入乳汁，在妊娠和哺乳期应注意。

【药理作用与机制】

1. 药理作用

（1）维持发育和生长：甲状腺激素促进中枢神经系统、骨骼的生长发育。甲状腺激素促进神经元轴突、树突、神经髓鞘的形成；还可促进软骨骨化和长骨生长。因此，在发育期间甲状腺激素缺乏分泌不足，引起大脑和骨骼发育障碍导致智力低下、身材矮小的克汀病（cretinism）。甲状腺激素参与胎儿肺脏的发育，缺乏可引起新生儿呼吸窘迫症。

（2）促进代谢：甲状腺激素可增加耗氧量，提高基础代谢率，使产热增多。甲状腺功能亢进时，出现怕热、多汗，但是在甲状腺功能不全时，出现畏寒、代谢活动降低。甲状腺激素还可促进儿茶酚胺对脂肪细胞的脂解作用。

（3）提高机体交感神经系统活性：甲状腺激素可提高机体对交感神经递质的反应性增高，出现皮肤发红、神经过敏、急躁、震颤、外周血管阻力升高、心动过速、心脏肥大、肠蠕动频率增加等。

2. 作用机制

（1）基因效应：甲状腺激素的靶细胞广泛分布于肝、心、肺、脑、骨骼、胃肠平滑肌。甲状腺激素的大部分效应系甲状腺激素受体（thyroidhormonereceptor，TR）介导的基因效应。这种 TR 属于核受体，分子量为 52 kD，分为 TRα 和 TRβ 两种亚型。血浆中游离的 T_4、T_3 通过转运体进入靶细胞。在细胞内 T_4 转化为 T_3，后者进入核内与 TR 结合，通过启动基因转录促进某些特异性蛋白的合成，从发挥效应。

（2）非基因效应：除了核受体介导的作用外，甲状腺激素还可与细胞膜、线粒体、核蛋白体上的相应受体结合，影响离子通道活性、能量代谢及蛋白质合成过程。

【临床应用】

1. 克汀病　　甲状腺分泌不足发生于胎儿或新生儿期，应尽早诊治。治疗从小剂量开始，逐渐增加剂量，如症状明显好转时可改为维持剂量，并根据症状随时调整剂量。若治疗过晚，身体发育可正常，但智力仍然低下。

2. 黏液性水肿　成年人甲状腺功能减退的严重的表现。常口服甲状腺片,从小剂量开始,逐渐增加剂量。老年人、循环系统严重疾病患者增量需缓慢,以防过量诱发或加重心脏病;垂体功能不全的患者宜先用糖皮质激素再给予甲状腺激素,以防发生急性肾上腺皮质功能不全。

3. 单纯性甲状腺肿　由于缺碘所致者应补碘。临床上无明显原因者可给予适量甲状腺激素,反馈性抑制 TSH 分泌,以缓解甲状腺组织代偿性增生肥大。对甲状腺结节常无效,须进行手术。

4. 甲状腺癌术后　使用超生理剂量 T_4 通过抑制血清 TSH 水平,减少肿瘤复发。

5. T_3 抑制实验　T_3 可反馈性抑制甲状腺的碘摄取。服用 T_3 后,摄碘率比用药前下降 50% 以上者为单纯性甲状腺肿,小于 50% 者为甲状腺功能亢进。

【不良反应】　甲状腺激素过量时可引起甲状腺功能亢进的临床表现,出现心悸、多汗、体重减轻、手震颤、失眠、腹泻、呕吐、发热、脉搏快而不规则等,甚至诱发心绞痛、心力衰竭、肌肉震颤或痉挛。一旦出现这些症状必须立即停药,必要时可用 β 受体拮抗药对抗。

第三节　抗 甲 状 腺 药

常用的治疗甲状腺功能亢进症的药物有硫脲类药物、碘与碘化物碘、放射性碘及 β 受体拮抗药。

一、硫脲类药物

硫脲类(thioureas)药物是最常用的抗甲状腺药,分为硫氧嘧啶类(thiouracils)和咪唑类(imidazoles)两类。前者包括甲硫氧嘧啶(methylthiouracil, MTU)和丙硫氧嘧啶(propylthiouracil, PTU),后者包括甲巯咪唑(methimazole,又名他巴唑)和卡比马唑(carbimazole,又名甲状腺功能亢进平)。我国普遍使用甲巯咪唑和丙硫氧嘧啶。

【体内过程】　甲巯咪唑血浆 $t_{1/2}$ 为 6 h,在甲状腺组织中可维持药物浓度达 16~24 h。卡比马唑是甲巯咪唑的衍化物,在体内转化成甲巯咪唑而发挥作用。丙硫氧嘧啶口服后吸收迅速,1 h 达峰浓度,生物利用度为 80%,血浆蛋白结合率为 75%。丙硫氧嘧啶血浆 $t_{1/2}$ 为 1.5 h,需每 6~8 h 给药 1 次。主要在肝脏代谢,代谢产物与葡萄糖醛酸结合后排出。两者均可通过胎盘屏障。

【药理作用与机制】

1. 抑制甲状腺激素的合成　硫脲类通过抑制甲状腺过氧化物酶,抑制碘的活化及酪氨酸碘后的偶联,从而减少甲状腺激素的生物合成。硫脲类不影响碘的摄取及甲状腺激素的释放,对已合成的激素无拮抗作用,因此须待已合成的激素消耗之后才能显效。症状改善常在用药后 2~3 周后出现,基础代谢率恢复需 1~2 个月。

2. 抑制外周组织的 T_4 转化为 T_3　丙硫氧嘧啶可迅速降低血清中生物活性更强的 T_3 水平,因此在重症甲状腺功能亢进症、甲状腺危象时,本药可列为首选。甲巯咪唑并无此作用。

3. 免疫抑制作用　硫脲类药物尚可降低血循环中的甲状腺刺激性免疫球蛋白(thyroid stimulating immunoglobulin, TSI)水平。药物引起血液循环中抑制性 T 细胞数量增加,而自然杀伤细胞和甲状腺内激活的淋巴细胞数量减少。

【临床应用】

1. 甲状腺功能亢进症的内科治疗

(1)适用于轻、中度病情。

(2)青少年、孕妇、高龄或因其他疾病不宜手术或 [131]I 治疗者。

(3)术后复发且不宜 [131]I 治疗者。开始治疗可以给予大剂量以对甲状腺激素合成产生最大抑制作用。在治疗期,口服甲巯咪唑 10~30 mg/d 或丙硫氧嘧啶 50~150 mg/d。消耗甲状腺内已合成的甲状腺激素需要 4~6 周,因此控制甲状腺功能亢进症症状需 4~8 周。经治疗后,血清 TSH 水平接近正常时,药量即可递减,直至维持量,疗程 1~2 年。

2. 术前准备　　甲状腺功能亢进症符合手术指征的患者需进行手术治疗。手术前服用硫脲类药物,使甲状腺功能恢复或接近正常,可减少甲状腺次全切除手术患者在麻醉和手术后的并发症的发生。用药后降低 T_3、T_4 水平,可反馈性刺激腺垂体 TSH 合成分泌增多,导致腺体增生,组织脆而充血,不利于手术进行。因此,术前 2 周左右应加服大剂量碘剂,使腺体坚实,减少充血。

3. 甲状腺危象的治疗　　也称甲状腺功能亢进和危象,与甲状腺激素大量进入循环系统有关。临床表现有高热、大汗、虚脱、心动过速、谵妄、恶心、呕吐、腹泻,严重者可出现心力衰竭、休克及昏迷。死亡率达 20% 以上。对此,除须消除诱因外,应口服或经胃管注入丙硫氧嘧啶以迅速抑制 T_4 转化为 T_3。1 h 后,服用大剂量碘剂以抑制甲状腺激素释放。同时,可辅助应用 β 受体拮抗药和肾上腺皮质激素。

【不良反应】

1. 粒细胞减少症　　为最严重不良反应,发生率约为 0.7%。一般发生在治疗后的 2~3 月内,除定期检查血象外,需检测患者的咽痛或发热症状。要区分是否由甲状腺功能亢进症本身所引起的白细胞减少还是药物所致。

2. 皮疹　　最为常见,轻度皮质可以给予抗组胺药物,如发生严重皮疹需停药。

3. 肝功能损伤　　需与甲状腺功能亢进症本身引起的肝功异常相鉴别。丙硫氧嘧啶和甲巯咪唑的肝功损伤发病率分别为 2.7% 和 0.4%。前者的肝损伤通常是肝细胞坏死、转氨酶升高,而后者表现为黄疸、胆红素升高。

4. 致畸作用　　丙硫氧嘧啶和甲巯咪唑可致胎儿皮肤发育不全,因此妊娠妇女慎用或禁用。

二、碘与碘化物

碘化物是治疗甲状腺疾病最古老的药物。常用复方碘溶液[aqueous iodine solution,又名卢戈液(Lugol's solution)],以碘化物形式从胃肠道吸收。目前,复方碘溶液仅在甲状腺功能亢进症手术前及甲状腺危象时使用。

【药理作用与机制】

1. 小剂量的碘　　作为合成甲状腺素的原料,小剂量可用于治疗单纯性甲状腺肿。

2. 大剂量碘　　剂量超过 6 mg/d 对甲状腺功能亢进症患者和正常人都产生抗甲状腺作用。其机制:① 抑制还原性谷胱甘肽(reduced glutathione,GSH),进而抑制 GSH 依赖的 TG 水解介导的甲状腺激素的释放;② 抑制 TSH 使腺体增生的作用,使腺体缩小变硬,血管减少,有利于进行手术;③ 通过抑制甲状腺过氧化物酶,进而抑制酪氨酸碘化和 T_3、T_4 合成。

【临床应用】

1. 小剂量碘剂　　预防单纯性甲状腺肿。在食盐中按 1∶100 000~1∶10 000 的比例加入碘化钾或碘化钠。

2. 大剂量碘剂

(1)甲状腺功能亢进症的术前准备,一般在术前 2 周给予复方碘溶液以使甲状腺组织退化、血管减少、腺体缩小、有利于手术进行。

(2)甲状腺危象的治疗,先用丙硫氧嘧啶 1 h 后,可将碘化物加到 10% 葡萄糖溶液中静脉滴注,也可服用复方碘溶液。

【不良反应】

1. 一般不良反应　　出现呼吸道刺激、喉头不适、口内铜腥味、眼刺激及唾液和鼻液分泌增多等症状。

2. 过敏反应　　急性反应,血管神经性水肿为突出的症状,喉头水肿可引起窒息。轻者出现发热、皮疹、皮炎等。

3. 诱发甲状腺功能紊乱　　长期服用碘化物可诱发甲状腺功能亢进症。碘还可进入乳汁并通过胎盘引起新生儿甲状腺水肿,故孕妇及哺乳期妇女应慎用。

三、放射性碘

临床上常用的碘放射性同位素是^{131}I。^{131}I 的 $t_{1/2}$ 约为 5 天,用药后 1 个月可消除其放射性的 90%,56 天消除 99%。

【药理作用与作用机制】　　由于甲状腺具有很强的摄碘能力,^{131}I 可迅速地被甲状腺摄取。^{131}I 可产生 β 射线(99%)和少量 γ 射线(1%)。β 射线在甲状腺组织内的穿透范围仅为 0.4~2 mm,因此其细胞毒作用只限于甲状腺内,又因增生组织对辐射损伤的敏感性大,故 β 射线主要破坏甲状腺实质,而很少损伤周围组织。^{131}I 的 γ 射线无放射损伤作用,可在体外测得,故用作甲状腺摄碘功能的测定。

【临床应用】

1. 甲状腺功能亢进症治疗　　^{131}I 仅适用于不宜手术或术后复发及硫脲类无效或过敏者。一般用药后 1 个月见效,3~4 个月后甲状腺功能恢复正常。

2. 甲状腺摄碘功能检查　　当日空腹小量^{131}I 后 1 h、3 h 及 24 h 分别测定甲状腺的放射性,计算摄碘率。甲状腺功能亢进症时,3 h 摄碘率超过 30%~50%,24 h 超过 45%~50%,摄碘高峰前移。功能减退时摄碘最高不超过 15%,摄碘高峰后移。

【不良反应】　　剂量过大,易致甲状腺功能低下,故应严格掌握剂量,如发生甲状腺功能低下,可补充甲状腺激素。由于儿童甲状腺组织处于生长期,对辐射损伤较敏感;卵巢也是碘的浓集部位,可能对遗传产生影响。因此,孕妇、哺乳期妇女及 20 岁以下患者禁用。

四、β 受体拮抗药

甲状腺激素及抗甲状腺药物

普萘洛尔(propranolol)等 β 受体拮抗药通过阻断 β 受体改善甲状腺功能亢进症患者的心率加快等交感神经兴奋症状。还可抑制外周 T_4 转化为 T_3。本类药物用于不宜用抗甲状腺药、不宜手术及^{131}I 治疗的甲状腺患者和甲状腺部分切除手术前的准备。不良反应见第十一章肾上腺素受体拮抗药。

(郑龙太,任海刚)

第四十章　胰岛素与口服降血糖药
Chapter 40　Insulin and Other Hypoglycemic Drugs

糖尿病(diabetes mellitus)是一组由于胰岛素分泌缺陷和(或)胰岛素作用障碍所致的以高血糖为特征的代谢性疾病,其发病态势呈逐年上升趋势,已成为影响全球数亿人的慢性疾病。糖尿病主要可分为两型:① 由于胰腺 β 细胞破坏,胰岛素分泌量绝对缺乏引起的 1 型糖尿病(type 1 diabetes mellitus, T1DM);② 由于胰岛素抵抗或胰岛素分泌相对不足引起的 2 型糖尿病(type 2 diabetes mellitus, T2DM)。其中,2 型糖尿病占糖尿病发病总数的 90%,且在肥胖或超重、高心血管风险和老年人群中高发。其他特殊类型的糖尿病还包括妊娠期糖尿病(gestational diabetes mellitus, GDM)及由于内分泌疾病、感染、药物、化学物质或其他遗传疾病继发的糖尿病。严重高血糖时出现多尿、多饮、多食及体重减轻的典型"三多一少"症状,长期高血糖将导致多种组织病变,特别是视网膜、肾脏、神经、心血管的功能损伤。糖尿病的常见治疗药物包括胰岛素(insulin)、双胍类(biguanides)、磺酰脲类(sulfonylureas)、格列奈类(meglitinides)、噻唑烷二酮类(thiazolidinedione, TZD)、钠－葡萄糖耦联转运－2(sodium-glucose co-transporter-2, SGLT－2)抑制剂、二肽基肽酶－4(dipeptidyl peptidase-4, DPP－4)抑制剂、α－葡萄糖苷酶抑制剂(alpha-glucosidase inhibitor)、胰高血糖素样肽－1(glucagon-like peptide-1, GLP－1)受体激动剂及胰淀粉样多肽类似物(amylinomimetic)等。

第一节　课 前 阅 读

一、糖尿病的诊断标准

根据《中国 2 型糖尿病防治指南(2020 年版)》,我国现行糖尿病诊断标准仍采用 WHO 于 1999 年公布的国际通用诊断标准,以空腹血浆葡萄糖或口服葡萄糖耐量试验(oral glucose tolerance test, OGTT)后的 2 h 血浆葡萄糖值作为诊断糖尿病的主要依据。对于没有糖尿病典型临床症状的人群,必须重复检测以确认诊断。

急性感染、创伤或其他应激情况均可导致暂时性血糖增高。若患者无明确糖尿病病史,应等待应激消除后再次复查血糖值,以确定糖代谢状态,此种情况下检测糖化血红蛋白(glycosylated hemoglobin, HbA1c)将有助于诊断。

二、血糖调节的主要机制

血糖调节的主要机制:
(1)刺激胰腺 β 细胞释放胰岛素。
(2)增强胰岛素敏感性。
(3)增加外周组织对胰岛素的摄取。
(4)减少肝糖原异生。

（5）降低葡萄糖在肠和肾脏的（重）吸收。

（6）抑制胰高血糖素分泌。

（7）补充外源性胰岛素。

三、降血糖药的合理应用

糖尿病的药物治疗目标是减轻症状、减少并发症、降低死亡率及改善患者生活质量。降血糖药临床合理应用的重点是在有效控制血糖（HbA1c≤7%）的同时，预防低血糖、恶心、呕吐、体重增加等不良反应，以及酮症酸中毒、高渗性昏迷、糖尿病肾病、糖尿病性视网膜病变、糖尿病足、糖尿病性周围神经病变等严重并发症。

早期饮食、运动、控制体重及生活方式干预对降低糖尿病微血管病变风险具有重要意义，而针对患者心血管危险因素的干预（如戒烟、控制血压、降低血脂、抗血小板治疗等）则对避免糖尿病大血管并发症（如冠心病、心肌梗死、心力衰竭、脑卒中、外周血管病变等）的发生起到积极作用。

第二节　降血糖药的分类

根据各种药物的作用和作用机制，可将降血糖药物分为以下几类。

一、胰岛素及其类似物

（1）速效胰岛素类似物：如赖脯胰岛素等。

（2）短效胰岛素：如普通胰岛素。

（3）中效胰岛素：如低精蛋白锌胰岛素等。

（4）长效胰岛素类似物：如地特胰岛素等。

（5）预混胰岛素：如精蛋白重组人胰岛素混合（30/70）等。

二、口服降血糖药

（1）磺酰脲类：如格列吡嗪等。

（2）双胍类：如二甲双胍等。

（3）格列奈类：如瑞格列奈等。

（4）噻唑烷二酮类：如吡格列酮等。

（5）α-葡萄糖苷酶抑制剂：如阿卡波糖等。

（6）钠-葡萄糖耦联转运体-2（SGLT-2）抑制剂，如恩格列净等。

三、其他

（1）GLP-1受体激动剂，如利拉鲁肽等。

（2）DPP-4抑制剂，如西格列汀等。

（3）胰淀粉样多肽类似物：如普兰林肽等。

第三节　常用降血糖药

一、胰岛素及其类似物

内源性胰岛素(insulin)由胰腺 β 细胞分泌的胰岛素原(proinsulin)经胰岛素原转化酶(PC1 和 PC2)及羧肽酶 E 修饰形成,平时以锌离子配位六聚体方式储存于胰岛 β 细胞内的分泌囊泡中,受外界刺激(如葡萄糖、氨基酸、胰高血糖素等)后被释放至血液中,并发挥其药理作用。外源性胰岛素是治疗 1 型糖尿病和其他药物无法控制的 2 型糖尿病的重要药物,作为替代疗法,参与人体内糖类物质及脂肪的多种代谢途径。药用胰岛素经历了从猪、牛等动物胰腺中提取的动物胰岛素、利用 DNA 技术人工合成的重组人胰岛素,以及通过肽链修饰等基因工程技术研制的胰岛素类似物(insulin analogues)3 个发展阶段。研究证明,胰岛素类似物在模拟生理性胰岛素分泌模式、降低夜间低血糖发生风险和提高患者用药依从性方面均优于人胰岛素。

【化学结构】　人胰岛素分子量为 5 808 Da,由两条多肽链组成,其中 A 链含有 21 个氨基酸,B 链含有 30 个氨基酸,两链通过 A7(Cys)-B7(Cys)及 A20(Cys)-B19(Cys)两个二硫键相连。通过基因重组技术改变 A、B 两链上不同位置的氨基酸残基,可获得不同动力学特征的胰岛素类似物。

【体内过程】　皮下注射或静脉给药,口服无效,前臂外侧和腹壁吸收最快。主要在肝、肾灭活,经谷胱甘肽转氨酶还原二硫键,再由蛋白水解酶水解成短肽或氨基酸,也可被肾胰岛素酶直接水解。严重肝肾功能不良能影响其灭活。近年来,舌下、黏膜及吸入等新型胰岛素制剂正受到越来越多的重视。

【药理作用】　可调节糖代谢,具有促进糖原、蛋白质和脂肪合成,降低糖原分解、脂肪降解和蛋白质水解,减少肝糖异生的功能,同时促进骨骼肌和脂肪等周围组织摄取葡萄糖,维持血糖平衡。

【临床应用】　用于 1 型糖尿病、急性或严重并发症(包括糖尿病酮症酸中毒及高渗性昏迷)及高 HbA1c 水平或其他药物无法控制的 2 型糖尿病。同时是合并重度感染、高热、消耗性疾病、妊娠、哺乳、创伤、手术及肝肾功能不全的 2 型糖尿病患者的一线用药。超说明书用药可用于高钾血症、肿瘤溶解综合征及脓毒症休克的辅助治疗。

1. 速效胰岛素类似物(rapid-acting insulin)　　15~30 min 起效,1~2 h 后血药浓度达到峰值(C_{max}),作用时间为 3~5 h。起效最快,作用时间最短,可于餐前 10 min 给药,使用便捷,降低餐后血糖效果优于普通胰岛素,包括赖脯胰岛素(lispro insulin)、门冬胰岛素(aspart insulin)和谷赖胰岛素(glulisine insulin)等。

2. 短效胰岛素(short-acting insulins)　　即普通胰岛素(regular insulin)。由于皮下注射后胰岛素六聚体需解离为二聚体和单体才能吸收,故起效慢于速效胰岛素。作为餐时胰岛素需提前 30 min 注射,30~60 min 起效,2~3 h 后达到 C_{max},作用时间 4~6 h,也可静脉给药。

3. 中效胰岛素(intermediate-acting insulin)　　是唯一呈现混悬液的胰岛素制剂。1~2 h 起效,4~8 h 后达到 C_{max},作用时间为 8~12 h,包括低精蛋白锌胰岛素(neutral protamine hagedorn,NPH)、精蛋白锌重组人胰岛素(protamine zinc recombinant human insulin)等。

4. 长效胰岛素及其类似物(long-acting insulin)　　通过增大溶液中鱼精蛋白的比例或修饰人胰岛素肽链氨基酸残基的方法,获得的起效更慢(2~3 h)、作用时间更长(14~36 h)且无明显血药浓度峰值的胰岛素制剂,可用于提供人体全天所需的基础胰岛素,引起夜间低血糖的风险小于 NPH,包括精蛋白锌胰岛素(protamine zinc insulin,PZI)、地特胰岛素(detemir insulin)、甘精胰岛素(glargine insulin)、德谷胰岛素(degludec insulin)等。

5. 预混胰岛素(premixed insulin) 将短效胰岛素与中效胰岛素按不同比例进行混合,获得的起效时间与作用时间介于两者之间的胰岛素制剂,能兼顾患者对于基础和餐时胰岛素的需求,减少注射次数。包括门冬胰岛素50、精蛋白重组人胰岛素混合(30/70)等。

【不良反应】 常见低血糖、体重增加、头痛等不良反应。由于胰岛素具有免疫原性,可能导致瘙痒、荨麻疹等超敏反应。长期注射胰岛素可能导致注射部位疼痛、皮疹及脂肪代谢障碍,应持续轮换注射部位。偶也可见严重低血糖、外周水肿、低钾血症、鼻咽炎及上呼吸道感染。禁用于低血糖及胰岛素过敏患者。

【药物相互作用】 糖皮质激素、甲状腺激素、拟交感神经药等可能会减弱胰岛素的降糖作用,增加胰岛素的需要量。其他口服降血糖药、ACEI、MAOI、水杨酸及磺胺类抗生素可促进血糖降低,与胰岛素合用时增加低血糖的发生风险。代谢酶相关的药物相互作用较少。

二、口服降血糖药

(一)磺酰脲类

磺酰脲类降血糖药为胰岛素促分泌剂(insulin secretagogue),通过刺激胰腺 β 细胞分泌胰岛素而发挥降血糖作用,因此需要患者胰腺 β 细胞仍具有一定的分泌功能,在胰岛素绝对缺乏的 1 型糖尿病、全胰腺切除术后及严重的 2 型糖尿病患者中无效。第一代磺酰脲类降血糖药包括甲苯磺丁脲(tolbutamide)、氯磺丙脲(chlorpropamide)、格列环脲(glycyclamide)等;第二代磺酰脲类降血糖药包括格列本脲(glyburide)、格列吡嗪(glipizide)、格列喹酮(gliquidone)等;第三代磺酰脲类降血糖药包括格列美脲(glimepiride)、格列齐特(gliclazide)等(图 40-1)。

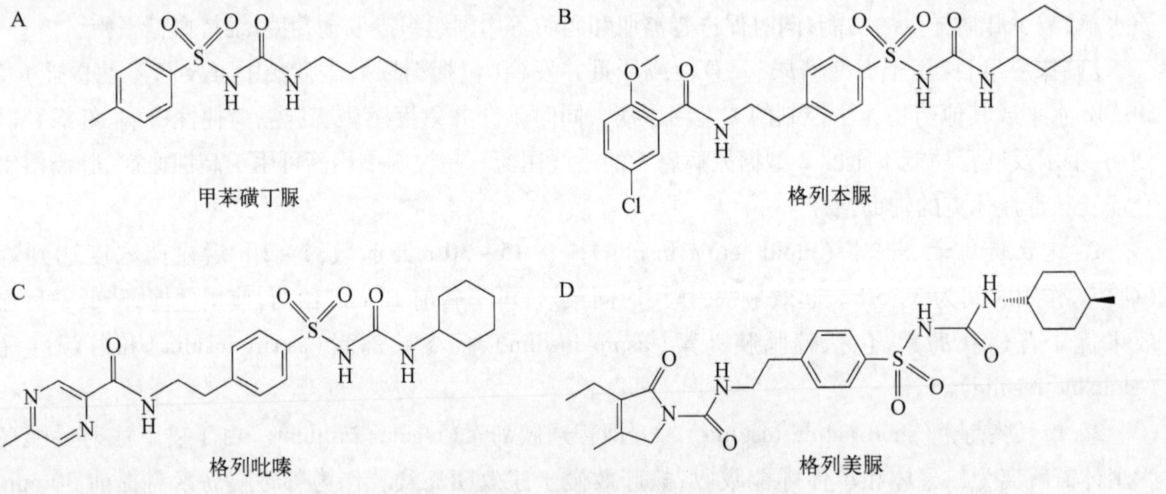

图 40-1 第一代至第三代磺酰脲代表药的化学结构式

【化学结构】 所有具有药理活性的磺酰脲类化合物都含有一个中心 S-芳基磺酰脲结构,在苯环对位及尿素 N-端连接不同的取代基可获得不同的产物。

【药理作用】 与胰腺 β 细胞膜上 ATP 敏感的 K^+ 通道受体结合后,可阻止 K^+ 外流,导致膜的去极化,进一步增强电压门控 Ca^{2+} 通道开放,使 Ca^{2+} 内流,胞内高浓度 Ca^{2+} 刺激胰腺 β 细胞分泌胰岛素。长期使用还可发挥胰岛外降血糖作用,如降低基础肝糖原异生、增加胰岛素与靶组织结合、提高外周组织胰岛素敏感性等。

【体内过程】 口服后快速经胃肠道吸收,绝对生物利用度高(可达100%),大部分经肝代谢后,通过尿液及粪便排泄。以格列吡嗪为例,口服后即释剂型 1~3 h 后、缓释剂型 6~12 h 后血药浓度达到峰浓度值(C_{max}),无首过消除,血浆蛋白结合率为98%~99%。在肝内经 CYP2C9 代谢为无活性的芳环羟化产物与共轭极性化合物,90%的剂量以代谢物形式从尿液(80%)及粪便(10%)中排泄。平均终末半衰期为 2~5 h,短于格列本脲,更适用于老年及肾功能下降患者。食物可延迟即释剂型的吸收,应于餐前 30 min 给药,缓释剂型应与早餐同服。

【临床应用】　用于单纯饮食控制及体育锻炼 2~3 个月无效的轻、中度 2 型糖尿病患者。

【不良反应】　由于胰岛素过量分泌,使用磺酰脲类药物的患者中低血糖发生率高于使用其他种类降血糖药的患者,尤其是在空腹状态下可能导致严重低血糖。其他不良反应包括头痛、体重增加、恶心、腹泻、过敏性皮炎、肝功能损害及白细胞减少。妊娠及哺乳期慎用。禁用于 1 型糖尿病、糖尿病酮症酸中毒、肝肾功能不全及对磺胺类药物过敏患者。

【药物相互作用】　避免与水杨酸、保泰松、双香豆素等高血浆蛋白结合的药物,以及氟康唑等 CYP2C9 抑制剂或诱导剂合用。环丙沙星、加替沙星等氟喹诺酮类药物可能引起低血糖或高血糖,甚至昏迷,合用时应注意监测血糖。

（二）双胍类

常见的双胍类降血糖药包括二甲双胍（metformin,图 40-2）和苯乙双胍（phenformin）。

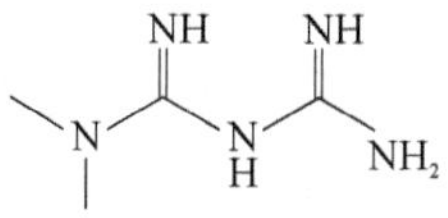

图 40-2　二甲双胍的化学结构式

二甲双胍（metformin）

【药理作用】　二甲双胍主要作用于肝脏,对肌肉和脂肪组织的作用稍弱。研究显示,其可能通过激活 5′-单磷酸腺苷(AMP)激酶,下调葡萄糖-6-磷酸脱氢酶(glucose-6-phosphate dehydrogenase, G6P)基因表达,并抑制线粒体甘油醛-3-磷酸脱氢酶(glyceraldehyde-3-phosphate dehydrogenase, GPDH),从而减少肝糖原异生。在外周组织中,二甲双胍可加强胰岛素与受体结合,并诱导葡萄糖转运蛋白 4(glucose transporter 4, GLUT4)增强因子磷酸化,提高葡萄糖跨膜转运,增加骨骼肌和脂肪组织对葡萄糖的摄取,改善胰岛素敏感性,同时减少小肠对葡萄糖的吸收,抑制胰高血糖素信号通路,发挥降低空腹血糖、餐后血糖和体重的作用。二甲双胍对脂肪酸氧化有轻微(10%~20%)抑制作用,可降低 VLDL、TG 与 TC 水平。二甲双胍对胰岛素分泌无刺激作用,故不易引起低血糖。

【体内过程】　不与血浆蛋白结合,口服后即释剂型 2.5 h、缓释剂型 7 h 可达浓度峰值(C_{max})。24 h 内,90%以原形经肾小管分泌,10%从粪便排泄。平均血浆半衰期 6.2 h,由于二甲双胍在红细胞中分布蓄积,清除半衰期可达 17.6 h。食物可降低并延迟即释剂型的吸收,增加缓释剂型的吸收。

【临床应用】　作为一线药物用于单纯饮食控制及体育锻炼无效的 2 型糖尿病,尤其适用于肥胖、高血脂及胰岛素抵抗患者,可单独应用也可与其他口服降血糖药或胰岛素合用,治疗开始后 2 周可发挥最大药效。二甲双胍对胰岛素抵抗有改善作用。

【不良反应】　常见恶心、呕吐、腹泻、腹痛和食欲减退,可与食物同服以减轻胃肠道反应。禁用于肾功能不全(CCR<45 mL/min)、肝功能不全、乳酸酸中毒、代谢性酸中毒、酗酒、过敏及正在使用碘化造影剂的患者。

【药物相互作用】　二甲双胍经肾小管等分泌排泄,应避免与竞争肾有机阳离子转运体 2(organic cation transporter 2, OCT2)及多药和毒素外排转运蛋白(MATE1、MATE2k)的药物(如雷诺拉嗪、凡德他尼、多替拉韦、西咪替丁等)合用,必须合用时应降低二甲双胍剂量。

（三）格列奈类

格列奈类与磺酰脲类同属胰岛素促分泌剂(insulin secretagogues),通过刺激胰腺 β 细胞分泌胰岛素而发挥降血糖作用,因此需要患者胰腺 β 细胞仍具有一定功能才能发挥效果。常见的格列奈类降血糖药包括瑞格列奈(repaglinide)、那格列奈(nateglinide)和米格列奈(mitiglinide)等。

瑞格列奈(repaglinide)

【药理作用】　瑞格列奈是第一个在进餐时服用的葡萄糖调节药物。其降血糖作用是葡萄糖依赖性的,在血糖水平较低时药效减弱,因此低血糖发生风险较小,最大的优点是可以模仿胰岛素的生理性分泌,有效地控制餐后高血糖。降血糖机制与磺酰脲类类似,通过阻滞胰腺 β 细胞膜上 ATP 敏感的 K^+ 通道,开放电压门控 Ca^{2+} 通道,提高细胞内 Ca^{2+} 浓度,从而刺激胰岛素分泌。但格列奈类与 K^+ 通道受体结合的亲和力较弱,从 SUR1 结合位点解离的速度也更快,因此作用强度与作用时间均弱于磺酰脲类。

【体内过程】　口服后胃肠道吸收快速而完全,起效快,1 h 后血药浓度达到峰浓度值(C_{max}),绝对生物利用度为 56%,血浆蛋白结合率为 98%。在肝脏内经 CYP2C8 与 CYP3A4 氧化及葡糖糖醛酸化完全代谢为无活性产物。另外,瑞格列奈也是肝有机阴离子转运多肽 OATP1B1 的底物,半衰期短(约 1 h)。92% 的代谢产物从粪便排出,剩余 8% 从尿液中排泄。肾功能不全(CCR<40 mL/min)患者应降低给药剂量。食物对达峰时间无影响,但可使 C_{max} 与体内暴露量(AUC)分别降低 20% 和 12.4%,应于餐前 15 min 内服用。

【临床应用】　临床上用于饮食控制及运动锻炼不能有效控制血糖的 2 型糖尿病患者,老年糖尿病患者也可服用,且适用于糖尿病肾病患者。若患者未进食,则无须给药。

【不良反应】　低血糖及体重增加风险小于磺酰脲类,但仍然存在。禁用于 1 型糖尿病、糖尿病酮症酸中毒、严重肝功能不全及过敏患者。

【药物相互作用】　吉非贝齐可使瑞格列奈 AUC 上升 8.1 倍,故禁止与吉非贝齐合用。与其他强 CYP2C8 或 CYP3A4 抑制剂、诱导剂合用时,应注意调整剂量。

(四) 噻唑烷二酮类

噻唑烷二酮类降血糖药通过激活过氧化物酶体增殖物激活受体 γ(peroxisome proliferator-activated receptor, PPARγ)发挥作用。PPARγ 是一组广泛存在于肌肉和脂肪组织中的胰岛素靶组织,在肝脏中也有分布。激活后,该受体与类视黄醇 X 受体(retinoid X receptor, RXR)结合,活化的 PPAR/RXR 异二聚体与靶基因上游的过氧化物酶体增殖物激素反应元件结合,导致特定胰岛素反应基因上调,起到增加胰岛素敏感性、减少胰岛素抵抗的效果。此类药物可使骨骼肌及脂肪组织的胰岛素敏感性上升 60%,HbA1c 降低 1.0%~1.5%。由于对胰岛素分泌无刺激作用,故不易引起低血糖。常见药物包括吡格列酮(pioglitazone)、罗格列酮(rosiglitazone)和洛贝格列酮(lobeglitazone)等。

吡格列酮(pioglitazone)

【药理作用】　吡格列酮除激活 PPARγ 受体外,还可增加细胞膜上 GLUT4 的数量,提高葡萄糖的摄取和利用,抑制肝糖原异生,同时激活 PPARα,有调节脂肪细胞分化、降低瘦素(leptin)与 TG、提高脂联素(adiponectin)与 HDL 水平的作用。

【体内过程】　口服后血浆蛋白结合率超过 99%。主要代谢酶包括 CYP2C8 和 CYP3A4(17%),原形药物与代谢产物均可通过胆汁从粪便中排泄,少量(15%~30%)从尿中排出体外。动物模型证明,吡格列酮有两个活性代谢产物(M3、M4),原形药物和代谢产物的平均血浆半衰期分别为 3~7 h 及 16~24 h,可每天 1 次给药。

【临床应用】　单独应用或与二甲双胍、磺酰脲类合用,用于改善 2 型糖尿病患者的血糖控制。治疗开始后需 4~6 周发挥最大药效。

【不良反应】　由于外周血管扩张及肾脏对胰岛素敏感性增加,可能导致水钠潴留,造成外周水肿、心力衰竭和体重增加。其他严重不良反应包括骨密度下降和膀胱癌。禁用于肝功能异常及 NYHA 分级Ⅲ或Ⅳ级心力衰竭患者。

【药物相互作用】　吡格列酮与吉非贝齐、氯吡格雷等强 CYP2C8 抑制剂合用时,最大剂量为每天 15 mg。

（五）钠-葡萄糖耦联转运体-2 抑制剂

钠-葡萄糖耦联转运体(sodium-glucose linked transporter,SGLT)是一类主要存在于肾脏中的蛋白质,在维持血糖平衡中起着重要作用。其中,SGLT-2 主要在肾脏近曲小管第一段的上皮细胞内表达,它介导了 90% 经肾小球滤过的葡萄糖重吸收并重新进入循环系统。SGLT-2 抑制剂主要通过竞争性抑制 SGLT-2 活性,减少肾脏对葡萄糖的重吸收,降低肾糖阈(renal threshold for glucose,RTG),增加尿糖排出,从而发挥非胰岛素依赖性的降糖作用。常见的 SGLT-2 抑制剂包括恩格列净(empagliflozin)、坎格列净(canagliflozin)、达格列净(dapagliflozin)和埃格列净(ertugliflozin)等。

恩格列净(empagliflozin)

【药理作用】　恩格列净是一种高选择性的竞争性 SGLT-2 抑制剂,作用强度与患者的基本血糖控制和肾功能有关,但与胰岛素的分泌和敏感性无关,因此在胰腺 β 细胞功能丧失的患者中也能发挥疗效,也不易引起低血糖。

【体内过程】　血浆蛋白结合率为 86.2%,口服后 1.5 h 血药浓度达到峰浓度值(C_{max}),在治疗浓度范围内,体内暴露量与剂量成正比。恩格列净是 P-gp、乳腺癌耐药蛋白(breast cancer resistance protein,BCRP)及 OAT3、OATP1B1、OATP1B3 等多种有机阴离子转运体的底物,在人体内主要通过 UGT2B7、UGT1A3、UGT1A8 和 UGT1A9 代谢,表观终末消除半衰期为 12.4 h,可每天 1 次给药。41.2% 以原形药物形式经粪便排泄,54.4% 经尿液排泄,其中约一半为原形药物。高脂、高热量饮食对暴露量及 C_{max} 没有显著影响。

【临床应用】　单独应用或与二甲双胍、磺酰脲类合用,用于改善 2 型糖尿病患者的血糖控制,特别是体重控制不佳的患者。恩格列净是唯一被证实可降低 2 型糖尿病患者心血管死亡风险的口服降血糖药。

【不良反应】　常见多尿、尿道感染、生殖器感染、骨密度下降等。禁用于肾功能不全(CCR<45 mL/min)、肾功能衰竭及透析患者。

【药物相互作用】　与利尿药合用可进一步增加尿量,应注意监测血容量减少风险。利福平可显著增加恩格列净代谢。

（六）α-葡萄糖苷酶抑制剂

α-葡萄糖苷酶抑制剂具有与葡萄糖类似的结构,在小肠刷状缘中与进食摄入的糖类物质竞争结合包括 α-葡萄糖苷酶在内的多种糖类代谢酶,减慢碳水化合物来源的双糖、寡糖和多糖的降解及吸收,从而延缓并降低餐后血糖的升高。常见的 α-葡萄糖苷酶抑制剂包括阿卡波糖(acarbose)、伏格列波糖(voglibose)和米格列醇(miglitol)。

阿卡波糖(acarbose)

【药理作用】　阿卡波糖在小肠内竞争性抑制 α-葡萄糖苷酶、蔗糖酶、麦芽糖酶、右旋糖酐酶、胰腺 α-淀粉酶和异麦芽糖酶。阿卡波糖与 α-葡萄糖苷酶具有高亲和力,在其抑制作用下,进餐时摄入的大分子糖类无法被水解为可供人体吸收的葡萄糖分子,吸收速率减慢,有利于胰岛素发挥效果,从而延缓餐后血糖升高,控制血糖。阿卡波糖降糖作用较弱,对胰岛素的分泌无刺激作用,不影响体重和空腹血糖,长期使用可使 HbA1c 水平降低 0.3%~0.7%。

【体内过程】　口服后仅有 2% 原形药物被人体吸收,其余部分在胃肠道内通过菌群及消化酶的水解作用代谢,血浆清除半衰期为 2 h,大部分经粪便(51%)与尿液(34%)排泄。阿卡波糖脱去一个葡萄糖分子后的代谢产物,同样具有 α-葡萄糖苷酶抑制活性。

【临床应用】　进餐时与第一口食物同服。单独应用或与二甲双胍等药物合用,用于降低 2 型糖尿病患者或糖耐量低减者的餐后血糖。

【不良反应】　由于阿卡波糖抑制了碳水化合物在小肠中的降解与吸收,部分残余的碳水化合物将在结肠中被细菌酵解,导致胀气(78%)、腹泻(14%)等胃肠道反应。其他不良反应包括腹痛及转氨酶升高。单独使用时无低血糖风险。禁用于糖尿病酮症酸中毒、肠梗阻、炎症性肠病、严重肾功能损害(CCR<25 mL/min)及肝硬化患者。

【药物相互作用】　阿卡波糖影响肝功能,应避免与其他可能导致肝功能损害的药物(如来氟米特、特立氟胺等)联用。阿卡波糖与其他降血糖药联用可引起低血糖,应给予葡萄糖纠正,给予蔗糖、淀粉等非单糖无效。

(七)其他常用降血糖药

1. 胰高血糖素样肽-1 受体激动剂　　胰高血糖素样肽-1(glucagon-like peptide-1, GLP-1)受体激动剂是近年来新上市的新型降血糖药,此类药物的药理机制是通过模仿人体内源性 GLP-1 活性,参与糖类代谢。当血糖升高时,可刺激葡萄糖依赖的胰岛素分泌与合成,抑制胰高血糖素分泌,减少肝糖原异生,从而控制血糖。同时还可减慢胃排空,减少食物摄入,减轻体重,促进胰腺 β 细胞增殖,改善 β 细胞功能。当血糖处于或低于正常范围时,此类药物无效。通过结构修饰,此类药物可与皮下组织及血浆中的白蛋白可逆结合,并缓慢地从结合物中被释放,减缓了降解和消除的速率,有效延长了药物半衰期,克服了内源性 GLP-1 半衰期过短(仅 2 min)、不能成药的问题。常见的 GLP-1 受体激动剂包括利拉鲁肽(liraglutide)、艾塞那肽(exenatide)、杜拉鲁肽(dulaglutide)、阿必鲁肽(albiglutide)、利司那肽(lixisenatide)和索马鲁肽(semaglutide)。

利拉鲁肽(liraglutide)

【药理作用】　利拉鲁肽是一种肠促胰岛激素类似物(incretin mimetics),其与内源性 GLP-1 氨基酸序列的相似度为 97%,可结合并活化 GLP-1 受体,发挥与内源性 GLP-1 类似的活性,达到控制血糖的目的。

【体内过程】　皮下注射,于腹部、大腿、手臂皮下注射均可获得相似的吸收度,血浆蛋白结合率为 98%,绝对生物利用度为 55%,进入人体后 8~12 h 达到最大峰浓度值(C_{max})。治疗剂量为 0.6~1.8 mg 时,C_{max} 与暴露量(AUC)成正比。利拉鲁肽的代谢类似大分子蛋白,尚未发现特定的器官作为主要消除途径,少量代谢产物经尿液(6%)和粪便(5%)排泄。与内源性 GLP-1 不同,利拉鲁肽在体内不被 DPP-4 降解,因此半衰期长达 13 h,可每天一次给药。

【临床应用】　用于 10 周岁以上儿童及成人 2 型糖尿病的治疗。与磺酰脲类或二甲双胍合用,可改善 HbA1c 水平并减轻体重。也可与胰岛素合用,但需注意胰岛素应减量 20%。根据美国糖尿病协会推荐,2 型糖尿病合并高心血管风险患者可选用 GLP-1 受体激动剂。

【不良反应】　恶心、呕吐、腹泻、胰腺炎、低血糖等。禁用于 1 型糖尿病、血管性水肿、甲状腺髓样癌(medullary carcinoma of the thyroid, MTC)、多发性内分泌肿瘤 2 型(multiple endocrine neoplasia-2, MEN-2)、妊娠及过敏患者。

【药物相互作用】　由于减缓胃排空,可能降低其他口服药物的吸收速率和吸收程度。代谢酶相关的药物相互作用较少。

2. 二肽基肽酶-4 抑制剂　　此类药物通过抑制二肽基肽酶-4(dipeptidyl peptidase-4, DPP-4)对葡萄糖依赖性促胰岛素释放肽(glucose-dependent insulinotropic polypeptide，GIP)和内源性 GLP - 1 的降解，提高体内 GLP - 1 浓度。GLP - 1 以葡萄糖浓度依赖的方式促进胰岛素分泌，抑制胰高血糖素分泌，从而发挥其降血糖的作用。临床研究结果显示，DPP - 4 抑制剂可降低 HbA1c 水平 0.5% ~ 1.0%，且单独使用时不增加低血糖发生风险。自 2006 年首个 DPP - 4 抑制剂西格列汀(sitagliptin)获准上市以来，先后已有多个 DPP - 4 抑制剂投入了临床使用，包括沙格列汀(saxagliptin)、维格列汀(vildagliptin)、利格列汀(linagliptin)和阿格列汀(alogliptin)等。

西格列汀(sitagliptin)

【药理作用】　西格列汀是一种选择性的 DPP - 4 抑制剂，可降低内源性肠促胰岛激素(如 GIP)的失活速率，增高其血液浓度，同时保护胰腺 α 和 β 细胞功能，刺激胰岛素合成与分泌，降低胰高血糖素水平。西格列汀的作用机制为葡萄糖依赖性，不影响 DPP - 8 与 DPP - 9 正常功能，在血糖水平较低(<90 mg/dL)时不发挥作用，不易引起低血糖。

【体内过程】　口服后 1~4 h 血药浓度达到峰值(C_{max})，体内暴露量(AUC)与剂量成正比，表观终末半衰期为 12.4 h，可每天 1 次给药。主要以原形(79%)从尿中排泄，少量(16%)经 CYP3A4 和 CYP2C8 代谢后从尿液和粪便排泄。西格列汀还是人有机阴离子转运蛋白-3(human organicanion transporter 3，hOAT - 3)和 P - gp 底物，肾功能不全(CCR<45 mL/min)患者应降低给药剂量。

【临床应用】　可单药治疗，用于不能耐受或禁用二甲双胍、磺酰脲类和噻唑烷二酮类药物的 2 型糖尿病患者的血糖控制，如合并慢性肾病或低血糖风险特别高的患者。也可作为附加药物，用于二甲双胍、噻唑烷二酮类或磺酰脲类控制血糖欠佳的患者。

【不良反应】　由于 DPP - 4 涉及体内多种肽类(包括神经肽 Y、肽 YY、GHRH 等)的代谢及 T 细胞活化，因此 DPP - 4 抑制剂可能导致感染、鼻咽炎等神经或免疫系统不良反应。其他不良反应包括腹痛、腹泻、头痛、关节痛和胰腺炎。禁用于血管性水肿、严重皮疹及过敏患者。低血糖及体重增加风险低。

【药物相互作用】　不可与 GLP - 1 受体激动剂联用。西格列汀是 CYP3A4、CYP2C8、P - gp 和 hOAT - 3 底物，可增加地高辛及环孢素 A 体内暴露量，但尚未发现有临床意义的药物相互作用。

3. 胰淀粉样多肽类似物

普兰林肽(pramlintide)

【药理作用】　普兰林肽通过模仿人胰淀粉样多肽(amylin)活性，与胰岛素协同作用，可有效延缓胃排空，抑制餐后胰高血糖素分泌，并作用于下丘脑，增强饱腹感，减少能量摄入，从而帮助调节血糖，同时减轻体重。

【体内过程】　皮下注射，血浆蛋白结合率为 40%，半衰期为 48 min，有效作用时间约为 3 h。经肾脏代谢，活性代谢产物赖氨素-赖氨酸-普兰林肽(2 - 37 普兰林肽)具有和原形药物相似的半衰期，重复用药未见明显药物蓄积。

【临床应用】　除胰岛素外，普兰林肽是唯一一个被美国 FDA 批准可用于降低 1 型糖尿病患者血糖的药物。作为 GLP - 1 受体激动剂及 DPP - 4 抑制剂后的三线药物，用于餐时胰岛素仍无法有效控制血糖的 1 型和 2 型糖尿病的辅助治疗。临餐前注射，合用的餐时胰岛素剂量需降低 30% ~ 50%。若患者未进食，则无须给药。

【不良反应】　本身不降低血糖，但由于必须与胰岛素合用，故患者仍可出现低血糖。其他不良反应包括食欲不振、头痛、恶心、呕吐等。禁用于甲酚过敏、胃轻瘫及低血糖患者。

【药物相互作用】　普兰林肽严禁与胰岛素混合，应分别给药。

第四节　其他糖尿病用药

常见的糖尿病慢性并发症涉及心血管、视网膜、肾脏、皮肤及周围神经病变。控制血糖和其他危险因素(如高血压和高脂血症)对于降低 2 型糖尿病并发症风险至关重要。

考来维仑(colesevelam)

考来维仑作为一种胆汁酸螯合剂,除了可降低 LDL 水平,还具有降血糖作用,且对体重无影响,低血糖风险小,可作为辅助药物改善成人 2 型糖尿病患者的血糖控制。考来维仑的降血糖机制尚不清楚,可能是通过法尼酯 X 受体(FXR/胆汁酸受体)、肝 X 受体、成纤维细胞生长因子-9(fibroblast growth factor-9, FGF-9)和胆汁酸受体(TGR5)的共同作用,减少小肠葡萄糖吸收,提高外周组织胰岛素敏感性,降低 PCK、G6P 等酶的基因表达,减少肝糖原异生。临床试验证明,在二甲双胍、磺酰脲类或胰岛素的基础上加用考来维仑,可使 HbA1c 下降 0.5%～0.54%,适用于降血糖需求小但存在高脂血症风险的患者。

溴隐亭(bromocriptine)

2009 年,溴隐亭被美国 FDA 批准新增适应证,用于 2 型糖尿病的治疗。溴隐亭是一种作用于下丘脑的 DA 受体激动剂,可下调下丘脑昼夜节律神经元活动,通过增强肝脏胰岛素敏感性,同时抑制肝糖原异生来发挥降血糖和降血脂作用。临床试验证明,溴隐亭单用或与其他降血糖药联用可使 HbA1c 下降 0.4%～0.8%,副作用小,还可降低心血管事件风险,已成为 2 型糖尿病治疗药物中又一项极具吸引力的选择。

依帕司他(epalrestst)

依帕司他是一种可逆的醛糖还原酶非竞争性抑制剂,可减少人体红细胞中山梨醇的积聚,提高运动神经传导速度和自主神经机能,同时增加坐骨神经中有髓神经纤维密度及腓肠神经髓鞘厚度、轴突面积和轴突圆周率,提高坐骨神经的血流,从而改善糖尿病引起的末梢神经功能障碍、感觉异常等症状。硫辛酸(thioctic acid)除了具有抑制醛糖还原酶的作用外,还可降低神经组织的脂质氧化现象,阻止蛋白质糖基化,预防并改善糖尿病周围神经病变引起的感觉异常。

西洛他唑(cilostazol)

西洛他唑的药理作用包括抗血栓、抗血小板及血管扩张。通过抑制 PDE 的活性,增加血小板和平滑肌内 cAMP 浓度,发挥拮抗血小板聚集、扩张血管、降低 TG 及增加 HDL 的作用,对于改善外周血管微循环有明显的疗效,可用于治疗糖尿病周围神经病变引起的外周动脉病。同时,西洛他唑还可抑制肝素结合表皮生长因子(HB-EGF),抑制平滑肌细胞增殖,减少动脉粥样硬化的发生。

此外,抗高血压药(如 ACEI)、抗高血脂药(如 HMG-CoA 还原酶抑制剂)、抗血小板药(如 ADP 受体拮抗药)可帮助糖尿病患者控制血压和血脂,减少糖尿病相关心血管和肾脏并发症的风险。国外研究证实,玻璃体腔内注射贝伐珠单抗(bevacizumab)、雷珠单抗(ranibizumab)及阿柏西普(aflibercept)等人血管内皮生长因子(VEGF)抑制剂对保留糖尿病性视网膜病变患者的视力有一定的疗效。

甜蜜蜜的杀手——糖尿病及其药物治疗

(唐至佳)

第四十一章 抗骨质疏松药

Chapter 41 Anti-osteoporotic Agent

骨质疏松症(osteoporosis)是一种临床常见的全身代谢性疾病,其特征为骨量降低,骨组织细微结构破坏,骨的力学功能减弱,骨脆性增加,易于发生骨折。疼痛、脊柱变形和脆性骨折是骨质疏松症的典型临床表现。随着人口老龄化,骨质疏松症已成为我国面临的重要公共健康问题。

骨质疏松症分为原发性和继发性两大类。原发性又分为I型(绝经后)、Ⅱ型(老年性)和特发性骨质疏松症。I型常见于女性绝经后5~10年内,由破骨细胞介导,是小梁骨快速丢失、雌激素缺乏所致;Ⅱ型多发生在70岁以后,与高龄、慢性缺钙有关;特发性骨质疏松症主要发生在青少年,常有骨质疏松家族史,女性高于男性。继发性骨质疏松症指由任何影响骨代谢的疾病和(或)药物及其他明确病因导致的骨质疏松症。

药物通过调节骨重建过程用于防治骨质疏松。按作用机制分为骨吸收抑制药、骨形成促进药及其他药物。其中双膦酸盐类药物以其临床疗效肯定、使用方便等优点,运用最为广泛。

骨吸收抑制药主要有双膦酸盐、降钙素、雌激素及其受体调节药。

骨形成促进药主要有氟制剂、甲状旁腺激素(parathyroid hormone, PTH)、雄激素。

其他药物主要有骨健康基本补充剂(钙剂和维生素D)、锶盐、维生素K、新靶点抗骨质疏松药。

骨质疏松症为慢性疾病,不仅要长期、个体化治疗,也需药物联合或序贯治疗。

第一节 课 前 阅 读

骨质疏松的病理机制是在骨代谢过程中骨吸收与骨形成的动态平衡紊乱,骨吸收大于骨形成,导致骨量丢失,引起骨质疏松症。

一、骨的主要成分

骨主要由骨矿物质与骨基质两大部分组成。骨矿物质主要是由无定形钙磷混合物和钙磷羟磷灰石晶体构成,而镁、锌、铜、锰、氟、铝、硅、锶等元素也参与骨代谢。骨组织细胞外基质包含有胶原、非胶原蛋白多糖、细胞外间质糖蛋白矿化组织蛋白、生长因子等。胶原又分为纤维形成胶原和非纤维形成胶原两类。骨组织中最具有特征的胶原成分是胶原纤维,其为骨矿化提供支架。非胶原蛋白则被认为具有控制羟基磷灰石、钙盐晶体沉积的作用。

二、骨重建

作为支撑和保护机体的骨组织是一个动态的活性组织。它通过持续的重建来维持矿化平衡和自身的结构完整,用最少的骨组织达到最大的强度。生理状况下,成年人骨重建率为每年5%~15%。参与骨更新的细胞分为两种,即破骨细胞(osteoclast, OC)和成骨细胞(osteoblast, OB)。破骨细胞主管骨吸收,成骨细胞主管骨形成(图41-1)。

1. 骨吸收 破骨细胞生成的关键调节步骤包括成骨细胞产生的 NF-κB 受体活化体配体

[receptor activator of nuclear factor-κB ligand, RANKL]与破骨细胞前体细胞上的 RANK 结合,从而激活 NF－κB,促进破骨细胞分化。破骨细胞的增生和生存有赖于成骨细胞源性的巨噬细胞集落刺激因子 (macrophage colony-stimulating factor, M－CSF)与破骨细胞的受体 c－fms 相结合。成骨细胞分泌的护骨素(osteoprotegerin, OPG),也作为可溶性 RANKL 的受体,与 RANK 竞争性结合 RANKL,从而抑制破骨细胞的生成。RANKL/OPG 的比值决定了骨吸收的程度,该比值受甲状旁腺素(parathyroid hormone, PTH)、1, 25－双羟维生素 D[1, 25－dihydroxyvitamin D, 1, 25－$(OH)_2D$]、PG 和细胞因子等的影响。

2. 骨形成　　骨形成包括类骨质分泌和矿化过程。骨吸收后,成骨细胞的前体细胞能感知转化生长因子－$β_1$(transforming growth factor-$β_1$, TGF－$β_1$)的梯度变化而被募集。成骨细胞由间充质干细胞分化而成,负责骨形成,并可随骨基质的矿化而成为包埋于骨组织中的骨细胞或停留在骨表面的骨衬细胞。成骨细胞分泌富含蛋白质的骨基质,羟基磷灰石沉积于骨基质上完成矿化。

3. 骨代谢及骨重建的激素调节　　参与骨代谢及骨重建的激素主要包括甲状旁腺激素(PTH)、维生素 D 家族、雌激素、糖皮质激素、甲状腺素及降钙素(calcitonin)。

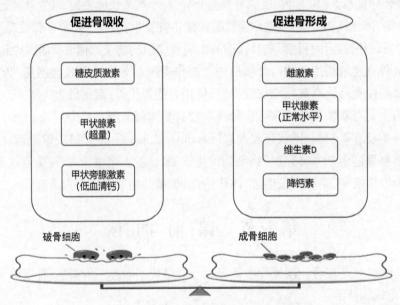

图 41-1　骨代谢与骨重建的激素调节

绝经后骨质疏松症主要是由于雌激素水平降低,雌激素对破骨细胞的抑制作用减弱,导致骨吸收功能增强。成骨细胞介导的骨形成不足以代偿,这种失衡致使小梁骨变细甚至断裂,骨强度下降。

一方面,老年性骨质疏松症由于增龄,骨吸收/骨形成比值升高,导致骨丢失;另一方面,增龄和雌激素缺乏使机体处于促炎症反应状态。炎症反应介质 TNF－α、IL(如 IL－1、IL－6、IL－7、IL－17)及 PGE_2 诱导 M－CSF 和 RANKL 表达,刺激破骨细胞,并抑制成骨细胞,造成骨量减少。

第二节　抗骨质疏松药的分类

有效的抗骨质疏松药可以增加骨密度,改善骨质量,显著降低骨折的发生风险。根据药物的作用机制,可将抗骨质疏松药分为以下三类:骨吸收抑制药、骨形成促进药及其他药物。

一、骨吸收抑制药

(1) 双膦酸盐类:如阿仑膦酸钠、利塞膦酸钠、唑来膦酸、伊班膦酸钠、依替膦酸二钠和氯膦酸二钠等。

（2）降钙素类：如鳗鱼降钙素、鲑鱼降钙素等。

（3）雌激素类：如雌激素、选择性雌激素受体调节药、植物雌激素等。

二、骨形成促进药

（1）氟制剂，如氟化钠、单氟磷酸钠。

（2）PTH，如特立帕肽。

（3）雄激素，如苯丙酸诺龙、司垣唑醇、甲睾酮、丙酸睾酮等。

三、其他药物

（1）骨健康基本补充剂：如钙剂和维生素 D 等。

（2）锶盐，如雷奈酸锶。

（3）维生素 K。

（4）新靶点抗骨质疏松药，如迪诺塞麦、奥达卡替等。

第三节　常用抗骨质疏松药

一、骨吸收抑制药

（一）双膦酸盐类

临床上，抑制破骨细胞的骨吸收是主要治疗措施。

双膦酸盐是焦磷酸盐的稳定类似物，其特征为含有 P－C－P 基团，此结构是其产生抑制骨吸收活性的必要条件。双膦酸盐是目前临床上最常用的抗骨质疏松症一线药物。不同双膦酸盐抑制骨吸收的效力差别很大，临床上使用剂量及用法也有所差异。目前用于防治骨质疏松症的双膦酸盐主要包括阿仑膦酸钠、利塞膦酸钠、唑来膦酸、伊班膦酸钠、依替膦酸二钠和氯膦酸二钠等。

根据双膦酸盐类药物结构特点，可以将其划分为三代产品。

第一代为不含氮双膦酸盐。代表药物依替膦酸二钠，药物活性和结合力相对较弱，且有抑制骨钙化、干扰骨形成、导致骨软化或诱发骨折、胃肠道不良反应大等缺点。目前应用很少。

第二代为含氮双膦酸盐，以侧链含氨基为主要特点，抗骨质吸收的作用明显优于第一代。代表药物阿仑膦酸钠（alendronate sodium），效价约是第一代的 1 000 倍。对骨的钙化作用干扰小，选择性强。

第三代为具有杂环结构的含氮双膦酸盐，结构特点为在保留氨基中氮原子的基础上，进一步延长侧链长度或引入环状结构，其抗骨吸收作用更强。代表药物有利塞膦酸钠、唑来膦酸、伊班膦酸钠，具有作用强、用量小、使用方便等优点，效价约是第一代的 10 000 倍。毒副作用较小，安全性更高。

双膦酸盐广泛应用于原发性骨质疏松症、继发性骨质疏松症及骨质疏松性骨折的预防和治疗。

【药理作用】　双膦酸盐类药物具有抑制骨吸收和促进骨生成的双重作用，以前者为主。

抗骨吸收作用的主要机制为：① 直接改变破骨细胞的形态学特征，阻止成熟破骨细胞在骨表面形成一个浓度梯度，从而抑制破骨细胞功能；② 与骨质中的羟基膦灰石结晶有较高的亲和度，直接干扰骨吸收；③ 抑制破骨细胞前体向骨骼表面游走和聚集，抑制其向多核细胞分化；④ 直接抑制成骨细胞介导的细胞因子，如 IL－6、TNF 的产生，间接抑制细胞因子对破骨细胞的激活；⑤ 诱导破骨细胞凋亡，缩短破骨细胞生存期。

此外，双膦酸盐类还能促进成骨细胞增殖、分化、成熟的进程。

【体内过程】　双膦酸盐类药物口服吸收差,仅占给药量的 1%~10%。含钙和铁的食物影响其吸收,如咖啡、橙汁可使阿仑膦酸钠吸收减少 60%。食物可使其生物利用度减少 40%;增加胃 pH,可使其生物利用度增加 200%。吸收量的 20%~60% 进入血液后富集于骨内。对水解反应稳定,长期滞留于骨内,停药后仍维持较长作用时间。主要经肾脏排泄。

【临床应用】　双膦酸盐类药物是目前抗骨质疏松症的一线用药,对各种类型的骨丢失均有效。特别适用于高骨代谢骨质疏松症,是皮质激素所致的骨质疏松症患者及雌激素治疗禁忌患者的首选药物。

适用于恶性肿瘤骨转移引起的骨代谢异常所致的高钙血症,可以减少骨病、骨痛和骨折的发生率,并能减轻高钙血症并发的恶心、呕吐、多尿症、口渴及中枢神经症状,改善患者的生活质量。

【不良反应】　双膦酸盐类药物总体安全性较好,但以下几点值得关注。

1. 胃肠道不良反应　少数患者发生上腹疼痛、反酸等轻度胃肠道反应。有活动性胃及十二指肠溃疡、反流性食管炎者、功能性食管活动障碍者慎用。

2. 一过性“流感样”症状　首次口服或静脉输注可出现一过性发热、骨痛和肌痛等类流感样症状,多在用药 3 天内明显缓解。

3. 肾脏毒性　肾功能异常的患者,应慎用或酌情减量。

4. 下颌骨坏死　双膦酸盐相关的颌骨坏死(osteonecrosis of the jaw, ONJ)罕见。对患有严重口腔疾病或需要接受牙科手术的患者,不建议使用该类药物。

5. 非典型股骨骨折　即在低暴力下发生在股骨小转子以下到股骨髁上之间的骨折,称为非典型股骨骨折(atypical femur fracture, AFF)。对于长期使用双膦酸盐患者(3 年以上),一旦出现大腿或者腹股沟部位疼痛,应进行双股骨 X 线摄片检查。

(二) 降钙素

降钙素(calcitonin, CT)是由哺乳动物甲状腺滤泡旁细胞和非哺乳脊椎动物后鳃腺体中分泌的一种钙调节激素,含有 32 个氨基酸残基。鱼降钙素与哺乳动物降钙素受体的结合能力超过哺乳动物的降钙素。基于这一机制,目前临床应用的均为鱼降钙素。主要有两种:鲑鱼降钙素和鳗鱼降钙素。

【药理作用】

1. 降低血钙　降钙素通过激动降钙素受体,作用于骨骼、肾脏和肠道,使血钙降低。在肾脏,降钙素抑制肾小管对钙和磷的重吸收,增加尿中钙和磷的排泄,降低血钙和血磷。抑制肠道对钙的转运。

2. 促进骨形成　降钙素的主要靶器官在骨,能抑制破骨细胞的生物活性,并减少生成,抑制骨吸收,增强成骨过程。使骨组织释放的钙盐减少,促进骨骼吸收血浆中的钙,促进骨盐沉积。对抗 PTH 促进骨吸收的作用。

3. 促进骨骼发育　“钙应激期”,如儿童生长期、妇女妊娠期、哺乳期等,血清降钙素明显升高,可以促进骨骼发育和保护骨骼。

4. 减轻骨丢失　妇女绝经后骨丢失增加,血钙和血降钙素水平降低,应用降钙素治疗可减轻骨丢失。

5. 缓解骨痛　降钙素类药物的另一突出特点是能明显缓解骨痛,能抑制 PG 合成和增强 β-内啡肽作用,对骨质疏松症及其骨折引起的骨痛有效。

【体内过程】　贮藏在冰箱内(2~8℃)保存。口服降钙素后,在胃液内迅速降解。临床多用注射剂和鼻腔喷雾剂,可皮下、肌内和鼻腔给药。鼻喷剂使用方便,能较好提高患者依从性。鲑鱼降钙素肌内或皮下注射,生物利用度大约为 70%,1 h 达到最大血浆浓度,半衰期为 70~90 min。95% 通过肾脏排泄,2% 以药物原形排泄。鳗鱼降钙素给药后 20 min 达到最大血浆浓度,半衰期为 44 min。

【临床应用】

（1）降钙素用于其他药物治疗无效的早期和晚期绝经后骨质疏松症及老年性骨质疏松症。适用于不愿或不能接受雌激素治疗的绝经后骨质疏松症患者。突出特点为能降低椎骨骨折率。

（2）降钙素是治疗中度以上骨痛的首选药物，对骨质疏松所引起的骨痛有明显的镇痛作用。也可用于继发于乳腺癌、肺癌、肾癌、骨髓瘤或其他恶性肿瘤骨转移性疼痛。改善骨结构的同时，能与下丘脑的降钙素受体结合，抑制 PG 的分泌而减轻疼痛。

（3）用于骨佩吉特病（Paget disease of the bone，又名畸形性骨炎）。

（4）用于多种原因引起的高钙血症，如维生素 D 中毒、肿瘤、甲状旁腺功能亢进症等。

【不良反应】 降钙素注射液常见不良反应有面部潮红、恶心、呕吐、腹泻、食欲不振、胃灼热、头痛、眩晕、步态不稳、低钠血症、局部炎症等。喷鼻剂对鼻部有局部刺激，引发鼻炎。必要时可暂时减少药物剂量。本药系多肽制剂，偶有过敏现象，严重者可致休克，对怀疑过敏或有过敏史的患者可做过敏试验。

长期用药可使体内产生中和抗体而疗效下降；也可引起低钙血症和继发性甲状旁腺功能亢进症，用药时应每天补充钙和维生素 D。有潜在增加肿瘤风险的可能，疗程限制在 3 个月内。

（三）雌激素类

雌激素（estrogen）

雌激素对成年女性的骨代谢有重要的调节作用，停经后雌激素水平下降，是骨质疏松症重要原因之一。

【药理作用】 雌激素能够有效预防绝经后骨丢失，增加骨质，减缓骨质疏松进程，减少骨折发生率。机制包括：可促进成骨细胞的增殖，增加 TGF-β 和成骨蛋白的量，抑制成骨细胞的凋亡。与骨组织中的雌激素受体结合，促进成骨细胞制造骨基质，促进骨形成。阻断骨代谢单位中 PGE_2 和 IL（主要是 IL-1 和 IL-6）的激活。它们参与破骨细胞的形成和活化，刺激骨吸收。也能促进破骨细胞凋亡。抑制 PTH 的分泌，减少骨吸收。促进维生素 D_3 的生成和降钙素的合成。

【体内过程】 天然雌激素如雌二醇可经消化道吸收，但易在肝脏破坏，故口服效果远较注射为差。在血液中大部分与性激素结合球蛋白结合，也可与白蛋白非特异性地结合。部分以葡萄糖醛酸及硫酸结合的形式从肾脏排出，也有部分从胆道排泄并形成肝肠循环。

人工合成的炔雌醇、炔雌醚或己烯雌酚等在肝内破坏较慢，口服效果好，作用较持久。油溶液制剂或与脂肪酸化合成酯，肌内注射，可以延缓吸收，延长其作用时间。

吸烟加快肝脏对雌激素的代谢。

【临床应用】 雌激素替代治疗（estrogen-replacement therapy，ERT）是绝经后骨质疏松的主要有效治疗措施之一。能减少骨丢失，降低骨质疏松性椎体、非椎体及髋部骨折的风险，缓解骨质疏松症造成的疼痛，改善更年期症状。主要适用于骨折风险高的相对较年轻的绝经后妇女，特别是伴有潮热、盗汗等绝经症状的患者。绝经早期（60 岁前）开始用药获益更大，风险更小。与孕激素合用防治作用加强。疗程一般不超过 5 年。

【不良反应】 绝经妇女正确使用激素治疗，总体是安全的，一般不良反应有乳房触痛、阴道出血和子宫出血。另外，以下几点值得关注。

1. 子宫内膜癌 对有子宫的妇女长期只补充雌激素，可能增加子宫内膜癌的风险。若同时补充孕激素，风险不再增加。所以，有子宫的妇女必须联合应用雌激素和孕激素。

2. 乳腺癌 激素治疗与乳腺癌的关系主要取决于孕激素及其应用时间长短。与合成的孕激素相比，微粒化黄体酮和地屈孕酮与雌二醇联用，乳腺癌的风险更低。乳腺癌是绝经激素治疗的禁忌证。

3. 心血管疾病 绝经激素治疗不用于心血管疾病的预防。

4. 血栓 绝经激素治疗轻度增加血栓风险。血栓是激素治疗的禁忌证。非口服雌激素因没有肝脏首过消除,其血栓风险更低。

5. 体质量增加 大剂量使用引起水钠潴留、体质量增加。

常用的雌激素有天然雌激素雌二醇(estradiol)、戊酸雌二醇(estradiol valerate)等及合成雌激素尼尔雌醇(nilestriol)。雌孕激素联合制剂有替勃龙(tibolone)等。

选择性雌激素受体调节药(selective estrogen receptor modulator, SERM)

选择性雌激素受体调节药是一种类似于雌激素的非雌激素药物,属于非甾体类化合物。包括他莫昔芬(tamoxifen)、雷洛昔芬(raloxifene)、屈洛昔芬(droloxifene)。

【药理作用】 由于不同组织中雌激素受体的种类和数目不同,SERM 对不同组织有选择性的差异,表现出雌激素激动样或拮抗样的作用。SERM 在骨和脂蛋白中表现为雌激素激动样作用,可抑制破骨细胞的骨吸收作用、促进成骨细胞的成骨;同时可调节血脂和胆固醇,降低 LDL - C,增加 HDL - C,但不增加 TG。而在乳腺和子宫内膜中却表现为雌激素拮抗样作用,可抑制乳腺和子宫内膜的增生。因此,这一药物的出现为避免或减少激素替代疗法的致癌作用提供了新方向。

【体内过程】 雷洛昔芬口服剂量的 60% 被胃肠道吸收,但只有 2% 到达全身循环,生物半衰期长达36.5 h。

【临床应用】 此类药物具有双向性,既保留了雌激素对骨和心血管系统的保护作用,又不引起子宫内膜和乳腺增生,降低了致癌风险。

可用于预防和治疗绝经后妇女的骨质疏松症,改善绝经后妇女更年期症状,有潜在的心血管保护作用。

【不良反应】 不良反应主要是轻度增加静脉血栓形成,禁用于有静脉栓塞病史、有血栓倾向及长期卧床和久坐的患者。少数患者服药期间会出现潮热和下肢痉挛,潮热症状严重的围绝经期妇女不宜用。

雷洛昔芬是第一个被美国 FDA 批准用于预防和治疗绝经后骨质疏松症的选择性雌激素受体调节药,可减少绝经后妇女的骨吸收,增加骨密度,降低骨转换,同时降低妇女脊椎体骨折发生率。与雌激素不同的是,它不能缓解绝经期的血管舒缩症状,有较高的潮热发生率和下肢麻痹感。对心血管疾病高风险的绝经后女性的研究显示,雷洛昔芬并不增加冠状动脉疾病和卒中风险。雷洛昔芬不适用于男性骨质疏松症患者。

知识扩展

植物雌激素(phytoestrogen)

植物雌激素(PE)来源于植物,是一类与动物雌激素结构相似,能与机体雌激素受体(estrogen receptor, ER)结合,产生弱雌激素样作用的化合物。迄今,已发现的植物雌激素,按其化学结构主要包括六大类,分别为黄酮类、香豆素类、木脂素类、萜类、甾体类及其他类化合物。1928 年人们首次从植物中分离出具有雌激素活性的化学组分,后被证实广泛存在于豆类、谷类、水果、蔬菜、多种植物性中药中。

【药理作用】 虽然被称为植物雌激素,但其实它们本身不是激素。植物雌激素与内源性雌激素类似,也可结合体内的 ER,其活性仅为内源性雌激素的 1/1 000~1/10 万,在体内具有双重调节作用。一方面,在体内雌激素水平较低时,可与 ER 结合发挥雌激素样作用;另一方面,在体内雌激素水平较高时,植物雌激素因竞争性与 ER 结合,占据了 ER 结合部位,阻止了强活性的内源性雌激素与 ER 结合,有效地减弱了靶细胞对雌激素的应答,产生拮抗雌激素的作用。

【体内过程】 染料木素主要通过小肠直接吸收,肝脏代谢,主要经肾脏随尿排泄,其次随胆汁经消化道排泄。

【临床应用】

1. 对骨质疏松的影响 植物雌激素通过与细胞内的 ER 结合,调控基因转录,维持骨形成与骨吸收的动态平衡,可显著改善因雌激素减少而引起的骨质疏松症症,如葛根素、大豆异黄酮。

2. 对围绝经期综合征的影响 安全性强、副作用小的天然雌激素替代品植物雌激素在缓解围绝经期综合征中发挥了越来越大的作用,如白藜芦醇、大豆异黄酮、淫羊藿黄酮。

3. 对心血管疾病的影响 植物雌激素具有抗动脉粥样硬化作用,可用于预防和治疗心血管疾病。主要表现为对脂质的调控、对血管内皮细胞的调控、对血管平滑肌增殖和移行的影响、舒张血管、抗氧化作用及对血小板的影响,如西洋参茎叶总皂苷、染料木素、去甲二氢愈创木酸。

4. 对代谢性相关疾病的影响 女性绝经后血脂代谢异常和代谢综合征的发生与雌激素水平降低相关。补充植物雌激素对肥胖、代谢综合征和 2 型糖尿病等代谢性疾病具有有益作用,如染料木素、大豆异黄酮。

5. 对癌症的影响 植物雌激素可用于预防和治疗乳腺癌、宫颈癌、卵巢癌、前列腺癌、结肠癌等多种癌症,如黄腐醇、松脂醇、丹参酮 I 等。

6. 其他 拮抗 β-淀粉样蛋白(amyloid β-protein,Aβ)的毒性、减少 Aβ 的产生、改善胆碱能神经功能、抗氧化应激和清除自由基、降低 Tau 蛋白的过度磷酸化、抑制细胞凋亡及改善脑血液循环和脑代谢。对自身免疫性甲状腺炎、糖尿病视网膜病变、子宫内膜异位症、肝细胞葡萄糖摄取功能障碍等疾病也均具有治疗作用。

【不良反应】 不良反应少,适应证广泛,耐受性好。

植物雌激素被认为是内分泌干扰物,它们具有引起不良健康影响的潜力,如不孕和对雌激素敏感器官癌症增加的风险。对这一特性的认识可追溯到 1940 年。在澳大利亚三叶草丰富的牧场,放牧的母羊有异常高的不孕率、流产率和生殖异常后代的数量。但临床研究经常报告没有不良反应。

二、骨形成促进药

(一)氟制剂

含氟较高的地区骨质疏松发生率低。目前常用的氟化物有 NaF、Na_2PO_3F、肠衣片氟化钠、缓释氟化钠等。

【药理作用】 适量的氟对人体骨骼形成有强大的刺激作用。氟对成骨细胞的增殖和分化有双向调节作用。低浓度条件下,对成骨细胞进行的有丝分裂产生刺激作用,促进骨形成,降低骨折发生率;高浓度条件下,则会抑制成骨细胞,延迟骨的矿化,导致骨软化病。

【体内过程】 氟在胃肠道以主动转运机制被吸收,经血浆分布到达骨并以氟磷灰石形式储积于骨组织。进入骨的氟量受几种因素影响,如氟的生物利用度、剂量、治疗时间、骨转化率等。骨中的氟相对无活性,只有当骨吸收时才释放出来。氟经肾脏排泄,因此,肾功能不全的患者应适当控制氟用量并注意肾功能监测。

【临床应用】 适用于各种类型骨质疏松症的治疗,尤其适用于骨矿密度低于骨折阈值、中轴骨骨矿密度丢失明显的患者。

鉴于氟对成骨细胞的增殖和分化有双向调节作用,临床一般采用缓释制剂,或者对用量进行严格控制。通常情况,骨质疏松症患者采用氟化物进行治疗需持续 3 年。在此期间,需对血氟浓度、碱性磷酸酶水平进行严密监测,以确保用药安全。

【不良反应】　不良反应较少,主要有胃肠道反应、外周疼痛综合征和应力性骨折。血液中氟水平与不良反应发生率密切相关。

氟化物治疗时,大量新骨快速形成,会降低骨的质量,容易出现明显的钙缺乏,需补充足量的钙(1 500 mg/d)和适量的活性维生素 D,以免发生低血钙、应力性骨折、骨关节疼痛和继发性甲状腺功能亢进症等不良反应。

长期使用注意慢性氟中毒。

(二) 甲状旁腺激素

甲状旁腺激素(parathyroid hormone, PTH)是由甲状旁腺分泌,84 个氨基酸所组成的钙调节激素。1~34 氨基酸具有生物活性。国内已上市的特立帕肽是重组人甲状旁腺激素氨基端 1~34 活性片段。

【药理作用】　PTH 升高血钙、降低血磷,在维持机体钙、磷代谢平衡中发挥重要作用。其靶器官主要有骨骼、肾脏和小肠等。

PTH 在维持骨稳态的过程中具有独特的双重调节作用。一方面,可增强破骨细胞活性,促进骨吸收,使骨钙释放入血;另一方面,也可增加成骨细胞的数目,促进成骨细胞释放骨生长因子,促进骨形成,增加骨量。PTH 对肾脏的作用是促进近曲小管对钙的重吸收,使尿钙降低,血钙升高。另外,PTH 激活肾内 1α-羟化酶,使 $25(OH)D_3$ 转为高度活性的 $1,25-(OH)_2D_3$,增加小肠对钙的吸收,血钙升高。

PTH 不仅可预防雌激素水平下降而导致的骨量丢失,且能逆转骨量丢失,增加骨密度,显著降低绝经后妇女发生骨折的危险。但由于 PTH 对骨具有双重调节作用,间歇性小剂量使用可促进骨形成,骨量增加;而持续大剂量使用促进骨吸收,出现骨丢失。

【体内过程】　单次皮下注射重组人甲状旁腺素(1~34)20 μg 后,体内 30 min 左右出现最高血药峰值,随后出现一个较快的消除过程;在 3 h 内降低到不能定量测定的程度。

【临床应用】　适用于有经期后骨质疏松症、男性骨质疏松症及糖皮质激素性骨质疏松症。显著增加骨小梁体积、骨矿密度、骨松质的骨量,使骨骼的强度和质量都得到提高,减少骨折发生率。

【不良反应】　常见不良反应为恶心、肢体疼痛、头痛和眩晕。大剂量使用引起骨吸收,增加骨质疏松性骨折的危险。过量导致血钙浓度过高,引起肾脏和血管骨化,心肾疾病患者慎用。用药期间注意监测血钙水平。治疗时间不超过 2 年。禁忌证包括:并发畸形性骨炎、骨骼疾病放射治疗史、肿瘤骨转移及并发高钙血症者;CCR<35 mL/min 者;小于 18 岁的青少年和骨骺未闭合的青少年;对本药过敏者。

(三) 雄激素与同化激素类

男性和女性的成骨细胞中都存在雄激素受体,雄激素在两性的骨骼内环境稳定方面均发挥作用。临床上常用药物包括苯丙酸诺龙、司坦唑醇、甲睾酮、丙酸睾酮等。

【药理作用】　雄激素促进骨细胞的增殖和分化,促进骨基质蛋白的合成,刺激骨形成。雄激素也能抑制破骨细胞前体细胞向破骨细胞的转化。减少钙、磷排泄,增加骨小梁体积、促进骨矿化。

【体内过程】　口服睾酮易被肝脏代谢,生物利用度低。临床多用其油溶液作肌内注射。其酯化衍生物吸收缓慢,作用强,维持时间长,如丙酸诺龙、十一酸睾酮等。甲睾酮不易被肝脏破坏,可口服或舌下含药。

【临床应用】　适用于衰老、运动减少、服用糖皮质激素导致的骨质疏松症。睾酮对治疗男性性功能减退导致的骨质疏松症有效。

加用钙剂和维生素 D 可明显提高疗效,也可与降钙素、双膦酸盐联合使用。对雄激素缺乏性骨质疏松症使用雄激素治疗,效果较好;而对原发性骨质疏松症,用同化激素更佳,减少了男性化副反应,增强了蛋白质同化作用。用雄激素替代疗法预防和治疗男性原发性骨质疏松症仍有待进一步全面临床评估。

【不良反应】　不良反应有肝脏损害、男性化、钠潴留、水肿等。长期使用,可产生垂体抑制,睾丸激素分泌抑制,增加前列腺癌的危险性,诱发高血压和使糖尿病恶化等,故建议短期用药或间歇性用药。

三、其他药物

(一)骨健康基本补充剂

钙剂(calcium agent)

钙制剂品种繁多,主要分为矿物钙,如碳酸钙、氯化钙、葡萄糖酸钙等;有机钙,如乳酸钙、枸橼酸钙、氨基酸螯合钙等;天然生物钙等。

【药理作用】　钙是骨骼正常生长和达到峰值骨量的物质基础。充足的钙摄入对获得理想骨峰值、减缓骨丢失、改善骨矿化和维护骨骼健康有益。

【体内过程】　人体总钙量的99%存在于骨骼和牙齿中。决定钙吸收的主要因素是维生素 D。另外,凡能降低肠液 pH 的物质如乳酸、氨基酸等均能促进吸收;若食物中含有过多的磷酸盐、草酸盐会妨碍吸收。

【临床应用】　对于骨质疏松症患者,给予钙剂是基础治疗措施。

成人每天钙推荐摄入量为 800~1 000 mg, 50 岁及以上人群每天钙推荐摄入量为 1 000~1 200 mg。尽可能通过饮食摄入钙。不足时,给予钙剂补充。营养调查显示,我国居民每天膳食约摄入元素钙400 mg,故尚需补充 500~600 mg。

碳酸钙含钙量高,吸收率高,易溶于胃酸。枸橼酸钙含钙量较低,但水溶性较好,且枸橼酸有可能减少肾结石的发生,适用于胃酸缺乏和有肾结石风险的患者。

在骨质疏松症的防治中,钙剂应与其他药物联合使用,目前尚无充分证据表明单纯补钙可以替代其他抗骨质疏松药物治疗。

【不良反应】　碳酸钙常见不良反应为上腹不适和便秘等。枸橼酸钙胃肠道不良反应小。

超大剂量补充钙剂可能增加肾结石和心血管疾病的风险。

高钙血症、肾结石、严重肾功能障碍者禁用钙剂。

维生素 D(vitamin D)

常用药物有 α-骨化醇、骨化三醇等。

【药理作用】　充足的维生素 D 可增加肠钙吸收、促进骨骼矿化、保持肌力、改善平衡能力和降低跌倒风险。

【体内过程】　口服后由肠道迅速进入血液,在肝脏转化为骨化二醇,在肾脏进一步转化为活性更大的骨化三醇[1,25-(OH)$_2$D$_3$]。口服吸收快,3~6 h 达到高峰,经 7 h 后尿钙浓度增加,单次口服药效持续 3~5 天。

【临床应用】　维生素 D 常与钙剂合用,同时补充可降低骨质疏松性骨折风险,是预防和治疗的一线基础药物。维生素 D 不足会影响其他抗骨质疏松药物的疗效。

在我国维生素 D 不足状况普遍存在。成人推荐维生素 D 摄入量为 400 IU(10 μg)/d;65 岁及以上老年人因缺乏日照,以及摄入和吸收障碍常有维生素 D 缺乏,推荐摄入量为 600 IU(15 μg)/d;可耐受最高摄入量为 2 000 IU(50 μg)/d;维生素 D 用于骨质疏松症防治时,剂量可为 800~1 200 IU(20~30 μg)/d。对于日光暴露不足和老年人等维生素 D 缺乏的高危人群,建议酌情检测血清 25-羟维生素 D 水平,以了解患者维生素 D 的营养状态,指导维生素 D 的补充。有研究建议,老年人血清 25 -羟维生素 D 水平应达到或高于 75 nmol/L(30 μg/L),以降低跌倒和骨折风险。

【不良反应】 过量可引起高钙血症、高磷血症和肾结石等,常见胃肠道不良反应。维生素 D 在体内有蓄积现象,当血清 25 -羟维生素 D>150 ng/mL 时会出现中毒,出现便秘、头痛、呕吐等症状、甚至心律失常、肾功能衰竭等。

临床应用维生素 D 制剂时应注意个体差异和安全性,定期监测血钙和尿钙浓度。

（二）锶盐

锶(strontium, Sr)是人体必需的微量元素之一,参与人体多种生理功能和生化效应。锶的化学结构与钙、镁相似。

雷奈酸锶(strontium ranelate)

【药理作用】 雷奈酸锶是合成锶盐。体外实验和临床研究均证实雷奈酸锶可同时作用于成骨细胞和破骨细胞,具有抑制骨吸收和促进骨形成的双重作用,可降低椎体和非椎体骨折的发生风险。其疗效不受骨质疏松症严重程度、骨重建水平及临床风险因素的影响。

【体内过程】 在正常人体软组织、血液、骨骼和牙齿中存在少量的锶。骨中锶浓度随剂量增加而增加,并与血浆浓度相关。不宜与钙和食物同时服用,以免影响吸收。

【临床应用】 国家药品监督管理局已批准锶盐作为一线治疗绝经后骨质疏松症药物,可以降低椎体和髋部骨折的危险性。

【不良反应】 常见不良反应有胃肠道反应,如恶心、腹泻,一般短暂且较轻微;有增加静脉血栓和心血管疾病的风险。心脏疾病患者慎用。

（三）维生素类

维生素 K(vitamin K)

维生素 K(vitamin K)广泛存在于自然界,基本结构为甲萘醌。

【药理作用】 双重调节骨代谢:促进骨形成,并有一定抑制骨吸收的作用,能够轻度增加骨质疏松症患者的骨量。

维生素 K 是谷氨酸 γ -羧化酶的辅酶,参与骨钙素中谷氨酸的 γ -位羧基化。羧化的骨钙素不但能强力结合钙盐,使钙盐快速沉积,加速骨矿化;而且可以增加成骨细胞活性。

维生素 K 能直接诱导破骨细胞凋亡。细胞凋亡数量随维生素 K 使用时间的增加而显著增加,从根本上抑制骨吸收。

【体内过程】 天然存在的维生素 K 可分为维生素 K_1 和维生素 K_2。两者均为脂溶性,需胆汁协助吸收。维生素 K_1 在绿色植物与油脂中含量丰富,进入体内后,分布在肝脏中;维生素 K_2 的主要来源是肠道细菌合成,纳豆、奶酪等食物中含量丰富,分布在肝外组织,如肾脏、胰腺、骨等。维生素 K_2 的利用率明显高于维生素 K_1;维生素 K_1 通过转化成为维生素 K_2 而提高利用率。

【临床应用】 以往对维生素 K 的研究集中于其对凝血功能的影响。近几十年来大量研究表明,维生素 K 具有多种生理功能,包括抑制肿瘤细胞、抗动脉粥样硬化等。20 世纪 90 年代维生素 K 首次被用于骨质疏松症患者。

维生素 K 亚临床缺乏在骨质疏松症患者中普遍存在。维生素 K 缺乏是骨质疏松症及骨折的独立危险因素。

维生素 K 是预防骨质疏松症的良好营养补充剂,对于多种原因造成的骨质疏松症及其并发症具有治疗作用。同时维生素 K 能够减少骨质疏松症患者因骨量流失导致的腰背酸痛,降低骨折风险。

动物实验及临床试验均肯定了维生素 K_2 与维生素 D_3、双膦酸盐类联合使用,协同效果优于单一用药。

【不良反应】　维生素 K 具有良好的生物安全性,不良反应少、毒副作用小。主要不良反应包括胃部不适、腹痛、皮肤瘙痒、水肿和转氨酶轻度升高。

禁忌证：服用华法林的患者。

（四）新靶点抗骨质疏松药

主要有抗 NK-κB 受体激活蛋白配体(receptor activator of NF-κB ligand, RANKL)单克隆抗体迪诺塞麦、组织蛋白酶 K 抑制药奥达卡替和 Src 激酶抑制药等。

迪诺塞麦(denosumab)

迪诺塞麦是一种 RANKL 抑制剂,为特异性 RANKL 的完全人源化单克隆抗体。它能够抑制 RANKL 与其受体 RANK 的结合,减少破骨细胞形成,并降低其功能,从而降低骨吸收、增加骨量、改善皮质骨或松质骨的强度。现已被美国 FDA 批准治疗有较高骨折风险的绝经后骨质疏松症。主要不良反应包括低钙血症、严重感染、皮疹、骨痛等;长期应用可能会过度抑制骨吸收,而出现下颌骨坏死或非典型性股骨骨折。

第四节　抗骨质疏松药的合理应用

骨质疏松症治疗目的是获得理想的骨峰值和降低骨丢失速率。治疗原则为缓解疼痛、提高骨密度、降低骨折发生率,进而改善生活质量。抗骨质疏松药治疗的成功标志是骨密度保持稳定或增加,而且没有新发骨折或骨折进展的证据。

抗骨质疏松药的合理应用应注意以下事项：

一、注意用药疗程

除双膦酸盐类药物外,其他抗骨质疏松药一旦停止应用,疗效就会快速下降;双膦酸盐类药物停用后,其抗骨质疏松性骨折的作用可能会保持数年。双膦酸盐类药物使用超过 5 年,不良反应风险增加,需考虑药物假期。特立帕肽疗程不应超过 2 年。

使用抗骨质疏松药疗程应个体化,所有治疗至少坚持 1 年,最初 3~5 年治疗期后,全面评估发生骨质疏松性骨折的风险。

二、关于骨折后应用抗骨质疏松药物

骨质疏松性骨折后应重视积极给予抗骨质疏松药治疗,包括骨吸收抑制药或骨形成促进药等。

三、抗骨质疏松药联合与序贯治疗

骨质疏松症为慢性疾病,不仅要长期、个体化治疗,也需药物联合或序贯治疗。

钙剂及维生素 D 作为基础治疗药物,可以与骨吸收抑制药或骨形成促进药联合使用。

如下情况要考虑药物序贯治疗：① 某些骨吸收抑制药治疗失效、疗程过长或存在不良反应;② 骨形成促进药(甲状旁腺激素类似物)的推荐疗程仅为 18~24 个月,此类药物停药后应序贯治疗,序贯使用骨吸收抑制药,以维持骨形成促进药所取得的疗效。

（钱培刚,任海刚）

第四十二章 案例学习

1. type 1 diabetes

Case 1

Ms ED is a 16-year-old girl with type 1 diabetes who is brought to Acute and Emergency (A&E) by her mother.

She is acutely unwell, slurring her words and unable to maintain concentration. She has been vomiting for the past couple of hours and is clutching her abdomen in pain. Her mother is very distressed as she has her daughter has deteriorated very quickly. She says she thought she detected a fruity smell off her daughters breath last night but her daughter said she was fine and that her glucose levels were good. Her daughter was transferred from paediatric services to adult diabetic services a month ago and she was switched from a twice daily insulin mix regimen to a basal-bolus.

1. What is the likely diagnosis and how should it be confirmed?

2. What are the likely explanations for this occurring?

3. How should she be managed acutely?

4. What future changes would you recommend with regard to her therapy?

Case 2

Mr JB is a newly diagnosed type 1 diabetic patient who is trying to come to terms with his condition but is struggling to control his blood glucose levels. His primary problem is in the morning. He feels very unwell on waking and when he measures his blood glucose levels they are higher than his target levels.

1. What could be a possible cause of this patients symptoms? Explain the physiological process involved.

2. How would you confirm this?

3. What is the temptation for patients who see a high blood glucose level on waking?

4. How should this be managed?

Case 3

Mrs TM is a 36-year-old married lady who has type 1 diabetes. She undertook a home pregnancy test because she was feeling particularly nauseated in the mornings and her period was late. The test was positive confirming that she was pregnant. However, at 8 weeks, she experienced vaginal bleeding and abdominal pain. She attended the accident & emergency department, where a miscarriage was confirmed.

Upon questioning, it was discovered that she had been taking folic acid 400 μg daily for the previous 6 months but had not received any pre-conception diabetes care.

Her most recent HbA1c was 7.3% (56 mmol/mol). Her regular medications are ramipril 10 mg daily, simvastatin 40 mg daily, insulin glargine at night and insulin aspart three times daily with meals.

1. Why should diabetic women of childbearing age be offered advice about pregnancy?

2. What blood glucose targets should Mrs TM have been advised to control for before and after conceiving?

3. Was she taking appropriate dietary supplements prior to conception?

4. What advice should she be given with respect to her regular medication?

2. Type 2 Diabetes

Case 1

Mrs HB is a 55-year-old lady with type 2 diabetes which she has had for four years. She presents to her GP complaining of tiredness and lethargy. Normal meds include metformin 500 mg tid, mixtard 30 insulin (18 units mane and 12 tarde), aspirin 75 mg qd, simvastatin 40 mg qd and lisinopril 5 mg qd. Blood tests reveal serum creatinine level of 207 μmol/L, eGRF of 24 mL/min, Hb of 8.4 g/dL (Ref 11.5 - 16). Her HbA1c was 77 mmol/mol and a random blood glucose test revealed glucose levels of 14.2 mmol/L. BP was 170/95 and urine dipstick was positive for protein.

1. What might be the cause of her lethargy and tiredness?

2. What immediate interventions should be made?

3. How might the rate of renal decline be further slowed down?

Case 2

Mr GD is a 67-year-old man with type 2 diabetes, who was diagnosed 18 years ago. Normally takes mixtard 30 insulin 24 units with breakfast and 16 units with evening meal. He maintains his blood sugar levels between 5 and 11 mmol/L. His HbA1c is 45 mmol/mol.

Just over a week ago he had a severe headache, a jaw pain and temporary loss of vision in one eye, leading to a diagnosis of temporal arteritis for which he was prescribed prednisolone 60 mg daily. He now reports his sugars have become chronically elevated, sometimes with readings above 20 mmol/L. He also reports polyuria and polydipsia and is feeling tired and lethargic.

1. What is the likely cause of Mr GD's symptoms?

2. How should this be managed?

3. What advice should he be given regarding long-term management of his glucose levels?

3. Thyroid disorders

Case 1

Mrs HP is a 49-year-old professional singer with Graves' disease.

She was initially treated with carbimazole but developed a severe generalized rash, which necessitated withdrawal of the drug. A similar rash occurred within 2 weeks of starting propylthiouracil (PTU), although she is still taking it. She is overtly thyrotoxic with a blood pressure of 160/50 mmHg, a pulse of 110 beats/min and a large thyroid gland. Laboratory results show an elevated free T4 and an undetectable TSH.

1. What are the options for treatment and what factors would you discuss with her that could influence her choice of treatment?

2. Mrs HP elects to have an ablative dose of radioactive iodine. Discuss how her therapy should be managed.

Case 2

Mr JH is 64 years old and suffers from a ventricular arrhythmia for which he has been taking amiodarone

200 mg daily for the last few months. He presents to his GP complaining of increasing lethargy and tiredness. He says he has gained weight recently. The doctor orders some thyroid function tests which show a low free T4 and high TSH.

    1. What is the likely diagnosis for Mr JH and how does this condition develop?

    2. How should this condition be treated?

Case 3

Mrs AC is a 66-year-old woman complaining of tiredness, lethargy and weight gain. Her GP performed thyroid function tests and diagnosed her with primary hypothyroidism. She also suffered from congestive cardiac failure for the last 5 years. Her doctor wishes to start her on T4 therapy. She currently takes:

- Ramipril 5 mg qd
- Furosemide 80 mg qd

    1. What are the therapeutic objectives for this patient?

    2. How should T4 therapy be instituted?

    3. How should the replacement therapy be monitored?

(Shane Cullinan)

【参考文献】

夏维波,章振林,林华,等. 原发性骨质疏松症诊疗指南(2017)[J]. 中国骨质疏松杂志,2019,25(0):281 - 309.

杨宝峰,陈建国. 药理学[M]. 9 版. 北京:人民卫生出版社,2018:311 - 326.

American Diabetes Association. Pharmacologic approaches to glycemic treatment:Standards of medical care in diabetes-2019[J]. Diabetes Care, 2019, 42(Suppl 1):S90 - S102.

Amiri M, Ramezani Tehrani F, Nahidi F. Effects of oral contraceptives on metabolic profile in women with polycystic ovary syndrome:A meta-analysis comparing products containing cyproterone acetate with third generation progestins[J]. Metabolism, 2017(73):22 - 35.

Bertram G. Katzung. Basic and clinical pharmacology[M]. 14th ed. Manhattan:Mc Graw-Hill Education, 2018.

Bhupathiraju S N, Grodstein F, Stampfer M J, et al. Exogenous hormone use:Oral contraceptives, postmenopausal hormone therapy, and health outcomes in the Nurses' Health Study[J]. Am J Pub Health, 2016, 106(9):1631 - 1637.

Coomarasamy A, Williams H, Truchanowicz E, et al. A randomized trial of progesterone in women with recurrent miscarriages[J]. N Engl J Med, 2015, 373(22):2141 - 2148.

Davey D A. Menopausal hormone therapy:A better and safer future[J]. Climacteric, 2018, 21(5):454 - 461.

DiPiro J T, Talbert R L, Yee G C, et al. Pharmacotherapy:A pathophysiologic approach[M]. 10th ed. Manhattan:Mc Graw-Hill Education/Medical, 2017.

Fonseca V A, Handelsman Y, Staels B. Colesevelam lowers glucose and lipid levels in type 2 diabetes:The clinical evidence[J]. Diabetes Obes Metab, 2010, 12(5):384 - 392.

Godinho R, Mega C, Teixeira-de-Lemos E, et al. The place of dipeptidyl peptidase-4 inhibitors in type 2 diabetes therapeutics:A "me too" or "the special one" antidiabetic class? [J]. J Diabetes Res, 2015 (2015):806979.

Laurence L. Brunton. Goodman and gilman's the pharmacological basis of therapeutics[M]. 14th ed. Manhattan:Mc Graw-Hill Education, 2018.

Rolla A. Pharmacokinetic and pharmacodynamic advantages of insulin analogues and premixed insulin analogues over human insulins:Impact on efficacy and safety[J]. Am J Med, 2008, 121(6 Suppl):S9 - S19.

Sarah Arrowsmith. Oxytocin and vasopressin signalling and myometrial contraction[J]. Curr Opin Physiol, 2020(13):62 - 70.

Shivaprasad C, Kalra S. Bromocriptine in type 2 diabetes mellitus[J]. Indian J Endocrinol Metab, 2011, 15

（Suppl 1）：S17 - S24.

Song J，Wang Y，Yu L. Clinical comparison of mifepristone and gestrinone for laparoscopic endometriosis［J］. Pak J Pharm Sci，2018，31（5（Special））：2197 - 2201.

Stevens C W，Brenner G M. Brenner and Stevens' pharmacology［M］. 5th ed. Pennsylvania：Elsevier，2017.

van Vliet EOG，Nijman T A J，Schuit E，et al. Nifedipine versus atosiban for threatened preterm birth （APOSTEL III）：A multicentre，randomised controlled trial［J］. Lancet，2016，387（10033）：2117 - 2124.

第六篇授课视频　　第六篇授课 PPT

第七篇 | 影响其他系统的药物

Section 7 | Drugs Affecting Other Systems

第七篇影响其他系统的药物主要包括作用于血液系统药物、作用于呼吸系统的药物和作用于消化系统的药物三章内容。

作用于血液系统药物介绍了抗凝血药、抗血小板药、纤维蛋白溶解药、抗贫血药、促白细胞增生药和血容量扩充药。抗凝血药是一类干扰凝血因子，阻止血液凝固的药物，主要用于血栓栓塞性疾病的治疗。常用药物有肝素、低分子肝素、水蛭素、香豆素类。抗血小板药包括阿司匹林、利多格雷、依前列醇、噻氯匹定、阿昔单抗等。纤维蛋白溶解药能使纤溶酶原断裂成纤溶酶而促进纤溶，溶解血栓，也称溶栓药，用于治疗急性血栓栓塞性疾病，如急性心梗、脑梗的溶栓治疗，常用药物有链激酶、尿激酶、阿尼普酶、阿替普酶等。抗贫血药中铁剂有硫酸亚铁、枸橼酸铁铵及右旋糖酐铁，用于各种原因引起的缺铁性贫血；叶酸作为补充疗法，用于各种原因所致的巨幼红细胞贫血，与维生素 B_{12} 合用效果较好；维生素 B_{12} 用于治疗恶性贫血和其他巨幼红细胞贫血。血容量扩充药右旋糖酐主要用于低血容量性休克，低、小分子右旋糖酐也用于弥散性血管内凝血(disseminated intravascular coagulation, DIC)。

作用于呼吸系统的药物介绍了平喘药、镇咳药、祛痰药和抗纤维化药；平喘药分为支气管扩张药，包括 β 受体激动药、茶碱类和抗胆碱类药物；抗炎平喘药，主要有糖皮质激素类；抗过敏平喘药，主要有色甘酸钠、扎鲁司特和酮替芬等。镇咳药包括中枢性镇咳药可待因、右美沙芬和外周镇咳药苯佐那酯等。祛痰药有氯化铵、乙酰半胱氨酸和溴己新等；抗纤维化药有吡非尼酮、尼达尼布等。

作用于消化系统的药物介绍了抗消化性溃疡药、消化功能调节药。治疗消化性溃疡的药物主要有4大类：① 抗酸药，如氢氧化镁、三硅酸镁、氢氧化铝；② 抑制胃酸分泌药，如西咪替丁、哌仑西平和奥美拉唑等；③ 胃黏膜保护药，如米索前列醇、硫糖铝、枸橼酸铋钾等；④ 抗幽门螺杆菌感染药，临床常以克拉霉素、阿莫西林、四环素和甲硝唑等2~3种合用。消化功能调节药包括助消化药、胃肠促动药、止吐药、泻药、止泻药等。

第四十三章 作用于血液系统的药物
Chapter 43 Drugs Affecting Hematologic System

　　本章的内容包括抗凝血药、抗血小板药、纤维蛋白溶解药、抗贫血药及促白细胞增生药和血容量扩充药。其中,肝素具有增强抗凝血酶Ⅲ对凝血因子的灭活作用,在体内、外均有抗凝血作用。口服抗凝血药香豆素类为维生素 K 拮抗药;抗血小板药阿司匹林,抑制血小板中的环加氧酶,减少 TXA_2 合成。纤维蛋白溶解药使无活性的纤溶酶原变为活性纤溶酶,溶解纤维蛋白,链激酶、尿激酶及阿替普酶等用于急性血栓栓塞性疾病,不良反应为出血和过敏。较大剂量促凝血药维生素 K 可致新生儿、早产儿溶血性贫血、高铁血红蛋白血症及黄疸,抗纤维蛋白溶解药氨甲苯酸、氨甲环酸主要用于纤溶亢进出血。抗贫血药主要用于治疗缺铁性贫血、巨幼红细胞贫血和再生障碍性贫血。铁剂有硫酸亚铁、枸橼酸铁铵及右旋糖酐铁,用于各种原因引起的缺铁性贫血;叶酸作为补充疗法,用于各种原因所致的巨幼红细胞贫血,与维生素 B_{12} 合用效果较好;维生素 B_{12} 用于治疗恶性贫血和其他巨幼红细胞贫血。血容量扩充药右旋糖酐主要用于低血容量性休克,低、小分子右旋糖酐也用于弥散性血管内凝血(disseminated intravascular coagulation,DIC)。

第一节 课前阅读

　　生理状态下,机体内血液凝固、抗凝和纤维蛋白溶解过程维持动态平衡,一旦这种平衡被打破,就会出现血栓性或出血性疾病。此外,各类血细胞数量或功能出现改变可导致血液系统功能障碍,如贫血、粒细胞减少、再生障碍性贫血等;而大量失血会引起血容量降低,造成重要器官的灌注不足,甚至引起休克。本章的内容包括抗凝血药、抗血小板药、纤维蛋白溶解药、抗贫血药及促白细胞增生药和血容量扩充药。

　　血液凝固是由多种凝血因子参与的一系列复杂的蛋白质水解活化过程。已知的凝血因子基本为蛋白质,多数在肝脏合成,其中,凝血因子Ⅱ、Ⅶ、Ⅸ、Ⅹ的合成需要维生素 K 的参与。按照瀑布学说,血液通过 3 条通路发生凝固:① 内源性通路,是指完全靠血浆内的凝血因子逐步使因子 X 激活,从而发生凝血的通路;② 外源性激活通路,即被损伤的血管外组织释放因子所发动的凝血通路;③ 共同通路,即从受内或外通路激活的凝血因子 X 开始,到纤维蛋白形成的过程(图 43 - 1)。

　　抗凝系统中最重要的是血浆中存在的抗凝血酶Ⅲ(antithrombin Ⅲ,AT Ⅲ)和肝素。此外,还有 10 余种抗凝蛋白质,如蛋白 C(protein C)、肝素辅助因子Ⅱ(heparin cofactor Ⅱ,HC Ⅱ)、蛋白 S、内皮表面辅助因子凝血酶调解素(thrombomodulin,TM)、组织因子途径抑制物(tissue factor pathway inhibitor,TFPI)、富含组氨酸糖蛋白等。这些抗凝蛋白质缺乏,容易发生静脉血栓形成等疾病。

　　在生理条件下,血液凝固过程中生成的难溶性纤维蛋白(fibrin polymer),可在一系列水解酶作用下,变为可溶性的纤维蛋白(fibrin monomer)降解产物。这种血块重新液化过程,称为纤维蛋白溶解(fibrinolysis),简称"纤溶"。纤溶系统激活过程如下:① 纤溶酶原(plasminogen)在纤溶酶原激活物作用下,转变为纤溶酶(plasmin);② 纤维蛋白及纤维蛋白原在纤溶酶参与下转为纤维蛋白降解产物,限制血栓增大和溶解血栓。

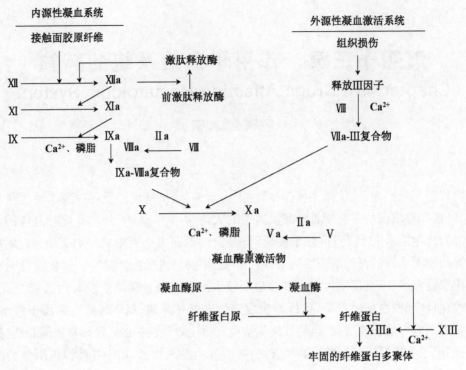

图 43-1 凝血过程

第二节 抗凝血药

抗凝血药(anticoagulant)是指能通过影响凝血因子,从而阻止血液凝固的药物,临床上主要用于血栓栓塞性疾病的预防和治疗。

一、凝血酶间接抑制药

肝素(heparin)

肝素最初是从动物肝脏发现的一种具有抗凝血作用的物质,是一种硫酸化的糖胺聚糖(glycosaminoglycan, GAG)的混合物,分子量为 5~30 kD,平均分子量是 12 kD。因与大量硫酸基和羧基共价结合,而带有大量负电荷,呈酸性。药用肝素是从猪肠黏膜或牛肺脏中获得。

【体内过程】 肝素是带大量阴电荷的大分子,不易通过生物膜,口服不吸收,肌内注射易引起局部出血和刺激症状,通常静脉给药。静脉注射后,60%集中于血管内皮,不能透过胸膜、腹膜和胎盘,不进入乳汁中。主要在肝脏中经单核-吞噬细胞系统的肝素酶分解代谢。其降解产物或肝素原形经肾排泄。肝素的 $t_{1/2}$ 因剂量而异。例如,静脉注射 100 U/kg、400 U/kg、800 U/kg,其 $t_{1/2}$ 分别为 1 h、2 h、5 h 左右。肺气肿、肺栓塞患者 $t_{1/2}$ 缩短,肝、肾功能严重障碍者则 $t_{1/2}$ 明显延长,对肝素敏感性也提高。

【药理作用与机制】 肝素在体内、体外均有强大的抗凝作用。静脉注射后,抗凝作用立即发生。可使血液中活化的部分凝血酶时间(activated partial thromboplastin time, APTT)轻度延长,对凝血酶原(prothrombin, PT)影响弱,抗凝血因子 X 的活性明显增强。目前认为 APTT 延长与出血倾向有关,抗凝血因子 X 的活性则反映了药物的抗血栓能力。肝素的药理作用有以下几个方面。

1. 增强抗凝血酶Ⅲ活性 通过催化血浆中抗凝血酶Ⅲ(ATⅢ)对一些凝血酶的抑制作用。其明显增强 ATⅢ 与凝血酶的亲和力,使Ⅱa-ATⅢ反应速率加快 1 000 倍,加速凝血酶灭活。ATⅢ 可抑制内源性和共同通路活化的凝血因子,包括凝血酶、凝血因子Ⅸa、Ⅹa、Ⅺa和Ⅻa。肝素与ATⅢ赖氨酸残基形成可逆性复合物,使ATⅢ构象改变,暴露出精氨酸活性位点,后者与凝血因子Ⅸa、Ⅹa、Ⅺa、Ⅻa丝氨酸活性中心结合,对凝血酶则形成肝素-ATⅢ-Ⅱa三元复合物,"封闭"凝血因子活性中心,使其灭活,发挥显著的抗凝作用。

2. 激活肝素辅助因子Ⅱ　　高浓度肝素与肝素辅助因子Ⅱ(heparin cofactorⅡ,HCⅡ)结合,激活HCⅡ。活化的HCⅡ可提高对凝血酶抑制速率达100倍以上。

3. 其他　　肝素可使内皮细胞释放脂蛋白酶,将血中CM和VLDL的TG水解为甘油和游离脂肪酸;抑制炎症介质活性和炎症细胞活性,呈现抗炎作用;抑制血管平滑肌细胞增殖,抗血管内膜增生;抑制血小板聚集等。

【临床应用】

1. 血栓栓塞性疾病　　主要用于防止血栓形成和扩大,如深部静脉血栓、肺栓塞、脑梗死、心肌梗死、心血管手术及外周静脉术后血栓形成等。尤其适用于急性动、静脉血栓形成,肝素是最好的快速抗凝药物。

2. 弥散性血管内凝血　　用于各种原因如脓毒血症、胎盘早期剥离、恶性肿瘤溶解等导致的弥散性血管内凝血(disseminated intravascular coagulation,DIC)。这是肝素的主要适应证,应早期应用,防止纤维蛋白原及其他凝血因子耗竭而发生继发性出血。

3. 体外抗凝　　如心导管检查、血液透析及体外循环等。

【不良反应】

1. 出血　　是肝素主要的不良反应,表现为各种黏膜出血、关节腔积血和伤口出血等。严重者可引起致命性出血(4.6%)。用药期间应监测部分凝血酶时间(partial thromboplastin time,PTT)。PTT应当维持在正常值(50~80 s)的1.5~2.5倍。对轻度出血患者停药即可,严重者可静脉缓慢注射硫酸鱼精蛋白(protamine sulfate,强碱性,带有正电荷),每1~1.5 mg硫酸鱼精蛋白可中和100 U肝素,每次剂量不可超过50 mg。

2. 血小板减少症　　发生率高达5%~6%。若发生在用药后1~4天,程度多较轻,无须中断治疗即可恢复,一般认为是肝素引起一过性的血小板聚集作用所致;多数发生在给药后7~10天,与免疫反应有关。可能因肝素促进血小板因子4(platelet factor 4,PF$_4$)释放并与之结合,形成肝素-PF$_4$复合物,后者再与特异抗体形成PF$_4$-肝素-IgG复合物,引起病理反应所致。停药后约4天可恢复。

3. 其他　　可引起皮疹、发热等过敏反应。长期用肝素可引起骨质疏松、自发性骨折,孕妇应用可致早产及死胎。

【禁忌证】　对肝素过敏,有血友病、出血倾向、血小板功能不全和血小板减少症、紫癜、严重高血压、细菌性心内膜炎、肝肾功能不全、消化性溃疡、颅内出血、活动性肺结核、孕妇、先兆性流产、产后、内脏肿瘤、外伤及术后等患者禁用。

【药物相互作用】　肝素为弱酸性药物,不能与弱碱性药物合用;与肾上腺皮质激素类、依他尼酸合用,可致胃肠道出血;同时静脉给予肝素和硝酸甘油,可降低肝素活性;与阿司匹林等非甾体抗炎药、右旋糖酐、双嘧达莫合用,可增加出血的危险;与胰岛素或磺酰脲类药物合用,能导致低血糖;与血管紧张素Ⅰ转换酶抑制剂合用,可能引起高血钾。

低分子量肝素(low molecular weight heparin)

从普通肝素中分离或由普通肝素降解后再分离而得的低分子量肝素(LMWH)是分子量小于7 kD的肝素。由于其药理学和药动学的特性优于普通肝素,近年来发展很快。与普通肝素相比,LMWH具有以下特点：① LMWH 具有选择性抗凝血因子 Xa 活性，而对凝血酶及其他凝血因子影响较小。LMWH 的抗凝血因子 Xa/Ⅱa 活性比值为 1.5~4.0，而普通肝素为 1.0 左右，分子量越低，抗凝血因子 Xa 活性越强，这样就使抗血栓作用与出血作用分离，保持了肝素的抗血栓作用而降低了出血的危险；② 个体差异小，血管外给药生物利用度高，半衰期较长，体内不易被消除；③ LMWH 由于分子量小，较少受 PF$_4$ 的抑制，不易引起血小板减少。LMWH 将逐渐取代普通肝素用于临床，但各制剂选用时仍应注意出血的不良反应。LMWH 引起的出血也可用硫酸鱼精蛋白来解救。

LMWH 临床常用制剂有依诺肝素（enoxaparin）、替地肝素（tedelparin）、弗希肝素（fraxiparin）、洛吉肝素（logiparin）及洛莫肝素（lomoparin）等，主要应用于深静脉血栓和肺栓塞的预防与治疗、外科手术后预防血栓形成、急性心肌梗死、不稳定型心绞痛和血液透析、体外循环等。

依诺肝素（enoxaparin）

【体内过程】　依诺肝素为第一个上市的 LMWH，分子量为 3.5~5.0 kD，本药皮下注射后吸收迅速、完全。注射后 3 h 出现血浆最高活性，而血浆中抗凝血因子 Xa 活性可持续 24 h。不易通过胎盘屏障，部分经肾排泄。$t_{1/2}$ 为 4.4 h。

【药理作用与临床应用】　对抗凝血因子 Xa，与凝血因子 Ⅱ 活性比值为 4.0 以上，具有强大而持久的抗血栓形成作用。临床主要用于深部静脉血栓，外科手术和整形外科（如膝、髋人工关节更换手术）后静脉血栓形成的防治，血液透析时防止体外循环凝血发生。本药与普通肝素比较，抗凝剂量较易掌握，毒性小，安全，作用持续时间较长。

【不良反应】　较少出现出血，如意外静脉注射，或大剂量皮下注射，可引起出血加重，可用鱼精蛋白对抗；鱼精蛋白 1 mg 可中和本药 1 mg 的抗凝血因子 Ⅱa 及部分（最多 60%）抗凝血因子 Xa 的活性。偶见血小板减少。严重出血、对本药过敏患者和严重肝、肾功能障碍患者应禁用。

其他 LMWH 的药理作用、临床应用和不良反应均与依诺肝素相似，但应注意临床应用的剂量存在一定的差异，并注意出血等不良反应。

磺达肝癸钠（fondaparinux sodium）

磺达肝癸钠为合成肝素衍生物，是一种以抗凝血酶肝素结合位点结构为基础合成的戊多糖。它经抗凝血酶介导对凝血因子 Xa 的抑制作用，因分子短小而不抑制凝血酶。与肝素和低分子量肝素相比，本药发生肝素引起的血小板减少症的风险要小得多。

二、凝血酶直接抑制药

凝血酶是最强的血小板激活物。根据药物对凝血酶的作用位点可分为：① 双功能凝血酶抑制药，如水蛭素可与凝血酶的催化位点和阴离子外位点结合；② 阴离子外位点凝血酶抑制药，仅能通过催化位点或阴离子外位点与凝血酶结合，发挥抗凝血酶作用，如阿加曲班。

水蛭素（hirudin）

水蛭素是水蛭唾液中的抗凝成分，含 65 个氨基酸，分子量为 7 kD，其基因重组技术产品为重组水蛭素（lepirudin）。

【体内过程】　本药口服不被吸收，静脉注射后进入细胞间隙，不易通过血脑屏障。主要以原形（90%~95%）经肾脏排泄。$t_{1/2}$ 约为 1 h。

【药理作用与机制】　水蛭素对凝血酶具有高度亲和力，是目前所知最强的凝血酶特异性抑制剂。

可抑制凝血酶蛋白水解作用,抑制纤维蛋白的生成。水蛭素与凝血酶以 1∶1 结合成复合物,使凝血酶灭活。本药不仅阻断纤维蛋白原转化为纤维蛋白凝块,而且对激活凝血酶的凝血因子 V、Ⅷ、Ⅻ 及凝血酶诱导的血小板聚集均有抑制作用,具有强大而持久的抗血栓作用。

【临床应用】 用于预防术后血栓形成、经皮冠状动脉形成术后再狭窄、不稳定型心绞痛、急性心肌梗死后溶栓的辅助治疗、DIC、血液透析及体外循环等。

【注意事项】 肾功能衰竭患者慎用。由于患者用药期间体内通常可形成抗水蛭素的抗体从而延长 APTT,建议每天监测 APTT。目前尚无有效的水蛭素解毒剂。

阿加曲班(argatroban)

阿加曲班为合成的左旋精氨酸的哌啶羧酸衍生物,是一种凝血酶抑制剂,与凝血酶的催化部位结合,抑制凝血酶所催化和诱导的反应,阻碍纤维蛋白凝块的形成,并抑制凝血酶诱导的血小板聚集及分泌作用,最终抑制纤维蛋白的交联并促使纤维蛋白溶解。本药 $t_{1/2}$ 短,治疗安全范围窄,过量无对抗剂,需监测 APTT 使之保持在 55~85 s。本药常与阿司匹林联合用于缺血性脑卒中患者,采用使 APTT 平均延长 1.6 倍的剂量并不延长出血时间,此剂量容易耐受,无不良反应,但还须继续观察。本药还可局部用于移植物上,以防血栓形成。

三、凝血因子合成抑制剂——维生素 K 拮抗药

维生素 K 是凝血因子 Ⅱ、Ⅶ、Ⅸ、Ⅹ 活化必需的辅助因子,具有拮抗维生素 K 作用的药物为香豆素(coumarin)类,是一类含有 4-羟基香豆素基本结构的物质,又称口服抗凝血药。常用华法林(warfarin,又名苄丙酮香豆素)、双香豆素(dicoumarol)、苯丙香豆素(phenprocoumon)、醋硝香豆素(acenocoumarol,又名新抗凝)等。

双香豆素口服吸收慢且不规则,吸收后几乎全部与血浆蛋白结合。因此,与其他血浆蛋白结合率高的药物同服时,可增加双香豆素的游离药物浓度,使抗凝作用大大增强,甚至诱发出血。双香豆素分布于肺、肝、脾及肾,经肝药酶羟基化失活后由肾排泄。醋硝香豆素大部分以原形经肾排出。

华法林(warfarin)

【体内过程】 华法林口服吸收完全,生物利用度可达 100%,99% 与血浆蛋白结合,表观分布容积小,吸收后 0.5~4 h 达血药浓度高峰,能通过胎盘。华法林(消旋混合物)的 R-和 S-同分异构体,均主要经肝脏代谢,可经胆汁排入肠道再吸收,最终从肾排泄。$t_{1/2}$ 约为 40 h。华法林无体外抗凝作用,体内抗凝作用缓慢而持久。口服后一般需 8~12 h 发挥作用,1~3 天达血药浓度高峰,作用维持 2~5 天。

【药理作用与机制】 香豆素类是维生素 K 的拮抗药,抑制维生素 K 在肝脏由环氧型向氢醌型转化,从而阻止维生素 K 的反复利用。维生素 K 是 γ-羧化酶的辅酶。凝血因子 Ⅱ、Ⅶ、Ⅸ、Ⅹ 及抗凝血蛋白 C 和抗凝血蛋白 S 前体的第 10 个 Glu 残基在 γ-羧化酶的催化作用下,生成 γ-羧基 Glu,从而使这些凝血因子具有凝血活性。华法林因阻止维生素 K 的循环利用,抑制了凝血因子 Ⅱ、Ⅶ、Ⅸ、Ⅹ 等的活化,使这些因子处于无凝血活性的前体阶段,从而产生抗凝作用。对已经羧化的上述因子无作用。因此,香豆素类体外无效,体内也需原有活化的上述凝血因子耗竭后才发挥抗凝作用。故香豆素类口服后至少经 12~24 h 才出现作用,1~3 天达峰,维持 3~4 天。

【临床应用】

1. 心房纤颤与心脏瓣膜病所致血栓栓塞 这是华法林的常规应用。此外,接受心脏瓣膜修复术的患者,需长期服用华法林。

2. 髋关节手术患者　　可降低静脉血栓形成发病率。

3. 预防复发性血栓栓塞性疾病　　如肺栓塞、深部静脉血栓形成患者,用肝素或溶栓药后,常规用华法林维持治疗 3~6 个月。

【不良反应】　主要不良反应是出血,如血肿、关节出血、胃肠道出血等。最严重的出血是颅内出血,应密切观察。在服药期间应密切监测凝血酶原时间(prothrombin time, PT)。一旦出血严重,应立即停药,给予维生素 K 10 mg 静脉注射,一般在给药 24 h 后,PT 可恢复正常;也可输新鲜血液。华法林能通过胎盘屏障,可致畸胎,孕妇禁用。罕见有华法林诱导的皮肤坏死,通常发生在用药后 2~7 天内。也可引起胆汁瘀滞性肝损害,停药后可消失。

【药物相互作用】　阿司匹林、保泰松可升高游离香豆素类浓度,抗凝作用增强。广谱抗生素和肝病时由于维生素 K 合成减少或凝血因子合成减少而增强香豆素类药物药效。甲硝唑、西咪替丁、水杨酸等肝药酶抑制剂及非甾体抗炎药、胺碘酮、依他尼酸、氯贝丁酯等可增强本类药物的抗凝血作用;巴比妥类、苯妥英钠等肝药酶诱导剂可减弱本类药物的抗凝作用。

四、新型口服抗凝药

新型口服抗凝药(new oral anticoagulant, NOAC)是血栓栓塞性疾病治疗的新兴替代选择。目前新型口服抗凝药物特指新研发上市的口服凝血 Xa 因子或凝血 IIa 直接抑制剂,凝血 Xa 因子抑制剂包括阿哌沙班(apixaban)、利伐沙班(rivaroxaban)、依度沙班(edoxaban)等,凝血因子 IIa 抑制剂有达比加群酯(dabigatran etexilate)。这两类药物都是针对单个有活性的凝血因子,口服起效快,相对于华法林半衰期较短,具有良好的量效关系,与食物和药物之间很少相互作用,口服使用无须监测常规凝血指标,且剂量个体差异小只需固定剂量服用。主要临床应用为替代华法林,用于非瓣膜病性房颤患者。

第三节　抗血小板药

血小板在血栓栓塞性疾病,特别动脉血栓疾病的形成中具有重要病理生理学意义。抗血小板药是指对血小板功能有抑制作用的药物。根据作用机制可分为:① 抑制血小板花生四烯酸代谢药物;② 增加血小板内 cAMP 的药物;③ 抑制腺苷二磷酸(adenosine diphosphate, ADP)活化血小板的药物;④ 血小板 IIb/IIIa 受体拮抗药;⑤ 凝血酶抑制药,如水蛭素、阿司匹林、阿加曲班等。

一、抑制血小板花生四烯酸代谢药物

(一) 环氧合酶抑制药

阿司匹林(aspirin)

阿司匹林是经典的解热镇痛药,1954 年发现其可以延长出血时间,1971 年发现其可以抑制 PG 合成,之后作为主要抗血小板药物广泛用于临床。

【药理作用与机制】　小剂量阿司匹林(75~150 mg/d)即可抑制血小板聚集,作用维持 5~7 天。对胶原、ADP、抗原-抗体复合物及某些病毒和细菌引起的血小板聚集都有明显抑制作用,可防止血栓形成。还可部分拮抗纤维蛋白原溶解导致的血小板激活。

阿司匹林是花生四烯酸代谢过程中的 COX 抑制药。本药可使血小板中 COX-1 活性中心丝氨酸残基乙酰化,不可逆性抑制 COX-1 活性,从而抑制 TXA_2 的合成,发挥抗血小板作用。而血管内皮存在 COX-1 和 PGI_2 合酶,催化生成 PGI_2,发挥抗血小板作用。小剂量阿司匹林可显著减少血小板中 TXA_2

水平,而对 PGI_2 的形成影响小,产生防治血栓性疾病作用。

【临床应用】　阿司匹林是临床应用最广泛的抗血小板药。小剂量用于冠状动脉硬化性疾病、心肌梗死、脑梗死、深静脉血栓形成和肺梗死等,作为溶栓疗法的辅助抗栓治疗,能减少缺血性心脏病发作和复发的危险,也可使一过性脑缺血发作患者的中风发生率和病死率降低。

（二）TXA_2 合成酶抑制药与 TXA_2 受体拮抗药

利多格雷(ridogrel)

利多格雷为强大的 TXA_2 合成酶抑制剂,兼具中度 TXA_2 受体阻断作用。对血小板血栓和冠状动脉血栓的作用较水蛭素及阿司匹林更有效。本药可直接干扰 TXA_2 的合成,拮抗 TXA_2 的作用。同时,合成酶抑制使血管内 PG 环氧化物堆积,使 PGI_2 水平提高,这可能比清除 TXA_2 更为重要,其总和结果产生抗血小板聚集效应。据临床试用报道,本药对急性心肌梗死、心绞痛及缺血性脑卒中,在发生率和再栓塞率方面均较阿司匹林明显降低,预防新的缺血性病变更为有效。不良反应较轻,有轻度胃肠反应。

同类药物尚有奥扎格雷(ozagrel)、匹可托安(picotamide),其作用比利多格雷弱,不良反应轻。

二、增加血小板内 cAMP 的药物

依前列醇(epoprostenol, PGI_2)

依前列醇为人工合成的 PGI_2 ,内源性 PGI_2 由血管内皮细胞合成,具有强大的抗血小板聚集及松弛血管平滑肌作用。迄今,是活性最强的血小板聚集内源性抑制剂。本药能抑制 ADP、胶原纤维、花生四烯酸等诱导的血小板聚集和释放,对体外旁路循环中形成的血小板聚集体,具有解聚作用,还能阻抑血小板在血管内皮细胞上的黏附。PGI_2 作用机制是通过兴奋血小板中 AC,使细胞内 cAMP 水平升高,促进胞质内 Ca^{2+} 再摄取,进入 Ca^{2+} 库,使胞质内游离 Ca^{2+} 浓度降低,血小板处于静止状态,对各种刺激物均不起反应。

本药 $t_{1/2}$ 很短,仅 3 min,在体内迅速转为稳定的代谢产物 6 -酮- PGF_1 。在肺内不被灭活是 PGI_2 的特点。PGI_2 性质不稳定,作用短暂。

用于体外循环,防止血小板减少、微血栓形成和出血倾向。本药静脉滴注过程中常见血压下降、心率加速、头痛、眩晕、潮红等现象,可减少剂量或暂停给药。此外,对消化道刺激症状也较常见。

同类药有伊洛前列素(iloprost)、前列腺素 E_2 (prostaglandin E_2)等。

双嘧达莫(dipyridamole)

双嘧达莫又名潘生丁(persantin),为环核苷酸 PDEI。主要抑制血小板的聚集,发挥抗血栓作用。

【体内过程】　本药口服吸收缓慢,个体差异大,生物利用度为 27%～59%。口服后 1～3 h 血药浓度达峰值,与血浆蛋白结合率高(91%～99%)。主要在肝脏转化为葡萄糖醛酸偶联物。自胆汁排泄,可因肝肠循环而延缓消除,少量自尿排出。$t_{1/2}$ 为 10～12 h。

【药理作用与机制】　对胶原、ADP、肾上腺素及低浓度凝血酶诱导的血小板聚集有抑制作用,体内外均可抗血栓,还可延长已缩短的血小板生存时间。

作用机制有:① 抑制 PDE 活性,减少 cAMP 水解;② 增加血管内皮 PGI_2 的合成和活性;③ 抑制腺苷再摄取,激活 AC,增加血小板中 cAMP 浓度;④ 轻度抑制血小板的 COX,使 TXA_2 合成。

【临床应用】　主要治疗血栓栓塞性疾病、人工心脏瓣膜置换术后、缺血性心脏病、脑卒中和短暂性脑缺血发作,防止血小板血栓形成。还可阻抑动脉粥样硬化早期的病变过程。

【不良反应】　较常见不良反应为胃肠道刺激。由于血管扩张,血压下降,导致头痛、眩晕、潮红、晕厥等。少数心绞痛患者用药后出现"窃血"现象,诱发心绞痛发作,应慎用。

西洛他唑（cilostazol）

西洛他唑为可逆性 PDE-3 抑制药,通过抑制 PDE-3,从而增加血小板内 cAMP 浓度,发挥抗血小板、扩张血管和抗血管增殖作用。抑制 ADP、肾上腺素、胶原及花生四烯酸诱导的血小板聚集。临床上主要用于伴有间歇性跛行的外周血管病、慢性动脉闭塞性疾病。不良反应有头痛、腹泻、眩晕和心悸。禁用于心力衰竭,慎用于冠心病。

三、抑制 ADP 活化血小板的药物

人类血小板包括 3 种不同的 ADP 受体: P2Y1、P2Y12、P2X1。P2X1 是配体门控离子通道,P2Y1、P2Y12 是与不同的两种 G 蛋白偶联受体。其中 P2Y1、P2Y12 是 ADP 作用的受体,也是 ADP 受体拮抗药作用靶点。P2Y1 是 ADP 诱导血小板聚集反应中的主要受体。ADP 与 P2Y1 受体结合后,P2Y1 受体与 Gq 蛋白偶联激活 PLC 从而导致 Ca^{2+} 从细胞外流入细胞内,细胞内 Ca^{2+} 浓度的升高,激活了 PKC 引起血小板变形和聚集。ADP 与 P2Y12 受体结合,P2Y12 受体与 G_i 蛋白偶联,抑制血小板的 AC 的活化,降低了血小板中 cAMP 的水平,诱发血小板的聚集。

研究发现,P2Y1 受体拮抗药对 ADP 诱导的 AC 抑制效果并不理想,目前临床使用的 ADP 受体拮抗药主要为 P2Y12 受体拮抗药。在使用阿司匹林基础上加用 P2Y12 受体拮抗药已被证实对接受经皮冠状动脉介入治疗(percutaneous coronary intervention, PCI)的患者有明确的获益,被称为双联抗血小板治疗(dual antiplatelet therapy, DAPT)。

噻氯匹定（ticlopidine）

噻氯匹定是第一代 P2Y12 受体拮抗药,能选择性及特异性地干扰 ADP 介导的血小板活化,不可逆地抑制血小板聚集和黏附。口服吸收良好,口服 250 mg 后,2 h 达血药浓度峰值。本药作用缓慢,连续服药 3~5 天可产生抗血小板活性,2 周后达血药稳态浓度,停药后可持续 10 天之久。作用机制: ① 抑制 ADP 诱导的 α 颗粒分泌(α 颗粒含有黏联蛋白、纤维酶原、有丝分裂因子等物质),从而抑制血管壁损伤的黏附反应;② 抑制 ADP 诱导血小板 GP Ⅱ$_b$/Ⅲ$_a$ 受体上纤维蛋白原结合位点的暴露,因而阻止纤维蛋白原与受体结合,产生抗血小板聚集和解聚作用;③ 拮抗 ADP 对 AC 的抑制作用。

主要预防脑卒中、心肌梗死及外周动脉血栓性疾病的复发,疗效优于阿司匹林。最严重的不良反应是中性粒细胞减少(2.4%),甚至全血细胞减少,因此,在用药 3 个月内需定期检查血象。此外,尚有轻度出血、皮疹、肝脏毒性等。

氯吡格雷（clopidogrel）

氯吡格雷属第二代 P2Y12 受体拮抗药,为一种前体药,通过氧化作用形成 2-氧基氯吡格雷,再经过水解形成活性代谢物发挥作用。药理作用机制与噻氯匹定相似,其主要优点在于作用较强,不良反应较轻,对骨髓无明显毒性,不引起白细胞减少。氯吡格雷联合阿司匹林的双联抗血小板治疗是目前最常用的抗血小板治疗策略。

替格瑞洛（ticagrelor）

替格瑞洛是新型 P2Y12 受体拮抗药,为活性药,起效快,与受体可逆性结合,半衰期短,疗效优于氯吡格雷。

四、血小板糖蛋白 II b/IIIa 受体拮抗药

ADP、凝血酶、TXA_2 等血小板聚集诱导剂引起血小板聚集最终的共同通路都是暴露血小板膜表面的糖蛋白 II_b/III_a 受体。

阿昔单抗(abciximab)

阿昔单抗(c7E3Fab, ReoPro)是血小板 GP II_b/III_a 的人/鼠嵌合单克隆抗体,可竞争性、特异性地阻断纤维蛋白原与 GP II_b/III_a 受体结合,产生抗血小板聚集作用。对血栓形成、溶栓治疗、防止血管再闭塞有明显治疗作用。有出血危险,应严格控制剂量。

以后又相继开发出非肽类的 GPII_b/III_a 受体拮抗药,如拉米非班(lamifiban)、替罗非班(tirofiban)和可供口服的珍米洛非班(xemilofiban)、夫雷非班(fradafiban)和西拉非班(sibrafiban)等。抑制血小板聚集作用强,应用方便,不良反应较少。适用于急性心肌梗死、溶栓治疗、不稳定型心绞痛和血管成形术后再梗死。

第四节 纤维蛋白溶解药

当机体的生理性或病理因素引起小血管内形成血凝块时,将由纤维蛋白溶解(简称"纤溶")系统使之溶解,以防止血栓形成,保证血流畅通。当某些病理因素导致机体形成血栓时,则需要给予外源性的纤维蛋白溶解剂(fibrinolytic),又称溶栓药,是在内源性或外源性纤溶酶原激活剂参与下,使纤溶酶原转为纤溶酶,纤溶酶通过降解纤维蛋白和纤维蛋白原而限制血栓增大和溶解血栓。

链激酶(streptokinase)

链激酶(SK)为天然的第一代溶栓药,是从 β-溶血性链球菌培养液中提取的一种非酶性单链蛋白,分子量为 47 kD,链激酶 1 U 相当于 0.01 g 蛋白质。现用基因工程技术制成重组链激酶(recombinant streptokinase, rSK)。

【药理作用】 链激酶激活纤溶酶原为纤溶酶的作用是间接的,即链激酶先与纤溶酶原形成链激酶-纤溶酶原复合物,使其中的纤溶酶原转为纤溶酶,溶解血栓。因此,链激酶的活性不需要纤维蛋白存在,链激酶-纤溶酶原复合物也不受血液中 $α_2$-抗纤溶酶($α_2$-AP)的抑制。

【临床应用】 主要用于血栓栓塞性疾病。静脉注射治疗动静脉内新鲜血栓形成和栓塞,如急性肺栓塞和深部静脉血栓。冠脉注射可使阻塞冠脉再通,恢复血流灌注,用于心肌梗死的早期治疗。

【不良反应】 易引起出血,严重者可注射抗纤溶药氨甲苯酸(或类似药),甚者可补充纤维蛋白原或全血。本药具有抗原性,可引起过敏反应。禁用于出血性疾病、新近创伤、消化道溃疡、伤口愈合中及严重高血压患者。

尿激酶(urokinase)

尿激酶(UK)是从人尿或肾细胞组织培养液中提取的第一代天然溶栓药。尿激酶为体内纤溶系统的成员,可直接激活纤溶酶原为纤溶酶。纤溶酶裂解凝血块表面上纤维蛋白,也可裂解血液中游离的纤维蛋白原,故本药对纤维蛋白无选择性。进入血液中的尿激酶,可被循环中纤溶酶原激活剂的抑制物(plasminogen activator inhibitor, PAI)所中和,但连续用药后,PAI 很快耗竭。产生的纤溶酶可被血液中 $α_2$-AP 灭活,故治疗量效果不佳,需大量尿激酶使 PAI 和 $α_2$-AP 耗竭,才能发挥溶栓作用。尿激酶的 $t_{1/2}$ 约为 16 min,作用短暂。适应证和禁忌证同链激酶。出血是其主要不良反应,但较链激酶轻,无过敏反应。

阿尼普酶(anistreplase)

阿尼普酶又称茴香酰化纤溶酶原/链激酶激活剂的复合物(anisoylated plasminogen/streptokinase activator complex, APSAC),属第二代溶栓药。本药为链激酶与赖氨酸纤溶酶原以1∶1的比例形成的复合物,分子量为131 kD。赖氨酸纤溶酶原的活性中心被茴香酰基所封闭。进入血液中的阿尼普酶,弥散到血栓含纤维蛋白表面,通过复合物的赖氨酸纤溶酶原活性中心与纤维蛋白结合,此时,被封闭的乙酰基缓慢去乙酰基,激活血栓上纤维蛋白表面的纤溶酶原为纤溶酶,溶解血栓。本药具有以下特点:① 一次静脉注射即可,不必静脉滴注,不受 α_2 - AP 抑制;② 本药是赖氨酸纤溶酶原的复合物,较易进入血液凝块处与纤维蛋白结合;③ 本药是选择性纤维蛋白溶栓药,很少引起全身性纤溶活性增强,故出血少。具有抗原性,可致过敏反应。本药血浆 $t_{1/2}$ 为 90~105 min。用于急性心肌梗死,可改善症状,降低病死率,亦可用于其他血栓性疾病。

葡激酶(staphylokinase)

葡激酶(SAK,又名葡萄球菌激酶)是从某些金黄色葡萄球菌菌株的培养液中获得的,现已能用 DNA 重组技术制成重组葡激酶(r-SAK)。作用与链激酶相似。本药无酶活性。葡激酶先与纤溶酶原形成复合物,后者裂解纤溶酶原为纤溶酶。葡激酶对纤维蛋白的溶解作用和对富含血小板血栓的溶栓作用均较链激酶强。用于急性心肌梗死等血栓性疾病,疗效较链激酶佳,出血较少,但免疫原性较链激酶强。

阿替普酶(alteplase)

组织型纤溶酶原激活剂(tissue plasminogen activator, t-PA)为人体内生理性纤溶酶原激活剂,主要由血管内皮细胞合成并释放入血液循环,t-PA 最初由人子宫和黑色素瘤细胞培养液中分离提取,现已用基因工程方法生产人重组 t-PA(recombinant tissue plasminogen activator, rt-PA),即阿替普酶。其溶栓机制是激活内源性纤溶酶原转变为纤溶酶。t-PA 在靠近纤维蛋白-纤溶酶原相结合的部位,通过其赖氨酸残基与纤维蛋白结合,并激活与纤维蛋白结合的纤溶酶原转变为纤溶酶。这种作用比激活循环中游离型纤溶酶快数百倍,因而不产生应用链激酶时常见的出血并发症。t-PA 主要在肝中代谢,$t_{1/2}$ 约为 5 min。

阿替普酶主要用于治疗急性心肌梗死、肺栓塞和脑栓塞,使阻塞血管再通比链激酶高,且不良反应小,是较好的第二代溶栓药。同类溶栓药还有西替普酶(silteplase)和那替普酶(nateplase)等。

瑞替普酶(reteplase)

瑞替普酶属第三代溶栓药。通过基因重组技术,改良天然溶栓药的结构,提高它们选择性溶栓效果,延长 $t_{1/2}$,减少用药剂量和不良反应。瑞替普酶具有以下优点:见效快,溶栓疗效高(血栓溶解快,防止血栓再形成,提高血流量),耐受性较好,生产成本低,给药方法简便,无须按体重调整。用于急性心肌梗死患者。常见不良反应为出血。血小板减少症、有出血倾向患者慎用。

第五节 促凝血药

维生素 K(vitamin K)

维生素 K(VitK)广泛存在于自然界,基本结构为甲萘醌。维生素 K_1 存在于绿色植物中,维生素 K_2

是人体肠道细菌的代谢产物,以上二者均为脂溶性,其吸收需要胆汁参与。维生素 K_3、维生素 K_4 均为人工合成,是水溶性,直接可以吸收。

【药理作用】 维生素 K 是 γ-羧化酶的辅酶,在羧化酶参与下,凝血因子 Ⅱ、Ⅶ、Ⅸ、Ⅹ 前体的第 10 个 Glu 残基,羧化为 γ-羧基 Glu,从而使这些凝血因子具有活性,产生凝血作用。羧化酶的活化需要还原型氢醌型维生素 K 氧化为维生素 K 环氧化物,以及环氧化型维生素 K 的再还原才能完成上述羧化反应。

【临床应用】 用于维生素 K 缺乏引起的出血:① 用于新生儿出血(缺乏合成维生素 K 的细菌)和预防长期应用广谱抗生素继发的维生素 K 缺乏症(细菌合成维生素 K 减少);② 用于阻塞性黄疸、胆瘘、慢性腹泻和广泛胃肠切除后,继发于吸收或利用障碍所致的低凝血酶原血症;③ 口服过量华法林香豆素类抗凝药、水杨酸等所致出血。

【不良反应】 维生素 K_1(甚至大剂量)不良反应最少,但注射速度过快可出现面部潮红、出汗、胸闷和血压骤降等。一般以肌内注射为宜。较大剂量维生素 K_3 可引发新生儿、早产儿或缺乏葡萄糖-6-磷酸脱氢酶的特异质者发生溶血和高铁血红蛋白血症。

凝血因子制剂(blood coagulation factor inhibitor)

凝血因子制剂是从健康人体或动物血液中提取后,经分离提纯,冻干后制备的含不同凝血因子的制剂,主要用于凝血因子缺乏时的替代或补充疗法。

凝血酶原复合物(人凝血因子Ⅸ复合物,prothrombin complex concentrate)是由健康人静脉血分离而得的含有凝血因子 Ⅱ、Ⅶ、Ⅸ、Ⅹ 的混合制剂。上述 4 种凝血因子的凝血作用均依赖维生素 K 的存在。临床主要用于治疗乙型血友病(先天性凝血因子Ⅸ缺乏)、严重肝脏疾病、香豆素类抗凝剂过量和维生素 K 依赖性凝血因子缺乏所致的出血。

抗血友病球蛋白(抗甲种血友病因子,antihemophilic globulin)含凝血因子Ⅷ及少量纤维蛋白原。临床主要用途为甲型血友病(先天性因子Ⅷ缺乏症)的治疗。还可用于治疗溶血性血友病、抗凝血因子Ⅷc 抗体所致严重出血。静脉滴注过速可引起头痛、发热、荨麻疹等症状。

凝血酶(thrombin)为猪血或牛血中提取精制而成的无菌制剂。直接作用于血液凝固过程的最后一步,促使血浆中的可溶性纤维蛋白原转变成不溶的纤维蛋白,从而达到速效止血的目的。而且还能促进上皮细胞的有丝分裂,加速创伤愈合。用于通常止血困难的小血管、毛细血管及实质性脏器出血的止血,也用于创面、口腔、泌尿道及消化道等部位的止血,还可缩短穿刺部位出血的时间。局部止血时,用灭菌生理盐水溶解成 50~100 U/mL 溶液喷雾或敷创面。

纤维蛋白原(fibrinogen)从健康人血浆中提制而得,输注后可迅速提高血中纤维蛋白原浓度,在凝血酶作用下转变为纤维蛋白,达到促进血凝和止血的目的,适用于原发性低纤维蛋白原血症,也可用于由于严重肝损害、产科并发症、外伤、大手术、内脏出血所致的继发性纤维蛋白缺乏症。

氨甲苯酸(aminomethylbenzoic acid)与氨甲环酸(tranexamic acid)

氨甲苯酸(PAMBA)又名为羧基苄胺。氨甲环酸(AMCHA)作用与用途与 PAMBA 相同但较强,两者均为抗纤维蛋白溶解药。本类药物化学结构与赖氨酸类似,低剂量时竞争性阻断纤溶酶原与纤维蛋白结合,防止纤溶酶原的激活;高剂量时还能直接抑制纤溶酶的活性,从而抑制纤维蛋白溶解,引起凝血作用。

【临床应用】 用于纤溶系统亢进引起的各种出血,如前列腺、尿道、肺、肝、胰、脑、子宫、肾上腺、甲状腺等富含纤溶酶原激活物的脏器外伤或手术后出血,对一般慢性渗血效果较好。对癌症出血、创伤出血及非纤维蛋白溶解引起的出血无效。氨甲环酸的疗效最佳,其抗纤溶活性为氨甲苯酸的 7~10 倍,成为临床最常用的制剂。

【不良反应】 本药常见有胃肠道反应。过量可引起血栓或诱发心肌梗死;合用避孕药或雌激素妇女,更易出现血栓倾向。肾功能不全者慎用。

第六节 抗 贫 血 药

贫血是指循环血液中红细胞数量或血红蛋白含量低于正常。按照病因及发病机制的不同可分为缺铁性贫血、巨幼红细胞贫血和再生障碍性贫血。缺铁性贫血由铁缺乏引起,可通过补充铁剂进行治疗;巨幼红细胞贫血由叶酸或维生素 B_{12} 缺乏所致,采用补充叶酸或维生素 B_{12} 的治疗方法;再生障碍性贫血为骨髓造血功能低下所致,可使用造血细胞生长因子治疗。

铁剂(iron compound)

铁是人体必需的元素,是构成血红蛋白、肌红蛋白、组织酶系,如过氧化物酶、细胞色素 c 等所必需。当机体铁的摄入量不足,或胃肠道吸收障碍,或慢性失血造成机体铁缺乏时,可影响血红蛋白的合成而引起贫血,应及时补充铁剂。正常男子和绝经后的女子每天从食物中只需补充每天所丢失的 1 mg 铁就够了,但在生长发育时期的婴儿、儿童、青少年及孕妇铁的需要量都增加。

临床上常见的铁剂如下: 口服铁剂有硫酸亚铁(ferrous sulfate)、枸橼酸铁铵(ferric ammonium citrate)、富马酸亚铁(ferrous fumarate);注射铁剂有山梨醇铁(iron sorbitex)和右旋糖酐铁(iron dextran)。

【体内过程】 食物中的铁以 Fe^{2+} 形式吸收。Fe^{3+} 很难吸收,只有经胃酸、维生素 C 或食物中还原物质(如果糖、谷胱甘肽等)作用下,转为还原型 Fe^{2+},才能在十二指肠和空肠上段吸收;高磷、高钙、鞣酸、四环素、抗酸药、H_2 受体拮抗药、质子泵抑制剂等,可使铁沉淀或抑制 Fe^{2+} 的形成而阻碍铁吸收。

吸收入肠黏膜细胞中的 Fe^{2+},一部分转为 Fe^{3+},与去铁蛋白结合为铁蛋白(ferritin)后进行贮存;另一部分则进入血浆,立刻被氧化为 Fe^{3+},并与转铁蛋白(transferrin, Tf)的 β_1 球蛋白的两个铁结合位点进行结合形成复合物。该复合物与胞浆膜上的转铁蛋白受体结合,通过胞饮作用进入细胞。铁分离后,转铁蛋白被释放出细胞外循环使用。铁的主要排泄途径是通过肠道、皮肤等含铁细胞脱落而排出体外。

【药理作用】 铁是红细胞成熟阶段合成血红素必需物质。吸收到骨髓的铁,吸附在有核红细胞膜上并进入细胞内的线粒体,与原卟啉结合后所形成的血红素再与珠蛋白结合,即形成血红蛋白。

【临床应用】 治疗缺铁性贫血,如慢性失血性贫血(月经过多、痔疮出血和子宫肌瘤等)、营养不良、妊娠、儿童生长发育期引起的缺铁性贫血,疗效甚佳。铁剂治疗 4~5 天血液中网织红细胞数即可上升,10~14 天达高峰,4~8 周血红蛋白恢复正常。为使体内铁贮存恢复正常,待血红蛋白正常后需减半继续服药 2~3 个月。

【不良反应】 口服铁剂最常见的不良反应是胃肠道刺激症状,如恶心、呕吐、上腹痛、腹泻等,Fe^{3+} 比 Fe^{2+} 多见。此外,铁与肠腔中硫化氢结合,减少后者对肠壁刺激,减弱肠蠕动可引起便秘、黑便。小儿误服 1 g 以上铁剂可引起急性中毒,表现为头痛、头晕、恶心、呕吐、腹泻、惊厥,甚至死亡。急救措施为用 1%~2% 碳酸氢钠洗胃,并以特殊解毒剂去铁胺(deferoxamine)灌胃,以结合残存的铁。

叶酸(folic acid)

叶酸(又名蝶酰谷氨酸)在动、植物食品中广泛分布,是由蝶啶核、对氨苯甲酸、Glu 三部分组成。动物细胞自身不能合成叶酸,因此,人体所需叶酸只能直接从食物中摄取。

【体内过程】　口服叶酸经肠黏膜主动吸收后,少部分经还原及甲基化转化为甲基四氢叶酸,大部分以原形进入血液循环,其中有80%以 N^5-甲基四氢叶酸形式贮存于肝内。叶酸及其代谢产物主要经肾排泄,少部分由胆汁经粪便排泄,部分经重吸收形成肝肠循环。

【药理作用】　叶酸进入体内后,在二氢叶酸还原酶的作用下,转化为四氢叶酸,作为一碳单位转移酶的辅酶,参与体内多种生化代谢,如嘌呤核苷酸的从头合成、尿嘧啶脱氧核苷酸(dUMP)合成胸嘧啶脱氧核苷酸(dTMP)、促进某些氨基酸的互变等(图43-2)。一旦叶酸缺乏,上述代谢障碍,其中最明显的是dTMP合成受阻,导致DNA合成障碍,骨髓幼红细胞内DNA合成

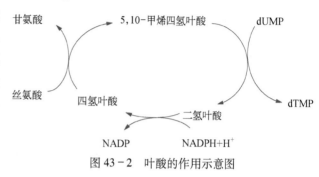

图43-2　叶酸的作用示意图

减少,细胞分裂速度减慢;但由于对RNA和蛋白质合成影响小,故出现巨幼红细胞贫血,消化道上皮增殖受抑制,出现舌炎和腹泻。

【临床应用】　用于:① 各种巨幼红细胞贫血,特别是妊娠期、婴儿期因对叶酸的需要量增加所致的营养性巨幼红细胞贫血,以叶酸治疗为主,辅以维生素 B_{12};② 二氢叶酸还原酶抑制剂,如甲氨蝶呤、乙氨嘧啶、甲氧苄啶等所致的巨幼红细胞贫血,因四氢叶酸生成障碍,必须用甲酰四氢叶酸钙治疗;③ 对缺乏维生素 B_{12} 所致的恶性贫血,大剂量叶酸仅能纠正血象,但不能改善神经损害症状。故治疗时以维生素 B_{12} 为主,叶酸为辅。

维生素 B_{12}(vitamin B_{12})

维生素 B_{12}(又名钴胺素),是一类含钴的水溶性B族维生素。由于钴原子所带基团不同,维生素 B_{12} 以多种形式存在,如氰钴胺、羟钴胺、甲钴胺和5′-脱氧腺苷钴胺,后两者是维生素 B_{12} 的体内具有辅酶活性的活化型,也是血液中存在的主要形式。药用的维生素 B_{12} 为性质稳定的氰钴胺和羟钴胺。

【体内过程】　口服维生素 B_{12} 必须与胃黏膜分泌的糖蛋白即"内因子"结合,进入空肠吸收。胃黏膜萎缩导致的"内因子"缺乏可影响维生素 B_{12} 吸收,引起恶性贫血。在通过小肠黏膜时,维生素 B_{12} 与蛋白解离,再与转钴胺Ⅱ(transcobalamin Ⅱ, TCⅡ)结合存于血液中,转运至肝脏后,90%的维生素 B_{12} 与转钴胺Ⅰ(TCI)结合,贮存于肝内,其余则由胆汁排泄,主要从肠道排出,可形成肠肝循环。注射时则大部分经肾排出。

【药理作用】　维生素 B_{12} 是细胞分裂和维持神经组织髓鞘完整所必需的。体内维生素 B_{12} 主要参与下列两种代谢过程(图43-3):

(1) 同型半胱氨酸甲基化生成甲硫氨酸反应,催化这一反应的甲硫氨酸合成酶(又名甲基转移酶)的辅基为维生素 B_{12},它参与甲基的转移。维生素 B_{12} 缺乏时,N^5-甲基四氢叶酸上的甲基不能转移,导致甲硫氨酸生成受阻,一方面影响四氢叶酸的再循环,使得叶酸代谢循环受阻,导致叶酸缺乏症;另一方面导致同型半胱氨酸堆积,产生高同型半胱氨酸血症。

(2) 5′-脱氧腺苷钴胺是甲基丙二酰CoA变位酶的辅酶,能催化甲基丙二酰CoA转变为琥珀酰CoA,后者可进入三羧酸循环。当维生素 B_{12} 缺乏时,甲基丙二酰CoA大量堆积,后者结构与脂肪酸合成的中间产物丙二酰CoA相似,结果合成了异常脂肪酸,并进入中枢神经系统,引起神经损害症状。

【临床应用】　主要用于恶性贫血,需注射使用,辅以叶酸;亦与叶酸合用治疗各种巨幼红细胞贫血;也可作为神经系统疾病(如神经炎、神经萎缩等)及肝脏疾病等辅助治疗;还可用于高同型半胱氨酸血症。

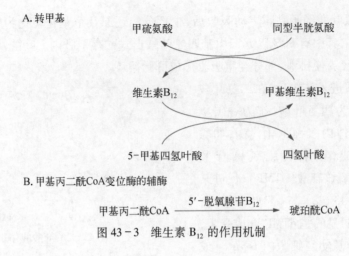

A. 转甲基

甲硫氨酸　　　　　　　　　同型半胱氨酸

维生素B$_{12}$　　　　　　　甲基维生素B$_{12}$

5-甲基四氢叶酸　　　　　　四氢叶酸

B. 甲基丙二酰CoA变位酶的辅酶

甲基丙二酰CoA $\xrightarrow{\text{5'-脱氧腺苷B}_{12}}$ 琥珀酰CoA

图 43-3　维生素 B$_{12}$ 的作用机制

【不良反应】　可致过敏反应,甚至过敏性休克,不宜滥用。不可静脉给药。

促红素(erythropoietin)

促红素(EPO)又名红细胞生成素,是由肾脏近曲小管管周间质细胞生成的糖蛋白,分子量为34 kD。现临床应用的为基因重组的产物,称重组人促红素(recombinant human erythropoietin, r-HuEPO),静脉或皮下注射应用。EPO 与红系干细胞表面的 EPO 受体结合后主要有以下几方面作用:① 促使骨髓内红系祖细胞加速分化为原红细胞;② 加速红细胞分裂增殖和血红蛋白的合成;③ 促进骨髓内网织红细胞和成熟红细胞释放入血;④ 通过位于肾脏感受器对血液中氧含量的变化起调节作用,即在失血、贫血、肺心病所致缺氧情况下,可促进体内产生 EPO,从而加速红细胞的生成。

临床上,EPO 对多种原因引起的贫血有效,最佳适应证为慢性肾功能衰竭和晚期肾病所致的贫血,对骨髓造血功能低下、恶性肿瘤化疗、艾滋病药物治疗及结缔组织病(类风湿关节炎和系统性红斑狼疮)所致的贫血也有效。EPO 不良反应少,因慢性肾功能不全患者血细胞比容增加过快,血黏滞度增高所致高血压、血凝增强等,须检测红细胞比容。此外,偶可诱发脑血管意外,癫痫发作。还可出现瘙痒、发热、恶心、头痛、关节痛、血栓等。

第七节　促白细胞增生药

非格司亭(filgrastim)

非格司亭又名重组人粒细胞集落刺激因子,是粒细胞集落刺激因子(granulocyte colony-stimulating factor, G-CSF)基因重组而成。G-CSF 是由血管内皮细胞、单核细胞、成纤维细胞合成的糖蛋白。主要作用是通过受体促进中性粒细胞成熟;促进骨髓释放成熟粒细胞;增强中性粒细胞趋化及吞噬功能。用于骨髓移植及肿瘤化疗后严重中性粒细胞缺乏症。对先天性中性粒细胞缺乏症也有效,对某些骨髓发育不良或骨髓损害者,可增加中性粒细胞的数量。可部分或完全逆转艾滋病患者中性粒细胞缺乏。

可出现过敏反应如皮疹、低热,偶见过敏性休克;大剂量过久使用,可产生轻、中度骨痛;皮下注射可有局部反应。过敏者禁用。

沙格司亭(sargramostim)

人体粒细胞-巨噬细胞集落刺激因子(granulocyte-macrophage colony-stimulating factor, GM-CSF)由

T 细胞、单核细胞、成纤维细胞和内皮细胞合成。与 IL - 3 共同作用于多向干细胞和多向祖细胞,产生以下作用:① 刺激造血前体细胞增殖、分化;② 刺激中性粒细胞、单核细胞和 T 细胞的生长,诱导形成粒细胞、巨噬细胞集落形成单位及粒细胞/巨噬细胞集落形成单位;③ 促进巨噬细胞和单核细胞对肿瘤细胞的裂解作用。对红细胞增生也有间接作用。

沙格司亭为重组人 GM - CSF。与天然 GM - CSF 相同,对骨髓细胞有广泛作用。用于骨髓移植、肿瘤化疗、某些脊髓造血不良、再生障碍性贫血和艾滋病等引起的白细胞或者粒细胞缺乏症。常见不良反应有发热、皮疹、骨痛、腹泻、呼吸困难等。首次静脉滴注时可出现潮红、低血压、呕吐和呼吸急促等症状。同类产品还有莫拉司亭(molgramostin) 等。

第八节　血容量扩充药

本类药物主要用于大量失血或血浆导致血容量降低、休克等紧急情况,以扩充血容量,维持重要器官的灌注。理想的血容量扩充药应维持血液胶体渗透压作用持久、无毒性、不具有抗原性等。

右旋糖酐(dextran)

右旋糖酐为高分子葡萄糖聚合物。由于聚合分子数目的不同,分为不同分子量的产品。临床上常用的制剂有右旋糖酐 70(中分子量,平均为 70 kD)、右旋糖酐 40(低分子量,平均为 40 kD)、右旋糖酐 10(小分子量,平均为 10 kD)等。

【药理作用】

1. 扩充血容量　　右旋糖酐静脉注射后可提高血浆胶体渗透压,扩充血容量,其作用强度与持续时间依中、低、小分子右旋糖酐而逐渐降低。

2. 抗血栓与改善微循环　　右旋糖酐通过稀释血液,以及覆盖红细胞、血小板和胶原纤维周围,减少血小板的黏附和聚集,降低血液的黏度稠度;抑制凝血因子 II 激活,使凝血因子 I 和 VIII 的活性降低,从而发挥抗血栓和改善微循环作用。小分子较低分子右旋糖酐疗效好。

3. 渗透性利尿　　小分子右旋糖酐是从肾脏排出,产生强大渗透性利尿作用,低分子右旋糖酐次之,中分子右旋糖酐则无利尿作用。

【临床应用】　各类右旋糖酐主要用于低血容量性休克,包括急性失血、创伤和烧伤性休克。低分子和小分子右旋糖酐改善微循环作用较佳,用于中毒性、外伤性及失血性休克,可防止休克后期 DIC。也用于防治心肌梗死、心绞痛、脑血栓形成、血管闭塞性脉管炎和视网膜动静脉血栓等。

【不良反应】　少数患者使用右旋糖酐后可出现过敏反应,极少数发生过敏性休克。输注药量过大可因凝血因子被稀释和血小板功能受干扰而引起出血倾向。心功能不全、少尿的肾脏疾患、出血性疾病、血小板减少者禁用。

(李永金)

第四十四章　作用于呼吸系统的药物
Chapter 44　Respiratory Pharmacology

　　咳嗽、咯痰、呼吸困难是呼吸系统疾病常见的临床症状,可由各种肺部疾病引起,如支气管哮喘、慢性阻塞性肺疾病、肺纤维化、呼吸道感染、肺炎、肺源性心脏病、肺肿瘤等。临床上在治疗原发疾病的同时,常应用支气管扩张药、抗炎药、镇咳药、祛痰药、抗纤维化药等来缓解呼吸道症状,延缓疾病发展进程,提高患者的生活质量。

第一节　课 前 阅 读

　　支气管哮喘(asthma)是一种慢性变态反应性炎症疾病,是由多种细胞包括气道的炎症细胞(如嗜酸性粒细胞、肥大细胞、T 细胞、中心粒细胞)和结构细胞(如平滑肌细胞、气道上皮细胞)及细胞组分参与的气道慢性炎症性疾病。这种慢性炎症可导致气道高反应性(airway hyperresponsiveness, AHR),通常表现为可逆性的气流受限,并引起反复性的喘息、气急、胸闷或咳嗽等症状,常在夜间和(或)清晨发作、加剧,多数患者可自行缓解或经治疗缓解。若哮喘反复发作,随病程时间的延长可产生一系列气道结构的改变,称为气道重构(airway remodeling)。气道重构使患者出现不可逆或部分不可逆的气流受限,以及持续存在的气道高反应性,降低对吸入激素治疗的敏感性。因此,抗炎平喘药(anti-inflammatory drug)治疗是支气管哮喘的病因治疗,能有效地缓解疾病的进程;而支气管扩张药(bronchodilator)治疗则是症状治疗,也是支气管哮喘急性发作时缓解气道痉挛的首选治疗。

　　慢性阻塞性肺疾病(chronic obstacle pulmonary disease, COPD)是一种以气流受限为特征的可以预防和治疗的疾病,气流受限不完全可逆、呈进行性发展,与气道和肺部对有害颗粒或有害气体的慢性炎症反应增加有关,尤其该疾病急性加重及其并发症对患者的整体疾病严重程度产生影响。慢性阻塞性肺疾病的一些危险因素,如吸烟、室内空气污染及控制不佳的哮喘,可以作为慢性阻塞性肺疾病一级预防对象。戒烟对于吸烟的慢性阻塞性肺疾病患者是最重要的干预措施。其病理特点是气道炎症、气道重塑及明显的通气功能受阻。临床诊断依据是:出现连续两年以上、每年持续 3 个月以上的咳嗽、咳痰或气喘等症状,疾病进展又可并发阻塞性肺气肿、肺源性心脏病。虽然抗炎治疗是慢性阻塞性肺疾病的首选治疗方案,但糖皮质激素对于本类疾病的疗效不佳。因此,慢性阻塞性肺疾病的治疗常用 PDE - 4 特异性抑制药进行抗炎治疗,并合并支气管扩张药缓解症状。

　　肺纤维化(pulmonary fibrosis)是一种慢性、进行性、不可逆性的肺间质组织异质性疾病,包括继发因素,如哮喘、慢性阻塞性肺疾病,导致的肺纤维化和特发性肺纤维化。肺纤维化发病率逐年升高,且致残率、病死率高,肺移植是目前临床唯一有效的治疗手段。肺纤维化的发病机制尚未完全明确,目前认为肺纤维化的演变过程可分为 3 个阶段:① 启动阶段,由各种原因引起的氧化应激作为肺纤维化的启动因素;② 进展阶段,包括肺泡炎,免疫细胞活化,分泌各种炎症因子,损伤上皮、内皮、间质、胶原组织和基底膜等;③ 结局阶段,肺纤维化形成,其特征是肺成纤维细胞与肺肌成纤维细胞增生,细胞外基质沉积,肺组织结构破坏,最终导致慢性呼吸衰竭。目前临床抗肺纤维化治疗手段主要是延缓肺纤维化疾病进程,改善肺纤维化患者的生活质量。

第二节　支气管扩张药

支气管扩张药具有抗支气管收缩的作用,它通过舒张支气管平滑肌能够迅速逆转患者气道阻塞症状,同时减少微血管漏出,减少炎症细胞释放支气管收缩介质,从而缓解支气管哮喘症状、缓解慢性阻塞性肺疾病气道狭窄。支气管扩张药也是哮喘急性发作的首选药物。目前临床应用的支气管扩张药包括以下三类:β 受体激动药、茶碱类药物和抗胆碱药(图 44-1)。

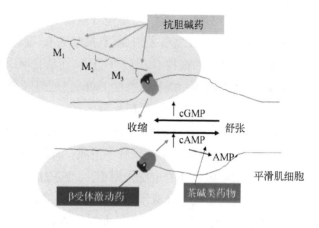

图 44-1　支气管扩张药作用机制图

一、β 受体激动药

本类药物主要通过兴奋支气管平滑肌和肥大细胞膜表面的 β_2 受体,激活 AC,舒张气道平滑肌,减少肥大细胞与嗜碱性粒细胞脱颗粒和介质的释放、降低微血管的通透性、增加气道上皮纤毛的摆动等,缓解哮喘和慢性阻塞性肺疾病的喘息症状。

用于平喘作用的 β 受体激动药分为非选择性 β 受体激动药和选择性 β_2 受体激动药两类。非选择性 β 受体激动药包括肾上腺素、异丙肾上腺素,其中肾上腺素对 β 受体和 α 受体均有作用,选择性不强,而异丙肾上腺素主要作用于 β 受体,但对 β_2 受体和 β_1 受体均有作用,因此这些药物除了平喘作用外,对心血管系统具有较强的作用,副作用明显,应慎用;选择性 β_2 受体激动药对呼吸道气道平滑肌上的 β_2 受体选择性高,舒张支气管平滑肌的疗效较好且不良反应少,是控制哮喘症状的首选药。

根据药物作用维持时间的长短,选择性 β_2 受体激动剂分为短效 β_2 受体激动剂(short-acting beta-adrenergic agonists, SABA)[如沙丁胺醇(salbutamol)、特布他林(terbutaline)等]和长效 β_2 受体激动剂(long-acting beta-adrenergic agonists, LABA)[如福莫特罗(formoterol)和沙美特罗(salmaterol)等](表 44-1)。

表 44-1　β_2 受体激动剂的分类

起 效 时 间	作用维持时间	
	短 效	长 效
速 效	沙丁胺醇吸入剂	福莫特罗吸入剂
	特布他林吸入剂	
	非诺特罗吸入剂	
慢 效	沙丁胺醇口服剂	沙美特罗吸入剂
	特布他林口服剂	

沙丁胺醇(salbutamol)

【体内过程】　本药为短效 β_2 受体激动剂,静脉注射即时起效,约 5 min 时达到峰值,作用维持 2 h 以上;雾化吸入后一般 10~15 min 达最大效应,作用维持 3~4 h;口服后 65%~84% 被吸收,15 min 起效,1~3 h 作用达高峰,作用维持 4~6 h。本药经肝脏灭活,代谢物从尿液和粪便中排出。

【药理作用与机制】　沙丁胺醇的主要特点是选择性 β_2 受体激动剂,对呼吸道具有高选择性,有较强的支气管扩张作用,而对心血管系统副作用较小,是较安全的平喘药。人气道中 β 受体主要是 $β_2$ 受体。$β_2$ 受体广泛分布于气道的不同效应细胞上,当 $β_2$ 受体激动药兴奋气道受体时,气道平滑肌松弛、抑制肥大细胞与中性粒细胞释放炎症介质与过敏介质、增强气道纤毛运动、促进气道分泌、降低血管通透性、减轻气道黏膜下水肿等,这些效应均有利于缓解或消除支气管痉挛和气道狭窄。$β_2$ 受体激动药的主要作用是松弛支气管平滑肌,其机制为 $β_2$ 受体激动药与平滑肌细胞膜上的 $β_2$ 受体结合后,引起受体构型改变,激活兴奋性 G 蛋白(G_s),从而活化 AC,催化细胞内 ATP 转变为 cAMP,引起细胞内 cAMP 水平增加,转而激活 cAMP 依赖性 PKA,再通过降低细胞内游离钙浓度、使肌球蛋白轻链激酶失活和开放钾通道 3 个途径,引起平滑肌松弛。

【临床应用】　用于各种类型支气管哮喘或喘息性支气管炎等伴有支气管痉挛的呼吸道疾病。气雾吸入的药物直接作用于支气管平滑肌,小部分吸收入支气管静脉到右心室,然后进入肺循环。吸入给药起效快,而心脏和其他全身作用小,可迅速缓解哮喘症状。口服制剂给药后心脏和其他不良反应较气雾吸入多见,用于频发性或慢性哮喘的症状控制和预防发作。

【不良反应】　较少且轻微。大剂量情况下可出现心悸、肌肉和手指震颤、失眠、头痛、恶心等症状。此外,可能会引起低血钾。

【禁忌证】　对沙丁胺醇或其他肾上腺素受体激动剂过敏者禁用。高血压、冠心病、糖尿病、心功能不全、甲状腺功能亢进症患者和妊娠初期妇女慎用。

特布他林(terbutaline)

特布他林为选择性 $β_2$ 受体激动剂,是间羟酚类的代表,对支气管 $β_2$ 受体的选择性与沙丁胺醇相似,气道扩张作用较沙丁胺醇弱。除了舒张支气管平滑肌外,特布他林尚有增加纤毛-黏液毯廓清能力,促进痰液排出,减轻咳嗽症状。气雾吸入 5 min 起效,皮下注射可迅速控制症状。适用于治疗支气管哮喘或喘息性支气管炎等伴有支气管痉挛的呼吸道疾病。不良反应及禁忌证与沙丁胺醇相似。

福莫特罗(formoterol)

【体内过程】　本药为长效 $β_2$ 受体激动剂,雾化吸入后约 2 min 开始起效,2~4 h 达高峰,作用可维持 12 h 左右。口服后一般 30~60 min 达到血药浓度峰值。本药代谢物主要从尿液中排出。

【药理作用与机制】　福莫特罗的主要特点是长效且对 $β_2$ 受体选择性高,具有很好的支气管扩张作用和显著的抗炎作用。对 $β_2$ 受体的作用远大于对 $β_1$ 受体的作用,因此对心血管系统的影响很小。除了能选择性激动 $β_2$ 受体持续强力舒张支气管平滑肌外,还能够抑制炎症因子及肥大细胞、嗜酸性粒细胞等炎症细胞的作用。

【临床应用】　用于各型支气管哮喘的治疗及慢性阻塞性肺疾病的维持治疗与预防发作。因福莫特罗为长效制剂,特别适用于哮喘夜间发作患者,疗效尤佳。能有效地预防运动性哮喘的发作。

【不良反应】　比沙丁胺醇轻微。大剂量情况下可出现心悸、肌肉和手指震颤、失眠、头痛、恶心等症状,此外可能会引起低血钾。

【禁忌证】　对本药或其他肾上腺素受体激动剂过敏者禁用。

二、茶碱类药物

茶碱(theophylline)作为支气管扩张剂应用于哮喘和慢性阻塞性肺疾病的治疗已有约 80 年的历史,但由于其治疗剂量与中毒剂量较为接近,副作用明显,且支气管扩张作用相对较弱。近 20 年来,随着对茶碱类药物治疗机制的深入研究,以及对茶碱剂型的改进和选择性 PDEI 的开发,茶碱类药物的优点得到不断加强,同时其不良反应也得到相应的减弱。临床常用的茶碱类药物有氨茶碱、胆茶碱、二羟丙茶碱等及新型茶碱缓控释制剂或选择性 PDEI。

氨茶碱(aminophylline)

【体内过程】 本药为茶碱与二乙胺的复盐,碱性较强,其水溶性比茶碱高约 20 倍,易溶解,可用于静脉注射。口服吸收快而完全,1~3 h 可达血药浓度峰值。口服后局部刺激较大,易引起胃肠道症状。本药主要在肝内代谢,经脱甲基与氧化而失活,大部分以代谢产物形式通过肾脏排出。

【药理作用与机制】 氨茶碱具有多种药理作用,主要包括:

1. 扩张支气管平滑肌 氨茶碱具有相对较弱的支气管扩张作用,其作用机制可能与非选择性抑制 PDE 活性、拮抗腺苷受体、刺激内源性儿茶酚胺类物质的释放、对钙的调节及增强 β 受体激动剂活性等环节有关。

2. 抗炎与免疫调节 茶碱具有抗炎和免疫调节作用,可能与以下作用机制有关:释放 IL-10、抑制磷脂酰肌醇-3-激酶、激活组蛋白脱乙酰酶、抑制核因子转录及诱导嗜酸性粒细胞、中性粒细胞等发生细胞凋亡。

3. 其他 兴奋呼吸中枢,增加膈肌收缩力,减轻膈肌疲劳;促进纤毛摆动,增加气道上皮细胞对水的转运,提高黏液纤毛清除功能;此外,还具有增强心肌收缩力、扩张冠状动脉、利尿等作用。

【临床应用】

1. 支气管哮喘 主要用于雾化吸入 β2 受体激动药无反应的患者,静脉注射氨茶碱可收到满意疗效。

2. 慢性阻塞性肺疾病 适用于慢性阻塞性肺疾病缓解期和急性加重期的治疗,对于慢性阻塞性肺疾病伴有喘息、慢性阻塞性肺疾病伴有右心功能不全的心源性哮喘患者有显著改善效果。

3. 呼吸衰竭与膈肌疲劳 茶碱可直接兴奋延髓呼吸中枢,降低其对 CO_2 的敏感阈值,增加呼吸中枢冲动,还能增强膈肌收缩力,缓解膈肌疲劳。

4. 睡眠呼吸暂停综合征 茶碱具有中枢兴奋作用,对于脑部疾病或原发性呼吸中枢病变导致通气不足患者,使通气功能明显增强,改善症状。

【不良反应】

1. 胃肠道反应 表现为恶心、呕吐、腹部不适及不安。此外,由于本药使胃酸增多,出现胃食管反流。

2. 中枢反应 治疗剂量可能导致行为异常和学习记忆障碍;高剂量时可能会出现惊厥、谵妄或谵语。

3. 心血管系统反应 血中茶碱浓度升高可导致心血管不良反应,而患有心血管疾病者应用此药,则发生心脏毒性反应的危险性增大。心动过速是中毒的常见症状,呼吸困难者易发生室颤。

【禁忌证】 对本药过敏者禁用。低血压和休克患者;甲状腺功能亢进症、消化性溃疡和癫痫患者;心动过速患者;急性心肌梗死患者禁用。

三、抗胆碱药

抗胆碱药应用于治疗呼吸系统疾病已有悠久的历史。最早的即是经典的 M 受体拮抗药阿托品,一开始由颠茄、洋金花、曼陀罗等植物中提取而来。然而由于阿托品的副作用较多,限制了其临床应用。随着对 M 受体拮抗药的发展,以及异丙托溴铵、氧托溴铵、塞托溴铵等的发现,使抗胆碱药成为安全有效的支气管扩张剂。

异丙托溴铵(ipratropium bromide)

异丙托溴铵对呼吸道平滑肌具有较高的选择性,对平滑肌上的 M 受体具有较高的亲和力,发挥较强的舒张支气管平滑肌的作用。本药口服不易吸收,多作雾化吸入,约 5 min 开始起效,30~60 min 达到最大作用,其作用一般可维持 4~6 h。临床常与沙丁胺醇和(或)糖皮质激素合用治疗支气管哮喘急性发作和慢性阻塞性肺疾病急性加重。由于气道黏膜对本药吸收相对较少,因此,全身副作用较少,对心血管系统无明显影响,也不影响痰液黏稠度和分泌。少数患者会出现口干、咳嗽和恶心的不良反应。

氧托溴铵(oxitropium bromide)

氧托溴铵为东莨菪碱衍生物,对 M 受体亚型缺乏选择性,对支气管平滑肌有较强的舒张作用,对呼吸道腺体和心血管作用较弱。口服不易吸收,气雾吸入,作用维持时间可达 8 h。

塞托溴铵(tiotropium bromide)

塞托溴铵为一种新型的长效抗胆碱药。药代动力学研究显示,塞托溴铵与 M_1 和 M_3 受体的解离速度较异丙托溴铵慢 100 倍以上,而与 M_2 受体解离速度明显加快。因此,塞托溴铵是对 M_1 和 M_3 受体具有高选择性的抗胆碱药。与异丙托溴铵相比,对支气管平滑肌的舒张作用更强,维持时间更长,一次吸入后,作用时间可维持 15 h 以上。

第三节 抗 炎 药

气道炎症是支气管哮喘、慢性阻塞性肺疾病等呼吸系统疾病发病的根本原因。因此,抗炎是治疗支气管哮喘、慢性阻塞性肺疾病的首要任务。目前临床用于支气管哮喘和慢性阻塞性肺疾病的主要抗炎药物有糖皮质激素类抗炎药、PDE - 4 抑制药、LT 调节剂等。

一、糖皮质激素类抗炎药

糖皮质激素类(glucocorticoids,GCs)治疗呼吸系统疾病已有近 70 年的历史,对某些呼吸系统疾病的治疗效果十分显著。近 30 年来,糖皮质激素吸入剂在临床上的广泛应用,使支气管哮喘等疾病得到了很好的改善。用于治疗呼吸系统疾病的糖皮质激素类主要有静脉、口服和吸入制剂。临床上常用的静脉制剂有氢化可的松(hydrocortisone)、甲泼尼松龙(methylprednisolone)。常用的口服制剂有泼尼松(prednisone)、泼尼松龙(prednisolone)和地塞米松(dexamethasone)。常用的吸入制剂有二丙酸倍氯米松(beclomethasone dipropionate)、曲安奈德(triamcinolone acetonide)、布地奈德(budesonide)、丙酸氟替卡松(fluticasone propionate)、糠酸莫米松(mometasone furoate)和环索奈德(ciclesonide)等。

【药理作用与机制】 糖皮质激素类主要有抗炎、抗过敏、抗休克和免疫抑制等药理作用。糖皮质激素类进入靶细胞内与糖皮质激素受体结合成复合物,再进入细胞核内调控炎症相关靶基因的转录,通过抑制哮喘时炎症反应的多个环节发挥平喘作用。此外,糖皮质激素类可抑制气道高反应性及增强支气管平滑肌对儿茶酚胺的敏感性而有利于缓解支气管痉挛等症状。

【临床应用】

1. 支气管哮喘与慢性阻塞性肺疾病 支气管哮喘急性发作与慢性阻塞性肺疾病急性加重时可使用全身糖皮质激素类治疗,轻中度发作者可雾化吸入糖皮质激素类治疗,吸入糖皮质激素类是治疗慢性哮喘持续性发作最有效的治疗方法。

2. 某些间质性肺病　如结节病、隐源性肌化性肺炎等,使用糖皮质激素治疗可得到明显改善。

3. 肺组织移植后排斥　口服泼尼松可预防器官移植术产生的免疫排斥反应。对于已发生的肺部排斥反应,可使用全身糖皮质激素治疗。

【不良反应】　吸入常用剂量的糖皮质激素类时一般不产生不良反应。但糖皮质激素类在吸入后,有 80%~90% 药物沉积在咽部并吞咽到胃肠道,沉积的糖皮质激素类与咽部或全身不良反应有关。长期用药时,药物在咽部和呼吸道存留的不良反应可引起声音嘶哑、声带萎缩变形、诱发口咽部念珠菌感染等,故吸入后须立即漱口。布地奈德在肝内代谢灭活要比丙酸倍氯米松快,故前者全身不良反应少,对下丘脑-垂体-肾上腺轴的抑制作用小。局部大剂量应用(如丙酸倍氯米松 1 日总量超过 2 mg 时)可抑制下丘脑-垂体-肾上腺皮质轴的功能,但远比口服制剂轻微。

二、PDE-4 抑制药

磷酸二酯酶-4(phosphodiesterase type-4, PDE-4)抑制药具有广泛的抗炎作用,用于呼吸系统炎症性疾病的治疗。罗氟司特(roflumilast)是第一个被欧盟(2010 年)和美国(2011 年)批准用于治疗慢性阻塞性肺疾病的药物,也是第一个用于临床的选择性 PDEI。

【体内过程】　罗氟司特口服生物利用度为 80%,达峰时间为 1 h,血浆蛋白结合率接近 99%,单剂 0.5 mg 口服的表观分布容积约为 2.9 L/kg。罗氟司特主要在肝脏代谢,通过 I 相(CYP1A2 和 CYP3A4)和 II 相(结合)反应被代谢成氮氧化物,氮氧化物是在人类血浆中唯一观察到的主要代谢物。$t_{1/2}$ 为 17 h,肝功能受损者作用时间明显延长,70% 以上经肾脏排泄。

【药理作用与机制】　PDE-4 主要表达于炎症细胞(肥大细胞、巨噬细胞、淋巴细胞和嗜酸性粒细胞)、气道上皮细胞和平滑肌细胞内,PDE-4 是细胞内特异性的 cAMP 水解酶,其抑制药增加细胞内 cAMP 水平而发挥抗炎、扩张支气管等作用。

1. 抑制炎症细胞聚集与活化　罗氟司特抑制 PDE-4 活性而抑制气道内上皮细胞、中性粒细胞、巨噬细胞和嗜酸性粒细胞等炎症细胞的活化,减少炎症细胞因子包括 TNF-α、IL-1 等释放,PDE-4 抑制药具有强大的抗炎作用而缓解气道炎症。

2. 扩张气道平滑肌　罗氟司特具有轻度的扩张气道平滑肌的作用,从而缓解气道高反应性。

3. 缓解气道重塑　罗氟司特除了能降低气道高反应外,还能减少上皮细胞基底的胶原沉着、气道平滑肌细胞增厚、杯状细胞增生和黏蛋白的分泌;促进气道上皮纤毛运动而促进排痰。

【临床应用】　由于糖皮质激素治疗慢性阻塞性肺疾病不能明显改善肺功能,也无法降低慢性阻塞性肺疾病的死亡率,罗氟司特被批准用于治疗反复发作并加重的成人重症慢性阻塞性肺疾病,常与长效支气管扩张药联合应用。对于慢性喘息型支气管炎和慢性阻塞性肺疾病伴有喘息患者亦有较好的疗效。临床试验表明,其治疗轻至中度哮喘安全、有效,但不能用于缓解急性支气管痉挛。目前哮喘并不是罗氟司特的适应证。

【不良反应】　罗氟司特不宜用于 18 岁以下的患者。其最常见的不良反应是腹泻、体重减轻、恶心、头痛、背痛、头晕和食欲减退,这些不良反应主要发生在治疗开始后的第 1 周,且大部分随着持续治疗而消失。少数患者出现精神事件包括失眠、焦虑、抑郁、情绪变化及自杀倾向,需加以监测。对于有中、重度肝功能损害的患者禁用罗氟司特,由于罗氟司特经肝 CYP 酶代谢,因此,CYP 酶诱导剂(如利福平、苯巴比妥、卡马西平、苯妥英钠)降低罗氟司特的疗效,而 CYP3A4 和 CYP1A2 抑制剂(如红霉素、酮康唑、依诺沙星、西咪替丁)及口服避孕药则减少罗氟司特的代谢而增强其作用。

三、白三烯调节剂

白三烯(leukotriene，LT)是花生四烯酸经 5-脂氧合酶途径代谢的产物，其中一类代谢产物是半胱氨酰白三烯类，包括 LTC_4、LTD_4、LTE_4，是强烈的支气管平滑肌收缩剂和嗜酸性粒细胞的趋化因子，可由包括肥大细胞和嗜酸性粒细胞在内的多种细胞合成和释放。半胱氨酰白三烯通过表达在细胞膜上的 I 型半胱氨酰白三烯受体和 II 型半胱氨酰白三烯受体发挥生物学效应。在人体气道平滑肌，半胱氨酰白三烯类均可激活 I 型半胱氨酰白三烯受体，诱发支气管平滑肌收缩，使气道反应性增高和平滑肌肥大，导致黏液分泌增加和黏膜水肿，诱导嗜酸性粒细胞在气道组织中浸润。因此，LT 是哮喘、慢性阻塞性肺疾病等炎症性气道疾病发生发展中的重要介质。由于 LT 的重要作用，大量的 LT 调节剂已被研发。目前临床上使用的 LT 调节剂主要包括：I 型半胱氨酰白三烯受体拮抗药，如扎鲁司特、孟鲁司特、普伦司特等；LT 合成抑制药，如异丁司特、吡嘧司特、齐留通等。LT 调节剂可发挥下列作用：对抗 LT 的支气管收缩作用；抑制抗原诱发的哮喘；保护由运动、冷空气及阿司匹林诱发的支气管收缩；与糖皮质激素联合应用治疗哮喘可减少激素用量。

扎鲁司特(zafirlukast)

扎鲁司特是长效口服的高选择性 I 型半胱氨酰白三烯受体拮抗药，能与 I 型半胱氨酰白三烯受体结合而阻断其作用，包括 LT 介导的支气管平滑肌收缩和促炎症活性。临床上主要用于预防和治疗轻中度支气管哮喘，尤其适合伴有过敏性鼻炎的患者、激素依赖型或抵抗型支气管哮喘患者、难治性支气管哮喘的辅助治疗。不良反应为轻微头痛、咽炎、鼻炎、胃肠道反应及转氨酶升高，停止用药后即可消失。

第四节　镇　咳　药

咳嗽是人体最重要的呼吸保护性反射之一，能清除呼吸道分泌物和有害因子，具有保持呼吸道清洁与通畅的作用。然而在疾病状态下，频繁、剧烈的咳嗽可引起患者不适，甚至引起一系列并发症，因此咳嗽是呼吸道系统疾病的一个主要症状。

在应用镇咳药前，应该寻找引起咳嗽的原因，并针对病因进行治疗。例如，在细菌性感染时，只抑制咳嗽是不合适的，应使用抗菌药控制感染。对于无痰的剧咳，如上呼吸道病毒感染所致的慢性咳嗽或者经对因治疗后咳嗽未见减轻者，为了减轻患者的痛苦，防止原发疾病的发展，避免剧烈咳嗽引起的并发症，应采用镇咳药物进行治疗。对于伴有大量气道分泌物的咳嗽患者(如肺炎、支气管扩张等)，则应使用祛痰药，慎用镇咳药，否则积痰难排易继发感染，并且阻塞呼吸道引起窒息。

理想的镇咳药应该是镇咳作用强、副作用少，能抑制疾病引起的异常咳嗽反应，而不影响正常的咳嗽反射。目前，按照药物在咳嗽反射弧上的不同作用位点，镇咳药分为中枢性镇咳药和外周性镇咳药。中枢性镇咳药包括：成瘾性中枢性镇咳药，如吗啡、可待因、福尔可定等；非成瘾性中枢性镇咳药，如右美沙芬、喷托维林、苯丙哌林等。外周性镇咳药包括苯佐那酯、那可丁、利多卡因、左羟丙哌嗪、莫吉司坦等。

一、中枢性镇咳药

可待因(codeine)

【体内过程】　口服或注射均可吸收，其生物利用度为 40%~70%。口服后约 20 min 起效，约 60 min 达峰值血药浓度；肌内注射后 15~60 min 达血药浓度峰值。约 10% 在体内脱甲基而成吗啡，这可能就是可待因发挥其作用的形式。

【药理作用与机制】　可待因对延脑的咳嗽中枢有较强的选择性抑制作用,镇咳作用强而迅速,其镇咳强度约为吗啡的 1/10,亦具镇痛作用,镇痛强度为吗啡的 1/10~1/7;呼吸抑制作用、致便秘作用、耐受性、成瘾性等均弱于吗啡。目前在筛选镇咳新药时,常以可待因作为标准镇咳药进行对比评价。

【临床应用】　临床用于各种原因所致的干性咳嗽,尤其适用于胸膜炎干咳伴胸痛患者,但对痰多黏稠患者不宜使用。不适合反复应用,避免成瘾。

【不良反应】　本药会产生呼吸抑制、药物依赖性及胃肠道症状(恶心、呕吐、便秘等)。小儿用量过大可致惊厥,长期用药可产生耐药性、成瘾性。能抑制支气管腺体分泌和纤毛运动,而使痰液黏稠度增高,对黏痰且量多的病例易造成气道阻塞及继发感染,不宜应用。在呼吸不畅、支气管哮喘性咳嗽的病例中,由于其对支气管平滑肌有轻度收缩作用,故应慎用。

右美沙芬(dextromethorphan)

右美沙芬是吗啡类左吗喃甲基醚的右旋异构体,为目前应用最广的非成瘾性中枢性镇咳药,镇咳效果与可待因相似,起效快,正常剂量水平时无镇痛和催眠效果,对呼吸中枢没有抑制作用,不产生依赖性和耐受性。临床主要用于各种原因引起的干咳。本药安全范围大,偶有头晕、轻度嗜睡、口干、便秘、恶心和嗳气等。痰多患者慎用,妊娠 3 个月内妇女禁用。

二、外周性镇咳药

苯佐那酯(benzonatate)

外周性镇咳药苯佐那酯属于丁卡因衍生物,具有较强的局部麻醉作用,抑制肺脏感觉神经末梢及牵张感受器,抑制肺-迷走神经反射,阻断咳嗽反射的传入冲动,产生镇咳作用。镇咳作用较可待因稍弱,主要用于呼吸系统疾病如支气管炎、胸膜炎等引起的咳嗽。常见不良反应有轻度嗜睡、头痛、鼻塞及眩晕等。

左羟丙哌嗪(levodropropizine)

左羟丙哌嗪通过选择性抑制气管、支气管 C 纤维而发挥镇咳作用,主要与感觉性神经肽相关的位点结合,对中枢抑制的不良反应少。镇咳力度与右美沙芬相仿,不良反应率更小,包括嗜睡、疲乏、恶心等。临床用于各种原因引起的咳嗽,是一种高效安全的镇咳药物。

第五节　祛痰药

气道黏液高分泌是许多急、慢性气道炎症性疾病(如急性气管支气管炎、慢性阻塞性肺疾病、支气管扩张等)的共同特征。黏液的过度分泌引起黏液纤毛清除功能障碍和局部防御功能损害、导致感染难以控制和气道阻塞,直接影响病情的进展。

祛痰药(expectorant)是指能使痰液变稀,黏稠度降低,易于咳出,或能加速呼吸道黏膜纤毛运动,促进痰液排出的药物。按其作用机制主要分为 3 类:刺激性祛痰药,如氯化铵、碘化钾、愈创甘油醚等口服后可刺激胃黏膜,引起恶心、反射性地促进呼吸道腺体分泌物增加,使痰液稀释,易于咳出;黏痰溶解药,如乙酰半胱氨酸可分解痰液的黏液成分,使痰液液化而易于咳出;黏液调节剂,如溴乙新和羧甲司坦,作用于支气管的黏液产生细胞,促进其分泌黏滞性低的分泌物,使痰变稀,易于咳出。

一、刺激性祛痰药

本类药物口服后能刺激胃黏膜迷走神经反射产生冲动传入中枢,引起轻度恶心,从而反射性兴奋支气管、支气管黏膜腺体的迷走神经传出神经纤维,促进支气管腺体分泌增加,从而稀释痰液,易于咳出。另外,这些黏液也可覆盖于气道黏膜表面,使黏膜下咳嗽感受器及感觉神经末梢所受刺激减少,缓解咳嗽。

氯化铵(ammonium chloride)

氯化铵为本类药物代表,口服后刺激胃黏膜迷走神经,反射性引起呼吸道分泌物增加;入血的氯化铵经呼吸道排出时带出水分,使痰液变稀。服用后可有恶心、呕吐现象,过量或长期服用可造成高氯酸中毒和低血钾。严重肝、肾功能减退、消化道溃疡病及代谢性酸中毒患者忌用。

二、黏痰溶解药

痰液黏稠度与多种因素有关,其中酸性糖蛋白起到主要的调节作用,其含量多少直接影响痰液黏稠度。酸性糖蛋白分子由二硫键及电荷交叉连接,形成凝胶网。痰液中还包括来自死亡细胞和细菌的脱氧核糖核酸,脱氧核糖核酸可通过钙离子与糖蛋白交联,融入凝胶网中,抑制内源性蛋白水解酶的活性,使痰液的黏稠度增加。黏液溶解剂从以上不同方面降低痰液黏稠度,促使痰液排出。

本类药物适用于痰液黏稠引起的呼吸困难、咳痰困难。痰液的黏性来自气管、支气管腺体及杯状细胞分泌的黏蛋白(白色痰液的主要成分)和呼吸道感染后大量破损炎症细胞残留的脱氧核糖核酸。因此,破坏黏蛋白中的二硫键可以裂解黏蛋白,而降解痰液中的脱氧核糖核酸能溶解脓性痰液。降解二硫键的药物主要有乙酰半胱氨酸、羧甲司坦(carbocisteine)、厄多司坦(erdosteine)等。降解 DNA 的药物主要有脱氧核糖核酸酶。

乙酰半胱氨酸(acetylcysteine)

乙酰半胱氨酸为巯基化合物,其游离的硫氢根与黏液蛋白中的焦硫酸盐结合后的相互作用能使黏痰中的二硫键裂解,从而溶解黏痰,降低痰液的黏滞性,并使之液化。本药口服吸收迅速,缓慢释放。临床上应用于大量黏痰阻滞引起的呼吸困难,术后咳痰困难,以及各种原因引起的痰液黏稠;并用于对乙酰氨基酚中毒的解救;因其具有抗氧化作用,亦用于肺纤维化疾病的治疗。口服制剂副作用少见,气管内滴入可引起呛咳、恶心、呕吐、胃刺激症状、支气管痉挛等。支气管哮喘及肺功能不全的老年人慎用。

脱氧核糖核酸酶(deoxyribonuclease)

脱氧核糖核酸酶(DNA 酶)是从哺乳动物中提取的核酸内切酶,使脓痰中的 DNA 迅速水解成核苷酸片段,使原与 DNA 结合的蛋白质失去保护,进而产生继发性蛋白质溶解,降低黏稠度,使痰液易于咳出。本药雾化吸入,用于治疗大量脓痰的呼吸道感染,用药后有咽部疼痛感,需立即漱口。长期应用可有变态反应(皮疹、发热等)。有急性化脓性蜂窝织炎、支气管胸腔痰的活动性结核病患者禁用。

三、黏痰调节药

黏液调节药主要作用于气管、支气管的黏液产生细胞,促使其分泌黏液性低的分泌物,呼吸道分泌液的流变恢复正常,痰液变稀而容易咳出;同时能使痰液中的酸性糖蛋白纤维断裂,从而降低痰液黏稠度,但对脱氧核糖核酸无分解作用。本类代表药物有溴己新、氨溴索等。

溴己新(bromhexine)

溴己新作用于气管和支气管腺体,使黏液分泌细胞的溶酶体酶释放而使痰液中的酸性蛋白纤维断裂,使腺体和杯状细胞分泌小分子的黏蛋白,从而使黏稠度降低,痰液易于咳出;可通过促进呼吸道黏膜纤毛运动而促进痰液排出;还可刺激胃黏膜反射性兴奋胆碱受体,使支气管腺体分泌增加而发挥恶心性祛痰药的作用。本药可口服、雾化、静脉给药,口服后1h起效,3~5h达到高峰,维持6~8h,用于支气管炎、肺气肿、硅沉着病、慢性肺部炎症、支气管扩张症等有白色黏痰而不易咳出的患者。不良反应发生少,偶见恶心、胃部不适及转氨酶升高,溃疡患者慎用。

氨溴索(ambroxol)

氨溴索为溴己新在体内的有效代谢产物,作用较溴己新强,还能增加浆液腺分泌而降低痰液黏稠度;刺激Ⅱ型肺泡上皮细胞分泌表面活性介质,促进支气管上皮修复,改善纤毛上皮黏液层的转动功能,增加抗菌药局部渗透。副作用偶见轻微的胃肠道反应、皮疹。

第六节　抗纤维化药

肺纤维化是以肺成纤维细胞增殖及大量细胞外基质聚集并伴肺泡上皮细胞损伤、组织结构破坏为特征的一大类肺疾病的终末期改变,也就是正常的肺泡组织被损坏后经过异常修复导致结构异常(瘢痕形成)。肺纤维化在众多呼吸系统疾病中均有表现,包括支气管哮喘、慢性阻塞性肺疾病等主要呼吸系统疾病,尤其是以肺纤维化为主要表现形式的特发性肺纤维化疾病。肺纤维化严重影响人体呼吸功能,表现为干咳、进行性呼吸困难,且随着病情和肺部损伤的加重,患者呼吸功能不断恶化。

肺纤维化的治疗仍然是临床治疗一直面对的难题。目前抗纤维化治疗推荐的药物为吡非尼酮和尼达尼布,通过缓解肺功能下降的速度而在一定程度上延缓疾病病情的进展。

吡非尼酮(pirfenidone)

【体内过程】　本药吸收迅速,随着剂量的增加,血药峰浓度成比例增加,一般半衰期为2~3h。餐后给药,血液中药物随进食过程血药峰浓度会降低,达峰时间(T_{max})会延长。

【药理作用与机制】　吡非尼酮具有抗炎、抗氧化、改善用力肺活量(forced vital capacity, FVC)、抗纤维化的药理作用。迄今,吡非尼酮的作用机制尚不完全清楚。研究表明,吡非尼酮可抑制活性氧的产生,抑制来自单核细胞的TNF-α、IL-1β和IL-6等炎症细胞因子,减少对多种刺激引起的炎症细胞积聚,减弱成纤维细胞受到细胞生长因子如转化生长因子-β(transforming growth factor-β, TGF-β)和血小板衍生生长因子(platelet-derived growth factor, PDGF)刺激后引起的细胞增殖、纤维化相关蛋白和细胞因子产生及细胞外基质的合成和积聚。它还通过抑制IFN-γ的降低来改善Th1/Th2的平衡。

【临床应用】　本药适用于确诊或疑似特发性肺纤维化(idiopathic pulmonary fibrosis, IPF)的治疗。

【不良反应】

1. 胃肠道反应　消化不良、恶心、呕吐、厌食。

2. 皮肤疾病　光过敏,皮疹。

3. 可能出现肝功能损害　随天冬氨酸基转移酶(aspartate aminotransferase, AST)、丙氨酸转氨酶(alanine aminotransferase, ALT)等的升高而出现肝功能损害,甚至有可能发生肝功能衰竭,要定期检查肝功能。

4. 神经系统　嗜睡、晕眩、步态不稳感。

【禁忌证】

(1)对本药任何成分过敏的患者禁用。

(2)中度肝病患者禁用。

（3）妊娠、哺乳期患者禁用。

（4）有严重肾功能障碍或透析患者禁用。

（5）需要服用氟伏沙明者（一种治疗抑郁症或强迫性精神障碍的药物）禁用。

【药物相互作用】

（1）增加吡非尼酮不良反应的药物，如环丙沙星、胺碘酮、普罗帕酮。

（2）降低吡非尼酮疗效的药物，如奥美拉唑、利福平。

（3）吡非尼酮与 CYP1A2 强抑制剂氟伏沙明合用时，可导致明显药物相互作用，其清除率可显著降低。联合使用氟伏沙明 10 天，可使吡非尼酮 $AUC_{0-\infty}$ 增加约 6 倍。因此，吡非尼酮不应与 CYP1A2 中效或强效抑制剂联合使用。

（4）吡非尼酮可被多种 CYP 酶（CYP1A2、CYP2C9、CYP2C19、CYP2D6、CYP2E1）所代谢，故与其他药物合用时，较易受其他药物所引发的 CYP 酶活性抑制或诱导的影响。

尼达尼布（nintedanib）

【体内过程】　尼达尼布口服给药后一般 2~4 h 达到最大血药浓度，约给药后 1 周内达到稳态血药浓度。尼达尼布仅在很小程度上经 CYP 途径进行生物转化，与 CYP 底物、CYP 抑制剂或 CYP 诱导剂之间不存在药物相互作用。口服给药后 48 h 内药物原形经尿液排泄大约为剂量的 0.05%，静脉注射给药后大约为剂量的 1.4%。口服给予尼达尼布后药物的主要消除途径为粪便/胆汁排泄，肾脏排泄对总清除率的贡献较低。尼达尼布的终末半衰期为 10~15 h。

【药理作用】　尼达尼布是一种小分子酪氨酸激酶抑制剂，具有抗纤维化和抗炎活性。尼达尼布可抑制多种受体酪氨酸激酶（receptor tyrosine kinase，RTK）：血小板衍生生长因子受体 α 和 β（PDGFRα、PDGFRβ）、成纤维细胞生长因子受体 1~3（FGFR1~FGFR3）、血管内皮生长因子受体 1~3（VEGFR1~VEGFR3）及 Fms 样酪氨酸激酶 3（FLT3），其中 FGFR、PDGFR 和 VEGFR 与特发性肺纤维化的发病机制有关，尼达尼布可竞争性结合于这些胞内受体激酶结构域上的 ATP 结合位点，阻断胞内信号传导，抑制成纤维细胞的增殖、迁移和转化。此外，尼达尼布还可抑制以下非受体酪氨酸激酶（nonreceptor tyrosine kinase，nRTK）：Lck、Lyn 和 Src 激酶，但尚不清楚其抑制 FLT3 和 nRTK 对特发性肺纤维化药效的作用。

【临床应用】　本药适用于确诊或疑似特发性肺纤维化的治疗。

【不良反应】

（1）最常见不良事件包括腹泻、恶心、呕吐、腹痛、食欲减退、体重下降和肝酶升高。

（2）血小板减少症。

【禁忌证】　本药禁用于已知对尼达尼布、花生、大豆过敏的患者；中度或重度肝损伤患者禁用；妊娠期间禁用。

【药物相互作用】

（1）尼达尼布是 P-gp 的底物，联合给予 P-gp 强效抑制剂酮康唑、利福平、卡马西平等，可增加尼达尼布血药浓度。

（2）尼达尼布的生物转换仅少量依赖 CYP 途径。在临床前研究中，尼达尼布及其代谢产物（游离酸部分 BIBF 1202 与其葡糖苷酸化合物 BIBF 1202 葡糖苷酸）不会抑制或诱导 CYP 酶。因此，认为基于 CYP 酶代谢的药物与尼达尼布发生相互作用的可能性很低。

（3）尼达尼布是一种 VEGFR 抑制剂，可能会增加出血风险。因此，应密切监测接受全剂量抗凝治疗的患者，以防出血，必要时调整抗凝治疗。

支气管哮喘的治疗药物

（蒋小岗，任海刚）

第四十五章 用于消化系统的药物

Chapter 45 Digestive Pharmacology

消化系统(digestive system)由消化道和消化腺两大部分组成。消化道包括口腔、咽、食道、胃、小肠(十二指肠、空肠、回肠)和大肠(盲肠、阑尾、结肠、直肠、肛门)等部分。消化道除具有消化吸收食物的主要功能外,还是人体内主要的内分泌系统之一,且具有相对独立的整合神经网络-肠道神经系统。因此,消化系统的功能可受神经和激素的共同调节。

消化系统疾病属常见性疾病,主要症状有消化不良、恶心、呕吐、腹胀、腹泻、便秘等。消化系统疾病的治疗药物是目前最常用的临床药物之一。本章简要回顾了胃酸分泌的生理调节,重点介绍治疗消化性溃疡药物和消化功能调节药物的药理学特点。

第一节 课 前 阅 读

一、消化性溃疡的定义与病因

消化性溃疡(peptic ulcer)是指胃肠道黏膜在某种情况下被胃酸、胃蛋白酶所消化而造成的损伤,导致黏膜破裂到达黏膜下层。消化性溃疡通常位于胃或十二指肠近端,但也可见于食道或含有胃黏膜的梅克尔憩室(Meckel diverticulum)内。消化性溃疡的发病机制尚未完全阐明,但目前认为,可能与以下主要致病因素有关:胃酸分泌增加、胃黏膜防御不足、革兰氏阴性幽门螺杆菌感染、非甾体抗炎药的使用及肿瘤(罕见)。治疗方法包括:① 根除幽门螺杆菌感染;② 使用质子泵抑制剂(proton pump inhibitor, PPI)或 H_2 受体拮抗药减少胃酸的分泌和(或)提供保护胃黏膜免受损害的药物,如米索前列醇和硫糖铝;③ 选择使用不可吸收的抗酸药中和胃酸。

二、抗消化性溃疡药的研究简史

1910 年,Schwartz 提出了"无酸、无溃疡"(no acid, no ulcer)的病因学说。随着对这一学说的广泛认知,人们开始提倡使用抗酸药来缓解溃疡的症状,在临床上取得了显著效果。20 世纪 70 年代,研究人员发现组胺等神经递质对胃酸的分泌有调节作用,激动组胺受体可促进胃酸分泌,随后以西咪替丁为代表的 H_2 受体拮抗药问世,消化性溃疡的治愈率得到明显提高。同一时期,随着对胃酸分泌机制的进一步研究,人们发现胃酸分泌的最终环节由 H^+,K^+-ATP 酶(质子泵)调控,质子泵逆浓度梯度工作,将 H^+ 泵入胃腔。20 世纪 80 年代,质子泵抑制剂问世。与 H_2 受体拮抗药相比,质子泵抑制剂抑制胃酸分泌的效应更为持久。H_2 受体拮抗药和质子泵抑制剂的发现为消化性溃疡的药物治疗带来了第一次革命性变化,但仍未解决消化性溃疡复发的难题。20 世纪 80 年代,病理学家 Warren 和 Marshall 发现消化性溃疡患者的胃黏膜存在幽门螺杆菌,可能与胃炎的发生有密切关系。研究者证实,这种细菌能够在酸性环境中生存,并诱导宿主产生炎症反应,导致宿主的黏膜萎缩,从而容易形成溃疡。由此,根除幽门螺杆菌的药物治疗方案带来了消化性溃疡治疗的第二次变革。

第二节　抗消化性溃疡药

根据药物的主要作用机制,目前临床上治疗消化性溃疡的药物主要有 4 大类:① 抗酸药;② 抑制胃酸分泌药;③ 抗幽门螺杆菌药;④ 胃黏膜保护药。

一、抗酸药

几个世纪以来,抗酸药(antacids)在临床上主要用于治疗消化不良和胃酸引发的消化系统紊乱(acid-peptic disorder)。在 H_2 受体拮抗药和质子泵抑制剂(proton pump inhibitor, PPI)出现之前,它们一直是治疗消化性溃疡和胃食管反流病(gastroesophageal reflux disease, GERD)的主要药物。目前,它们仍然是患者常用的非处方药,用于治疗间歇性胃灼热(intermittent heartburn)和消化不良(dyspepsia)。抗酸药为弱碱性物质,口服后中和胃酸,形成水和盐从而降低胃酸。因胃蛋白酶在 pH>4 时会失活,故抗酸药也能降低胃蛋白酶的活性,减轻其对胃黏膜的侵袭,缓解溃疡引发的疼痛。同时,因胃内酸度降低,抗酸药通过促进血小板聚集而加速凝血,有利于止血和预防再出血。此外,三硅酸镁、氢氧化铝凝胶等抗酸药在中和胃酸的同时,可形成冻胶状物质,覆盖于溃疡创面,防止胃酸、胃蛋白酶的侵袭,起保护和收敛的作用,故临床应用相对较多。

目前,抗酸药物因作用时间短,服药次数多,仅能中和胃酸,但无法调节胃酸分泌,引起反跳性胃酸分泌增多,较少单独使用,大多组成复方制剂以增强疗效,减轻不良反应,如复方氢氧化铝(胃舒平)、三硅酸镁复方制剂。常用的抗酸药及其作用特点如下。

氢氧化铝(aluminum hydroxide)

氢氧化铝难溶于水,不易吸收。氢氧化铝凝胶口服后在胃内与盐酸作用形成三氯化铝,后者到达小肠后被释放重新吸收。其抗酸作用持久,可将胃液 pH 提高到 4 左右,效力较慢。除中和胃酸的作用之外,氢氧化铝凝胶可在溃疡创面形成保护层,加速溃疡面愈合。氢氧化铝凝胶主要用于胃酸过多、胃及十二指肠溃疡、反流性食管炎及上消化道出血等。氢氧化铝与胃肠道中的磷酸盐结合成不溶解的磷酸铝,可以促进磷酸盐在粪便中排出。氢氧化铝凝胶含 4% 氢氧化铝,为白色黏稠悬液,口服每次 10~20 mL, 1 天 3 次。长期服用可影响肠道对磷酸盐的吸收,可能导致老年人骨质疏松症。可致便秘,可与氢氧化镁或三硅酸镁交替服用。氢氧化铝可影响地高辛、华法林、双香豆素、奎宁、普萘洛尔、奎尼丁、氯丙嗪、异烟肼及维生素 B 等药物的吸收或消除,影响上述药物疗效,应尽量避免同时使用。氢氧化铝含多价铝离子,可与四环素类药物形成络合物而影响其吸收,不宜合用。

三硅酸镁(magnesium trisilicate)

三硅酸镁不溶于水,口服难吸收,故不引起碱血症。起效慢,抗酸作用持久,抗酸强度较弱,中和胃酸后生成氧化镁及胶状二氧化硅,后者覆盖于溃疡面,保护溃疡面。口服每次 0.3~0.9 g, 1 天 3 次。大剂量应用可致轻度腹泻,可与氢氧化铝组成复方或交替使用。若肾功能不全患者长期服用本药,可引发高血镁症或镁中毒,前者表现为中枢抑制、低血压和肌无力。因二氧化硅部分被吸收从尿液中排出,故长期大剂量应用三硅酸镁可能导致肾结石。

铝碳酸镁(hydrotalcite)

铝碳酸镁抗酸作用迅速而持久,除中和胃酸外,可通过吸附和结合胃蛋白酶抑制其活性,防止其对胃黏膜造成损伤。此外,本药可使 PGE_2 合成增加,促进黏膜修复。主要用于胃及十二指肠溃疡、反流性食管炎、胆汁反流等。口服每次 1~2 g，1 天 3 次，饭后或胃痛时嚼碎服用。因含有铝、镁两种金属离子，可相互抵消便秘和腹泻的副作用，但长期应用某些患者可能出现腹泻或便秘。可干扰四环素类药物、铁制剂、地高辛、脱氧胆酸、法莫替丁、西咪替丁及异烟肼等药物的吸收，不宜同时使用。

复方氢氧化铝

每片含氢氧化铝 0.245 g、三硅酸镁 0.105 g、颠茄浸膏 0.002 6 g。每次 2~4 片，1 天 3 次，饭后或胃痛时嚼碎口服。疗效较好，不良反应少，但长期服用可导致低磷血症，可引起便秘。

二、抑制胃酸分泌药

胃酸由胃腺的壁细胞分泌，其分泌过程较为复杂。目前的研究表明，有 3 种神经激素促分泌剂调节这一过程：组胺、胃泌素和 ACh。胃壁细胞膜的基底侧存在有能与组胺结合的 H_2 受体，与胃泌素结合的胃泌素受体(gastrin/cholecystokinin B receptor, G/CCK - B R)，与 ACh 结合的 M 受体。这些促分泌剂分别与特异性受体结合后导致蛋白激酶的激活，从而启动主动转运 H^+ 泵出细胞所需的一系列的生化过程，最终激活 H^+, K^+ - ATP 酶(质子泵)分泌 H^+ 以换取 K^+ 进入胃腔。当 M 受体和 G/CCK - B 受体被相应配体激活后，通过诱导细胞内钙水平升高作用于 H^+, K^+ - ATP 酶，促进胃酸分泌；当 H_2 受体被组胺激活后，通过增加细胞内 cAMP 浓度，最终激活 H^+, K^+ - ATP 酶，将 H^+ 排入胃腔中，从而降低胃液的 pH。但 PGE_2 与其受体结合后抑制 cAMP 合成，减少胃酸的产生。此外，在紧邻壁细胞的肠嗜铬样细胞(enterochromaffin-like cell, ECL 细胞)上也分布有 ACh 受体和 G/CCK - B 受体，ACh 和胃泌素除直接兴奋壁细胞外，也可作用于 ECL 细胞膜上的相应受体，从而促使 ECL 细胞释放组胺，间接刺激胃酸分泌。

ACh、组胺、胃泌素均能通过激动胃壁细胞膜上的相应受体，而促进胃酸的分泌，而胃酸分泌的最后环节则是通过 H^+, K^+ - ATP 酶将 H^+ 泵入胃腔中。因此，至少可针对以上 4 个靶点设计药物，通过阻断 M 受体、H_2 受体、胃泌素受体(G)或直接抑制 H^+, K^+ - ATP 酶减少胃酸的分泌(图 45 - 1)。

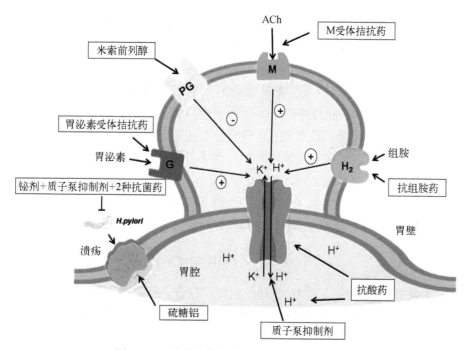

图 45 - 1 治疗消化性溃疡疾病的药物作用机制

抑制胃酸分泌药根据作用机制分为四类：① H_2 受体拮抗药；② 质子泵抑制剂；③ M 受体拮抗药；④ 胃泌素受体拮抗药。H_2 受体拮抗药和质子泵抑制剂是临床上最常用的抑酸药。M 受体拮抗药和胃泌素受体拮抗药对溃疡的疗效不佳，现已少用。

（一）H_2 受体拮抗药

从 20 世纪 70 年代到 90 年代初，H_2 受体拮抗药（H_2 receptor antagonist）是临床上最常用的处方药之一。随着人们对幽门螺杆菌在溃疡病中作用的认识和质子泵抑制剂的出现，H_2 受体拮抗药的使用已经明显减少。在众多抑制胃酸分泌药物中，与抗胆碱药相比，H_2 受体拮抗药抑制胃酸分泌作用强而持久，疗程短，治愈率高，不良反应较少，作用仅次于质子泵抑制剂。西咪替丁是第一代 H_2 受体拮抗药，雷尼替丁为第二代，第三代的药物有法莫替丁、尼扎替丁、罗沙替丁等。

西咪替丁（cimetidine）

【体内过程】　此类药物口服后，被胃肠全部吸收，抑酸作用较快，1～2 h 后达到血药浓度峰值，平均生物利用度在 70%～80% 之间，半衰期在 1.5～2 h 之间。与血浆蛋白结合率较低。仅小部分药物被肝脏代谢，代谢物及原形药经肾排出。肝或肾功能不良均可使其 $t_{1/2}$ 延长，故需减少用量。

【药理作用与机制】　组胺 H_2 受体拮抗药可选择性地作用于胃、血管和其他部位的 H_2 受体，从而阻断该受体，但对 H_1 受体无影响。它们通过竞争性地阻断组胺与胃壁细胞的 H_2 受体的结合，降低细胞内 cAMP 的浓度，而减少胃酸的分泌。临床用途主要是抑制基础胃酸和夜间胃酸分泌。研究表明，常用药物西咪替丁、法莫替丁和尼扎替丁在单次服药后能有效地抑制基础胃酸、食物刺激胃酸和夜间胃酸的分泌（超过 90%）。西咪替丁是第一个 H_2 受体拮抗药，与同类药品相比，副作用较大，限制了其临床应用。

【临床应用】

1. 急性消化性溃疡疾病　　适用于大多数无并发症的胃和十二指肠溃疡患者，有效抑制夜间胃酸分泌，减轻溃疡引发的疼痛，促进溃疡愈合。每天睡前给药 1 次，治疗 6～8 周后溃疡愈合率达到 80%～90%。

2. 胃食管反流病　　偶有胃灼热或消化不良（每周少于 3 次）患者可以服用抗酸药或间歇性使用 H_2 受体拮抗药。与抗酸剂相比，H_2 受体拮抗药的作用更为持久，可在饭前预防性服用。频繁发生胃灼热患者可每天服用两次 H_2 受体拮抗药或质子泵抑制剂。

【不良反应】　本类药物不良反应发生率较低。① 偶发胃肠道反应，以恶心、呕吐、腹泻和便秘为主；② 静脉注射西咪替丁可能会引起精神错乱和幻觉，老年人或有肝肾功能障碍者应慎用；③ 血液系统少数患者发生粒细胞缺乏和再生障碍性贫血；④ 西咪替丁是雄激素受体拮抗药，可能有抗雄激素的作用，导致男性患者乳腺增生，女性患者可发生溢乳症。西咪替丁可通过胎盘分泌到乳汁中，孕妇或哺乳期间妇女应禁用。

【药物相互作用】　西咪替丁可抑制 CYP 酶，降低利多卡因、苯妥英钠、奎尼丁、茶碱和华法林的代谢，使上述药物血药浓度升高。当患者接受其他药物治疗时，可首选西咪替丁以外的 H_2 受体拮抗药。

雷尼替丁（ranitidine）

雷尼替丁（又名呋喃硝胺）为第二代 H_2 受体拮抗药。口服易吸收，且不受食物的影响，生物利用度为 50%～60%。与西咪替丁相比，雷尼替丁的作用时间更长，效力是西咪替丁的 5～10 倍。本药对十二指肠溃疡的疗效优于胃溃疡，也可用于治疗反流性食管炎和胃泌素瘤（又称卓-艾综合征）等。不良反应发生率约为 1%，偶有轻度腹泻、眩晕、乏力、便秘等，静脉注射可致心动过缓，偶见白细胞、血小板减少,一过性血清转氨酶升高等。孕妇和哺乳期妇女禁用,8 岁以下儿童禁用,有一定肝毒性,停药后可恢复。不产生类似西咪替丁的抗雄激素作用。对肝 CYP 酶抑制作用很弱,不易影响其他药物的浓度。但因药品制剂中可能含有超标致癌物质 *N*-亚硝基二甲胺(*N*-nitrosodimethylamine,NDMA),2020 年 4 月份被美国 FDA 禁止使用。

法莫替丁(famotidine)与尼扎替丁(nizatidine)

法莫替丁和尼扎替丁属于第三代 H_2 受体拮抗药。法莫替丁的药理作用与西咪替丁相似,但效力比西咪替丁强 30~40 倍。临床用于消化性溃疡、反流性食道炎、应激性溃疡、上消化道出血和胃泌素瘤等。本药不影响催乳素的分泌,无抗雄激素作用,不良反应较少,常见头痛、头晕、便秘和腹泻,少数患者可有口干、头晕、失眠、便秘、腹泻、皮疹、面部潮红。偶见白细胞减少,轻度转氨酶增高等。对肝药酶无抑制作用。尼扎替丁抑制胃酸分泌的作用比西咪替丁强 8 倍,抗溃疡作用则比西咪替丁强 3~4 倍。临床用于活动性十二指肠溃疡和良性胃溃疡,疗程 8 周;也可针对十二指肠溃疡愈合预防用药。尼扎替丁主要通过肾脏排出,几乎没有首过消除,其生物利用度接近 100%。副作用较少,对内分泌和血液系统无影响。孕妇和儿童慎用,肾功能不全者应减量。

（二）质子泵抑制剂

自 20 世纪 80 年代末问世以来,质子泵抑制剂(又称 H^+,K^+-ATP 酶抑制剂)在治疗消化性疾病方面发挥了重要作用,是世界上最广泛的处方药之一。所有质子泵抑制剂都能抑制基础胃酸分泌和刺激因素引起的胃酸分泌,抑制率均超过 90%。质子泵抑制剂在抑制胃酸分泌、促进消化性溃疡愈合方面的疗效要优于 H_2 受体拮抗药。

奥美拉唑(omeprazole)

奥美拉唑于 1988 年上市,是第一个问世的质子泵抑制剂,也是本类药物的代表药(图 45-2)。

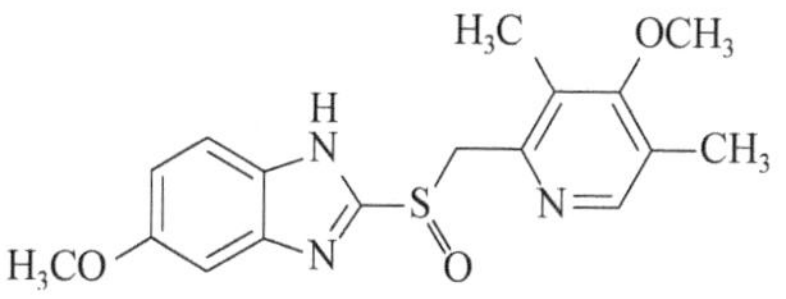

【体内过程】 口服易吸收,生物利用度为 40%~65%。血药浓度达峰时间为 1~3 h。半衰期在 0.5~1 h 之间。血浆蛋白结合率为 95%,主要分布于细胞外,肝、肾、胃及十二指肠含量较高,不易透过血脑屏障。主要经肝脏代谢,80% 代谢产物经肾排泄,少量随粪便排出。

图 45-2 奥美拉唑结构式

【药理作用与机制】 以奥美拉唑为代表的质子泵抑制剂可阻断胃酸分泌的最终共同途径(质子泵),对空腹和进食刺激的胃酸分泌都有明显抑制作用。本药为弱碱性药物,在肠道吸收后,通过脂膜扩散到酸化的胃壁细胞分泌小管内,迅速聚集并质子化,活化转变成次磺酰胺类代谢产物,与 H^+,K^+-ATP 酶中半胱氨酸残基上的巯基形成共价二硫键,不可逆地使该酶失活,从而抑制胃酸分泌。奥美拉唑不仅可以抑制基础胃酸还可对由组胺、胃泌素等刺激引起的胃酸分泌有明显抑制。作用强而持久,一次口服 20 mg,24 h 胃酸分泌减少 60%~70%,作用持续 20 h 左右。一次口服 40 mg,3 天后仍对胃酸分泌有一定抑制作用。此外,研究表明,奥美拉唑对阿司匹林、乙醇、应激所致的胃黏膜损伤有保护作用和抗幽门螺杆菌的作用。

【临床应用】

1. 胃、十二指肠溃疡　每天 20 mg,十二指肠溃疡 2~4 周为 1 个疗程,4 周内治愈 90% 以上的十二指肠溃疡,胃溃疡 4~8 周为 1 个疗程。本药治疗剂量是 20 mg,每天 1 次,对于较严重的胃肠道反流和消化性溃疡病患者,每天服用 2 次。与抗菌药物合用 10~14 天根除幽门螺杆菌感染。

2. 胃食管反流病　胃、十二指肠内容物反流入食管,引起不适症状和(或)并发症。质子泵抑制剂是治疗糜烂性食管炎和反流病的食管并发症（消化性狭窄或 Barrett 食管炎）的首选药物。每天 1 次给药可有效缓解 85%~90% 的患者的症状和促进组织愈合。

3. 其他　　口服还可适用于促胃泌素瘤治疗；静脉注射主要适用于消化性溃疡出血、应激或非甾体抗炎药引起的胃黏膜损伤，以及预防脑出血等重症疾病（如脑出血和严重创伤）引起的上消化道出血。

【不良反应与注意事项】

1. 不良反应

（1）消化道反应：口干、轻度恶心、呕吐、腹痛、腹泻、胃肠胀气及便秘等。

（2）神经系统症状：如头痛、头晕、嗜睡、失眠及外周神经炎等。

（3）代谢/内分泌系统：长期应用奥美拉唑可导致维生素 B_{12} 缺乏。

（4）其他：可有皮疹、男性乳腺发育、白细胞减少及溶血性贫血等。

2. 注意事项　　慢性肝病或肝功能减退者应慎用；孕妇、哺乳期妇女和儿童禁用；2010 年美国 FDA 发布声明，警惕质子泵抑制剂引起的潜在骨折风险，并且建议质子泵抑制剂治疗疗程不宜超过 14 天，一年不超过 3 个疗程。2011 年美国 FDA 警示：长期（>1 年）应用质子泵抑制剂可致低镁血症；长期服用者，应定期检查胃黏膜有无肿瘤样增生。

【药物相互作用】　　本类药物竞争性抑制肝药酶 CYP 酶，与华法林、苯妥英钠、地西泮和环孢素等药合用时减慢上述药物体内代谢速率。质子泵抑制剂与氯吡格雷均通过 CYP 同工酶 CYP2C19 代谢，两种药物可产生竞争性抑制作用，从而影响抗血小板的疗效。不同的质子泵抑制剂对 CYP2C19 的竞争性抑制强度不同，其中奥美拉唑最强，应避免与氯吡格雷合用；奥美拉唑与对幽门螺旋杆菌敏感的药物（如阿莫西林等）联用有协同作用，可提高疗效。

兰索拉唑（lansoprazole）与泮托拉唑（pantoprazole）

兰索拉唑是第二个上市的质子泵抑制剂，与奥美拉唑相比，其生物利用度提高 30% 以上，对幽门螺杆菌的抑菌活性也提高 4 倍。奥美拉唑和兰索拉唑可作为胃食管反流的短期非处方药。兰索拉唑不良反应较少，主要为腹泻、恶心等，少数出现口干、便秘，安全性高于奥美拉唑。泮托拉唑是第三个上市的质子泵抑制剂，其在弱酸条件下的稳定性和生物活性均优于奥美拉唑和兰索拉唑，其不良反应轻微，以头痛、嗜睡、恶心为主。

雷贝拉唑（rabeprazole）

雷贝拉唑与第一代药物相比抑酸性更强，其抗分泌活性比奥美拉唑强 2~10 倍，本药服用 2 h 后即可起效，且昼夜均可维持高水平。与其他质子泵抑制剂相比，雷贝拉唑的血浆半衰期短，停药 2 天药物作用即可消失，30% 可经尿液排出体外。雷贝拉唑主要的代谢途径是经非酶降解，对 CYP2C19 影响较小，在抗血小板治疗中优选雷贝拉唑或泮托拉唑。在治疗适应证中，除治疗十二指肠溃疡、胃溃疡、反流性食管炎与其他药物疗效相似外，其最大的特点是可直接攻击幽门螺杆菌，与抗生素联合治疗根除率更高。雷贝拉唑不良反应除轻微消化道症状外，少数患者偶有白细胞增多及肝转氨酶升高。对于药物过敏和肝功能障碍的患者及老年患者慎用。

钾离子竞争性酸阻滞药（potassium-competitive acid blocker）

钾离子竞争性的酸阻滞药（P－CAB）是具有代表性的新一代质子泵抑制剂（K^+ 拮抗型，可逆型质子泵抑制剂），其作用机制不同于上述质子泵抑制剂（ATP 拮抗型，不可逆质子泵抑制剂），因此可称为酸阻滞药。代表性药物（沃诺拉赞和瑞伐拉赞）获得批准上市。P－CAB 具有亲脂性、弱碱性、解离常数高和低 pH 时稳定的特点,在酸性环境下,立刻离子化,能迅速升高胃内 pH,口服后能吸收迅速。与常规不可逆型质子泵抑制剂相比,P‐CAB 具有起效快,持久和可逆性地抑制胃 H^+,K^+‐ATP 酶的作用。临床上主要用于治疗十二指肠溃疡、胃炎、胃溃疡和反流性食管炎等疾病。

(三) M 受体拮抗药

哌仑西平(pirenzepine)

哌仑西平选择性阻断胃黏膜的 M_1 受体,抑制胃酸分泌,临床用于胃、十二指肠溃疡,应激性溃疡等酸相关疾病。常用剂量为每次 25~50 mg,每天 2 次,症状严重者每天可用至 150 mg。不良反应与剂量有关,常见轻度口干、眼睛干燥和视力调节障碍等,偶有便秘、腹泻和头痛。孕妇忌服,儿童慎用。

(四) 胃泌素受体拮抗药

丙谷胺(proglumide)

丙谷胺与胃泌素竞争胃泌素受体,对抗胃酸及胃蛋白酶分泌的亢进;保护胃肠道黏膜,促进胃肠道溃疡的愈合。可用于治疗胃溃疡和十二指肠溃疡、慢性浅表性胃炎等。丙谷胺抑制胃酸分泌作用较 H_2 受体拮抗药弱,临床上已不再单独用于治疗溃疡病。

三、抗幽门螺杆菌药

幽门螺杆菌(helicobacter pylori,Hp)是螺杆菌属的代表菌种,是一种 G^- 杆菌,也是目前所知能够在人的胃中生存的唯一微生物种类。有大量研究证明,幽门螺杆菌与慢性胃炎、消化性溃疡、胃腺癌和胃黏膜相关性淋巴组织淋巴瘤等有关,故根除治疗尤为重要。

临床上常用的抗幽门螺杆菌药包括抗菌药、质子泵抑制剂和铋剂。单一抗生素方案在根除幽门螺杆菌感染方面无效,易导致微生物耐药性,一般需使用两种或 3 种抗生素的联合治疗(加上抑酸治疗)提高根除率,延缓耐药产生。推荐的有效方案主要有以质子泵抑制剂或铋剂为基础的联合方案。如最为经典的标准三联疗法:质子泵抑制剂+克拉霉素+阿莫西林(青霉素过敏者使用甲硝唑),疗程 14 天。联合用药方案使用后,幽门螺杆菌的清除率明显提高,溃疡复发率明显降低。但近年由于幽门螺杆菌对抗菌药的耐药性日益严重,导致标准三联疗法的根除率不断下降,可采用多种药物联合治疗方案提高临床根除率,如铋剂四联疗法、伴同疗法和序贯疗法等。目前推荐铋剂四联疗法(质子泵抑制剂+铋剂+2种抗菌药)作为主要的经验治疗根除 Hp 方案(推荐 7 种方案,详见表 45‐1)。

表 45‐1 针对 Hp 感染治疗消化性溃疡的铋剂四联疗法抗菌药组合

方 案	抗菌药 1	抗菌药 2
1	阿莫西林	克拉霉素
2	阿莫西林	左氧氟沙星
3	阿莫西林	呋喃唑酮
4	四环素	甲硝唑
5	四环素	呋喃唑酮
6	阿莫西林	甲硝唑
7	阿莫西林	四环素

四、胃黏膜保护药

由于胃黏膜经常暴露在众多损伤因子中,包括内源性因子,如高浓度胃酸、胃蛋白酶、Hp 和胆汁等,以及外源性因子如非甾体抗炎药、乙醇和药物等,机体需要强大的防御机制来保护食道、胃和近端小肠。胃黏膜的防御和修复机制包括黏液-碳酸氢盐(黏液-HCO_3^-)屏障、黏膜屏障、黏膜血流量、细胞更新、PG 和生长因子保护等。胃黏膜保护药可以促进黏膜防御功能,增强内源性黏膜保护机制,为溃疡表面提供物理屏障,缓解消化性溃疡疾病的症状,发挥抗消化性溃疡作用。这些药物包括铋剂和 PG 等。

米索前列醇(misoprostol)

【体内过程】 米索前列醇是 PGE_1 的衍生物,口服后被迅速吸收,通过脂肪酸氧化系统代谢。单次给药在 30 min 内抑制胃酸产生,60~90 min 达高峰,持续 3 h,食物和抗酸剂可降低米索前列醇的吸收速率。半衰期小于 30 min,每天须给药 3~4 次。代谢产物主要经尿液排出。

【药理作用与机制】 PGE_2 和 PGI_2 是胃黏膜合成的主要 PG。它们与壁细胞上的 EP_3 受体结合,抑制 cAMP 合成,从而减少胃酸的分泌。PGE_2 还可通过刺激碳酸氢盐的分泌及增加黏膜血流量等作用保护胃黏膜细胞。米索前列醇与壁细胞、胃黏膜浅表细胞基底侧的 PGE_2 受体结合,发挥抑酸和黏膜保护作用。

【临床应用】 米索前列醇对胃酸分泌的抑制程度与剂量直接相关,口服剂量为 100~200 μg 时,可明显抑制基础酸分泌(抑制率达 85%~95%)或食物刺激性酸分泌(抑制率达 5%~85%)。预防溃疡的推荐剂量通常是每天 4 次,每次 200 μg。米索前列醇的使用可使非甾体抗炎药所致溃疡的发生率降至 3%以下,溃疡并发症的发生率降低 50%,被批准用于预防高危患者的非甾体抗炎药引起的溃疡。但因其不良反应较大和每天需多次给药而未得到广泛使用。

【不良反应及注意事项】 最常见的不良反应是腹部不适和腹泻,与剂量有关。可能导致子宫收缩,孕妇禁用。

硫糖铝(sucralfate)

【体内过程】 硫糖铝是含 8 个硫酸根的蔗糖酸酯铝盐,为白色无定型粉末。硫糖铝的溶解度有限,分解成蔗糖硫酸盐(带强负电荷)和铝盐,口服后不到 3%经肠道吸收,其余随粪便中排出。

【药理作用与机制】 硫糖铝在酸性溶液中形成一种有黏附性的活性胶体,与黏膜创伤病灶表面带正电的蛋白质结合,形成一道物理屏障,选择性地结合到溃疡或糜烂处长达 6 h,阻止胃酸和胃蛋白酶对溃疡面的腐蚀,促进溃疡的愈合。此外,硫糖铝可抑制胃蛋白酶对黏膜蛋白的水解,促进胃黏液和碳酸氢盐的分泌,增加胃黏膜血流,促进局部 PG 和表皮生长因子的产生,对幽门螺杆菌有一定抑制作用。

【临床应用】 适用于胃及十二指肠溃疡,治疗急性胃黏膜病变和预防应激性溃疡。

【不良反应及注意事项】 硫糖铝溶解度小,不被吸收,不良反应少。2%的患者会因为铝盐而发生便秘。偶有恶心、呕吐、眩晕、皮疹及低磷血症。习惯性便秘者禁用。肾功能不全患者不宜长时间使用。

【药物相互作用】 硫糖铝可抑制西咪替丁、地高辛、酮康唑、喹诺酮类抗生素、苯妥英钠和华法林等药物的吸收,需与上述药物服用时间间隔至少 2 h。与多酶片合用时,两药疗效均降低。

枸橼酸铋钾(bismuth potassium citrate)

【体内过程】 枸橼酸铋钾主要成分是三钾二枸橼酸铋,是氢氧化铋和枸橼酸的络合盐。99%以上的药物在胃肠道滞留,发挥局部治疗作用,仅 0.2% 的药物经小肠吸收入血。微量的铋剂被吸收后主要分布在肾脏中,少数分布于肝及其他组织中,通过肾脏从尿中排泄,未吸收部分从粪便排出。

【药理作用与机制】 铋剂在胃的酸性环境中形成不溶性胶体沉淀,作为保护层覆盖于溃疡面上,阻止胃酸、胃蛋白酶及食物对溃疡的侵袭。此外,枸橼酸铋钾还可降低胃蛋白酶活性,增加黏液 – HCO_3^- 分泌,促进黏膜释放 PG,从而保护胃黏膜。本药对幽门螺杆菌具有一定杀灭作用,可促进胃炎的愈合。

【临床应用】 主要用于胃和十二指肠溃疡、慢性胃炎等,还可与抗菌药合用根除幽门螺杆菌。

【不良反应与注意事项】 铋剂安全性很高,服药期间舌、粪可被染黑,偶见恶心、呕吐、腹泻、皮疹和轻微头痛。肾功能不全者及孕妇禁用。铋剂适宜短期使用,不宜长期大量服用,以避免其在体内蓄积,从而导致脑病(共济失调、头痛、神志不清、癫痫发作)。

替普瑞酮(teprenone)

替普瑞酮属于萜烯类衍生物,其药理作用主要有增加胃黏液和黏膜中糖蛋白含量,维持黏液的正常结构和保护作用;使胃黏液中的脂类含量增加,疏水性增强,防止攻击因子损伤黏膜;改善应激状态下胃黏膜血流,促进局部内源性 PG 合成。临床主要用于胃溃疡和慢性胃炎治疗,可明显降低溃疡发生率,适于与 H_2 受体拮抗药合用。不良反应较轻,极少数患者有胃肠道反应、皮肤瘙痒,偶见天冬氨酸氨基转移酶(ALT)、丙氨酸氨基转移酶(AST)轻度升高。常用剂量 0.5 g/次,1 天 3 次。孕妇和小儿慎用。

其他胃黏膜保护药物有麦滋林 S、瑞巴派特、磷酸铝凝胶等。

第三节　消化功能调节药

消化功能调节药(digestive functional regulator)包括助消化药、促胃肠动力药、止吐药、止泻药、泻药等。

一、助消化药

助消化药(digestant)多为消化液中成分,能促进食物的化学消化,具有替代疗法的作用。某些助消化药还能促进消化液分泌,增强食欲。此类药物多需低温保存,以免失活。

胃蛋白酶(pepsin)

胃蛋白酶通常取自动物胃黏膜,在碱性环境中活性降低。胃蛋白酶常与稀盐酸制成胃蛋白酶合剂,辅助治疗胃酸、消化酶分泌不足引起的消化不良和其他胃肠疾病。临床上用于因食蛋白性食物过多所致消化不良、病后恢复期消化功能减退及慢性萎缩性胃炎、胃癌、恶性贫血而导致的胃蛋白酶缺乏。本药不能与抗酸药配伍。

乳酶生(lactasin)

乳酶生是活乳酸杆菌的干燥制剂,在肠内能分解糖类产生乳酸,使肠道内酸性提高,抑制肠内腐败菌繁殖,减少肠内产气,促进消化和止泻。可用于消化不良、腹胀及小儿饮食失调所致腹泻。不宜与抗菌药或吸附药同时服用,以免降低疗效。对本药过敏者禁用。

卡尼汀(carnitine)

卡尼汀是一种氨基酸衍生物,参与脂肪代谢。本药系食欲兴奋药,可促进消化液分泌,增强消化酶活性,调整消化道功能。治疗胃酸缺乏症、消化不良、食欲减退、慢性胃炎及腹胀,对高脂血症有一定疗效。胃酸过多、急性或慢性胰腺炎患者禁用。不可与碱性药配伍。

二、促胃肠动力药

促胃肠动力药(gastrointestinal prokinetic agent)直接作用于胃肠壁,选择性刺激胃肠道运动功能。此类药物可增加食管下部括约肌张力,促进胃排空,协调胃与十二指肠的功能。此类药物根据作用机制不同可分为外周 M 受体激动药、外周胆碱酯酶抑制药、外周 DA 受体拮抗药、$5-HT_4$ 受体激动药和大环内酯类抗生素。

(一) 外周 DA 受体拮抗药

甲氧氯普胺(metoclopramide)与多潘立酮(domperidone)

甲氧氯普胺(又名胃复安)和多潘立酮(又名吗丁林)是多巴胺 D_2 受体拮抗药,通过阻断胃肠肌神经丛 D_2 受体,促进并协调食管及近端小肠的作用。此类药物可增强食管蠕动,增加食管下部括约肌张力,促进胃排空,但对小肠或结肠运动无影响。甲氧氯普胺和多潘立酮还可阻断延髓的催吐化学感受区(chemoreceptor trigger zone, CTZ)的 D_2 受体,从而产生强烈的止吐作用。此类药物可以改善少数慢性消化不良患者的症状,有时可用于治疗胃食管反流病,但对糜烂性食管炎患者无效。因其强大的止吐作用,被用于预防和治疗呕吐。甲氧氯普胺的主要副作用包括锥体外系反应、溢乳和月经紊乱等,长期使用患者会出现心脏运动障碍。多潘立酮耐受性较好,不通过血脑屏障,中枢神经不良反应少见。

(二) $5-HT_4$ 受体激动药

$5-HT$ 在肠道的正常运动和分泌功能中起着重要作用。$5-HT_4$ 受体激动药通过激动胃肠肌间神经丛的 $5-HT_4$ 受体,促进 ACh 的释放,增加胃肠的推进运动。此类药物主要有莫沙必利、西沙必利、普卢比利和替加色罗等,但有报道显示,西沙必利和替加色罗有增加心血管缺血事件的风险,目前已退市。

莫沙必利(mosapride)

莫沙必利是新型的促胃肠动力药,对 $5-HT_4$ 受体有高度选择性。临床上主要用于治疗功能性消化不良伴有胃灼热、恶心、上腹痛等消化道症状、胃食管反流性疾病及胃轻瘫等。莫沙必利与 D_2 受体、$5-HT_1$ 及 $5-HT_2$ 受体无亲和力,故不易引起锥体外系综合征及心血管不良反应。

(三) 大环内酯类抗生素

大环内酯类抗生素,如红霉素,可直接刺激胃肠平滑肌上的促胃动素受体,增强胃肠道收缩,促进胃排空。但因其不良反应较大,耐药性发展迅速,仅作为对现有促胃肠动力药无效或不耐受者的替代治疗药物。

三、止吐药

呕吐是一种机体的防御反应,用于清除胃和肠道内的有毒或刺激性物质。与呕吐反射相关的受体包括 D_2、H_1、M_1、$5-HT_3$ 等受体,阻断上述受体可有效抑制呕吐反射,缓解和防止呕吐的发生。呕吐由多种因素引起,治疗方案首先选择针对病因治疗,必要时适当应用止吐药物,缓解症状,减轻病患痛苦。止吐药可防止或减轻恶心、呕吐,通过参与不同环节抑制呕吐反应,主要包括 H_1 受体拮抗药、M 受体拮抗药、D_2 受体拮抗药、$5-HT_3$ 受体拮抗药和神经激肽 1(NK_1)受体拮抗药等,详见表 45-2。

表 45-2 常见止吐药

分 类	具 体 药 物	临 床 应 用
5-HT$_3$ 受体拮抗药	昂丹司琼	细胞毒性药物引起的呕吐
DA 受体拮抗药	甲氧氯普胺 氯丙嗪	
神经激肽 1 受体拮抗药	阿瑞匹坦	细胞毒性药物引起的呕吐(迟发性呕吐)
H$_1$ 受体拮抗药	苯海拉明	晕动病
M 胆碱能受体拮抗药	东莨菪碱	

昂丹司琼(ondansetron)

高选择性 5-HT$_3$ 受体拮抗药能调节和加强胃肠运动功能,抑制或缓解呕吐。昂丹司琼是这类药物中的典型药物,能抑制由化疗和放疗引起的恶心、呕吐,其作用机制目前尚不完全清楚。口服本药约 2 h 左右达血浆峰浓度,其生物利用度约为 60%,消除半衰期约为 3 h,代谢物主要经肾排泄。不良反应较轻,可有头痛、腹部不适、便秘、口干、皮疹,偶见支气管哮喘或过敏反应、短暂性无症状氨基转移酶增加。此类药物还包括格拉司琼、托烷司琼和阿扎司琼等。

四、止泻药

止泻药是可控制腹泻的药物,通过抑制肠道蠕动或保护肠道免受刺激而达到止泻作用。腹泻是一种常见症状,大多数腹泻都是由肠道水和电解质转运障碍引起的。治疗腹泻应针对病因,可适当给予止泻药,以防止机体过度脱水,造成水盐代谢失调、消化和营养障碍。常见的止泻药包括收敛和吸附药及改变胃肠道运动功能药。

(一)改变胃肠道运动功能药

复方地芬诺酯(diphenoxylate)

复方地芬诺酯为哌替啶的衍生物,是一种处方类阿片激动剂,直接抑制肠黏膜感受器,抑制肠蠕动,增加肠管张力,使肠内容物行进减慢,从而使肠液的再吸收增加,具有较强的止泻作用。主要适用于急、慢性功能性腹泻及慢性肠炎等。高剂量会对中枢神经系统产生影响,长期使用会导致阿片依赖。商品化制剂每片含 2.5 mg 地芬诺酯和 0.025 mg 阿托品,以防止过量使用。不良反应偶见口干、腹部不适、恶心、呕吐、嗜睡及肠梗阻等,减量或停药后可消失或好转。长期应用可产生依赖性。2 岁以下禁用。

洛哌丁胺(loperamide)

洛哌丁胺为哌啶类的衍生物,是一种非处方阿片激动剂,主要作用于胃肠道的 μ 阿片受体,阻止 ACh 和 PG 的释放,拮抗平滑肌收缩而减少肠蠕动,延长肠内容物的滞留时间,作用强而持久。本药易为肠壁吸收,几乎不进入全身血液循环,代谢物主要通过胆汁经粪便排泄。洛哌丁胺不易通过血脑屏障,也没有止痛特性或成瘾性,临床主要用于治疗各种急、慢性腹泻。患者通常以 2 mg 的剂量服用,每天 1~4 次。不良反应较少,但服用过量时,可能出现嗜睡、便秘、肌肉紧张、瞳孔缩小、呼吸徐缓等中毒症状,可用纳洛酮解毒。2 岁以下的婴幼儿禁用。

(二)收敛药与吸附药

鞣酸蛋白(tannalbin)

鞣酸蛋白是鞣酸和蛋白质的结合制剂,属于收敛药。口服后释放出的鞣酸使肠黏膜表面的蛋白质沉淀,形成一层保护膜,阻止肠内有害物质对肠黏膜刺激,抑制炎症渗出物,有效抑制肠蠕动,产生收敛止泻作用。临床上可用于急性胃肠炎及各种非细菌性腹泻等。过量服用可引起便秘。类似的收敛止泻药还有次水杨酸铋(bismuth subsalicylate)和碱式碳酸铋(bismuth subcarbonate)等。

药用活性炭(medical activated charcoal)

药用活性炭为吸附药,能有效地从胃肠道中吸附有毒物质,可用于腹泻及胃肠胀气治疗。口服每次1~3 g,每天 3 次;不宜与抗生素、激素等同时服用。

五、泻药

泻药通常用于便秘,通过增加肠内水分,促进蠕动,软化粪便或润滑肠道促进排便。泻药根据其作用机制可分为四类:容积性、渗透性、刺激性和润滑性泻药。

(一) 容积性泻药

容积性泻药包括甲基纤维素(methylcellulose)和某些植物提取物,如琼脂、麦麸等。这类药物在肠道内不被消化吸收,具有亲水性,在肠道内吸水膨胀后增加肠内容物的容积,促进肠道蠕动。

(二) 渗透性泻药

渗透性泻药是可溶性药物,但在肠道内不可吸收或是吸收较为缓慢,从而造成肠管内容物渗透压升高,阻止盐和水分的吸收,扩张肠管,刺激肠壁,导致肠蠕动加快。临床可用于治疗急性便秘或预防慢性便秘。

硫酸镁(magnesium sulfate)

硫酸镁又称泻盐,口服不吸收。口服硫酸镁水溶液到达肠腔后,形成高渗透压,使肠内水分不被肠壁吸收,刺激肠壁,促进肠蠕动发挥导泻作用。临床可用于治疗便秘、阻塞性黄疸和慢性胆囊炎。口服剂量每次 5~20 g,同时饮用大量温开水(100~400 mL),浓度不易太高,否则排便延迟。肾功能不全患者慎用。

乳果糖(lactulose)

乳果糖是半合成双糖,由果糖和半乳糖组成,口服后几乎不被吸收,以原型到达结肠,继而被肠道菌群分解为乳酸等有机酸,导致肠腔内渗透压进一步提高,促进肠蠕动,缓解便秘。本药的导泻作用较弱,但兼有降血氨作用,故临床上常用于治疗功能性便秘和预防肝性脑病。高剂量引发的副作用,包括胀气、痉挛、腹泻和电解质紊乱。胃肠道梗阻、糖尿病和低糖饮食者禁用。

临床应用的渗透性泻药还有山梨醇(sorbitol,开塞露)及聚乙二醇(polyethylene glycol, PEG)等。

(三) 刺激性泻药

这类药物本身或其代谢物通过刺激肠壁,增强肠蠕动,加速肠内容物运行,缓解便秘。此外,也能降低肠黏膜对水分和电解质的吸收,使肠腔水分增加。

比沙可啶(bisacodyl)

比沙可啶为二苯基甲烷衍生物,有肠溶片和栓剂两种剂型,对结肠刺激性强,直接作用于结肠黏膜中的神经纤维,用于治疗急、慢性便秘。栓剂直肠用药可用于肠镜检查、肠道 X 线检查或腹部手术前清洁肠道。口服后可在 6~10 h 内排便,直肠给药 30~60 min 起效。不良反应包括肠绞痛和直肠炎,长时间使用可能导致结肠张力弛缓。牛奶和某些药物(如抗酸剂、质子泵抑制剂和 H_2 受体拮抗药)可提高胃部 pH,不宜与肠溶片同时服用。

番泻叶(senna leaf)

番泻叶是一种广泛使用的刺激性泻药。它的活性成分是番泻苷,是一种蒽醌苷类的天然复合物。口服番泻叶可在8~10 h内起效。长期使用可导致恶心、呕吐、腹痛等,孕妇及哺乳期妇女禁用。

临床应用的刺激性泻药还有酚酞(phenolphthalein)、大黄(rheum)和蓖麻油(castor oil)等。

(四)润滑性泻药

润滑性泻药包括矿物油(如液体石蜡)和甘油栓剂等,这类药物通过润滑肠壁引起排便反应。服用液体石蜡时应以直立姿势服用,以避免吸入矿物油导致脂质或类脂性肺炎,长期服用会影响脂溶性维生素吸收。

六、利胆药

利胆药系指能促进胆汁分泌或加强胆囊收缩,促进胆囊排空的药物。临床上主要用于治疗胆囊炎、胆汁淤积、胆道感染、胆石症及胆道手术后综合征等疾病。常见利胆药见表45-3。

表45-3　常见利胆药分类

药　名	药　理　作　用	临 床 应 用
熊去氧胆酸	有明显利胆作用,抑制胆固醇合成,使胆石逐渐溶解,还可抑制肠道吸收胆固醇,增加胆汁酸分泌,有抑制免疫和抑制肝细胞凋亡等作用	固醇性胆囊结石、胆汁淤积症、胆汁反流性胃炎
腺苷蛋氨酸	改善肝脏细胞膜流动性,促进胆汁排泄,通过转硫基反应,改善胆汁代谢系统的解毒功能,退黄、降酶、促进肝细胞再生等作用	肝硬化前和肝硬化所致肝内胆汁淤积,妊娠期肝内胆汁淤积
苯丙醇	促进胆汁分泌作用,能增加肝脏血流量,有轻度解痉作用	胆囊炎、胆石症、胆道感染、胆道运动功能障碍、胆道术后综合征
硫酸镁	口服刺激十二指肠黏膜,反射性引起胆囊收缩,胆总管括约肌松弛	胆囊炎、胆石症、十二指肠引流检查
茴三硫	增强肝脏谷胱甘肽水平,促进胆汁、胆酸和胆色素分泌,且增强肝脏解毒功能	胆囊炎、胆石症、急慢性肝炎

消化性溃疡的治疗药物

（贾佳,任海刚）

第四十六章 案例学习
Chapter 46 Case Study

Case 1

A 24 year-old man (75 kg) is brought to the emergency room by ambulance. He is a smoker with a history of asthma, for which he takes inhalers. He is severely short of breath and unable to speak more than one or two words. He receives oxygen and nebulized salbutamol in the ambulance.

He is prescribed IV hydrocortisone and nebulized salbutamol and ipratropium.

The team wishes to prescribe aminophylline infusion.

Questions?

1. What factors, from his history, need to be taken into account when prescribing aminophylline?

2. Recommend an appropriate starting dose for the aminophylline infusion. How is this prepared?

3. How and when should aminophylline be monitored and adjusted?

4. What electrolyte should also be monitored and why?

Case 2

Mr RK is an otherwise healthy 45-year-old man who works as a solicitor in a busy legal firm. He often works late. He has a history of stomach pain which he describes as a "burning pain" and sometimes also has "indigestion and bloating". The pain occurs several times per day, usually between meals, and has woken him up at night on a number of occasions during the past two weeks.

Ranitidine 75 mg qd did not relieve the symptoms but omeprazole 20 mg qd has worked well to control his symptoms over the last 14 days.

He has smoked 20 cigarettes per day for 20 years, and drinks 6 cups of coffee per day. He takes ibuprofen approximately once weekly for back ache and has otherwise not taken any other prescription/non-prescription or herbal medicines for several years. He is allergic to penicillin.

The pharmacist decides it is best to undertake further investigation into the cause of these symptoms and refers him to the hospital. A few weeks later, the patient with a prescription to treat an ulcer. He tells the pharmacist he had a breath test and it was positive for Helicobacter Pylori (H. Pylori) infection and has been given a prescription to fill.

Questions?

1. Based on his social and medical history provided above, why did the pharmacist refer the patient to the general practitioner?

2. H. Pylori is a common contributing factor to ulcer formation. What is one other common cause of ulcer formation?

3. The patient first tried ranitidine to treat the symptoms. Comment on the patient's use of ranitidine. How do H_2-receptor antagonists work in the body to reduce symptoms?

4. What is the first line treatment for H. Pylori gastric ulcer?

5. Proton pump inhibitors (PPIs) have been shown to interact with the cytochrome P450 (CYP) system and there is a potential interaction with the anti-platelet drug clopidogel. What is the potential adverse effects of co-administration of these drugs?

Case 3

Mrs EH is 55 years old and has been taking warfarin for the past 3 years post a heart valve replacement. She has been controlled and stable on the warfarin for most of this time however recently she has required decreasing doses to maintain her INR. She has also suffered experienced weight loss despite and increased appetite. She is currently taking 2 mg of warfarin per day. Her GP orders thyroid function tests.

Questions?

1. What results do you expect to come back from the lab?

2. How might the decreasing dose of warfarin be explained by the lab results?

3. How will Mrs EH's warfarin requirements change if her current situation is addressed with pharmacological therapy?

【参考文献】

李永金,高静. 药理学[M].镇江：江苏大学出版社,2016.

田德安主编. 消化疾病诊疗指南[M].3 版.北京：科学出版社,2013.

杨宝峰,陈建国. 药理学(八年制七年制)[M].3 版.北京：人民卫生出版社,2015.

杨宝峰,陈建国. 药理学[M].9 版.北京：人民卫生出版社,2018.

中华医学会消化病学分会幽门螺杆菌和消化性溃疡学组,全国幽门螺杆菌研究协作组,刘文忠,等. 第五次全国幽门螺杆菌感染处理共识报告[J].中华消化杂志,2017,37(6)：364－378.

Angel Lanas, Francis K L Chan. Peptic ulcer disease[J]. Lancet, 2017, 390(10094)：613－624.

Bertram G. Katzung. Basic and Clinical Pharmacology[M]. 14th ed. Manhattan：Mc Graw-Hill Education, 2018.

Camaschella C. Iron-deficiency anemia[J]. N Engl J Med, 2015(372)：1832－1843.

Kearon C, Akl E A, Ornelas J, et al. Antithrombotic therapy for VTE disease：CHEST guideline and expert panel report[J]. Chest, 2016,149(2)：315－352.

Laurence L. Brunton. Goodman and Gilman's the pharmacological basis of therapeutics[M]. 13th ed. Manhattan：Mc Graw-Hill Education, 2018.

Li A, Lopes R D, Garcia D A. Use of direct oral anticoagulants in special populations[J]. Hematol Oncol Clin North Am, 2016,30(5)：1053－1071.

Matera M G, Page C P, Calzetta L, et al. Pharmacology and therapeutics of bronchodilators revisited[J]. Pharmacol Rev, 2020, 72(1)：218－252.

Moor C C, Mostard R L M, Grutters J C, et al. Wijsenbeek, Patient expectations, experiences and satisfaction with nintedanib and pirfenidone in idiopathic pulmonary fibrosis：A quantitative study, respir [J]. Res, 2020, 21(1)：196.

Samuelson B T, Cuker A. Measurement and reversal of the direct oral anticoagulants[J]. Blood Rev, 2017, 31(1)：77－84.

Spence J D. Metabolic vitamin B12 deficiency：A missed opportunity to preventdementia and stroke[J]. Nutr Res, 2016, 36(2)：109－116.

第七篇授课视频　　第七篇授课PPT

第八篇 | 化学治疗药物

Section 8 Chemotherapeutic Drugs

化学治疗(chemotherapy,化疗)指对包括病原微生物、寄生虫在内的所有病原体及恶性肿瘤细胞所致疾病采用的药物治疗。

本篇主要介绍化学治疗药物,简称"化疗药",这些药物主要包括三大类: ① 抗病原微生物药(抗菌药、抗病毒药、抗真菌药),根据其来源、化学结构及病原微生物的特点,又可分为若干类,主要是抗生素和合成抗菌药等;② 抗寄生虫病药;③ 抗肿瘤药。

其中抗病原微生物药主要针对侵入机体的病原微生物具有高度的选择性,同时对宿主的毒性反应和副作用较少,主要通过特异性干扰细菌的细胞壁合成、胞浆膜通透性、蛋白质合成、核酸或叶酸代谢等生化代谢过程,使细菌失去正常生长繁殖的能力,从而达到抑制或杀灭细菌的目的。目前由于抗病原微生物药应用广泛,因此耐药性发生率逐年增加,尤其是细菌的多重耐药问题已成为全球关注的热点。

抗肿瘤药大多通过抑制 DNA 或 RNA 合成,甚至破坏 DNA 结构而发挥作用,因此对机体具有明显的细胞毒作用。近年来,肿瘤分子靶向药物通过利用肿瘤细胞与正常细胞之间分子生物学上的差异(包括基因、酶、信号转导等不同特性),抑制肿瘤细胞的生长增殖,展现出比传统化疗药物更有效、副作用更小的治疗优势。例如,主要治疗肺癌的表皮生长因子受体酪氨酸激酶(epidermal growth factor receptor tyrosine kinase, EGFR - TK)抑制剂吉非替尼,主要用于治疗非霍奇金淋巴瘤的利妥昔单抗,以及用于治疗乳腺癌的曲妥珠单抗等。

第四十七章　抗菌药概论
Chapter 47　General Principles of Antimicrobial Agents

化学治疗(chemotherapy,化疗)最初是指对入侵的微生物具有"选择性毒性"而对宿主影响极小的药物治疗;目前主要是指针对病原微生物、寄生虫,甚至肿瘤细胞在内的所有病原体的药物治疗。其中,用于治疗病原微生物所致感染性疾病的药物称为抗微生物药(antimicrobial drug),该类药物选择作用于病原微生物,具有抑制或杀灭病原体的作用而对人体细胞几乎没有损害。主要包括抗菌药(antibacterial drug)、抗真菌药(antifungal drug)和抗病毒药(antiviral drugs)。

本章主要概括性介绍抗菌药的基本概念;从细菌结构阐述抗菌药的作用机制及目前出现的细菌耐药性;强调合理应用抗菌药的基本原则。

作为临床常规使用的理想抗菌药应具备以下特点:① 对细菌有高度选择性毒性;对人体无毒或毒性很低;② 具有很好的药代动力学特点;③ 最好为强效、速效和长效的药物,细菌不易对其产生耐药性,使用方便及价格低廉。

在应用各类抗菌药治疗细菌感染性疾病的过程中,应注意机体、细菌和药物三者之间在防治疾病中的相互关系(图47-1)。

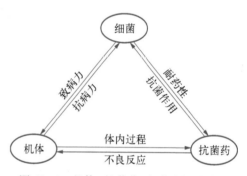

图47-1　机体-抗菌药-细菌之间的关系

第一节　课 前 阅 读

一、感染与感染性疾病

感染是指细菌、病毒、真菌、寄生虫等病原体侵入人体所引起的局部组织和全身性炎症反应,而大多数感染病都是由细菌引起的。

二、细菌的分类

(1) 根据形状分类:球菌、杆菌、螺旋菌(包括弧菌、螺菌、螺杆菌)等。

(2) 根据革兰染色法分类:革兰氏阳性(G^+)菌和革兰氏阴性(G^-)菌。

(3) 根据对氧气的需求分类:需氧菌和厌氧菌。

三、细菌的基本结构与功能

(1) 细胞壁:细菌细胞壁是细菌的最外层结构,可维持细菌细胞外形完整,以适应多样的环境变化。细胞壁的主要成分是肽聚糖(peptidoglycan),又称黏肽,通过构成巨大网状分子包围着整个细菌。G^+菌细胞壁肽聚糖含量为50%~80%,因而十分坚厚,菌体内含有多种氨基酸、核苷酸、蛋白质、维生素、糖、无机离子及其他代谢物,故菌体内渗透压高。G⁻菌细胞壁比较薄,肽聚糖仅占 1%～10%,类脂质较多,占 60% 以上,且胞质内没有大量的营养物质与代谢物,故菌体内渗透压低。与 G⁺ 菌不同之处在于:G⁻菌细胞壁的肽聚糖层外具有脂多糖、外膜及脂蛋白等特殊成分,尤其是位于肽聚糖层外侧的外膜,它由磷脂、脂多糖及一组特异蛋白组成,是 G⁻菌对外界的保护屏障,能阻止青霉素等抗生素、去污剂、胰蛋白酶及溶菌酶进入胞内。

（2）细胞膜：细胞膜即胞浆膜,是包围在菌体外的一层半透性生物膜,具有维持菌体渗透作用、运输营养物质和排泄菌体内的废物并参与细胞壁的合成等功能。若胞浆膜受损后通透性增加,则导致菌体内物质外漏,外部物质和水分内渗进入菌体而致使细菌溶解死亡。

（3）细胞质：细菌和其他原核生物一样,没有核膜,因此 DNA 复制、RNA 转录与蛋白质合成可同时进行。细菌核糖体为 70S 核糖体复合物,由 50S 和 30S 两个亚基组成,是细菌蛋白质的合成场所。细菌蛋白质的合成包括起始、肽链延伸及合成终止三个阶段,在胞质内通过核糖体循环完成。

叶酸（folic acid）是细菌核酸合成的前体物质。由于细菌细胞对叶酸的通透性差,因此不能利用环境中的叶酸,而必须以蝶啶、对氨基苯甲酸（para-amino benzoic acid, PABA）为原料,在二氢蝶酸合酶作用下生成二氢蝶酸,二氢蝶酸与 Glu 生成二氢叶酸后,在二氢叶酸还原酶的作用下还原形成四氢叶酸,进一步由四氢叶酸作为一碳单位载体的辅酶参与嘧啶核苷酸和嘌呤核苷酸的合成。

第二节　常用术语

1. 抗菌药（antibacterial drug）　　对细菌具有抑制或杀灭作用的药物,包括抗生素（如青霉素和链霉素等）和人工合成抗菌药（如磺胺类和喹诺酮类等）。

2. 抗生素（antibiotic）　　由各种微生物（包括细菌、真菌、放线菌属）产生的,对其他微生物能发挥杀灭或抑制作用的化学物质,通常分为天然抗生素（由微生物产生）和人工半合成抗生素（对天然抗生素进行结构改造获得的半合成产品）。

3. 抗菌谱（antibacterial spectrum）　　即抗菌药的抗菌作用范围,是临床选药的基础,包括广谱（broad/extended spectrum）和窄谱（narrow spectrum）。广谱抗菌药指对多种病原微生物具有抑制或杀灭作用的抗菌药,如广谱青霉素和广谱头孢菌素,第三、四代氟喹诺酮类（fluoroquinolones）,以及四环素（tetracycline）和氯霉素（chloromycetin）;而窄谱抗菌药则指仅对一种（属）细菌具有抗菌作用的药物,典型的窄谱抗菌药如异烟肼（isoniazid）,该药仅针对结核杆菌有作用,而对其他细菌无效。

4. 杀菌药（bactericidal drug）　　指对细菌具有杀灭作用的抗菌药,如青霉素类、头孢菌素类、氨基糖苷类等。

5. 抑菌药（bacteriostatic drug）　　指对细菌无杀灭作用,仅能抑制细菌生长繁殖的抗菌药,如四环素类、红霉素类、磺胺类等。

6. 抗菌活性（antimicrobial activity）　　指抗菌药抑制或杀灭病原微生物的能力,常用最低抑菌浓度和最低杀菌浓度表示体外抗菌活性。

7. 最低抑菌浓度（minimum inhibitory concentration, MIC）　　指体外培养细菌 18～24 h 后,能抑制培养基内病原菌生长的最低药物浓度。

8. 最低杀菌浓度（minimum bactericidal concentration, MBC）　　指能够杀灭培养基内细菌或使细菌数减少 99.9% 的最低药物浓度。有些药物的 MIC 和 MBC 很接近,如氨基糖苷类抗生素;有些药物的 MBC 比 MIC 大,如 β-内酰胺类抗生素。

9. 化疗指数（chemotherapeutic index, CI）　　评价化疗药物有效性与安全性的指标,常以化疗药物的半数动物致死量(LD$_{50}$)与治疗感染动物的半数有效量(ED$_{50}$)之比,即 LD$_{50}$/ED$_{50}$ 来表示;或者导致5%动物死亡的致死量(LD$_5$)与95%感染动物的有效量(ED$_{95}$)之比,即 LD$_5$/ED$_{95}$ 来表示。其意义在于:化疗指数越大,本药物的毒性越小,临床应用价值越高。但应注意,对青霉素类药物,化疗指数大,几乎对机体无毒性,但可能发生严重不良反应——过敏性休克。

10. 抗生素后效应(post antibiotic effect,PAE)　　指细菌与抗生素短暂接触,抗生素浓度下降,低于 MIC 或消失后,细菌的生长仍持续受抑制的效应。抗生素后效应已成为抗生素药效学的一个重要指标,它对临床合理使用抗生素、重新评价抗生素的不良反应和联合用药等具有指导意义。具有抗生素后效应的药物包括氨基糖苷类、喹诺酮类,抗菌活性随药物浓度增高而增强,因此又称为浓度依赖性抗菌药。另一类无明显抗生素后效应的抗菌药,如 β-内酰胺类抗菌药,其抗菌效力主要与药物浓度在一定范围内持续时间有关,当药物浓度达到 MIC 的 4~5 倍时,抗菌活性达到饱和,此时即使增加药物浓度,杀菌效力也无明显改变,因此又称为时间依赖性抗菌药。

11. 首次接触效应(first expose effect)　　指抗菌药在初次接触细菌时具有强大的抗菌效应,而再度接触时则不再出现这种强大效应;或指抗菌药连续与细菌接触后,抗菌效应不再明显增强,需要间隔相当时间(数小时)以后,才会再起作用。例如,氨基糖苷类抗生素,就具有明显的首次接触效应。

12. 细菌耐药性(bacterial resistance)　　指细菌产生对抗菌药不敏感的现象,这是细菌在自身生存过程中的一种特殊表现形式。

第三节　抗菌药的作用机制

抗菌药的作用机制主要是通过特异性干扰细菌的细胞壁合成、胞浆膜通透性、蛋白质合成、核酸或叶酸代谢等生化代谢过程(图 47-2),使细菌失去正常生长繁殖的能力,从而达到抑制或杀灭细菌的作用。

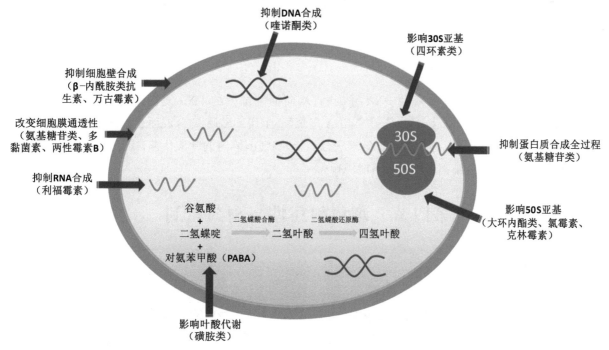

图 47-2　抗菌药的作用机制示意图

一、抑制细菌细胞壁合成

细菌与人体细胞最大的区别在于人体细胞无细胞壁,因此,抑制细菌细胞壁合成的抗菌药对人体细胞几乎没有毒性,却能导致细菌细胞壁缺损,使其丧失屏障作用,胞外水分进入胞内,致使菌体肿胀、变形、破裂而死亡,因此抑制细菌细胞壁合成的药物均为杀菌药,包括 β-内酰胺类抗生素、磷霉素、环丝氨酸、万古霉素、杆菌肽等。而 β-内酰胺类抗生素中的青霉素与头孢菌素,具有相似的化学结构,可与存在于细菌表面的一种膜蛋白——青霉素结合蛋白(penicillin binding protein, PBP)结合,抑制转肽作用,阻碍肽聚糖的交叉联结,最终抑制细胞壁的合成。

二、改变细菌细胞膜通透性

细菌细胞膜的结构受损,致使通透性增加,细菌内的蛋白质、氨基酸、核苷酸等物质外漏,造成细菌死亡,因此增加胞膜通透性的药物也具有杀菌作用。例如,多肽类抗生素多黏菌素 E(polymyxine)通过结构中含有的阳离子极性基团与胞浆膜中的磷脂结合,使膜功能受损;而抗真菌药两性霉素 B(amphotericin)则选择性地与真菌胞浆膜中的麦角固醇结合,在胞浆膜上形成孔道,使膜通透性发生改变。同样具有改变细胞膜通透性的药物还有氨基糖苷类抗生素。

三、抑制细菌蛋白质合成

人体细胞的核糖体为 80S 核糖体复合物,可解离为 60S 和 40S 两个亚基,与细菌核糖体的生理、生化功能截然不同,因此,抗菌药的临床常用剂量能选择性影响细菌蛋白质的合成而不影响人体细胞的功能。

抑制蛋白质合成的药物可分别作用于细菌蛋白质合成的不同阶段。① 起始阶段:氨基糖苷类抗生素阻止 30S 亚基和 70S 亚基合成始动复合物的形成。② 肽链延伸阶段:四环素类抗生素能与核糖体 30S 亚基结合,阻止氨基酰 tRNA 在 30S 亚基 A 位的结合,阻碍了肽链的形成,从而抑制蛋白质的合成;氯霉素和林可霉素抑制肽酰基转移酶,大环内酯类抑制移位酶。③ 终止阶段:氨基糖苷类抗生素阻止终止因子与 A 位结合,使合成的肽链不能从核糖体释放出来,致使核糖体循环受阻,合成不正常或无功能的肽链,因而具有杀菌作用。

四、影响细菌核酸与叶酸代谢

喹诺酮类(quinolones)抑制细菌 DNA 回旋酶,从而抑制细菌的 DNA 复制产生杀菌作用;利福平(rifampicin)特异性地抑制细菌 DNA 依赖的 RNA 多聚酶,阻碍 mRNA 的合成而杀灭细菌。磺胺类则与 PABA 具有相似的化学结构,通过竞争二氢蝶酸合酶,影响细菌体内的叶酸代谢,由于叶酸缺乏,细菌体内核苷酸合成受阻,导致细菌生长繁殖不能进行。

第四节　细菌耐药性与耐药机制

一、细菌耐药性的产生与分类

(一)细菌耐药性的产生

细菌耐药性(resistance)是细菌自身生存过程中一种特殊的表现形式。天然抗生素是微生物产生的次级代谢产物,用以抵御其他微生物,保护自身安全的化学物质。人类将细菌产生的这种物质制成抗菌药用于杀灭感染的微生物,微生物接触到抗菌药,也会通过改变代谢途径或制造出相应的灭活物质抵抗抗菌药,形成耐药性,这是细菌自身的进化。此外,抗菌药在临床的长期使用或过度使用,也对耐药性的出现起到重要的促进作用,因此,细菌耐药性在全球范围内普遍存在,已成为全球公共健康领域的重大挑战。

（二）耐药性的种类

耐药性主要包括两大类,即固有耐药和获得性耐药。

1. 固有耐药 又称天然耐药,是由细菌染色体基因决定,代代相传,不会改变,最为典型的如肠道 G⁻ 杆菌对青霉素 G 天然耐药;链球菌对氨基糖苷类抗生素天然耐药。另外,条件致病菌——铜绿假单胞菌对多数抗生素均不敏感,也属于固有耐药。

2. 获得性耐药 产生于细菌与抗菌药接触后,细菌为使自身不被抗菌药杀灭而通过改变自身的代谢途径产生的耐药。这种耐药性通常由质粒介导,如金黄色葡萄球菌产生 β-内酰胺酶而对 β-内酰胺类抗生素耐药。当细菌产生获得性耐药后,通常可能有两种结局:如果细菌不再接触抗菌药,则获得性耐药将会消失;如果持续接触抗菌药,则质粒可以将耐药基因转移给染色体而代代相传,成为固有耐药。

二、耐药机制

抗菌药的耐药性可在药物与靶点结合过程中的任何一个或多个环节中出现,如减少药物进入病原体;通过主动外排泵增加药物的排出;释放改变或破坏药物的微生物酶;靶蛋白的改变;产生新的药物抑制靶点。

（一）改变细菌外膜通透性,减少药物进入病原体

G⁻ 菌的外膜是一种半透性屏障,可阻止大的极性分子进入菌体。很多广谱抗菌药都对铜绿假单胞菌无效或作用很弱,就是由于抗菌药不能进入铜绿假单胞菌菌体内,故产生天然耐药。而小的极性分子,包括许多抗生素,主要通过位于细菌外膜的特殊蛋白质通道进入菌体。正常情况下,细菌外膜的通道蛋白(porin)以 OmpF 和 OmpC 组成非特异性跨膜通道,允许抗生素等药物分子进入菌体。细菌接触抗生素后,可以通过改变通道蛋白的性质和数量(如缺失或突变)来降低细菌的膜通透性而产生获得性耐药。例如,细菌多次接触抗菌药后,菌株发生突变,产生 OmpF 蛋白的结构基因失活,引起 OmpF 通道蛋白丢失,导致 β-内酰胺类、喹诺酮类等药物进入菌体内减少。而在铜绿假单胞菌中还存在特异的亚胺培南转运体 OprD2 蛋白通道,该通道允许亚胺培南通过而进入菌体;当该通道蛋白丢失时,同样产生特异性耐药。目前,已发现的大肠埃希菌常见的外膜通道蛋白有 OmpF、OmpC、PhoE、LamB 和蛋白 K 等,肺炎克雷伯菌中主要的外膜通道蛋白是 OmpK35、OmpK36、OmpK37 等。

（二）产生灭活酶

细菌通过产生由质粒和染色体基因表达的灭活酶使抗菌药失活,这是耐药性产生的最重要机制之一,这种机制使抗菌药即使进入菌体,也会在作用于靶点之前即被酶破坏而失去抗菌作用。常见的灭活酶主要有以下几种类型。

1. β-内酰胺酶(β-lactamase) 由染色体或质粒介导的,具有裂解 β-内酰胺类抗生素的 β-内酰胺环,导致该抗生素丧失抗菌作用的水解酶。其中以青霉素为底物的 β-内酰胺酶称为青霉素酶,以头孢菌素作为底物的 β-内酰胺酶称为头孢菌素酶。β-内酰胺酶的类型随着新抗生素在临床的应用迅速增长,主要包括青霉素酶、头孢菌素酶、碳青霉烯酶、超广谱 β-内酰胺酶(extended-spectrum β-lactamases, ESBL)及新德里金属 β-内酰胺酶-1(New Delhimetallo-β-lactamases-1, NDM-1)等。

2. 氨基糖苷类抗生素钝化酶 包括磷酸转移酶腺苷酸转移酶和 N-乙酰转移酶三类。细菌与氨基糖苷类抗生素接触后产生钝化酶,这些酶的基因经质粒介导合成,可将磷酰基、腺苷酰基和乙酰基连

接到氨基糖苷类抗生素的氨基或羟基上,使氨基糖苷类抗生素的结构发生改变而失去抗菌活性。与β-内酰胺酶不同,这些酶均属于合成酶,而非水解酶。

3. 其他酶类　　细菌可产生氯霉素乙酰转移酶灭活氯霉素;产生酯酶灭活大环内酯类抗生素;金黄色葡萄球菌产生核苷转移酶灭活林可霉素。

(三) 抗菌药作用靶位改变

(1) 由于改变了细胞内膜上与抗生素结合部位的靶蛋白结构(如靶蛋白结构突变),降低与抗生素的亲和力,使抗生素不能与其结合,导致抗菌作用降低。例如,肺炎链球菌对青霉素的高度耐药就是通过此机制产生的。

(2) 细菌与抗生素接触之后产生一种新的、原来敏感菌没有的靶蛋白,使抗生素不能与新的靶蛋白结合,产生高度耐药性。例如,耐甲氧西林金黄色葡萄球菌(methicillin resistant *Staphylococcus* aureus,MRSA)通过携带 *mecA* 基因,比敏感的金黄色葡萄球菌的青霉素结合蛋白多编码生成一个青霉素结合蛋白2a(PBP2a)。PBP2a 与 β 内酰胺类抗生素的亲和力极低,从而产生高度耐药。

(3) 靶蛋白数量的增加,即使药物存在时仍有足够量的靶蛋白可以维持细菌的正常功能和形态,导致细菌继续生长、繁殖,从而对抗菌药产生耐药。例如,肠球菌对 β-内酰胺类的耐药的机制是既产生β-内酰胺酶又增加青霉素结合蛋白的量,同时降低青霉素结合蛋白与抗生素的亲和力,形成多重耐药机制。

(四) 影响主动流出系统

某些细菌能将进入菌体的药物泵出体外,这个过程需要消耗能量,故称为主动流出系统(active efflux system)。细菌的主动流出系统由一系列蛋白质组成,这些蛋白质主要是膜蛋白,来源于 5 个家族:① ATP 结合盒家族(ATP-binding cassettes transporters, ABC 家族);② 主要易化子超家族(major facilitator superfamily, MF 家族);③ 耐药结节化细胞分化家族(resistance-nodulation-division family, RND 家族);④ 小多重耐药家族(staphylococcal multidrug resistance family, SMR 家族);⑤ 多药及毒性化合物外排转运蛋白家族(multidrug and toxic compound extrusion, MATE 家族)。由于这种主动流出系统的存在及它对抗菌药选择性的特点,使大肠埃希菌、金黄色葡萄球菌、表皮葡萄球菌、铜绿假单胞菌、空肠弯曲杆菌对四环素、氟喹诺酮类、大环内酯类、氯霉素及 β-内酰胺类产生多重耐药,因此影响主动流出系统引起的耐药属于非特异性耐药。

主动流出系统主要由 3 个蛋白组成,从外向内分别为:外膜蛋白(outer membrane channel)、附加蛋白(accessory protein)和转运子(efflux transporter),三者缺一不可,又称三联外排系统(tripartite efflux system)。如图 47-3 所示。外膜蛋白类似于通道蛋白,位于外膜(G⁻菌)或细胞壁(G⁺菌),是药物被泵出细胞的外膜通道;附加蛋白位于转运子与外膜蛋白之间,起桥梁作用;转运子位于胞浆膜,它起着泵的作用。例如,大肠埃希菌、产气肠杆菌、沙门菌、阴沟肠杆菌等 G⁻菌中存在多重药物外排泵 AcrAB-TolC 的过度表达,致使细菌对多种抗生素产生耐药性。AcrAB-TolC 外排泵属 RND 家族,以质子驱动力为能源;通过抑制主动外排能量来源的质子浓度梯度,便可使主动外排系统失去活性,从而恢复细菌对药物的敏感性。另外,广泛存在于弯曲菌属细菌的细胞膜上的 CmeABC 外排泵是弯曲菌对氟喹诺酮类药物耐药

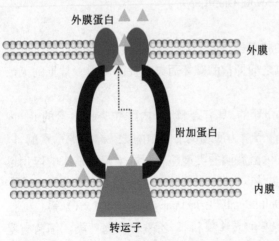

外膜蛋白

外膜

附加蛋白

内膜

转运子

图 47-3　抗生素经 G⁻菌主动流出系统排出示意图

的主要外排系统。MexAB‐OprM 外排泵是铜绿假单胞菌中对碳青霉烯类抗生素耐药最主要的外排泵系统。

三、耐药基因的转移方式

细菌的耐药性具有可转移的特点,获得性耐药的传递方式包括:突变,垂直传递和水平转移;其中,以水平转移更为多见。水平基因转移对耐药基因传播、编码毒素基因质粒的扩散和毒力的转移等过程具有重要的生物学意义。常见的水平转移方式有转导、转化和接合等。

(一) 突变

突变(mutation)是指对抗生素敏感的细菌因编码某个蛋白质的基因发生突变,导致蛋白质结构的改变,因而不能与相应的药物结合或结合能力降低。突变也可能发生在负责转运药物的蛋白质的基因、某个调节基因和启动子,从而改变靶位、转运蛋白或灭活酶的表达。例如,氟喹诺酮类(回旋酶基因突变)、利福平(RNA 聚合酶基因突变)的耐药性产生都是通过突变引起的。

(二) 转导

转导(transduction)由噬菌体介导完成,由于噬菌体的蛋白外壳上掺有细菌 DNA,如果这些遗传物质含有药物耐受基因,则新感染的细菌将获得耐药,并将此特点传递给后代。

(三) 转化

细菌将环境中的游离 DNA(来自其他细菌)掺进敏感细菌的 DNA 中,使其表达的蛋白质发生部分的改变,这种转移遗传信息的方式叫作转化(transformation)。肺炎球菌耐青霉素的分子基础即是转化的典型表现,耐青霉素的肺炎球菌产生不同的青霉素结合蛋白(penicillin-binding protein, PBP),该 PBP 与青霉素的亲和力低。对编码这些不同的 *PBP* 基因进行核酸序列分析,发现有一段外来的 DNA。

(四) 接合

接合(conjugation)是指细胞间通过性菌毛或桥接进行基因传递的过程,是耐药扩散的极其重要的机制之一,目前认为编码多重耐药基因的 DNA 可能经此途径进行转移。在可转移的遗传物质中通常包含质粒的两个不同的基因编码部位:一个编码耐药部分称为耐药决定质粒(R-determinant plasmid);另一个质粒称为耐药转移因子(resistance transfer factor),含有细菌接合所必需的基因。耐药决定质粒和耐药转移因子可以单独存在,也可以结合成一个完整的 R 因子。某些编码耐药性蛋白的基因位于转座子,可在细菌基因组或质粒 DNA 的不同位置间跳动,即从质粒到质粒,从质粒到染色体,从染色体到质粒。

由于耐药基因的多种方式在同种和不同种细菌之间移动,促进了耐药性及多重耐药性的发展。

四、多重耐药的产生与对策

(一) 多重耐药的概念

多重耐药性(multi-drug resistance, MDR)是一个世界范围内的问题,是指细菌对多种抗菌药耐药,又称多药耐药。细菌的多重耐药问题已成为全球关注的热点,也是近年来研究和监测的重点。因此,临床医生必须严格掌握抗菌药的适应证,合理地使用抗菌药可降低耐药的发生率和危害性。

超级细菌(superbug)泛指临床上出现的对多种抗菌药均耐药的细菌,如耐甲氧西林金黄色葡萄球菌(methicillin resistant *Staphylococcus* aureus, MRSA)、耐万古霉素肠球菌(vancomycin resistant *Enterococcus*, VRE)、耐多药肺炎链球菌(multidrug resistant *Streptococcal* pneumoniae pneumonia, MDRSP)、多重抗药性结核分枝杆菌(multidrug resistant *Mycobacterium* tuberculosis, MDR‐TB),以及碳青霉烯酶肺炎克雷伯菌(Klebsiella Pneumoniae Carbapenemase, KPC)等。因此,对超级细菌的治疗已成

为现代社会公共卫生问题的焦点。例如,2010 年南亚发现的新型超级病菌——产 NDM-1 耐药细菌,可以在细菌中自由复制和移动;而且除了替加环素和黏菌素以外,对其他抗菌药都不敏感,具有广泛的耐药性,因此被称为具有"泛耐药性"(pan-drug resistance,PDR)。

（二）产生多重耐药的主要细菌与机制

1. 甲氧西林耐药金黄色葡萄球菌　　金黄色葡萄球菌不仅产生 β-内酰胺酶,对 β-内酰胺酶类抗生素耐药,更可改变青霉素结合蛋白,产生新的 PBP2a,对 β-内酰胺类抗生素高度耐药,并且对万古霉素以外的所有抗金黄色葡萄球菌的抗菌药形成多重耐药。敏感的金黄色葡萄球菌有 5 个 PBP(PBP-1、PBP-2、PBP-3、PBP-3B、PBP-4),与 β-内酰胺类抗生素有很高的亲和力,具有合成细菌细胞壁的功能。然而,耐甲氧西林金黄色葡萄球菌却产生了一种独特的 78 KD 的 PBP2a,其是金黄色葡萄球菌在 β-内酰胺类抗生素的诱导下,由结构基因 mecA 表达产生的新的 PBP,它不但具有敏感菌株 5 个 PBP 全部功能,而且与抗生素结合的亲和力极低,因此,当 β-内酰胺类抗生素与其他 PBP 结合,金黄色葡萄球菌仍然可以存活,形成高度耐药的多重耐药性。PBP2a 的产生受染色体甲氧西林耐药基因(mecA)的调节。

2. 青霉素耐药肺炎链球菌　　青霉素耐药肺炎链球菌(penicillin-resistant Streptococcus pneumoniae,PRSP)的 PBP1a、PBP2a、PBP2x 与 PBP2b 且分子量较大 PBP(78~100 kDa),因此它们与青霉素的亲和力明显降低。肺炎链球菌对大环内酯类的耐药性是由主动流出泵系统形成的,经耐药菌中一种专门编码表达 14 与 15-元大环内酯类流出泵膜蛋白基因 mef(A)介导。

3. 耐万古霉素肠球菌　　包括对万古霉素耐药的粪肠球菌与屎肠球菌,后者又称为 VREF(vancomycin-resistant Enterococcus faecium)。肠球菌对不同抗生素具有不同的耐药机制,对青霉素的耐药机制:PBP 与青霉素的亲和力下降,使青霉素不能与靶位蛋白 PBP 结合导致;对万古霉素的耐药机制:肠球菌对万古霉素有 8 种耐药基因,分别是 VanA、VanB、VanC、VanD、VanE、VanG、VanL、VanM;其中,以 VanA 与 VanB 两种耐药表型最为常见,含有 VanA 型基因的菌株通常对万古霉素和替考拉宁均呈现出高度耐药。万古霉素耐药基因可通过质粒介导,将耐药基因水平转移给其他肠球菌,从而引起多克隆传播。就万古霉素耐药性传播来说,耐药基因水平的转移比克隆传播更重要。特别是 VanA 型的耐药性是由转座子 Tn1546 及其类似的转座子介导,它们常位于耐万古霉素肠球菌质粒上,通过接合和转座,很容易将耐药基因传给其他 G$^+$菌,耐甲氧西林金黄色葡萄球菌一旦获得万古霉素耐药性并传播,G$^+$菌的抗菌药治疗将受到严峻考验。

4. 对碳青霉烯耐药的铜绿假单胞菌　　铜绿假单胞菌对碳青霉烯类抗菌药的耐药率在整个世界范围内呈逐年上升的趋势,其耐药机制复杂多样,包含产生 β-内酰胺酶,外膜的通透性障碍,形成生物膜,主动外排系统的表达等。例如,在细菌外膜通透性改变方面,亚胺培南进入铜绿假单胞菌体内需通过铜绿假单胞菌的一种特异的狭窄的外膜通道即 OprD 蛋白通道,OprD 基因突变或者缺失导致细胞外膜对抗菌药通透性下降而不能通过,形成铜绿假单胞菌对碳青霉烯类耐药。铜绿假单胞菌可产生金属 β-内酰胺酶(MBL)、超广谱 β-内酰胺酶(ESBL)、头孢菌素酶(AmpC 酶)等 β-内酰胺酶,通过水解或非水解方式破坏 β-内酰胺环,使抗菌药相应失活。另外,目前还发现铜绿假单胞菌的细胞外膜存在 7 种主动外排泵系统,包括 MexAB-OprM、MexEF-OprN、MexXY-OprM、MexCD-OprJ 等,其中以 MexAB-OprM 系统最常见。随着广谱抗菌药的大量使用,这些外排系统也会逐渐增加而造成更严重的耐药问题,因此必须引起重视,合理使用。

5. 对第三代头孢菌素耐药的 G$^-$杆菌　　包括产生超广谱 β-内酰胺酶(extended spectrum β-lactamase,ESBL)与产生 I 类染色体介导的 β-内酰胺酶(Class I chromosone mediated β-lactamase)的 G$^-$杆菌。临床分离的对第三代头孢菌素耐药的 G$^-$杆菌如大肠埃希菌、肺炎克雷伯杆菌、阴沟肠杆菌中都可从同一菌株中分离到广谱酶、超广谱酶与染色体介导的Ⅰ类酶 Amp C。广谱酶都是质粒介导的,大多数广谱酶对第三代头孢菌素仍然敏感,但也有少数产广谱酶 G⁻ 杆菌对第三代头孢菌素的敏感度有所下降。超广谱酶大部分也是质粒介导的,少数由染色体介导,质粒介导的超广谱酶大多对酶抑制剂如克拉维酸、舒巴坦敏感,因此产生质粒介导超广谱酶的 G⁻ 杆菌,第二代或第三代头孢菌素联合酶抑制剂大多有效;但产生染色体介导的超广谱酶的 G⁻ 杆菌对第二代头孢菌素耐药性较高,这些产生染色体介导超广谱酶的耐药菌和产生染色体介导的Ⅰ类酶的耐药菌对第三代头孢菌素的耐药性加用一般的酶抑制剂如克拉维酸、舒巴坦、他唑巴坦等均无明显增效作用。

6. 耐喹诺酮类大肠埃希菌(quinolone-resistant *Escherichia* coli, QREC)　大肠埃希菌对所有喹诺酮类具有交叉耐药性,在我国耐药率处于全球前列,已高达 50%~60%(国外报道不到 5%),主要原因:除了与我国自 20 世纪 80 年代以来长期大量仿制和生产、不加限制地在临床上使用喹诺酮类外,还在农业、畜牧业、水产业、家禽饲养业等领域把这种治疗药物用于动物疾病的保健有关。大肠埃希菌对喹诺酮类的耐药机制:主要为非特异主动流出泵外排机制,也与改变结合部位、减少摄取、降低膜通道的通透性等都联合作用有关。大肠埃希菌对喹诺酮类产生耐药性的同时,也对许多常用抗生素产生多重耐药性。大肠埃希菌的多重耐药由大肠埃希菌染色体 *mar* 区基因突变导致,包括含有 *marRAB* 和 *marCD* 两个操纵子,而 *marRAB* 过表达使细菌对氟喹诺酮类药物产生耐药。

(三)控制细菌耐药的措施

由于抗菌药的广泛应用,各种抗菌药的耐药发生率逐年增加。为了减少和避免耐药性的产生应严格控制抗菌药的使用,合理使用抗菌药;可用一种抗菌药控制的感染绝不使用多种抗菌药联合;窄谱抗菌药可控制的感染不用广谱抗菌药;严格掌握抗菌药预防应用、局部使用的适应证,避免滥用;医院应对耐药菌感染的患者采取相应的消毒隔离措施,防止细菌的院内交叉感染;对抗菌药要加强管理,抗菌药必须凭医生处方购买;我国从 2004 年 7 月起抗菌药的购买必须有医生的处方,任何人不得在药店随意购买。为保障患者用药安全及减少细菌耐药性,卫生部在 2004 年制订《抗菌药临床应用指导原则》,提出了抗菌药临床应用的管理办法,对抗菌药实行非限制、限制和特殊使用的分级管理制度,阐述了对感染性疾病中最重要的细菌性感染进行抗菌治疗的原则、应用抗菌药进行治疗和预防的指征及制订合理给药方案的原则,是我国第一部专门指定的关于抗菌药临床应用的指导性文件。同时,建立了全国细菌耐药监测网(http://www.carss.cn/),每年公布全国细菌耐药监测报告。为遏止多重耐药性的产生,我国还颁布了《多重耐药医院感染预防与控制技术指南(试行)》,来进一步规范临床抗菌药的合理使用。

第五节　抗菌药合理应用原则

一、尽早确定病原菌

在患者出现症状之时,应尽早从患者的感染部位、血液、痰液等取样培养分离致病菌,并对其进行体外抗菌药敏感试验,从而有针对性地选用抗菌药。如果患者感染症状很重,可在临床诊断的基础上预测最可能的致病菌种,并根据细菌对各种抗菌药的敏感度与耐药性的变迁,选择适当的药物进行经验性的治疗。

二、按适应证选药

各种抗菌药有不同的抗菌谱,即使有相同抗菌谱的药物还存在药效学和药动学的差异,故各种抗菌药的临床适应证亦有所不同。例如,广谱青霉素类的氨苄西林曾是治疗大肠埃希菌感染的基础药物,然而目前报道对大肠埃希菌的耐药性已达 80%,所以严重的大肠埃希菌感染应选用第三代头孢菌素类和氟喹诺酮类进行治疗。

应用抗菌药有效地控制感染,必须在感染部位达到有效的抗菌浓度。一般药物在血液丰富的组织器官浓度高(肝、肺、肾),在血液供应较少的部位及脑脊液浓度低。对于药物分布较少的器官组织感染,应尽量选用在这些部位达到有效浓度的药物。

此外,选药时,还应考虑患者的全身状况和肝、肾功能的状态,细菌对拟选的抗菌药产生耐药性的可能性,不良反应,药物来源及药品价格等诸多方面的因素,再做出科学的用药方案。

三、抗菌药的预防应用

预防使用抗菌药的目的是为了防止细菌可能引起的感染,目前占了抗菌药使用量的 30% ~ 40%。不适当的预防用药可引起病原菌高度耐药,发生继发感染而难以控制。因此,预防性使用抗菌药需遵循我国出版的《2019 版抗菌药临床应用指导原则》。

预防用药仅限于以下几种情况:① 苄星青霉素、普鲁卡因青霉素或红霉素常用于风湿性心脏病患儿及常发生链球菌咽炎或风湿热的儿童和成人,以防风湿热的发作,而且需数年以上疗程的预防用药,直到病情稳定;② 若在流行性脑膜炎发病的季节,可用磺胺嘧啶口服做预防用药;③ 进入疟疾区的人群在进入前两周开始服用乙胺嘧啶与磺胺多辛的复方制剂,时间不宜超过 3 个月;④ 青霉素、阿莫西林、头孢唑啉可分别用于风湿性心脏病、先天性心脏病工瓣膜患者进行口腔、上呼吸道、尿道及心脏手术前;⑤ 用青霉素或阿莫西林用于战伤、复合外伤、闭塞性脉管炎患者截肢手术后,以防止由产气荚膜杆菌引起的气性坏疽,对青霉素过敏者可用克林霉素或甲硝唑;⑥ 胃肠道、胸腹部手术后用药 1~3 天。

四、抗菌药的联合应用

1. **联合用药的意义** ① 发挥药物的协同抗菌作用以提高疗效;② 延迟或减少耐药菌的出现;③ 对混合感染或不能作细菌学诊断的病例,联合用药可扩大抗菌范围;④ 联合用药可减少个别药的剂量,从而减少毒副反应。

2. **联合用药的适应证** ① 不明病原体的严重细菌性感染,为扩大抗菌范围,可选联合用药,待细菌诊断明确后即调整用药;② 单一抗菌药尚不能控制的感染,如腹腔穿孔所致的腹膜感染;③ 结核病、慢性骨髓炎需长期用药治疗;④ 两性霉素在治疗隐球菌脑炎时可合用氟胞嘧啶,减少两性霉素的毒性反应;⑤ 大剂量青霉素治疗细菌性脑膜炎时可加入磺胺等。

3. **联合应用的可能效果** 一般将抗菌药作用性质分为四大类型:第一类为繁殖期杀菌药(Ⅰ),如 β-内酰胺类抗生素;第二类为静止期杀菌药(Ⅱ),如氨基糖苷类、多黏菌素类抗生素等,它们对繁殖期、静止期细菌都有杀菌作用;第三类为快速抑菌药(Ⅲ),如四环素、大环内酯类;第四类为慢速抑菌药(Ⅳ),如磺胺类药物等。

在体外或动物实验中证明,联合应用上述两类抗菌药时,可产生协同(Ⅰ+Ⅱ)、拮抗(Ⅰ+Ⅲ)、相加(Ⅲ+Ⅳ)、无关或相加(Ⅰ+Ⅳ)4 种效果。为达到联合用药的目的,须根据抗菌药的作用性质进行恰当的配伍。

Ⅰ、Ⅱ类抗菌药联合应用可获协同作用,如青霉素与链霉素或庆大霉素配伍治疗肠球菌心内膜炎是由于Ⅰ类抗菌药青霉素破坏细胞壁而使Ⅱ类抗菌药链霉素、庆大霉素易进入细菌细胞内靶位的缘故;Ⅰ、Ⅲ类抗菌药联合应用时,由于Ⅲ类抗菌药迅速抑制蛋白质合成而使细菌处于静止状态,造成Ⅰ类抗菌药的抗菌活性减弱的拮抗作用,如青霉素与四环素类合用;若Ⅰ、Ⅵ类抗菌药合用,Ⅳ类抗菌药对Ⅰ类抗菌药不会产生重要影响,通常产生相加作用,如青霉素与磺胺合用治疗流行性脑膜炎可提高疗效;Ⅱ、

Ⅲ类抗菌药合用,可产生相加和协同作用;Ⅲ、Ⅳ类抗菌药合用,也可获得相加作用。

五、防止抗菌药的不合理使用

（1）病毒感染:抗菌药对病毒通常是无治疗作用的,除非伴有细菌感染或继发感染,一般不应该使用抗菌药。

（2）原因未明的发热患者:对于发热最重要的是发现病因,除非伴有感染,一般不用抗菌药治疗,否则掩盖典型的临床症状和难于检出病原体而延误正确的诊断和治疗。

（3）应尽量避免抗菌药的局部应用,否则可引起细菌耐药和变态反应的发生。

（4）剂量要适宜,疗程要足够。过小的剂量达不到治疗的目的,且易产生耐药性;剂量过大,易产生严重的不良反应;疗程过短易导致疾病复发或转为慢性感染。

细菌耐药性

抗菌药的作用机制

六、患者的其他因素与抗菌药的应用

（1）肾功能减退:应避免使用主要经肾排泄,对肾脏有损害的抗菌药。

（2）肝功能减退:避免使用主要经肝代谢,而对肝脏有损害的抗菌药。

（3）对新生儿、儿童、孕妇和哺乳妇用药要谨慎,一定要选用安全的抗菌药。

抗菌药的合理应用

（万莉红,朱玲）

第四十八章 β-内酰胺类抗生素
Chapter 47 β-lactam Antibiotics

　　β-内酰胺类(β-lactams)抗生素是临床上常用的抗菌药,它们的化学结构中均含有β-内酰胺环。20世纪40年代青霉素开始用于临床,挽救了大量感染患者的生命。此后,人们对青霉素又进行了大量研究,发现及合成了一系列类似的化合物。目前本类抗生素包括青霉素类(penicillins)、头孢菌素类(cephalosporins),以及非典型的β-内酰胺类如碳青霉烯类(carbapenems)、头霉素类(cephamycin)、氧头孢烯类(oxacephems)、单环β-内酰胺类(monobactam)及β-内酰胺类酶抑制剂等。它们的共同作用机制是抑制细菌细胞壁的肽聚糖合成,共同特点是具有构效关系明确、抗菌活性强、抗菌范围广(除了对 G⁺菌、G⁻菌有作用外,还对部分厌氧菌有抗菌作用)、毒性低、临床疗效高及适应证广等优点。

第一节 课 前 阅 读

一、细菌细胞壁的结构与功能

　　细菌的细胞壁位于细菌细胞膜外,不但能维持细菌的外形,且能适应外环境的复杂变化,其主要成分由糖类、蛋白质与类脂质聚合镶嵌而构成胞壁肽聚糖(peptidoglycan),又名黏肽,并交叉联结成三维网状结构。细菌黏肽是由 N-乙酰葡萄糖胺和与十肽相连的 N-乙酰胞壁酸重复交叉联结而成,含量的不同,将直接影响抗菌药的抗菌作用。如胞质内阶段,环丝氨酸、磷霉素影响细胞质内合成尿苷二磷酸-N-乙酰胞壁酸五肽;胞质膜阶段,万古霉素、杆菌肽等作用于 N-乙酰胞壁酸-N-乙酰葡萄糖胺-十肽聚合物的合成环节;胞质膜外,β-内酰胺类和青霉素结合蛋白结合后,抑制转肽酶活性,阻止十肽的交叉联结,导致细菌细胞壁的缺损,由此改变菌体高渗透压,使细胞破裂、溶解死亡。

二、G⁺菌与 G⁻菌细胞壁的区别

　　G⁺菌细胞黏肽层厚而坚韧,占胞壁重量的 50%～80%,内有磷壁酸镶嵌,而类脂质、脂多糖、脂蛋白甚少或缺失,G⁺菌胞内有大量的生命物质如多种氨基酸、核苷酸、蛋白质、维生素、无机离子、糖等,菌体内渗透压较高,其细胞壁可防止细菌破裂、外漏,而起到保护细菌自身的作用。G⁻菌细胞壁内的黏肽仅占胞壁重量的 1%～10%,所以其黏肽层薄而疏松,却含 60%以上脂多糖等类脂质,且胞质内没有大量的营养物质与代谢物,故菌体内渗透压较低;其黏肽层胞壁外侧,有由磷脂、脂多糖及一组特异蛋白组成的外膜,它是 G⁻菌对外环境的保护屏障(图48-1)。

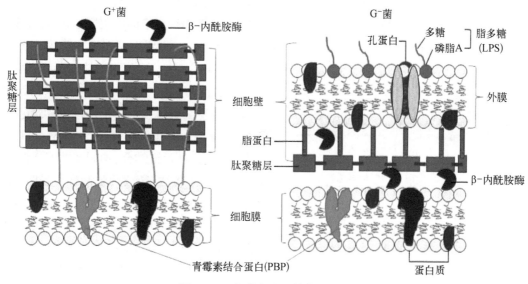

图48-1 细菌细胞壁结构示意图

第二节 β-内酰胺类抗生素概述

一、化学结构

β-内酰胺类抗生素的核心结构是β-内酰胺环(图48-2)。青霉素类的主核为6-氨基青霉烷酸(6-APA);头孢菌素类的主核是7-氨基头孢烷酸(7-ASA);单环β-内酰胺类的主核为被取代的3-氨基-4-甲基单环β-内酰胺类。青霉素最易被细菌的β-内酰胺酶在所示位点水解失活(图48-2)。碳青霉烯的β-内酰胺环有一个不同的主体化学构象,使其对β-内酰胺酶稳定。

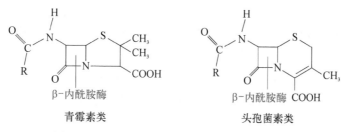

图48-2 青霉素类和头孢菌素类的化学结构图

二、作用机制、耐药机制与分类

【抗菌作用机制】 β-内酰胺类抗生素主要是通过与细菌菌体细胞膜上的青霉素结合蛋白(penicillin binding protein, PBP)结合,抑制细菌转肽作用,从而破坏细菌细胞壁的合成,导致细胞壁缺损,菌体失去渗透屏障而膨胀裂解;同时通过增加细胞壁细菌自溶酶(cell wall autolytic enzyme)的活性,引起细菌死亡,而产生的杀菌作用。

1. 抑制转肽酶活性 β-内酰胺类抗生素是通过干扰细菌细胞壁肽聚糖的合成而产生杀菌作用。细胞壁是由复杂的多聚物——肽聚糖构成,肽聚糖由多糖和多肽组成,多糖包含可变氨基葡萄糖、氮乙酰葡萄糖胺和氮乙酰胞壁酸。5个甘氨酸基的多肽和氮乙酰胞壁酸葡萄糖胺连接,肽链的末端是 *D*-丙氨酰-*D*-丙氨酸。PBP具有转肽酶等功能,催化转肽反应,使末端 *D*-丙氨酸脱落并与邻近多肽

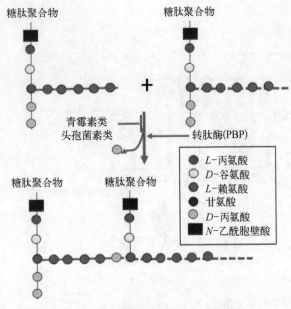

图 48-3　细菌细胞壁黏肽的合成过程

形成交叉网状联结,从而使细胞壁结构坚韧。PBP 是 β-内酰胺类抗生素的作用靶位,是存在于细菌细胞膜上的蛋白。主要有两类:一类为大分子量(4 万~12 万 Da),具有转肽酶活性,参与细胞壁合成;另一类为小分子量(4 000~5 000 Da),具有羧肽酶活性,参与维持细胞形态等。β-内酰胺类抗生素与天然 D-丙氨酰-D-丙氨酸的结构类似,可以和 PBP 活性位点通过共价键结合,抑制转肽酶活性,从而阻止肽聚糖交叉联结,导致细胞壁合成受阻、缺损,菌体失去渗透屏障而膨胀、裂解,引起细菌细胞死亡(图 48-3)。PBP 可分为 5 个亚型。PBP 的数目与亚型与抗生素的亲和力均因细菌菌种的不同而有较大的差异。例如,青霉素与肺炎链球菌的 PBP 亲和力较强,而碳青霉烯类对流感嗜血杆菌和大肠埃希菌等 G$^-$菌的 PBP$_2$ 和 PBP$_3$ 亲和力较强;β-内酰胺类抗生素通过与不同的 PBP 结合阻碍其活性而表现出抗菌谱及抗菌活性的差异。

2. 增加细菌细胞壁自溶酶活性　β-内酰胺类抗生素最终是由于细胞壁自溶酶的活性增强,细菌产生自溶或胞壁质水解,从而使细菌裂解死亡。自溶酶的活性可能与维持细菌细胞的正常功能与分裂有关。另外,有证据表明 β-内酰胺类抗生素可阻滞自溶酶抑制物的作用。

β-内酰胺类抗生素对已经合成的细胞壁无明显作用,对繁殖期细菌的作用强于静止期,因此被称为繁殖期杀菌剂。且此类药物多属于时间依赖性抗生素,杀菌作用主要依赖于药物浓度与细菌接触的时间,一般以 1 天的剂量平均分配给药较佳。哺乳动物细胞无细胞壁,故 β-内酰胺类抗生素对人体的毒性很小。

【耐药机制】　细菌对 β-内酰胺类抗生素产生耐药性非常普遍,现对其耐药性进行了大量的研究,已开发了一些降低耐药性的新药。其主要的耐药机制有以下几个方面。

1. 生成水解酶(即 β-内酰胺酶)　这是最常见的耐药机制。至今,β-内酰胺酶发现已达 200 余种,主要根据酶的底物不同及是否被酶抑制剂抑制等分为四大类。由一些 G$^-$菌、嗜血杆菌和大肠埃希菌等产生的 β-内酰胺酶,特异性高,只水解青霉素类抗生素,称为青霉素酶。而由 G$^+$菌、铜绿假单胞菌和大肠埃希菌等产生的 β-内酰胺酶,特异性较低,能水解青霉素和头孢菌素类,为头孢菌素酶。碳青霉烯对青霉素酶和头孢菌素酶较为稳定,但能被含金属的 β-内酰胺酶水解,为金属酶。另外,如肺炎杆菌产生的可以水解青霉素、头孢菌素类及非典型 β-内酰胺如单环类的酶,被称为超广谱 β-内酰胺酶(extended spectrum β lactamase, ESBL)等。

细菌产生 β-内酰胺酶是此类抗生素耐药的重要原因,故抑制其活性,阻止其生成,将会使细菌因 β-内酰胺酶引起的耐药性得到部分改善,从而提高本类药物的疗效。这是 β-内酰胺酶抑制剂与 β-内酰胺类抗生素组成复方应用于临床的理论依据。

2. 改变 PBP　由于 PBP 的结构和功能的差异,如结构改变、数量增加或产生新的亲和力低的 PBP,使药物与 PBP 结合减少,可产生内源性耐药。如耐甲氧西林金黄色葡萄球菌具有的多重耐药性与产生新的低亲和力 PBP 有关。此外,广谱青霉素和第二、三代头孢菌素与 β-内酰胺酶迅速牢固结合,使药物停留于胞膜外,不能进入靶位发挥作用,可称为牵制机制。

3. 药物不能在作用部位达到有效浓度

(1) 改变菌膜通透性:细菌外膜是许多抗生素不能穿透的屏障,但 β-内酰胺类和亲水的抗生素可通过蛋白质在外膜形成的孔道(如 OmpF 和 OmpC)弥散进入。在耐药的细菌中可见孔道数量减少和孔道变小,使药物难以达到作用部位。外膜孔道的数量和大小在不同的 G⁻ 菌是不同的。

(2)增加主动外排药物:这是细菌固有耐药和多重耐药的重要机制之一,如大肠埃希菌、金黄色葡萄球菌等,目前已在研究抑制该系统的抗菌新药。

4. 缺乏自溶酶活性　　当 β-内酰胺类抗生素的杀菌作用下降或仅有抑菌作用时,细菌自溶酶活性缺少是耐药性产生的原因之一,如金黄色葡萄球菌的耐药。

三、β-内酰胺类抗生素分类

1. 青霉素类药物的分类　　按抗菌谱和耐药性进行分类,可分为五大类:① 窄谱青霉素类,如青霉素 G、青霉素 V;② 耐酶青霉素类,如甲氧西林、氯唑西林等;③ 广谱青霉素类,如氨苄西林、阿莫西林等;④ 抗铜绿假单胞菌广谱青霉素类,如羧基青霉素类、非羧基青霉素类;⑤ 抗 G⁻ 杆菌青霉素类。

2. 头孢菌素类药物的分类　　按抗菌谱、耐药性、不良反应等进行分类,可分为五大类:① 第一代头孢菌素类药物,如头孢唑啉、头孢氨苄、头孢拉定等;② 第二代头孢菌素类药物,如头孢呋辛、头孢克洛、头孢孟多等;③ 第三代头孢菌素类药物,如头孢哌酮、头孢他定、头孢曲松、头孢噻肟等;④ 第四代头孢菌素类药物,如头孢利定、头孢匹罗、头孢吡肟等;⑤ 第五代头孢菌素类药物,如头孢洛林、头孢吡普。

3. 其他　　β-内酰胺类药物的分类:如碳青霉烯类、头霉素类、单环 β-内酰胺类、氧头孢烯类及 β-内酰胺酶抑制剂等。

第三节　青霉素类抗生素

除青霉素 G 为天然青霉素,其余青霉素类(penicillins)均为半合成青霉素。青霉素类目前仍然作为主要的一类抗生素在临床广泛使用。在青霉素主核基础上改造而成的各种衍生物仍然在不断推出,成为许多感染性疾病的治疗药物。

按照青霉素的来源,可以分为天然青霉素和半合成青霉素两大类。后者按照抗菌谱、对青霉素酶的稳定性及是否可以口服(耐酸)等特性,再分为下列类型:① 口服耐酸青霉素,如青霉素 V(penicillin V,phenoxymethylpenicillin);② 耐青霉素酶青霉素,如甲氧西林(methicillin)、苯唑西林(oxacillin)、氯唑西林(cloxacillin)、双氯西林(dicloxacillin);③ 广谱青霉素,如氨苄西林(ampicillin),阿莫西林(amoxicillin);④ 抗铜绿假单胞菌青霉素,如羧苄西林(carbenicillin)、哌拉西林(piperacillin);⑤ 抗 G⁻ 杆菌青霉素,如美西林(mecillinam)、替莫西林(temocillin)等。

一、天然青霉素

青霉素 G(penicillin G)

青霉素 G(又名苄青霉素,benzylpenicillin)由青霉菌培养液中获得,抗菌谱相对窄,具有作用强、产量高、价格低廉等特性,目前仍是治疗敏感菌的首选药物。主要用其钠盐,本药的晶粉在室温下稳定,易溶于水,其水溶液稳定性差,易被酸、碱、氧化剂等分解破坏,且不耐热,室温中放置 24 h 后大部分降解失效,可生成具有抗原性的降解产物,故需即配即用。不耐酸,不耐青霉素酶,因此不能口服,对产青霉素酶菌株无效。可引起过敏反应,严重者可致过敏性休克。青霉素剂量用国际单位 U 表示,理论效价为：青霉素 G 钠 1 670 U≈1 mg，青霉素 G 钾 1 589 U≈1 mg。

【体内过程】　青霉素 G 口服吸收少而不规则，易被胃酸及消化酶破坏，不宜口服。常作肌内注射，吸收迅速且完全，注射后 0.5~1.0 h 达血药峰浓度，因其脂溶性低，主要分布于细胞外液。血浆蛋白结合率为 46%~55%。可广泛分布在全身各部位，肝、胆、肾、肠道、精液、关节液及淋巴液中均有大量的分布，房水和脑脊液中含量较低，但在炎症反应时可达有效浓度。青霉素 G 几乎全部以原形经肾脏迅速排泄，约 10% 经肾小球滤过，90% 经肾小管分泌排出，$t_{1/2}$ 为 0.5~1.0 h。为延长青霉素 G 的作用时间，可采用长效的难溶混悬剂普鲁卡因青霉素（procaine benzylpenicillin）或油剂苄星青霉素（benzathine benzylpenicillin）。临床上二者均通过肌内注射给药，由于两种药物的血药浓度均较低，一般仅用于敏感细菌所致的轻症感染或预防感染，苄星青霉素亦可用于治疗梅毒。

【抗菌作用及机制】　青霉素通过和 PBP 结合，抑制细胞壁黏肽合成，产生杀菌作用。对已合成的细胞壁无明显影响，故对繁殖期细菌比静止期细菌作用强。由于 G^- 杆菌黏肽含量少，且细胞壁外有脂蛋白外膜，胞质内渗透压较低，且大多产生内酰胺酶，故青霉素对 G^- 菌作用效果差。青霉素 G 对敏感菌有强大杀菌作用，对机体无毒。对青霉素 G 敏感的致病菌主要包括以下几种。

（1）G^+ 球菌：对 A 组溶血性链球菌，不产酶金黄色葡萄球菌，非耐药肺炎链球菌和厌氧的阳性球菌作用强。

（2）G^- 球菌：脑膜炎奈瑟菌、淋病奈瑟菌敏感。但近来发现较多的淋病奈瑟菌对本药耐药，故不作首选药。

（3）G^+ 杆菌：白喉棒状杆菌、炭疽芽孢杆菌、厌氧的破伤风杆菌、产气荚膜杆菌、肉毒杆菌、放线菌属、真杆菌属、丙酸杆菌均对青霉素 G 敏感。

（4）螺旋体：梅毒螺旋体、钩端螺旋体、鼠咬热螺旋体对青霉素 G 敏感。

【临床应用】　本药为治疗敏感的 G^+ 球菌和杆菌、G^- 球菌及螺旋体感染的首选药。主要通过肌内注射或静脉滴注给药。

（1）链球菌感染：如 A 组溶血性链球菌引起的咽炎、扁桃体炎、猩红热、蜂窝组织炎、化脓性关节炎、败血症等；草绿色链球菌引起的心内膜炎；肺炎链球菌引起的大叶肺炎、中耳炎等均以青霉素 G 作为首选药。

（2）脑膜炎奈瑟菌引起的脑膜炎：虽然青霉素在正常生理状态下很难通过血脑屏障，但脑膜炎时，血脑屏障对青霉素的通透性增加，大剂量的青霉素 G 静脉滴注治疗有效。

（3）G^+ 杆菌感染：与相应抗毒素合用治疗破伤风、白喉、炭疽病。

其他：也可用于放线菌杆菌病、梅毒、钩端螺旋体病、回归热等的治疗。

【不良反应】

1. 过敏反应　青霉素 G 的毒性很低，常见的不良反应是过敏反应，包括药疹、皮炎、血清病、溶血性贫血，严重者可致过敏性休克。发生率约占用药人数的 0.4/万~1.5/万，死亡率约为 0.001%。发生过敏反应的原因是青霉素及其降解产物青霉噻唑蛋白、青霉烯酸等高分子聚合物致敏所致，这些聚合物是半抗原，与蛋白质结合后形成完全抗原，刺激机体产生各种抗体，抗原、抗体相结合而引起各种不同的过敏反应。用药者多在接触药物后立即发生，少数人可在数日后发生。过敏性休克的临床症状主要包括循环衰竭、呼吸衰竭和中枢抑制。

为防止过敏反应的发生，应详细询问病史、用药史、过敏史；避免滥用；避免饥饿用药；注射液临用现配；初次使用、用药间隔 3 天以上或换批号者必须进行青霉素皮肤过敏试验，反应阳性者禁用；用药后需观察 0.5 h；皮试时，必须做好抢救准备，因为少数患者在青霉素皮试时也可能出现过敏性休克；一旦休克发生，应立即皮下或肌内注射肾上腺素 0.5~1.0 mg，必要时加入肾上腺皮质激素和抗组胺药，同时采用其他急救措施。

2. **赫氏反应**　用青霉素治疗螺旋体所引起的感染时,可出现患者症状加重现象,表现为全身不适、寒战、高热、咽痛、肌痛、心跳加快等现象。可能系青霉素杀死大量螺旋体释放的物质入体内引起的免疫反应。这种反应持续时间一般不会超过 24 h,较少引起严重后果。

3. **其他**　肌内注射可引起疼痛、红肿和硬结等。大剂量钾盐还可能引起水电解质紊乱。对肾功衰的患者在大剂量使用时,可对其大脑皮质产生直接刺激作用,造成惊厥等中枢神经系统不良反应。

二、半合成青霉素

1. **口服耐酸青霉素**　代表药物为青霉素 V(penicillin V, phenoxymethylpenicillin)、苯氧乙基青霉素(phenoxyethyl penicillin)等。抗菌谱窄,与青霉素 G 相似,但抗菌作用较之弱。青霉素 V 耐酸,可口服,口服后约 60% 由十二指肠吸收。血浆蛋白结合率约为 80%。30% 经肝脏代谢,代谢产物与原形药物随尿排出。青霉素 V 临床用于 G$^+$ 球菌引起的轻度感染,如链球菌引起的咽炎、扁桃体炎、丹毒、猩红热等,肺炎链球菌所致的鼻窦炎、中耳炎及敏感菌所致的软组织感染,也可用于风湿热的预防。由于口服吸收个体差异大且给药剂量有限,不宜用于严重感染。可见过敏反应及轻微的胃肠道反应如恶心、呕吐、腹泻等。

2. **耐酶青霉素类**　代表药物有甲氧西林(methicillin)、苯唑西林(oxacillin)、氯唑西林(cloxacillin)、双氯西林(dicloxacillin)等。本类药物化学结构上有较大的侧链取代基,通过空间结构的位置障碍作用,保护其 β-内酰胺环免受 β-内酰胺酶破坏,故对产青霉素酶的耐药金黄色葡萄球菌具有杀菌作用;对链球菌属有较好抗菌作用,但较青霉素 G 弱;对 G$^-$ 菌无效。但近年来,金黄色葡萄球菌对甲氧西林和苯唑西林可以表现出特殊耐药,主要是产生了新的 PBP(如 PBP2a),而与 β-内酰胺酶无关,该菌株对所有的 β-内酰胺类抗生素耐药,称为耐甲氧西林金黄色葡萄球菌(methicillin resistant Staphylococcus aureus, MRSA)。对耐甲氧西林金黄色葡萄球菌应选其他类抗生素治疗。除甲氧西林外,其余均耐酸,可口服和注射。苯唑西林、氯唑西林、双氯西林口服吸收可达 30%~50%,血浆蛋白结合率为 91%~97%,尿中排出量为 30%~65%。氯唑西林对青霉素酶的稳定性高于其他品种,对耐青霉素的金黄色葡萄球菌仍然有效。

主要用于耐青霉素的葡萄球菌所致的脓毒症、心内膜炎、肺炎、骨髓炎、肝脓肿、皮肤软组织感染等。不良反应为过敏反应,口服时也有轻微胃肠道症状。

3. **广谱青霉素类**　代表药物有氨苄西林(ampicillin)和阿莫西林(amoxicillin)。对 G$^-$ 菌和 G$^+$ 菌均有杀菌作用,抗菌谱较广,其特点是对 G$^-$ 菌作用优于青霉素 G。G$^-$ 菌如流感嗜血杆菌、大肠埃希菌、沙氏菌、痢疾志贺菌、脑膜炎奈瑟菌和不产酶的淋病奈瑟菌对其敏感。本类药物不耐酶,对产酶的金黄色葡萄球菌无效。本类药物耐酸,可口服。阿莫西林口服吸收完全,主要用于由嗜血流感杆菌、化脓性链球菌、肺炎链球菌引起的呼吸道感染;也用于大肠埃希菌和肠球菌引起的尿道感染。氨苄西林口服吸收不完全,口服后约 2 h 达血药峰值浓度,当机体出现炎症时,中耳炎渗出液、脑脊液、关节腔、支气管分泌液和腹水中均有较高浓度,主要经肾排出。大剂量氨苄西林对沙氏菌引起的伤寒、副伤寒有效,主要用于敏感细菌所致的尿路感染和伤寒等。

4. **抗铜绿假单胞菌广谱青霉素类**　代表药物为羧苄西林(carbenicillin)、哌拉西林(piperacillin)、呋卡西林(furbenicillin)、替卡西林(ticarcillin)、美洛西林(mezlocillin)、阿帕西林(apalcillin)等。抗菌谱广,但对铜绿假单胞菌有特效。其抗铜绿假单胞菌的机制是与该菌生存必需的 PBP 形成多位点结合,且对细胞膜具有强大的穿透作用。

羧苄西林抗菌谱似氨苄西林,对铜绿假单胞菌和变形杆菌有一定的抗菌作用,对青霉素 G 敏感的

G$^+$菌的作用不及青霉素 G,主要用于变形杆菌和铜绿假单胞菌引起的感染。羧苄西林与克拉维酸(clavulanic acid)的复方制剂对各种产酶菌包括铜绿假单胞菌均有较强的作用。

哌拉西林抗菌谱广、抗菌作用强,对铜绿假单胞菌具有强大的抗菌作用。对铜绿假单胞菌的抗菌作用较羧苄西林强 8~16 倍。对青霉素 G 敏感的细菌作用与青霉素 G 相同,对肺炎球菌的抗菌作用优于青霉素 G 和氨苄西林。临床治疗适用于肠杆菌科细菌及铜绿假单胞菌所致的呼吸道感染、尿路感染、胆道感染、腹腔感染、皮肤及软组织感染等,耐青霉素和耐氨苄西林的耐药菌引起的尿道感染。与氨基糖苷类(aminoglycosides)抗生素联合应用效果更佳。

5. 抗革兰氏阴性杆菌青霉素类　　代表药物有注射用美西林(mecillinam)、替莫西林(temocillin),口服用匹美西林(pivmecillinam)等,为窄谱抗生素。

美西林和匹美西林只作用于部分肠道 G$^-$杆菌,如枸橼酸杆菌、大肠埃希菌、肺炎杆菌及沙门菌属、志贺菌属。作用机制是与 PBP$_2$ 结合,使细菌变成圆形,不能维持正常形态引起细菌分裂繁殖受阻。主要用于大肠埃希菌和某些敏感菌引起的尿路感染。若用于败血症、脑膜炎等严重感染时,须加用其他抗生素。

替莫西林作用于产酶的 G$^-$杆菌如产酶流感杆菌、脑膜炎奈瑟菌、淋病奈瑟菌和卡他莫拉菌。对多种质粒或染色体编码的 β-内酰胺酶稳定。临床主要用于肠杆菌属细菌、流感杆菌和卡他莫拉菌所致的尿路与软组织感染。

半合成青霉素的分类及特点比较见表 48-1。

表 48-1　半合成青霉素的分类及比较

分　类	耐酸青霉素	耐酶青霉素	广谱青霉素	抗铜绿假单胞菌广谱青霉素	抗 G$^-$杆菌青霉素
抗菌谱	似青霉素	似青霉素	广谱	广谱,铜绿假单胞菌	窄谱,大肠埃希菌
耐酸性	耐酸	大多耐酸	耐酸	多不耐酸	多不耐酸
酶稳定性	不耐酶	耐酶	不耐酶	不耐酶	不耐酶
抗菌活性	作用弱	作用较弱	作用强	作用强	抗 G$^-$杆菌强
代表药	青霉素 V、苯氧乙基	苯唑西林、甲氧西林、双氯西林、氯唑西林、氟氯西林等	氨苄西林、羟氨苄西林	羧苄西林、替卡西林、呋苄西林、阿洛西林、美洛西林与哌拉西林	美西林、替莫西林、匹美西林
临床应用	主要用于 G$^+$球菌引起的轻度感染	用于耐青霉素的葡萄球菌所致的感染等	用于呼吸道、尿道感染等	主要用于变形杆菌和铜绿假单胞菌引起的感染哌拉西林主要用于治疗 G$^-$菌引起的严重感染	用于大肠埃希菌和某些敏感菌引起的尿路感染与软组织感染

第四节　头孢菌素类抗生素

头孢菌素类(cephalosporins)是真菌培养液中提取的抗菌成分之一的头孢菌素 C,水解得到的头孢菌素母核 7-氨基头孢烷酸(7-amino-cephalosporanic acid, 7-ACA)接不同侧链而制成的半合成抗生素。头孢菌素与青霉素类抗生素在抗菌机制上相同,即主要与 PBP$_1$ 和 PBP$_3$ 结合,在化学结构上也有相同之处,即都有一个 β-内酰胺环。但由于母核 7 位取代基(R$_1$)的不同(图 48-2),其抗菌谱和对 β-内酰胺酶的稳定性出现差异。头孢菌素与青霉素比较,其特点是: 对 β-内酰胺酶的稳定性较高,抗菌谱广、抗菌作用强、过敏反应少、毒性较小等。根据头孢菌素的抗菌谱、对 β-内酰胺酶的稳定性及抗 G⁻杆菌活性的不同,以及对肾脏毒性和临床应用的差异,目前可将头孢菌素类分为五代(表48-2)。

【体内过程】 头孢菌素类的口服制剂均耐酸,胃肠吸收良好,而其他制剂需注射给药。药物吸收后,大多能透入各组织,且能透过胎盘,在滑囊液、心包液中可达到较高浓度。第二代的头孢呋辛和第三代之后的头孢菌素类多可透过血脑屏障,在脑脊液中达到有效的药物浓度,且能分布于前列腺、眼房水、胆汁中。头孢菌素类多经肾脏排泄,尿中浓度高,凡能影响青霉素排泄的药物同样也能影响头孢菌素类的排泄。头孢哌酮在胆汁中浓度较高,其次是头孢曲松,它们均主要经肝胆系统排泄。大多数头孢菌素的 $t_{1/2}$ 较短(0.5~2.0 h),有的可达 3 h,但头孢曲松 $t_{1/2}$ 较长,可达 8 h。头孢菌素类抗生素与乙醇同时应用可产生"醉酒样"双硫仑反应,故本类药物在治疗期间禁酒,建议停药后 1 周内应忌酒,避免使用含有乙醇的药物、食物及外用乙醇。

一、第一代头孢菌素类抗生素

代表药物有头孢唑啉(cefazolin)、头孢羟氨苄(cefadroxil)、头孢氨苄(cephalexin)、头孢噻吩(cephalothin)、头孢匹林(cephapirin)、头孢拉定(cephradine)等。

【抗菌作用】 对第一代头孢菌素敏感的 G⁺球菌,包括肺炎球菌、链球菌、葡萄球菌,但对耐甲氧西林金黄色葡萄球菌株不敏感;对金黄色葡萄球菌产生的 β-内酰胺酶的稳定性优于第二代和第三代;对 G⁻杆菌的作用弱于第二代、第三代,对 G⁻菌产生的 β-内酰胺酶不稳定;对铜绿假单胞菌、耐药肠杆菌和厌氧菌无效。

【临床应用】 注射用头孢唑啉广泛用于需氧细菌(包括耐青霉素)引起的中度感染和部分敏感菌引起的严重感染,如敏感菌引起的呼吸系统、泌尿生殖系统、胆道、皮肤软组织、创伤、耳鼻喉和眼科感染等。口服头孢氨苄、头孢羟氨苄、头孢拉定主要用于肺炎链球菌、化脓性链球菌、产青霉素酶金黄色葡萄球菌(耐甲氧西林金黄色葡萄球菌除外)及其他敏感的 G⁺菌和 G⁻菌引起轻度感染和部分中度感染的治疗。

【不良反应】

1. 过敏反应 头孢菌素与青霉素有交叉过敏,发生率约为 20%,临床使用时仍需作皮试。
2. 肾脏毒性 大剂量使用或与氨基糖苷类(aminoglycosides)抗生素联合应用时,易造成肾功能障碍,其中头孢唑啉与头孢噻吩尤为明显。

头孢唑啉(cefazolin)

头孢唑啉对 G⁺球菌和杆菌具有较好的抗菌活性,对大肠埃希菌和肺炎杆菌的抗菌活性高,但对产青霉素酶的金黄色葡萄球菌的作用弱,伤寒杆菌、志贺菌属、奈瑟菌属、部分厌氧菌对其亦相当敏感,流感杆菌中度敏感。临床用于治疗敏感细菌所致的呼吸道感染、败血症、尿路感染、感染性心内膜炎、骨髓炎,以及肝胆系统、皮肤软组织、眼耳鼻喉科等感染。肺炎、支气管扩张、肺脓肿等呼吸道感染的有效率可达 90% 以上,对金黄色葡萄球菌和草绿色链球菌所致的心内膜炎有良好的疗效。不良反应发生率低,个别患者可发生暂时性血清转氨酶、碱性磷酸酶和尿素氮升高,偶见血栓性静脉炎、药疹和嗜酸性粒细胞增高。

二、第二代头孢菌素类抗生素

代表药物有头孢呋辛(cefuroxime)、头孢克洛(cefaclor)、头孢孟多(cefamandole)、头孢尼西(cefonicid)、头孢雷特(ceforanide)等。

【抗菌作用】　除对 G⁻ 菌有较广的作用范围外,第二代头孢菌素与第一代抗菌作用相似;对多数 β-内酰胺酶稳定,对 G⁻ 菌如大肠埃希菌、流感嗜血杆菌、痢疾志贺菌、阴沟杆菌、奇异变形杆菌等的作用较第一代强,而对 G⁺ 菌较第一代弱,对某些肠杆菌科细菌和铜绿假单胞菌作用仍较差,肾脏毒性低于第一代头孢菌素。

【临床应用】　第二代头孢菌素可用于与第一代相同适应证的轻、中度感染患者。可作为一般 G⁻ 菌感染的治疗药物,适用于敏感菌引起的呼吸道、泌尿道、皮肤及软组织、骨组织、骨关节、妇科等感染及耐青霉素的淋病治疗。

头孢克洛(cefaclor)

头孢克洛对产青霉素酶金黄色葡萄球菌、溶血性链球菌、草绿色链球菌、表皮葡萄球菌、大肠埃希菌、肺炎杆菌等有抗菌活性,流感杆菌、卡他莫拉菌及淋病奈瑟菌对其亦敏感,但铜绿假单胞菌、多数变形杆菌、不动杆菌、沙雷菌属对其耐药。临床用于敏感细菌感染的治疗。对溶血性链球菌引起的咽炎、扁桃体炎的疗效与青霉素 V 相仿,溶血性链球菌、肺炎球菌、葡萄球菌属和流感杆菌所致的中耳炎和下呼吸道感染的有效率达 93%,治疗尿路感染的有效率可达 98%。

用药后可出现食欲不振、胃部不适、软便、腹泻等胃肠道反应,亦可发生皮疹、瘙痒等变态反应,血清转氨酶升高及血清病样反应。与氨基糖苷类(aminoglycosides)、多肽类抗生素合用可增加肾毒性。

此外,有报道头孢孟多等可引起低凝血酶原症或血小板减少而导致严重出血。

三、第三代头孢菌素类抗生素

代表药物包括头孢噻肟(cefotaxime)、头孢他定(ceftazidime)、头孢哌酮(cefoperazone)、头孢唑肟(ceftizoxime)、头孢曲松(ceftriaxone)、头孢克肟(cefixime)、头孢地嗪(cefodizime)等。

【抗菌作用】　对 G⁻ 菌产生的广谱 β-内酰胺酶高度稳定,对 G⁻ 杆菌的作用强于第一、第二代头孢菌素,对 G⁺ 菌作用弱于第一、第二代头孢菌素;具有很强的组织穿透力,体内分布广泛,可在组织、体腔、体液,甚至脑脊液中达到有效浓度;抗菌谱宽,对铜绿假单胞菌和厌氧菌有较强的抗菌作用;对肾脏基本无毒性。

【临床应用】　第三代头孢菌素主要用于治疗重症耐药菌引起的感染,或以 G⁻ 杆菌为主要致病菌及兼有厌氧菌和 G⁺ 菌的混合感染。由于第三代头孢菌素组织穿透力强,分布广,机体各部位均可达到有效浓度,可用于呼吸道、泌尿道、胃肠道、胆道、胸腔、腹腔、盆腔、骨关节、皮肤软组织、中枢等部位敏感菌所致的严重感染,比如头孢曲松是目前流行性脑脊髓膜炎首选的药物之一。较轻的感染,可用其他抗菌药治疗时,不宜使用第三代头孢菌素,否则可致耐药性的增加。

头孢噻肟(cefotaxime)

头孢噻肟的抗菌谱广,对多种 β-内酰胺酶稳定,但可被由质粒转导的超广谱 β-内酰胺酶水解。对肠杆菌科细菌有极强的抗菌活性,溶血性链球菌、肺炎球菌、淋病奈瑟菌、流感杆菌等对其高度敏感,对大肠埃希菌、奇异变形杆菌、克雷伯菌属、沙门菌属、普通变形杆菌和枸橼酸杆菌属亦有相当的抗菌活性。主要用于大肠埃希菌、肺炎杆菌、奇异变形杆菌等肠杆菌科细菌引起的呼吸道、泌尿生殖道感染及败血症。亦可用于婴幼儿脑膜炎。

不良反应以药疹多见,尚有静脉炎、腹泻等,个别患者可出现白细胞、血小板减少和嗜酸粒细胞增多。

头孢他定(ceftazidime)

头孢他定的抗菌谱广,对多种β-内酰胺酶稳定。活性很强,对铜绿假单胞菌具有高度活性。肺炎球菌、肠杆菌科细菌对其高度敏感,对流感杆菌、百日咳杆菌、脑膜炎奈瑟菌、淋病奈瑟菌有较强的抗菌作用,G^+厌氧菌、肺炎军团菌、梭形杆菌对其敏感。但肠球菌属、耐甲氧西林金黄色葡萄球菌、李斯特菌、难辨梭菌对头孢他定耐药。主要用于大肠埃希菌、流感杆菌、肺炎杆菌、铜绿假单胞菌、葡萄球菌属等所致的呼吸道、肝胆系统、腹腔、皮肤软组织、盆腔及其他妇科感染、脑膜炎、骨髓炎、败血症等的治疗。

不良反应轻而少见。有嗜酸粒细胞增多,皮疹,偶见药热、溶血性贫血及血小板增多,也可发生肠球菌属和念珠菌的二重感染。此外,有报道头孢哌酮等也可引起低凝血酶原症或血小板减少而导致严重出血。大剂量头孢菌素的使用可发生头晕、头痛及中毒性精神病等中枢神经系统反应。需要注意第三代头孢与乙醇合用可产生双硫仑反应。

四、第四代头孢菌素类抗生素

代表药物有头孢匹罗(cefpirome)和头孢吡肟(cefepime)。

【抗菌作用】　对酶高度稳定,本药不仅对染色体介导的β-内酰胺酶稳定,而且对许多可使第三代头孢菌素失活的广谱β-内酰胺酶也很稳定,在不同程度上易被超广谱β-内酰胺酶水解。本药对大肠埃希菌、金黄色葡萄球菌,尤其是铜绿假单胞菌抗菌效果好,对肠杆菌的作用超过第三代头孢菌素。主要用于对第三代头孢菌素耐药的G^-杆菌引起的重症感染。对大多数厌氧菌有抗菌活性。

头孢匹罗(cefpirome)

【抗菌谱】　对大肠埃希菌、肺炎杆菌、变形杆菌属、普罗菲登菌属、沙雷菌属等肠杆菌科细菌有强大的抗菌活性,其抗菌作用优于头孢噻肟、头孢他定。对头孢噻肟或其他第三代头孢菌素耐药的肠杆菌科中某些菌株对本药仍敏感。对大肠埃希菌、铜绿假单胞菌、黏质沙雷菌的外膜具良好通透性,抗菌活性强。多数G^+菌包括金黄色葡萄球菌和表皮葡萄球菌的产青霉素酶菌株对本药敏感,本药对耐甲氧西林金黄色葡萄球菌的抗菌作用差。化脓性链球菌、各种溶血性链球菌和肺炎球菌对本药高度敏感,对肠球菌属的抗菌活性较弱。

【临床应用】　适用于敏感菌所致各种严重感染,如下呼吸道感染、复杂性尿路感染、妇科感染、皮肤软组织感染、胆道系统感染、腹膜炎、细菌性脑膜炎、败血症等。尤其适用于严重多重耐药菌感染和医院内感染。

【不良反应】　皮疹、发热和瘙痒等过敏反应,腹泻、恶心、呕吐等胃肠道反应。不良反应均短暂,停药后即消失。

头孢吡肟(cefepime)

【抗菌谱】　广谱抗菌活性,头孢吡肟对铜绿假单胞菌、肠杆菌科、对甲氧西林敏感的金黄色葡萄球菌和肺炎链球菌有较好的活性。对铜绿假单胞菌(包括头孢他定耐药株)具有良好作用。对肺炎球菌和化脓性链球菌的抗菌活性强于头孢他定,对流感杆菌的作用亦较头孢他定强。对肺炎杆菌、产气杆菌、阴沟杆菌、弗氏柠檬酸杆菌、摩氏摩根菌、沙雷菌属等的活性也较头孢他定和头孢噻肟强。厌氧菌对本药耐药。

【体内过程】　$t_{1/2}$为2 h,药代动力学性质与头孢他啶非常相似。

【临床应用】　主要适用于治疗敏感菌所致的呼吸道感染、尿路感染、皮肤软组织感染、骨感染、败血症、妇产科感染及其他严重全身感染。

【不良反应】 主要为恶心、呕吐、腹泻、便秘等胃肠道反应及皮疹和头痛等。使用高剂量或在肾功能不全的患者中使用时,有脑病和非惊厥癫痫持续状态的报道,须引起注意。

五、第五代头孢菌素类抗生素

代表药物有头孢洛林(ceftaroline)、头孢吡普(ceftobiprole,又名头孢托罗)等,注射用。

对 G$^+$ 菌的作用强于前四代,尤其对耐甲氧西林金黄色葡萄球菌、耐万古霉素肠球菌(vancomycin-resistant *Enterococcus*,VRE)、耐甲氧西林表皮葡萄球菌(methicillin-resistant *Staphylococcus* epidermidis,MRSE)、青霉素耐药肺炎链球菌(penicillin-resistant *Streptococcus* pneumoniae,PRSP)等耐药菌有效,对一些厌氧菌也有良好抗菌作用,同时对 G$^-$ 菌的作用与第四代头孢菌素相似。作用靶点主要是 PBP$_{2a}$,对大部分 β-内酰胺酶高度稳定,但可被大多数金属 β-内酰胺酶和超广谱 β-内酰胺酶水解。主要用于复杂性皮肤与软组织感染,耐药金黄色葡萄球菌引起的社区、医院获得性肺炎及 G$^-$ 菌引起的糖尿病足感染等。与前四代头孢药物相比,第五代头孢菌素类药物产生的不良反应相对较小,包括皮疹的过敏反应、腹泻、恶心、味觉障碍、转氨酶升高、假性肠膜炎等。代表药物是头孢洛林酯注射剂。新药头孢吡普(ceftolozane)是头孢他啶的结构类似物,为新型广谱第五代头孢菌素,尤其增强了对铜绿假单胞菌和多重耐药铜绿假单胞菌的抗菌活性,其和 β-内酰胺酶抑制剂组成复合制剂,已获美国 FDA 批准治疗某些 G$^-$ 菌导致的复杂性尿路感染,并且可以与甲硝唑联合治疗复杂性腹腔内感染。

表 48-2 第五代头孢菌素类抗生素作用特点

分 类		第一代	第二代	第三代	第四代	第五代
代表药		头孢噻吩、唑啉、氨苄拉定等	头孢呋辛、克洛类、孟多等	头孢哌酮、他定类、曲松噻肟等	头孢匹罗、头孢吡肟、头孢利定等	头孢洛林、头孢吡普
细菌敏感性	G$^+$菌	++++	+++	+	+++	++++(MRSA VRE MRSE PRSP)
	G$^-$菌	+	++	+++	++++	++++
	铜绿假单胞菌	-	-	+++/+	++++	++++/+
	厌氧菌	-	+	+++/+	+++/+	+++/+
酶稳定		±	++	+++	++++	+++/+
肾毒性		++	+	几乎无	-	
过敏反应		与青霉素有交叉过敏(20%)	少,有皮疹,有交叉过敏	少,有皮疹	皮疹	皮疹
组织穿透性		较好	较好	好,透过血脑屏障	好,透过血脑屏障	好
应用		耐药金黄色葡萄球菌,敏感菌引起轻、中、重度感染	G$^-$菌或混合敏感菌引起的感染	严重感染	敏感菌所致各种严重感染,对第三代头孢耐药的 G$^-$ 杆菌引起的重症感染	复杂性皮肤与软组织感染、G$^-$菌引起的糖尿病足感染,获得性肺炎等

MRSA:耐甲氧西林金黄色葡萄球菌;MRSE:耐甲氧西林表皮葡萄球菌;VRE:耐万古霉素肠球菌;PRSP:青霉素耐药肺炎链球菌

第五节 其他 β-内酰胺类抗生素

一、碳青霉烯类抗生素

碳青霉烯类(carbapenems)的代表药物有亚胺培南(imipenem)、美罗培南(meropenem)、甲砜霉素

(thienamycin)、帕尼培南(panipenem)、厄他培南(ertapenem)、法罗培南(faropenem)、多利培南(doripenem)等。本类药物结构是 C_2 和 C_3 间为不饱和键,1 碳上硫原子为碳原子所取代,特点是抗菌谱广,对 G^+ 菌、G^- 菌(包括铜绿假单胞菌、不动杆菌属)和厌氧菌均有作用,抗菌作用强、对 β-内酰胺酶高度稳定(表 48-3)。

表 48-3　碳青霉烯类代表药物的作用

	亚胺培南	美罗培南	厄他培南
G^+菌	++	+~++	++~+++
肠杆菌科	+++	++++	++~++++
铜绿假单胞菌	++~+++	+++	-
厌氧菌	+++	+++	+++
中枢毒性	++	+	+

亚胺培南(imipenem)

耐青霉素菌株、肺炎球菌、链球菌对其敏感,李斯特菌和芽孢杆菌属高度敏感,对甲氧西林敏感的金黄色葡萄球菌、表皮葡萄球菌、粪肠球菌有较好的抗菌作用,对 G^- 菌,包括铜绿假单胞菌、不动杆菌属、阴沟杆菌、黏质沙雷菌的抗菌作用较强,流感杆菌、淋病奈瑟菌、弯曲菌属对其敏感,对各类厌氧菌有较好的抗菌活性,但对甲氧西林耐药葡萄球菌和嗜麦芽窄食单胞菌等抗菌作用差。对大多数 β-内酰胺酶稳定,但可被某些脆弱类杆菌产生的金属酶水解;耐药机制与产生 β-内酰胺酶及外膜通道的缺失等有关。目前,已出现耐碳青霉烯的鲍曼不动杆菌、铜绿假单胞菌、肠杆菌(carbapenem-resistant enterobacteriaceae,CRE)等。

亚安培南不能口服,能被肾脱氢肽酶水解,为了延长其半衰期,临床用亚胺培南与肾脱氢肽酶抑制剂西司他丁(cilastatin)等量配伍组成复方制剂。

用于肠杆菌科细菌和铜绿假单胞菌引起的多重耐药感染;院内获得性肺炎伴免疫缺陷者引起的感染;需氧菌和厌氧菌的混合感染。

大剂量可引起惊厥、意识障碍等严重的中枢神经系统不良反应。因此中枢神经系统感染和 3 个月以下的婴儿不宜使用。偶可引起肝损伤、肾毒性等。

二、头霉素类抗生素

头霉素类(cephamycins)代表药物有头孢西丁(cefoxitin)、头孢美唑(cefmetazole)等。

本类药物的特点为其化学结构与头孢菌素相似,其抗菌谱和抗菌活性与第二代头孢菌素相同,最突出的特点是抗厌氧菌作用强于所有第三代头孢菌素。主要用于腹腔、盆腔、妇科需氧和厌氧菌的混合感染。

头孢西丁(cefoxitin)

【抗菌作用】　本药为部分合成抗生素,抗菌谱广,甲氧西林敏感金黄色葡萄球菌、溶血性链球菌、肺炎球菌对其敏感。对吲哚阳性变形杆菌,某些大肠埃希菌属,奇异变形杆菌有较强的抗菌作用,对染色体和质粒编码的 β-内酰胺酶稳定。

【临床应用】　用于腹腔、盆腔和足部等的混合感染,以及褥疮。

【不良反应】　常见的不良反应有皮疹、蛋白尿、嗜酸粒细胞增多等。

三、单环 β-内酰胺类抗生素

单环 β-内酰胺类(monobactams)的代表药物有氨曲南(aztreonam)、卡芦莫南(carumonam)。

本类药物的特点是由于结构的改变使其对需氧 G⁻ 杆菌及铜绿假单胞菌有较强的抗菌作用,对 β-内酰胺酶稳定,对 G⁺ 菌及厌氧菌无作用,不良反应少。

【抗菌作用与临床应用】 肠杆菌科细菌、流感杆菌、淋病奈瑟菌对本药非常敏感,对铜绿假单胞菌有效。主要用于 G⁻ 杆菌引起的呼吸道、腹腔、盆腔感染及败血症的治疗。与氨基糖苷类抗生素联合应用有协同杀菌作用。与其他 β-内酰胺类抗生素的交叉过敏反应少。

四、氧头孢烯类

氧头孢烯类(oxacephems)的代表药物为拉氧头孢(latamoxef)和氟氧头孢(flomoxef)。

本类药物的特点是抗菌谱广,对 G⁻ 菌作用强,对 β-内酰胺酶稳定,与第三代头孢菌素作用相似。在脑脊液中含量高,作用时间长,主要用于脑膜炎、呼吸道感染及败血症等的治疗。可引起凝血酶原减少,血小板功能障碍,以及血小板数量减少而致出血的不良反应。

五、β-内酰胺酶抑制药

β-内酰胺酶抑制药(β-lactamase inhibitors)的代表药物包括克拉维酸(clavulanic acid)、舒巴坦(sulbactam)、他唑巴坦(tazobactam,三唑巴坦)等。

本类药物在结构上与 β-内酰胺类抗生素相似,本身仅有很弱的抗菌作用,但与 β-内酰胺类抗生素联合应用可增强抗菌作用。它们是许多细菌的 β-内酰胺酶抑制药,可保护 β-内酰胺类抗生素免受 β-内酰胺酶的水解。这 3 种酶的抑制药对不同细菌产生的 β-内酰胺酶有选择性。克拉维酸(clavulanic acid)对金黄色葡萄球菌产生的 β-内酰胺酶及肠杆菌科细菌、嗜血杆菌属、淋病奈瑟菌等质粒介导的 β-内酰胺酶有强大的抑制作用,对摩根杆菌、沙雷菌属和铜绿假单胞菌的染色体导入的 β-内酰胺酶抑制作用较差。舒巴坦(sulbactam)的抑酶范围较克拉维酸广,对质粒和染色体导入的 β-内酰胺酶均有抑制作用,本身抑菌作用较弱。他唑巴坦(tazobactam)是舒巴坦的衍生物,为不可逆竞争性 β-内酰胺酶抑制药,与克拉维酸和舒巴坦不同的是对铜绿假单胞菌、阴沟杆菌、黏质沙雷菌的染色体导入的 β-内酰胺酶有一定的抑制作用。目前有多种不同的青霉素与 β-内酰胺酶抑制药组成的复方制剂在临床使用,常用复方制剂代表药物如氨苄西林/舒巴坦、羟氨苄西林/棒酸、阿莫西林/舒巴坦、替卡西林/棒酸、哌拉西林/他唑巴坦、头孢哌酮/舒巴坦等,各复方制剂的抗菌作用见表48-4。但必须注意,使用此类复方制剂仍需作皮试,以免过敏反应的发生。

表 48-4　β-内酰胺类抗生素的常用复方制剂抗菌作用

细　菌	氨苄西林/舒巴坦	阿莫西林/克拉维酸	替卡西林/克拉维酸	哌拉西林/他唑巴坦	头孢哌酮/舒巴坦
肠杆菌科	++	++	++～+++	++～+++	+++
铜绿假、沙雷菌	-	-	++～+++	+++	++～+++
流感嗜血杆菌	++	++～+++	++	++～+++	+++
不动杆菌	++	-	-	+	+++
肠球菌	++	+	-	+	-
嗜麦芽窄食			+++		+++

续　表

细　菌	氨苄西林/舒巴坦	阿莫西林/克拉维酸	替卡西林/克拉维酸	哌拉西林/他唑巴坦	头孢哌酮/舒巴坦
链球菌	++	+++	++	++	++
MRSA	+	+	+	+	+
中枢感染	+	-	-	+	-

MRSA：耐甲氧西林金黄色葡萄球菌。

（任富强，朱玲）

第四十九章　氨基糖苷类抗生素

Chapter 49　Aminoglycosides

　　氨基糖苷类抗生素(aminoglycosides)是一类由氨基糖和氨基环醇以苷键相连组成的苷类抗生素,包括来自链霉菌的链霉素(streptomycin)、卡那霉素(kanamycin)、妥布霉素(tobramycin)、大观霉素(spectinomycin)、新霉素(neomycin)等,来自小单孢菌的庆大霉素(gentamicin)、小诺米星(micronomicin)、阿司米星(astromicin)等天然氨基糖苷类及阿米卡星(amikacin)、奈替米星(netilmicin)等半合成氨基糖苷类。其中链霉素开发最早,是微生物学家、生物化学家 Waksman 于 1943 年在寻找抗结核药时发现的。对结核病的化学治疗具有划时代的意义。氨基糖苷类抗生素为有机碱杀菌剂,特别对需氧 G^- 杆菌作用强。虽然氨基糖苷类具有明显的耳毒性和肾毒性,但目前仍单用或与其他药物联合用于严重敏感菌感染。

第一节　课 前 阅 读

一、细菌蛋白质的合成过程

　　简而言之,即把 mRNA 分子中碱基排列顺序转变为蛋白质或多肽链中的氨基酸排列顺序。

　　1. 起始阶段　　mRNA 在细胞核合成过后通过核孔进入细胞质基质,与核糖体 30S 和 50S 结合,携带甲硫氨酸的 tRNA 通过与碱基 AUG 互补配对进入 P 位,形成 70S 始动复合物。氨基糖苷类和 30S 亚基结合,造成 mRNA 扭曲,携带甲硫氨酸的 tRNA 不能正确进位;四环素类和 30S 亚基结合,阻止携带甲硫氨酸的 tRNA 进入 A 位,均能抑制 70S 始动复合物的形成。

　　2. 翻译过程　　根据 A 位上密码子引导,携带相应氨基酸的 tRNA 进入 A 位,称为进位。转肽酶催化位点 P 上甲硫氨酸与 A 位上 tRNA 携带的氨基酸在肽基转移酶的作用下发生脱水缩合,链接成二肽。核糖体在移位酶作用下向后移动 3 个碱基的位置,原来 A 位变成 P 位,空出 A 位以供继续进行 tRNA 进位、转肽和移位,每循环 1 次,多肽链上就多 1 个氨基酸,不断重复这三步使得多肽链不断延伸。大环内酯类抗生素、林可霉素类及氯霉素类和 50S 亚基结合,抑制肽酰基 tRNA 移位或转肽作用,阻碍细菌蛋白质合成。四环素类和 30S 亚基结合,阻止肽酰基 tRNA 进入 A 位,抑制蛋白质合成。氨基糖苷类和 30S 亚基结合,造成 mRNA 扭曲,密码子错位,肽链延伸提前终止或错误的氨基酸进入 A 位,翻译出错误的无功能的蛋白。

　　3. 终止阶段　　当 UAA、UAG 或 UGA 这 3 种终止密码子位于 A 位时,肽链释放因子与终止密码子结合,多肽链释放,核糖体解聚。氨基糖苷类和 30S 亚基结合,还能阻止肽链释放因子与终止密码子结合,阻止肽链释放,造成核糖体停摆的状态(图 49 - 1)。

二、氨基糖苷类抗生素的发展

　　第一个氨基糖苷类药物为链霉素,与青霉素不同,链霉素是科学家有意从真菌发酵物中寻找抗结核

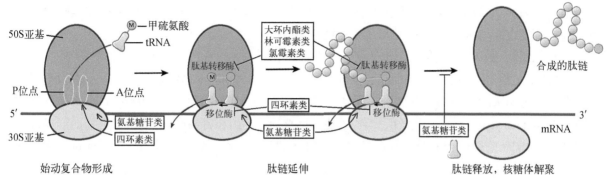

图 49-1　抗生素影响细菌蛋白质合成过程示意图

药而成功发现的抗生素。随后,一个个氨基糖苷类药物陆续被开发(图 49-2),对多种 G⁻菌及少数 G⁺菌产生较强杀菌作用,但因严重的耳毒性及肾毒性限制了其广泛应用,特别是 20 世纪 70 年代低毒性及良好抗菌效果的 β-内酰胺类及喹诺酮类药物的发展,使得氨基糖苷类药物的开发基本处于停滞阶段。近年,由于耐药菌株的普遍存在,氨基糖苷类抗生素良好的抗菌效果及较长的抗生素后效应被重新重视,科学家通过研究药物的构效关系进行药物结构改造,有望开发出毒性小、对耐药菌敏感的优秀新型氨基糖苷类抗生素。

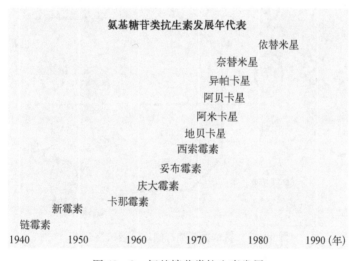

图 49-2　氨基糖苷类抗生素发展

第二节　氨基糖苷类抗生素的共性

【药理作用】　虽然大多数抑制微生物蛋白质合成的抗生素为抑菌剂,但氨基糖苷类却可起到杀菌作用,属静止期杀菌药,其杀菌作用具有如下特点:① 杀菌作用呈浓度依赖性;② 仅对需氧菌有效,尤其对需氧 G⁻杆菌的抗菌作用强;③ 具有明显的抗生素后效应(post antibiotic effect, PAE);④ 具有初次接触效应(first exposure effect, FEE);⑤ 在碱性环境中抗菌活性增强。

　　氨基糖苷类对各种需氧 G⁻杆菌,如大肠埃希菌、克雷伯菌属、肠杆菌属及变形杆菌属等抗菌作用强;对沙雷菌属、沙门菌属、产碱杆菌属、不动杆菌属和嗜血杆菌属也有一定抗菌作用;对淋病奈瑟菌、脑膜炎奈瑟菌等 G⁻球菌作用较差;有些品种如庆大霉素对铜绿假单胞菌、志贺菌属、枸橼酸杆菌属等有较强的抗菌作用。部分如链霉素对结核分枝杆菌有效。若氨基糖苷类与 β-内酰胺类(β-lactams)抗生素合用,对肠球菌属、李斯特菌属、草绿色链球菌和铜绿假单胞菌可获协同作用。但与β-内酰胺类抗生素合用时,不能在同一容器混合,否则易使氨基糖苷类失效。

【作用机制】 氨基糖苷类能作用于细菌体内的核糖体,抑制细菌蛋白质合成的多个环节(图49-3),并破坏细菌细胞膜的完整性。氨基糖苷类进入细胞后,与核糖体30S亚基结合,导致A位的破坏,进而:① 阻止了氨酰tRNA在A位的正确定位,尤其妨碍了甲硫氨酰tRNA的结合,造成异常始动复合物(链霉素单体,streptomycin monosome)堆积,干扰了功能性核糖体的组装,抑制70S始动复合物的形成,抑制蛋白质合成的起始阶段。② 肽链延伸阶段引起mRNA错译,导致核糖体复合物解开,翻译过早终止,产生无意义肽链;或造成错误的氨基酸插入蛋白质结构,合成异常的、无功能的蛋白质。③ 阻碍终止因子与A位结合,使已合成的肽链不能释放,并阻止70S亚基的解离,而抑制蛋白质合成的终止;同时,导致细菌体内的核糖体耗竭,核糖体循环受阻,蛋白质合成遭受严重抑制。另外,氨基糖苷类通过离子吸附作用附着于细菌菌体表面,造成细胞膜缺损,使膜通透性增加;氨基糖苷类导致翻译错误所形成的异常蛋白质也可能插入细胞膜,增加膜的通透性。细胞膜通透性的增加:一方面增加氨基糖苷类进入细胞的量,增强其抑制蛋白质合成的作用;另一方面,使胞内钾离子、核苷酸、酶等重要物质外漏,从而导致细菌死亡。

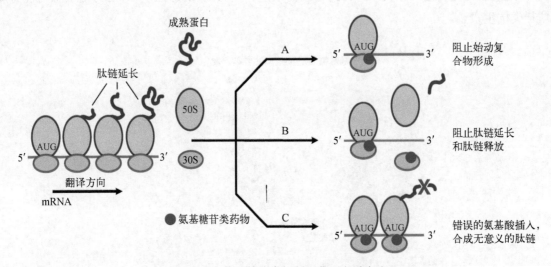

图49-3 氨基糖苷类抑制细菌蛋白质合成

【耐药机制】

1. 钝化酶的产生 氨基糖苷类抗生素结构上含有的氨基或羟基常成为细菌产生的钝化酶攻击的靶点,进行乙酰化、腺苷化或磷酸化而失去抗菌活性,这是细菌对本类抗生素耐药的主要机制(图49-4)。这些钝化酶大多经质粒(plasmid)介导翻译,质粒在耐药菌中广泛传播,大大限制了庆大霉素、卡那霉素及链霉素等的临床应用。不同类型的钝化酶可灭活不同的氨基糖苷类,其中有的酶对底物抗生素有它自己的特异性,故在氨基糖苷类间可能不存在交叉耐药性,但有的酶可灭活多种氨基糖苷类,则这些氨基糖苷类间存在交叉耐药性。阿米卡星可耐受多种钝化酶,故对其他氨基糖苷类耐药的菌株仍敏感。

2. 膜通透性的改变 此机制可引起细菌对氨基糖苷类非特异性耐药。由于外膜膜孔蛋白的表达或结构发生改变,降低了细胞外膜对氨基糖苷类的通透性。另外,可能由于改变了氧依赖性主动转运系统,减少了氨基糖苷类与细菌30S亚基的结合,从而进一步减少了药物经细菌细胞膜的摄取。

3. 抗生素靶位的修饰 由于细菌核糖体30S亚基上S_{12}蛋白质中一个氨基酸被替代,形成一个不能结合氨基糖苷类(为链霉素特有)的靶蛋白,致使rRNA对链霉素的亲和力降低而不能形成复合体。细菌还可通过核糖体甲基化酶修饰30S核糖体亚基,使细菌产生高度耐药。

【体内过程】

1. 吸收　　氨基糖苷类抗生素的极性较大,脂溶性小,口服难吸收,仅用于肠道消毒。全身给药多采用肌内注射,吸收迅速而完全,达峰时间为 0.5~1.5 h。

2. 分布　　氨基糖苷类抗生素的血浆蛋白结合率均较低,除链霉素为 35% 以外,其他多在 10% 以下。氨基糖苷类抗生素虽呈碱性,但在组织内主要分布在细胞外液。在大多数组织中浓度都较低,脑脊液中浓度不到血浆浓度的 10%,即使在脑膜发炎时也达不到有效浓度。但在肾皮质和内耳内、外淋巴液中浓度较高,从这些组织消除较慢,这可以解释它们的肾毒性和耳毒性。

3. 消除　　氨基糖苷类抗生素主要以原形经肾小球滤过排泄,$t_{1/2}$ 为 2~3 h,肾功能衰竭患者可延长 20 倍以上,从而导致药物蓄积中毒。

【临床应用】　氨基糖苷类抗生素主要用于敏感需氧 G^- 杆菌所致的全身感染。虽然近年来有多种头孢菌素类和喹诺酮类(quinolones)药物在临床广泛应用,但由于氨基糖苷类抗生素对铜绿假单胞菌、肺炎杆菌、大肠埃希菌等常见 G^- 杆菌的抗生素后效应较长,所以,仍然被用于治疗需氧 G^- 杆菌所致的严重感染,如脑膜炎、呼吸道感染、泌尿道感染、皮肤感染、软组织感染、胃肠道感染、烧伤和创伤感染及骨关节感染等。不同氨基糖苷类抗生素对上述感染的疗效并无显著差别,但对于败血症、肺炎、脑膜炎等 G^- 杆菌引起的严重感染,单独应用氨基糖苷类抗生素治疗时可能疗效不佳,此时需联合应用其他对 G^- 杆菌具有强大抗菌活性的抗菌药,如广谱半合成青霉素类、第三代头孢菌素及喹诺酮类等抗生素。

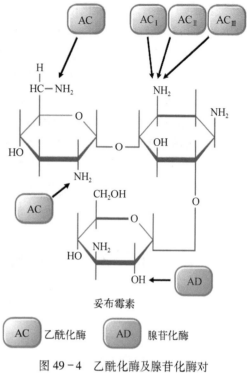

图 49-4　乙酰化酶及腺苷化酶对妥布霉素的修饰失活

【不良反应】　氨基糖苷类抗生素的主要不良反应是肾毒性和耳毒性,尤其在儿童和老年人中更易发生。毒性的产生与服药剂量和疗程有关,也随药物不同而异,甚至在停药以后,也可出现不可逆的毒性反应。

1. 耳毒性　　包括前庭功能障碍和耳蜗听神经损伤。前庭功能障碍表现为头昏、视力减退、眼球震颤、眩晕、恶心、呕吐和共济失调,其发生率依次为新霉素>卡那霉素>链霉素>庆大霉素、阿米卡星、妥布霉素>奈替米星。耳蜗听神经损伤表现为耳鸣、听力减退和永久性耳聋,其发生率依次为新霉素>卡那霉素>阿米卡星>庆大霉素>妥布霉素>链霉素。氨基糖苷类的耳毒性直接与其在内耳淋巴液中药物浓度较高有关,可损害内耳螺旋器(又称科蒂器)内、外毛细胞的能量产生及利用,引起细胞膜上 Na^+,K^+-ATP 酶功能障碍,造成毛细胞损伤。其耳毒性也与遗传性线粒体 *rRNA* 基因突变有关,还可能与氧化应激及 *ras* 基因激活有关。临床上应避免与高效利尿药或顺铂(cisplatin)等其他有耳毒性的药物合用。

2. 肾毒性　　氨基糖苷类抗生素主要以原形由肾脏排泄,并可通过细胞膜吞饮作用使药物大量蓄积在肾皮质,故可引起肾毒性。轻则引起肾小管肿胀,重则产生肾小管急性坏死,但一般不损伤肾小球。肾毒性通常表现为蛋白尿、管型尿、血尿等,严重时可产生氮质血症和导致肾功能降低。肾功能减退可使氨基糖苷类血浆浓度升高,这又进一步加重肾功能损伤和耳毒性。各种氨基糖苷类的肾毒性取决于其在肾皮质中的聚积量及其对肾小管的损伤能力,其发生率依次为新霉素>卡那霉素>庆大霉素>妥布霉素>链霉素>奈替米星。

3. 神经肌肉麻痹　　最常见于大剂量腹膜内或胸膜内应用后,也偶见于肌肉或静脉注射后。可能

是药物与 Ca^{2+} 络合,使体液内的 Ca^{2+} 含量降低,或与 Ca^{2+} 竞争,抑制运动神经末梢释放 ACh,并降低突触后膜对 ACh 的敏感性,造成神经肌肉接头传递阻断,严重时引起呼吸肌麻痹,可致呼吸停止。肾功能减退、血钙过低及重症肌无力患者易发生,服用葡萄糖酸钙和新斯的明能翻转这种阻断作用。不同氨基糖苷类引起神经肌肉麻痹的严重程度顺序依次为新霉素>链霉素>阿米卡星或卡那霉素>庆大霉素>妥布霉素。

4. 变态反应　少见皮疹、发热、血管神经性水肿及剥脱性皮炎等。也可引起过敏性休克,尤其是链霉素,应特别注意,一旦发生,应静脉注射肾上腺素等抢救。

【药物相互作用】　氨基糖苷类抗生素与两性霉素(amphotericin)、杆菌肽(bacitracin)、头孢菌素、多黏菌素或万古霉素等合用能增加肾脏毒性。呋塞米等强效利尿药能增加氨基糖苷类的耳毒性。苯海拉明、美克洛嗪、布克利嗪等抗组胺药可掩盖氨基糖苷类的耳毒性。氨基糖苷类能增强骨骼肌松弛药及全麻药引起的肌肉松弛作用,可导致呼吸抑制。庆大霉素与苯乙双胍合用可产生大量乳酸,造成酸中毒。

第三节　各种氨基糖苷类抗生素的特点与应用

链霉素(streptomycin)

链霉素是用于临床的第一个氨基糖苷类抗生素,也是第一个用于治疗结核病的药物,而且至今仍为一线抗结核药物,临床常用其硫酸盐。

链霉素口服吸收极少,肌内注射吸收快,30~45 min 可达血药峰浓度,血浆蛋白结合率为 35%。主要分布在细胞外液,容易渗入胸腔、腹腔、结核性脓腔和干酪化脓腔,并达有效浓度。不易透过血脑屏障,只有在患脑膜炎时才能进入脑脊液。90% 链霉素可经肾小球滤过从尿中排出体外,其排泄速率可随肾功能的减退或年龄的增长而逐渐下降,如年轻患者的 $t_{1/2}$ 为 2~3 h,在年龄超过 40 岁的患者中延长至 9 h,在肾功能衰竭的患者中延长至 50~110 h,故应根据患者具体情况而调整用药剂量。

临床主要首选用于治疗兔热病和鼠疫,常与四环素类合用。也用于治疗多重耐药的结核病。与青霉素合用可治疗溶血性链球菌、草绿色链球菌及肠球菌等引起的心内膜炎。

在氨基糖苷类抗生素中,链霉素最易引起变态反应,以皮疹、发热、血管神经性水肿较为多见。也可引起过敏性休克,通常于注射链霉素后 10 min 内出现。链霉素最常见的毒性反应为耳毒性,其前庭反应较耳蜗反应出现早,且发生率高。其次为神经肌肉阻滞作用。少见肾毒性。

卡那霉素(kanamycin)

卡那霉素由链霉菌得到的抗生素,含有卡那霉素 A、卡那霉素 B、卡那霉素 C 3 种成分,以卡那霉素 A 为主,临床用其硫酸盐。

卡那霉素对多数常见 G^- 菌和结核杆菌有效,曾被广泛用于各种肠道 G^- 杆菌感染,但 20 世纪 70 年代后已逐渐被庆大霉素、妥布霉素等取代。目前还作为二线抗结核药应用于临床,但不常用。也可口服用于肝昏迷的辅助治疗,可减少肠内产氨菌数。

耳毒性是卡那霉素最重要的不良反应,其次为肾毒性,也可引起神经肌肉接头阻滞、味觉丧失、感觉异常、视觉异常等。

庆大霉素(gentamicin)

庆大霉素由小单孢菌发酵产生,为庆大霉素 C_1、庆大霉素 C_{1a} 和庆大霉素 C_2 3 种成分的混合物,通常用其硫酸盐。是治疗各种 G^- 杆菌感染的主要抗菌药,尤其对沙雷菌属作用更强。由于疗效确切,价格低廉,在氨基糖苷类中为首选药。可用于敏感菌所致新生儿败血症、菌血症、脑膜炎、尿路感染、呼吸道感染、皮肤软组织感染、骨关节感染等全身感染。也与青霉素或其他适当抗生素合用,协同治疗严重的肺炎球菌、铜绿假单胞菌、肠球菌、葡萄球菌或草绿色链球菌感染。但需要注意的是,β-内酰胺类抗生素能使庆大霉素的抗菌活性降低,故不应置于同一容器中混合使用。还可局部用于皮肤、黏膜表面感染和眼、耳、鼻部感染。口服可用于敏感菌所致肠炎、胃炎、菌痢及术前清洁肠道。

耳毒性是庆大霉素最重要的不良反应,对耳前庭损伤大于对耳蜗损伤,通常为双侧性,症状常表现为耳鸣、头昏、眩晕、麻木、共济失调等,大多于用药 1~2 周内发生,亦可在停药数周后出现。耳鸣一般不伴随听力减退,仅有极少数患者在出现耳鸣后可继续发展至听力减弱或耳聋。庆大霉素常引起肾毒性,表现为多尿和蛋白尿,停药后可恢复;少尿和急性肾功能衰竭少见,可部分恢复,但极个别患者可继续加重至尿毒症而死亡。亦可引起恶心、呕吐、食欲不振等胃肠道反应。因本药对神经肌肉接头有阻滞作用,故不宜作静脉推注或大剂量快速静脉滴注,以防呼吸抑制的发生。

妥布霉素(tobramycin)

妥布霉素由链霉菌发酵得到的抗生素,亦可从卡那霉素 B 脱氧制备,临床制剂为其硫酸盐。

妥布霉素对肺炎杆菌、肠杆菌属、变形杆菌属及铜绿假单胞菌等的抗菌作用强,而且对耐庆大霉素的铜绿假单胞菌仍然有效。因此,适合于治疗铜绿假单胞菌所致的各种感染,通常与能抗铜绿假单胞菌的半合成青霉素或头孢菌素药物合用。妥布霉素对其他 G⁻ 杆菌的抗菌活性不如庆大霉素,一般不作为首选药物。可用于敏感菌所致下呼吸道感染、腹腔感染、骨和软组织感染、复杂尿路感染、菌血症及脑膜炎等。

不良反应也主要表现为耳毒性和肾毒性,但发生率不高。亦可引起恶心、呕吐、血清转氨酶升高等,偶见神经肌肉接头阻滞和二重感染。

奈替米星(netilmicin)

奈替米星为西索米星的衍生物,对肠杆菌科大多数细菌均具强大抗菌活性,对葡萄球菌和其他 G⁺ 球菌的作用则强于其他氨基糖苷类。其显著特点是对多种氨基糖苷钝化酶稳定,因而对庆大霉素和妥布霉素耐药菌也有较好抗菌活性。另外,奈替米星与β-内酰胺类联合用药对金黄色葡萄球菌、铜绿假单胞菌、肺炎杆菌和肠球菌属均有协同作用。所以,奈替米星在临床主要用于治疗各种敏感菌引起的严重感染,如呼吸道感染、菌血症、腹内感染、骨和软组织感染、复杂尿路感染等。也与β-内酰胺类联合用于儿童及成人粒细胞减少伴发热患者和病因未明发热患者的治疗。

奈替米星的耳毒性、肾毒性发生率较低,损伤程度较轻。奈替米星偶致头痛、视力模糊、恶心、呕吐、皮疹、瘙痒及血清转氨酶、碱性磷酸酶、胆红素增高等变化。

阿米卡星(amikacin)

阿米卡星又名丁胺卡那霉素,是卡那霉素的衍生物,所用制剂为其硫酸盐。

阿米卡星对 G⁻ 杆菌和金黄色葡萄球菌均有较强的抗菌活性,其他 G⁺ 球菌对其不敏感,链球菌属对其耐药。对敏感细菌的作用与卡那霉素相似或略强,较庆大霉素弱。本药最突出的优点是其对肠道 G⁻ 杆菌和铜绿假单胞菌所产生的能灭活氨基糖苷类的多种钝化酶稳定,故对一些耐常用氨基糖苷类的菌株感染仍能有效控制,常作为治疗耐其他氨基糖苷类菌株感染的首选药物。临床应用广泛,可用于 G⁻ 需氧杆菌所致菌血症、下呼吸道感染、腹腔感染、骨和软组织感染、复杂尿路感染、烧伤感染和脑膜炎等。本药的另一个优点是其与β-内酰胺类联合可获协同作用,如与羧苄西林或哌拉西林合用对铜绿假单胞菌有协同作用,与头孢菌素合用对肺炎杆菌有协同作用,与羧苄西林或头孢噻吩合用对肺炎杆菌、大肠埃希菌和金黄色葡萄球菌均有协同作用。

阿米卡星的耳毒性主要表现为耳蜗神经损害,其发生率高于庆大霉素;前庭功能损伤发生率与庆大霉素和妥布霉素相近。肾毒性较庆大霉素和妥布霉素低,一般较少引起神经肌肉接头阻滞反应,偶见皮疹、药热、头痛、恶心、呕吐,长期应用可导致二重感染。

依替米星(etimicin)

依替米星为国内自主研发、1995 年上市的半合成氨基糖苷类。抗菌谱广,抗菌活性强,其中对大肠埃希杆菌、肺炎克雷伯菌、肠杆菌属、沙雷菌属、奇异变形杆菌、沙门菌属、流感嗜血杆菌及葡萄球菌属等有较高的抗菌活性,对部分假单胞杆菌、不动杆菌属及耐庆大霉素、小诺米星和头孢唑啉的金黄色葡萄球菌、大肠埃希菌和克雷伯肺炎杆菌与低水平耐甲氧西林金黄色葡萄球菌等均具有一定抗菌活性。适用于对其敏感的大肠埃希杆菌、肺炎克雷伯菌、沙雷菌属、枸橼酸杆菌、肠杆菌属、不动杆菌属、变形杆菌属、流感嗜血杆菌、铜绿假单胞菌和葡萄球菌等引起的各种感染。临床研究显示,该药对以下感染有较好的疗效:呼吸道感染,如急性支气管炎、慢性支气管炎急性发作、社区肺部感染等;肾脏和泌尿生殖系统感染,如急性肾盂肾炎、膀胱炎、慢性肾盂肾炎或慢性膀胱炎急性发作等;皮肤软组织和其他感染,如皮肤及软组织感染、外伤、创伤和手术产后的感染及其他敏感菌感染。不良反应与其他氨基糖苷类抗生素相似,但一般较奈替米星轻。

异帕米星(isepamicin)

异帕米星又名异帕霉素,为庆大霉素 B 结构上的氨基引入异丝氨酸所得的新型氨基糖苷类抗生素,对大肠埃希菌、柠檬酸菌属、克雷伯菌属、肠菌属、变形杆菌属、铜绿假单胞菌、沙雷菌等 G⁻杆菌的抗菌活性高。对葡萄球菌也有良好的抗菌作用,对多数氨基糖苷钝化酶也较稳定。用于敏感菌引起的败血症、外伤、烧伤、术后伤口表皮的二次感染及慢性支气管炎、支气管扩张、肺炎、肾盂肾炎、膀胱炎、腹膜炎。偶见注射部位疼痛,有时发生食欲不振、恶心、呕吐、头痛、发烧、失眠和轻微的瘙痒等。此外,偶见听力下降、手足麻木和下肢无力感,个别患者可出现肝、肾功能方面的改变。用药时间超过 14 天时,应检查肝、肾功能和听力。使用本药最好监测血药浓度,实行个体化给药。对氨基糖苷类抗生素过敏者禁用。肝、肾功能不良者,老年患者,孕妇慎用。

地贝卡星(dibekacin)

地贝卡星抗菌谱和庆大霉素相似。对 G⁺菌、阴性菌有杀菌作用,尤其对铜绿假单胞菌、变形杆菌及对多种药物有耐药性的大肠埃希菌、肺炎杆菌、葡萄球菌均显示很强的抗菌作用。主要用于上述敏感菌引起的败血症、脓肿、疖、蜂窝组织炎、扁桃体炎、支气管炎、肺炎、腹膜炎、肾盂肾炎、膀胱炎、中耳炎、术后感染等。本药毒性较卡那霉素稍大,有时引起休克、眩晕、耳鸣、听力减退。偶有肝和肾功能障碍、胃肠道反应、皮疹、头痛或口唇麻木感等。

阿司米星(astromicin)

阿司米星又名强壮霉素,抗菌谱广,从小单孢菌培养液中分离而得到的一种氨基糖苷类抗生素,对多种氨基糖苷钝化酶稳定,与其他氨基糖苷类抗生素无交叉耐药性,对庆大霉素、妥布霉素耐药菌株仍可有效,但抗铜绿假单胞菌作用不及庆大霉素。应用于敏感菌所致的支气管炎、肺炎、肾盂肾炎、腹膜炎、膀胱炎及中耳炎等。耳毒性、肾毒性比庆大霉素低。偶有肝脏损害及过敏反应发生,甚至过敏性休克,应予警惕。

小诺米星(micronomicin)

小诺米星抗菌谱与庆大霉素相似。对中耳炎和胆道感染等有较好疗效,对尿路感染和呼吸道感染的疗效不亚于庆大霉素。可用于 G^- 杆菌所致的各种感染,如菌血症及呼吸系统、胆管、尿路感染等。局部滴眼治疗敏感菌引起的眼睑炎、泪囊炎、结膜炎、角膜炎等。耳毒性、肾毒性比庆大霉素低,不良反应较少,偶见转氨酶升高。

新霉素(neomycin)

新霉素属于广谱抗生素,毒性位居氨基糖苷类抗生素之首,临床用其硫酸盐。口服很少吸收,故可口服用于肠道感染或肠道消毒。也可局部应用治疗敏感细菌引起的皮肤、黏膜和眼部感染。

大观霉素(spectinomycin)

大观霉素的主要特点是对淋病奈瑟菌抗菌作用很强,主要用于对 β -内酰胺类或喹诺酮类耐药、不能耐受或过敏的淋病患者。

核糖霉素(ribostamycin)

核糖霉素又名威斯他霉素(vistamycin),与卡那霉素相似,对大肠埃希菌、肺炎杆菌和部分变形杆菌等 G^- 菌作用较强,对 G^+ 菌中的金黄色葡萄球菌、链球菌和肺炎球菌有抗菌作用。临床上主要用于敏感菌所致的败血症、呼吸道感染、化脓性感染、尿路感染、腹腔感染和皮肤、软组织感染。耳毒性、肾毒性均较轻,这是其最主要的优点。

(熊文碧,朱玲)

第五十章 大环内酯类、林可霉素类 与多肽类抗生素

Chapter 50　Macrolides & Lincomycin & Polypeptide Antibiotics

　　大环内酯类、林可霉素类及多肽类抗生素在临床中有很重要的地位。大环内酯类是一类具有大环内酯环活性结构的化合物所构成的一个家族,其作用机制与抑制细菌蛋白质合成有关,该类药物疗效肯定,不良反应较少,为呼吸道感染的一线治疗药物,且近年来又发现该类药物有抗炎、免疫调节等作用,因此开发了一些新型非抗菌大环内酯类药物;林可霉素类作用机制与大环内酯类相似,对 G⁺菌及厌氧菌具良好抗菌活性;万古霉素类为繁殖期杀菌剂,窄谱,对多种 G⁺球菌,如包括耐甲氧西林金黄色葡萄球菌、耐甲氧西林表皮葡萄球菌和肠球菌属等有强大的抗菌作用;多黏菌素类对需氧 G⁻杆菌包括铜绿假单胞菌的作用强,但不良反应多、肾毒性较明显。

第一节　课 前 阅 读

一、细菌蛋白质的合成过程

　　见第四十八章第一节课前阅读。

二、大环内酯类抗生素的发展演变

　　20 世纪 50 年代初发现 14 元环的红霉素是此类抗生素的典型代表,16 元环的螺旋霉素、吉他霉素、麦迪霉素、交沙霉素等第一代大环内酯类抗生素相继问世,它们的抗菌谱与青霉素极为相似,常用于对青霉素过敏的患者及耐青霉素 G 金黄色葡萄球菌和支原体属、衣原体属等病原体的感染,它们疗效确切,无严重药物不良反应等,但抗菌谱相对较窄,生物利用度低而应用剂量较大,故消化道反应多,也易产生耐药,因此 20 世纪 70 年代以来,相继开发了半合成大环内酯类新品种并进入临床应用,如 14 元环的罗红霉素、克拉霉素、地红霉素、氟红霉素;15 元环的阿奇霉素;16 元环的罗他霉素、醋酸麦迪霉素等,为第二代大环内酯类抗生素,其特点是:生物利用度高,血液组织中药物浓度高,$t_{1/2}$ 延长,抗菌活性增强和较强的抗生素后效应及临床适应证扩大,减少了药物不良反应,且不易产生耐药性,有些还具免疫调节作用,在感染性和非感染性疾病中都有治疗作用,已广泛作为治疗呼吸道感染的一线药物。非达霉素(fidaxomicin)是一种非吸收的大环内酯类,仅用于治疗艰难梭菌性结肠炎。近年来,又开发了不易引起大环内酯类、林可霉素类、链霉素类耐药的酮基大环内酯类作为第三代大环内酯类抗生素应用于临床,酮内酯是红霉素的半合成衍生物,对某些耐大环内酯菌株具有活性。

第二节　大环内酯类抗生素

一、大环内酯类抗生素的共性

【化学结构】　大环内酯类抗生素是一类具有 14~16 元大环内酯基本化学结构的抗生素,大环内酯环是由一个或多个脱氧糖,与一个含 14~16 个碳原子的大脂肪族内酯环构成的聚酮化合物(图 50-1)。14 元环克拉霉素与红霉素的区别仅在于其甲基化作用于红霉素的第 6 位羟基,而 15 元环阿奇霉素的不同则是一个甲基取代的氮原子加入了内酯环。这些结构的改变提高了对酸的稳定性和组织的穿透性,同时扩大了抗菌谱。阿奇霉素和克拉霉素是红霉素的半合成衍生物,在很大程度上取代了它的临床应用。酮内酯是结构相似的多环体,但具有不同的取代基,如泰利霉素(telithromycin),这些取代基修饰使酮内酯对甲基化酶(*erm* 基因编码)和外排(*mef* 或 *msr* 基因编码)介导的耐药机制不那么敏感。因此,酮内酯对大环内酯的某些耐药菌有活性,但是其安全性还需进一步观察。

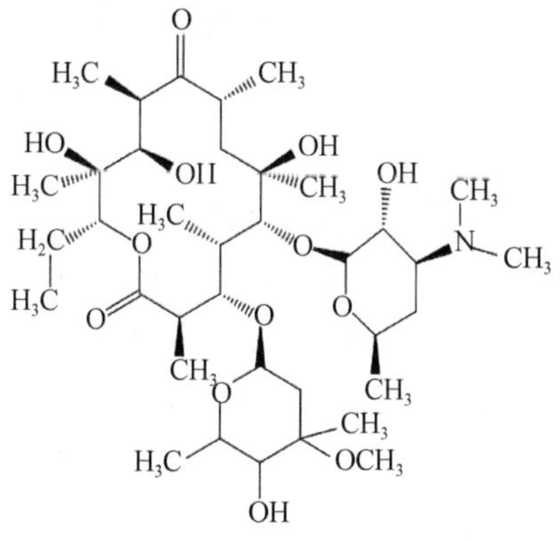

14元环红霉素类 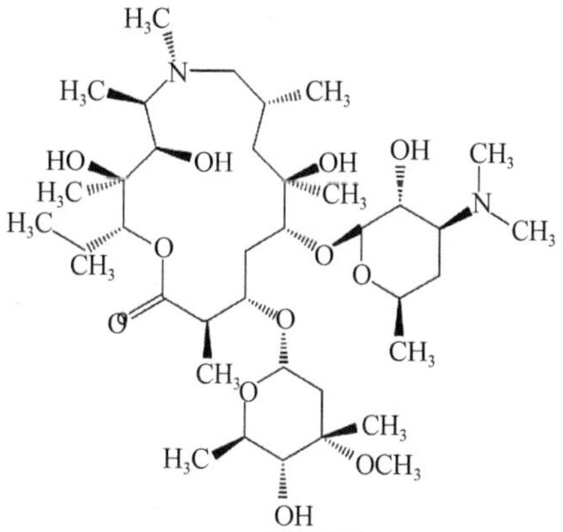　　阿奇霉素

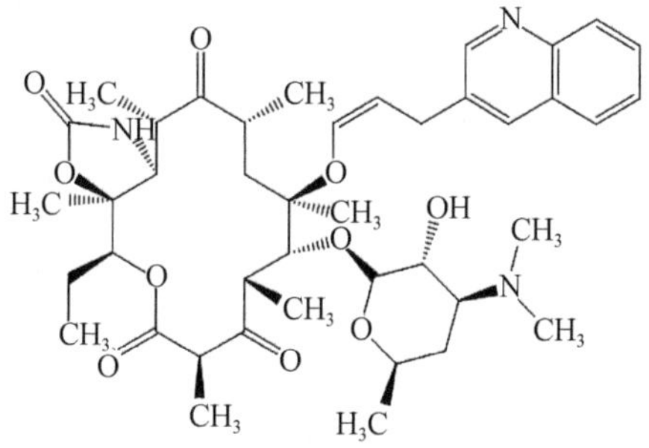

酮内酯

图 50-1　大环内酯类抗生素的化学结构

【体内过程】　红霉素对胃酸不稳定,易被胃酸破坏,故临床一般用其肠衣片或酯化物,但口服吸收少而生物利用度低。第二代大环内酯类抗生素因结构上的修饰,对胃酸稳定,不易被胃酸破坏而易吸收,生物利用度提高,如克拉霉素和阿奇霉素,但食物可影响阿奇霉素的吸收而增加克拉霉素的吸收。大环内酯类可广泛分布于除脑脊液外的各种体液和组织中,第二代药物由于生物利用度提高而使血液、体液和组织细胞内药物浓度提高,其中罗红霉素血药浓度最高;然而,阿奇霉素血浆浓度较低,主要集中分布于肺、皮下组织、胆汁、前列腺及中性粒细胞和巨噬细胞。红霉素是此类抗生素中少数能分布至前列腺,并能在肝脏和巨噬细胞内积聚的药物之一,但不能通过血脑屏障,脑膜炎时少量可进入脑脊液。红霉素类主要在肝脏内代谢失去活性,能抑制 CYP 酶的活性,从而影响多种药物的代谢过程。克拉霉

素的肝氧化代谢产物(14-羟基克拉霉素)仍具有抗菌活性;阿奇霉素不通过肝脏代谢。红霉素、阿奇霉素主要由胆管排出,胆汁中药物浓度高并存在肝肠循环;而克拉霉素及其活性代谢产物主要由肾脏排泄,故肾功不全患者需调整给药剂量。第二代的药物中除罗他霉素、醋酸麦迪霉素的 $t_{1/2}$ 与红霉素相似外,其余半衰期均较长,阿奇霉素可长达 35~48 h。

【**药理作用与作用机制**】　大环内酯类通常起抑菌作用,但药物浓度高时可具有杀菌作用,碱性环境中作用增强。第一代大环内酯类抗生素抗菌谱较窄,主要对大多数需氧 G⁺ 菌、厌氧球菌和部分 G⁻菌有较强的抗菌活性,对衣原体属、支原体属、军团菌属、弓形虫、非典型分枝杆菌等亦具有良好的作用,对产 β-内酰胺酶的葡萄球菌和耐甲氧西林金黄色葡萄球菌也有一定的抗菌作用。第二代大环内酯类抗生素如阿奇霉素、克拉霉素等,有较强的抗生素后效应,抗菌活性增强,对细胞内病原菌如军团菌、衣原体、支原体、分枝杆菌等作用增强;且扩大了抗菌范围,抗菌谱增强了对流感嗜血杆菌、卡他莫拉菌、淋病奈瑟球菌等 G⁻ 菌的作用,同时也增强了对厌氧菌、空肠弯曲菌、幽门螺杆菌及弓形虫、阿米巴原虫、立克次体、滴虫等其他病原体的作用。克拉霉素对葡萄球菌的抗菌活性作用略强,对耐红霉素的某些菌株仍有作用。但对病毒、酵母菌、真菌无抗菌作用。另外,第二代大环内酯类抗生素除抗菌活性外,还具有非抗菌作用如非特异抗炎作用、抗支气管哮喘作用、促进胃肠蠕动、免疫调节作用和抑制多糖蛋白复合物合成酶、抗寄生虫作用、抗真菌和抗病毒、抗肿瘤作用等,亦已在临床被采用,非常值得关注。

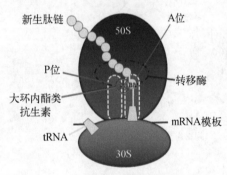

图 50-2　大环内酯类抗生素抑制蛋白质合成的作用机制示意图

大环内酯类能不同程度地抑制细菌蛋白质的生物合成,它们能与细菌核糖体 50S 亚基的 23S 核糖体的特殊靶位及核糖体的某些蛋白质结合,从而抑制了肽酰基转肽作用和干扰了mRNA 的转移反应,致使细菌蛋白质生物合成受阻,细菌生长繁殖受抑(图 50-2)。第二代大环内酯类抗生素具有较强的穿透细菌细胞膜的能力和抑制细菌流出泵功能。还能增强粒细胞对金黄色葡萄球菌的吞噬作用,而克拉霉素能损害支原体的胞壁层,影响胞膜的完整性,促使细菌产生溶菌作用。这些成为它们对军团菌、支原体、衣原体引起的细胞感染治疗的作用基础。大环内酯类抗生素还可与细菌核糖体 50S 亚基的 L22 蛋白质直接结合,导致核糖体破坏,促使肽酰基 tRNA 在肽链延伸阶段较早地从核糖体解离。大环内酯类抗生素在细菌核糖体 50S 亚基上的结合点与林可霉素类、氯霉素相同或者相近,故合用时可因竞争性结合而产生拮抗作用。因细菌和哺乳动物的核糖体不同,故本类抗生素对于哺乳动物核糖体无明显影响。

【**耐药机制**】　细菌对大环内酯类的耐药主要有以下几种。

(1) 药物的核糖体结合部位的改变,即 23S rRNA 上的腺嘌呤残基的甲基化,使药物不能结合而发生耐药。*erm* 基因为编码核糖基甲基化的基因,目前已经发现有 20 余种 *erm* 基因。

(2) 由质粒介导的能量依赖性的流出泵导致药物流出细胞而发生耐药,目前已发现编码主动外排的基因有 *mef*、*msr* 基因。

(3) 某些细菌可产生磷酸转移酶、酯化酶、葡萄糖酶等各种药物灭活酶,药物受灭活而细菌发生耐药。

(4) 有质粒介导的细菌细胞膜成分发生改变,使大环内酯类经细胞膜穿透入细胞的量减少而产生耐药,但此时,药物与核糖体的亲和力并没有改变;G⁻ 菌对其耐药,可能是细菌脂多糖外膜屏障使药物不能进入菌体内产生作用的结果。

(5) 核糖体 23S rRNA 点突变及核糖体蛋白突变可引起大环内酯类抗生素耐药。枯草杆菌、弯曲菌属和 G$^+$ 球菌的耐药,是因染色体突变而改变了核糖体 50S 亚基蛋白质的关系等。

大环内酯类药物间存在不完全的交叉耐药。引起重视的是,细菌的耐药性正由单一性耐药向多药耐药发展,如细菌可同时对大环内酯类、林可霉素类、链阳菌素类耐药(macrolides-lincomycins-streptogramines resistance,MLSR)。

【临床应用】

1. 细菌感染性疾病 红霉素主要用于耐青霉素的金黄色葡萄球菌感染和对青霉素过敏患者,但是,对由敏感的化脓性金黄色葡萄球菌所致的咽炎、猩红热、丹毒等的治疗作用不如青霉素,且易产生耐药;而第二代大环内酯类抗生素对金黄色葡萄球菌、化脓性链球菌、肺炎球菌等引起的呼吸道感染具有良好的疗效,且对嗜血流感杆菌、嗜肺军团菌等的感染亦有较好的治疗效果。

2. 衣原体与支原体感染 大环内酯类,尤其是第二代药物,可用于肺炎支原体感染和沙眼衣原体、支原体等所致的泌尿生殖系统、直肠等感染的治疗,其疗效相当于或优于多西环素或环丙沙星等。

3. 军团菌病、百日咳、白喉、皮肤软组织感染、空肠弯曲菌肠炎 疗效较好。克拉霉素和阿奇霉素尚可用于免疫缺陷患者的分枝杆菌属、弓形体等感染的治疗。

4. 幽门螺杆菌感染 常与甲硝唑、质子泵抑制剂或胶体铋剂组成三联疗法,治疗幽门螺杆菌感染的胃十二指肠溃疡患者。

5. 非感染性疾病 大环内酯类还有不依赖于抗菌效应的抗炎和免疫调节作用,可改善气道炎症和缓解哮喘症状,故广泛应用于呼吸系统疾病,是肺炎支原体、衣原体等非典型病原体感染的首选药物,也是治疗弥漫性细支气管炎的有效药物。此外,由于抗炎、抗过敏、免疫调节等作用,大环内酯类还可用于肿瘤治疗、皮肤软组织感染等。

【不良反应】 毒性较低,严重的不良反应较少见,但仍可发生的有:

1. 胃肠道反应 这是大环内酯类的主要药物不良反应,有恶心、呕吐、腹胀、腹痛、腹泻等,红霉素无论口服或静脉注射,其发生率可达 28.5%,严重时患者难以耐受;但第二代药物因给药次数和剂量的减少而发生率较低,且患者可以耐受。

2. 肝损害 常见有阻塞性黄疸、转氨酶升高等,红霉素的酯化物易引起胆汁淤积为主的肝脏实质性损害等,发生率高达 40%,其余此类药物发生率较低。因此,肝功不良患者应禁用红霉素。

3. 心脏毒性 静脉快速滴注时易发生心脏毒性,主要表现为心电图复极异常,心律失常、Q-T 间期延长及尖端扭转型室性心动过速,甚至可发生晕厥或猝死。

4. 耳毒性 老年人及肾功不全患者或用药剂量大时(>4.0 g/d)容易发生,以耳蜗神经损害的耳聋为多见,前庭功能亦可受损害,常发生于用药后 1~2 周。

5. 其他 可发生药热、药疹、荨麻疹等变态反应。肌内注射该类药物可发生局部刺激作用,静脉滴注可发生静脉炎等。

【药物相互作用】

(1)大环内酯类抗生素也可抑制 CYP 酶,抑制多种药物代谢,从而增加许多药物的浓度,如增加茶碱的蓄积和毒性,引起心动过速甚至死亡;引起应用稳定剂量华法林患者低凝血酶原血症和严重大出血;促进环孢霉素吸收,并干扰其代谢,环孢素的蓄积和毒性作用可能立即发生,引起腹痛、高血压及肝功能障碍等症状;甲泼尼龙、麦角生物碱的浓度增加等。此外,西咪替丁也抑制 CYP 酶,合用时红霉素可能瞬间血药浓度增高而造成一过性耳聋。

(2)大环内酯类抗生素可竞争性抑制卡马西平代谢,后者又通过 CYP 酶降低本类药物作用。

(3)与阿司咪唑或特非那定等抗组胺药物合用,可增加心脏毒性,引起心律失常。

(4)清除灭活地高辛的菌群,增加地高辛肝肠循环,使地高辛体内存留时间延长。

二、大环内酯类抗生素的特点与应用

红霉素（erythromycin）

红霉素是从红链霉菌培养液中提取获得的 14 元环白色碱性晶体抗生素，易溶于有机溶媒，盐类易溶于水，遇酸即降解灭活。碱性条件下抗菌作用增强，为避免口服受胃酸的破坏，临床常用制成肠溶片、包肠溶膜或制成酯类、酯化物的盐类，如红霉素肠溶片、琥乙红霉素、依托红霉素和可供静脉滴注用的红霉素乳糖酸酯、红霉素葡庚糖酸酯等。$t_{1/2}$ 为 $1.6 \sim 1.7$ h。主要用于耐青霉素的金黄色葡萄球菌感染或对青霉素过敏患者的治疗。可作为金黄色葡萄球菌、肺炎球菌、链球菌属等 G^+ 菌引起的感染，如扁桃体炎、猩红热、丹毒、肺炎和耳鼻喉科感染的治疗。亦可用于支原体肺炎、衣原体尿道炎及回归热、沙眼衣原体引起的婴儿肺炎及结肠炎、螺杆菌所致的败血症或肠炎的治疗。还可用于治疗军团菌病、白喉、百日咳等。大剂量口服常见胃肠道反应。

螺旋霉素（spiramycin）与乙酰螺旋霉素（acetylspiramycin）

螺旋霉素和乙酰螺旋霉素 $t_{1/2}$ 较长，约为 4 h，抗菌谱和抗菌活性与红霉素相似，临床主要用于葡萄球菌、肺炎球菌、链球菌等引起的呼吸道及软组织的感染，如治疗咽炎、扁桃体炎、支气管炎、肺炎、脓皮病、丹毒、猩红热等。尚可用于军团菌病、严重弯曲菌属感染、艾滋病患者隐孢子虫病、弓形体病和衣原体引起的非淋病奈瑟球菌尿道炎的治疗。不良反应与红霉素相似但较轻。

其他第一代大环内酯类抗生素

其他第一代大环内酯类抗生素在体内过程、抗菌谱等方面与红霉素都相似，不良反应相对红霉素较轻。吉他霉素（kitasamycin）生物利用度较低，吉他霉素、麦迪霉素（midecamycin）、麦白霉素（meleumycin）抗菌活性与红霉素相似或稍弱，且对部分耐红霉素的葡萄球菌属、链球菌属仍具有抗菌活性。细菌虽对其与红霉素之间产生部分交叉耐药，但是它们不易诱导细菌产生耐药。交沙霉素（josamycin）有较强的抗菌活性，对诱导产生的耐红霉素葡萄球菌仍具有抗菌活性。还能刺激吞噬细胞的杀菌功能及其他免疫功能。

罗红霉素（roxithromycin）

罗红霉素是红霉素经结构改造获得的半合成衍生物，属 14 元环大环内酯类。

罗红霉素耐酸，口服吸收好，生物利用度高达 $72\% \sim 85\%$，血药浓度较高，但食物可明显降低其生物利用度。它能特异性地与酸性糖蛋白结合，与白蛋白的结合率为 $15.6\% \sim 26.7\%$。可广泛分布于体液及组织中，在扁桃体、鼻窦、中耳、肺、前列腺及其他泌尿生殖系统组织中均可达有效治疗浓度。它的抗菌谱大致与红霉素相似，对肺炎支原体、衣原体的作用较强。卡他莫拉菌、蜡状菌、棒状杆菌等对其高度敏感，耐青霉素的淋病奈瑟菌对其也很敏感。此外，罗红霉素对脑膜炎奈瑟菌有一定的抗菌活性，对真菌、丙酸痤疮杆菌、弓形虫、梅毒、螺旋体亦有良好的作用。由于罗红霉素在粒细胞、巨噬细胞中和组织细胞内蓄积而药物浓度高于周围基质，故有利于它对军团菌、分枝杆菌及李斯特菌等胞内感染的抗菌作用的发挥。罗红霉素临床主要用于上、下呼吸道感染，泌尿道感染，软组织感染等；对支原体引起的非典型性肺炎、衣原体、支原体引起的泌尿系统感染；对非淋病奈瑟球菌性尿道炎亦有较好的疗效；亦用于性传播性疾病的治疗。其不良反应较红霉素少见。

克拉霉素（clarithromycin）

克拉霉素为半合成的 14 元环大环内酯类，又名甲红霉素，因其内酯环中的 6 位羟基被甲基取代，从而增加其对酸的稳定性,口服吸收也变得迅速完全,食物不影响其吸收,反而其缓释制剂可增加生物利用度,全身广泛分布,在扁桃体、皮肤、鼻黏膜、肺组织中的药物浓度明显高于血药浓度,$t_{1/2}$ 长(5~9 h)。但本药首过消除明显,生物利用度仅为 55%。其抗菌活性为大环内酯类抗生素中最强者,对需氧 G^+ 球菌、嗜肺军团菌、肺炎衣原体抗菌活性最强,对金黄色葡萄球菌和化脓性链球菌的抗生素后效应也比红霉素长 3 倍,而其代谢产物 14 -羟基克拉霉素仍具有抗菌活性。克拉霉素临床可用于呼吸道、尿路、皮肤软组织、颌面部感染,对衣原体或不明原因的非淋病奈瑟球菌性尿道炎、阴道炎均有良效;可用于治疗军团菌病、白喉及百日咳;能有效清除艾滋病患者的鸟型分枝杆菌感染,可长时间增强细胞介导的免疫功能,有利于加强抗感染作用,是治疗艾滋病患者感染的首选药物;可防治幽门螺杆菌感染,治疗消化性溃疡病等。患者对克拉霉素的耐药性较好,不良反应发生率较红霉素低,对 CYP 酶的抑制作用较小。

阿奇霉素(azithromycin)

阿奇霉素是半合成 15 元环大环内酯类,亦是第一个氮环内酯类抗生素,即它是由 14 元环红霉素的内酯环中插入一个氮原子而成。其对酸稳定,口服吸收快,组织分布广,组织穿透力强,$t_{1/2}$ 长,细胞内的浓度高(约为同期血药浓度的 10~100 倍)。其在肝脏内代谢生成无活性的代谢产物,主要由胆汁排泄,仅有 12% 的原形自肾随尿排泄,$t_{1/2}$ 长,可达 40~68 h,每天可仅给药 1 次。阿奇霉素具有明显的抗生素后效应。抗菌谱广,对 G^+ 菌的抗菌活性与红霉素相当,对 G^- 球菌、杆菌,尤其是流感嗜血杆菌、淋病奈瑟菌有强大的抗菌活性,且均比红霉素的作用强数倍,对嗜肺军团菌、肺炎衣原体、沙眼衣原体、肺炎支原体、溶脲脲原体的作用强度亦是红霉素的数倍,对肺炎支原体的作用是大环内酯类中最强者,对包柔螺旋体、弓形虫也有明显的作用。

可用于敏感菌所致的较严重的呼吸道、皮肤软组织及泌尿生殖系统感染。用于链球菌咽炎、扁桃体炎、急性中耳炎、急性鼻窦炎、急性支气管炎、慢性支气管炎急性发作、轻中度细菌性肺炎等呼吸道感染的治疗。也用于泌尿生殖系统感染及其他性传播疾病。对沙眼衣原体、淋病奈瑟球菌、解脲支原体引起的尿道炎、宫颈炎、直肠炎、淋病、沙眼等的有效率均在 90% 以上。对皮肤软组织感染治疗的痊愈率可达 80% 左右。对艾滋病患者的鸟型分枝杆菌感染的治疗,可有效地减少血液中鸟型分枝杆菌及减轻临床症状。

常见胃肠道和神经系统不良反应,但患者一般对阿奇霉素的耐药较好,胃肠道刺激较小,中枢及外周神经系统的药物不良反应约占 1.3%。可致肝功能异常,肝功能不良者慎用。

泰利霉素(telithromycin)

泰利霉素属于酮基大环内酯类抗生素,是由酮基取代红霉素内酯环 3 位上支糖部分而得的 14 元环大环内酯类。口服吸收良好,不受食物干扰,组织和细胞穿透力强,主要在肝脏代谢,系 CYP3A4 可逆性抑制剂,可经胆道和尿道排泄。作用机制与其他大环内酯类抗生素相似,但与细菌核糖体的结合力强。泰利霉素具有抗菌谱广、抗菌作用强、低耐药性的特点,对耐多种抗生素的致病菌具有很强的抗菌活性。抗菌活性强于阿奇霉素。特别是其酮内酯结构使其对某些核糖体的结合力高于其他大环内酯类,分别为红霉素、克拉霉素的 10 倍和 6 倍,且不易成为与细菌耐药相关的主动外排泵的底物,因而对许多耐大环内酯类的菌株,包括对大环内酯类-林可霉素类-链阳菌素类耐药(MLSR)的菌株,仍然有效。主要用于治疗呼吸系统感染,包括社区获得性肺炎、慢性支气管炎急性加剧、急性上颌窦炎、咽炎和扁桃体炎等。不良反应轻,耐受性好。

普那霉素(pristinamycin)

普那霉素是由链丝菌培养液中提得的环肽内酯(I_A、I_B、I_C)和大环内酯(II_A、II_B)两类抗生素组成的复合物。抗菌谱与红霉素相似,对溶血性链球菌、肺炎球菌、脑膜炎奈瑟菌、淋病奈瑟球菌、流感杆菌等 G^+ 菌及部分 G^- 菌具有抗菌活性。抗菌活性机制是抑制肽链的延伸而阻止细菌蛋白质的合成。与红霉素间有交叉耐药。口服血药浓度低,尿排泄约为13%。临床主要用于耐药的葡萄球菌及其他敏感菌所致的各种感染。药物不良反应主要是胃肠道反应,偶可发生过敏与光敏反应。

西罗莫司(sirolimus)

西罗莫司又名雷帕霉素(rapamycin, RAPA),是一种新型大环内酯类免疫抑制剂。西罗莫司通过不同的细胞因子受体阻断信号传导,阻断 T 细胞及其他细胞由 G_1 期至 S 期的进程,从而发挥免疫抑制效应。它的免疫抑制活性比现行临床广泛使用的环孢素强数十倍,临床上用于器官移植的抗排斥反应和自身免疫病的治疗,且与环孢素有协同免疫抑制作用,常与环孢素联合使用。西罗莫司用量小,毒性低,无神经毒性、肾毒性。与其他免疫抑制剂一样,也有增加感染的可能。

第三节　林可霉素类抗生素

林可霉素类包括林可霉素(lincomycin,又名洁霉素)和克林霉素(clindamycin)。林可霉素是链丝菌产生的林可胺类碱性抗生素,抗菌谱与红霉素相似。克林霉素又名氯洁霉素,是林可霉素的半合成衍生物,其抗菌活性明显增强,胃肠道吸收完全,不良反应相对减少,尤其是伪膜性肠炎发生率较低等,故克林霉素较林可霉素更具临床实用价值。

【体内过程】　林可霉素口服吸收差,且易受食物的影响。克林霉素口服吸收迅速而完全,明显优于林可霉素,且不受食物的影响,口服后 $1\sim2$ h 达血药峰浓度,峰浓度约是同剂量林可霉素的 2 倍。克林霉素与蛋白质的结合率($92\%\sim94\%$)较林可霉素($77\%\sim82\%$)高。两药在体内分布较广,在多数组织、胸水、腹水、唾液、痰液中可达较高浓度。在骨组织中的浓度较血药浓度高,胆汁中的浓度为血药浓度的 $2\sim3$ 倍,不过,胆道梗阻时,虽肝脏中药物浓度高,但胆汁中的量极少。均易透过胎盘屏障,可分布至乳汁,但两者均不易透过血脑屏障,当脑膜发炎时,克林霉素在脑脊液中的浓度约为血药浓度的40%。肝脏内代谢灭活,林可霉素与克林霉素的 $t_{1/2}$ 分别为 $4\sim5$ h 和 2.5 h。克林霉素或经胆汁排入粪便,或经肾小球滤过排入尿中,原形药仅有 10% 排入尿中,难达有效治疗浓度;注射给药停药后,在粪便中的抗菌活性可持续 5 天,在结肠中对克林霉素敏感菌的生长抑制可持续 2 周。林可霉素经胆汁和尿排泄,若遇肾功能不全患者 $t_{1/2}$ 可延长至 $10.0\sim13.0$ h。因此,在严重肾功能衰竭或肝脏受损时,应酌情减量。

【药理作用与作用机制】　属抑菌性抗生素,但在高浓度下对高敏感细菌也有杀菌作用。克林霉素的抗菌活性强度是林可霉素的 $4\sim8$ 倍。主要特点是对各种厌氧菌,无论 G^+ 或阴性厌氧菌,均有强大杀菌作用。白喉杆菌、破伤风杆菌、产气荚膜杆菌、诺卡菌属和各种厌氧菌对本类抗生素敏感。对金黄色葡萄球菌、表皮葡萄球菌、溶血性链球菌、肺炎球菌及草绿色链球菌具有极强的抗菌活性;若与庆大霉素联合应用,则对葡萄球菌属、链球菌属等 G^+ 菌常呈协同抗菌活性。多数放线菌对此类药物也敏感。肺炎支原体对林可霉素不敏感。沙眼衣原体对克林霉素敏感,若与氨基糖苷类抗生素联合应用,则对沙眼衣原体的作用更强。克林霉素对甲氧西林耐药金黄色葡萄球菌、恶性疟原虫、弓形体亦有一定作用。但是,肠球菌属大多对该类抗生素耐药,所有的 G^- 菌包括对红霉素敏感的脑膜炎奈瑟菌、淋病奈瑟球菌、流感杆菌等均对此类抗生素耐药。克林霉素还具有增强免疫修饰作用和吞噬细胞的吞噬作用。

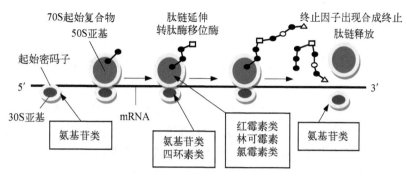

图 50-3　抗生素抑制蛋白质合成的作用机制示意图

林可霉素类的作用机制与红霉素相同,作用于细菌核糖体 50S 亚基上的 L16 蛋白并与之结合,抑制酰酰基转移酶的活性,使肽链延伸受阻,从而抑制细菌蛋白质合成(图 50-3);还能清除细菌表面的 A 蛋白和绒毛状外衣,使细菌易被吞噬和杀灭。由于与红霉素相互竞争同一作用部位,但红霉素与靶位的结合亲和力大于林可霉素类,故此两类抗生素不宜合用。

林可霉素类耐药机制包括:① 结合靶点改变,对克林霉素产生耐药的脆弱拟杆菌已发现是由质粒介导,这可能是由于细菌核糖体 50S 亚基中 RNA 甲基化的缘故;② 药物的酶解灭活。细菌对于林可霉素和克林霉素存在完全交叉耐药。

【临床应用】

1. 需氧 G$^+$ 球菌感染　　该类药物可用于葡萄球菌属引起的轻、中度感染,特别适用于由金黄色葡萄球菌所致的急、慢性骨髓炎和化脓性关节炎的治疗,可作为首选药物。对 β-内酰胺过敏者,由溶血链球菌所致的咽喉炎、皮肤软组织感染,由草绿色链球菌导致的心内膜炎及肺炎球菌所致肺炎、化脓性中耳炎和心内膜炎等的治疗,疗效均较好。

2. 厌氧菌感染　　治疗敏感厌氧菌的感染特别有效,尤其对脆弱类杆菌的感染疗效较好,如林可霉素类可治疗吸入性肺炎、腹腔和盆腔感染,替代青霉素和甲硝唑治疗牙周炎或口腔、颌面部感染等,是目前治疗厌氧菌引起的肺部感染的一线药物。

3. 需氧厌氧菌混合感染或其他　　用于腹腔感染如腹膜炎、腹腔脓肿,盆腔感染,急、慢性骨髓炎和骨关节感染等混合感染。另外,对白喉、放线菌属、支原体肺炎、沙眼衣原体感染及痤疮有一定疗效。

【不良反应】　　主要是胃肠道反应,口服比注射给药多见,表现一般较轻,少数可引起伪膜性肠炎。部分患者可出现转氨酶和碱性磷酸酶一过性增高,还可能引起黄疸、血尿;故肝病患者应慎用。尚可引起轻微皮疹、瘙痒和药热等过敏反应。具有神经肌肉接头的阻滞作用,若与肌松药或其他神经肌肉阻断药伍用时,可因作用增强而引起呼吸抑制,故应避免合用。大剂量快速静脉注射可引起血压下降、心电变化,偶可发生心跳、呼吸停止。静脉注射偶可发生血栓性静脉炎、一过性中性粒细胞、血小板减少。

第四节　多肽类抗生素

多肽类抗生素(polypeptide antibiotics)包括:万古霉素类,如万古霉素(vancomycin)、去甲万古霉素(demethyl vancomycin)和替考拉宁(teicoplanin);多黏菌素类(polymyxins),如多黏菌素 B、多黏菌素 E、多黏菌素 M;杆菌肽类,如杆菌肽(acitracin)等。大多由多黏杆菌产生,亦由链丝菌、放线菌、诺卡菌属等产生。虽其抗菌谱较窄,但抗菌活性强,属杀菌药。不过,它们的毒性较大,尤其是肾毒性较为突出,临床上限用于敏感菌的严重感染,或用于因氨基糖苷类抗生素、半合成广谱青霉素及第三代头孢菌素治疗疗效不佳或耐药的患者,因此,本类药物一般不作为常规的首选药物。

一、万古霉素类抗生素

万古霉素(vancomycin)自链霉菌培养液中分离获得,临床用其盐酸盐。去甲万古霉素(demethyl vancomycin)是我国从诺卡菌属的培养液分离获得,与万古霉素化学结构相似,仅少了 1 个甲基,除抗菌活性略强于万古霉素外,其余相似。替考拉宁(teicoplanin)是放线菌产生的多肽类抗生素,又名壁霉素,与同类药物相比,抗菌活性更强,尤其对金黄色葡萄球菌和链球菌更有效,而不良反应较少。替考拉宁最主要的特征是有一条酰基链连在一个糖基上,可避免万古霉素静脉注射引起的危险性组胺释放。

【体内过程】　万古霉素口服药物不易吸收,肌内注射因易引起疼痛与组织坏死,仅作静脉滴注给药,连续多次给药在体内可轻度蓄积,与血浆蛋白结合率为 33% ~ 55%。药物能迅速分布至各种体液中,包括胸膜液、心包液、腹水和滑膜液中,可透过胎盘屏障,不易进入房水和正常脑膜,脑膜炎症时药物可进入脑脊液。主要由原形自肾随尿排泄,少量由胆汁排泄,其 $t_{1/2}$ 约为 6 h,但肾功不全时,$t_{1/2}$ 可延长至 7~9 天,需调整剂量。替考拉宁可行肌内注射和静脉注射或滴注,与血浆蛋白的结合率可高达 90% ~ 95%,$t_{1/2}$ 可为 47~99 h,肾功不全患者需调整剂量和进行血药浓度的监测。

【药理作用与作用机制】　万古霉素类抗生素是窄谱抗菌药,繁殖期快速杀菌药,多数 G^- 菌对其耐药,主要对 G^+ 菌(特别是 G^+ 球菌)具有强大的杀菌作用。产酶金黄色葡萄球菌、表皮葡萄球菌及耐甲氧西林金黄色葡萄球菌、化脓性链球菌、肺炎球菌和草绿色链球菌均对它们高度敏感。对白喉杆菌、炭疽杆菌、破伤风杆菌及产气荚膜杆菌的作用也强。对棒状杆菌属亦有较强的抗菌活性,放线菌属及厌氧菌梭状芽孢杆菌属多数敏感。肠球菌属虽多数也敏感,但近年来耐药发生率为 5% ~ 10%。去甲万古霉素是抗脆弱拟杆菌作用最强的抗生素。

作用机制是能与细胞壁前体单位的 D-丙氨酰-D-丙氨酸末端部位高亲和性结合,抑制葡萄糖基转移酶,防止肽聚糖的延长和交叉连接,造成细胞壁缺陷而细菌破裂死亡。其杀菌作用较青霉素慢,仅对正在分裂增殖的细菌有杀菌作用。

万古霉素类抗生素不易产生耐药性,但已有了耐药菌株。肠球菌的耐药是产生修饰细胞壁前体肽聚糖的酶,或靶位改变,丧失了结合关键位置使药物与之结合减少而产生耐药。金黄色葡萄球菌也有耐药菌产生,目前认为由多种机制介导,包括细胞壁增厚、细胞壁成分改变、靶位变化、耐药质粒传递等。

【临床应用】　主要用于一些严重感染的治疗,一般不作为一线药应用。用于甲氧西林耐药金黄色葡萄球菌和表皮葡萄球菌所致的感染如败血症、心内膜炎,是治疗耐甲氧西林金黄色葡萄球菌、耐甲氧西林表皮葡萄球菌的首选药;可用于耐青霉素的肺炎链球菌感染及 β-内酰胺类严重过敏患者的严重 G^+ 菌感染,对青霉素联合氨基糖苷类治疗失败的肠球菌、链球菌心内膜炎有效;对 β-内酰胺过敏的严重葡萄球菌感染,因其快速的杀菌作用不如 β-内酰胺类抗生素,故疗效可能稍差。可用于棒状杆菌引起的心瓣膜修复术后感染及脑膜败血性黄杆菌脑膜炎的治疗。还可用于甲硝唑治疗无效的抗生素相关性肠炎或危及生命者的难辨梭菌及葡萄球菌引起的伪膜性肠炎的治疗,有效率可达 93%,替考拉宁作用更为显著,消化道感染可采用口服。另外,还可用于白血病伴粒细胞减少患者全身性感染的预防。

【不良反应】　老年人、肾功不全患者及大剂量长疗程用药,可出现耳鸣和听力减退的耳毒性。替考拉宁偶见。可发生蛋白尿、管型尿、血尿、少尿、氮质血症等肾损害,甚至肾功能衰竭,万古霉素肾毒性发生率约为 14.3%,替考拉宁约为 2.7%。静脉滴注万古霉素过快时,可出现面部、颈部、上肢、上身皮肤潮红、瘙痒、血压下降等红颈或红人综合征。去甲万古霉素和替考拉宁很少引起红人综合征。偶有药物热、皮疹、瘙痒等过敏反应。静脉滴注也易引起血栓性静脉炎,而口服可引起呕吐、口腔异味感。偶见粒细胞减少。

由于具有明显的耳毒性,甚至潜在的肾毒性,故肾功不全、老年人、新生儿、早产儿及轻症感染患者不宜选用。应根据肾功能调整剂量,同时监测血药浓度。妊娠期应避免应用,哺乳期使用应暂停哺乳。

【药物相互作用】　静脉滴注液中不宜加氯霉素、甾体激素、甲氧苯青霉素等,以免产生沉淀。遇碱性药物或重金属离子可发生沉淀的配伍禁忌。与袢利尿药、氨基糖苷类抗生素、多黏菌素等耳毒性或肾毒性的药物合用,可加重其耳、肾毒性的发生。与抗组胺药物、吩噻嗪类药物合用时,可能掩盖耳毒性症状。与非去极化型肌肉松弛药合用时,可增加神经肌肉接头的阻滞作用。

二、多黏菌素类抗生素

多黏菌素类(polymyxin antibiotics)是从产孢子多黏菌素的培养液分离获得的一组多肽类抗生素,含有多黏菌素 A、多黏菌素 B、多黏菌素 C、多黏菌素 D、多黏菌素 E 等组分,多黏菌素 B(polymyxin B)和多黏菌素 E(polymyxin E)应用于临床,它们具有相似的药理作用与临床应用。

【体内过程】　本类药物不被胃肠道、皮肤、黏膜吸收。肌内注射多黏菌素 B,给药后 2.0 h 达到血药峰浓度,但血药浓度很低,且血药浓度下降缓慢,于 8~12 h 后仍可在血中测得微量药物。其 $t_{1/2}$ 为 6 h。多黏菌素 E 甲磺酸钠肌内注射后则血药浓度较高,亦于给药后 1~2 h 达血药峰浓度。其 $t_{1/2}$ 为 1.6~2.7 h。两者的血清蛋白结合率约为 50%。分布至肝、肾、心、肌肉、肺等组织,多黏菌素 E 在肾、肺和肝中的浓度较高,不易进入胸腔、腹腔和关节腔,难透过血脑屏障进入脑脊液,胆汁中的药物浓度也很低。本类抗生素主要自肾脏排泄,但排泄较缓慢,本类药物可在肾功不全者体内蓄积,无尿患者的 $t_{1/2}$ 可延长至 2~3 天。

【抗菌作用与作用机制】　属窄谱类抗生素,慢效杀菌药,只能杀灭某些 G^- 杆菌,如对大肠埃希菌、肠杆菌属、克雷伯杆菌属等具有强大的抗菌活性,而铜绿假单胞菌对它们尤为敏感,对其他类杆菌属、真杆菌属敏感,对流感杆菌、百日咳杆菌、沙门菌属、志贺菌属也具一定的抗菌活性,对霍乱弧菌、不动杆菌属、嗜肺军团菌亦较敏感。但沙雷菌、变形杆菌属、脆弱类杆菌和脑膜炎奈瑟菌、淋病奈瑟球菌、布鲁菌属及所有的 G^+ 菌对其耐药。多黏菌素 B 的抗菌活性略强于多黏菌素 E。

多黏菌素类主要作用于细菌细胞膜,具有表面活性作用,带阳性电荷的游离氨基,能与 G^- 菌细胞膜的磷脂中带阴性电荷的磷酸根相结合,从而使细菌细胞膜面积扩大,通透性增加,细胞内的核苷酸、磷酸盐等重要生命物质外漏,导致细菌死亡。其次药物亦可进入细胞质,影响核质和核糖体的功能。

细菌对它们不易产生耐药,偶见耐药的有铜绿假单胞菌,则对多黏菌素 B 和多黏菌素 E 具完全的交叉耐药,但与其他抗菌药间无交叉耐药现象。

【临床应用】　目前铜绿假单胞菌和其他 G^- 杆菌引起的严重感染,首选毒性小而疗效好的新型 β-内酰胺和新型氨基糖苷类治疗。若 G^- 菌对其他抗菌药耐药或疗效不佳难控制感染时,可选本类药物,可局部或全身应用,此类抗生素局部用药吸收少,刺激性小,细菌又不易产生耐药,常以其外用制剂如霜剂、软膏、滴剂等局部应用治疗铜绿假单胞菌所致的皮肤、黏膜、眼、耳、呼吸道或泌尿道的感染,具有一定疗效。亦可口服,用于肠道手术前的准备。

【不良反应】　本类药物不良反应较多,其发生率可高达 25%。

1. 肾毒性　发生率可达 20%,过量可发生急性肾小管坏死、肾功能衰竭危及生命,这些肾损害常发生于用药后的 4 天内,多黏菌素 B 较多黏菌素 E 明显。

2. 神经毒性　本类抗生素可引起面部麻木、感觉异常、恶心、肌无力或周围神经炎,严重者可发生意识紊乱、昏迷、精神失常和共济失调等。患有低钙血症、缺氧、肾功不全患者较易发生,亦常发生于手术后,或应用滴耳剂也可导致耳聋。

3. 其他　全身使用可引起颜面潮红、皮疹、药热等过敏反应。气雾剂吸入可引起支气管哮喘。另外,偶可见白细胞减少、静脉炎及肌内注射部位疼痛等。

为避免和尽量减少以上药物不良反应的发生,应用此类抗生素时,不宜与麻醉药、镇静药、肌肉松弛药和能增加肾毒性的药物合用,以免发生药物相互作用。

三、杆菌肽抗生素

杆菌肽(bacitracin)是自苔藓样杆菌或枯草杆菌培养液中分离获得的多肽。多种 G^+ 菌和奈瑟菌、流感嗜血杆菌及梅毒螺旋体对其高度敏感,对放线菌属、梭状芽孢杆菌属亦有一定的抑制作用,但所有的 G^- 杆菌、真菌和诺卡菌属均对其耐药。它特异性地抑制细菌细胞壁合成过程中的脱磷酸化环节,从而阻碍细胞壁的合成,且亦对细菌细胞膜有损伤作用,使胞质中重要生命物质外漏,导致细菌死亡,属慢效杀菌药物,细菌对其耐药产生缓慢,耐药菌少见。

一般口服不易吸收,肌内注射吸收后可广泛分布于各种脏器和组织中,包括肾、肺、骨髓、肠、胰、心肌、肝、脾、胆汁、胸水、腹水及脑脊液中。主要自肾小球滤过随尿排泄。

杆菌肽吸收后有严重的肾毒性,口服大剂量可发生上腹部不适、恶心、呕吐、腹泻等,目前仅作局部应用,常以各种软膏、霜剂等用于敏感菌引起的皮肤伤口、软组织、眼、耳、鼻、喉和口腔等感染的治疗。

(张明智,朱玲)

第五十一章 四环素类与氯霉素类抗生素
Chapter 51 Tetracyclines and Chloramphenicols

四环素类(tetracyclines)和氯霉素类(chloramphenicols)抗生素的抗菌谱广,包括 G⁻菌和 G⁺菌、立克次体、衣原体、支原体、螺旋体等,还具有抗阿米巴原虫的作用,故常称为广谱抗生素("broad-spectrum" antibiotics)。四环素类及氯霉素类均靶向细菌核糖体抑制蛋白质合成,从而抑制细菌繁殖。

第一节 课 前 阅 读

一、细菌蛋白质的合成过程

见第四十八章第一节课前阅读。

二、四环素(tetracycline)、氯霉素(chloramphenicol)的发展演变

第一代四环素类抗生素包括四环素、土霉素(tetramycin)、金霉素(chlortetracycline)和地美环素(demeclocycline),属天然四环素类抗生素,其中金霉素是第一个化学提纯的四环素类抗生素;第二代四环素类抗生素,属半合成四环素类抗生素,包括美他环素、多西环素和米诺环素;第三代四环素类抗生素,属甘氨酰环肽类抗生素,如替加环素等。由于各种天然四环素类对一些常见致病菌的作用较差,且耐药菌日益增多,逐渐被口服吸收好、$t_{1/2}$ 长、耐药菌少的多西环素、美他环素、米诺环素及替加环素等四环素类抗生素取代。四环素类抗生素可用于立克次体感染等,也与其他抗生素合用于治疗鼠疫、兔热病、布鲁氏菌病感染等。然而,四环素类抗生素的不良反应比较明显,且四环素类抗生素耐药是一个日渐严重的问题。近年来四环素类抗生素还应用于类风湿关节炎、骨关节炎、骨质疏松、肿瘤、脑血管缺血和腹部主动脉瘤等的治疗。

20 世纪 50 年代自氯霉素发现后,最初临床应用于治疗 G⁺和 G⁻菌感染,随后发现其具有致死性再生障碍性贫血和灰婴综合征等严重的不良反应,但随着耐青霉素、耐氨苄西林的菌株出现,临床上重新使用氯霉素治疗需氧菌及厌氧菌混合感染、流感杆菌感染和细菌性脑膜炎。现阶段由于耐氯霉素菌株及氟喹诺酮类抗生素和头孢菌素类抗生素众多新品种的出现,氯霉素用于治疗危及生命而其他药物疗效不佳的感染。

第二节 四环素类抗生素

一、四环素类抗生素的共性

本药物的化学结构中具有菲烷的基本骨架,是酸、碱两性物质,在酸性溶液中稳定,在碱性溶液中容易被破坏,临床一般用其盐酸盐,溶解性更高。它们共同的化学结构特征是均含有氢化骈四苯母核,根据 5、6、7 位上的取代基不同,形成多个药物(图 51-1 和表 51-1)

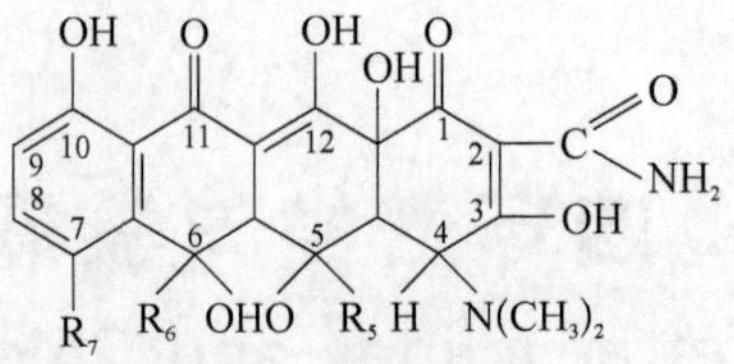

图 51-1　四环素类抗生素化学结构图

表 51-1　不同取代基的四环素类抗生素及其分类

	R₇	R₆	R₅	$t_{1/2}(\mathrm{h})$
金霉素	—Cl	—CH₃	—H	6~9
土霉素	—H	—CH₃	—OH	5.5
四环素	—H	—CH₃	—H	9.6
地美环素	—Cl	—H	—H	35
美他环素	—H	=CH₂ *	—OH	31
多西环素	—H	—CH₃ *	—OH	16
米诺环素	—N(CH₃)₂	—H	—H	10

*美他环素和多西环素的 R₆ 没有 —OH 基团。

【抗菌作用】　四环素类抗生素为快速抑菌剂,常规浓度时有抑菌作用,高浓度时对某些细菌呈杀菌作用。其抗菌谱包括常见的 G^+ 与 G^- 需氧菌和厌氧菌、立克次体、螺旋体、支原体、衣原体等,对某些原虫也有抑制作用。米诺环素和多西环素的抗菌活性均比四环素强。

四环素类抗生素对 G^+ 菌的抗菌活性较 G^- 菌为高。在 G^+ 菌中,葡萄球菌敏感性最高,化脓性链球菌与肺炎球菌其次,李斯特菌、放线菌、奴卡菌、梭状芽孢杆菌、炭疽杆菌等也均敏感,但肠球菌属则对四环素类抗生素不敏感。在 G^- 菌中,四环素类抗生素对大肠埃希菌、大多数弧菌属、弯曲杆菌、布鲁菌属和某些嗜血杆菌属有良好抗菌活性,对淋病奈瑟球菌和脑膜炎球菌有一定抗菌活性,对沙门菌属和志贺菌属的活性有限,对变形杆菌和铜绿假单胞菌无作用。

四环素类抗生素对 70% 以上的厌氧菌有抗菌活性,如脆弱杆菌、放线菌等,以半合成四环素类抗生素较好。但其作用显然不如克林霉素(clindamycin)、氯霉素及甲硝唑(metronidazole),故临床一般不选用四环素类抗生素治疗厌氧菌感染。四环素类药物的抗菌活性依次为米诺环素>多西环素>美他环素>地美环素>四环素>土霉素。四环素和土霉素曾长期作为临床抗感染治疗的主要抗生素。近年来,由于耐药菌株日益增多,四环素类药物的不良反应成为突出问题,尤其是四环素,已不再作为首选药。土霉素可用于治疗肠阿米巴虫病(对肠外阿米巴虫病无效),疗效优于其他四环素类药物;土霉素通过抑制肠道共生菌丛的代谢,使阿米巴原虫失去生长条件,间接发挥抗阿米巴虫作用;土霉素很少用于治疗细菌感染。

【作用机制】　四环素类抗生素的抑菌机制为抑制细菌蛋白质合成。四环素类抗生素进入细胞后,与细菌核糖体 30S 亚基结合,抑制氨酰 tRNA 与 mRNA-核糖体复合物 A 位结合,从而抑制肽链延长和细菌蛋白质的合成(图 51-2)。另外,本类药物也能引起细菌细胞膜通透性增加,使细菌细胞内核苷酸和其他重要物质外漏,从而抑制细菌 DNA 的复制。

【耐药性】　细菌对四环素类抗生素耐药为渐进型,近年来耐药菌株日渐增多,如金黄色球菌、A 群链球菌、肺炎链球菌、大肠埃希菌、志贺菌属等。四环素、土霉素、金霉素之间为完全交叉耐药,但是对天然四环素耐药的细菌对半合成四环素可能仍敏感。对一种四环素抗生素耐药的菌株通常对其他四环素

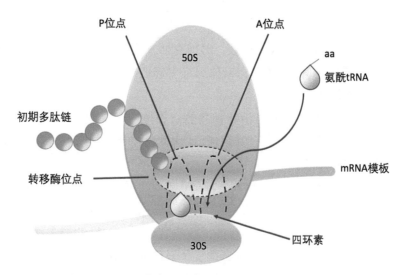

图 51-2 四环素类抗生素抑制细菌蛋白质合成示意图

类药物也耐药。细菌对四环素类抗生素的耐药机制主要有 3 种：① 由质粒或转座子编码的排出因子（如 Tet A-E、Tet K 和 Tet L 等）在细菌细胞膜表达,这些排出因子也称泵蛋白,可介导 Mg^{2+} 依赖性药物外流,在细菌体内还存在一种抑制因子,对排出因子的表达有抑制作用。四环素类抗生素能与该抑制因子结合并使之失活,从而导致排出因子大量表达,促进药物排出细胞外。此外,大肠埃希菌染色体突变引起细胞壁外膜孔蛋白 OmpF 表达降低,可减少药物进入细胞,使四环素类抗生素不能在细菌细胞内聚积而产生耐药性。② 产生核糖体保护蛋白（如 Tet M 和 Tet O 等）,可取代四环素类抗生素与其靶位结合,或使核糖体构型改变,从而阻碍四环素类抗生素与核糖体结合,促进四环素自核糖体解离,发挥核糖体保护作用。③ 细菌产生灭活酶,使药物失活。目前尚未发现对第三代四环素类药物替加环素耐药的菌株。

甘氨酰环素类（glycylcyclines）抗生素为四环素类的新成员,其中代表药物为替加环素（tigecycline）,系米诺环素的 9-叔丁基甘氨酰氨基取代的衍生物。甘氨酰环素类不仅具有早期四环素类抗生素的抗菌活性,而且对增加药物外排或核糖体保护而对四环素类抗生素耐药菌仍有效。甚至对甲氧西林（methicillin）耐药的金黄色葡萄球菌和表皮葡萄球菌、耐青霉素（penicillin）肺炎链球菌及耐万古霉素（vancomycin）肠道链球菌也有效。

【体内过程】

1. 吸收　　四环素和土霉素口服吸收不完全,且受食物的影响。多西环素和米诺环素口服吸收快而完全,且不受食物的影响。四环素类可与金属阳离子（Ca^{2+}、Mg^{2+}、Al^{3+}、Fe^{2+}、Fe^{3+} 等）形成不吸收的络合物,故应避免与铁制剂、含镁和铝的抗酸药及牛奶等同服。抗酸药降低胃液酸度,也不利于四环素类抗生素的吸收。

2. 分布　　四环素类抗生素的血浆蛋白结合率差异较大,天然四环素为 20%~65%,半合成的多西环素为 80%~95%。组织分布广泛,主要集中在肝、脾、皮肤、骨髓、牙齿和骨骼。也能很好地渗透到大多数组织和体液中,易进入细胞内,但除米诺环素外,其他四环素类抗生素在脑脊液均难达到有效治疗浓度。四环素类能透过胎盘屏障,脐带血中四环素类的浓度可达母体血中浓度的 60%。胆汁中的浓度为血药浓度的 10~20 倍,存在肠肝循环;不易透过血脑屏障。

3. 代谢与排泄　　除多西环素和米诺环素主要在肝脏代谢外,其余四环素类抗生素主要以原形经肾小球滤过,20%~55% 从肾脏排泄,碱化尿液增加药物排泄。其消除 $t_{1/2}$ 为 6~9 h。

【临床应用】　　由于耐药菌株日益增多和药物的不良反应,四环素类一般不作为首选药。四环素类抗生素可用于治疗多种感染性疾病,尤其适用于由立克次体、支原体和衣原体引起的感染性疾病。

1. **立克次体感染**　包括流行性斑疹伤寒、鼠型斑疹伤寒、再燃性斑疹伤寒、落基山斑疹热、立克次体痘和恙虫病等,四环素抗生素均有很好疗效。对柯克斯立克次体引起的非典型肺炎也具有极好的疗效。四环素类抗生素治疗 Q 热(由贝纳柯克斯体感染引起的疾病)虽然反应较慢,疗程也较长,但若退热后继续用药 1 周可防止复发。

2. **衣原体感染**　四环素类抗生素对治疗鹦鹉热衣原体引起的鹦鹉热,对肺炎衣原体引起的肺炎,对沙眼衣原体引起的非特异性尿道炎、子宫颈炎、性病淋巴肉芽肿、包涵体结膜炎和沙眼等,无论口服或局部应用均有非常突出的疗效。

3. **支原体感染**　四环素类抗生素对肺炎支原体引起的非典型肺炎具有良好的疗效,疗程为 2~3 周,但一般用药 2~3 天内体温可降至正常。对溶脲脲原体引起的非特异性尿道炎疗效也相当好。

4. **螺旋体感染**　四环素类抗生素是治疗伯氏疏螺旋体引起的慢性游走性红斑和回归热螺旋体引起的回归热最有效的药物。也可用于治疗梅毒螺旋体极细亚种引起的雅司病、梅毒螺旋体引起的梅毒、钩端螺旋体引起的脑膜炎。

5. **细菌性感染**　四环素是治疗肉芽肿鞘杆菌引起的腹股沟肉芽肿及牙龈卟啉单胞菌引起的牙周炎、霍乱弧菌引起的霍乱和布鲁菌引起的布鲁菌病的首选药物。也可作为次选药物,用于治疗 G^- 球菌和杆菌感染、G^+ 杆菌感染。与其他药物联用可以治疗幽门螺杆菌引起的消化性溃疡。

6. **其他**　四环素类抗生素还可用于治疗放线菌病及痤疮等。

【不良反应】

1. **胃肠道反应**　四环素类抗生素可刺激胃肠道引起上腹部不适,如恶心、呕吐、腹胀、腹痛等。症状随用药剂量增加而加重,有时可引起消化道溃疡。减少用量或与食物同服均可缓解此症状,有时在继续服药过程中,症状也能自动缓解。

2. **二重感染**　正常人口腔、咽喉部、胃肠道存在完整的微生态系统。长期口服或注射使用广谱抗生素后,敏感菌株的生长受到抑制,不敏感菌株乘机大量繁殖,从而引起新的感染,此称为二重感染(superinfection)或菌群交替症。婴儿、老年人、体弱者、合用糖皮质激素或抗肿瘤药物的患者,使用四环素时易发生二重感染,其中以肠道感染最为常见,特别是对四环素耐药的厌氧菌、难辨梭菌引起的假膜性肠炎,因其产生的外毒素引起肠壁坏死,体液渗出,剧烈腹泻,导致脱水或休克,甚至危及生命。遇此情况,必须停药,并口服万古霉素或甲硝唑治疗。

3. **影响牙齿与骨骼的发育**　主要是对胎儿和婴幼儿的影响,四环素类抗生素经血液循环到达形成的新牙齿组织,能在胚胎和幼儿的骨骼和牙齿中沉积,并与钙结合,从而可引起牙齿釉质变黄(俗称四环素牙)和发育不全。

4. **其他**　大剂量应用可因药物沉积于肝细胞线粒体,干扰脂蛋白的合成和 TG 的输出,造成急性肝细胞脂肪变性、坏死,肝毒性易发生于孕妇。当服用四环素类抗生素的患者受到阳光和紫外线照射时易出现光毒性(phototoxicity),如晒伤。四环素类抗生素可出现肾毒性,加重肾脏损害,有肾功能不良者禁用。多西环素的肾损伤比其他四环素类抗生素少见。可能出现如头昏、眼花、恶心、呕吐等前庭反应(vestibular problem),这与四环素类抗生素聚积在内耳淋巴液并影响其功能有关。

【药物相互作用】　① 二价和三价阳离子、H_2 受体拮抗药及抗酸药均可减少四环素类药物的吸收;② 四环素与苯乙福明(phenformin)合用,可产生大量乳酸,导致酸中毒;③ 与强效利尿药合用易产生高氮质血症。

二、四环素类抗生素的特点与应用

四环素（tetracyclin）

四环素口服吸收不完全，空腹时吸收较好。口服后 2~4 h 达血药峰浓度，血浆蛋白结合率较低，可渗入胸腔和腹腔，易在骨髓、骨骼和牙齿沉积，也可进入乳汁及胎儿循环。能在肝内积聚，通过胆汁排入肠道，其胆汁浓度为血浆浓度的 5~20 倍，部分在肠道重吸收，形成肝肠循环。四环素可经尿及粪便排出体外，一次口服超过 0.5 g 时，只增加其在粪便中的排出量，并不提高其血药浓度；正常口服量的四环素有 55% 以原形从尿中排泄，有利于尿路感染的治疗。$t_{1/2}$ 为 6~9 h。

四环素为广谱快速抑菌剂，目前可用于立克次体病、衣原体病、支原体病及螺旋体病的临床治疗，但一般首选多西环素。不良反应较多。肝损害患者、肾损害患者、孕妇、乳母、8 岁以下儿童禁用。

多西环素（doxycycline）

多西环素（又名脱氧土霉素、强力霉素）为四环素的脱氧衍生物。口服后吸收迅速而完全，且不受同服食物的影响，吸收率可达 95%。口服后 2 h 达血药峰浓度。与血浆蛋白结合率高，能很快分布到全身并易进入细胞内。大部分药物随胆汁进入肠腔排泄，存在肠肝循环，消除 $t_{1/2}$ 为 14~22 h，故可每天服药 1 次。90% 由粪便排泄，主要为无活性的结合物或络合物，故对肠道菌群影响极小，较少引起腹泻或二重感染。由于肾脏排泄少，肾功能减退时粪便中药物排泄增多，故肾功能衰竭患者也可用此药治疗肾外感染。

抗菌谱和临床应用与四环素相似，但抗菌活性比四环素强，对耐四环素的金黄色葡萄球菌仍有效。具有速效、强效和长效的特点，现已取代天然四环素作为各种适应证的首选药物或次选药物。也是治疗肾功能不全患者肾外感染的最安全的一种四环素抗生素。还可用于酒糟鼻、痤疮、前列腺炎和呼吸道感染（如慢性支气管炎、肺炎）。

不良反应常见胃肠道反应，如恶心、呕吐、腹泻、上腹部不适、口腔炎及肛门炎等。易致光毒性。其他不良反应较四环素少见。

米诺环素（minocycline）

米诺环素（又名二甲胺四环素）口服吸收迅速而完全，吸收率几乎达到 100%。口服后 2~3 h 达血药峰浓度。组织穿透性比多西环素好，在肝、胆、肺、扁桃体、泪液、痰液和唾液等均能达有效治疗浓度。特别是对前列腺组织穿透性更好，也能进入乳汁、羊水和脊髓，在脑组织及脑脊液中也可达到较高浓度，这可能是其引起前庭耳毒性的原因，药物可在脂肪组织长期存留，$t_{1/2}$ 为 14~18 h。米诺环素主要经肝代谢，但肝功能不良患者 $t_{1/2}$ 并不会明显延长。尿和粪排出原形药物很少，是四环素类抗生素中经尿和粪排出最少者。肾、肝功能不良对本药应用无明显影响。抗菌活性亦比四环素强，对耐四环素菌株也有良好抗菌作用。对 G^+ 菌的作用强于 G^- 菌，尤其对葡萄球菌的作用更强。对肺炎支原体、沙眼衣原体和立克次体等也有较好抑制作用。主要用于沙眼衣原体所致的性病、淋病、奴卡菌病和酒糟鼻等，因为米诺环素极易穿透皮肤，特别适合于治疗痤疮。但对耐药肺炎球菌、变形杆菌、铜绿假单胞菌、克雷伯菌属、沙门菌属和志贺菌无作用。不良反应与其他四环素类药物基本相同，但前庭功能障碍较其他四环素多见。

替加环素（tigecycline）

替加环素抗菌谱广，除了假单胞菌属、变形杆菌属对替加环素不敏感外，多数菌属对其敏感，替加环素与细菌核糖体的亲和力是米诺环素的 5 倍,对耐甲氧西林金黄色葡萄球菌、耐青霉素肺炎链球菌和耐万古霉素肠球菌等 G$^+$ 菌及多数 G$^-$ 杆菌均具有良好的抗菌活性。外排机制和核糖体保护机制是细菌对四环素类耐药的重要机制。替加环素不受该机制的影响,对其他四环素类药物的耐药的病原菌仍对替加环素敏感。替加环素口服难以吸收,需静脉给药,消除 $t_{1/2}$ 约为 36 h,59% 的原型药物经胆汁随粪便排泄,22% 随尿液排出。临床用于治疗敏感菌所致的复杂性腹腔内感染、复杂性皮肤和软组织感染、社区获得性肺炎,但 18 岁以下者不推荐使用。近期临床试验表明,该药可能增加感染患者的死亡风险,不推荐作为首选药。由于尿液中替加环素的浓度很低,因此泌尿系统疾病不推荐使用。恶心、呕吐是替加环素主要的不良反应。

第三节 氯霉素类抗生素

氯霉素(chloramphenicol)

【抗菌作用】 氯霉素(图 51-3)为广谱抗生素,于 1947 年首次从委内瑞拉链丝菌(*Streptomycesvenezuelae*)中分离得到,并于当年在玻利维亚试用于斑疹伤寒(typhus)暴发,取得良好效果。1948 年被广泛应用于临床。不仅可有效地抑制各种细菌,也能有效地抑制立克次体等其他病原微生物。因为化学结构简单,可采

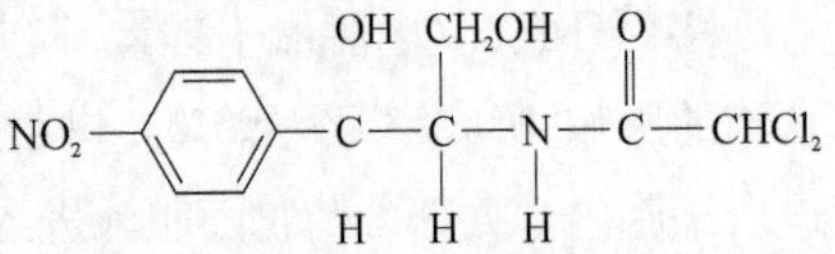

图 51-3 氯霉素的化学结构

用化学合成法大量生产,所以成为第一个人工合成的抗生素。1950 年发现氯霉素可诱发致命性不良反应(抑制骨髓造血功能),因而临床应用受限。氯霉素的右旋体无抗菌活性,但保留了毒性,目前在临床使用人工合成的左旋体。

氯霉素抗 G$^-$ 菌作用比抗 G$^+$ 菌强,在低浓度时即对流感杆菌、脑膜炎球菌和淋病奈瑟球菌具有强大杀菌作用。大多数肠杆菌科细菌和肺炎球菌、链球菌、白喉杆菌对氯霉素敏感,炭疽杆菌等 G$^+$ 菌对其也较为敏感。对厌氧菌有相当的抗菌活性,包括脆弱杆菌、梭形杆菌、产气荚膜杆菌、破伤风梭菌等。对立克次体、螺旋体、衣原体、支原体等病原体敏感。但对分枝杆菌、真菌、病毒和原虫无作用。针对病原体不同,氯霉素有时是杀菌剂,更多情况下为抑菌剂。

【作用机制】 氯霉素可作用于细菌 70S 核糖体的 50S 亚基,通过与 rRNA 分子可逆性结合,抑制由 rRNA 直接介导的转肽酶反应而阻断肽链延长,从而抑制细菌蛋白质合成。由于哺乳动物造血细胞线粒体的 70S 核糖体与细菌 70S 核糖体相似,高剂量的氯霉素也能抑制哺乳动物的这些细胞器合成蛋白质,产生骨髓抑制毒性,对哺乳动物胞质 80S 核糖体抑制作用较弱。而且氯霉素在 rRNA 上的结合区域与红霉素(erythromycin)的结合区域相连,故二者间可因竞争结合而产生拮抗作用或交叉耐药。

【耐药性】 细菌对氯霉素的耐药性主要是通过质粒编码的乙酰转移酶获得的,此酶使氯霉素乙酰化而不能与核糖体结合。氯霉素的结合位点十分接近大环内酯类和克林霉素的作用位点,这些药物同时应用可能相互竞争相近的靶点。G$^+$ 菌和阴性菌均可通过突变、结合或转导机制,获得氯霉素耐药基因,但耐药性产生较慢。G$^+$ 菌中,从耐药金黄色葡萄球菌中分离出了 5 种氯霉素转乙酰基酶(如 catA 等),该酶使药物转变为一乙酰氯霉素或二乙酰氯霉素而失活。G$^-$ 菌中,流感嗜血杆菌或伤寒沙门菌等通过染色体突变造成特异性外模蛋白质变异,铜绿假单胞菌 cmlA 基因突变造成外膜蛋白 OmpA 和 OmpC 表达减少,导致外膜对氯霉素的通透性降低,药物无法进入细胞内发挥抗菌作用。

【体内过程】

1. 吸收 氯霉素口服后吸收迅速而完全,棕榈酸氯霉素(chloramphenicol palmitate,无味氯霉素)

为氯霉素的前体药物,口服后须在十二指肠水解成氯霉素才能被吸收,峰浓度出现较晚,也较低。琥珀酸氯霉素(chloramphenicol succinate)亦为氯霉素的前体药物,在肝、肺、肾中水解为氯霉素发挥作用。

2. 分布 血浆蛋白结合率为50%~60%。可广泛分布到全身组织和体液,易透过血脑屏障,无论脑膜有无炎症,脑脊液中均可达治疗浓度,在新生儿和婴儿中浓度更高。能透过胎盘屏障进入胎儿体内,可分泌到乳汁。氯霉素还可进入细胞内发挥作用,抑制胞内菌,故对伤寒杆菌等细胞内感染有效。

3. 代谢与排泄 90%的药物在肝内与葡萄糖醛酸结合生成无活性产物,经肾小管分泌排出;5%~10%的原形药物从肾小球滤过随尿液排泄,可在尿中达有效治疗浓度。$t_{1/2}$为1.5~4 h,肝功能低下患者或新生儿服药时,可因葡萄糖醛酰转移酶活性降低,致氯霉素消除过程明显减慢;肝硬化患者的$t_{1/2}$可延长至3~12 h;新生儿$t_{1/2}$在出生后2周内为24 h,2~4周为12 h,2个月以上为4 h,接近成年人。因此,上述患者应避免使用氯霉素,必须应用时,应该减少药量并监测血药浓度,以防毒性反应。本药为肝药酶抑制剂,若与某些经肝药酶灭活代谢的药物合用,可使后者的血药浓度异常增高;而具有肝药酶诱导作用的药物则可加速氯霉素在肝内代谢而降低其血浓度。

【临床应用】 尽管氯霉素具有严重的不良反应和已出现耐药菌株,但由于其脂溶性高、组织穿透力强、易透过血脑屏障及对细胞内病菌有效等药理学特性,目前仍用于治疗某些严重感染。但需要注意的是,当其他毒性较小的抗菌药同样有效时,不用氯霉素。

1. 细菌性脑膜炎与脑脓肿 对致脑膜炎常见细菌,如脑膜炎双球菌、肺炎球菌及流感杆菌等,因可在脑脊液中达到较高浓度而具有杀菌作用,特别适用于对已耐氨苄西林(ampicillin)菌株或对青霉素(penicillin)过敏患者的感染。氯霉素与青霉素合用适用于对需氧菌、厌氧菌混合感染引起的耳源性脑脓肿。

2. 伤寒杆菌与其他沙门菌属感染治疗 伤寒和副伤寒常采用口服给药,待体温下降至正常后继续用药10天。由于流行期伤寒杆菌已对氯霉素耐药,退热时间较氟喹诺酮类和第三代头孢菌素类(cephalosporins)抗生素长,而非流行期的伤寒杆菌则一般对氯霉素敏感,故氯霉素仅适用于敏感菌株所致感染的散发病例,一般于用药后6天左右体温下降,各种症状相继减轻,但复发率仍在10%~20%。复发病例再用氯霉素时仍然有效。氯霉素还可用于治疗沙门菌属肠炎合并败血症,但对伤寒带菌者无效。

3. 细菌性眼部感染 氯霉素易透过血眼屏障,无论全身或局部用药均能在角膜、虹膜、巩膜、结合膜、晶体、房水及视神经等部位达到有效治疗浓度,是治疗敏感菌引起的外眼感染、眼内感染、全眼球感染及沙眼的有效药物。

4. 厌氧菌感染 氯霉素对脆弱类杆菌等厌氧菌有相当的抗菌活性,故可用于治疗腹腔脓肿、肠穿孔后腹膜炎及盆腔炎等厌氧菌感染。但某些厌氧菌可产生灭活氯霉素的酶,造成治疗失败,而且有些厌氧菌常与G⁻菌形成混合感染,所以氯霉素一般不单独用于厌氧菌所致的心内膜炎、败血症或脑膜炎等严重感染,常与氨基糖苷类(aminoglycosides)抗生素合用进行治疗。

5. 其他 氯霉素可用于落矶山斑疹热和Q热等立克次体感染,疗效与四环素抗生素相当。也用于回归热、鼠疫、布鲁菌病、鹦鹉热及气性坏疽等的治疗。对多西环素过敏者、孕妇、儿童(8岁以下)等可以选用。

【不良反应】

1. 再生障碍性贫血 为特异反应性,与服药剂量和疗程长短无关。通常有数周或数月的潜伏期,停药后仍可发生,一般是不可逆的。虽发生率不到0.33/万,但死亡率可达50%,故不应随意应用本药。造成再生障碍性贫血的原因可能在于这些患者的骨髓造血细胞存在某种遗传性代谢缺陷,因而对氯霉素结构中的硝基苯基团非常敏感所致。

2. 灰婴综合征　　主要发生在早产儿和新生儿,因为他们的肝脏缺乏葡萄糖醛酸转移酶,且肾脏功能发育尚未完善,消除较少,因而造成氯霉素蓄积,药物剂量过大可致中毒,进而干扰线粒体核糖体的功能,导致少食、呼吸抑制、心血管性虚脱、发绀(灰婴由此得名)和休克,40%的患者在症状出现后2~3天内死亡。较大的儿童和成人在用药剂量过大或肝功能不全时也可发生。

3. 骨髓抑制　　血红蛋白的合成有两个步骤在骨髓细胞的线粒体内进行。由于哺乳动物线粒体70S核糖体与细菌70S核糖体相似,高剂量的氯霉素也能抑制宿主线粒体蛋白质合成。最早表现在骨髓细胞线粒体铁螯合酶被抑制,使红细胞吸收铁的能力降低,进而抑制了血红蛋白的合成,使早幼及中幼红细胞内出现空泡,呈现明显贫血,并伴有白细胞和血小板减少。此种毒性反应较为常见,儿童多于成人,具有显著剂量相关性。一旦发现应及时停药,停药2~3周后可能自行消退。

4. 其他　　葡糖-6-磷酸脱氢酶缺乏的患者容易诱发溶血性贫血。可引起末梢神经炎、球后视神经炎、视力障碍、视神经萎缩及失明。也可引起失眠、幻视、幻听和中毒性精神病。偶见各种皮疹、药热、血管神经性水肿及接触性皮炎、结膜炎等。长期口服氯霉素可因肠道菌群被抑制而使维生素K合成受阻,诱发出血倾向。还能引起二重感染。

【药物相互作用】

(1)氯霉素能够抑制肝药酶,因而可以抑制华法林(warfarin)、苯妥英钠(phenytoin sodium)、甲苯磺丁脲(tolbutamide)和氯丙嗪(chlorpromazine)等代谢,增强它们对机体的作用,甚至引起毒性反应。

(2)利福平(rifampicin)、苯妥英钠(phenytoin sodium)、苯巴比妥(phenobarbital)等可促进氯霉素的代谢,使其血药浓度降低而影响疗效。

(3)氯霉素与青霉素合用治疗细菌性脑膜炎时,二者不能同瓶静脉滴注,应先用青霉素,后用氯霉素。因为前者为繁殖期杀菌药,后者为快速抑菌剂,二者同时给药时氯霉素可干扰青霉素的杀菌作用。

(4)氯霉素与林可霉素(lincomycin)、红霉素(erythromycin)等药物合用,可因相互竞争与细菌核糖体50S亚基结合而产生拮抗作用。

(5)氯霉素与雌激素类避孕药合用,可以降低避孕药的避孕效果。

(吴海燕,朱玲)

第五十二章 人工合成抗菌药

Chapter 52 Quinolones, Sulfonamides, and Other Synthetic Antibiotics

人工合成抗菌药是通过化学合成方法制成的抗菌药,包括磺胺类抗菌药、喹诺酮类抗菌药及其他。人工合成抗菌药先于抗生素问世,早在1932年,德国科学家Domagk在寻找抗菌药的筛选工作中,发现一种红色偶氮染料百浪多息(prontosil)有抗菌作用,后用于临床,结束了全身性细菌感染无药可治的历史,开启了抗菌药研发的热潮。目前磺胺类(sulfonamides)药物仍然应用于临床,由于抗菌活性有限,耐药菌的出现及变态反应等因素,临床使用一度减少。但因磺胺类药物对某些感染,如流行性脑脊髓膜炎、鼠疫等有较好疗效,且具有使用方便、性质稳定、价格低廉等优点;尤其当甲氧苄啶(trimethoprim,TMP)出现后,与磺胺类药物合用,使其疗效明显增强,敏感菌增加;磺胺类药物的使用重新得到重视。

喹诺酮类(quinolones)药物是近四五十年来迅速发展起来的人工合成抗菌药,具有抗菌谱广、抗菌力强、组织浓度高、口服吸收好、与其他常用抗菌药无交叉耐药性、不良反应相对较少等特点,已成为临床治疗细菌感染性疾病的主要药物。

第一节 课 前 阅 读

一、喹诺酮类药物的发展史

喹诺酮类是一类含有4-喹诺酮基本母核的合成抗菌药。第一代(1962年)的萘啶酸(nalidixicacid)仅对G⁻菌有效,血药浓度低,临床应用有限,现已不使用。第二代(1973年)的吡哌酸(pipemidic acid)在抗菌谱方面有所扩大,但仅用于泌尿道和肠道感染,目前使用较少。第三代(20世纪80年代)在4-喹诺酮母核的6位引入氟原子,使抗菌谱进一步扩大,抗菌活性大幅度提高,亦被称为氟喹诺酮类(fluoroquinolones)药物。有诺氟沙星(norfloxacin)等一系列药物,是目前临床应用最多的一类喹诺酮。第四代(20世纪90年代)进一步在4-喹诺酮母核结构上进行优化开发,包括莫西沙星(moxifloxacin)、加替沙星(gatifloxacin)、吉米沙星(gemifloxacin)和加雷沙星(garenoxacin)等。

二、磺胺类药物的发展史

在磺胺问世之前,对于细菌感染,尤其是流行性脑膜炎、肺炎、败血症等,因无特效药而感到非常棘手。1932年,德国化学家合成了一种名为"百浪多息"的红色染料,曾被零星用于治疗丹毒等疾患,然而在体外试管实验中却无明显杀菌作用,故未引起医学界的重视。同年,科学家Domagk在试验过程中发现,百浪多息对于感染溶血性链球菌的小白鼠具有良好疗效;用兔、狗进行相同试验,也获得成功。他将此药大胆用于得了链球菌败血病的女儿,女儿很快康复。后来科学家对百浪多息的有效成分进行分析,分解出氨苯磺胺。磺胺的名字很快在医疗界广泛传播开来。

1937年制出磺胺吡啶,1939年制出磺胺噻唑,1941年制出磺胺嘧啶,磺胺类药物很快发展壮大,为当时感染患者的救治起到了非常重要的作用。

第二节   喹诺酮类抗菌药

一、喹诺酮类药物的共性

【构效关系】   4-喹诺酮母核的3位均有羧基;6位引入氟原子可增强抗菌作用,并对金黄色葡萄球菌有抗菌活性,也是第三、四代与第一、二代药物的主要结构区别。因此,第三、四代喹诺酮类也称为氟喹诺酮类。但近年发现,6位脱去氟,8位引入二氟甲基的加雷沙星,具有和莫西沙星相似的良好的抗菌作用和药动学特征,开启6位无氟的新型喹诺酮类。1位引入环丙基,药物对G^+菌、衣原体、支原体的抗菌活性增强,如环丙沙星、司帕沙星、莫西沙星、加替沙星和加雷沙星。7位引入哌嗪环可提高药物与DNA回旋酶的亲和力,抗菌活性明显提高,抗菌谱扩大,也与中枢神经系统的反应有关;哌嗪环上引入甲基,则脂溶性增加,肠道吸收增强,细胞的穿透性提高,$t_{1/2}$延长,如氧氟沙星、氟罗沙星。在8位引入氯或氟,可进一步提高肠道吸收,提高生物利用度,延长$t_{1/2}$,但同时也增加了光敏反应的发生率,如司帕沙星、氟罗沙星、洛美沙星。若8位以甲氧基取代,提高疗效的同时,还可减少光敏反应的发生率,如莫西沙星、加替沙星,见图52-1。

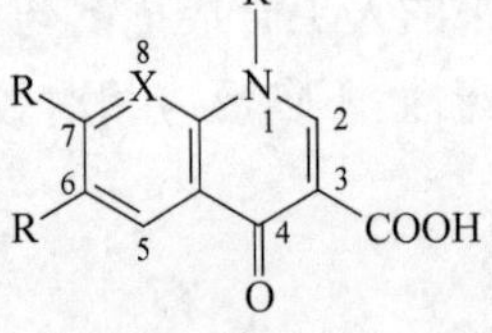

喹诺酮类母核

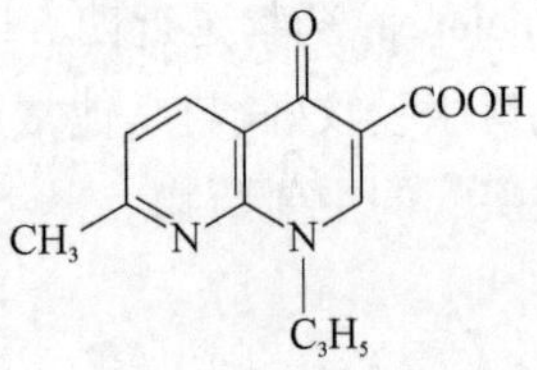

萘啶酸

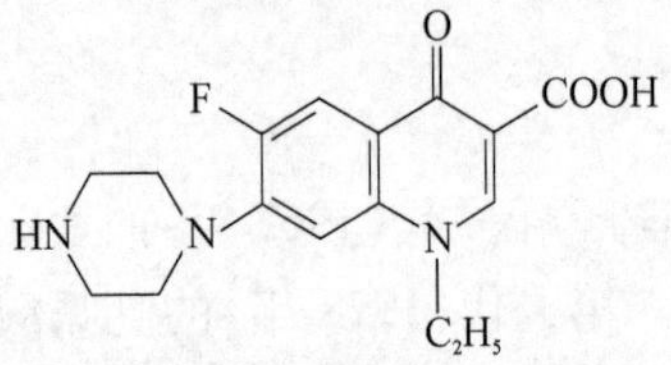

诺氟沙星

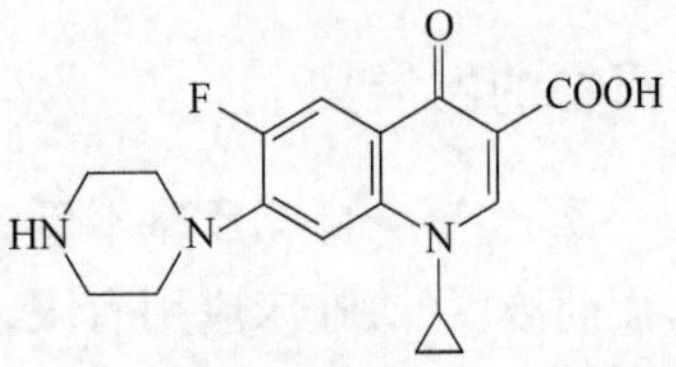

环丙沙星

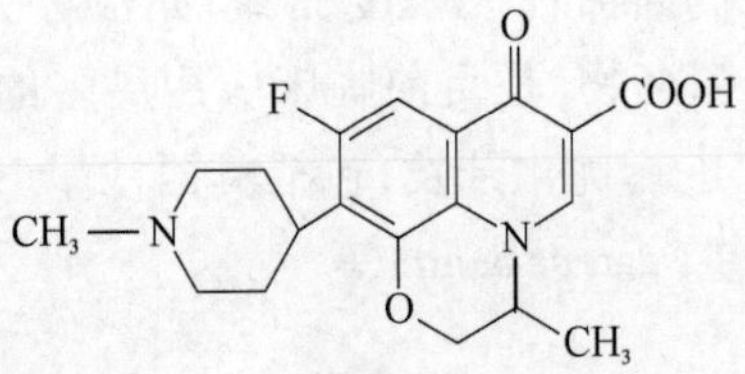

左氧氟沙星

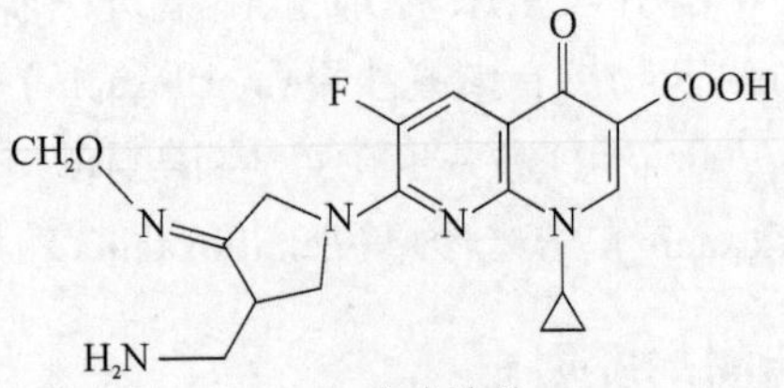

吉米沙星

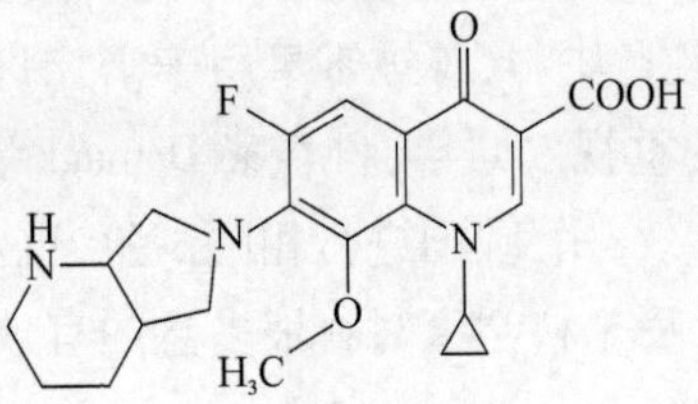

莫西沙星

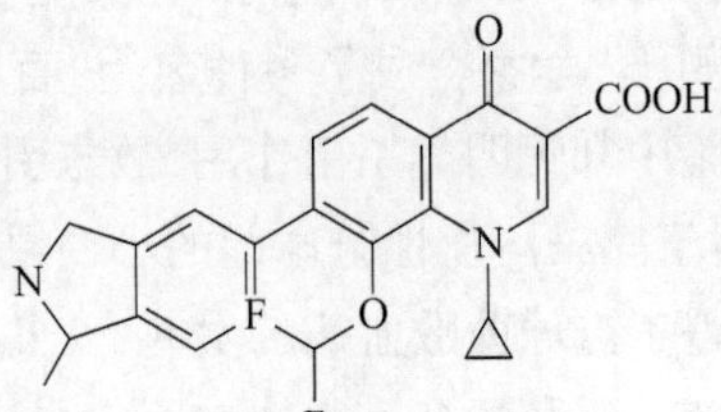

加雷沙星

图 52-1   喹诺酮类药物的化学结构

【药理作用】　喹诺酮类为杀菌剂,杀菌浓度与抑菌浓度相同或为抑菌浓度的2~4倍。具有较长抗生素后效应,即使血药浓度已降低到无法检测的水平,仍在2~6 h内对某些细菌有明显抑制作用。第一代产品抗菌谱窄,已经淘汰。第二代产品对产气杆菌、阴沟杆菌、肺炎克雷伯菌、流感杆菌、沙雷菌属、枸橼酸杆菌属、变形杆菌属、沙门菌属、志贺菌属等肠杆菌科细菌均有强大抗菌活性,对不动杆菌属和铜绿假单胞菌的作用虽较肠杆菌科细菌为弱,但仍强于第一代产品。第三代产品除对G⁻菌的作用进一步增强外,抗菌谱扩大到金黄色葡萄球菌、肺炎球菌、溶血性链球菌、肠球菌等G⁺球菌及结核杆菌。第四代产品除了保持第三代喹诺酮类抗菌谱广、抗菌活性强、组织渗透性好等优点外,抗菌谱进一步扩大到衣原体、支原体、军团菌等病原体,且对G⁺菌和厌氧菌的作用显著强于第三代的诺氟沙星和环丙沙星(ciprofloxacin)等。

【作用机制】　喹诺酮类药物的抗菌机制主要是抑制DNA回旋酶(gyrase)。细菌DNA分子的长度一般超过1 000 μm,需要形成负超螺旋(negative supercoil)结构才能装配到尺度更小(1~2 μm)的细菌细胞中去。但负超螺旋结构在细菌DNA复制和转录时必须先行解旋,导致过多的正超螺旋DNA形成,DNA回旋酶的功能则在于使其恢复负超螺旋结构。这一过程需要ATP提供能量。DNA回旋酶为2个A亚基和2个B亚基组成的四聚体,A亚基先将正超螺旋后链切开缺口,B亚基结合ATP并催化其水解,使DNA的前链经缺口后移,A亚基再将此切口封闭,形成DNA负超螺旋(图52-2)。喹诺酮类则作用在DNA回旋酶A亚基,通过抑制其切口和封口功能而阻碍细菌DNA合成,最终导致细胞死亡。

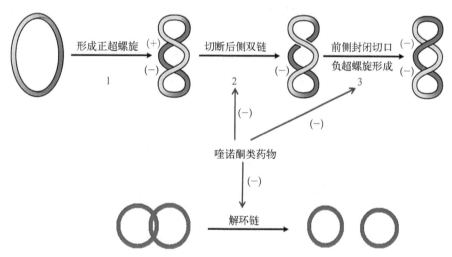

图52-2　喹诺酮类药物作用机制

近年发现,喹诺酮类药物的作用靶位除细菌DNA回旋酶外,也包括DNA拓扑异构酶Ⅳ(topoisomerase Ⅳ)。拓扑异构酶Ⅳ为2个C亚基和2个E亚基组成的四聚体,在DNA复制后期姐妹染色体的分离过程中起重要作用。其中C亚基负责DNA断裂和重接;E亚基催化ATP水解和DNA前链的后移。在G⁺菌中主要为拓扑异构酶Ⅳ,在G⁻菌中主要为DNA回旋酶。真核细胞不含DNA回旋酶,但含有拓扑异构酶Ⅱ,喹诺酮类在高浓度时对其有抑制作用。

另外,在一些特殊情况下,尽管DNA回旋酶基因发生突变,细菌也未对喹诺酮类产生耐药性,提示除抑制DNA回旋酶外,喹诺酮类还存在其他抗菌机制,如诱导菌体的SOS修复,出现DNA的错误复制而致细菌死亡,高浓度药物可抑制细菌RNA及蛋白质合成。

【耐药性】　细菌对喹诺酮类先天性耐药概率极小,但因广泛使用,后天获得性耐药却发展很快。临床常见的耐药菌包括假单胞菌、大肠埃希菌、肠球菌和金黄色葡萄球菌等。其耐药性主要由染色体突变产生。一是细菌靶位改变,由于编码DNA回旋酶和拓扑异构酶Ⅳ的*gyrA*和*parC*基因突变,降低了对喹诺酮类的亲和力;二是由于 *cfxB* 和 *nfxB* 基因突变,使特异孔道蛋白(喹诺酮类进入菌体的通道)的表达减少,细菌细胞膜通透性下降,致使喹诺酮类在菌体内积蓄量减少;三是 *norA* 基因高表达,其介导的主动泵蛋白表达增多而将药物泵出菌体,也使喹诺酮类在菌体内积蓄减少;四是质粒介导的耐药性,过去因为喹诺酮类作用靶点为影响 DNA 合成,认为细菌耐药只由染色体突变产生,但研究发现,质粒介导的喹诺酮类耐药基因在细菌中传递,也是造成喹诺酮类药物耐药率上升迅速的原因之一。质粒携带的 *qnr* 基因编码 Qnr 蛋白,能保护 DNA 回旋酶免受喹诺酮类药物攻击;质粒携带的新型氨基糖苷乙酰转移酶也能钝化环丙沙星、诺氟沙星,使抗菌活性下降。

【体内过程】

1. **吸收**　　大部分喹诺酮类口服吸收迅速而完全,服药后 $1\sim2\,h$ 内达到血药峰浓度,除诺氟沙星和环丙沙星吸收率较低外,其余药物的吸收率均达 $80\%\sim100\%$。喹诺酮类也可络合二价和三价阳离子,如 Ca^{2+}、Mg^{2+}、Zn^{2+} 等,因而不能与含有这些离子的食品和药物同服。

2. **分布**　　血浆蛋白结合率低,大多在 $14\%\sim30\%$。在组织和体液分布广泛,在肺、肝、肾、膀胱、前列腺、卵巢、输卵管和子宫内膜的药物浓度均高于血药浓度。培氟沙星(pefloxacin)、诺氟沙星和环丙沙星可通过正常或炎症脑膜进入脑脊液并达到有效治疗浓度。左氧氟沙星(levofloxacin)具有较强组织穿透性,可在细胞内达到有效治疗浓度。

3. **代谢与排泄**　　大多数喹诺酮类主要是以原形经肾脏排出,可在尿中长时间维持杀菌水平,但肾功能不全患者需调整用量。培氟沙星则主要经肝脏代谢,肝功能不全患者慎用。芦氟沙星(rufloxacin)的 $t_{1/2}$ 最长,可达 30 h,而诺氟沙星和环丙沙星则较短,为 $3\sim5\,h$。

【临床应用】　　目前临床主要应用抗菌活性强、毒性低的氟喹诺酮类,常用于以下感染。

1. **泌尿生殖道感染**　　能够完全杀灭引起单纯性、复杂性尿路感染、细菌性前列腺炎、尿道炎和宫颈炎的细菌,包括肠球菌属、铜绿假单胞菌和许多肠杆菌科的细菌。

2. **肠道感染**　　可杀灭多种导致腹泻、胃肠炎和细菌性痢疾的细菌,如弯曲菌属、志贺菌属和沙门菌属。也可有效地治疗耐药菌株伤寒和其他沙门菌属感染及产肠毒素大肠埃希菌引起的旅行性腹泻。还能与其他药合用治疗发热性中性白细胞减少症和腹腔内感染。

3. **呼吸道感染**　　常用于肺炎球菌、嗜血流感杆菌、卡他莫拉菌引起的支气管炎和鼻窦炎,也用于肺炎杆菌、大肠埃希菌和铜绿假单胞菌等 G^- 杆菌和金黄色葡萄球菌所致的肺炎和支气管感染。还可用于嗜肺军团菌和其他军团菌所致的感染、社区获得性肺炎及细胞内分枝杆菌感染。左氧氟沙星可有效治疗肺炎球菌、肺炎衣原体、肺炎克雷伯菌属或肺炎支原体引起的肺炎。

4. **骨骼系统感染**　　用于 G^- 杆菌骨髓炎和骨关节感染。

5. **皮肤软组织感染**　　用于 G^- 杆菌所致五官科感染和伤口感染。氟喹诺酮类与抗厌氧菌药物合用治疗糖尿病足感染。

6. **其他**　　联合治疗多药耐药肺结核及非典型分枝杆菌感染。培氟沙星可治疗化脓性脑膜炎和由克雷伯菌属、肠杆菌属、沙雷菌属所致的败血症。环丙沙星可预防炭疽热和治疗兔热病。

【不良反应与药物相互作用】　　喹诺酮类的不良反应较轻微,能被大多数患者所耐受。

1. **胃肠道反应**　　如食欲不振、恶心、呕吐、腹痛腹泻及便秘等,为最常见的不良反应,发生率为 $3\%\sim17\%$。

2. **神经系统反应**　　主要表现为头昏、头痛等,其发生率为 $0.9\%\sim11\%$。幻觉等精神反应及癫痫发作极少见,主要见于合用茶碱(theophylline)或非甾体抗炎药时,后者可增强喹诺酮类抑制 GABA 与其受体结合的作用。故有癫痫或其他中枢神经系统疾病既往史者慎用。

3. **变态反应**　　可出现血管神经性水肿、皮肤瘙痒和皮疹等过敏症状,平均发生率为 0.6%。偶见过敏性休克,个别患者出现光毒性药疹,尤以服用洛美沙星(lomefloxacin)者多见。对喹诺酮类过敏者禁用。

4. 软骨组织损害　氟喹诺酮类药物中的 C3 及 C4 羧基可与软组织中的 Mg^{2+} 形成络合物,并沉积在关节软骨,造成局部 Mg^{2+} 缺乏而致软骨损伤。实验也证明,此类药物对幼年动物可引起负重关节的软骨组织损害,故不宜用于儿童、孕妇和哺乳妇女。环丙沙星和诺氟沙星较少发生关节症状,即使发生关节症状一般也是可逆的。

5. 其他　罕见跟腱断裂或跟腱炎,肾脏疾病、血液透析及应用甾体激素可能是其诱因。偶见血清转氨酶升高。罕见心脏毒性,但后果严重。可见 Q-T 间期延长、尖端扭转型室性心动过速、室颤。尖端扭转型室性心动过速是较为严重的一种室性心律失常,发作时 QRS 波的尖端围绕基线扭转,典型者多伴有 Q-T 间期延长。其发生机制与折返有关,因心肌细胞传导缓慢、心室复极不一致引起。常反复发作,易致昏厥,可发展为室颤致死,多见于司帕沙星、加替沙星、左氧氟沙星。

喹诺酮类能与下列药物产生相互影响:① 喹诺酮类能抑制咖啡因、华法林和茶碱等在肝脏的代谢,同服时可增加这些药物的血药浓度而引起不良反应;② 喹诺酮类可与一些金属离子络合而减少其肠道吸收,故应避免与抗酸药及铁剂等同服;③ 喹诺酮类不宜与 H_2 受体拮抗药合用;④ 尿碱化药可降低喹诺酮类在尿中的溶解度,导致结晶尿和肾毒性;⑤ 呋喃妥因(nitrofurantoin)可拮抗喹诺酮类对泌尿道感染的作用。

二、喹诺酮类药物的抗菌作用特点与应用

诺氟沙星(norfloxacin)

诺氟沙星(又名氟哌酸)是第一个氟喹诺酮类药物,具广谱抗菌作用,体外对多重耐药菌亦具抗菌活性。对青霉素耐药的淋病奈瑟菌、流感嗜血杆菌和卡他莫拉菌亦有良好抗菌作用。口服吸收率仅为 35%~45%,粪便排出量最高可达给药量的 53%,在肾脏和前列腺中的药物浓度可分别高达血药浓度的 6.6 倍和 7.7 倍,在胆汁中的浓度也明显高于血药浓度。所以,临床主要用于肠道和泌尿生殖道敏感菌的感染,效果良好;也可用于治疗呼吸道感染、皮肤、软组织感染及眼部感染等。

环丙沙星(ciprofloxacin)

环丙沙星(又名丙氟哌酸、环丙氟哌酸)是第三代喹诺酮类,抗菌谱与诺氟沙星相似,为广谱抗菌药。口服吸收较快但不完全,其口服吸收率为 38%~60%,在众多氟喹诺酮类中仅高于诺氟沙星。血浆蛋白结合率为 40%,可广泛分布于组织或体液中并达有效治疗浓度,在胆汁中的浓度可超过血药浓度,用于脑膜炎时脑脊液中浓度可达血药浓度的 37%。$t_{1/2}$ 为 3.3~4.9 h。环丙沙星对 G^- 杆菌的体外抗菌活性很高,其对铜绿假单胞菌、肠球菌、肺炎球菌、葡萄球菌、链球菌、军团菌、淋病奈瑟球菌及流感杆菌的抗菌活性也比较高,对某些耐氨基糖苷类及第三代头孢菌素的耐药菌株仍有抗菌活性。临床主要用于治疗敏感菌引起的泌尿道、胃肠道、呼吸道、骨关节、腹腔及皮肤软组织等感染。其不良反应一般均可耐受,发生率为 5.4%~10.2%,常见胃肠道反应,也出现神经系统症状,偶见变态反应、关节痛及一过性转氨酶升高。静脉滴注时血管局部有刺激反应。

培氟沙星(pefloxacin)

培氟沙星(又名甲氟哌酸、培氟哌酸)为第三代喹诺酮类,口服吸收率为 90%~100%。血药浓度高而持久,$t_{1/2}$ 可达 10 h 以上,体内分布广泛,尚可通过炎症脑膜进入脑脊液。抗菌谱与诺氟沙星相似,抗

菌活性略逊于诺氟沙星,对军团菌及耐甲氧西林金黄色葡萄球菌有效,对铜绿假单胞菌的作用不及环丙沙星。临床上主要用于敏感的 G^- 菌和葡萄球菌所致的呼吸道感染、泌尿道感染、妇科感染、骨和关节感染、败血症、心内膜炎、脑膜炎、伤寒、淋病等。

依诺沙星(enoxacin)

依诺沙星抗菌谱和抗菌活性与诺氟沙星相似,对厌氧菌作用较差。口服吸收好,不受食物影响,一般口服后 50%～65% 经肾排泄,消除 $t_{1/2}$ 为 3.3～5.8 h。用于敏感菌所致呼吸道、泌尿道、肠道、妇科、耳鼻喉及皮肤软组织等感染。副作用以消化道反应为主,还可有血象改变如红细胞、白细胞、血小板减少,嗜酸细胞增多等。偶有中枢神经系统异常反应如嗜睡、头痛、头晕及麻木感。偶尔有过敏症状,但大多数症状均十分轻微。

氧氟沙星(ofloxacin)

氧氟沙星口服吸收迅速而完全,绝对生物利用度比诺氟沙星高一倍。在胆汁中药物浓度为血药浓度的 7 倍,在前列腺、肺、骨、耳、鼻、喉及痰液均能达到有效治疗浓度。其突出特点是在脑脊液中浓度高,脑膜无炎症时可达血药浓度的 30%～50%,有炎症时能增至 50%～75%。另一特点为尿中排出量高达 70%～90%,而且尿中药物浓度在服药 48 h 后仍维持在杀菌水平。主要用于敏感菌所致的泌尿道、呼吸道、胆道、皮肤软组织、耳鼻喉及眼部感染。由于对结核杆菌有较好的抗菌活性,对已耐链霉素、异烟肼(isoniazid)、对氨水杨酸(para-aminosalicylic acid)的结核杆菌仍有效,为二线抗结核药。不良反应少见且较轻。

左氧氟沙星(levofloxacin)

左氧氟沙星为氧氟沙星的左旋体,而 ofloxacin 为消旋体。左旋体比右旋体的抗菌活性强,不良反应轻。本药除对临床常见的 G^+ 和 G^- 致病菌表现极强的抗菌活性外,对支原体、衣原体及军团菌也有较强的杀灭作用。临床用于呼吸道、泌尿道、消化道、外科及妇科感染。不良反应发生率低,主要为胃肠道反应,少见皮疹及转氨酶升高。

洛美沙星(lomefloxacin)

洛美沙星是二氟喹诺酮类口服抗菌药,口服吸收率为 90%～98%,90% 以原形从尿中排泄,$t_{1/2}$ 为 6～8 h。洛美沙星体内抗菌活性较诺氟沙星、左氧氟沙星高,但不如氟罗沙星(fleroxacin)。对洛美沙星高度敏感菌包括肠杆菌科的大多数菌属、奈瑟球菌属及军团菌,中度敏感菌包括假单胞菌属、葡萄球菌属和不动杆菌属。对衣原体、支原体、结核杆菌等也有作用,但不如对 G^- 和 G^+ 菌作用强。临床主要用于治疗敏感菌引起的呼吸道、泌尿道、消化道、皮肤、软组织和骨组织感染。不良反应发生率约为 3.5%,主要表现为胃肠道反应、神经系统症状、变态反应等。特别需要注意其光毒性,因为在所有氟喹诺酮类中洛美沙星最易发生,而且其发生率随用药时间延长而升高,如 3 天疗程者为 4%,7 天疗程者为 10%。

芦氟沙星(rufloxacin)

芦氟沙星的 $t_{1/2}$ 长达 30 h。对 G^+ 菌、阴性菌均有良好抗菌活性,特别对大肠埃希菌有显著的抗菌作用。临床主要用于敏感菌引起的泌尿道和下呼吸道感染。副作用主要为过敏反应、胃肠道及中枢神经系统反应。

氟罗沙星(fleroxacin)

氟罗沙星(又名多氟沙星,多氟哌酸)为三氟取代的氟喹诺酮类,对 G^- 和 G^+ 菌、分枝杆菌、厌氧菌、支原体、衣原体均具有强大抗菌活性。口服吸收率达99%。体内分布广,主要经肾排泄,$t_{1/2}$ 为 9~13 h,可每天给药 1 次。主要用于治疗敏感菌所致的呼吸系统、泌尿生殖系统、胃肠道及皮肤软组织感染。诱发中枢神经系统毒性的频率高于其他氟喹诺酮类,光毒性的发生频率也较高。

司帕沙星(sparfloxacin)

司帕沙星又名司氟沙星。具有强大的组织穿透力,可迅速进入多种组织和体液。$t_{1/2}$ 约为 17 h,可每天给药 1 次。对葡萄球菌和链球菌等 G^+ 球菌的作用强。对肠杆菌科和铜绿假单胞菌的体外活性不如环丙沙星,但体内疗效却优于环丙沙星,且对这两种细菌的抗菌活性均强于氧氟沙星。对厌氧菌作用也强于氧氟沙星和环丙沙星,对支原体和衣原体的活性是氧氟沙星和环丙沙星的 8~32 倍。临床适用于敏感菌引起的外科、妇科、五官科、胃肠道、呼吸道、泌尿生殖道、皮肤软组织等感染,也可治疗对异烟肼(isoniazid)、利福平(rifampicin)耐药的结核病患者。严重的主要不良反应为光毒性,还可见神经系统反应、心脏毒性、过敏反应、胃肠道反应,偶见转氨酶升高。

妥舒沙星(tosufloxacin)

妥舒沙星(又名托氟沙星、多氟定酸)对 G^-、阳性细菌具有强大的抗菌作用,对厌氧菌也有抗菌活性,对大部分耐环丙沙星的 G^+ 菌仍然具有良好的抗菌作用。抗金黄色葡萄球菌是诺氟沙星、环丙沙星、氧氟沙星的 4~8 倍。其抗支原体、沙眼衣原体、淋病奈瑟球菌的作用为环丙沙星、氧氟沙星的 8~10 倍。用于治疗由敏感菌引起的下列感染。

(1) 慢性支气管炎急性发作:由肺炎克雷伯菌引起的慢性支气管炎急性发作。
(2) 急性肾盂肾炎:由大肠埃希菌引起的急性肾盂肾炎。
(3) 急性膀胱炎:由大肠埃希菌引起的急性膀胱炎。
(4) 伤口感染:由金黄色葡萄球菌及凝固酶阴性葡萄球菌引起的伤口感染。
(5) 多发性毛囊炎:由金黄色葡萄球菌及凝固酶阴性葡萄球菌引起的多发性毛囊炎。
(6) 其他:不良反应轻微,如消化系统不良反应[恶心、胃部不适、谷丙转氨酶(ALT)升高]、神经系统不良反应(头晕)等。

安妥沙星(antofloxacin)

安妥沙星是由我国自主研发的氟喹诺酮类。本药适用于治疗由敏感菌引起的下列感染。
(1) 慢性支气管炎急性发作:由肺炎克雷伯菌引起的慢性支气管炎急性发作。
(2) 急性肾盂肾炎:由大肠埃希菌引起的急性肾盂肾炎。
(3) 急性膀胱炎:由大肠埃希菌引起的急性膀胱炎。
(4) 伤口感染:由金黄色葡萄球菌及凝固酶阴性葡萄球菌引起的伤口感染。
(5) 多发性毛囊炎:由金黄色葡萄球菌及凝固酶阴性葡萄球菌引起的多发性毛囊炎。

莫西沙星(moxifloxacin)

莫西沙星口服后吸收良好,不受进食影响,生物利用度约为 90%。0.5~4 h 达峰。半衰期为 12~15 h。同服二、三价阳离子抗酸药可明显减少吸收。不经 CYP 酶代谢。减少了药物间相互作用的可能性。本药为第四代喹诺酮类广谱抗菌药,体外显示出对 G⁺菌、G⁻菌、厌氧菌、结核分枝杆菌和非典型微生物如支原体、衣原体和军团菌有广谱抗菌活性。具有良好的组织穿透力,在肺组织中也可达到很高浓度,是治疗呼吸道感染较好的药物,可用于治疗金黄色葡萄球菌、流感杆菌、肺炎链球菌等引起的社区获得性肺炎、慢性支气管炎急性发作、急性鼻窦炎、泌尿生殖系统感染、皮肤感染和皮肤软组织感染等。不良反应较轻,几乎没有皮肤光敏反应,常见一过性轻度呕吐、腹泻。但也有严重不良反应发生,如严重的肝损害,有致死的报道,故建议在其他抗菌药都无法使用或治疗无效时,使用莫西沙星。

加替沙星(gatifloxacin)

加替沙星口服吸收良好,生物利用度为96%,血药浓度在服用 1~2 h 后达峰,主要以原形经肾脏排出,消除半衰期为 7~14 h。对大多数 G⁺菌、厌氧菌、结核分枝杆菌和支原体和衣原体抗菌活性与莫西沙星相近,对大多数 G⁻菌的抗菌活性强于莫西沙星。主要用于由敏感病原体所致的各种感染性疾病,包括慢性支气管炎急性发作、急性鼻窦炎、社区获得性肺炎、单纯性尿路感染(膀胱炎)和复杂性尿路感染、急性肾盂肾炎、男性淋病奈瑟球菌性尿路炎症或直肠感染和女性淋病奈瑟球菌性宫颈感染。不良反应总发生率比较低,但要特别注意血糖的监测。临床使用时既有高血糖、糖尿病、糖耐量异常,甚至高血糖昏迷,也有低血糖,甚至低血糖昏迷的发生。因此,治疗时一旦发现有低血糖症状(如多汗、无力、饥饿、头晕、心悸、烦躁、意识模糊、嗜睡等)或高血糖症状(如多尿、口渴、疲劳、双下肢浮肿等)的发生,应立即停药,及时处理。

吉米沙星(gemifloxacin)

吉米沙星口服吸收不规则,约50%与血浆蛋白结合。几乎全部在肝脏内代谢转化,主要经肾脏排泄。半衰期为 10~12 h。本药对耐甲氧西林金黄葡萄球菌和关键呼吸系统病原菌(如流感嗜血杆菌、黏膜炎莫拉菌和肺炎球菌)有很好的疗效。有关体外试验资料证实,本药抗肺炎链球菌的活性较环丙沙星、司氟沙星、格帕沙星、莫西沙星等要强,对青霉素和红霉素耐药的不同肺炎菌株的抗菌活性比环丙沙星高 16~64 倍。与上述药物相比,MIC_{90} 为 0.03~0.06 μg/mL。本药在对厌氧菌的感染上显示良好的疗效。用于治疗由肺炎链球菌、耐甲氧西林金黄色葡萄球菌、流感嗜血杆菌或黏膜炎莫拉菌和肺炎球菌所致的急性支气管炎、慢性支气管炎、上呼吸道感染,肺炎衣原体引起的社区获得性肺炎,也用于厌氧菌所致的泌尿系统、生殖系统、消化系统、皮肤和软组织感染。常见的不良反应包括恶心、呕吐、消化道不适、厌食、味觉失常、腹泻、腹痛、头晕、头痛、皮疹;偶见过敏反应、一过性 AST 或 ALT 升高。

加雷沙星(garenoxacin)

加雷沙星口服生物利用度为92%。消除半衰期约为 12 h。抗菌谱广,如葡萄球菌(包括耐甲氧西林金黄色葡萄球菌)、链球菌(包括耐青霉素肺炎链球菌)、肺炎球菌(包括多重耐药性肺炎链球菌)、卡他莫拉菌(包括 β-内酰胺酶产生菌)、大肠埃希菌、克雷伯菌属、肠杆菌属、流感嗜血杆菌(包括耐氨苄西林的感嗜血杆菌)、嗜肺军团菌、肺炎衣原体等表现出较强的抗菌活性。用于喉咙痛、喉炎、扁桃体炎(包括扁桃体、杏仁核脓肿)、急性支气管炎、肺炎、慢性呼吸道病变继发感染、中耳炎、鼻窦炎等。不良反应少,常见恶心、腹泻、头痛和眩晕等。

第三节 磺胺类抗菌药

一、磺胺类抗菌药的共性

【药理作用】 磺胺类为广谱抑菌剂。对 G⁺和 G⁻菌均有良好抗菌活性,较敏感的菌株有化脓性链球菌、肺炎球菌、脑膜炎球菌、淋病奈瑟球菌、嗜血流感杆菌、鼠疫杆菌、大肠埃希菌、奇异变形杆菌、奴卡菌属、沙眼衣原体、性病性淋巴肉芽肿衣原体、放线菌、肺囊虫、疟原虫等。

【作用机制】 四氢叶酸是一碳基团转移酶的辅酶,参与细菌分裂增殖所必需的嘌呤、嘧啶及氨基酸等物质的合成。当四氢叶酸缺乏时,细胞合成 RNA 和 DNA 受阻,因而细胞不能生长和分裂。由于叶酸不能透过细菌细胞膜,许多细菌不能利用现成的叶酸,必须依赖自身二氢蝶酸合成酶(dihydropteroate synthase)催化蝶啶(pteridine)和对氨基苯甲酸(para-aminobenzoic acid, PABA)合成二氢蝶酸(dihydropteroic acid),再与谷氨酸(glutamic acid)生成二氢叶酸(dihydrofolic acid),并在二氢叶酸还原酶作用下转变成四氢叶酸(tetrahydrofolic acid)。磺胺类药物与 PABA 的结构相似,可与 PABA 竞争二氢蝶酸合成酶,因而阻止了细菌二氢蝶酸的合成,继之二氢叶酸和四氢叶酸合成减少,从而抑制细菌的生长繁殖(图 52-3)。宿主细胞利用从食物中得到的叶酸还原为四氢叶酸,不需要二氢蝶酸合成酶,因此磺胺类不影响人体细胞的叶酸代谢。

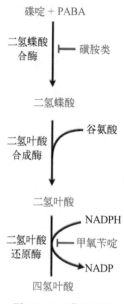

图 52-3 磺胺及甲氧苄啶对细菌叶酸代谢的影响

【耐药性】 细菌对磺胺类的耐药性可通过质粒转移或随机突变产生。耐药性通常是不可逆的,其原因可能在于:① 细菌二氢蝶酸合成酶经突变或质粒转移导致对磺胺类亲和力降低,使之不能有效地与 PABA 竞争;② 某些耐药菌株降低对磺胺类的通透性或促其外排;③ 细菌产生更多的 PABA,削弱磺胺类对二氢蝶酸合成酶的抑制作用。

【体内过程】

1. 吸收 大多数全身应用的磺胺类口服易吸收,吸收率通常在 90% 以上,各药仅表现为吸收速度不同,血药浓度达峰时间快者为 2~3 h,慢者则需 4~6 h。

2. 分布 磺胺类血浆蛋白结合率不同,除磺胺嘧啶(sulfadiazine, SD)为 20%~25% 外,其余大多在 80%~90%。可广泛渗入全身组织及胸膜液、腹膜液、滑膜液、房水、唾液、汗液、尿液、胆汁等各种细胞外液,但不能进入细胞内液。能透过血脑屏障进入脑脊液,除长效类外,其余在脑脊液可达血药浓度的 30%~80%,脑膜炎时可达血药浓度的 80%~90%。也能进入乳汁和通过胎盘屏障,胎儿血药浓度可达母体血药浓度的 50%~100%。

3. 代谢 主要在肝脏经乙酰化代谢,代谢产物无抗菌活性。柳氮磺吡啶(asalazosulfadimidine)可被肠道菌群分解成磺胺吡啶(sulfapyridine)和 5-氨基水杨酸盐(5-aminosalicylate),前者有抗菌活性,而后者有抗炎作用,被用于治疗炎症性肠道疾病。

4. 排泄 原形药及乙酰化代谢产物主要经肾小球滤过而排泄,部分药物可自肾小管重吸收。少量从乳汁、胆汁及粪便排出。

【不良反应与药物相互作用】

1. 结晶尿 有些磺胺类及其乙酰化代谢产物在尿液中溶解度低,易沉淀而引起结晶尿。适当增加饮水量和碱化尿液可增加其溶解度和促进排泄而预防结晶尿。

2. 过敏反应 常见皮疹、药热、血管神经性水肿等,还可见剥脱性皮炎、光青性药疹及溶血性贫血等。尤其服用长效制剂时更易发生,故长效磺胺已极少应用。

3. 血液系统反应 在葡萄糖-6-磷酸脱氢酶缺乏的患者易引起溶血性贫血。也可见粒细胞减少和血小板减少,罕见再生障碍性贫血。

4. 核黄疸 主要发生在新生儿,因为磺胺类能够与胆红素竞争血浆蛋白结合,使游离的胆红素进入中枢神经系统而导致核黄疸。故新生儿、两岁以下的婴儿、哺乳妇女及临产前的孕妇不宜使用。

5. 肝损害　可出现黄疸、肝功能减退，严重者可发生急性肝坏死。肝功能损害者应避免使用。

由于磺胺类能从血浆蛋白结合点上取代其他药物，故能增强甲苯磺丁脲的降血糖作用、华法林的抗凝血作用和提高游离甲氨蝶呤(methotrexate)的浓度。局麻药普鲁卡因在体内可代谢为 PABA，从而降低磺胺类的疗效。

二、磺胺类抗菌药的特点与应用

1. 全身应用　全身应用的磺胺类抗菌谱和抗菌活性基本相同，主要差别在于它们的药动学性质不同，根据它们的 $t_{1/2}$ 可分为三类：① 短效，$t_{1/2}$ 为 2~4 h，包括磺胺异噁唑(sulfisoxazole, SIZ)和磺胺二甲嘧啶(sulfadimidine, SM$_2$)；② 中效，$t_{1/2}$ 为 6~12 h，如磺胺嘧啶和磺胺甲噁唑(sulfamethoxazole, SMZ)；③ 长效，如磺胺多辛(sulfadoxine, SMD)，$t_{1/2}$ 为 150~200 h。磺胺类可用于治疗泌尿道感染、奴卡菌病、弓形体病、呼吸道感染、肠道感染和伤寒等，磺胺嘧啶也是预防流行性脑脊髓膜炎的首选药，可用于青霉素过敏的链球菌易感患者预防链球菌感染和风湿热复发。

2. 局部应用　主要有用于肠道手术前预防感染的柳氮磺吡啶(sulfasalazine)，用于大面积创伤的磺胺米隆(sulfamylon, SML)和磺胺嘧啶银(sulfadiazine silver)，以及用于眼科的磺胺醋酰(sulfacetamide, SA)。

第四节　其他合成抗菌药

一、磺胺类抗菌药

甲氧苄啶(trimethoprim)

甲氧苄啶(TMP)又名磺胺增效剂或抗菌增效剂，是一个强大的细菌二氢叶酸还原酶抑制剂，抗菌谱与磺胺类相似，通常与磺胺类合用，很少单用。

【抗菌作用与机制】　甲氧苄啶的抗菌谱与磺胺甲噁唑相似，抗菌作用比磺胺甲噁唑强 20~100 倍。大多数 G$^+$ 和 G$^-$ 菌对其敏感，但单用易产生耐药性。

二氢叶酸还原酶可催化二氢叶酸还原为四氢叶酸，甲氧苄啶抑制二氢叶酸还原酶，导致四氢叶酸生成减少(图 52-3)，因而阻止细菌核酸合成。与哺乳动物二氢叶酸还原酶相比，细菌二氢叶酸还原酶对甲氧苄啶亲和力要高得多，故药物的选择性强。甲氧苄啶与磺胺类合用可双重阻断四氢叶酸合成，二者合用产生显著的协同抑菌效应。

【耐药性】　耐药性的产生是由于细菌二氢叶酸还原酶改变而降低了对甲氧苄啶的亲和力。

【体内过程】　甲氧苄啶的药代动力学特性与磺胺甲噁唑相似，但口服吸收较磺胺甲噁唑迅速而完全，血药浓度达峰时间约为 2 h。可迅速分布至全身组织和体液，在脑脊液、胆汁、痰液中浓度高，在前列腺和阴道液中浓度更高。甲氧苄啶甲基化为其主要代谢途径。24 h 内可从尿中排出给药量的 60%，$t_{1/2}$ 为 11 h。

甲氧苄啶常与磺胺甲噁唑或磺胺嘧啶合用，或制成复方制剂，用于呼吸道、泌尿生殖道、胃肠道感染，也用于肺囊虫感染(每天甲氧苄啶 15 mg/kg 与磺胺甲噁唑 100 mg/kg 合用对艾滋病患者肺囊虫严重感染有效)、奴卡菌感染、伤寒杆菌和其他沙门菌属感染。

【不良反应】　甲氧苄啶毒性较小。可以引起恶心和过敏性皮疹。大剂量长期应用，也可引起叶酸缺乏症，如巨幼红细胞贫血、白细胞减少及粒细胞减少。必要时可应用亚叶酸钙纠正血象异常。

二、硝基呋喃类抗菌药

呋喃妥因(nitrofurantoin)

呋喃妥因又名呋喃坦啶,为人工合成的硝基呋喃类(nitrofurans)抗菌药。对多数大肠埃希菌、肠球菌作用强。而大多数变形杆菌、铜绿假单胞菌、肠杆菌属、克雷伯杆菌对其耐药。其抗菌机制在于敏感菌可以将其还原成能抑制乙酰辅酶 A 等多种酶的活性产物,进而干扰细菌代谢并损伤 DNA。在酸性尿中其杀菌作用增强。口服吸收快而完全,消除也快,约 40% 以原形自尿排出,肾功能正常者 $t_{1/2}$ 为 0.3~1 h,肾功能不全者、新生儿和婴儿的肾排出量减少,可导致不良反应。临床主要用于敏感菌引起的泌尿道感染。葡萄糖-6-磷酸脱氢酶缺乏的患者及新生儿和孕妇可发生溶血性贫血,故上述患者禁用。

呋喃唑酮(furazolidone)

呋喃唑酮又名痢特灵,亦为人工合成的硝基呋喃类抗菌药。口服吸收少,肠内浓度高。主要用于细菌性痢疾等肠道感染。主要不良反应为胃肠道反应及过敏,偶可引起溶血性贫血和黄疸。

三、硝基咪唑类抗菌药

甲硝唑(metronidazole)

甲硝唑又名灭滴灵,为硝基咪唑类化合物。能抗厌氧菌,对拟杆菌属,包括脆弱拟杆菌;梭形杆菌属;梭状芽孢杆菌属,包括破伤风梭菌、消化球菌和消化链球菌等厌氧菌有较好的抗菌作用。主要用于治疗或预防腹腔、消化道、女性生殖系统、下呼吸道、皮肤及软组织、骨和关节等部位的厌氧菌感染,对败血症、心内膜炎、脑膜感染及使用抗生素引起的结肠炎也有效。还可用于口腔厌氧菌感染。本药还具有抗滴虫、抗阿米巴原虫及抗贾第鞭毛虫作用。

替硝唑(tinidazole)

替硝唑与甲硝唑同属硝基咪唑类。广泛用于厌氧菌感染与原虫疾病的预防和治疗,疗效优于甲硝唑,特别在妇科用于抗滴虫治疗。

四、噁唑烷酮类抗菌药

利奈唑胺(linezolid)

利奈唑胺是第一个人工合成的噁唑烷酮类(oxazolidinones)抗菌药,2000 年获得美国 FDA 批准,国内已有生产。用于治疗 G$^+$ 球菌引起的感染,包括由耐甲氧西林金黄色葡萄球菌引起的疑似或确诊医院获得性肺炎、社区获得性肺炎、复杂性皮肤或皮肤软组织感染及耐万古霉素肠球菌感染。

利奈唑胺为细菌蛋白质合成抑制剂,与细菌 50S 核糖体或 30S 亚基上的 rRNA 结合,抑制 mRNA 与核糖体连接,阻止 70S 起始复合物的形成,从而抑制细菌蛋白质的合成。与其他药物不同,不影响肽基转移酶活性,只是作用于翻译的起始阶段,利奈唑胺的作用部位和方式独特,不易与其他抑制蛋白质合成的抗菌药发生交叉耐药。

口服吸收迅速完全,组织穿透力强,容易通过血脑屏障,$t_{1/2}$ 约为 5 h。常见的不良有腹泻、头痛、恶心、呕吐、失眠、便秘、皮疹、头晕、发热、二重感染（如口腔念珠菌病）、阴道念珠菌病或其他真菌感染、局部腹痛、消化不良、味觉改变、舌变色、瘙痒。疗程过长，可能出现骨髓抑制，周围神经病或视神经病、乳酸性酸中毒等。

（熊文碧,朱玲）

第五十三章 抗病毒药与抗真菌药
Chapter 53 Antifungal Agents and Antiviral Agents

病毒性传染病居传染病之首(占60%以上),发病率高、传播快,对人类健康构成莫大的威胁。迄今,全世界已发现的病毒超过3 000种,而且新的病毒还在不断被发现。1918年在西班牙爆发的流感共导致全球近4 000万人死亡。近期极具代表性的就是新型冠状病毒肺炎(2019 - nCoV)疫情,而这种新型的冠状病毒具有极强感染性,是过去20年间,继2003年的SARS冠状病毒和2014年的中东呼吸综合征冠状病毒(Middle East respiratory syndrome coronavirus, MERS - CoV)后新出现的第三种能够跨物种感染人且明显致病的冠状病毒。

抗病毒化学药物发展起步较抗菌药晚,自1975年发现阿糖腺苷,特别是1977年阿昔洛韦(acyclovir, ACV,无环鸟苷)问世后,抗病毒药才真正起步。然而,由于病毒结构和生活过程简单,不易与宿主细胞加以区别,因而大多数抗病毒药在发挥治疗作用时,对人体也会产生较大毒性或对抗病毒的作用较弱,致使抗病毒药研究的步伐缓慢而沉重。目前,在临床应用的抗病毒药物达40多种,仅占抗感染药物的1/14左右。

随着免疫功能缺陷人群的增多,侵袭性真菌感染的发病率和死亡率也在逐年上升,目前常用的抗真菌药主要为: 抗生素类、唑类(azole)、丙烯胺类(alkylamine)。

第一节 课 前 阅 读

一、病毒的基本结构

病毒是最简单的微生物(通常20~30 nm),主要包括DNA、RNA病毒两类。由于不具备细胞结构,自身无法复制,病毒必须通过吸附(attachment)并穿入(penetration)至宿主细胞内,脱壳(uncoating)后利用宿主细胞代谢系统进行增殖复制,之后按病毒基因组提供的遗传信息进行病毒的核酸与蛋白质的生物合成(biosynthesis),然后病毒颗粒装配(assembly)成熟并从细胞内释放(release)出来,因此具有严格的胞内寄生特性(图53 - 1)。

病毒在复制过程中需要依赖宿主细胞的许多功能,并且在不断地复制过程中会因出现的错误而形成新的变异体,因此针对病毒的药物及疫苗的研发速度相对缓慢。

二、抗病毒药的作用机制

抗病毒药研究始于20世纪50年代,1959年碘苷(idoxuridine)被发现对某些DNA病毒有抑制作用,但却因严重的骨髓抑制作用而被禁止全身使用。1962年碘苷开始被用于局部治疗疱疹性角膜炎,并一直沿用至今。2013年12月6日,经美国FDA批准在美国上市的索非布韦(sofosbuvir),可以特异性、直接作用于丙型肝炎病毒(hepatitis C virus, HCV)而被称为直接抗病毒药(direct-actingantiviral agent, DAA),是治疗丙型肝炎划时代的药物。

目前临床使用的抗病毒药的主要作用机制如下:

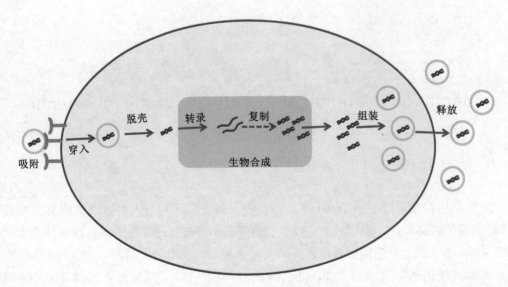

图 53-1 病毒的复制

1. 竞争细胞表面的受体，阻止病毒的吸附　　肝素或带阴电荷的多糖，通过竞争细胞表面的受体，阻止病毒的吸附发挥作用。

2. 阻碍病毒穿入和脱壳　　如金刚烷胺，通过抑制 A 型流感病毒的脱壳和病毒核酸到宿主胞质的转移而发挥作用。

3. 阻碍病毒生物合成　　如碘苷，抑制胸腺嘧啶核苷合成酶，影响 DNA 的合成；阿糖腺苷干扰 DNA 聚合酶，阻碍 DNA 的合成。此外，阿昔洛韦可被由病毒基因编码的酶（如胸苷激酶）磷酸化，该磷酸化合物为病毒 DNA 聚合酶的底物，二者结合后就可发挥抑制酶的作用，因而可阻止病毒 DNA 的合成。

4. 增强宿主抗病能力　　如干扰素，能激活宿主细胞的某些酶，降解病毒的 mRNA，抑制蛋白的合成、翻译和装配。

三、真菌感染

真菌是自然界中广泛存在的真核生物，人类暴露于真菌环境中可能会导致皮肤及皮下组织、呼吸系统甚至更广泛的深部真菌感染。真菌感染一般分为两类：表浅部真菌感染和深部真菌感染。前者常由各种癣菌引起，主要侵犯皮肤、毛发、指（趾）甲、口腔或阴道黏膜等，发病率高。后者多由白念珠菌和新型隐球菌引起，主要侵犯内脏器官和深部组织，病情严重，病死率高。近年来，深部真菌感染的发病率呈持续上升趋势，这与长期不合理应用广谱抗菌药、免疫抑制剂、肾上腺皮质激素和细胞毒抗肿瘤药等有关；尤其是医院内深部真菌感染显著增加，主要分布在重症监护室、呼吸科、血液科及手术相关科室，以念珠菌尤其是白念珠菌为首。

第二节　抗病毒药

根据抗病毒药的主要用途不同，可分为治疗艾滋病的抗 HIV 药和治疗疱疹病毒、流感病毒和呼吸道病毒及肝炎病毒等感染的其他抗病毒药。

一、广谱抗病毒药

该类药物对多种病毒具有抑制其生长、繁殖的作用，主要包含嘌呤或嘧啶核苷类似物和生物制剂类药物。

利巴韦林(ribavirin)

1970年合成,利巴韦林是一种对多种RNA和DNA病毒有效的人工合成鸟苷衍生物。

【体内过程】 口服吸收迅速,生物利用度约为45%,少量可经气溶吸入。口服后1.5 h血药浓度达峰值,C_{max}为1~2 mg/L。药物在体内分布广泛,能进入红细胞内,且蓄积量大;在呼吸道分泌物中也能获得较高浓度;长期用药后脑脊液内药物浓度可达同时期血药浓度的67%。药物可透过胎盘,以及进入乳汁。本药在肝内代谢,$t_{1/2}$为0.5~2 h;经肾排泄,72~80 h尿排泄率为30%~55%,72 h粪便排泄率约为15%。

【药理作用与作用机制】 体外具有抑制呼吸道合胞病毒、流感病毒、甲型肝炎病毒、腺病毒等多种病毒生长的作用,其机制不全清楚。

利巴韦林对病毒的吸附、侵入、脱壳,以及干扰素的产生无影响;通过进入被病毒感染的细胞后迅速磷酸化,磷酸化后的产物是病毒合成酶的竞争性抑制剂,可抑制肌苷单磷酸脱氢酶、流感病毒RNA多聚酶和mRNA鸟苷转移酶,减少细胞内鸟苷三磷酸,从而损害病毒RNA和蛋白质合成,使病毒的复制与传播受到抑制。

【临床应用】 对急性甲型和丙型肝炎有一定疗效,治疗呼吸道合胞病毒性肺炎和支气管炎效果最佳,通常以小颗粒气雾剂给药,流感也用气雾剂给药,而其他大多数病毒感染则通过静脉注射进行治疗。

【不良反应与药物相互作用】 不良反应较少,常见的有贫血、乏力等,且多为可逆性,停药后即消失。动物实验显示,其有致畸作用,主要发生在颅骨、腭、眼、四肢、颌骨、骨骼和胃肠道,其发生率和严重程度具有剂量依赖性。因可抑制齐多夫定转变成活性型的磷酸齐多夫定,本药与齐多夫定同用时具有拮抗作用。

干扰素(interferon)

【体内过程】 普通干扰素(INF)半衰期短(4 h);长效IFN经过聚乙二醇化后,半衰期可达40 h,在体内持续作用168 h,每周用药1次。同时长效IFN还保留了30%的肾脏清除率,当IFN治疗期间发生严重不良反应时,撤药快速,便于对INF不易耐受的患者调整剂量,因而大大提高了长效INF治疗的安全性。

【药理作用与作用机制】 根据IFN细胞膜表面受体的不同,分为Ⅰ型(IFN-α、IFN-β)、Ⅱ型(IFN-γ)和Ⅲ型(IFN-λ)。IFN对病毒穿透细胞膜过程、脱壳、mRNA合成、蛋白质翻译后修饰、病毒颗粒组装和释放均可产生抑制作用;而针对不同病毒,其主要作用环节有所不同,同时不同病毒对IFN的敏感性差异也较大。

IFN主要与细胞内特异性受体结合,影响相关基因表达,从而减少病毒蛋白的合成。目前已知IFN诱导酶有3种:① 蛋白激酶,抑制病毒肽链启动;② 寡聚异腺苷酸合成酶,激活RNA酶,降解病毒mRNA;③ PDE,降解tRNA末端核苷,抑制病毒肽链延长,即抑制蛋白质的合成、翻译和装配。另外,IFN可通过抗病毒作用和免疫调节作用而发挥抗病毒感染效应。目前临床所用的IFN有重组型、自然型和长效型。

【临床应用】 主要用于急性病毒感染性疾病如流感及其他上呼吸道感染性疾病、病毒性心肌炎、流行性腮腺炎、乙型脑炎等,以及慢性病毒性感染如慢性活动性肝炎、巨细胞病毒性感染等;也可用于肿瘤治疗。

【不良反应】 全身用药最常见的不良反应为一过性发热、脱发、恶心、呕吐、倦怠和纳差等流感样反应,偶有骨髓抑制、肝功能障碍,但反应为一过性,停药后即消退。不良反应在治疗初期较明显,随着疗程的进行会减轻,大多数患者都能耐受。

转移因子（transfer factor）

转移因子（TF）从健康人白细胞中提取出的一种多核苷酸和多肽小分子物质，为细胞免疫促进剂，无抗原性。可以将供体细胞的免疫信息转移给未致敏的受体细胞，从而使受体细胞获得供体样的特异性和非特异性细胞免疫功能，其作用可以持续 6 个月。本药还可以起到佐剂作用。转移因子不会被胃蛋白酶、胰蛋白酶分解，也不会被胃酸破坏，可以口服。使用剂量小，起效快，药效持续时间长。临床主要用于先天性和获得性免疫缺陷病、病毒感染、霉菌感染和肿瘤等的辅助治疗。

胸腺肽 α_1（thymosin α_1）

胸腺肽 α_1 为一组免疫活性肽，可诱导 T 细胞分化成熟，并调节其功能；还可激活 CD4$^+$ 细胞。临床用于慢性乙型肝炎、艾滋病，其他病毒性感染和肿瘤的治疗或辅助治疗。可与 INF-α 联合使用提高免疫应答，与其他免疫药物联合使用时应慎重。本药不得与任何药物混合注射。

二、抗 HIV 药

人类免疫缺陷病毒（human immunodeficiency virus, HIV）属于反转录病毒（retrovirus），病毒基因组是两条相同的正链 RNA，主要包括 HIV-1 和 HIV-2 两种类型。宿主细胞表面 CD4 分子是 HIV 的受体，一旦 HIV 进入宿主的 CD4$^+$ 细胞，病毒 RNA 即被用作模板，在反转录酶（reverse transcriptase, RNA 依赖性 DNA 多聚酶）催化下产生互补双螺旋 DNA，然后病毒 DNA 进入宿主细胞核，在 HIV 整合酶（integrase）催化下掺入宿主基因组。最后，病毒 DNA 被转录和翻译成一种大分子非功能多肽——多聚蛋白，再经 HIV 蛋白酶（protease）裂解成小分子功能蛋白。

目前，抗 HIV 药主要包括核苷反转录酶抑制剂（nucleoside reverse transcriptase inhibitor, NRTI）、非核苷反转录酶抑制剂（non-nucleoside reverse transcriptase inhibitor, NNRTI）、蛋白酶抑制剂（protease inhibitor, PI）、整合酶抑制剂（intergraes inhibitor, INI）、进入抑制剂（entry inhibitor）和融合酶抑制剂（fusion inhibitor, FI）。治疗手段主要采用"鸡尾酒疗法"（cocktail therapy）和"高效抗反转录病毒疗法"（highly active antiretroviral therapy, HAART）。研究证明，临床上 1 种 PI 和 1 种 NNRTI 或 2 种 NRTI 药物同时或序贯联合应用较单一用药可减慢发展至艾滋病的速度和降低死亡率。联合用药的药理学优点在于：联合用药后可增强持续抑制病毒复制的作用，具有相加或协同作用；同时也延缓或阻断因 HIV 变异而产生的耐药性，对药物引起同种病毒的变异，有相互制约作用。

（一）核苷反转录酶抑制剂

NRTI 是第一类临床用于治疗 HIV 阳性患者的药物，属于天然核苷类的人工合成品。NRTI 具有相同的作用机制：① 首先被宿主细胞的胸苷酸激酶磷酸化，形成具有活性的三磷酸代谢物，通过活性代谢物与相应的内源性核苷三磷酸盐竞争反转录酶，并插入病毒 DNA，进而导致 DNA 链合成终止；② 抑制宿主细胞 DNA 多聚酶，发挥细胞毒作用。然而用药后，HIV-1 病毒可逐步获得耐药性，尤其在仅用单一药物进行长期治疗时更易发生，耐药机制主要与编码反转录酶的基因突变有关。由于病毒可频繁突变，因此，联合用药是避免耐药性产生的唯一途径。

NRTI 主要包括嘧啶衍生物如齐多夫定（zidovudine, AZT）、扎西他滨（zalcitabine, ddC）、司他夫定（stavudine, d4T）和拉米夫定（lamivudine, 3TC）等，及嘌呤衍生物如去羟肌苷（didanosine, ddI）和阿巴卡韦（abacavir, ABC）。

齐多夫定（zidovudine）

齐多夫定为脱氧胸苷衍生物，是第一个上市的抗 HIV 药，也是治疗艾滋病的首选药，是"鸡尾酒疗法"最基本的组合成分。

【体内过程】 口服吸收迅速,生物利用度为52%~75%,血浆蛋白结合率约为35%,可广泛分布到大多数组织和体液,在脑脊液可达血清浓度的60%~65%。主要在肝脏与葡萄糖醛酸结合后失活,约14%原形药物经肾脏排泄,$t_{1/2}$约为1h。部分肝代谢物有毒性。

【药理作用与临床应用】 体外对逆转病毒包括HIV具有高度抑制作用。首选用于治疗HIV感染,包括HIV-1和HIV-2感染。可降低HIV感染患者的发病率,延长患者存活期;显著减少子宫转移发生率(HIV从感染孕妇到胎儿的转移),但需从怀孕第14周给药到第34周。

除了抑制人和动物的反转录病毒外,齐多夫定也能治疗HIV诱发的痴呆和血栓性血小板减少症。临床上主要与其他抗HIV药(如拉米夫定、去羟肌苷)合用,以增强疗效、防止或延缓耐药性产生,但不能与司他夫定合用,因为二者互相拮抗。治疗无效者可改用去羟肌苷。

【不良反应与药物相互作用】 最常见骨髓抑制、贫血或中性白细胞减少症;也可引起胃肠道不适、头痛;剂量过大可出现焦虑、精神错乱和震颤。肝功能不全患者服用后更易发生毒性反应。

与INF-α合用有血液毒性,如有必要需减小剂量或停用,同时经常监测血液学参数。

扎西他滨(zalcitabine)

扎西他滨为脱氧胞苷衍生物,于1992年4月在奥地利首次上市,是第3个HIV反转录酶抑制剂。有对抗HIV-1和HIV-2的活性,包括对齐多夫定耐药的病毒。口服生物利用度约为80%,但与食物或抗酸药同服时可降低到25%~39%,血浆蛋白结合率低于4%。脑脊髓液中的药物浓度约为血浆浓度的15%~20%。静脉注射后约75%以原型经肾脏排泄。血浆中$t_{1/2}$仅为2h,但细胞内$t_{1/2}$可长达10h,肾功能不全的患者$t_{1/2}$延长,因此肾功能不全患者应减少服药剂量。与其他多种抗HIV感染药物有协同抗HIV-1作用。可有效治疗HIV感染,单用时疗效不如齐多夫定,更低于与其他药物联合使用。常被推荐与齐多夫定和蛋白酶抑制剂3个药合用。适用于艾滋病及其相关综合征,也可与齐多夫定合用治疗临床状态恶化的HIV感染患者。主要不良反应是剂量依赖性外周神经炎,发生率为10%~20%,但停药后能逐渐恢复。应避免与其他能引起神经炎的药物同服,如司他夫定、去羟肌苷、氨基糖苷类和异烟肼。也可引起胰腺炎,但发生率低于去羟肌苷。

司他夫定(stavudine)

司他夫定为脱氧胸苷衍生物,对HIV-1和HIV-2均有抗病毒活性。口服吸收迅速,给药后1h内达血药峰浓度,生物利用度为80%,且不受食物影响。血浆蛋白结合率极小,脑脊液浓度约为血清浓度的55%。主要经肾脏消除,$t_{1/2}$为1.2h,细胞内$t_{1/2}$为3.5h。常用于不能耐受齐多夫定或齐多夫定治疗无效的患者。但不能与齐多夫定合用,因为齐多夫定能减少本药的磷酸化。与去羟肌苷或拉米夫定合用可产生协同效应。主要不良反应为外周神经炎,病变与药物剂量有关,当与扎西他滨和去羟肌苷等其他易引起外周神经炎的药物合用时,此不良反应发生率明显增加。主要表现为手足麻木刺痛,患者一旦发生外周神经病变,应立即停药。也可见胰腺炎、肌肉疼痛和血清转氨酶升高等。

对司他夫定过敏的患者禁用。

拉米夫定(lamivudine)

拉米夫定为胞嘧啶衍生物,抗病毒作用及机制与抗HIV药物齐多夫定相同。对乙型肝炎病毒(hepatitis B virus, HBV)也有较强的抑制作用,对病毒DNA链的合成和延长有竞争性抑制作用。口服吸收良好,生物利用度为80%~85%,且不受食物影响。在治疗剂量范围内,拉米夫定的药代谢动力学呈线性关系,血浆蛋白结合率低(小于36%),可通过血脑屏障进入脑脊液。主要以原型经肾脏排泄,$t_{1/2}$ 为 2.5 h,其活性三磷酸代谢物在 HIV-1 感染的细胞内 $t_{1/2}$ 可长达 11~16 h,在 HBV 感染的细胞内 $t_{1/2}$ 可长达 17~19 h。肾功能不良患者应减少服药剂量。在体内外均具显著抗 HIV-1 活性,且与其他核苷反转录酶抑制剂有协同作用,通常与司他夫定或齐多夫定合用治疗 HIV 感染。也能抑制 HBV 的复制,有效治疗慢性 HBV 感染,成为目前治疗 HBV 感染最有效的药物之一。不良反应主要为头痛、失眠、疲劳和胃肠道不适等。

去羟肌苷(didanosine)

去羟肌苷(ddI)为脱氧腺苷衍生物,作用机制与齐多夫定相似。生物利用度为 30%~40%,食品干扰其吸收,与更昔洛韦同服可增加去羟肌苷吸收,却降低更昔洛韦吸收。血浆蛋白结合率低于 5%,脑脊液浓度约为血清浓度的 20%。主要经肾脏消除,血浆 $t_{1/2}$ 为 0.6~1.5 h,但细胞内 $t_{1/2}$ 可长达 12~24 h。可作为严重 HIV 感染的首选药物,特别适合于不能耐受齐多夫定或齐多夫定治疗无效者。与齐多夫定或米多夫定合用,再加上一种蛋白酶抑制剂或一种 NNRT 效果最好。不良反应发生率也较高,儿童发生率高于成人,包括外周神经炎、胰腺炎、腹泻、肝炎、心肌炎及消化道和中枢神经反应。

(二)非核苷反转录酶抑制剂

目前美国 FDA 批准的非核苷类反转录酶抑制剂(non-nucleoside reverse transcrlptase inhibitor,NNRTI)包括奈韦拉平(nevirapine)、地拉韦定(delavirdine)、依法韦恩茨(efavirenz)、依曲韦林(etravirine)和利匹韦林(rilpivirine)。其中,奈韦拉平、地拉韦定属于第一代 NNRTI,依法韦恩茨为第二代抑制剂,这两类抑制剂都已使用超过 10 年且产生了稳定的耐药病毒株。而依曲韦林和利匹韦林属于第三代非核苷类反转录酶抑制剂,目前在临床治疗中占有重要地位。

【体内过程】　NNRTI 类均口服给药,且有较好口服生物利用度,在体内经 CYP3A 广泛代谢形成羟化代谢产物,主要经尿排泄。

【药理作用】　NNRTI 不需细胞内磷酸化代谢激活,可直接结合到反转录酶并破坏催化位点从而抑制反转录酶活性;在反转录酶上有与 NRTI 不同的结合点;也可抑制 RNA 或 DNA 依赖性 DNA 多聚酶活性,但不插入到病毒 RNA。由于作用机制不同,故与 NRTI 和 PI 合用可协同抑制 HIV 复制。NNRTI 类可有效预防 HIV 从感染孕妇到胎儿的子宫转移发生率,也可治疗分娩后 3 天内的新生儿 HIV 感染。但从不单独应用于 HIV 感染,因单独应用时 HIV 迅速产生耐药性。

【不良反应】　皮疹为最常见不良反应,出现轻微皮疹患者可以继续服药,严重且危及生命的皮疹应立即停药。其他不良反应包括药热、恶心、腹泻、头痛、疲劳和嗜睡。也需注意监视患者肝功能。

奈韦拉平(nevirapine)

奈韦拉平为特异性抑制 HIV-1 反转录酶,对 HIV-2 反转录酶和动物细胞 DNA 聚合酶无抑制作用。口服吸收率>90%,口服单剂为 200 mg,T_{max} 为 4 h,C_{max} 为 $(2.0±0.4)\mu g/mL$。V_d 为 1.21 L/kg。经肝代谢,代谢物主要经肾排出。可诱导肝 CYP 酶。单次和多次给药的 $t_{1/2}$ 分别为 45 h 和 25~30 h。单用易产生快速耐药性,故常与其他抗反转录病毒药合用于治疗 HIV-1 成人和儿童患者。仅预防母婴传播时可单独使用。成人最常见的不良反应有恶心、疲劳、发热、头痛、嗜睡、呕吐、腹泻、腹痛和肌痛。最严重的药物不良反应是史-约综合征、重症肝炎/肝衰竭和过敏反应。

利匹韦林(rilpivirine)

2011 年 9 月利匹韦林(RPV)获美国 FDA 批准上市,通过非竞争抑制 HIV-1 反转录酶从而抑制病毒复制,但不会抑制人体细胞的 DNA 聚合酶 α、β 和 γ。主要经胃肠道吸收,与健康成人相比,HIV-1

感染患者对本药的吸收较差,达峰时间为 4 h。血浆蛋白结合率为 99.7%,主要经 CYP3A4 代谢,血浆半衰期为 34~55 h,空腹服用的生物利用度比与餐同服低 40%,应在饭中服用,以促进吸收。用于治疗感染 HIV‑1 的成年患者,一般和其他类型抗艾滋病药联合使用。常见不良反应为恶心、呕吐、腹痛、疲乏、头痛、眩晕、抑郁症、失眠、多梦和皮疹等。与其他抗 HIV‑1 药物的相互作用较少,合用时无须调整剂量。CYP3A 酶诱导剂或增加胃 pH 的药物可显著减低利匹韦林的血药浓度。

(三)蛋白酶抑制剂

在 HIV 增殖周期后期,基因产物被翻译成蛋白前体,形成无感染性的未成熟病毒颗粒,HIV 编码的蛋白酶能催化此蛋白前体裂解,形成最终结构蛋白而使病毒成熟。因此,蛋白酶是 HIV 复制过程中产生成熟感染性病毒所必需的,蛋白酶抑制剂(protease inhibitor, PI)通过作用于病毒蛋白酶,抑制其活性,使病毒不能正常装配,从而达到抑制 HIV 的目的。

目前常用的蛋白酶抑制剂包括利托那韦(ritonavir)、奈非那韦(nelfinavir)、沙奎那韦(saquinavir)、茚地那韦(indinavir)和安普那韦(amprenavir)。这类药物主要经肝 CYP 酶代谢,可与其他许多药物通过抑制 CYP 酶发生相互作用。

利托那韦(ritonavir)

利托那韦为1999 年批准上市的肽抑制剂,具有抗 HIV‑1 和 HIV‑2 蛋白酶作用。禁食和餐后口服 600 mg 口服液后,分别在大约 2 h 和 4 h 后达到峰浓度。经肝脏代谢,代谢物以异丙基噻唑代谢物(M‑2)为主,与原型药具有相似的抗病毒活性。与其他抗反转录病毒药合用治疗 HIV 感染。轻度至中度的胃肠道不适和感觉异常,会随着治疗而自行消失。合用麦角胺或双氢麦角碱会引起急性麦角中毒,表现为外周血管痉挛和肢端缺血。

茚地那韦(indinavir)

茚地那韦具有抗 HIV‑1 和 HIV‑2 蛋白酶作用。口服吸收迅速,生物利用度为 60%,$t_{1/2}$ 为 1.8 h。用于成人 HIV‑1 感染。可与抗反转录病毒制剂(如核苷和非核苷类反转录酶抑制剂)合用治疗成人的 HIV‑1 感染。临床上单独应用治疗不适宜用核苷或非核苷类反转录酶抑制剂治疗的成年患者。可见虚弱、疲劳、眩晕、头痛、感觉迟钝、失眠、味觉异常;胃肠道反应;皮肤干燥、瘙痒、药疹等皮肤过敏反应;肾结石;肝、肾功能异常;血友病患者的自发出血增加;急性溶血性贫血;血糖升高或者糖尿病加重;血清 TG 增高。

(四)整合酶抑制剂

HIV‑1 整合酶是 HIV 病毒复制中一个重要的酶,HIV 病毒入侵宿主细胞后,首先将两条 RNA 链反转录为两条互补的 DNA 链,然后整合酶催化 DNA 链转移进入宿主细胞基因组,为病毒复制做准备。此酶是 HIV 抗病毒治疗的天然靶标,因为它在 HIV 复制的过程中起着核心作用,且人体内没有天然的类似物。

整合酶抑制剂(intergraes inhibitor, INI)是 HIV 整合酶的链转移抑制剂,目前临床常用药物有:拉替拉韦(raltegravir, RAL)、埃替格韦(elvitegravir, EVG)、多替拉韦(dolutegravir, DTG)及比克替拉韦(bictegravir, BIC)。

拉替拉韦(raltegravir)

拉替拉韦是 2007 年美国 FDA 批准的第一个整合酶抑制剂药物,具有快速且高效降低病毒载量的特点。

【药理作用】　抑制 HIV 整合酶的催化活性,这是一种病毒复制所必需的 HIV 编码酶。抑制整合酶可防止感染早期 HIV 基因组共价插入或整合到宿主细胞基因组上。整合失败的 HIV 基因组无法引导生成新的感染性病毒颗粒,因此抑制整合可预防病毒感染的传播。拉替拉韦对包括 DNA 聚合酶 α、β 和 γ 在内的人体磷酸转移酶无明显抑制作用。

【体内过程】　口服给药后迅速吸收,在 $2 \sim 10 \ \mu mol/L$ 的血药浓度范围内,大约有 83% 的拉替拉韦与人体血浆蛋白结合。拉替拉韦半衰期约为 9 h,口服给药后,约 51% 和 32% 的给药量分别经粪便和尿液排泄。

【临床应用】　为治疗 HIV-1 的一线药物,适用于与其他抗反转录病毒药物联合使用,用于治疗成人、新生儿、儿童及青少年 HIV-1 感染。

【不良反应】　有患者用药后表现为血小板减少症,潜在肝疾病和(或)合并用药患者的肝功能衰竭,横纹肌溶解症,小脑性共济失调,抑郁(尤其是在原先存在精神疾病史的患者中),包括自杀观念和行为。药物间相互作用少。

（五）进入抑制剂

抑制 HIV 进入,即阻止 HIV 与靶细胞的融合,被认为是预防 HIV 感染的关键。HIV 进入 $CD4^+T$ 细胞的过程主要依靠细胞表面的 CD4 分子及辅助受体 CCR5 和 CXCR4。大多的进入抑制剂有着良好的药动学特征,不会引发严重不良反应。

马拉维若(maraviroc)

马拉维若(MVC)是 2007 年获美国 FDA 批准上市的小分子 CCR5 辅助受体拮抗药,通过阻断宿主 CD4 细胞上的 CCR5 蛋白(CCR5 是 β 趋化因子的受体,参与 HIV 的侵入),具有降低 HIV 病毒感染神经病症的作用,可通过改善神经认知功能来治疗 HIV 神经认知障碍。

（六）融合酶抑制剂

融合酶抑制剂(fusion inhibitors, FI)作用于 HIV 感染的早期阶段,通过阻断 HIV 的黏附融合而达到阻止 HIV 感染的目的,在艾滋病的防治上具有更好的应用前景。目前临床常用的此类药物是针对 GP41-NHR 的融合抑制剂恩夫韦肽(enfuvirtide, ENF)。

恩夫韦肽(enfuvirtide)

恩夫韦肽为 HIV 融合抑制药,为 HIV-1 跨膜融合蛋白 GP41 内高度保守序列衍生而来的一种合成肽类物质,它可与病毒包膜糖蛋白的 GP41 亚单位上的第一个七肽重复结构(HR1)相结合,以阻止病毒与细胞膜融合所必需的构象改变,可防止病毒融合进入细胞内。皮下给药生物利用度为 84.3%,达峰时间为 4~8 h,血浆蛋白结合率为 92%,分布容积为 5.5 L,在肝脏代谢,$t_{1/2}$ 为 3.8 h。主要用于治疗成人及 6 岁以上儿童 HIV-1 感染。

三、抗肝炎病毒药

病毒性肝炎是一种世界性常见病,我国以乙型肝炎为主,西方国家以丙型肝炎为主要流行。而乙型(HBV)、丙型(HCV)和丁型(HDV)肝炎在急性感染后有 80% 以上会转为慢性,其中 20% 若持续感染有可能发展成肝硬化,1%~5% 转为肝癌。

急性肝炎一般无须使用抗病毒药,尤其是甲型肝炎和戊型肝炎,两者都不会转为慢性,只需使用一般和对症治疗即可,对重型肝炎一般也不需要使用抗病毒药,特别是干扰素,因为它可加重病情。抗病毒治疗的主要对象仅为慢性病毒性乙型肝炎和丙型肝炎,而目前抗病毒药对乙型肝炎只能达到抑制病毒的目的,对丙型肝炎可达到根治作用。

（一）抗乙型肝炎病毒药

目前用于慢性乙型肝炎病毒治疗的药物分为两类:一类是以干扰素为代表的免疫调节剂;另一类是核苷类似物(拉米夫定、替比夫定和恩替卡韦)和核苷酸类似物前体药(阿德福韦酯和富马酸替诺福韦酯等)。

恩替卡韦(entecavir)

【体内过程】　恩替卡韦为鸟嘌呤核酸同系物。口服吸收迅速,进食标准高脂餐或低脂餐会轻微影响药物吸收,宜空腹服用。吸收后广泛分布于各组织,血浆蛋白结合率为13%;在细胞内的 $t_{1/2}$ 为15 h,主要以原形通过肾脏清除。

【药理作用】　在肝细胞内转化为三磷酸恩替卡韦,对HBV DNA的聚合酶和反转录酶有明显抑制作用,其抑制乙型肝炎病毒的作用较拉米夫定强30~1 000倍。连续服用2年或以上可增加HBeAg血清转换率和HBsAg消失。

【不良反应与药物相互作用】　最常见的不良反应有头痛、疲劳、眩晕、恶心。服用降低肾功能或通过肾小管主动分泌排泄的药物的同时,服用恩替卡韦可能增加这两个药物的血药浓度。

阿德福韦酯(adefovir dipivoxil)

阿德福韦酯为单磷酸腺苷的无环核苷类似物,阿德福韦的前体,在体内水解为阿德福韦发挥抗病毒作用。

【体内过程】　口服阿德福韦酯的生物利用度约为59%,口服给药后迅速地转化为阿德福韦。

【药理作用与作用机制】　在细胞内被磷酸激酶转化为具有抗病毒活性的二磷酸盐,通过对天然底物二脱氧腺苷三磷酸的竞争作用,抑制HBV DNA多聚酶(反转录酶),并整合到病毒DNA后引起DNA链延长终止。促进ALT复常,改善肝组织炎症、坏死和纤维化。阿德福韦二磷酸盐能迅速进入宿主细胞,乙型肝炎病毒对本药不易产生耐药性,与拉米夫定无交叉耐药性。本药联合拉米夫定,对于拉米夫定耐药的慢性乙型肝炎患者能有效抑制HBV DNA,促进ALT复常,且耐药率更低。

【临床应用】　适用于HBeAg和HBV DNA阳性,ALT增高的慢性乙型肝患者,特别是对拉米夫定耐药的患者。

【不良反应】　常见的不良反应有乏力、白细胞减少(轻度)、腹泻(轻度)、脱发(中度)、尿蛋白、肌酐升高及可逆性肝脏转氨酶升高。

（二）抗丙型肝炎病毒药物

丙型肝炎是治疗比较棘手的传染病,既往治疗主要采用干扰素联合利巴韦林治疗,但治疗时间长,副作用多致使患者依从性差。近年来抗丙型肝炎药物研究有了重大突破,靶向HCV的抗病毒治疗药因其特异性、直接作用于HCV而被称为直接抗病毒药(direct-actingantiviral agent,DAA),使丙型肝炎可被治愈。

HCV 基因组编码的NS3丝氨酸蛋白酶是参与HCV复制的关键酶,它在HCV加工成熟过程中起重要作用,能催化NS3之后所有剪切位点的剪切,依次为NS3-NS4A、NS4A-NS4B、NS4B-NS5A、NS5A-NS5B,直接抗病毒药主要通过抑制这几种蛋白发挥作用。常见的直接抗病药包括:第一代的博赛匹韦、特拉匹韦,以及第二代的索非布韦和哈瓦尼。

博赛匹韦(boceprevir)

第一款批准上市的直接作用于NS3丝氨酸蛋白酶的抗HCV药,它可以有效地抑制病毒的复制。此外,最近的研究表明,宿主细胞通过对聚乙二醇干扰素的应答,可降低其敏感性。NS3 丝氨酸蛋白酶能抑制宿主细胞的应答,从而修复聚乙二醇干扰素的敏感度。因此,博赛匹韦具有直接抑制病毒复制作用和修复干扰素活性的双重作用,但因价格昂贵,限制其应用。

索非布韦(sofosbuvir)

索非布韦是治疗丙型肝炎划时代的药物,由美国吉利德生产,2013 年 12 月 6 日经美国 FDA 批准在美国上市,2014 年 1 月 16 日经欧洲药品管理局(European Medicines Agency, EMA)批准在欧盟各国上市,目前已在中国上市。

【体内过程】 口服给药后 $0.5 \sim 2$ h 达血药浓度峰值,血浆蛋白结合率为 $61\% \sim 65\%$,在肝脏中被广泛地代谢成具有药理学活性的核苷酸类似物三磷酸 GS-461203,经肾脏排泄,$t_{1/2}$ 为 0.4 h。

【药理作用与作用机制】 针对 HCV NS5B RNA 聚合酶的第一个药物。NS5B RNA 聚合酶是 HCV 复制过程中的关键酶,是从单链病毒 RNA 合成双链 RNA 所必需的。研究表明,索非布韦是一种核苷酸前药,在细胞内代谢形成的活性尿苷三磷酸类似物,它通过 NS5B 聚合酶可掺入至 HCV RNA,从而导致 HCV 基因组复制终止,该聚合酶负责 HCV 的 RNA 链的复制,病毒基因复制、HCV 在宿主细胞中的增殖是绝对必需的。

【临床应用】 索非布韦联合利巴韦林用于治疗基因 2 型和 3 型慢性丙型肝炎成人患者,索非布韦联合 PEG-INFα 和利巴韦林,则可用于基因 1 型和 4 型慢性丙型肝炎初治成人患者的治疗。

【不良反应与药物相互作用】 不良反应较少,最常见是头痛、疲乏、恶心、失眠和中性粒细胞减少。索非布韦主要依赖羧酸酯酶 1 进行代谢,与其他药物间的相互作用的可能性较小;与其他直接抗病毒药物无相互作用。

四、抗流感病毒药

目前上市的抗流感病毒药主要包括 4 个神经氨酸酶抑制剂(neuraminidaseinhibitor, NAI)如扎那米韦(zanamivir, ZAN)、磷酸奥司他韦(oseltamivir phosphate)、帕拉米韦(peramivir)和辛酸拉尼米韦(laninamiviroctanoata)和广谱抗病毒药物。

奥司他韦(oseltamivir)

1999 年 10 月,奥司他韦获美国 FDA 批准,2001 年在我国获准上市。

【体内过程】 口服吸收快,生物利用度高,是第一个口服抗流感病毒药。大部分被位于肝脏和肠道的酯酶转化为活性代谢产物,活性代谢产物不再被进一步代谢,通过肾脏排泄。

【药理作用】 磷酸奥司他韦是其活性代谢产物的药物前体,其活性代谢产物是强效的选择性流感病毒神经氨酸酶抑制剂。病毒神经氨酸酶活性对新形成的病毒颗粒从被感染细胞释放和感染性病毒在人体内进一步传播十分关键。药物的活性代谢产物抑制 A 型和 B 型流感病毒的神经氨酸酶。在体外,纳克分子浓度即有抑制效应。在体外观察到活性代谢产物抑制流感病毒生长,在体内也观察到其抑制流感病毒的复制和致病性。通过抑制病毒从被感染的细胞中释放,从而减少甲型或乙型流感病毒的传播。

【临床应用】 用于成人和 1 岁及 1 岁以上儿童的甲型和乙型流感治疗。

【不良反应】 报告最多的不良反应是恶心、呕吐。症状是一过性的,常在服用第一剂时发生。绝大多数的不良反应没有导致患者停用。其他临床不良反应还有腹泻、头晕、疲劳、鼻塞、咽痛和咳嗽。

金刚乙胺（rimantadine）与金刚烷胺（amantadine）

【体内过程】　金刚烷胺和金刚乙胺口服生物利用度较高，分别为75%和90%。在体内不被代谢，90%以原型经肾排泄。两药 $t_{1/2}$ 约为24 h。

【药理作用】　金刚烷胺的 α-甲基衍生物，均可特异性抑制A型流感病毒，大剂量也可抑制B型流感病毒、风疹和其他病毒。金刚乙胺抗A型流感病毒的作用优于金刚烷胺，抗病毒谱也较广。主要作用于病毒复制早期，通过防止A型流感病毒进入宿主细胞，干扰宿主细胞中A型流感病毒RNA脱壳和病毒核酸到宿主胞质的转移而发挥作用。

【临床应用】　主要用于预防A型流感病毒的感染。金刚烷胺尚具有抗震颤麻痹作用。

【不良反应】　不良反应包括紧张、焦虑、失眠及注意力分散，有时可在老年患者中出现幻觉、癫痫。金刚乙胺脂溶性较低，不能通过血脑屏障，故中枢神经系统副作用较少。

巴洛沙韦玛波西酯（baloxavirmarboxil）

巴洛沙韦玛波西酯（BXM）为2018年10月经美国FDA批准上市的新作用机制抗流感病毒新药，是baloxavir（暂译名为巴洛沙韦）的前体药。

【体内过程】　口服巴洛沙韦玛波西酯后，迅速水解为活性代谢物巴洛沙韦；血浆结合率为92.9%~93.9%；主要经UGT1A3代谢为葡萄糖醛酸结合物，再经CYP3A4代谢，生成亚砜类代谢产物，通过胆汁排泄消除。

【药理作用】　巴洛沙韦对流感病毒聚合酶酸性（polymerase acidic，PA）蛋白内切酶有抑制作用，内切酶是流感病毒RNA聚合酶复合物中特异性的病毒酶，也是病毒基因转录，抑制病毒复制所必需的酶。

【临床应用】　适用于≥12岁、罹患急性无并发症流感，在症状出现不超过48 h的患者。

【不良反应】　报告最多的不良反应是腹泻、支气管炎、鼻炎和恶心等。

五、抗疱疹病毒药

疱疹病毒分为单纯疱疹病毒（herpes simplex virus，HSV）和水痘带状疱疹病毒（varicella-herpes zoster virus，VZV）。Ⅰ型HSV主要导致口唇疱疹，Ⅱ型HSV主要导致生殖器疱疹。临床上治疗疱疹病毒感染疾病的抗病毒药主要是病毒聚合酶抑制剂，如阿昔洛韦（acyclovir）、更昔洛韦（ganciclovir）、伐昔洛韦（valaciclovir）、西多福韦（cidofovir）、喷昔洛韦（penciclovir）、膦甲酸（foscarnet）、碘苷（idoxuridine）、阿糖腺苷（vidarabine）、阿糖胞苷（cytarabine）、依度尿苷（edoxudine）及二十二醇（docosanol）等。这些药物对病毒感染的裂解期复制有抑制作用，对于潜伏阶段的病毒复制没有明显的抑制作用。其抗病毒的机制主要为抑制或干扰裂解期病毒DNA的合成。

阿昔洛韦（aciclovir）

阿昔洛韦为（ACV，又称无环鸟苷）人工合成的嘌呤核苷类衍生物。

【体内过程】　口服吸收差，15%~30%由胃肠道吸收。进食对血药浓度影响不明显。生物利用度仅为15%~30%，可分布到全身各组织，包括脑、肾、肺、肝、小肠、肌肉、脾、乳汁、子宫、阴道黏膜与分泌物、脑脊液及疱疹液。在肾、肝和小肠中浓度高，脑脊液中浓度约为血中浓度的1/2。阿昔洛韦血浆蛋白结合率低，主要经肾小球滤过和肾小管分泌排泄，$t_{1/2}$ 为2~4 h。药物可通过胎盘。局部应用后可在疱疹损伤区达到较高浓度。

【药理作用】　阿昔洛韦是广谱高效的抗病毒药，是目前最有效的抗Ⅰ型和Ⅱ型单纯疱疹病毒

(herpes simplex virus，HSV)药物之一,对水痘带状疱疹病毒(varicella-zoster virus，VZV)和 EB 病毒(epstein-barr virus)等其他疱疹病毒有效。

对正常细胞因为不具备使阿昔洛韦转化为单磷酸化合物的能力,因此几乎不受药物影响。而在被感染的细胞内,阿昔洛韦被病毒特异性胸苷激酶转化为单磷酸盐,进一步转化为三磷酸无环鸟苷,模拟核苷酸与病毒多聚酶结合,掺入病毒 DNA 并中止其延伸,从而达到抗病毒的效果。HSV 或 VZV 可通过改变病毒疱疹胸苷酸激酶或 DNA 多聚酶而对阿昔洛韦产生耐药性。

【临床应用】 阿昔洛韦为 HSV 感染的首选药。局部应用治疗疱疹性角膜炎、单纯疱疹和带状疱疹,口服或静脉注射可有效治疗单纯疱疹脑炎、生殖器疱疹、免疫缺陷患者单纯疱疹感染等。

【不良反应与药物相互作用】 最常见的不良反应为胃肠道功能紊乱、头痛和斑疹。静脉输注可引起静脉炎、可逆性肾功能紊乱(包括血尿素氮和肌酐水平升高)及神经毒性(包括震颤和谵妄)等。与青霉素类、头孢菌素类和丙磺舒合用可致其血浓度升高。

更昔洛韦(ganciclovir)

阿昔洛韦羟甲基化的衍生物,对 HSV 和 VZV 抑制作用与阿昔洛韦相似,但更易磷酸化,且对巨细胞病毒(cytomegalovirus，CMV)、EB 病毒活性为阿昔洛韦的 20 倍左右。主要用于巨细胞病毒感染,尤其是免疫缺陷者所发生的危及生命或视觉的巨细胞病毒感染。骨髓抑制等不良反应发生率较高。

伐昔洛韦(valacyclovir)

阿昔洛韦二异戊酰胺酯,口服后可迅速转化为阿昔洛韦,所达血浓度为口服阿昔洛韦后的 5 倍。其抗病毒活性、作用机制及耐药性与阿昔洛韦相同。主要用于带状疱疹和单纯疱疹的治疗。肾功能不全患者应减少剂量,其优点仅仅在于减少服药次数。偶见恶心、腹泻和头痛。

阿糖腺苷(vidarabine)

阿糖腺苷(Ara - A)为嘌呤类衍生物,是第一个系统性治疗疱疹病毒感染的药物,具有抑制病毒 DNA 合成的功能。阿糖腺苷抗 HSV、VZV 和 CMV 活性强大,也能抑制 HBV 和某些 RNA 病毒,抗病毒谱较广,但对巨细胞病毒无效。在体内可在腺苷脱氨酶作用下脱去 6 位氨基,被迅速代谢成阿糖次黄嘌呤核苷,使其抗病毒活性显著降低。局部应用可有效地治疗 HSV - 1 和 HSV - 2 引起的急性角膜结膜炎、表皮结膜炎和反复性上皮结膜炎。静脉注射可有效治疗 HSV 脑炎、新生儿疱疹和免疫功能低下患者的 VZV 感染。不良反应主要表现为神经毒性,发生率可达 10%,也常见胃肠道反应。因为毒性大,现已较少应用。

碘苷(idoxuridine)

碘苷又名疱疹净,是第一个抗单纯疱疹病毒的药物,可竞争性抑制胸苷酸合成酶,使 DNA 合成受阻,故能抑制 DNA 病毒,如 HSV 和牛痘病毒的生长,对 RNA 病毒无效。本药对正常细胞毒性较大,所以仅作滴眼剂使用。

第三节　抗 真 菌 药

抗真菌药(antifungal agent)指具有抑制或杀死致病真菌的药物。根据化学结构的不同可分为:抗生素类(antibiotic),如两性霉素 B;唑类(azole),如酮康唑;丙烯胺类(alkylamine),如特比萘芬;嘧啶类(pyrimidine),如氟胞嘧啶等。

一、抗生素类抗真菌药

抗生素类抗真菌药包括多烯类(polyenes)抗生素如两性霉素 B、制霉素等抗生素及非多烯类抗生素如灰黄霉素,其中两性霉素 B 抗真菌活性最强,是唯一可用于治疗深部和皮下真菌感染的多烯类药物。其他多烯类只限于局部应用治疗浅表真菌感染。

两性霉素 B(amphotericin B)

两性霉素 B,又名庐山霉素(fungilin),是治疗各种严重真菌感染的首选药之一,但因毒性较大,限制其广泛应用。两性霉素 B 的新剂型如脂质体剂型、脂质体复合物、胶样分散剂型等可提高其疗效,并降低其毒性。

【体内过程】 口服吸收少且不稳定,生物利用度低,肌内注射难吸收。90%~95%与血浆蛋白结合,不易进入脑脊液、玻璃体液和羊水,但在肾脏中浓度较高。主要在肝脏代谢,代谢产物中约5%的原型药缓慢由尿中排出,停药数周后,仍可在尿中检出。碱性尿中药物排泄增多。

【药理作用与作用机制】 为广谱抗真菌药,几乎对所有真菌均有抗菌活性。两性霉素 B 对新型隐球菌、白念珠菌、芽生菌、荚膜组织胞质菌、粗球孢子菌、孢子丝菌等有较强抑菌作用,高浓度时发挥杀菌作用。药物通过选择性与真菌细胞膜中的麦角固醇结合,从而改变膜通透性,引起真菌细胞内小分子物质(如氨基酸、甘氨酸等)和电解质(特别是钾离子)外渗,导致真菌生长停止或死亡。由于细菌细胞膜不含固醇,故无抗细菌作用。

哺乳动物红细胞、肾小管上皮细胞的胞浆膜含有固醇,故可致溶血、肾脏损害等毒性反应。但由于本药与真菌细胞膜上麦角固醇的亲和力大于对哺乳动物细胞膜固醇的亲和力,故对哺乳动物细胞的毒性相对较低。真菌很少对本药产生耐药性,耐药机制可能与真菌细胞膜中麦角固醇含量减少有关。

【临床应用】 静脉滴注用于治疗诊断已确立的深部真菌感染。真菌性脑膜炎时,除静脉滴注外,还需鞘内注射。口服仅用于肠道真菌感染。局部应用治疗皮肤、指甲及黏膜等表浅部真菌感染。

【不良反应】 不良反应较多,常见寒战、发热、头痛、呕吐、厌食、贫血、低血压、低血钾、低血镁、血栓性静脉炎、肝功能损害、肾功能损害等。如事先给予解热镇痛抗炎药、抗组胺药及糖皮质激素,可减少治疗初期寒战、发热反应的发生。应定期进行血尿常规、肝肾功能和心电图等检查,以便及时调整剂量。

灰黄霉素(grifulvin)

灰黄霉素为非多烯类抗生素。

【体内过程】 口服吸收不规则,微粒制剂或高脂肪饮食可增加吸收。吸收后广泛分布于深部组织,尤其是皮肤、毛发、指甲、脂肪及肝脏等组织含量较高。主要在肝脏代谢为无活性的 6-去甲灰黄霉素,从尿中排泄。$t_{1/2}$ 为 24 h。灰黄霉素可诱导 CYP 同工酶。

【药理作用与作用机制】 灰黄霉素可沉积在皮肤、毛发及指(趾)甲的角蛋白前体细胞中,干扰侵入这些部位的敏感真菌的微管蛋白聚合成微管,抑制其有丝分裂。此外,作为鸟嘌呤的类似物,竞争性抑制鸟嘌呤进入 DNA 分子中,从而干扰真菌细胞 DNA 合成。

对生长旺盛的各种皮肤癣菌如表皮癣菌属、小芽孢菌属和毛菌属起杀灭作用,而对静止状态的真菌只有抑制作用。对念珠菌属及其他引起深部感染的真菌没有作用。

【临床应用】 主要用于各种皮肤癣菌的治疗,对头癣疗效最好,指(趾)甲癣疗效较差。因静止状态的真菌仅被抑制,病变痊愈有赖于角质的新生和受感染角质层的脱落,故治疗常需数周至数月。

【不良反应】 毒性反应较大,常见有头痛、头晕等反应,恶心、呕吐等消化道反应,皮疹等皮肤反应及白细胞减少等血液系统反应。动物实验中有致畸胎和致癌作用。临床已少用。

制霉素(nystatin)

制霉素又名制霉菌素(fungicidin),为多烯类(polyenes)广谱抗真菌药,抗真菌作用和机制与两性霉素 B 相似,对念珠菌属的抗菌活性较高,且不易产生耐药性。口服吸收很少,仅适于肠道白念珠菌感染。主要局部外用治疗皮肤、黏膜浅表真菌感染。注射给药时制霉素毒性大,故不宜用于注射。局部应用时不良反应少见。口服后可引起暂时性恶心、呕吐、食欲不振、腹泻等胃肠道反应。

二、唑类抗真菌药

唑类(azoles)抗真菌药包括以酮康唑、咪康唑、益康唑、克霉唑和联苯苄唑等为代表的咪唑类(imidazoles)和以伊曲康唑、氟康唑和伏立康唑等为代表的三唑类(triazoles)。其中,酮康唑等是治疗表浅部真菌感染的首选药;而三唑类是治疗深部真菌感染的首选药。

真菌细胞膜的主要成分——麦角固醇的生物合成是以角鲨烯为起始物,在酶作用下环合成羊毛固醇,进而生成 24-甲烯二氢羊毛固醇,此中间体在细胞色素 P450 依赖酶——14α-羊毛脂醇脱甲基酶(CYP51)作用下再经若干步骤催化合成麦角固醇。

唑类抗真菌药则通过环上的氮原子与 CYP51 系统中 CYP 的血红素铁结合,抑制 CYP51,阻止麦角固醇的合成,使真菌细胞膜缺损,增加膜通透性,进而抑制真菌生长或使真菌死亡,从而发挥抗真菌作用。

与咪唑类相比,三唑类对人体 CYP 酶的亲和力降低,而对真菌 CYP 酶仍保持高亲和力,因此毒性较小,且抗菌活性更高,是目前抗真菌药中最有发展前途的一类。

酮康唑(ketoconazole)

酮康唑为第一个广谱口服抗真菌药,口服生物利用度个体差异较大,由于酮康唑是二碱化合物,溶解和吸收都需要足够的胃酸,故与食品、抗酸药或抑制胃酸分泌的药物同服可降低酮康唑的生物利用度。口服可有效地治疗深部、皮下及浅表真菌感染。亦可局部用药治疗表浅部真菌感染。口服酮康唑不良反应较多,常见有恶心、呕吐等胃肠道反应,以及皮疹、头晕、嗜睡、畏光等,偶见肝毒性。极少数人发生内分泌异常,常表现为男性乳房发育,可能与本药抑制睾丸素和肾上腺皮质激素合成有关。已被伊曲康唑和氟康唑等所取代。

联苯苄唑(bifonazole)

联苯苄唑为广谱高效抗真菌药,不仅抑制 24-甲烯二氢羊毛固醇转化为脱甲基固醇,也抑制羟甲基戊二酰辅酶 A 转化为甲羟戊酸,从而双重阻断麦角固醇的合成,使抗菌活性明显强于其他咪唑类抗真菌药。体外试验:对皮肤真菌(如发癣菌)主要是杀菌作用,而对酵母菌主要发挥抑菌作用。

皮肤吸收率极低,但易透过被感染的皮肤,作用迅速并持续时间长,在真皮内活性可持续 48 h,10~30 min 后在胞质中达有效浓度,且持续 100~120 h。组织中药物浓度低。

主要用于皮肤癣菌感染的治疗。

不良反应包括接触性皮炎、一过性轻度皮肤变红、烧灼感、瘙痒感、脱皮及龟裂。

伊曲康唑(itraconazole)

伊曲康唑为 1992 年美国 FDA 批准上市的新一代三唑类口服抗真菌药。

抗真菌谱较酮康唑广,可高度选择性作用于真菌 CYP,使 CYP 依赖酶失活,抑制麦角固醇合成,从而起到抑制和杀死真菌的作用。体内外抗真菌活性较酮康唑强 5~100 倍。

口服吸收良好,生物利用度约为 55%。

可有效治疗深部、皮下及浅表真菌感染,是治疗罕见真菌如组织胞质菌感染和芽生菌感染的首选药。

不良反应发生率低,主要为胃肠道反应、头痛、头昏、低血钾、高血压、水肿和皮肤瘙痒等。肝毒性明显低于酮康唑。由于不抑制雄激素合成,故也可避免酮康唑所发生内分泌异常。

氟康唑(fluconazole)

氟康唑具有广谱抗真菌药,对包括隐球菌属、念珠菌属和球孢子菌属等均有抗菌作用,体内抗真菌活性较酮康唑强 5~20 倍。是治疗艾滋病患者隐球菌性脑膜炎的首选药,与氟胞嘧啶合用可增强疗效。口服和静脉给药均有效。

口服吸收良好,生物利用度为 95%。血浆蛋白结合率仅为 11%。多次给药可进一步增高血药浓度,为单次给药的 2.5 倍。可分布到各组织和体液,对正常和炎症脑膜均具有强大穿透力,脑脊液中药物高达血药浓度的 50%~60%。极少在肝脏代谢,尿中原型排泄可达给药量的 80% 以上,$t_{1/2}$ 为 35 h,肾功能不良时可明显延长,故应减小剂量。

不良反应发生率低,常见消化道反应、皮疹等,治疗过程中可发生轻度一过性血清氨基转移酶升高。因氟康唑可能导致胎儿缺陷,禁用于孕妇。

伏立康唑(voriconazole)

伏立康唑(UK-109496)为继氟康唑后新合成的三唑类广谱抗真菌药,对多种条件性真菌和地方流行性真菌均具有抗菌活性,抗真菌活性强(为氟康唑的 10~500 倍),对多种耐氟康唑、两性霉素 B 的真菌深部感染有显著治疗作用。

可口服和静脉给药,口服后吸收迅速而完全,给药后 1~2 h 达血药峰浓度,生物利用度约为 96%,胃液 pH 改变对本药吸收无影响;血浆蛋白结合率约为 58%,能广泛分布到各种组织和体液内;在肝内代谢,个体差异大;主要以代谢产物从尿中排出,仅有 1% 以原药形式排出。

最常见的不良反应为视觉障碍、发热、皮疹、恶心、呕吐、腹泻、头痛、败血症、周围性水肿、腹痛及呼吸功能紊乱。但发生率较氟康唑低,患者更易耐受。与治疗有关的,导致停药的最常见不良事件包括肝功能异常、皮疹和视觉障碍。

卡泊芬净(caspofungin)

卡泊芬净为 2004 年在美国上市的棘白菌素类新型抗真菌药。目前经美国 FDA 批准的棘白菌素类药物除卡泊芬净外,还有 2005 年在日本上市的米卡芬净及 2006 年在美国上市的阿尼芬净。

【体内过程】　口服生物利用度低,常采用静脉注射给药。可自发降解,也可通过 N-乙酰化进行肝脏代谢,其代谢产物通过粪便清除。属于浓度依赖性药物,具有长效抗真菌后效应。

【药理作用与作用机制】　棘白菌素是真菌天然产物经化学修饰所得的一种半合成脂肽大分子,通过化学结构中的 N-链酰基脂侧链与真菌细胞膜的磷脂双层嵌插,使棘白菌素通过非竞争抑制 β-1-3-D 葡聚糖合成酶破坏细胞壁的结构,导致真菌细胞内的渗透压力不平衡,最终致使菌体破裂死亡,菌丝形成也被抑制。由于 β-1-3-D 葡聚糖是真菌细胞壁的主要成分,并不存在于哺乳动物细胞中,因此该类药物具有低毒高效的特点。

抗菌谱广,对白念珠菌、光滑念珠菌、热带念珠菌等大部分念珠菌属有抗真菌活性,对多数曲霉菌属有抑菌作用。但是对毛霉菌属、隐球菌属和镰刀菌属均无活性。

【临床应用】 临床上主要用于治疗念珠菌败血症和下列念珠菌感染:腹腔脓肿、腹膜炎和腹腔感染;食管念珠菌病;难治性或不能耐受其他治疗如两性霉素 B、两性霉素 B 脂质体制剂和(或)伊曲康唑的侵袭性曲霉病的治疗。

【不良反应】 耐受性较好,最常见的不良反应为转氨酶和碱性磷酸酶升高,但明显低于三唑类和两性霉素 B 制剂。

三、丙烯胺类抗真菌药

丙烯胺类抗真菌药包括萘替芬(naftifine)和特比萘芬(terbinafine),为鲨烯环氧合酶的非竞争性、可逆性抑制剂,导致角鲨烯积聚和麦角固醇的合成受阻,从而影响真菌细胞膜的结构和功能。

特比萘芬(terbinafine)

【体内过程】 特比萘芬口服吸收快速良好,在毛囊、毛发、皮肤和甲板等处长时间维持较高浓度。食物对特比萘芬的生物利用度有中度影响,但并不需要因此而调整剂量。与血浆蛋白结合紧密(99%),它迅速经真皮弥散,聚集于亲脂性的角质层。也能经皮脂腺排泄,在毛囊、毛发和富含皮脂的皮肤达到高浓度。

【药理作用与作用机制】 抑制真菌细胞膜上的角鲨烯环氧化酶,特异地干扰真菌固醇生物合成的早期步骤,引起麦角固醇的缺乏及角鲨烯在细胞内的积聚,从而导致真菌细胞死亡。角鲨烯环氧化酶与 CYP 酶系统无关,不影响激素或其他药物的代谢。对曲霉菌、镰孢和其他丝状真菌具有良好抗菌活性。

【临床应用】 外用或口服治疗甲癣和其他一些浅表部真菌感染。对深部曲霉菌感染、侧孢感染、假丝酵母菌感染和肺隐球酵母菌感染并非很有效,但若与唑类药物或两性霉素 B 合用,可获良好结果。

【不良反应】 不良反应轻微,常见胃肠道反应,较少发生肝炎和皮疹。

四、嘧啶类抗真菌药

氟胞嘧啶(flucytosine)

氟胞嘧啶,又名 5 -氟胞嘧啶(5 - fluorocytosine)。

【体内过程】 口服吸收良好,生物利用度为 82%。血浆蛋白结合率不到 5%,广泛分布于肝、肾、心、脾、肺及感染的腹腔、关节腔及房水中。口服 2 h 后血中浓度达高峰,90%通过肾小球滤过随尿液排出。$t_{1/2}$ 为 3~6 h。在肾功能衰竭时 $t_{1/2}$ 可延长至 200 h。

【药理作用与作用机制】 人工合成的广谱抗真菌药,为抑菌剂,高浓度时具有杀菌作用。对隐球菌属、念珠菌属和球拟酵母菌等具有较高抗菌活性。

通过胞嘧啶透性酶作用而进入敏感真菌的细胞内,在胞嘧啶脱氨酶的作用下,脱去氨基而形成抗代谢物 5 -氟尿嘧啶。后者再由尿苷-5 -磷酸焦磷酸化酶转变为 5 -氟尿嘧啶脱氧核苷,抑制胸腺嘧啶核苷合成酶,阻断尿嘧啶脱氧核苷转变为胸腺嘧啶核苷,影响 DNA 的合成。另外,5 -氟尿嘧啶还能掺入真菌的 RNA,影响蛋白质合成。由于哺乳动物细胞内缺乏胞嘧啶脱氨酶,5 -氟胞嘧啶不能转变为 5 -氟尿嘧啶,所以人体组织细胞代谢不受影响。

【临床应用】 主要用于念珠菌属心内膜炎、隐球菌属脑膜炎、念珠菌属或隐球菌属真菌败血症、肺部感染和尿路感染。

　　【不良反应】　不良反应为恶心、呕吐、腹泻、皮疹、发热、转氨酶升高、黄疸、贫血、白细胞减少、血小板减少、尿素氮升高等。用药期间注意检查血象和肝、肾功能,如有异常立即停药,严重肾功能不全及对本药过敏患者、孕妇禁用。

(万莉红)

第五十四章 抗结核药与抗麻风药
Chapter 54 Drugs for Tuberculosis and Leprosy

结核病(tuberculosis)是由结核分枝杆菌引起的慢性传染病,可侵入全身多个脏器,以肺部受累多见。20 世纪 90 年代以来,由于艾滋病和结核分枝杆菌耐药菌株的出现、免疫抑制剂的应用等因素,全球范围内结核病的疫情骤然恶化,结核病成为全球尤其是发展中国家最为严重的公共卫生问题。世界卫生组织(World Health Organization, WHO)发布的 2019 年全球结核病报告指出:2018 年全球有 17 亿结核病潜伏感染者,约为全球人口的 1/4;全球结核病疫情下降缓慢。中国是全球 30 个结核病高负担国家之一,感染者居世界第 2 位。当前,耐多药结核病(multiple drug resistance tuberculosis, MDR - TB)的增多已成为世界结核病疫情回升的重要原因之一。结核病合理的化学药物治疗是控制疾病发展、复发及抑制结核杆菌耐药性产生的关键。

麻风是由麻风分枝杆菌引起的一种慢性传染病,主要病变在皮肤和周围神经。其临床表现为麻木性皮肤损害,神经粗大,严重者甚至肢端残疾。麻风病曾在世界上流行甚广,我国自新中国成立后,由于积极防治,发病率显著下降,新发的病例很少。70% 的麻风病是结核型麻风,少数是瘤型、界线类和未定类麻风。目前临床防治麻风病最常用的药物为砜类(sulfones)药物。

第一节 课 前 阅 读

一、结核分枝杆菌的特点

人肺结核的致病菌 90% 是结核分枝杆菌(*M. Tuberculosis*,简称"结核杆菌")。结核分枝杆菌专性需氧;最适温度为 37℃,低于 30℃ 不生长;最适 pH 为 6.5~6.8。结核分枝杆菌细胞壁的脂质含量较高,可影响营养物质的吸收,故生长缓慢,在改良罗氏培养基上培养需要 4~6 周才能繁殖成明显的菌落。大量分枝菌酸(mycolic acid)包围在细胞壁肽聚糖层的外面,具有抗酸作用。用抗酸法染色,结核分枝杆菌呈红色,可抵抗盐酸酒精的脱色作用。结核分枝杆菌对干燥、冷、酸、碱等抵抗力较强,但是对乙醇、湿热、紫外线比较敏感,直接日光照射数小时即可被杀死。

二、结核病的发病机制

结核分枝杆菌致病性与细菌在组织细胞内大量繁殖引起的炎症、菌体成分及代谢物质的毒性与机体对菌体成分产生的免疫损伤有关。

结核杆菌的致病物质包括:① 荚膜;② 脂质(索状因子、磷脂、硫酸脑苷脂和蜡质 D);③ 蛋白质(主要是结核菌素)。

结核杆菌经呼吸道进入肺泡,在肺泡内被巨噬细胞吞噬。由于结核杆菌含有大量脂质,可抵抗溶菌酶而继续繁殖,使巨噬细胞裂解死亡,释放出的大量细菌在肺泡内引起炎症,称为原发性感染。

结核杆菌的免疫以细胞免疫为主,CD4 T 细胞是主要的免疫细胞。当被结核菌致敏的 T 细胞再次接触该菌或其相应抗原时,可释放多种细胞因子,使巨噬细胞聚集在炎症部位,吞噬并杀灭结核杆菌,转变为类上皮细胞和郎汉斯巨细胞(langhans giant cell),最终形成结节,使病变局限化。对于继发性感染,由于机体对结核杆菌已形成了特异性细胞免疫,故对结核菌有较强的局限力,易形成结核结节、干酪样坏死和空洞。结核杆菌的免疫属于有菌免疫,一旦体内的结核分枝杆菌被清除,其免疫力也随之消失。

机体对结核分枝杆菌产生细胞免疫的同时,也产生了迟发型变态反应,这是由另一 T 细胞亚群释放细胞因子所致。在结核菌入侵人体后 4~8 周时,身体组织对结核菌及其代谢物发生变态反应,可使局部出现渗出性炎症,甚至干酪样坏死,并伴有发热、乏力及食欲减退等全身症状。

近年研究表明,变态反应主要是由结核杆菌的蜡质 D 和结核菌素蛋白共同引起的,而免疫则由该菌的核糖体 RNA 引起。结核杆菌的免疫与变态反应常同时存在,由两种不同抗原成分激活不同的 T 细胞亚群释放出不同的细胞因子所致。

总之,入侵结核菌的数量、毒力、免疫与变态反应的高低,决定感染后结核病的发生、发展与转归。当人体免疫力处于劣势(如艾滋病、营养不良或应用免疫抑制剂)时,结核病容易发生、发展;反之,感染后不易发病,即使发病也比较轻而且容易痊愈。

三、麻风病与麻风分枝杆菌

麻风分枝杆菌(*M. Laprae*)简称"麻风杆菌",其形态、染色与结核分枝杆菌相似,革兰氏染色和抗酸染色均为阳性。在干燥环境中 7 天以内仍有繁殖能力,0℃ 可存活 3 周。离体后的麻风杆菌在夏季日光照射 2~3 h、60℃ 处理 1 h 或紫外线照射 2 h,均可丧失活力。故应用煮沸、高压蒸汽、紫外线照射处理即可杀死麻风杆菌。

麻风杆菌是一种典型胞内菌。患者渗出物标本涂片中可见大量麻风分枝杆菌存在于细胞内,这种细胞的胞质呈泡沫状,可与结核分枝杆菌相区别。

麻风杆菌在患者体内分布比较广泛,主要见于皮肤、黏膜、周围神经、淋巴结、肝脾等网状内皮系统某些细胞内。此外,骨髓、睾丸、肾上腺、眼前半部等处也是麻风杆菌容易侵犯和存在的部位。麻风杆菌主要通过破溃的皮肤和黏膜(主要是鼻黏膜)排出体外,在乳汁、泪液、精液及阴道分泌物中也有少量麻风杆菌。故麻风分枝杆菌主要通过呼吸道和接触传播。

根据机体的免疫状态、病理变化和临床表现可将大多数麻风病患者分为瘤型和结核型两型。少数患者处于两型之间的界线类和属于非特异性炎症的未定类,该两类可向 2 型转化。

瘤型麻风病患者 T 细胞免疫应答有缺陷,表现为细胞免疫低下或免疫抑制,巨噬细胞活化功能低。故麻风杆菌能在体内大量繁殖,侵犯皮肤、黏膜和各脏器,形成肉芽肿病变。由于患者的体液免疫正常,血清内有大量自身抗体,与受损组织释放的抗原结合,形成免疫复合物,沉淀在皮肤或黏膜下,形成红斑和结节,如狮面。这种麻风结节是麻风病的典型病灶。瘤型麻风病传染性强,若不治疗,往往发展至最终死亡。

结核型麻风病患者细胞免疫强,病变早期在小血管周围可见有淋巴细胞浸润,以后出现上皮样细胞和巨噬细胞浸润,但不侵犯内脏。该病早期皮肤出现斑疹,周围神经由于细胞浸润变粗变硬,感觉功能出现障碍。患者体内不易检出麻风杆菌,故传染性小。

麻风菌素试验是测定机体对麻风分枝杆菌拮抗力的方法,结核型麻风患者通常产生阳性反应,而瘤型麻风患者则常产生阴性反应。

第二节　抗 结 核 药

目前用于临床的抗结核药种类很多。通常把疗效高、不良反应较少、患者较易耐受的药物称为一线抗结核药,包括异烟肼、利福平、乙胺丁醇、吡嗪酰胺、链霉素等。毒性较大、疗效较差的药物称为二线抗结核药,主要用于对一线抗结核药产生耐药性的或不能耐受的结核病患者,或与其他抗结核药配伍使用,包括对氨基水杨酸钠、乙硫异烟胺、卷曲霉素、环丝氨酸、卡那霉素等。此外,近几年又开发出一些疗效较好、毒副作用相对较小的新一代抗结核药,如利福喷汀、利福定、左氧氟沙星、莫西沙星、新大环内酯类等,在耐多药结核病(multidrug resistant tuberculosis,MDR－TB)的治疗中起重要作用。WHO 在《WHO 耐药结核病治疗指南(2016 年更新版)》中首次将利奈唑胺和氯法齐明列入核心药物,确立了这两种药物在耐药结核病治疗中的地位和价值,值得在临床中推广应用。2018 年《WHO指南:耐多药和利福平耐药结核病的治疗》中将左氧氟沙星/莫西沙星、贝达喹啉和利奈唑胺列为一组首选药物。

一、抗结核药的作用

抗结核药的作用情况依据结核杆菌的代谢活性和部位而有所不同。

普遍认为,结核病灶中存在 4 种不同状态的菌群,A 群为持续生长繁殖菌,B 群为间断繁殖菌,C 群为酸性环境中半休眠状态菌,D 群为完全休眠菌。A 群易被异烟肼、利福平、链霉素等迅速杀灭;吡嗪酰胺对 C 群作用最强;利福平对 C 群有效。对于 B、C 群,化疗药物应使用足够的疗程才能杀灭。因此,如果使用的化疗药物不当或者疗程不够,B、C 群结核菌不能被消灭,很容易造成复发。

抗结核药的作用机制分为:① 抑制结核杆菌细胞壁的合成,如环丝氨酸;② 抑制细菌蛋白质的合成,如氨基糖苷类(链霉素、卡那霉素、阿米卡星)、大环内酯类、利奈唑胺、卷曲霉素和紫霉素(viomycin);③ 抑制细菌 RNA 的合成,如利福霉素类、氯法齐明;④ 干扰细菌 DNA 的合成,如氟喹诺酮类;⑤ 影响叶酸的代谢,如对氨基水杨酸钠、氨苯砜;⑥ 多种作用机制共存或机制未明,如异烟肼、乙胺丁醇、吡嗪酰胺、乙硫异烟胺。

二、结核分枝杆菌的耐药性

结核分枝杆菌的耐药性分两种:一种是原发性耐药(intrinsic resistance),另一种是获得性耐药(acquired resistance)。

原发性耐药是指结核杆菌染色体上基因突变而出现的天然耐药(自然变异)。原发性耐药一般发生于新病例,患者病灶结核杆菌繁殖旺盛,单用一种药物很容易使大量敏感的结核菌被杀灭,但是极少量的细菌因原发性耐药不受抗菌药的影响,可继续生长繁殖,最终菌落群以耐药菌为主,使得抗结核药失效。结核杆菌在复制过程中引起耐异烟肼或利福平自发突变的频率为 $10^{-9} \sim 10^{-8}$,而同时引起耐异烟肼和利福平突变的频率很小(约 10^{-16}),且各个耐单药基因突变位点是不相连的。故结核病的治疗原则上主张早期给药且需联合给药,以减少耐药性的产生。

获得性耐药是结核杆菌与抗结核药接触后发生诱导变异,使自身对抗结核药具有不被杀灭的抵抗力。长期不合理用药,容易产生获得性耐药菌。复治患者中很多为获得性耐药病例。其耐药机制有:① 钝化酶的产生,使得药物的结构发生改变;② 靶部位的结构修饰,使得药物无法结合靶位,如链霉素、氟喹诺酮类药物、利福霉素类药物、大环内酯类药物等;③ 代谢酶的变化,使药物无法活化,如吡嗪酰胺;④ 形成外排泵,使得药物主动流出细胞外,如大环内酯类药物;⑤ 膜通透性下降;⑥ 靶酶的过度表达,如环丝氨酸;⑦ 通过不同的机制耐药,如异烟肼、乙胺丁醇、链霉素、乙硫异烟胺。

MDR－TB 是指对异烟肼和利福平 2 种药物均耐药的结核分枝杆菌引起的结核病。当前 MDR－TB产生的主要原因,包括:① 耐多药菌株传播所致,即原发性 MDR－TB;② 在治疗过程中出现,即获得性MDR－TB。目前对 MDR－TB 发生的分子机制尚不清楚。

三、一线抗结核药

异烟肼(isoniazid)

异烟肼(INH)又名雷米封(rimifon),是异烟酸的酰肼衍生物。1951年,异烟肼的发明使结核病的治疗发生了根本性的变化,真正进入化疗时代。由于异烟肼疗效佳、毒性小、价廉和口服方便,被列为抗结核病的首选药物。

【体内过程】 口服吸收迅速而完全,1~2 h血浆浓度可达峰值,血浆蛋白结合率小于10%。异烟肼广泛分布于全身的体液和组织中。其穿透力强,可渗入关节腔、胸腹水、纤维化或干酪化的结核病灶及淋巴结中,亦能进入吞噬细胞内。异烟肼可透过血脑屏障,脑脊液浓度约为血药浓度的20%。脑膜炎时,脑脊液中浓度与血浆中浓度相似。异烟肼主要在肝脏内经乙酰化酶催化生成乙酰异烟肼,可继续水解成异烟酸和乙酰肼,后者与肝毒性有关。部分异烟肼直接水解成异烟酸和肼。最后代谢物和少量原形药从尿中排出。临床根据异烟肼乙酰化速率将人群分为快代谢型和慢代谢型。两者的半衰期有显著的差异,前者$t_{1/2}$为70 min左右,后者为3 h。乙酰化酶的表现型与人种有明显的关系:白种人慢代谢型占50%~60%;中国人慢代谢型约占25.6%,快代谢型约占49.3%。慢代谢型容易产生神经系统不良反应;快代谢型容易致肝损伤。连续每天给药情况下,两种代谢型的疗效无大的差异;如果采用间歇疗法,则快代谢型的疗效低于慢代谢型。临床上应根据患者的不同代谢类型确定给药方案。

【抗菌作用】 异烟肼对结核分枝杆菌作用强,特别是对于生长繁殖期的结核杆菌具有强大的杀灭作用,是治疗活动性结核的首选药物,而对静止期结核杆菌仅有抑菌作用。其抗菌作用与渗入病灶部位的浓度有关,在高浓度时为杀菌作用,在低浓度时产生抑菌作用。异烟肼易渗入细胞内,可作用于吞噬细胞内的结核杆菌。

异烟肼确切的作用机制尚不明确,可能通过以下方式进行:① 异烟肼为前体药物,可被结核杆菌内的过氧化氢酶——过氧化物酶催化氧化所激活,转化为具有很强酰化能力的活性物质,然后与烟酰胺腺嘌呤二核苷酸(NADH)通过共价键结合,削弱了NADH和脂烯酰基酰基载体蛋白(enoyl-acyl carrier protein,enoyl-ACP)还原酶的亲和力,阻止分枝菌酸前体物质长链脂肪酸的延伸,从而抑制分枝菌酸的合成,使得细菌细胞壁合成受阻而死亡。因分枝菌酸只存在于分枝杆菌中,因此异烟肼仅对结核杆菌具有高度特异性而对其他细菌无效。② 异烟肼能和结核分枝杆菌内的某些辅酶结合,干扰细菌脱氧核糖核酸(DNA)的合成。

结核杆菌对异烟肼的耐药机制尚未完全阐明,主要包括编码过氧化氢酶——过氧化物酶的*katG*基因突变和编码enoyl-ACP还原酶的*inhA*基因突变,部分耐药株存在编码烷基过氧化氢还原酶亚单位的*ahpC*基因突变。异烟肼单用易产生耐药性,但与其他抗结核药之间无交叉耐药性,故临床上常采取联合用药以延缓其耐药性的发生并增加疗效。

【临床应用】 异烟肼对各种类型的结核病患者均为首选药物。与其他抗结核药联合,适用于各种结核病的治疗,包括结核性脑膜炎及非典型性分枝杆菌感染。对于粟粒性结核和结核性脑膜炎,应加大异烟肼剂量,并延长疗程。异烟肼单用,适用于早期轻症肺结核或各种结核病的预防,包括新确诊患者家属或密切接触者、结核菌素纯蛋白衍生物试验(PPD)强阳性者等。

【不良反应】 不良反应的产生与用药剂量及疗程有关

(1)治疗量的异烟肼:不良反应少,可有头痛、眩晕等轻微反应。

(2)较大剂量(每天超过6 mg/kg):常见周围神经炎,表现为四肢麻木、步态不稳、肌肉轻瘫等。这些症状与维生素B_6缺乏有关。可能是异烟肼与维生素B_6结构相似,竞争同一酶系或结合生成腙,从尿中排泄,降低了维生素 B_6 的利用,引起氨基酸代谢障碍,从而产生周围神经炎。另外,维生素 B_6 缺乏时,Glu 生成 GABA 出现障碍,使中枢抑制性递质 GABA 减少,产生中枢兴奋、失眠、烦躁不安,甚至惊厥、诱发精神分裂症和癫痫发作。因此癫痫和精神病患者慎用。

(3) 长期或大剂量服用异烟肼:可损害肝脏,引起转氨酶暂时性升高。少数患者可出现黄疸,严重时可出现肝小叶坏死。快乙酰化、35 岁以上及嗜酒者较易发生。用药期间应定期检查肝功能,肝功能不良者慎用。

(4) 其他不良反应:有过敏反应(皮疹、发热)、胃肠道反应(食欲不振、恶心、轻度上腹痛)和血液系统反应(贫血、白细胞减少、嗜酸细胞增多)等,偶见结节性脉管炎和内分泌失调。

【药物相互作用】

(1) 异烟肼为肝药酶抑制剂,可使口服抗凝血药(香豆素或茚满二酮衍生物)、阿芬太尼、苯妥英钠、卡马西平、氨茶碱等代谢减慢,血药浓度升高,合用时应调整剂量。

(2) 与乙硫异烟胺、吡嗪酰胺、利福平等具有肝毒性的抗结核药合用,或者饮酒,均可增加其肝毒性作用。

(3) 与环丝氨酸合用时,可增加中枢神经系统的不良反应(如头昏或嗜睡),需调整剂量。

(4) 异烟肼为维生素 B_6 的拮抗药,可增加维生素 B_6 经肾排出量,易致周围神经炎的发生。同时服用维生素 B_6 者,需酌情增加后者用量。

(5) 不宜与其他神经毒药物合用,以免增加神经毒性。

(6) 与对乙酰氨基酚合用时,由于异烟肼可诱导肝 CYP 酶,使前者形成毒性代谢物的量增加,可增加肝毒性、肾毒性。

(7) 与肾上腺皮质激素(尤其泼尼松龙)合用,可增加异烟肼的代谢排泄,使其血药浓度降低。

利福平(rifampicin)

利福平(RFP)属于大环内酰胺类抗生素,是利福霉素 SV(rifamycin SV)的半合成产物。1965 年利福平的发明,使结核病的治疗又发生了一次更大的飞跃,促使短疗程的化疗方案问世。

【体内过程】　利福平口服易吸收,但进食后服药可使吸收减少 30%。其血浆蛋白结合率为 80%~91%,1.5~4 h 血浆药物浓度达峰值,$t_{1/2}$ 为 1.5~5 h。利福平穿透力强,在体内分布广,包括脑脊液、胸腹水、结核空洞、痰液及胎盘。利福平在肝脏中可被自身诱导的微粒体氧化酶所作用而迅速去乙酰化,生成去乙酰基利福平,其抗菌能力仅为利福平的 1/10。利福平还可水解形成无活性的 3-甲酰基利福霉素 SV。利福平主要经胆和肠道排泄,可进入肠肝循环,但去乙酰基利福平则无肠肝循环。少量原形药和代谢物经尿排出。由于药物及代谢物呈橘红色,加之在体内分布广,故这些化合物可使尿液、粪便、唾液、痰液、泪液和汗液均呈橘红色。由于自身诱导肝微粒体酶的作用,在服用利福平的 6~10 天后,其排泄率增加。

【抗菌作用】　利福平抗菌谱广且强,对结核杆菌高度敏感,亦可杀灭多种 G^+ 和 G^- 球菌,如金黄色葡萄球菌、脑膜炎奈瑟菌等,对 G^- 杆菌如大肠埃希菌、变形杆菌、流感杆菌等也有抑制作用。利福平对结核分枝杆菌和部分非结核分枝杆菌(包括麻风分枝杆菌等)在宿主细胞内外均有明显的杀菌作用,对静止期和繁殖期的细菌均有作用,而且能增加链霉素和异烟肼的抗菌活性。

利福平通过特异性地抑制细菌 DNA 依赖的 RNA 聚合酶来抑制转录过程,导致细菌死亡,而对人和动物细胞内的 RNA 聚合酶没有影响。利福平单独使用易产生耐药性,与结核杆菌 RNA 聚合酶 β 亚单位的编码基因 rpoB 突变有关,但与其他抗菌药无交叉耐药,而利福霉素类抗生素之间有交叉耐药性。

【临床应用】

（1）与其他抗结核药联合使用,用于各种类型的结核病的初治及复发,包括结核性脑膜炎的治疗。

（2）与其他药物联合用于麻风病、非结核分枝杆菌感染的治疗。

（3）与万古霉素(静脉)可联合用于耐甲氧西林金黄色葡萄球菌所致的严重感染。与红霉素联合方案可用于军团菌属严重感染。

（4）因利福平在胆汁中浓度较高,也可用于重症胆道感染。

（5）局部用药可用于沙眼、急性结膜炎及病毒性角膜炎的治疗。

【不良反应】

1. 胃肠道反应　　最为多见,可出现厌食、恶心、呕吐、腹痛、腹泻,但均能耐受。

2. 肝脏毒性　　长期大量使用利福平可出现血清氨基转移酶升高、肝肿大和黄疸。老年人、酗酒者、营养不良者、原有肝病或其他因素造成肝功能异常者较易发生。故用药期间应定期复查肝功能,严重肝病、胆道阻塞患者禁用。

3. 变态反应　　大剂量间歇疗法后偶出现"流感样综合征",表现为发热、畏寒、寒战、呼吸困难、头痛、头昏、嗜睡及肌肉酸痛等,发生频率与剂量大小、间隔时间有明显关系,所以间歇疗法现已不使用。

4. 其他　　个别患者出现皮疹、药热等重症反应。偶见疲乏、嗜睡、头晕和视力障碍等。此外,动物实验证实本药有致畸作用,故禁用于妊娠早期妇女。

【药物相互作用】

（1）利福平是肝药酶诱导剂,可加速自身及许多经肝微粒体酶代谢药物的代谢,如肾上腺皮质激素、茶碱、氯霉素、氯贝丁酯、环孢素、维拉帕米、妥卡尼、普罗帕酮、甲氧苄啶、口服抗凝药、氨苯砜、洋地黄毒苷类、丙吡胺、奎尼丁、氟康唑或酮康唑、巴比妥类、苯妥英钠、普萘洛尔、美沙酮、美西律、地西泮、环磷酰胺等。除地高辛和氨苯砜外,利福平与上述药物合用时注意调整后者剂量。

（2）可促进雌激素的代谢或减少其肠肝循环,降低口服避孕药的作用。

（3）对氨基水杨酸盐可影响利福平的吸收,导致其血药浓度减低。如必须联合应用时,两者服用间隔至少6 h。

（4）氯法齐明可减少利福平的吸收,达峰时间延迟且半衰期延长。

（5）与乙硫异烟胺合用,可加重其不良反应。

（6）与丙磺舒竞争被肝细胞摄入,使后者血药浓度增高并产生毒性反应。

（7）与异烟肼合用,肝毒性发生危险增加,尤其是原有肝功能损害者和异烟肼快乙酰化患者。

（8）饮酒可致利福平肝毒性发生率增加,并增加其代谢,需调整利福平的剂量。

乙胺丁醇(ethambutol)

乙胺丁醇(EMB)是人工合成的乙二胺衍生物,分子中含有 2 个手性碳,3 个旋光异构体,药用为右旋体。因其治疗剂量的不良反应小、耐药性产生慢,目前已取代对氨基水杨酸成为一线抗结核药。

【体内过程】　口服吸收率为75%~80%,经 2~4 h 血浆浓度即可达峰值,血浆蛋白结合率为20%~30%。乙胺丁醇广泛分布于全身组织和体液,在肾、肺、唾液和尿液中的药浓度较高,但胸水和腹水中的浓度则较低。一般情况下脑脊液中药物浓度较低,但脑膜炎时可达到有效浓度。大部分乙胺丁醇以原形经肾排泄,少部分药物的 2 个伯醇在肝脏内氧化为醛,继而氧化成二羧酸,由尿液排出。代谢物不但没有抗结核活性,而且对肾脏有一定毒性。$t_{1/2}$ 为 3~4 h,肾功能减退者可延长至 8 h。故肾功能不良时应慎用。

【抗菌作用】　仅对繁殖期的结核分枝杆菌有较强的抑制作用,对链霉素和异烟肼耐药的结核杆菌也有效。其作用机制尚未完全阐明。一种说法是乙胺丁醇可渗入分枝杆菌体内,与二价金属离子如 Mg^{2+} 络合,阻止菌体内亚精胺与 Mg^{2+} 结合,干扰细菌 RNA 的合成,从而抑制结核杆菌的生长。另一种说法是乙胺丁醇可抑制阿拉伯糖转移酶,抑制阿拉伯半乳聚糖的合成,从而影响细胞壁分枝菌酸-阿拉伯半乳聚糖-肽聚糖复合物的形成,达到杀菌作用。70% 的耐药性是编码糖基转移酶的 *embB* 基因突变,导致阿拉伯转移酶的结构改变;30% 由 *embB* 调控的阿拉伯糖转移酶过度表达引起。乙胺丁醇单独使用可产生耐药性,但较缓慢出现,故常联合异烟肼、利福平、链霉素等其他抗结核药使用,迄今未发现乙胺丁醇交叉耐药现象。

【临床应用】　与其他抗结核药联合,治疗分枝杆菌所致的结核病、结核性脑膜炎及非典型性分枝杆菌感染,特别适用于链霉素和异烟肼耐药或不能耐受对氨基水杨酸钠的患者。

【不良反应】　较为常见的不良反应包括由视神经炎引起的视力模糊、眼痛、红绿色盲和视野缩小,每天剂量 25 mg/kg 以上时易发生。用药期间应检查眼底,及时停药可自行恢复。视神经炎患者慎用。其次是畏寒、关节肿痛(尤其大趾、踝、膝关节)、急性痛风和高尿酸血症引起的病变关节表面皮肤发热拉紧。故痛风病的患者慎用。偶见胃肠道反应(恶心、呕吐、食欲不振、腹胀和腹泻)、周围神经炎(麻木、针刺感、烧灼痛或手足软弱无力)和过敏反应。

【药物相互作用】

(1) 与乙硫异烟胺合用,可加重不良反应。

(2) 与氢氧化铝合用,可减少乙胺丁醇的吸收。

(3) 与神经毒性药物合用,增加乙胺丁醇的神经毒性,如视神经炎或周围神经炎。

吡嗪酰胺(pyrazinamide)

吡嗪酰胺(PZA)为烟酰胺的类似物,仅对分枝杆菌有效,被公认为短程化疗中三联或四联方案的组成之一。

【体内过程】　口服吸收迅速而完全,2 h 可达血药峰值,血浆蛋白结合率为 50%。吸收后广泛分布于全身组织和体液中,对血脑屏障通透好,在脑脊液及肝、肺中的药物浓度与同期血药浓度相近。吡嗪酰胺主要在肝脏水解成活性的吡嗪酸,继而氧化成为无活性的 5-羟基吡嗪酸。代谢物和少量原形药通过肾小球滤过由尿排出,$t_{1/2}$ 为 9~10 h。

【抗菌作用】　仅对结核杆菌有杀灭作用,抗菌作用的强弱与环境的 pH 密切有关,在 pH 为 5~5.5 时杀菌作用最强,但在中性和碱性环境中基本无抑菌作用。由于吞噬细胞内的结核杆菌处于酸性环境中,缓慢生长,故吡嗪酰胺是最佳杀菌药物。

目前认为吡嗪酰胺的作用机制有两种:① 吡嗪酰胺的结构与烟酰胺相似,可以通过取代烟酰胺干扰脱氢酶,阻止脱氢作用,妨碍结核杆菌对氧的利用,从而影响细菌的正常代谢,造成细菌死亡;② 可能与吡嗪酸有关。吡嗪酰胺具有足够的亲脂性,渗入吞噬细胞后,在酸性环境中经吡嗪酰胺酶水解为吡嗪酸,然后与细胞内的结核杆菌核糖体蛋白 S1 结合,阻止蛋白质的翻译过程,使得结核杆菌不能生长。编码吡嗪酰胺酶的 *pncA* 基因突变致使酶的活性降低或消失是其主要的耐药机制。吡嗪酰胺单独使用易产生耐药性,但是与其他抗结核药无交叉耐药性,需与其他抗结核药物联合应用。

【临床应用】　与异烟肼和利福平合用有协同作用,是肺结核化疗方案中联合用药的重要成分。

【不良反应】　不良反应与剂量和疗程有关。应用常规剂量,不良反应少见。

1. **肝脏损害**　最为常见。长期大量使用吡嗪酰胺可发生严重的肝损害,出现转氨酶升高、黄疸,甚至肝坏死。因此,用药期间应定期检查肝功能,肝功能不良者慎用。

2. **关节痛**　吡嗪酰胺的代谢产物可抑制尿酸的排泄,引致高尿酸血症和痛风样表现,停药后可恢复。

3. 其他　　胃肠道反应(食欲不振、恶心可呕吐等)、过敏反应(发热及皮疹等)和皮肤反应。

【药物相互作用】

(1) 与乙硫异烟胺合用,可加重其不良反应。

(2) 与环孢素合用,可减低环孢素的血药浓度。

(3) 与别嘌醇、秋水仙碱、丙磺舒、磺吡酮合用,可增加血尿酸浓度而降低上述药物对痛风的疗效。

(4) 与异烟肼、利福平合用有协同作用,并能延缓耐药性的产生。

链霉素(streptomycin)

链霉素(SM)是首个氨基糖苷类抗生素,也是首个用于治疗肺结核的药物。链霉素对结核杆菌具有强大的抗菌作用,在低浓度时抑菌,高浓度时杀菌。链霉素穿透力弱,不易渗入细胞内、纤维化和干酪化病灶中,也不易透过血脑屏障。因此,对结核性脑膜炎疗效最差,主要用于抑制和杀灭巨噬细胞外的结核菌,对缓解结核病的症状特别有效,但疗效不及异烟肼和利福平。长期使用链霉素,耳毒性的发生率高,重症肺结核几乎不用链霉素。链霉素作用于结核杆菌的核糖体 30S 亚基,抑制 mRNA 的翻译,从而抑制蛋白质的合成,达到抗菌作用。结核分枝杆菌对链霉素易产生耐药性,主要原因是编码核糖体 16SrRNA 的 *rrs* 基因和编码核糖体蛋白 S12 的 *rpsL* 基因发生突变。与异烟肼、利福平等其他抗结核药物联合应用,可减缓耐药性产生。

四、二线抗结核药

对氨基水杨酸钠(sodium para-amino salicylate)

对氨基水杨酸钠(PAS－Na)为对氨基苯甲酸(p-amino benzoic acid, PABA)的同类物,仅对结核杆菌有抑菌作用,曾在临床上广泛使用,但是结核杆菌的耐药性和较严重的胃肠道反应降低了其应用价值,目前作为二线药物主要用于耐药性、复发性结核病的治疗。

【体内过程】　口服吸收良好,2 h 左右血浆浓度达峰值,蛋白结合率低(15%)。吸收后迅速分布至各种体液中,在胸水中达到很高的浓度,但脑脊液中的浓度很低。对氨基水杨酸钠可迅速弥散至肾、肺和肝组织,在干酪样组织中可达较高浓度。50% 的药物在肝脏中乙酰化成为无活性代谢物。80% 代谢物和原形药经肾小球滤过和肾小管分泌迅速排出,亦可经乳汁排泄,$t_{1/2}$ 为 1 h。肝、肾功能不良者慎用。

【抗菌作用】　抗菌谱窄,仅对细胞外的结核杆菌有抑菌作用,疗效远不及链霉素和异烟肼。一般认为其作用机制是与 PABA 竞争二氢叶酸合成酶,阻止细菌二氢叶酸的合成,从而抑制细菌的生长和繁殖。单独应用时迅速产生耐药性,但较链霉素轻。

【临床应用】　适用于结核分枝杆菌所致的肺及肺外结核病。目前,临床上主要与异烟肼和链霉素联合使用,延缓耐药性的产生,增加疗效。与异烟肼联合使用,还可减少异烟肼的乙酰化,从而增加异烟肼在血浆中的水平。对于快乙酰化患者,这种作用具有实用价值。

【不良反应】　常见不良反应为胃肠道反应(食欲不振、恶心、呕吐、腹痛、腹泻)、过敏反应(瘙痒、皮疹、药物热、哮喘、嗜酸性粒细胞增多)。另外,长期大量使用可出现肝功能损害。

【药物相互作用】

(1) 可增强口服抗凝药的作用。

(2) 与乙硫异烟胺合用,可增加其不良反应。

(3) 与丙磺舒合用,可减少氨基水杨酸类从肾小管的分泌量,导致血药浓度增高、持续时间延长及毒性反应发生。

（4）不宜与利福平合用,因其可影响利福平的吸收,导致后者血药浓度降低。

（5）与维生素 B_{12} 同服,可影响后者从胃肠道的吸收。

乙硫异烟胺（ethionamide）

乙硫异烟胺（ETH）是异烟酸的衍生物。

【体内过程】 口服迅速吸收,1~3 h 血药浓度可达峰值,血浆蛋白结合率约为10%。乙硫异烟胺广泛分布于全身组织和体液中,在组织中和脑脊液内浓度与同期血药浓度接近。亦可穿过胎盘屏障。乙硫异烟胺主要在肝内代谢,经肾排泄,$t_{1/2}$ 约为 3 h。

【抗菌作用】 对结核分枝杆菌的作用取决于感染部位的药物浓度,在低浓度时仅具有抑菌作用,高浓度时具有杀菌作用。其作用机制不明,可能在结核杆菌内诱导产生 4-烟醇产物,抑制合成分枝菌酸必需的合成酶,从而抑制细菌细胞壁的合成;也可能对肽类的合成具有抑制作用。单用时易发生耐药性,与丙硫异烟胺有部分交叉耐药现象。

【临床应用】 仅用于一线抗结核药治疗无效的患者,并且需联合使用其他抗结核药,以增强疗效和避免病菌产生耐药性。

【不良反应】

（1）服药后有恶心、呕吐、腹痛、腹泻、厌食、胃部不适等症状,多于服药 2~3 周后发生。

（2）少数患者有糙皮病症状、精神抑郁、视力紊乱和头痛、末梢神经炎、经期紊乱、男子乳房女性化、脱发、关节痛、皮疹、痤疮等。

（3）20%~30%患者肝功能有影响,引起氨基转移酶升高,并可发生黄疸,故每月应测肝功能 1 次。

（4）大剂量可引起体位性低血压。孕妇和 12 岁以下儿童不宜使用。

【药物相互作用】

（1）与环丝氨酸同服,可使中枢神经系统不良反应发生率增加,尤其是全身抽搐症状。

（2）与其他抗结核药合用,可能加重其不良反应。

（3）乙硫异烟胺为维生素 B_6 的拮抗药,可增加其肾脏排泄。

卷曲霉素（capreomycin）

卷曲霉素（CPM）是多肽类抗生素,1966 年临床用于消炎,1979 年引用到抗结核领域。卷曲霉素对链霉素、卡那霉素、阿米卡星耐药的结核杆菌有效,在结核病治疗史上是一个重要的转折点。卷曲霉素与 3 种以上抗结核药物联合,是治疗复治、难治性及 MDR-TB 的首选药物。

【体内过程】 卷曲霉素口服不吸收,须注射给药。肌内注射后迅速分布全身,在尿中浓度甚高,也可穿过胎盘,不能渗透进入脑脊液。肌内注射后 1~2 h 血药浓度达峰值,$t_{1/2}$ 为 3~6 h。卷曲霉素主要经肾小球滤过以原形排出,少量可经胆汁排出。肾功能损害患者 $t_{1/2}$ 延长,血清中可有卷曲霉素积蓄。

【抗菌作用】 对结核杆菌有抑制作用,作用较卡那霉素和紫霉素强。其抗菌机制是抑制细菌蛋白质的合成,从而抑制结核杆菌的生长而达到抗结核作用。卷曲霉素单用时易产生耐药性,与新霉素和卡那霉素有交叉耐药性。

【临床应用】 与异烟肼、对氨基水杨酸钠、乙胺丁醇等联合用药,用于复治的结核患者,包括经一线抗结核药（如链霉素、异烟肼、利福平和乙胺丁醇）治疗失败者,或对上述药物中的一种或数种产生毒性作用或细菌耐药的患者。

【不良反应】 不良反应与链霉素相似,但较链霉素轻。

【药物相互作用】

（1）与氨基糖苷类合用,可增加产生耳毒性、肾毒性和神经肌肉阻滞作用的可能。

（2）与两性霉素 B、万古霉素、杆菌肽、巴龙霉素、环孢素、卡莫司汀、顺铂、布美他尼、依他尼酸、呋塞米同时或先后应用,可增加耳毒性、肾毒性发生的可能性。

（3）与抗组胺药布克利嗪等合用,抗组胺药可能掩盖卷曲霉素的耳鸣、头昏或眩晕等耳毒性症状。

（4）与抗神经肌肉阻断药合用时,可拮抗后者对骨骼肌的作用。

（5）与乙硫异烟胺合用时,可能加重其副作用。

（6）甲氧氟烷或多黏菌素类注射剂与卷曲霉素同时或先后应用时,肾毒性或神经肌肉阻滞作用可能增加。

（7）与阿片类镇痛药合用时,两者的中枢呼吸抑制作用可能相加。

环丝氨酸(cycloserine)

环丝氨酸又名环丝菌素,对多种 G$^+$菌和 G$^-$菌有抗菌作用,抗结核作用比异烟肼和链霉素活性小。其作用机制是通过抑制 D-丙氨酸消旋酶,抑制肽聚糖的合成,从而阻碍细菌细胞壁的合成。其优点是不易产生耐药性和交叉耐药性。临床上用于复治的耐药结核杆菌患者,应与其他抗结核药联合使用。主要不良反应是神经系统毒性反应、胃肠道反应及发热。

五、新一代抗结核药

利奈唑胺(linezolid)

利奈唑胺为噁唑烷酮类合成抗菌药,是继磺胺类和喹诺酮类药物之后上市的又一类全新的人工合成的抗菌药。

【体内过程】　口服吸收快速而完全,生物利用度约为 100%。口服 600 mg 在 0.5~2 h 达到血浆峰浓度,血浆蛋白结合率约为 31%,血浆 $t_{1/2}$ 为 3.0~6 h。利奈唑胺具有良好的组织穿透力和肺渗透性,亦可进入脑脊液。70%的利奈唑胺在血浆和组织中通过非酶途径将其结构中的吗啉环氧化,产生两个无活性的开环羧酸代谢产物,通过尿和粪排泄。30%的利奈唑胺以原形从肾脏排泄。

【抗菌作用】　对甲氧西林敏感或耐药的葡萄球菌、万古霉素敏感或耐药的肠球菌、青霉素敏感或耐药的肺炎链球菌,均显示了良好的抗菌作用;对厌氧菌亦具抗菌活性。利奈唑胺对分枝杆菌显示了较强的作用,对敏感菌和耐药菌具有相同活性,对繁殖期和静止期菌群均有作用。其作用机制是与细菌核糖体 50S 亚基结合,抑制 mRNA 与核糖体联结,阻止 70S 始动复合物的形成,从而在翻译的早期阶段抑制细菌蛋白质的合成。形成始动复合物为细菌翻译过程中非常重要的组成部分,利奈唑胺的作用靶点很独特,为 23SrRNA、核糖体 L4 和 L22、Erm-37 甲基转移酶及 WhiB37 调节蛋白等。因此,利奈唑胺的优点是与其他抑制蛋白质合成的抗菌药无交叉耐药,在体外也不易诱导细菌耐药性的产生。

【临床应用】　适用于治疗多重耐药的 G$^+$球菌引起的感染,特别是由耐甲氧西林金黄色葡萄球菌引起的疑似或确诊医院获得性肺炎、社区获得性肺炎、复杂性皮肤或皮肤软组织感染,以及耐万古霉素肠球菌感染。近年用于利福平耐药结核病(rifampicin resistance tuberculosis, RR-TB)、广泛耐药结核病(extensively drug resistance tuberculosis, XDR-TB),以及耐药、重症及难治性的结核性脑膜炎。

【不良反应】　常见的不良反应有胃肠道反应(恶心、呕吐和腹泻)、骨髓抑制(包括血小板减少、贫血和白细胞减少)、周围神经病和视神经病(有的进展至失明)。其中骨髓抑制较严重,甚至威胁生命。少见的不良反应有前庭功能毒性(耳鸣、眩晕)、抑郁、乳酸性酸中毒、头痛、口腔念珠菌病、阴道念珠菌病、味觉改变、肝功能异常、肾功损害和 5-羟色胺综合征(表现为意识模糊、极度兴奋、不安、震颤、潮红、发汗及体温升高)。

【药物相互作用】

(1) 利奈唑胺既不能通过人 CYP 酶代谢,也不是 CYP 酶的诱导剂和抑制剂。因此,与利奈唑胺联合用药不会改变主要由 CYP2C9 催化代谢药物的药代动力学性质,如华法林、苯妥英钠等药物,无须改变其给药方案。

(2) 利奈唑胺为可逆的、非选择性的单胺氧化酶抑制剂。所以利奈唑胺与肾上腺素能(拟交感神经)类或 5-羟色胺类药物有潜在的相互作用。

(3) 与损害线粒体功能的药物(如氨基糖苷类药、氯霉素、克林霉素等)合用时,可能有线粒体毒性风险。

利福喷汀(rifapentine)

利福喷汀也是利福霉素 SV 的半合成产物,是利福平哌嗪环上的甲基被环戊基取代的衍生物。

【体内过程】 口服吸收缓慢且不完全,5~15 h 后血浓度可达高峰,血浆蛋白结合率>98%。利福喷汀对人体组织的穿透力强,广泛分布于全身组织及体液,尤其在肝组织中分布最多,其次为肾,其他组织中亦有较高浓度,但是不易透过血脑屏障。利福喷汀主要在肝脏的酯酶催化下去乙酰化,生成活性的 25-O-去乙酰基利福喷汀,也可水解形成无活性的 3-甲酰基利福霉素 SV。代谢物和原形药主要经胆汁入肠道随粪排出,仅有部分随尿排出。利福喷汀存在肝肠循环,故 $t_{1/2}$ 长,达到 26 h,每周只需给药 2 次。

【抗菌作用】 利福喷汀的抗菌谱和作用机制与利福平相同,抗结核杆菌的作用比利福平强 2~10 倍,对麻风杆菌和其他分枝杆菌亦敏感,但是对鸟分枝杆菌(mycobacterium avium)耐药。

【临床应用】 常与其他抗结核药联合,间歇给药用于各种结核病的初治与复治,亦可用于非结核性分枝杆菌感染的治疗,但不宜用于结核性脑膜炎的治疗。利福喷汀与其他抗麻风药联合用于麻风病治疗可能有效。利福喷汀还具有一定的抗艾滋病能力,故其应用前景较好。

【不良反应】 不良反应比利福平轻微,少数可出现白细胞或血小板减少、转移酶升高、皮疹、头昏、失眠及胃肠道反应等。在服药期间,利福喷汀的代谢物可使患者排泄物出现橙红色。此外,动物实验证实利福喷汀具有致畸作用。

【药物相互作用】

(1) 每天饮酒使利福喷汀的肝毒性增加,并增加利福喷汀的代谢。

(2) 与异烟肼合用,可增加肝毒性,特别是肝功损害或快乙酰化患者。

(3) 可诱导肝药酶,加快自身及其他经肝微粒体酶代谢药物的代谢,使其血浓度降低,如肾上腺皮质激素等。

(4) 与乙硫异烟胺合用,可加重其不良反应。

(5) 对氨基水杨酸盐、苯巴比妥类药会影响利福喷汀的吸收。

(6) 与制酸药合用,会明显降低利福喷汀的生物利用度。

利福布汀(rifabutin)

利福布汀是一个含有螺哌啶基的利福霉素 S 衍生物。

【体内过程】 口服吸收较差,生物利用度仅为 20%,吸收后 3 h 达峰浓度,远低于利福平。利福布汀能透入各种组织与体液,尤以胆道中浓度最高,可达血药浓度的 300~500 倍;但是在脑脊液中含药量较低,约为血药浓度的 50%。血浆蛋白结合率为 72%~85%,血浆 $t_{1/2}$ 的个体差异较大,平均为 45 h,远高于利福平。利福布汀经肝药酶代谢,主要代谢产物为 25 - O -去乙酰利福布汀和 31 - OH -利福布汀,前者与母体具有相同的抗菌活性,后者的抗菌活性为母体的 1/10。利福布汀能迅速经胆汁排泄,而经尿排泄的原形药物极少。

【抗菌作用】 抗菌谱广,对抗结核分枝杆菌和鸟分枝杆菌有作用。利福布汀对结核杆菌的抑制作用比利福平约强 4 倍,作用机制与利福平相同。

【临床应用】 与其他抗结核药联合,用于治疗结核分枝杆菌引起的感染,尤其是 XDR - TB 及非结核分枝杆菌引起的感染;与其他药联合,用于预防和治疗 HIV 感染患者的鸟分枝杆菌-胞内分枝杆菌复合体的广泛播散性感染;还可用于其他对利福布汀敏感的细菌感染。

【不良反应】 患者的尿液、粪便、唾液、痰液、汗液、眼泪、皮肤可被利福布汀染成棕黄色。常见的不良反应有皮疹、胃肠道反应、中性粒细胞减少,偶尔出现血小板功能不全。发生率小的不良反应包括流感样综合征、肝炎、溶血、关节痛、骨髓炎和呼吸困难。

【药物相互作用】

(1)与利福平相同,利福布汀对肝微粒体酶也有诱导作用,使得需要肝微粒体酶参与代谢的药物血浓度降低。

(2)同时利福布汀本身又是通过 CYP3A 代谢,故任何抑制 CYP3A 的药物都将增加利福布汀的血浓度,如与氟康唑合用,前者的血药峰浓度会增大。

(3)利福布汀与克拉霉素的作用具有双向性,前者可加速后者的代谢进程,而后者可延缓前者的代谢进程。

(4)利福布汀使口服避孕药的浓度峰值降低。

利福定(rifadin)

利福定为我国首先应用于临床的人工合成利福霉素的衍生物。利福定的抗菌作用强大,抗菌谱广;其抗结核杆菌能力强于利福平,对麻风杆菌的抑制作用也优于利福平。利福定的抗菌机制、耐药机制和不良反应与利福平相同。利福定与利福平有交叉耐药现象,故不适用于后者治疗无效患者。一般情况下,利福定与异烟肼、乙胺丁醇等合用,可延缓耐药性的产生。但通过临床的观察发现,它的稳定性差,易改变晶形而失效,且复发率也较高,现已少用。

氟喹诺酮类(fluoroguinolones)药物

氟喹诺酮类药物通过作用于结核杆菌的 DNA 回旋酶 A 亚基,抑制细菌的 DNA 复制,从而达到抗菌作用。该类药物抑菌活性较强,对敏感的和耐药的结核杆菌及非结核分枝杆菌均有效,且对静止期的结核分枝杆菌同样有效,能显著改善成年人 RR - TB 及 MDR - TB 患者的疗效。但是该类药物较于一线抗结核药活性偏弱,长期使用易产生对喹诺酮类药物具有专一耐药性的结核杆菌。其耐药机制是编码 DNA 回旋酶 A 亚基的 *gyrA* 基因突变,导致药物结合位点构象改变。由于氟喹诺酮类与现有抗结核药物无明显的交叉耐药,且联合用药无拮抗作用,目前左氧氟沙星或莫西沙星已成为 RR - TB 及 MDR - TB 标准方案的最重要组成部分。

大环内酯类(macrolides)药物

新型大环内酯类药物均有抗结核杆菌作用,罗红霉素(roxithromycin,RXM)是其中抗结核杆菌作用最强的一个,与异烟肼或利福平合用有协同作用。大环内酯类药物作用于核糖体 50S 亚基,抑制细菌蛋白质合成而发挥抗菌作用。耐药结核杆菌染色体存在 *erm* 基因,其编码的甲基转移酶能将核糖体 50S

亚基的 23SrRNA 上的一个特异性腺嘌呤残基 N_6 甲基化,降低了细菌与药物的亲和力。另外,结核杆菌 H37Rv 的 *Tap* 基因编码的膜外排泵,促使药物外排。

六、抗结核药的应用原则

抗结核药的使用是治疗结核病的主要手段。合理应用药物,能提高药物疗效,降低不良反应。抗结核药的应用原则包括五部分。

1. 早期用药　　患者一旦确诊为结核病后立即给药治疗。早期活动性病灶处于渗出阶段,病灶内结核杆菌生长旺盛,对抗结核药敏感,细菌易被抑制或杀灭。此外,患病初期机体抵抗力较强,而且局部病灶血运丰富,药物浓度高,能促进炎症吸收、痰菌转阴,从而获得满意疗效。而在晚期由于病灶的纤维化、干酪化或空洞形成,病灶内血液循环不良,药物渗透差,疗效不佳。

2. 联合用药　　根据病情和抗结核药的作用特点联合两种或两种以上药物以增强疗效,并可避免严重的不良反应和延缓耐药性的产生。临床通常根据病情的严重程度采取二联、三联甚至四联的用药方案,一般轻症肺结核选用异烟肼和利福平联合应用,重症则采取四联或更多抗结核药联合应用。

3. 适量　　根据病情的严重程度及患者的健康状况选择合适的用药剂量。药量不足,组织内药物难以达到有效浓度,而且易诱发细菌产生耐药性使治疗失败;药物剂量过大则易产生严重不良反应而使治疗难以继续。

4. 规律用药　　患者需严格按照治疗方案规定的用药剂量和方法,有规律地坚持治疗,不能随意更改药物剂量或品种,甚至随意停药,亦不能间断用药。结核病是一种容易复发的疾病,过早地停药会使已被抑制的细菌再度繁殖或迁延,导致治疗失败。

5. 全程用药　　患者必须按照治疗方案所定的疗程坚持用药。结核病标准化疗方案可分为两个阶段,2 个月的强化期和 4~6 个月的巩固期。一般情况下,对于初治的肺结核患者采用标准的短程化疗方案,疗程为 6 个月;复治患者疗程为 8 个月;MDR-TB 患者疗程为 24 个月。

第三节　抗 麻 风 药

麻风病防治要早发现,早治疗。治疗药物主要有氨苯砜、利福平、氯法齐明和丙硫异烟胺等。目前多采用 2~3 种药联合治疗,以防止耐药性产生。

氨苯砜(dapsone)

砜类(sulfones)化合物是目前临床最重要的抗麻风药,包括氨苯砜(DDS)、苯丙砜(solasulfone)和醋氨苯砜(acedapsone)。后两者在体内转化为氨苯砜或乙酰氨苯砜而显效。

【体内过程】　氨苯砜口服吸收迅速而完全,2~6 h 或 4~8 h 血药浓度可达峰值,血浆蛋白结合率为 50%~90%。氨苯砜广泛分布于全身组织和体液中,以肝和肾中浓度最高,其次为肌肉和皮肤,特别是病变皮肤中的药物浓度较正常皮肤高 10 倍。氨苯砜在肝内经 N-乙酰转移酶催化代谢。故患者可分为氨苯砜慢乙酰化型和快乙酰化型。70%~85% 的给药量以原型和代谢产物随尿排出,少量经粪便、汗液、唾液、痰液和乳汁排泄。从胆道排出的氨苯砜可进行肠肝循环,所以排泄缓慢,$t_{1/2}$ 为 10~50 h,并且停药后氨苯砜在血液中仍可持续存在达数周之久。宜采用周期性间隔给药方案,以免发生蓄积中毒。

【抗菌作用】　氨苯砜对麻风杆菌有较强的抑菌作用,大剂量时显示杀菌作用。其作用机制与磺胺类药物相似,抑制细菌的二氢叶酸合成酶,干扰叶酸的合成,从而产生抑菌作用。氨苯砜亦可作为二氢叶酸还原酶抑制剂。此外,氨苯砜还有免疫抑制作用,可能与抑制疱疹样皮炎的作用有关。氨苯砜长期单用,易使麻风杆菌产生耐药性,与利福平联合使用可延缓耐药性的产生。治疗时以小剂量开始直至最适剂量为止,一般用药3~6个月症状开始有所改善,细菌完全消失至少需要1~3年时间,因此在治疗过程中不应随意减少剂量或过早停药。

【临床应用】　氨苯砜是治疗麻风的首选药物。与其他抑制麻风药联合,用于治疗由麻风分枝杆菌引起的各种类型麻风和疱疹样皮炎的治疗。氨苯砜也用于脓疱性皮肤病、聚会性痤疮、银屑病、带状疱疹的治疗等。

【不良反应】

1. 溶血性贫血与发绀　　较常见,葡萄糖-6-磷酸脱氢酶缺乏者尤易发生。

2. 高铁血红蛋白血症　　一次服用大剂量氨苯砜可使血红蛋白转为高铁血红蛋白,造成组织缺氧、发绀、中毒性肝炎、肾炎和神经精神等损害。

3. 肠道反应　　治疗初期,口服氨苯砜的部分患者可产生轻度不适,如恶心、上腹不适、纳差等,但不久均可自行消失。

4. 药疹　　治疗早期或药物增量过快可引起"砜类综合征",表现为剥脱性皮炎、发热、淋巴结肿大、肝与肾功能损害及单核细胞增多。应定期检查血象及肝功能。严重贫血、葡萄糖-6-磷酸脱氢酶缺乏、肝肾功能不良、过敏者及精神病患者禁用。

【药物相互作用】

(1) 与丙磺舒合用,可减少肾小管主动分泌砜类药物,使砜类血浓度高而持久,易发生毒性反应。

(2) 肝药酶的诱导剂利福平会使氨苯砜血药浓度降低。

(3) 不宜与骨髓抑制药物合用,因可加重白细胞和血小板减少的程度。

(4) 与其他溶血药物合用,可加剧溶血反应。

(5) 与甲氧苄啶合用,两者的血药浓度均可增高,可能是抑制氨苯砜在肝脏的代谢和两者竞争在肾脏中的排泄。

(6) 与去羟肌苷合用,可减少氨苯砜的吸收,因为口服去羟肌苷需同时服用缓冲液以中和胃酸,而氨苯砜则需在酸性环境中增加吸收。

氯法齐明(clofazimine)

氯法齐明又名氯苯吩嗪,为吩嗪类染料,对氨苯砜耐药的菌株有效,是治疗瘤型麻风病的首选药物。

【体内过程】　口服吸收率个体差异较大,在45%~62%之间。由于药物具有高亲脂性,主要沉积于脂肪组织和网状内皮系统的细胞内,被全身的巨噬细胞摄取,分布至肠系膜淋巴结、肾上腺、皮下脂肪、肝、胆和胆汁、小肠、脾、肌肉、骨骼和皮肤中,故在组织中浓度高于血浓度,但是不易穿透血脑屏障。氯法齐明自组织中释放很慢,排泄也极缓慢,反复给药的血浆 $t_{1/2}$ 约为70天。24 h内以原形药物或代谢产物随尿液排出微量,主要随粪便排出,少量随痰液、汗液、皮脂和乳汁排出。

【抗菌作用】　对麻风杆菌、结核杆菌和其他分枝杆菌有强大的抑制活性,杀菌速度与氨苯砜相仿,30~60天可杀灭96%~99%的麻风杆菌。其作用机制为抑制依赖DNA的RNA聚合酶,阻止mRNA的合成,从而抑制细菌蛋白质的合成来抑制或杀灭分枝杆菌的生长。氯法齐明还能抑制麻风结节红斑反应,在大剂量用药后2~4周才缓慢出现,抗炎作用可能与稳定溶酶体膜有关。

【临床应用】　与氨苯砜或利福平合用治疗各型麻风病,治疗瘤型麻风为首选用药。与利福平、乙硫异烟胺或丙硫异烟胺联合使用,治疗对砜类耐药的麻风病。对MDR-TB(甚至是XDR-TB)具有良好的治疗效果。另外,对结节性红斑、痤疮、脓疱性皮肤病、类天疱疮、坏死性皮肤病等也有疗效。

【不良反应】　主要不良反应为皮肤红染及色素沉着。开始时皮肤呈粉红色,后变为棕色甚至黑色,着色程度与剂量、疗程成正比。停药后 2 个月色素逐渐减退。其他的不良反应有消化道反应、嗜睡、眩晕、失眠等。

【药物相互作用】 在治疗麻风病初始时,氯法齐明可暂时加重麻风反应,对严重病例可选用肾上腺皮质激素联合应用,以减少反应。

利福平(rifampin)

利福霉素类均有类似的抗麻风作用,以利福平为最常用。利福平对麻风杆菌包括对氨苯砜耐药的菌株有快速杀菌作用,用药数日至数周,菌体即碎裂呈粒变现象。临床应用 600 mg 或 1 200 mg 后,在 4 天内即可杀灭 99.9% 的活菌,但仍需坚持长期治疗。单独使用利福平易致耐药性,利福平是治疗麻风联合疗法中的必要组成药,常与氨苯砜联合应用。

巯苯咪唑(mercaptophenylimidazole)

巯苯咪唑又名麻风宁。巯苯咪唑原来是一种天然橡胶、二烯类合成橡胶及胶乳的防老剂,现在作为一种新抗麻疯药,毒性比砜类药物低,但是疗效也低,可产生耐药性,无蓄积作用,用于不适用砜类药物的患者。不良反应是局限性皮肤痛痒和诱发"砜类综合征"。

抗结核药

其他药物

大环内酯类药物如罗红霉素、克拉霉素亦具有抗麻风杆菌作用,且不良反应轻,患者容易接受。

(敖桂珍)

第五十五章　抗寄生虫药

Chapter 55　Drugs Treating Parasitic Infections

寄生虫(parasite)是一类具有致病力的病原体,也是传播疾病的媒介。寄生虫病(parasitic disease)是由寄生虫寄生人体引起的疾病。即使在医学技术高速发展的 21 世纪,寄生虫病的危害仍然是值得关注的公共卫生问题。根据寄生虫本身的特性,寄生虫病分为原虫病和蠕虫病两大类。原虫病包含有疟疾、阿米巴病、滴虫病等,蠕虫病则包括吸虫病、丝虫病和线虫病等。抗寄生虫药是用于预防和治疗寄生虫病的药物,能选择性地杀灭、抑制或排出寄生虫。这些药物不仅在临床治疗中发挥着重要作用,而且也是公共卫生防控、减少寄生虫感染及传播的重要手段。抗寄生虫药物(antiparasitic drug)主要分为抗疟药(antimalarial drug)、抗阿米巴药(amebicide)、抗蠕虫药(antihelmintic drug)。

第一节　课前阅读

一、疟疾与疟原虫

疟疾(malaria)是由疟原虫感染、由雌按蚊传播的传染病,是严重危害人类健康的传染性疾病之一。不同的疟原虫可引起恶性疟、间日疟、三日疟、卵形疟和诺氏疟原虫感染,我国主要感染为恶性和间日疟疾。疟疾主要表现为周期性规律发作,包括潜伏期、寒战期、高热期和出汗缓解期。恶性疟病情最严重,可引起贫血、脾肿大等,还会引起红细胞与血管内皮粘连,引起脑局部缺氧和营养耗竭而导致脑部并发症即脑型疟(cerebral malaria),出现剧烈头痛、昏迷、谵妄、抽搐、惊厥,体温高达 40℃ 以上。因昏迷并发感染致死是儿童和无免疫力成人患者的主要死亡原因。抗疟药是用于预防或治疗疟疾的药物。现有抗疟药中尚无一种能对疟原虫生活史的各个环节都有杀灭作用。

寄生于人体的疟原虫生活史都需要人和按蚊两个宿主。在人体内先后寄生于肝细胞和红细胞内,进行裂体增殖(schizogony)。在红细胞内,除进行裂体增殖外,部分裂殖子形成配子体,开始有性生殖的初期发育。在蚊体内,完成配子生殖(gametogony),继而进行孢子增殖(sporogony)。具体生活史参见图55-1。

二、阿米巴病与阿米巴原虫

阿米巴病又名阿米巴痢疾,是由溶组织内阿米巴(*Entamoeba histolytica*)引起的寄生虫病。人是溶组织内阿米巴的适宜宿主,猫、狗和鼠等也可作为偶尔的宿主。溶组织内阿米巴生活史包括包囊期和滋养体期,感染期为含四核的成熟包囊。感染性包囊经口摄入,囊内虫体伪足伸缩,脱囊而出,经 3 次胞质分裂和 1 次核分裂发展成 8 个滋养体,在结肠上端摄食细菌并进行二分裂增殖。虫体在肠腔内形成圆形的前包囊,分泌出厚的囊壁,经 2 次有丝分裂形成四核包囊,随粪便排出(图 55-2)。

滋养体可侵入肠黏膜,吞噬红细胞,破坏肠壁,引起肠壁溃疡,也可随血流进入肝、肺、脑组织内引起

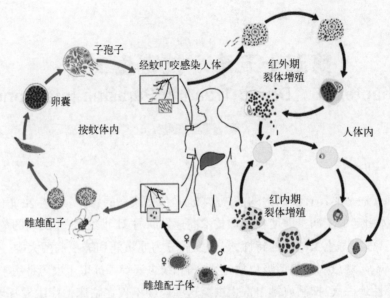

图 55-1　疟原虫生活史示意图

继发性阿米巴炎症和脓肿,引起肠外阿米巴病。随坏死组织脱落进入肠腔的滋养体,可通过肠蠕动随粪便排出体外,滋养体在外界自然环境中存活短时间,即使被吞食也会在通过上消化道时被消化液所杀灭。

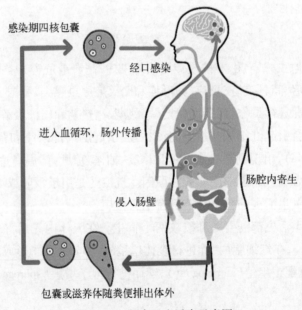

图 55-2　阿米巴生活史示意图

三、血吸虫病与血吸虫

血吸虫病是由血吸虫(Schistosome)寄生于人体所引起的一种地方性寄生虫病。血吸虫全部寄生生活,多数营内寄生,少数营外寄生,雌雄虫体呈合抱状态寄生于哺乳动物的静脉血管中。终宿主为人或其他多种哺乳动物,钉螺是唯一的中间宿主。生活史包含成虫、虫卵、毛蚴、母胞蚴、子胞蚴、尾蚴与童虫7个发育阶段,日本血吸虫生活史比较复杂,包括在终宿主体内的有性世代和在中间宿主体内的无性世代的交替(图 55-3)。尾蚴为感染阶段,尾蚴、童虫、成虫、虫卵均可致病,虫卵是最主要的致病阶段,其沉积在肝、肠或膀胱及生殖器官,导致虫卵肉芽肿及组织纤维化。人体一般通过皮肤接触含尾蚴的疫水而感染,检获虫卵为临床确诊指标。人感染血吸虫后,因尾蚴侵入皮肤而出现红疹、奇痒等。急性血吸虫出现高热、寒战、盗汗、乏力、肝脾肿大、咳痰、咯血等。虫卵侵入脑内引起癫痫样发作。当反复多次感染后则转变为慢性血吸虫病。血吸虫在人体内可存活长达 30 年或 40 年。

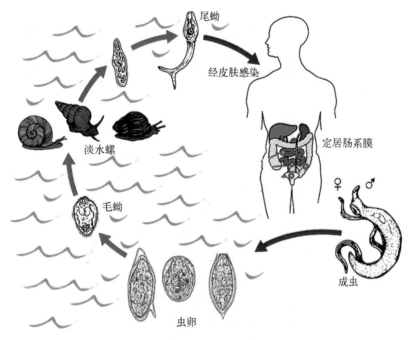

图 55-3　血吸虫生活史示意图

四、其他

(一) 阴道毛滴虫

阴道毛滴虫(*Trichomonas vaginalis*)是寄生在人体阴道和泌尿道的鞭毛虫,主要引起滴虫性阴道炎和尿道炎,是以性传播为主的一种传染病。毛滴虫可引起阴道滴虫病和男性滴虫性非淋菌性尿道炎。滴虫感染的防治应及时治疗无症状的带虫者和患者以减少和控制传染源。

(二) 弓形虫

弓形虫(*Toxoplasma gondii*)呈世界性分布,猫科动物为其终末宿主,但人和许多动物均可感染,引起人兽共患弓形虫病(*toxoplasmosis*)。传播途径以饮食、水源污染和密切接触动物为主。弓形虫寄生于细胞内,组织中弓形虫形成包囊,包囊破裂逸出的缓殖子可播散引起组织坏死病变和机体速发型超敏反应,导致坏死和强烈的肉芽肿样炎症反应。

(三) 绦虫

猪带绦虫(*Taenia solium*)也称猪肉绦虫,是我国主要人体寄生绦虫,引起猪带绦虫病。人在猪带绦虫生活史中既是终末宿主也是中间宿主。虫体的孕卵节片或虫卵被中间寄主猪吞食后,胚膜溶解六钩蚴孵出,利用其小钩钻入肠壁,在肌肉中经 60~70 天发育为囊尾蚴(*cysticercus*)。这种猪肉被人食用,如果囊尾蚴未被杀死,在人十二指肠中其头节自囊内翻出,借小钩及吸盘附着于肠壁上,经 2~3 个月后发育成熟。猪带绦虫病可引起患者消化不良、腹痛、腹泻、失眠、乏力、癫痫、头痛、局部肌肉酸痛或麻木、视力障碍,儿童可影响发育。

(四) 蛔虫

蛔虫,学名似蚓蛔线虫(*Ascaris lumbricoides*)是人体肠道内最大的寄生线虫,也是人体最常见的寄生虫。成虫寄生于小肠,可引起蛔虫病(Ascariasis)。人受感染后,出现不同程度的发热、咳嗽、食欲不振、脐周阵发性疼痛、营养不良、失眠、磨牙等症状,有时还可引起严重的并发症。如蛔虫扭集成团可形成蛔虫性肠梗阻,钻入胆道形成胆道蛔虫病,亦可进入阑尾造成阑尾蛔虫病和肠穿等,对人体危害很大。

第二节　寄生虫病的治疗与抗寄生虫药的分类

根据引起疾病的寄生虫的种类将抗寄生虫药进行分类,主要有抗疟药、抗阿米巴药、抗滴虫药、抗血吸虫药、抗丝虫药、抗蠕虫药。

一、疟疾的治疗与抗疟药的分类及合理应用

(一)分类

我国的疟疾预防和治疗策略是执行"因地制宜、分类指导、突出重点"的方针。预防措施有蚊媒防制和预防服药。蚊媒防制包括杀灭蚊和使用蚊帐及驱蚊剂,预防服药是保护易感人群的重要措施之一。抗疟药根据药物作用于疾病的不同时期,发挥不同的药物作用,分为三类。

1. **主要用于控制症状的抗疟药**　通过杀灭红细胞内期的裂殖子,中断疟原虫的无性生殖周期,发挥控制症状发作和症状抑制性预防作用,如氯喹、奎宁、青蒿素、二氢青蒿素和蒿甲醚。

2. **主要用于控制复发和传播的抗疟药**　通过杀灭间日疟继发性红细胞外期的裂殖体和休眠子及各种疟原虫的配子体,控制疟疾的复发和传播,如伯氨喹等。

3. **主要用于预防的抗疟药**　通过杀灭原发性红细胞外期的子孢子抑制蚊体内孢子增殖,发挥病因性预防作用,如乙胺嘧啶、磺胺类和砜类等。

对现症患者,可用氯喹加伯氨喹,以治疗疟疾疑似患者或间日疟;抗间日疟复发(休止期治疗)可用伯氨喹加乙胺嘧啶、青蒿琥酯加伯氨喹效果更佳;恶性疟可单服氯喹,抗氯喹的恶性疟则宜联合用药,如哌喹加磺胺多辛(sulfadoxine)、咯萘啶加磺胺多辛及伯氨喹、复方蒿甲醚片等,单用青蒿琥酯、蒿甲醚、双氢青蒿素等也有一定疗效;重症疟疾(如脑型疟)首选青蒿素类药物,如蒿甲醚油剂肌内注射、青蒿琥酯钠静脉注射或静脉注射双氢青蒿素加二盐酸喹啉。此外,青蒿素类药物的栓剂适用于不能口服药物的患者。上述各种抗疟药必须足量并服完全程才能达根治疟疾的目的。

(二)合理应用

应根据流行地区的疟原虫种类、疟原虫对抗疟药的敏感性及患者的临床表现,合理选择药物,严格掌握剂量、疗程和给药途径,以保证治疗效果和延缓抗药性的产生。

1. **抗疟药的选择**　① 控制症状:可选用氯喹;② 脑型疟:可选用氯喹、奎宁、青蒿素类;③ 耐氯喹的恶性疟:可选用奎宁、青蒿素类;④ 休止期:可选用乙胺嘧啶和伯氨喹合用;⑤ 预防用药:乙胺嘧啶可阻止疟疾传播,氯喹能预防性抑制疟疾症状发作。

2. **联合用药**　现有抗疟药尚无一种药物对疟原虫生活史的各个环节都有杀灭作用,因此宜联合用药。氯喹与伯氨喹合用,用于发作期治疗,既控制症状又阻止复发;乙胺嘧啶与伯氨喹合用,用于休止期治疗,阻止复发;乙胺嘧啶与磺胺合用,协同阻断叶酸合成,增强疗效,减少耐药。但青蒿素与氯喹或乙胺嘧啶合用会表现为拮抗作用。

二、抗阿米巴药的分类

抗阿米巴药根据药物作用于不同侵入部位的虫体,可分为三类。

(1)抗肠内、外阿米巴药,如甲硝唑。

（2）抗肠内阿米巴药,如卤化喹啉。

（3）抗肠外阿米巴药,如氯喹。

三、抗血吸虫药的分类

血吸虫病治疗药物可分为锑剂和非锑剂两类。

（1）锑剂,如酒石酸锑钾、葡萄糖酸锑钠、二巯基丁二酸锑钠及没食子酸锑钠。现已少用。

（2）非锑剂,如吡喹酮、硝硫氰胺和其衍生物硝硫氰酯。

四、抗蠕虫药的分类

抗蠕虫药根据作用的对象和蠕虫的种类,分为:

（1）驱线虫药,如阿维菌素类、咪唑类、四氢嘧啶类、苯骈咪唑类、有机磷酸酯类。

（2）驱绦虫药,如阿苯达唑、硫氯酚、吡喹酮、氯硝柳胺等。成虫导致猪带绦虫病常用吡喹酮、阿苯达唑和甲苯达唑等化疗药物进行防治,但是长期使用化疗药物存在一定的毒副作用。幼虫囊尾蚴病常用手术摘除,尤其是眼部和脑部寄生者。

（3）驱吸虫药,如硝氯酚、碘醚柳胺、海托林等。

（4）驱蛔虫药,如甲苯咪唑、阿苯达唑、哌嗪、左旋咪唑等。胆道蛔虫病可采用解痉止痛药、驱虫药与抗生素治疗,若无效,则应行外科手术治疗或采用纤维内镜将蛔虫取出。蛔虫性肠梗阻内科治疗无效且怀疑有肠穿孔、肠坏死或肠扭转时应及时采用手术治疗。

五、其他

其他抗寄生虫药还涉及抗滴虫药、抗丝虫药、抗弓形虫药等。

（1）滴虫病局部治疗,可用乙酰胂胺或1:5 000高锰酸钾溶液冲洗阴道;也可用甲硝唑和扁桃酸栓,后者效果好且安全。临床抗滴虫药,如甲硝唑（灭滴灵）、哌硝噻唑、乙酰胂胺。

（2）抗丝虫药,如乙胺嗪、呋喃嘧酮和甲苯达唑。

（3）抗弓形虫药,如乙胺嘧啶、磺胺类（如复方新诺明）,对增殖期弓形虫有抑制作用,这两类药物联合应用可提高疗效。对孕妇感染首选药物是螺旋霉素。疗程中适当佐用免疫增强剂,可提高疗效。

第三节　常用抗寄生虫药

一、抗疟药

青蒿素（artemisinin）

1972 年,我国科研家首次从一种菊科植物黄花蒿（*Artemisia annua* L.）叶中提取分离得到青蒿素,是一种含过氧桥基团结构的倍半萜内酯类无色针状晶体（图55-4）。由于青蒿素结构特殊,具有抗疟作用效率高、速度快、毒性低并且与大部分其他类别的抗疟药无交叉抗性等优点,是抗疟药史上的重大突破,为抗疟药的研究与发展奠定了新的基础。WHO 已经将青蒿素类药物的 7 天疗程给药方案作为治疗恶性疟疾和体内敏感测定的标准方案。为表彰中国科学家在青蒿素研究中的发现,2011 年 9 月美国拉斯克临床医学奖颁给了中国中医科学院北京中药研究所屠呦呦教授,2015 年 10 月屠呦呦教授又因此研究获得诺贝尔生理学或医学奖,成为中国获得诺贝尔奖的首个科学家。

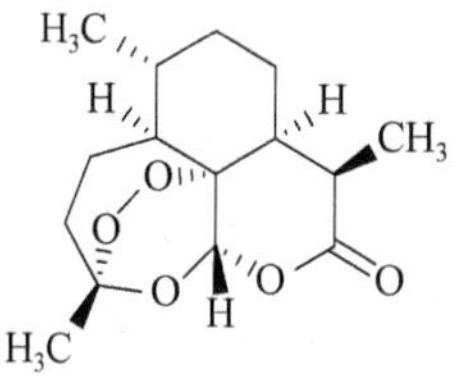

图 55-4　青蒿素的化学结构式

【药理作用与作用机制】　青蒿素为高效抗疟药,几乎能杀死所有在血液中不同发育阶段的疟原虫无性体。青蒿素抗疟作用通过多途径多靶点实现,其结构中的过氧桥是发挥抗疟药效的关键位点。作用机制可分为两个阶段。第一阶段为青蒿素在 Fe^{2+} 或其他还原性物质作用下,过氧桥键断裂生成活性中间体;第二阶段形成的中间体发挥作用:① 疟原虫体内的血红素催化青蒿素,产生大量自由基,与疟原虫转运蛋白结合,通过氧化疟原虫膜系结构,使其泡膜、核膜及质膜均遭到破坏,损伤线粒体功能,影响嘧啶和 ATP 的合成,最终虫体因代谢紊乱而死亡;② 中间体能抑制恶性疟原虫钙 ATP 蛋白 6(plasmodium falciparum calcium ATPase 6, pfATP6)、结合疟原虫的翻译控制肿瘤蛋白 TCTP(translationally controlled tumor protein, TCTP)、抑制半胱氨酸蛋白酶和络合恶性疟原虫的富组氨酸蛋白 2(histidine-rich protein 2, HRP2),使蛋白质失能从而发挥抗疟作用。此外,青蒿素还能显著抑制疟原虫对异亮氨酸的摄入量,从而造成蛋白质合成障碍。

【临床应用】　青蒿素对红细胞内期滋养体有杀灭作用,对红细胞外期无效。用于治疗间日疟和恶性疟,症状控制率可达 100%。青蒿素可透过血脑屏障,对凶险的脑型疟疾有良好抢救效果。青蒿素与氯喹只有低度交叉耐药性,用于耐氯喹虫株感染仍有良好疗效。青蒿素需与伯氨喹合用根治间日疟。青蒿素是继乙氨嘧啶、氯喹、伯氨喹之后最有效的抗疟特效药,尤其是对于脑型疟疾和抗氯喹疟疾,具有速效和低毒的特点。尽管如此,青蒿素“复燃率”很高,且因溶解度小而难以制成注射剂液用于抢救严重患者。近些年研究发现,青蒿素不但具有抗疟疾的重要作用,还在抗肿瘤、免疫调节、抗真菌、治疗肺动脉高压、抗糖尿病及抗组织纤维化方面具有很大的应用前景。

【体内过程】　青蒿素因其具有特殊的过氧基团,故对热不稳定,易受湿、热和还原性物质的影响而分解。青蒿素有 3 种给药途径:口服、肌内注射及直肠给药,口服吸收迅速,但是吸收不完全,首过消除强,生物利用度较低。口服给药平均半衰期为 2~3 h;直肠给药平均半衰期略长,为 3~5 h。青蒿素主要在肝脏通过 CYP2B6 进行代谢转化,CYP3A4 和 CYP2A6 也可介导代谢。青蒿素是 CYP 酶的弱诱导剂,大剂量服用可自身诱导其代谢,增加清除率。

【不良反应与药物相互作用】　青蒿素不良反应常见:① 轻度恶心、呕吐及腹泻等,能很快恢复正常,过量服用者应及时催吐、洗胃、导泻;② 注射部位浅时,易引起局部疼痛和硬块;③ 个别患者,可出现一过性转氨酶升高及轻度皮疹;④ 妊娠早期妇女慎用。青蒿素与甲氧苄啶合用有增效作用,并可减少近期复燃或复发。

【耐药性】　随着青蒿素的使用,出现了对青蒿素耐药的疟原虫。有研究发现,其耐药机制之一是:Kelch13 蛋白及其相互作用物活性降低,从而减少了血红蛋白的内吞作用,进而减少了对青蒿素及其衍生物的激活,最终导致疟原虫产生耐药性。现有的耐药虫株充分利用青蒿素半衰期短的特性,改变生活周期或暂时进入休眠状态,以规避敏感杀虫期。同时,疟原虫对青蒿素联合疗法中的辅助药物“抗疟配方药”也可产生明显的抗药性,使青蒿素联合疗法出现“失效”。

双氢青蒿素(dihydroartemisinin)

【药理作用】　双氢青蒿素为青蒿素在体内的还原代谢物,是青蒿素类药物发挥治疗作用的关键。双氢青蒿素对疟原虫红内期有强大且快速的杀灭作用,能迅速控制临床发作及症状。主要干扰疟原虫的表膜-线粒体功能。与青蒿素相比,其抗疟作用强。

【临床应用】　双氢青蒿素适用于各种类型疟疾的症状控制,尤其是对抗氯喹恶性及凶险型疟疾有较好疗效,复发率低。

【体内过程】　双氢青蒿素生物利用度高,口服吸收良好,起效迅速。血清蛋白结合率为 47%~76%,血药浓度达峰时间约为 80 min。血浆清除半衰期平均约为 100 min。体内分布广,排泄和代谢迅速。

【不良反应】　少数病例有轻度网织红细胞一过性减少。未见其他明显不良反应。

青蒿琥酯(artesunate)

【药理作用】　青蒿琥酯药理作用与青蒿素相似。

【临床应用】　青蒿琥酯适用于急性疟疾危重患者的抢救,可作为治疗脑型疟及各种凶险性疟疾患者的首选药物。

【体内过程】　青蒿琥酯水溶性好,可口服、直肠给药、肌内注射和静脉注射。其静脉注射快速转化为活性代谢产物双氢青蒿素。静脉注射后血药浓度很快下降,半衰期约为 30 min。体内分布甚广,以肠、肝、肾较高。主要在体内代谢转化。仅有少量随尿液、粪便排泄。

【不良反应】　推荐治疗量下未见不良反应。若使用过量(大于 2.75 mg/kg),可能出现外周网织细胞一过性降低,停药后可恢复正常。有明显胚胎毒性,孕妇慎用。

蒿甲醚(artemtherin)

蒿甲醚又名甲基还原青蒿素。

【药理作用】　蒿甲醚是一种高效、速效的疟原虫红细胞内期裂殖体杀灭剂,其抗疟作用为青蒿素的 10~20 倍。蒿甲醚还能促使血吸虫成虫肝移和被杀死,且对不同发育阶段的血吸虫童虫亦有效,虫龄 1 周的童虫对药物最敏感,对雌虫作用较雄虫明显,即期疗效良好。

【临床应用】　适用于各型疟疾,主要用于抗氯喹恶性疟治疗和凶险型恶性疟的急救,显效迅速,近期疗效好。蒿甲醚于 1995 年载入国际药典,现已被 WHO 列为治疗凶险型疟疾的首选药。临床上还试用于急性上呼吸道感染的高热患者,进行对症处理,取得较好疗效。退热效应一般在肌内注射后 0.5 h 左右即开始出现,体温呈梯形逐渐下降,4~6 h 再逐渐回升,无体温骤降的现象,退热作用稳定。

【体内过程】　肌内注射后吸收快且完全。在体内分布甚广,以脑组织最多,肝、肾次之。主要通过肠道排泄,其次为肾排泄。肝、肾为其代谢和排泄的主要部位。

【不良反应】　不良反应较轻,仅少数患者注射局部有暂时性胀痛,可自行消失。妊娠 3 个月内妇女慎用。

伯氨喹

【药理作用】　伯氨喹属于 8-氨基喹啉类衍生物(图 55-5),对间日疟红外期休眠子和各种疟原虫的配子体有较强的杀灭作用,为阻止复发、中断传播的有效药物。其抗疟作用可能与干扰疟原虫 DNA 合成关。伯氨喹在体内代谢为喹啉二醌,其结构与辅酶 Q 相似,能抑制辅酶 Q 的活性,阻断疟原虫线粒体内的电子传递,抑制氧化磷酸化过程,从而杀死疟原虫。另外,伯氨喹的代谢产物喹啉醌衍生物有较强氧化性,可干扰烟酰胺腺嘌呤二核苷酸磷酸(NADP)还原,从而影响红细胞外期疟原虫的代谢和呼吸而致其死亡。

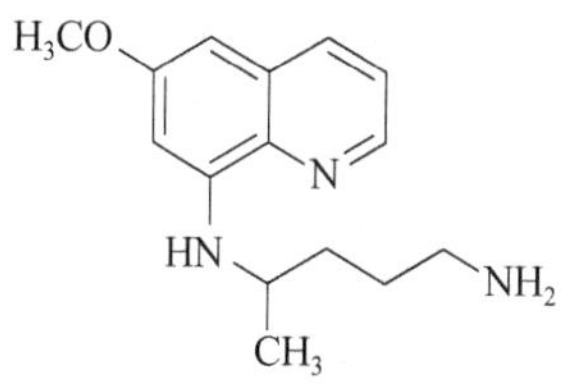

图 55-5　伯氨喹的化学结构式

【临床应用】　可作为主要用于根治间日疟和控制疟疾的复发与传播的首选药物。对红内期作用较弱,对恶性疟红内期则完全无效,故不能控制疟疾症状的发作,通常与氯喹等合用。对某些疟原虫的红外期也有影响,但因需用剂量较大,已接近极量,故不能作为病因预防药应用。

【体内过程】　口服在胃肠道吸收快而完全,2~3 h 血药浓度达峰值,半衰期约为 5.8 h。主要分布在肝组织内,其次为肺、脑和心等组织。因有效血药浓度维持时间短,需反复多次服药才能收效。大部分在肝内代谢,仅 1%以原形经肾排泄。自尿排出总量仅为口服剂量的 1%左右,其余为其代谢物。

【不良反应】

(1) 毒性比其他抗疟药大,治疗量即可引起头晕、恶心、呕吐、发绀、腹痛等,停药后可消失。目前尚无适当药物可以取代。

(2) 一些红细胞缺乏葡萄糖 6-磷酸脱氢酶的少数特异质的患者可出现急性溶血性贫血及高铁血红蛋白血症。当急性溶血出现血红蛋白尿时,应立即停药,并同时给予糖皮质激素类药物。严重高铁血红蛋白血症,可予静脉注射亚甲蓝等。禁用于孕妇及糖尿病、葡萄糖 6-磷酸脱氢酶缺乏者。

氯喹(chloroquine)

【药理作用】 氯喹对各种疟原虫的红细胞内期裂殖体均有杀灭作用,但对红细胞外期疟原虫无效。氯喹通过抑制疟原虫对血红蛋白的消化,阻断疟原虫生存所需的氨基酸的供给,影响疟原虫的生长发育。氯喹还通过抑制血红素聚合酶活性,减少疟色素对人体的损伤。

【临床应用】 氯喹曾是控制疟疾症状的首选药物。此外,氯喹还有抗阿米巴原虫作用,可杀灭阿米巴滋养体,具有抗肠外阿米巴作用。

【体内过程】 口服吸收快且完全,广泛分布,富集于肝、脾、肾、肺中,尤其在疟原虫感染的红细胞内富集,$t_{1/2}$ 约为 50 h。经肝脏代谢,主要代谢产物去乙基氯喹也有抗疟作用。70% 原形药及 30% 代谢产物经肾脏排泄。

【不良反应】 长期反复应用氯喹后,疟原虫结合和摄取氯喹的能力降低,疗效下降,部分恶性疟对其产生耐药性。目前已经少用。大剂量氯喹具有免疫抑制作用。氯喹对中枢神经系统有兴奋作用,引起敏感、易激惹,个别患者用药后引起药物性精神病、头晕和头痛等常见不良反应。长期、大剂量用药可致角膜浸润而致视物模糊、视力障碍,用药应定期做眼科检查。偶可引起窦房结抑制而导致心律失常。有致畸作用,故孕妇禁用。

乙胺嘧啶(pyrimethamine)

【药理作用】 乙胺嘧啶对恶性疟和间日疟的原发性红细胞外期和红细胞内期的未成熟裂殖体有抑制作用,对已成熟的裂殖体则无效。不能直接杀灭配子体,但含药血液随配子体被按蚊吸入后,能抑制配子体在蚊体内发育,从而阻断传播。乙胺嘧啶可抑制疟原虫的二氢叶酸还原酶活性,从而阻止四氢叶酸的生成,使核酸合成减少,疟原虫的生长繁殖受抑制。如与二氢叶酸合成酶抑制药如磺胺类或砜类合用,则双重阻断叶酸代谢,增强预防效果,并延缓耐药性的产生。

【临床应用】 乙胺嘧啶在临床上常用于对因预防药物,预防疟疾的传播。

【体内过程】 口服吸收慢、完全,$t_{1/2}$ 长,故服药 1 次可维持 2 周,代谢物经肾脏排泄。

【不良反应】 乙胺嘧啶不良反应少。长期大量服用时,可因抑制二氢叶酸还原酶而引起巨幼红细胞性贫血,长期用药应定期检查血象。可通过胎盘屏障并可进入乳汁,引起胎儿畸形和干扰婴幼儿叶酸代谢,故孕妇和哺乳期妇女禁用。本药略带甜味,易被儿童误服而发生急性中毒,表现为恶心、呕吐、发热、发绀、惊厥,甚至死亡。

二、抗血吸虫药

吡喹酮(praziquantel)

吡喹酮,又名环吡异喹酮(图 55-6)。

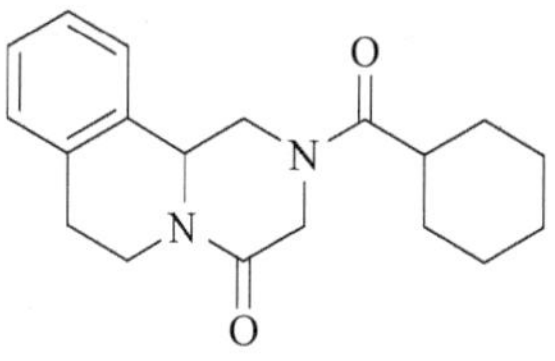

【药理作用与作用机制】 吡喹酮能被血吸虫迅速摄取,对血吸虫成虫及童虫均有良好杀灭作用。吡喹酮能选择性增加血吸虫体膜对 Ca^{2+} 的通透性,同时抑制血吸虫肌浆网对 Ca^{2+} 摄取,虫体内 Ca^{2+} 明显增多,从而产生痉挛性麻痹,使虫体不能附着于血管壁,而被血流冲入肝脏,即出现肝转移。另外,有人认为吡喹酮可激动虫体 5-HT 受体而致痉挛性麻痹。在最低有效浓度(0.2~1.0 μg/mL)时,可使虫体兴奋、收缩和痉挛。略高浓度时,则可使血吸虫体被形成空泡和破溃,粒细胞和吞噬细胞浸润,终至虫体死亡。此外,吡喹酮还可具有使虫体表膜去极化,抑制虫体核酸和蛋白质合成等作用。吡喹酮对哺乳动物细胞膜则无上述作用,由此表现出其作用的高度选择性。

图 55-6 吡喹酮的化学结构式

【临床应用】 为广谱抗血吸虫药,用于各型血吸虫病及血吸虫病各阶段。也可用于肝华支睾吸虫病、肠吸虫病(如姜片虫病、异形吸虫病)、肺吸虫病和各种绦虫病等。

【体内过程】 口服吸收迅速而完全,1~2 h 血药浓度达峰值,健康人体半衰期为 1~1.5 h,晚期血吸虫病患者明显延长。首关消除多,限制了其生物利用度。分布广泛,以肝、肾含量高,脑脊液中药物浓度为血药浓度的 14%~20%。主要在肝内羟化而失活,经肾排出。

【不良反应】 副作用多但短暂。主要为腹痛、恶心、头昏、头痛、嗜睡、肌束颤动等。少数出现心电图改变、心律失常。严重的心、肝、肾病患者及有精神病史的患者慎用。哺乳期妇女停药 72 h 后方可哺乳。孕妇禁用。

【耐药性】 不同种类的血吸虫的吡喹酮表现出不同的耐药性,如曼氏血吸虫的虫卵、毛蚴和尾蚴对吡喹酮均有较强耐药性,而不同阶段的日本血吸虫对吡喹酮均未有明显耐药性。

三、抗丝虫药

乙胺嗪(diethylcarbamazine)

【药理作用】 乙胺嗪对斑氏丝虫和马来丝虫的各期均有杀灭作用,可使微丝蚴迅速从患者血液中减少或被消灭,对淋巴系统中的成虫也有毒杀作用。其作用机制有两方面,一是其分子中的哌嗪部分使微丝蚴的肌肉细胞发生超极化,产生弛缓性麻痹而脱离寄生部位;二是破坏微丝蚴表面的完整性,使其易于遭受宿主防卫机制的破坏。

【临床应用】 用于马来丝虫病和斑氏丝虫病,为首选药,但需在数年内反复用药。

【体内过程】 口服迅速吸收,1~2 h 血药浓度达峰值。在体内广泛分布于除脂肪组织以外的各组织。代谢迅速,48 h 后几乎全部从尿中排出,酸化尿液可加速其排泄。

【不良反应】 毒性较低而短暂,可引起厌食、恶心、呕吐、头痛、无力等。用药期间因丝虫成虫和蚴虫死亡,释放出大量异性蛋白引起的过敏反应则较明显,表现为皮疹、淋巴结肿大、血管神经性水肿、畏寒、发热、哮喘、心率加快、胃肠功能紊乱等。对活动性肺结核、严重心脏病、肝脏病、肾脏病、急性传染病患者及孕妇、哺乳期妇女应暂缓治疗。

伊维菌素(ivermectin)

伊维菌素是广谱抗寄生虫药,其中对丝虫作用最强,可杀灭斑氏丝虫和马来丝虫的微丝蚴,对成虫无效。对其他肠道线虫,如圆线虫、蛔虫、鞭虫和蛲虫作用强,对钩虫作用差。作用机制为可促进寄生虫神经末梢突触前的 GABA 的释放,与突触后膜的 GABA 受体结合,使 GABA 诱导的 Cl^- 内流增加,抑制性突触传递过程加强,引起虫体松弛性麻痹。还可影响尾丝蚴在雌虫子宫内正常发育,并抑制其从子宫内释放。临床用于治疗丝虫病,可用于类圆线虫病、蛔虫病、鞭虫病和蛲虫病。毒性较低,过敏反应则较明显。

四、抗滴虫药

甲硝唑(metronidazole)

【药理作用】　甲硝唑又名灭滴灵。甲硝唑对肠内、外阿米巴大滋养体有强大的杀灭作用,但对肠腔内阿米巴原虫和包囊则无明显作用。

【临床应用】　临床上为阿米巴病的首选药,治疗急性阿米巴痢疾和肠外阿米巴病效果最好,因其在肠内浓度偏低,对小滋养体和包囊作用较弱,故需联合使用杀灭小滋养体及包囊的抗阿米巴药,否则复发率高。在治疗阿米巴肝脓肿时,与氯喹等交替使用,效果更佳。对轻症阿米巴痢疾也有效,对无症状的排包囊者疗效差。甲硝唑能直接杀灭阴道滴虫。口服较小剂量可杀死阴道、精液中的阴道滴虫,为阴道滴虫病的首选药,对女性和男性泌尿生殖道滴虫感染有明显疗效。

【体内过程】　口服吸收良好,体内分布广泛,可进入唾液、乳汁、肝脓肿的脓液及脑脊液中。80%药物在体内经侧链氧化或葡萄糖醛酸结合代谢为活性产物,大部分原形和代谢物经肾随尿排出,少量经肠道随粪便排出。

【不良反应】　消化道反应最为常见,包括恶心、呕吐、食欲不振、腹部绞痛,一般不影响治疗;神经系统症状有头痛、眩晕,偶有感觉异常、肢体麻木、共济失调、多发性神经炎等,大剂量可致抽搐。少数病例发生荨麻疹、潮红、瘙痒、膀胱炎、排尿困难、口中金属味及白细胞减少等,均具有可逆性,停药后自行恢复。

乙酰胂胺(acetarsol)

乙酰胂胺为五价胂剂,用其片剂置于阴道穹隆部有直接杀滴虫的作用。阴道毛滴虫也可寄生于男性尿道,故患者夫妇应同时治疗,以保证疗效。本药有轻度局部刺激作用,使阴道分泌物增多。

五、抗蠕虫药

甲苯达唑(mebendazole)

【药理作用】　甲苯达唑为高效、广谱驱肠蠕虫药,对蛔虫、蛲虫、鞭虫、钩虫、绦虫的幼虫和成虫均有杀灭作用,对蛔虫卵、钩虫卵和鞭虫卵有杀灭作用。可选择性地与肠蠕虫细胞内的 β -微管蛋白结合,抑制微管的组装,造成物质转运受阻,高尔基体内分泌颗粒积聚,使胞质内细胞器溶解,而致虫体死亡。也可抑制虫体对葡萄糖的摄取和利用,逐渐耗竭内生糖原,减少 ATP 生成,造成虫体能源断绝而死亡。另外,还能控制虫卵发育,因而有控制肠蠕虫传播的作用。

【临床应用】　治疗蛔虫、蛲虫、鞭虫、钩虫、绦虫等肠蠕虫的感染及混合感染,并可有效控制蛔虫、钩虫和鞭虫传播。

【体内过程】　口服在肠道吸收少,药物在肠腔中浓度很高,如同时进食脂肪类食物可增加药物吸收量。

【不良反应】　无明显不良反应。少数病例服后可见短暂腹痛、腹泻。大剂量时偶见过敏反应、脱发、粒细胞减少等。有明显的胚胎毒和致畸作用,故孕妇忌用。2 岁以下儿童和对本药过敏者不宜使用。肝、肾功能不全者禁用。

六、抗阿米巴药

替硝唑(tinidazole)与奥硝唑(ornidazole)

替硝唑和奥硝唑对阿米巴痢疾和肠外阿米巴病的疗效与甲硝唑相似,对阿米巴肝脓肿疗效更优于甲硝唑。不良反应较少,但剂量大时有胃肠道不适、头痛、背痛及瘙痒等症状。

卤化喹啉类药物

卤化喹啉类药物包括喹碘方(chiniofon)、氯碘羟喹(clioquinol)、双碘喹啉(diiodohydroxyquinoline)。该类药物口服吸收较少,肠腔内浓度高,绝大部分直接由粪便排出,进入血液中的药物大部分以原型经肾随尿排出。卤化喹啉类对肠内的阿米巴有较强作用,可抑制滋养体的生长繁殖。由于杀灭了滋养体从而间接清除了包囊。本类药物在肠腔内能释放出碘,抑制阿米巴滋养体共生细菌的生长繁殖,或抑制阿米巴滋养体内酶的活性,而产生抗阿米巴作用。临床可用于治疗慢性阿米巴病,对于无症状带包囊者的作用更好,可起到根治和切断传染源的作用。对肠外阿米巴病无效。常见不良反应为腹泻,一般不影响治疗。极少数对碘过敏者可出现发热、皮疹、唾液腺肿胀。大剂量应用可引起亚急性脊髓-视神经病变。对碘过敏及甲状腺肿大者,严重肝、肾功能不良者慎用。

(邬珺超,周霞)

第五十六章　抗恶性肿瘤药
Chapter 56　Cancer chemotherapy

随着人口增长和老龄化程度加剧,我国肿瘤患者发病率和死亡率持续走高。2019 年 1 月,国家癌症中心发布了最新一期的全国癌症统计数据,2015 年恶性肿瘤发病约为 392.9 万人,死亡约为 233.8 万人,平均每天超过 1 万人被确诊为癌症,每分钟有 7.5 个人被确诊为癌症。恶性肿瘤已经成为严重威胁中国人群健康的主要公共卫生问题之一,癌症中心数据显示,近 10 多年来,恶性肿瘤发病率每年保持约 3.9% 的增幅,死亡率每年保持 2.5% 的增幅,估计目前每年新增肿瘤患者数已突破 400 万人。

化疗、放疗、手术、生物治疗和中西药治疗等方法已经成为治疗肿瘤最有效的方法。随着肿瘤的药物的发展,新型的抗肿瘤药物在不断地更新换代,在提高肿瘤患者的治愈率,延长患者生存时间、延缓疾病等方面发挥了巨大的作用。近年来,高通量检测技术的进步,大量分子标志物的发现、医学理论及临床实践的不断进展,对肿瘤的分子分型和预后发展提供了重要的参考,使治疗模式开始向着规范化、个体化医学方向发展。实现个体化治疗,避免过度治疗,是改善目前肿瘤治愈率低和死亡率高的有效途径。

第一节　课前阅读

一、肿瘤发生的原因

绝大多数肿瘤是环境因素与细胞的遗传物质相互作用引起的。一般把环境致癌因素分为三大类。① 生物因素:主要是致癌病毒,可分为 DNA 病毒和 RNA 病毒两大类。② 物理因素,包括电离辐射、紫外线、石棉等。③ 化学因素,包括直接致癌物、间接致癌物和促癌物三大类。直接致癌物,是指这类化学物质进入体内能与体内细胞直接作用,无需代谢就能诱导正常细胞癌变的化学致癌物。间接致癌物,是指这类化学物质进入体内后需经体内酶活化,变成化学性质活泼的形式方具有致癌作用的化学致癌物;促癌物单独作用于机体内无致癌作用,但能促进其他致癌物诱发肿瘤形成。这些物质进入细胞后可造成 DNA 损伤,如果 DNA 损伤不能被及时和有效的修复,将导致细胞突变。不断累积的突变可能通过一系列机制导致细胞生长失控而发生癌变。细胞癌变是一个多阶段的过程,这个过程包括以一系列基因突变事件为特点的启动阶段;然后是已启动的细胞克隆选择和扩展,在促癌因素的作用下形成界限明显的癌前病灶,此阶段为促进阶段,这个阶段是癌变的限速步骤,是漫长且可逆的。癌前病变进一步发展,形成具有高度侵袭性的肿块,并常常伴有向其他部位转移的特征,这个阶段为进展阶段。

然而,同样暴露于致癌物,有些人发生癌症而另一些人则能活过正常生命期,提示癌症存在个体易感性。决定癌症易感性的遗传因素主要包括一些高度外显的种系基因突变(如家族性乳腺癌/卵巢癌等),一些常见的致癌物代谢基因多态(如 *CYP1A1*、*CYP2E1* 等),DNA 修复基因多态(如 *XPD*、*ADPRT* 等)和细胞增殖及凋亡控制基因多态(如 *Fas*、*FasL* 等)。此外,年龄、性别、免疫和营养状况等非遗传因素,也可通过生理和病理状态及激素作用等途径,影响个体对癌症的易感性。

二、人细胞增殖周期与肿瘤异常增殖

细胞增殖是细胞生命活动的重要特征之一。细胞通过有丝分裂、无丝分裂和减数分裂来达到增值的目的,通过周而复始的分裂,使细胞的数量不断增加。这种细胞物质累积与细胞分裂的循环过程,称为细胞增殖。从一次细胞分裂结束开始,经过物质积累的过程,直到下一次细胞分裂结束为止,称为一个细胞周期(cell cycle)。一个细胞周期即一个细胞的整个生命过程。

一个细胞周期分为 G_1 期、S 期、G_2 期和 M 期 4 个时相。在 G_1 期的晚期阶段有一个称为检验点的特定时期,如果细胞连续分裂,则可以通过这个检查点进入 S 期开始合成 DNA,直到完成细胞分裂。检查点被认为是 G_1 期晚期的一个基本事件。细胞只有在内在和外在因素的共同作用下才能完成这一基本事件,任何因素影响到这一基本事件的完成都将严重影响细胞从 G_1 期向 S 期转换。肿瘤细胞的发生可能是由于细胞处于此检查点时,内在或者外在因素的改变使得细胞的分裂方向发生改变。现在已知的致癌因素,如物理因素中的射线、化学因素中的烷化剂和酰化剂都有可能影响到检查点的功能,使细胞发生癌变。G_1 期之后的正常细胞有 3 个去向:分化、持续增殖、暂不增殖(G_0 期细胞或休眠细胞)。细胞癌变后将持续增殖,不再受到细胞内各种机制的控制,使细胞呈永生化状态。

第二节　抗恶性肿瘤药的药理学基础

一、抗恶性肿瘤药的分类

恶性肿瘤治疗强调综合治疗的原则,化疗是其中的一个重要手段。近年来,抗肿瘤药的研究取得了飞速发展,出现了一些新型的抗肿瘤药,作用于肿瘤发生和转移的不同环节和新靶点。按照抗肿瘤药的传统分类和研究进展,本教材将抗肿瘤药分为:① 细胞毒类抗肿瘤药;② 非细胞毒类抗肿瘤药,主要包括调节体内激素平衡的药物、肿瘤分子靶向药物和肿瘤免疫治疗药物等。

二、抗肿瘤药的药理作用机制

(一)细胞毒类抗肿瘤药的作用机制

1. 细胞生物学机制　　细胞周期的运行及其生化事件的完成受控于精密的细胞周期调控机制。抗肿瘤药通过影响细胞周期的生化事件或细胞周期调控对不同周期或时相的肿瘤细胞产生细胞毒作用,并延缓细胞周期的时相过渡。依据药物作用的周期或时相特异性,大致将药物分为两大类。

细胞周期非特异性药物(cell cycle nonspecific agent, CCNSA),如烷化剂、抗肿瘤抗生素及铂类配合物等,能杀灭处于增殖周期各时相的细胞甚至包括 G_0 期细胞。此类药物对恶性肿瘤细胞的作用往往较强,能迅速杀死肿瘤细胞;剂量反应曲线接近直线,在机体能耐受的毒性限度内,其杀伤能力随剂量的增加而成倍增加。

细胞周期(时相)特异性药物(cell cycle specific agent, CCSA),如作用于 S 期细胞的抗代谢药物,作用于 M 期细胞的长春碱类药物,仅对增殖周期的某些时相敏感,对其他时相和 G_0 期细胞不敏感。此类药物对肿瘤细胞的作用往往较弱,需要一定时间才能发挥其杀伤作用。剂量反应曲线是一条渐近线,即在小剂量时类似于直线,达到一定剂量时则效应不再增加(图 56-1)。

2. 抗肿瘤作用的生化机制

(1)干扰核酸生物合成:药物分别在不同环节阻止 DNA 的生物合成,属于抗代谢物。根据药物主要干扰的生化步骤或所抑制的靶酶不同,可进一步分为:① 二氢叶酸还原酶抑制剂,如甲氨蝶呤等;

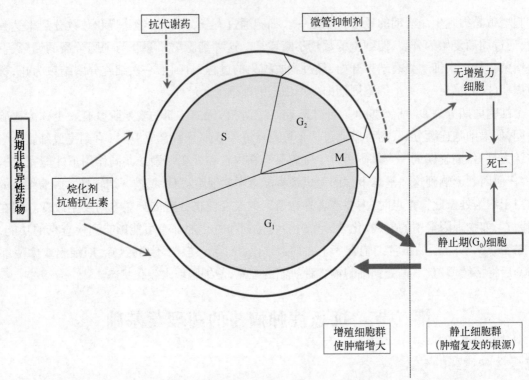

图 56-1 细胞毒类抗肿瘤药的细胞生物学机制

② 胸苷酸合成酶抑制剂,如氟尿嘧啶等;③ 嘌呤核苷酸互变抑制剂,如巯嘌呤等;④ 核苷酸还原酶抑制剂,如羟基脲等;⑤ DNA 多聚酶抑制剂,如阿糖胞苷等。

(2) 直接影响 DNA 结构与功能:药物分别破坏 DNA 结构或抑制拓扑异构酶活性,影响 DNA 复制和修复功能,包括:① DNA 交联剂,如氮芥、环磷酰胺和噻替哌等烷化剂等;② 破坏 DNA 的铂类配合物,如顺铂等;③ 破坏 DNA 的抗生素,如丝裂霉素等;④ 拓扑异构酶抑制剂,如喜树碱类、鬼臼毒素衍生物等。

(3) 干扰转录过程与阻止 RNA 合成:药物可嵌入 DNA 碱基对之间,干扰转录过程,阻止 mRNA 的形成,属于 DNA 嵌入剂,如多柔比星等蒽环类抗肿瘤药。

(4) 干扰蛋白质合成与功能:药物可干扰微管蛋白聚合功能、干扰核蛋白体的功能或影响氨基酸供应。① 微管蛋白活性抑制剂,如长春碱类和紫杉醇类等药物;② 干扰核蛋白体功能的药物,如三尖杉生物碱类药物;③ 影响氨基酸供应的药物,如 L-门冬酰胺酶(图 56-2)。

(二) 分子靶向抗肿瘤药的作用机制

肿瘤分子靶向治疗是指在肿瘤细胞分子生物学的基础上利用肿瘤组织或细胞所具有的特异性或相对特异性的结构分子作为靶点,使用某些能与这些靶分子特异性结合的抗体或配体等达到直接治疗或导向治疗目的的一类治疗方法。分子靶向药物因以某些肿瘤细胞膜上或细胞内特异性表达的分子为作用靶点,故能更有特异性地作用于特定肿瘤细胞,阻断其生长、转移或诱导其凋亡,抑制或杀死肿瘤细胞。与传统化疗药物相比,分子靶向药物可高选择性杀伤肿瘤细胞而减少对正常组织的损伤,具有低毒、高效的特点,并且可能从根本上抑制或消灭肿瘤细胞。如以细胞信号转导分子为靶点的蛋白酪氨酸激酶抑制剂、PI3K/AKT/mTOR 信号通路抑制剂、丝裂原活化蛋白激酶(mitogen-activated protein kinase, MAPK)抑制剂;针对细胞 DNA 损伤修复相关多腺苷二磷酸核糖聚合酶[poly(ADP-ribose) polymerase, PARP]抑制剂;针对肿瘤表面相关抗原或特定受体特异性识别的单克隆抗体,如以人表皮生长因子受体 2(human epidermal

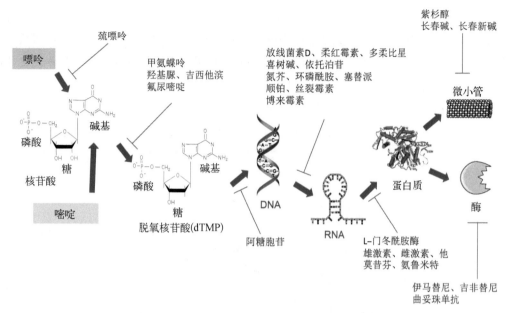

图 56-2　细胞毒类抗恶性肿瘤药物的生化机制

growth factor receptor，HER2）为靶点的单抗、以血管内皮生长因子（vascular endothelial growth factor，VEGF）为靶点的单抗；针对能水解细胞外基质的蛋白裂解酶抑制剂、针对表观遗传靶点的抑制剂，如组蛋白甲基转移酶抑制剂、DNA 甲基化酶抑制剂；破坏肿瘤新生血管生成抑制剂等（图 56-3）。

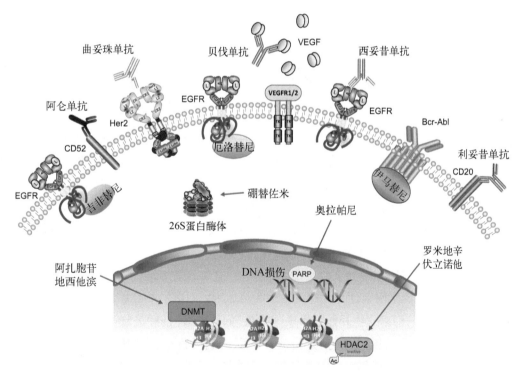

图 56-3　分子靶向抗恶性肿瘤药物的作用机制

（三）肿瘤免疫治疗药物的作用机制

正常情况下，免疫系统可以识别并清除肿瘤微环境中的肿瘤细胞，但为了生存和生长，肿瘤细胞能够采用不同策略，使人体的免疫系统受到抑制而不能有效杀伤肿瘤细胞，从而在抗肿瘤免疫应答的各阶段得以幸存。肿瘤细胞的上述特征被称为免疫逃逸，为了更好地理解肿瘤免疫的多环节、多步骤的复杂性,提出了肿瘤-免疫循环的概念。肿瘤-免疫循环分为以下7个环节:① 肿瘤抗原释放;② 肿瘤抗原提呈;③ 启动和激活效应性T细胞;④ T细胞向肿瘤组织迁移;⑤ T细胞浸润肿瘤组织;⑥ T细胞识别肿瘤细胞;⑦ 清除肿瘤细胞。这些环节任何地方出现异常均可以导致抗肿瘤-免疫循环失效,出现免疫逃逸。不同肿瘤可以通过不同环节的异常抑制免疫系统对肿瘤细胞的有效识别和杀伤从而产生免疫耐受,甚至促进肿瘤的发生、发展(图56-4)。

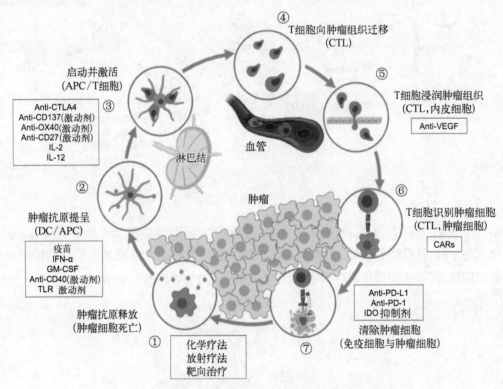

图56-4　肿瘤免疫治疗药物的作用机制

肿瘤免疫治疗就是通过重新启动并维持肿瘤-免疫循环,恢复机体正常的抗肿瘤免疫反应,依靠自身免疫功能杀伤肿瘤、抑制肿瘤生长的治疗方法,已成为继传统疗法、靶向治疗后肿瘤治疗领域最具前景的治疗手段之一。肿瘤免疫治疗分为非特异性和特异性。前者无明确的免疫细胞靶点,以整体提高人体免疫力而达到缓解肿瘤症状,包括非特异性免疫调节剂治疗、非特异性普通细胞治疗等。后者有明确靶点和机制,通过激活或抑制明确靶点实现免疫系统对肿瘤的免疫激活,包括单克隆抗体类免疫检查点抑制剂、治疗性抗体、癌症疫苗、细胞治疗和小分子抑制剂等。

(四) 耐药性产生的机制

肿瘤细胞对抗肿瘤药产生耐药性是化疗失败的重要原因。有些肿瘤细胞对某些抗肿瘤药具有天然耐药性(natural resistance),即对药物开始就不敏感现象,如处于G_0期肿瘤细胞一般对多数抗肿瘤药不敏感。亦有的肿瘤细胞对原来敏感的药物,治疗一段时间后才产生不敏感现象,称为获得性耐药性(acquired resistance)。其中表现最突出、最常见的耐药性是多药耐药性(multidrug resistance, MDR),即肿瘤细胞在接触一种抗肿瘤药后,产生了对多种结构不同、作用机制各异的其他抗肿瘤药的耐药性。多药耐药性的共同特点是:一般为亲脂性的药物,分子量为300~900 kDa;药物进入细胞是通过被动扩散的方式;药物在耐药细胞中的积聚比敏感细胞少,结果细胞内的药物浓度不足以产生细胞毒作用;耐药细胞膜上多出现一种称为P-gp的跨膜外排系统蛋白。

耐药性产生的原因十分复杂,不同药物其耐药机制不同,同一种药物存在着多种耐药机制。耐药的遗传学基础已证明,肿瘤细胞在增殖过程中有较固定的突变率,每次突变均可导致耐药性瘤株的出现。因此,分裂次数愈多,耐药瘤株出现的机会愈大。肿瘤干细胞学说认为,肿瘤干细胞的存在是导致肿瘤化疗失败的主要原因,耐药性是肿瘤干细胞的特性之一。

多药耐药性的形成机制比较复杂,概括起来有以下几点:① 药物的转运或摄取障碍;② 药物活化受阻;③ 靶酶结构(突变或融合基因出现)或数量的改变;④ 药物入胞后代谢途径的改变;⑤ 分解酶的增加;⑥ 修复机制增加;⑦ 由于特殊的膜糖蛋白的增加(P-gp、MRP、LRP、BCRP 等),使细胞排出的药物增多;⑧ DNA 链间或链内的交联减少。此外,药物在阻拦肿瘤细胞生长的同时,肿瘤细胞也在不断地自寻"逃生通路",选择其他通路配合代偿支撑自身的生长。久而久之,最终肿瘤细胞会"另辟蹊径",分子靶向药物和免疫治疗药物也会失去作用,因而产生了耐药性,这些都是目前肿瘤治疗面临的重要难题。

第三节　细胞毒类抗恶性肿瘤药

一、影响核酸生物合成的药物

为细胞周期特异性药,分别在不同环节阻止 DNA 合成,抑制细胞的分裂与增殖。根据其干扰的生化过程不同分为如下:

(一) 二氢叶酸还原酶抑制剂

甲氨蝶呤(methotrexate)

甲氨蝶呤(MTX)的化学结构(图 56-5)与叶酸相似,对二氢叶酸还原酶具有强大而持久的抑制作用,它与该酶的结合力比叶酸大 106 倍,呈竞争性抑制作用。药物与酶结合后,使二氢叶酸(FH_2)不能变成四氢叶酸(FH_4),从而使 5,10-甲酰四氢叶酸产生不足,使脱氧胸苷酸(dTMP)合成受阻,DNA 合成障碍。甲氨蝶呤也可阻止嘌呤核苷酸的合成,故能干扰蛋白质的合成。

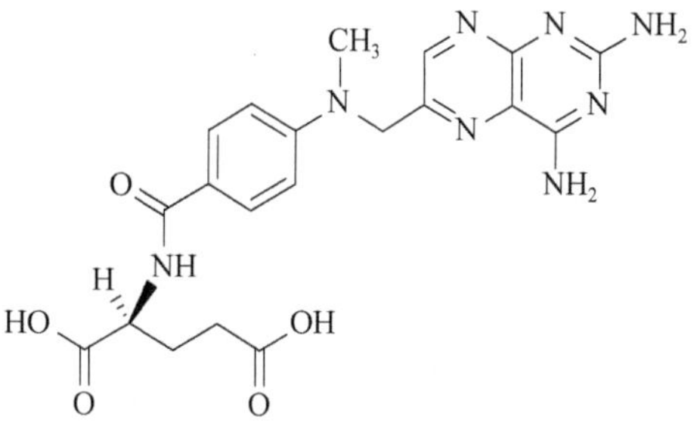

图 56-5　甲氨蝶呤的化学结构式

临床上用于治疗儿童急性白血病和绒毛膜上皮癌;鞘内注射可用于中枢神经系统白血病的预防和缓解症状。不良反应包括消化道反应,如口腔炎、胃炎、腹泻、便血;骨髓抑制最为突出,可致白细胞、血小板减少,严重可有全血细胞下降;长期大量用药,可致肝、肾损害;妊娠早期应用,可致畸胎、死胎。为了减轻甲氨蝶呤的骨髓毒性,可先用大剂量甲氨蝶呤,经过一定时间后,再肌内注射亚叶酸钙作为救援剂,以保护骨髓正常细胞。

普拉曲沙(pralatrexate)

普拉曲沙注射剂由甲氨蝶呤改进而成,同样抑制二氢叶酸还原酶。2009 年 9 月 25 日美国 FDA 批准其单用于复发/难治性外周 T 细胞淋巴瘤(peripheral T cell lymphoma, PTCL)的治疗,这是一种较少见的浸润性非霍奇金淋巴瘤。患者给药时应定期肌内注射维生素 B_{12},每天口服叶酸可减轻与治疗相关的血液学毒性和黏膜炎。

(二) 胸苷酸合成酶抑制剂

氟尿嘧啶(fluorouracil)

氟尿嘧啶(5-FU)是尿嘧啶 5 位上的氢被氟取代的衍生物(图 56-6)。氟尿嘧啶在细胞内转变为

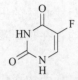

图 56-6　氟尿嘧啶的化学结构式

5-氟尿嘧啶脱氧核苷酸(5F-dUMP),抑制脱氧胸苷酸合成酶,阻止脱氧尿苷酸(dUMP)甲基化转变为脱氧胸苷酸(dTMP),从而影响 DNA 的合成。此外,氟尿嘧啶在体内可转化为 5-氟尿嘧啶核苷,以伪代谢产物形式掺入 RNA 中干扰蛋白质的合成,故对其他各期细胞也有作用。临床上还常用的同类衍生物有替加氟、去氧氟尿苷和氟铁龙等,疗效与氟尿嘧啶相似。

氟尿嘧啶口服吸收不规则,需采用静脉给药。对消化系统癌(食管癌、胃癌、肠癌、胰腺癌、肝癌)和乳腺癌疗效好,对宫颈癌、卵巢癌、绒毛膜上皮癌、膀胱癌、头颈部肿瘤也有效。对骨髓和消化道毒性较大,出现血性腹泻应立即停药;可引起脱发、皮肤色素沉着;偶见肝、肾损害。

（三）嘌呤核苷酸互变抑制剂

巯嘌呤(mercaptopurine)

巯嘌呤(6-MP)是腺嘌呤 6 位上的-NH₂ 被-SH 取代的衍生物(图 56-7)。在体内先经过酶的催化变成硫代肌苷酸(TIMP)后,阻止肌苷酸转变为腺核苷酸及鸟核苷酸,干扰嘌呤代谢,阻碍核酸合成,对 S 期细胞作用最为显著,对 G₁ 期有延缓作用。肿瘤细胞对 6-MP 可产生耐药性,因耐药细胞中 6-MP 不易转变成硫代肌苷酸或产生后迅速降解。6-MP 起效慢,主要用于急性淋巴细胞白血病的维持治疗,大剂量对绒毛膜上皮癌亦有较好疗效。常见骨髓抑制和消化道黏膜损害,少数患者可出现黄疸和肝功能损害。

图 56-7　巯嘌呤的化学结构式

（四）核苷酸还原酶抑制剂

羟基脲(hydroxycarbamide)

羟基脲(HU)能抑制核苷酸还原酶,阻止胞苷酸转变为脱氧胞苷酸,从而抑制 DNA 的合成。对 S 期细胞有选择性杀伤作用。对慢性粒细胞白血病有显著疗效,对黑色素瘤有暂时缓解作用。可使肿瘤细胞集中于 G₁ 期,故可用作同步化药物,增加化疗或放疗的敏感性。主要毒性为骨髓抑制,并有轻度消化道反应。肾功能不良者慎用。可致畸胎,故孕妇忌用。

吉西他滨(gemcitabine)

吉西他滨为一种新的胞嘧啶核苷衍生物(图 56-8),本药作用机制和阿糖胞苷相似,其主要代谢物在细胞内掺入 DNA,主要作用于 G₁/S 期。在临床上,本药对多种实体肿瘤有效。常用于晚期胰腺癌患者在氟尿嘧啶类治疗失败后作为二线用药;其次是对局部晚期(Ⅲ期)和已经有转移(Ⅳ期)的非小细胞肺癌作为一线应用。本药的剂量限制性毒性是骨髓抑制,中性粒细胞和血小板降低均较常见,常会引起轻到中度的消化系统反应,如便秘、腹泻、口腔炎等。此外,还可引起发热、皮疹和流感样症状。少数患者可有蛋白尿、血尿、肝肾功能异常和呼吸困难。

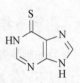

图 56-8　吉西他滨的化学结构式

（五）DNA 多聚酶抑制剂

阿糖胞苷(cytarabine)

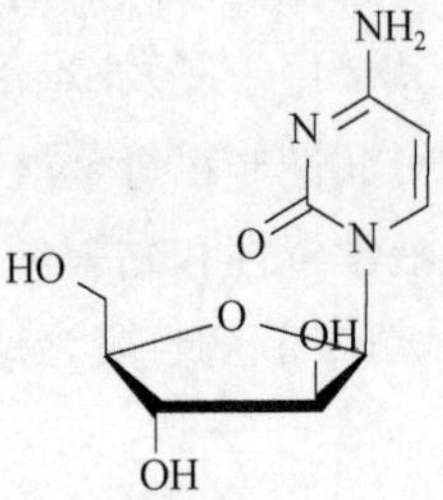

阿糖胞苷(Ara-C,图 56-9)在体内经脱氧胞苷激酶催化成二磷酸胞苷(Ara-CDP)或三磷酸胞苷(Ara-CTP),进而抑制 DNA 多聚酶的活性而影响 DNA 合成,也可掺入 DNA 中干扰其复制,使细胞死亡。与常用抗肿瘤药无交叉

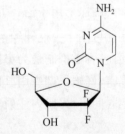

图 56-9　阿糖胞苷的化学结构式

耐药性。临床上用于治疗成人急性粒细胞性白血病或单核细胞白血病。有严重的骨髓抑制和胃肠道反应,静脉注射可致静脉炎;对肝功能有一定影响。

二、影响 DNA 结构与功能的药物

(一)烷化剂

环磷酰胺(cyclophosphamide)

环磷酰胺(CTX)为氮芥与磷酸胺基结合而成的化合物(图 56-10)。环磷酰胺体外无活性,进入体内后经肝微粒体 CYP 酶氧化,裂环生成中间产物醛磷酰胺,在肿瘤细胞内分解出磷酰胺氮芥而发挥作用。环磷酰胺抗瘤谱广,为目前广泛应用的烷化剂。对恶性淋巴瘤疗效显著,对多发性骨髓瘤、急性淋巴细胞白血病、肺癌、乳腺癌、卵巢癌、神经母细胞瘤和睾丸肿瘤等均有一定疗效。常见的不良反应有骨髓抑制、恶心、呕吐、脱发等。大剂量环磷酰胺可引起出血性膀胱炎,可能与大量代谢物丙烯醛经泌尿道排泄有关,同时应用美司钠可预防出血性膀胱炎的发生。

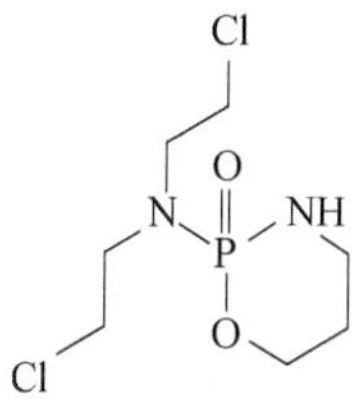

图 56-10 环磷酰胺的化学结构式

替莫唑胺(temozolomide)

替莫唑胺(TMZ)为咪唑并四嗪类具有抗肿瘤活性的烷化剂。它本身并没有活性,属于前体药物,须在生理水平 pH 下经非酶途径转化为活性化合物 5-(3-甲基三氮烯-1-基)咪唑-4-酰胺(MITC),后者再进一步水解成活性代谢物方能显现抗肿瘤活性。理论上,MTIC 的抗肿瘤活性主要是通过与鸟嘌呤的第六位氧原子产生主要的 DNA 烷基化(甲基化)作用,同时也会与鸟嘌呤的第七位氮原子发生次要的附加性烷基化作用,因此随后发生的细胞毒性被认为是与这些异常修复的甲基化合物有关。替莫唑胺是一种治疗脑胶质瘤效果较好的新药,1997 年本药在欧盟专利药品评审委员会(Committee for Proprietary Medicinal Products,CPMP)一致推荐下得到批准生产,并于次年在欧洲上市,1999 年美国 FDA 批准其上市用于恶性胶质瘤的化疗,2000 年以后国内逐步有临床应用的报道。常见不良反应有骨髓、淋巴系统、睾丸和肠胃道反应。主要不良反应包括恶心、呕吐、乏力和血液学毒性,恶心、呕吐、头疼和倦怠的发生频率最高,多为自限性,用止吐药即可控制。骨髓抑制(如血小板减少症和嗜中性白细胞减少症)为剂量限制性不良反应,多数患者骨髓抑制轻微。

卡莫司汀(carmustine)

卡莫司汀为亚硝脲类烷化剂,虽然结构上有一个氯乙基,但化学反应与氮芥不同。由于能透过血脑屏障,故常用于脑瘤和颅内转移瘤。现认为本药进入人体内后,在生理条件下经过 OH⁻ 离子的作用形成异氰酸盐和重氮氢氧化物。异氰酸盐使蛋白质氨甲酰化,重氮氢氧化物生成正碳离子使生物大分子烷化。异氰酸盐可抑制 DNA 聚合酶,抑制 DNA 修复和 RNA 合成。本药属于周期非特异性药,与一般烷化剂无完全交叉耐药。亚硝酸类药物的耐药与多药耐药基因关系不大。本药脂溶性高,可透过血脑屏障,在脑脊液中的浓度为血浆浓度的 50%~70%。主要在肝脏代谢,代谢物在血浆中停留数日,仍有抗癌作用,且与蛋白质结合后缓慢释放,作用持久。主要为消化道反应及迟发的骨髓抑制,在用药后 4~6 周时白细胞达最低值。此外,对肝肾功能也有影响。快速注射可致局部灼痛及潮红。

但这些传统烷化剂的缺点是:对实体瘤疗效差,不良反应严重且极易产生耐药性,目前正在开发更好的同系物。例如,注射用曲贝替定(trabectedin)是首个海洋来源抗肿瘤药,为在海鞘中提取的四氢喹

啉类生物碱的半合成品。2004 年其在欧美已被指定为治疗急性淋巴母细胞白血病、软组织肉瘤和卵巢癌的孤儿药。

(二) 破坏 DNA 的铂类化合物

顺铂(cisplatin)

顺铂(顺氯胺铂,DDP)为二价铂与一个氯原子和二个氨基结合成的金属配合物 (图 56-11)。进入体内后,先将所含氯解离,然后与 DNA 链上的碱基形成交叉联结,从而破坏 DNA 的结构和功能。属细胞周期非特异性药物。具有抗瘤谱广、对乏氧肿瘤细胞有效的特点。对非精原细胞性睾丸瘤最有效,对头颈部鳞状细胞癌、卵巢癌、膀胱癌、前列腺癌、淋巴肉瘤及肺癌有较好疗效。主要不良反应有消化道反应、骨髓抑制、周围神经炎、耳毒性,大剂量或连续用药可致严重而持久的肾毒性。

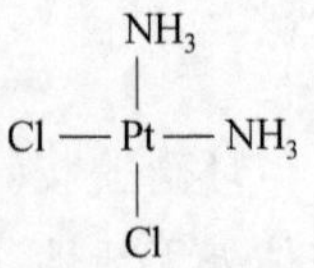

图 56-11　顺铂的化学结构式

其他铂类化合物

现在铂制剂已成为治疗癌症最有效的药物之一,在世界范围内得到了广泛的临床应用。但是经典的铂(Ⅱ)类化合物一般具有很强的毒副作用,如肾毒性、耳毒性、神经毒性等,且往往和现有的铂制剂产生交差耐药性。近年来,科学家仍不断地设计出新的化合物,希望能够克服以往铂类化合物的缺点,其中具有代表性的铂(Ⅱ)类化合物可分为含有生物活性基团的铂(Ⅱ)化合物,具有空间位阻的铂(Ⅱ)化合物,反式铂(Ⅱ)化合物,含 S、P 配位原子铂(Ⅱ)化合物和多核铂(Ⅱ)化合物。例如,奈达铂 (nedaplatin)于 1995 年 6 月首次在日本上市,获准的适应证有头颈部癌、小细胞肺癌、非小细胞肺癌、食管癌、膀胱癌、睾丸癌、卵巢癌、子宫颈癌等。临床研究显示,奈达铂联合其他化疗药物治疗复发或顺铂耐药的生殖细胞肿瘤、头颈部鳞癌等有显著疗效。乐铂(lobaplatin)的抗肿瘤效果与顺铂和卡铂的作用相当,与顺铂无交叉耐药,并且能克服某些临床肿瘤模型对顺铂的耐药性。

(三) 破坏 DNA 的抗生素类化合物

丝裂霉素(mitomycin C)

丝裂霉素(自力霉素,MMC)的化学结构中有乙撑亚胺及氨甲酰酯基团 (图 56-12),具有烷化作用。能与 DNA 的双链交叉联结,可抑制 DNA 复制,也能使部分 DNA 链断裂。属细胞周期非特异性药物。抗瘤谱广,用于胃癌、肺癌、乳腺癌、慢性粒细胞性白血病、恶性淋巴瘤等。不良反应主要为明显而持久的骨髓抑制,其次为消化道反应,偶有心、肝、肾毒性及间质性肺炎发生。注射局部刺激性大。

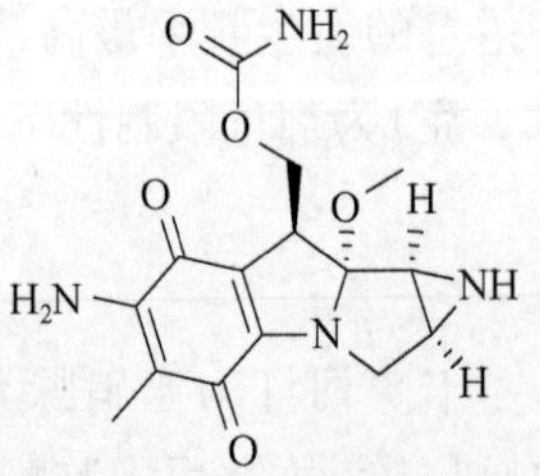

图 56-12　丝裂霉素的化学结构式

博来霉素(bleomycin)

博来霉素与铁的复合物嵌入 DNA,引起 DNA 单链和双链断裂。不引起 RNA 链断裂。作用的第一步是本药的二噻唑环嵌入 DNA 的 G-C 碱基对之间,同时末端三肽氨基酸的正电荷和 DNA 磷酸基作用,使其解链。作用的第二步是本药与铁的复合物导致超氧或羟自由基的生成,引起 DNA 链断裂。口服无效,需经肌内或静脉注射。用于头颈部、食管、皮肤、宫颈、阴道、外阴、阴茎的鳞癌和霍奇金病及恶性淋巴瘤、睾丸癌等。常见的不良反应有恶心、呕吐、口腔炎、皮肤反应、药物热、食欲减退、脱发、色素沉着、指甲变色、手足指(趾)红斑、硬结、肿胀及脱皮等。肺炎样症状及肺纤维化症状,表现为呼吸困难、咳嗽、啰音、间质水肿等。

（四）拓扑异构酶抑制剂

喜树碱（camptothecin）及其衍生物

喜树碱（CPT）是从我国特有的植物喜树中提取的一种生物碱（图 56 - 13）。羟喜树碱（chydroxycamptothecin，HCPT）为喜树碱羟基衍生物。拓扑特肯（topotecan，TPT）和依林特肯（irinotecan，CPT - 11）为正在进行临床试验的新型喜树碱的人工合成衍生物。喜树碱类主要作用靶点为 DNA 拓扑异构酶Ⅰ（DNA-topoisomerase Ⅰ，TOPO - Ⅰ），能特异性抑制 TOPO - Ⅰ 活性，从而干扰 DNA 结构和功能，属细胞周期非特异性药物，对 S 期作用强于 G_1 和 G_2 期。喜树碱类药物对胃癌、绒毛膜上皮癌、恶性葡萄胎、急性及慢性粒细胞性白血病等有一定疗效，对膀胱癌、大肠癌及肝癌等亦有一定疗效。喜树碱不良反应较大，主要有泌尿道刺激症状、消化道反应、骨髓抑制及脱发等。羟喜树碱毒性反应则较小。

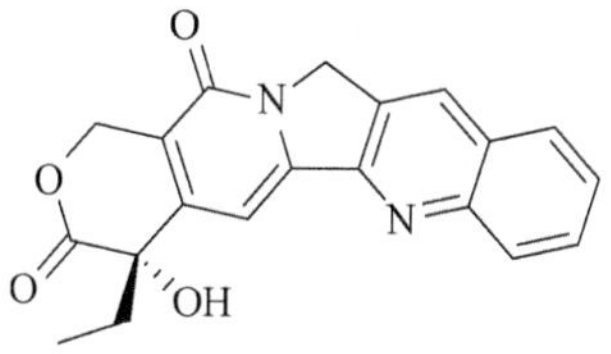

图 56 - 13
喜树碱的化学结构式

匹杉琼（pixantrone）

匹杉琼为米托蒽醌衍生物，其作用机制与米托蒽醌相似，可嵌入细胞 DNA 抑制拓扑异构酶Ⅱ（Topo Ⅱ）。本药单用治疗非霍奇金淋巴瘤的完全缓解率约为 20，联合治疗时可达 59。

氨柔比星（amrubicin）

氨柔比星是第三代合成蒽环类拟似物与多柔比星的作用机制略有不同，主要通过抑制 Topo Ⅱ 的活性最终导致 DNA 的断裂而抑制肿瘤细胞增殖。已于 2002 年在日本获得批准上市用于非小细胞肺癌（non-small cell lung carcinoma，NSCLC）及小细胞肺癌（small cell lung cancer，SCLC）的治疗；2008 年美国 FDA 授予其小细胞肺癌的孤儿药资格。

三、抑制蛋白质合成与功能的药物

（一）微管蛋白活性抑制剂

长春碱（vinblastin）及其衍生物

长春碱（又名长春花碱，VLB，图 56 - 14）及长春新碱（vincristin，VCR）为夹竹桃科长春花（*vinca rosea* L.）植物所含的生物碱。长春地辛（vindesine，VDS）和长春瑞滨（vinorelbine，NVB）均为长春碱的半合成衍生物。长春碱类药物作用机制为与微管蛋白结合，抑制微管聚合，从而使纺锤丝不能形成，细胞有丝分裂停止于中期。对有丝分裂的抑制作用，长春碱的作用较长春新碱强。该类药物属细胞周期特异性药物，主要作用于 M 期细胞。此外，此类药还可干扰蛋白质合成和 RNA 多聚酶，对 G_1 期细胞也有作用。长春碱主要用于治疗急性白血病、恶性淋巴瘤及绒毛膜上皮癌。长春新碱对儿童急性淋巴细胞白血病疗效好、起效快，常与泼尼松合用作诱导缓解药。长春地辛主要用于治疗肺癌、恶性淋巴瘤、乳腺癌、食管癌、黑色素瘤和白血病等。长春碱主要用于治疗肺癌、乳腺癌、卵巢癌和淋巴瘤等。长春碱类毒性反应主要包括骨髓抑制、神经毒性、消化道反应、脱发及注射局部刺激等。长春

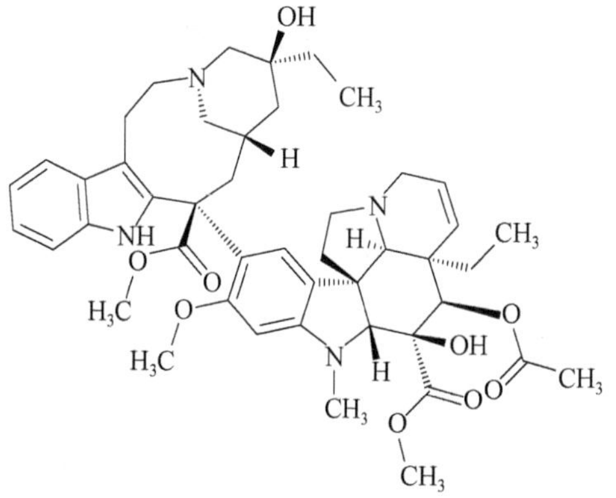

图 56 - 14　长春碱的化学结构式

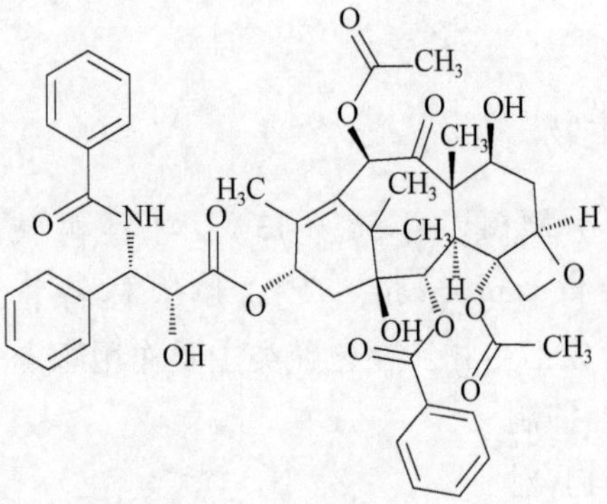

图 56 – 15 紫杉醇的化学结构式

新碱对外周神经系统毒性较大。

紫杉烷类代表药紫杉醇是由短叶紫杉或我国红豆杉的树皮中提取的有效成分。紫杉特尔(taxotere,docetaxel)是由植物欧洲红豆杉(Taxus baccata)针叶中提取巴卡丁(baccatin)并经半合成改造而成,其基本化学结构与紫杉醇相似(图 56 – 15),但来源较易,水溶性较高。自 1992 年由美国 FDA 正式批准紫杉醇上市以来已在 40 多个国家获准上市主要用于乳腺癌、卵巢癌和非小细胞肺癌的一线治疗。紫杉烷类药物能促进微管聚合,同时抑制微管的解聚,从而使纺锤体失去正常功能,细胞有丝分裂停止(图 56 – 16)。对卵巢癌和乳腺癌有独特的疗效,对肺癌、食管癌、大肠癌、黑色素瘤、头颈部癌、淋巴瘤、脑瘤也都有一定疗效。紫杉醇的不良反应主要包括骨髓抑制、神经毒性、心脏毒性和过敏反应。紫杉特尔不良反应相对较少。

紫杉醇的低溶解度、低有效利用率及 P-gp 相关耐药等问题限制了其临床应用。因此,紫杉烷类药物相关研究主要是紫杉醇新剂型研究。全球首创的白蛋白结合型纳米微粒紫杉醇注射制剂(Capxol,美国阿博利斯公司),这种制剂将紫杉醇与白蛋白结合在一起,通过白蛋白将具活性的抗癌药物包裹起来,进入肿瘤间质的紫杉醇浓度比常规溶剂型紫杉醇更高。在全球和中国进行的临床试验表明,接受这一纳米抗肿瘤新药治疗的转移性乳腺癌患者的总有效率,比接受常规溶剂型紫杉醇治疗的患者高出近一倍。中国随机对照研究证实了中国患者的疗效和耐受性,患者因此可以接受更高剂量的化疗药物,而且注射时间更短。由于本药物无须使用溶剂,因此输注时间更短,并且给药前无须抗过敏预防用药,降低了发生与溶剂相关的过敏反应的潜在风险。

综上所述,微蛋白活性抑制剂的作用机制归纳如图 56 – 16。

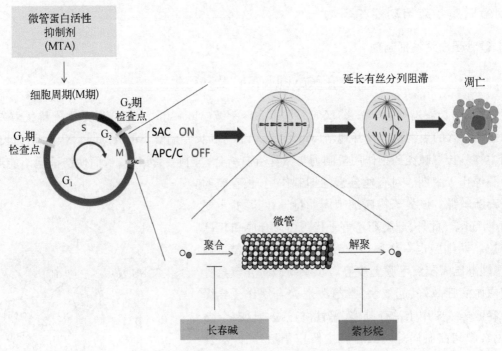

图 56 – 16 微管蛋白活性抑制剂的作用机制

（二）干扰核蛋白体功能的药物

三尖杉碱（harringtonine）与高三尖杉酯碱（homoharringtonine）

三尖杉碱（图56-17）和高三尖杉酯碱是从三尖杉属植物的枝、叶和树皮中提取的生物碱。可抑制蛋白合成的起始阶段，并使核蛋白体分解，释出新生肽链，但对 mRNA 或 tRNA 与核蛋白体的结合无抑制作用，属于细胞周期非特异性药物，对 S 期细胞作用明显。对急性粒细胞白血病疗效较好，也可用于急性单核细胞白血病及慢性粒细胞白血病、恶性淋巴瘤等的治疗。不良反应包括骨髓抑制、消化道反应、脱发等，偶见心脏毒性等。

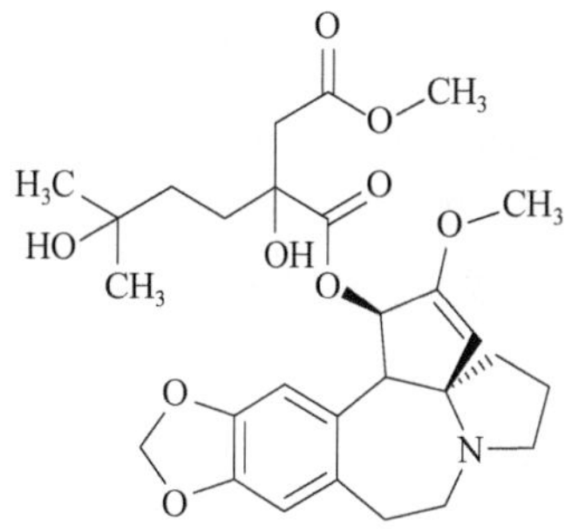

图56-17 三尖杉碱的化学结构式

第四节　非细胞毒类抗恶性肿瘤药

一、内分泌治疗药物

起源于激素依赖性组织的肿瘤如乳腺癌、子宫内膜癌、前列腺癌、甲状腺癌等，仍然部分保留了对激素和受体的依赖性。这些肿瘤可以通过激素治疗，或对内分泌腺切除而使肿瘤缩小。临床上所采用的内分泌治疗，可以直接或间接地通过垂体反馈作用，改变机体的激素平衡和肿瘤发生、发展的内环境，以达到抑制肿瘤的作用。但激素作用广泛，选择性低，不良反应较多，在临床应用时需特别注意。

（一）雌激素受体拮抗药

通过与雌激素受体（estrogen receptor，ER）结合，阻断雌激素对其受体的作用。

他莫昔芬（tamoxifen）

他莫昔芬（TAM，图56-18）于20世纪60年代合成，1977年被美国 FDA 批准用于绝经后妇女转移性乳腺癌的治疗。随后的临床试验还发现，他莫昔芬可以抑制绝经前妇女 ER 阳性的乳腺癌生长，延长无病生存期，减少乳腺癌患者对侧乳腺癌的发病率。目前，他莫昔芬已为绝经前后妇女乳腺癌内分泌治疗的首选药物，而不考虑其分期因素。他莫昔芬的主要不良反应包括月经失调、闭经、阴道出血、外阴瘙痒、子宫内膜增生、子宫内膜息肉和子宫内膜癌；他莫昔芬也会引起血脂水平变化并损害心血管系统。

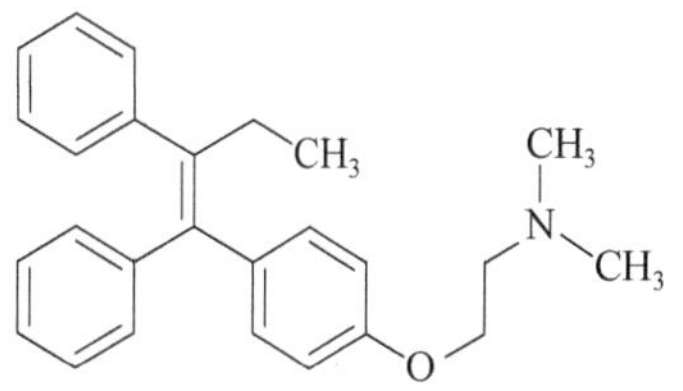

图56-18 他莫昔芬的化学结构式

托瑞米芬（toremifene）

托瑞米芬是他莫昔芬的衍生物。多年的基础和临床研究表明，托瑞米芬的抗肿瘤机制与他莫昔芬相似，它治疗乳腺癌的疗效肯定，且高剂量时对部分 ER 阴性患者也有效。与他莫昔芬不同，托瑞米芬反可提高血清 HDL-C 水平，临床应用未发现会致骨髓抑制及严重的心、肝、肾功能异常，长期服用的安全性和耐受性都很好。托瑞米芬的常见不良反应有面部潮红、多汗、子宫出血、白带、疲劳、恶心、皮疹、瘙痒、头晕和抑郁等。但既往患有子宫内膜增生症或严重肝衰竭患者禁止长期服用托瑞米芬；有血栓性病史者一般也不宜接受托瑞米芬治疗。

氟维司群(fulvestrant)

氟维司群是一种新型雌激素受体拮抗药,能结合、阻滞和降解乳腺癌细胞的 ER 受体,对雌激素受体无激动作用。2002 年 4 月和 10 月分别在美国和欧盟上市用于抗雌激素药治疗无效的绝经后激素受体阳性转移性乳腺癌,是第一个可用于晚期耐他莫昔芬顽固性乳腺癌治疗的抗雌激素药,每月肌内注射给药 1 次,具有较好的依从性。

(二)雄激素受体拮抗药

雄激素受体拮抗药主要通过与睾酮或双氢睾酮竞争性结合雄激素受体,进而促进细胞凋亡和抑制前列腺癌(PCa)细胞的生长。

氟他胺(flutamide)

氟他胺又名氟他米特,是一种非甾体类雄激素受体拮抗药(图 56-19),可与雄激素竞争肿瘤部位的雄激素受体,阻滞细胞对雄激素的摄取,抑制雄激素与靶器官的结合。其与雄激素受体结合后形成的肿瘤复合物可进入细胞核内与核蛋白结合,从而抑制肿瘤细胞的生长。临床在治疗前列腺癌或良性前列腺肥大患者方面有很好的疗效。氟他胺除有抗雄激素作用外,无任何其他激素的作用,因此副作用较少。但是也有研究表明,其具有一定的肝毒性,可能导致肝功能衰竭、肝肾功能衰竭、脑病而死亡。

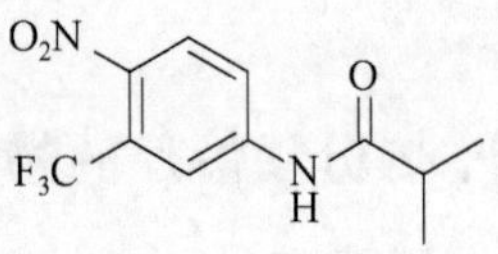

图 56-19
氟他胺的化学结构式

比卡鲁胺

比卡鲁胺(bicalutamide)属于非甾体类雄激素受体拮抗药,没有其他激素的作用,它与雄激素受体结合而使其无有效的基因表达,从而抑制了雄激素的刺激,导致前列腺肿瘤的萎缩。临床使用比卡鲁胺消旋体。不良反应有面色潮红、瘙痒、乳房触痛和男性乳房女性化、腹泻、恶心、呕吐、乏力及暂时性肝功改变等。

(三)促性腺激素释放激素阻滞药

阿巴瑞克(abarelix)

阿巴瑞克混悬注射剂为促性腺激素释放激(GnRH)素阻滞药,阿巴瑞克的化学结构式见图 56-20。2003 年美国 FDA 批准其用于不适用促黄体素释放激素(luteinizing hormone releasing hormone, LHRH)激动药疗法及拒绝接受手术治疗的晚期前列腺癌患者的姑息疗法。其作用特点是去势作用强而快。

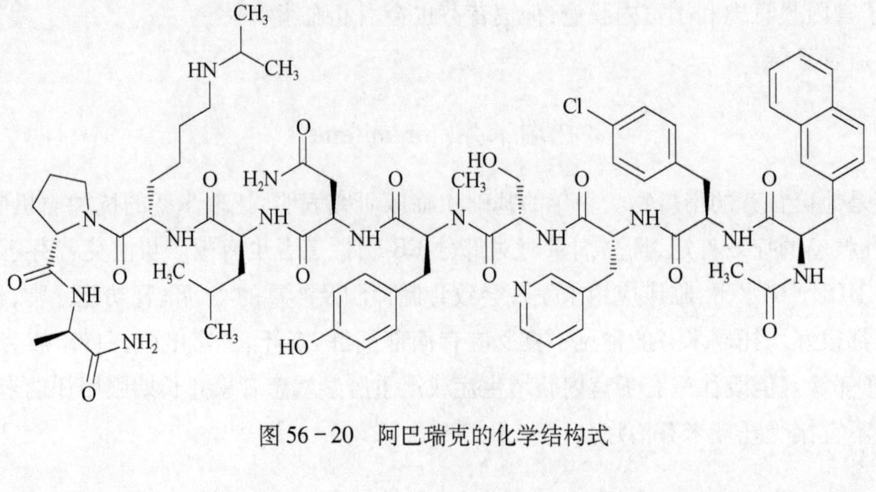

图 56-20　阿巴瑞克的化学结构式

组氨瑞林(histrelin)

组氨瑞林通过长期抑制垂体促性腺激素的释放阻滞卵巢和睾丸功能,为吸水性丙烯酸聚合物(Hydron)植入剂,只需每年给药1次。2004年10月经美国FDA批准上市用于前列腺癌的姑息疗法。

二、分子靶向抗肿瘤药

虽然细胞毒性药物在恶性肿瘤治疗中一直发挥着重要作用,但治疗效果受到其剂量依赖性毒性的影响,特别是传统化疗药物的治疗效果似乎已进入"平台期"。目前对分子靶向治疗药物尚无统一的分类,但根据分子靶向药物的性质可分为单克隆抗体如曲妥珠单抗(trastuzumab)和小分子化合物如吉非替尼(gefitinib),也可根据作用靶点分为厄洛替尼(erlotinib)等单靶点药物和索拉非尼(sorafenib)等多靶点药物。本部分将依据肿瘤治疗的热门靶点进行介绍。

(一)酪氨酸激酶抑制剂

酪氨酸激酶(tyrosine kinase, TK)是目前已知最大的蛋白超家族。酪氨酸激酶是细胞外信号传递到细胞内的重要枢纽,它在细胞增殖、细胞周期进程、细胞凋亡、血管生成、细胞迁移、基因转录、代谢反应及各种调节机制中发挥重要作用。酪氨酸激酶能够催化ATP上的γ-磷酸基转移至许多底物酪氨酸残基上,使其发生磷酸化,从而激活各种底物酶,调节下游信号传导途径(包括ERK/MAPK、RAS/RAF/MAPK、PI-3K/AKT和JAK/STAT等信号转导通路),通过一系列反应影响细胞的增殖、分化、黏附、迁移、侵袭和凋亡。根据酪氨酸激酶是否存在于细胞膜受体可将其分为受体型酪氨酸激酶(receptor tyrosine kinase, RTK)和非受体型酪氨酸激酶(non-receptor tyrosine kinase, NRTK)2种。RTK是一类具有内源性激酶活性的细胞表面受体,具有一个与特定配体相结合的胞外配体结构域、一个跨膜区和一个选择性与底物结合并将其磷酸化的胞内激酶域。根据胞外配体结合区结构的不同,RTK分为20多个不同亚类,主要包括表皮生长因子受体(EGFR/ErbB1/HER1、ErbB2/HER2、ErbB3/HER3、ErbB4/HER4)、

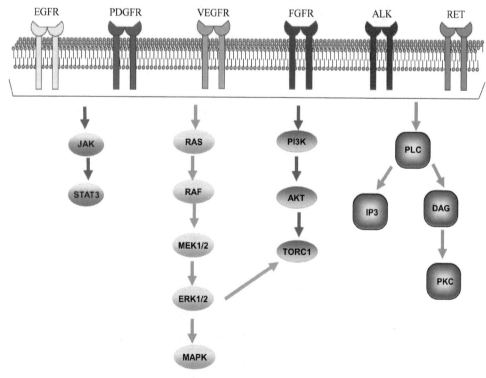

图56-21 酪氨酸激酶的结构和功能及靶点图

血小板源生长因子受体(PDGFR - α、PDGFR - β 等)、血管内皮生长因子受体(VEGFR1、VEGFR2、VEGFRR3)、成纤维细胞生长因子受体(FGFR1、FGFR2、FGFR3、FGFR4)、间变性淋巴瘤激酶(ALK)、RET 等。NRTK 通常与细胞膜偶联或存在于细胞质中,一般没有胞外结构,主要包括 SRC、ABL、BTK、c - Kit、JAK 等(图 56 - 21)。

1. EGFR 抑制剂　　在酪氨酸激酶抑制剂中,靶向 EGFR 家族是最广泛的研究。EGFR 家族能够激活 PI3K/AKT、RAS/RAF/MAPK、JAK 和 STAT 通路,在多种肿瘤,如肺癌、头颈癌、结直肠癌、卵巢癌、乳腺癌和膀胱癌异常高表达,且与肿瘤不良预后密切相关。第一代靶向 EGFR 治疗药物为单靶点可逆 EGFR 靶向酪氨酸激酶抑制剂(EGFR - TKI),代表药物有吉非替尼(gefitinib)、厄洛替尼(erlotinib)等。第二代与第三代均为不可逆 EGFR 靶向酪氨酸激酶抑制剂,第二代代表药物有阿法替尼(afatinib)等;第三代代表药物有奥希替尼(osimertinib)等(表 56 - 1)。

表 56 - 1　靶向 EGFR 突变的药物

代　别	药物名称	原研企业	于全球首次上市时间	于中国首次上市时间
第一代	厄洛替尼	辉瑞	2004/11/18	2006/4/6
第二代	吉非替尼	阿斯利康	2002/7/5	2007/5/24
第三代	埃克替尼	贝达药业	2011/6/7	2011/6/7
	阿法替尼	勃林格殷格翰	2013/7/12	2017/2/21
	达克替尼	辉瑞	2018/9/27	2019/5/15
	奥西替尼	阿斯利康	2015/11/13	2017/3/22

吉非替尼(gefitinib)

吉非替尼(图 56 - 22)又名易瑞沙,是一种选择性表皮生长因子受体酪氨酸激酶(EGFR - TK)抑制剂,可竞争 EGFR - TK 催化区域上 Mg - ATP 结合位点,抑制自身磷酸化而阻断其信号传递,抑制肿瘤的生长、转移和血管生成,并增加肿瘤细胞的凋亡。适用于治疗既往接受过化学治疗或不适于化疗的局部晚期或转移性非小细胞肺癌。药物代谢动力学特性静脉给药后,吉非替尼迅速廓清,分布广泛,平均清除半衰期为48 h。最常见的药物不良反应为腹泻、皮疹、瘙痒、皮肤干燥和痤疮,发生率达20%以上,一般见于服药后1个月内,通常是可逆性的。另外,接受吉非替尼治疗的患者,偶尔可发生急性间质性肺病和无症状性肝转氨酶升高现象。

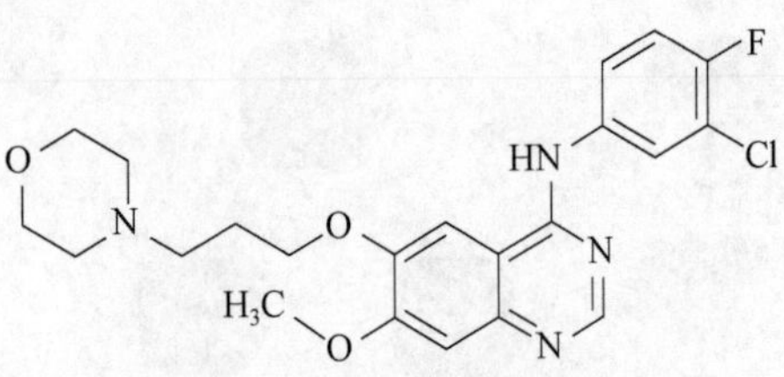

图 56 - 22　吉非替尼的化学结构式 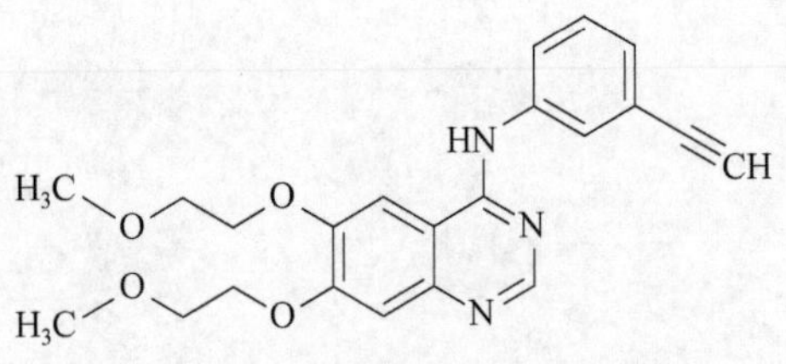　　　　图 56 - 23　厄洛替尼的化学结构式

厄洛替尼(erlotinib)

厄洛替尼又名特罗凯(图 56 - 23),也是一种 EGFR - TK 抑制剂,可在细胞内与底物竞争性抑制 EGFR - TK 磷酸化,阻断肿瘤细胞信号的转导,抑制肿瘤细胞的生长,诱导其凋亡。适用于 EGFR 外显子 *19* 缺失或外显子 *21*(*L858R*)替代突变的非小细胞肺癌患者的一线治疗;接受了4个周期以铂类药物为主的一线化疗药物后无进展的局部晚期或转移性非小细胞肺癌患者的维持治疗;既往接受至少一次

化疗失败的局部晚期或转移性非小细胞肺癌患者；与吉西他滨联合用于局部晚期，不可切除或转移性胰腺癌的一线治疗。最常见的不良反应是皮疹（75%）和腹泻（54%），多为1度或2度，无须中断用药即可处理。另外，单药治疗的非小细胞肺癌患者中也可观察到肝功能异常现象。

阿法替尼（afatinib）

阿法替尼，相比第一代厄洛替尼和吉非替尼作为 EGFR 单抑制剂，阿法替尼是第二代双重高效 EGFR 和 HER2 非可逆性的可口服酪氨酸激酶抑制剂，能同时抑制多个 ErbB 家族成员，可更有效地中断下游信号通路传导，于2013年7月12日获美国 FDA 批准上市。作为新型一线治疗药物，阿法替尼适用于经美国 FDA 批准的检测方法检出存在 EGFR 外显子 *19* 缺失突变或外显子 *21*（*L858R*）替代突变的转移性非小细胞肺癌患者。最常见的不良反应是腹泻、皮疹、恶心、甲沟炎、头晕、高血压、厌食无症状的 Q-T 间期延长和蛋白尿。随着剂量增加，还可能出现低磷酸盐血症、毛囊炎、转氨酶升高、非特异性肠梗阻、血小板减小、充血性心力衰竭、深静脉血栓、肺栓塞等。

奥希替尼（osimertinib）

第一、二代靶向药物虽然疗效显著，但2/3的患者都会在使用药物1~2年出现抗药性，并且50%~60%的患者的 EGFR 抑制剂耐药与 *T790M* 突变有关。奥希替尼（泰瑞沙）作为具有代表性的第三代 EGFR-TK 抑制剂，是首个针对 *EGFR T790M* 突变的肺癌药物，能靶向非小细胞肺癌的 *EGFR* 基因突变（包括 *18*、*19*、*21* 突变）和 EGFR-TK 抑制剂获得性耐药（T790M）。适用于既往经第一代、第二代表 EGFR-TK 抑制剂治疗时或治疗后出现疾病进展，并且经检测确认存在 *EGFRT790M* 突变阳性的局部晚期或转移性非小细胞性肺癌成人患者的治疗。奥希替尼治疗组患者中常见（>20%）不良事件为腹泻（42%）、皮疹（41%）、皮肤干燥（31%）和指（趾）甲毒性（25%），也可见轻度肝功能、肾功能损害。尽管奥希替尼解决了 *T790M* 突变导致的第一、二代 TK 抑制剂耐药，但应用一段时间之后，再次发生的耐药仍然是一个不可避免的问题，目前关于奥希替尼耐药机制与新位点的突变的对抗手段也尚处于研究中，还需要我们拭目以待。

西妥昔单抗（cetuximab）

除上述靶向 EGFR 的小分子化合物之外，西妥昔单抗是与表达于正常细胞和多种癌细胞表面的 EGFR 特异性结合，并竞争性阻断 EGF 和其他配体，如与 TGF-α 的结合。本药是针对 EGFR 的 IgG1 单克隆抗体，两者特异性结合后，通过对与 EGFR 结合的酪氨酸激酶的抑制作用，阻断细胞内信号转导途径，从而抑制癌细胞的增殖，诱导癌细胞的凋亡，减少基质金属蛋白酶和血管内皮生长因子的产生。目前，本药单用或与伊立替康（喜树碱的半合成衍生物，irinotecan）联用于 EGFR 过度表达的、对以伊立替康为基础的化疗方案耐药的转移性直肠癌的治疗。扩大适应证为鼻咽癌和肺癌。

2. 靶向抗 HER2 药物　　HER2 是具有酪氨酸激酶活性的表皮生长因子受体家族的一个成员。受体的聚合作用会导致受体酪氨酸残基的磷酸化，并启动多种信号通路导致细胞增殖和肿瘤发生。作为预后和预测生物标志物，15%~30%的乳腺癌和15%~30%的胃/食管癌会发生 *HER2* 基因扩增或过表达。HER2 过度表达也可见于其他肿瘤，如卵巢癌、肺癌、结肠癌和头颈部肿瘤。

曲妥珠单抗（trastuzumab）

曲妥珠单抗又名赫赛汀，一种重组 DNA 衍生的人源化抗 HER2 的单克隆抗体，它通过将自己附着在 HER2 上来阻止人体 EGF 在 HER2 上的附着，从而阻断癌细胞的生长；曲妥珠单抗还可以刺激身体自身的免疫细胞去摧毁肿瘤细胞。1998年，曲妥珠单抗经美国 FDA 批准上市，也是第一个选择性地作用于人 HER2 的细胞外部位从而阻断肿瘤细胞生长的靶向药。诸多临床试验都证实了同一个结果——曲妥珠单抗不仅可以靶向治疗 HER2 阳性乳腺癌，更是能够相比传统治疗获得更佳的疗效，中位生存期可长达 40.8 个月。鉴于这些确切的疗效与研究支持，曲妥珠单抗已被各国指南列为一线治疗用药，推荐所有早期 HER2 阳性乳腺癌患者接受曲妥珠单抗治疗，已然成为乳腺癌靶向治疗领域不可撼动的里程碑。曲妥珠单抗最需要临床上重视的不良反应为心脏毒性，原因是心肌细胞也有 HER2 表达。曲妥珠单抗的心脏毒性是可逆的，程度也较轻，目前尚无终身累积剂量限制的报告。

帕妥珠单抗（pertuzumab）

帕妥珠单抗是一种单克隆抗体，可通过阻断 HER2 受体的二聚化而阻滞其激活。帕妥珠单抗与配体的结合位点与曲妥珠单抗不同。帕妥珠单抗在 2012 年 6 月 8 日通过了美国 FDA 的认证，被批准与曲妥珠单抗和多西他赛等联合用于未经激素治疗或化疗等既往治疗的 HER2 阳性转移性乳腺癌患者；帕妥珠单抗还被批准联合曲妥珠单抗用于在 HER2 阳性、局部晚期、炎症或早期乳腺癌的新辅助治疗。帕妥珠单抗的不良反应是脱发、腹泻、恶心、中性粒细胞减少症、心肌病等。

拉帕替尼（lapatinib）

拉帕替尼是一种口服双重酪氨酸激酶抑制剂，继曲妥珠单抗后的第 2 个乳腺癌分子靶向新药。其作用机制为抑制细胞内的 EGFR 和 HER2 的 ATP 位点阻止肿瘤细胞磷酸化和激活，通过 EGFR 和 HER2 的同质和异质二聚体阻断下调信号。适用于联合卡培他滨治疗 HER2 过度表达的，既往接受过包括蒽环类、紫杉醇、曲妥珠单抗治疗的晚期或转移性乳腺癌患者。其最常见的副作用为肠胃消化道系统方面的副作用，即恶心、呕吐、腹泻等症状，其他还有皮肤方面的红肿、瘙痒、疼痛及疲倦等。

3. BCR - ABL 抑制剂　1960 年，由美国医学家诺维尔（Nowell）和亨格福德（Hungerford）在美国费城（Philadelphia）先后从 2 名及随后的 7 名慢性粒细胞白血病（chronic granulocytic leukemia，CML）患者的外周血细胞中发现异常染色体，它是染色体易位现象，在医学上被记为 t(9;22)，命名为费城染色体；此病患者的典型症状包括乏力、高烧、体重减轻、脾脏肿大等，患者体内细胞内染色体发生易位，研究发现了第 9 号染色体的 ABL 基因的部分遗传物质和第 22 号染色体的 BCR 基因的部分遗传物质易位融合，形成一种异常的被称为 BCR - ABL 融合基因。在 BCR - ABL 融合基因的作用下，通过蛋白酪氨酸激酶会促使更多的癌细胞恶性分化，这在一些病症进展迅猛的血癌病例（如急性白血病）中，在其患者体内，也能发现费城染色体，很可能，突变的血细胞和某些遗传物质的变异会影响到各种血癌患者病症的进展，费城染色体的重要临床意义在于大约 95% 的慢性粒细胞性白血病病例都是 BCR - ABL 基因阳性，目前已可用基因检测的方法检测 BCR - ABL 融合基因，因此它既可以作为诊断的依据，也可以是靶向药治疗的标志。

伊马替尼（imatinib）

伊马替尼（图 56 - 24）是一种用于治疗费城染色体阳性的慢性髓细胞性白血病（CML），成人患者的急变期、加速期和干扰素治疗失败后的慢性期的口服药物。2001 年 5 月 10 日批准上市，伊马替尼成为慢性髓细胞性白血病的第一代抗 BCR - ABL 抑制剂，伊马替尼治疗患者十年生存率高达 90% 以上，患者可以正常工作和生活。最常见的不良反应有轻度恶心（50% ~ 60%）、呕吐、腹泻、肌痛及肌

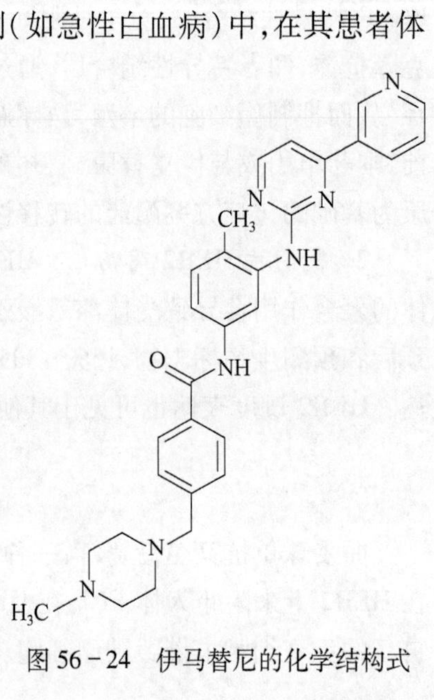

图 56 - 24　伊马替尼的化学结构式

痉挛,也有水潴留和周身浮肿(表现为眶周和下肢浮肿)报告。

达沙替尼(dasatinib)

从慢性髓细胞性白血病经验性化疗,直到今天的酪氨酸激酶抑制剂特定靶向药物的治疗,人类走过了半个多世纪的时间,分子层面*BCR-ABL*融合基因的突破性研究靶点给人类第一次战胜肿瘤性疾病带来了曙光。作为第一代 BCR-ABL 抑制剂,伊马替尼可明显改善慢性髓细胞性白血病患者的疗效及预后,然而逐渐出现的耐药使其疗效受到了影响。随着对耐药机制的深入研究,认为 BCR-ABL P210 酪氨酸激酶催化中心区域基因点突变,抗药基因的过度表达或 SRC 等非 BCR 激酶信号传导通路激活有关。这是引起伊马替尼耐药的重要原因,对此研发了第二代酪氨酸激酶抑制剂达沙替尼等。达沙替尼是第一种能够抑制多种构型酪氨酸蛋白激酶的口服化疗药。本药能与活化和非活化形式的 P210 蛋白均能结合,因此能够克服 BCR-ABL 激酶区点突变导致的耐药。此外,达沙替尼同时可以抑制其他多种可能参与介导伊马替尼耐药的酪氨酸激酶家族,如 SRC 激酶家族和 PDGFR-B 等多种激酶。通过抑制上述激酶的作用,达沙替尼可抑制慢性髓细胞性白血病和费城染色体阳性的急性淋巴细胞白血病患者骨髓中白血病细胞的增殖,但正常红细胞、白细胞和血小板仍可继续增殖。适用于对包括甲磺酸伊马替尼在内的治疗方案耐药或不能耐受的慢性髓细胞白血病患者,也可适用于对其他疗法耐药或不能耐受的费城染色体阳性的急性淋巴细胞白血病成人患者。不良反应大部分为轻度到中度。大部分伊马替尼不耐受的慢性期慢性髓细胞性白血病患者能够耐受达沙替尼治疗。主要不良反应包括:骨髓抑制(血小板减少、中性粒细胞减少和贫血)、出血、体液潴留和 Q-T 间期延长等。

普纳替尼(ponatinib)

第二代酪氨酸激酶抑制剂达沙替尼的耐药与*BCR-ABL*激酶区点突变有关,尤其不能克服*T315I*突变导致的耐药。普纳替尼为第三代广谱 BCR-ABL 抑制剂,能够抑制所有突变的 BCR-ABL 和*T315I*耐药突变。普纳替尼是一种激酶抑制剂,适用于治疗对既往酪氨酸激酶抑制剂治疗耐药或不能耐受的有慢性相、加速相或母细胞相慢性粒性白血病成年患者或对既往酪氨酸激酶抑制剂治疗耐药或不能耐受的费城染色体阳性急性淋巴母细胞白血病。最常见非血液学不良反应是高血压、皮疹、腹痛、疲乏、头痛、皮肤干、便秘、关节痛、恶心和发热;血液学不良反应包括血小板减少、贫血、中性粒细胞、淋巴细胞和白细胞减少等。

4. VEGFR 抑制剂   血管形成促进了肿瘤形成、生长和转移。VEGF 是血管生成的最重要的诱导因子,VEGFR 是一类重要的酪氨酸激酶。VEGFR 主要有 VEGFR-1、VEGFR-2 和 VEGFR-3,均属酪氨酸激酶受体。VEGF 通过与 VEGFR 结合发挥生物学功能。本部分将介绍作用于 VEGFR 的分子靶向药物,而非 VEGF 抑制剂。

阿帕替尼(apatinib)

阿帕替尼(图56-25)是一种抗 VEGFR-2 的小分子靶向药物,通过高度选择性竞争细胞内 VEGFR-2 的 ATP 结合位点,阻断下游信号转导,抑制酪氨酸激酶的生成从而抑制肿瘤组织新血管的生成,最终达到治疗肿瘤的目的。我国自主研制的阿帕替尼是全球第一个在晚期胃癌患者中被证实安全、有效的小分子抗血管生成靶向药物,也是晚期胃癌标准化治疗失败后,疗效最好的单药。并且,阿帕替尼也是治疗胃癌靶向药物中的唯一一个口服类药物。可显著延长晚期胃癌患者的生存时间,有效提高患者治疗的

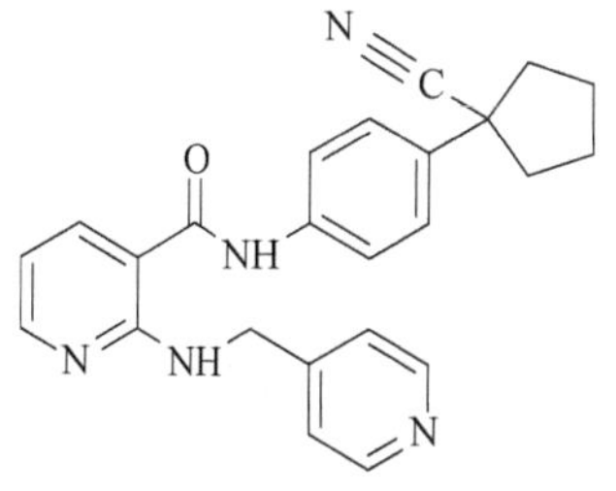

图 56-25 阿帕替尼的
化学结构式

依从性。常见的不良反应包括血液学毒性(白细胞减少、粒细胞减少、血小板减少、血红蛋白降低)和蛋白尿、高血压、手足综合征、胃肠道反应、乏力、腰背酸痛、声音嘶哑等。

索拉非尼(sorafenib)

索拉非尼为多靶点激酶抑制剂,这些靶点包括 VEGFR－1、VEGFR－2、VEGFR－3、PDGFR－β、c－Kit、Ret 等。2006 年 9 月,德国拜耳公司生产的索拉非尼第一个经过了中国国家食品药品监督管理局批准,用于不可手术的晚期肾细胞癌患者的治疗;2008 年 6 月,经过国家食品药品监督管理局批准,用于治疗无法手术或远处转移的原发肝细胞癌。最常见的不良反应有腹泻、皮疹、脱发和手足皮肤反应等。

卡博替尼(cabozantinib)

卡博替尼是一个多靶点的广谱抗癌药,主要靶点包括:c－MET、VEGFR－1、VEGFR－2、VEGFR－3等。适用于治疗进展期、转移性的甲状腺髓样癌患者,靶向作用于 VEGFR;适用于曾接受抗血管生成治疗的晚期肾癌患者;适用于无法采用手术摘除的髓样甲状腺癌患者;适用于使用索拉非尼耐药后的肝癌患者;适用于发生骨转移的晚期前列腺癌患者。据报道,药物常见不良反应包括腹泻、口腔炎、掌足红肿综合征、体重减轻、食欲不振、恶心、疲乏、口腔痛、发色变化、味觉障碍、高血压、腹痛和便秘等。

(二) 靶向 PARP 抑制剂

PARP 是一种 DNA 修复酶(图 56－26),全称为聚腺苷酸二磷酸核糖基聚合酶(poly ADP-ribose polymerase, PARP),在 DNA 修复通路中起关键作用。PARP 是 DNA 损伤的一种感受器,具有识别、结合到 DNA 断裂位置的功能。激活、催化受体蛋白的聚 ADP 核糖基化作用。参与 DNA 修复过程。具有 *BRCA* 基因突变的卵巢癌或乳腺癌可导致依赖 PARP 修复酶去修复损伤 DNA,PARP 抑制剂可阻断该条主要的互补和后备 DNA 修复途径,从而导致肿瘤细胞死亡。PARP 抑制剂+*BRCA* 基因突变就是所谓的"合成致死"。合成致死的意思是两种不同的基因或蛋白同时发生变化时会导致细胞死亡,而如果只有一种异常,则不会导致细胞死亡。鉴于 PARP 抑制剂在 *BRCA* 基因缺陷细胞中的作用,特别是高级别浆液性卵巢癌,由于 *BRCA1* 基因和 *BRCA2* 基因种系突变的高发生率,成为 PARP 抑制剂在的临床应用之一。

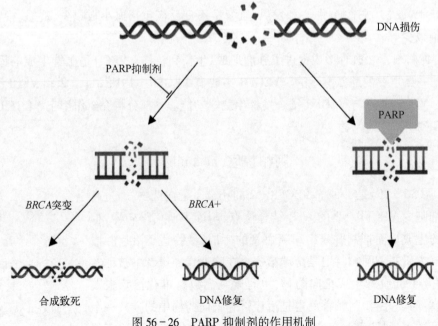

图 56－26 PARP 抑制剂的作用机制

奥拉帕尼(olaparib)

奥拉帕尼是一种首创口服的选择性 PARP1/2 抑制剂(图 56-27),利用 *BRCA1* 或 *BRCA2* 突变后 DNA 修复途径的缺陷,优先杀死肿瘤细胞。这种作用模式,赋予奥拉帕尼治疗具有 DNA 修复缺陷的广泛肿瘤类型的潜力,尤其是乳腺癌和卵巢癌。2014 年 12 月 19 日,美国 FDA 批准奥拉帕尼用于治疗既往接受过两次以上治疗且携带种系 *BRCA* 突变的晚期卵巢癌患者,这是第一种利用合成致死概念获得美国 FDA 批准的抗肿瘤药物;2018 年 1 月,美国 FDA 进一步批准奥拉帕尼用于既往已接受化疗治疗且携带胚系 *BRCA* 突变的 HER2 阴性转移性乳腺癌患者的治疗。最常见的不良反应是贫血、恶心、呕吐、乏力、腹泻、味觉障碍、消化不良、头痛、食欲下降、咳嗽、肌肉骨骼痛等。

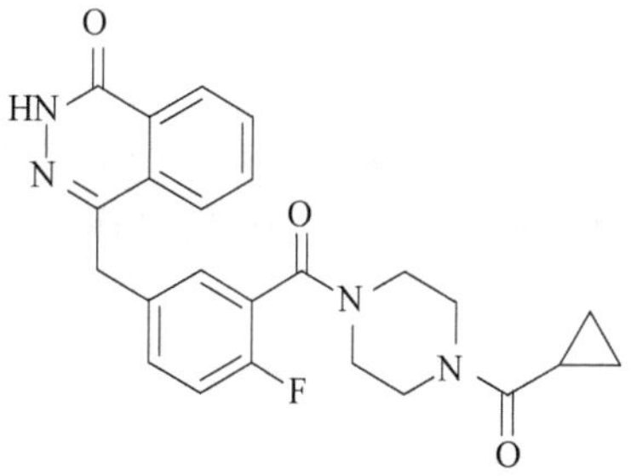

图 56-27 奥拉帕尼的化学结构式

瑞卡帕尼(rucaparib)

瑞卡帕尼是一种 PARP 抑制剂,其目的是抑制修复受损 DNA 的酶,可阻断肿瘤细胞内有受损 *BRCA* 基因的 DNA 不被修复,因而导致肿瘤细胞的死亡。2016 年 12 月 19 日,美国 FDA 批准瑞卡帕尼用于治疗携带种系或体细胞 *BRCA* 基因突变且至少接受过两种治疗方案的晚期卵巢癌患者。常见的不良反应有恶心、呕吐、疲劳、贫血、腹痛、味觉障碍、便秘、食欲下降、腹泻、血小板减少、呼吸困难和骨髓增生异常,此外本药物也会对胎儿造成伤害。

尼拉帕尼(niraparib)

尼拉帕尼是第三个上市的 PARP 抑制剂,与奥拉帕尼和瑞卡帕尼相比,尼拉帕利是每天服用 1 次,生物利用度高,人体半衰期更长,患者依从性高。2017 年 03 月 27 日,美国 FDA 批准尼拉帕尼用于接受铂类药物治疗后完全应答或部分应答但又复发的成人卵巢上皮癌、输卵管癌和原发性腹膜癌的维持治疗,而且无须检测 *BRCA* 基因型,无论患者是否存在 *BRCA* 胚系突变都有奇效。血小板减少、贫血是主要的不良反应。

(三)靶向肿瘤血管生成药物

肿瘤血管生成(tumor angiogenesis)对大多数实体瘤的生长和转移具有重要意义,是多步骤多因素参与复杂的病理过程。选择肿瘤血管生成中的一些关键环节或参与的重要因子作为靶点,研制应用特异性肿瘤血管生成抑制剂或抗体,以靶向调控肿瘤血管生成,控制肿瘤的生长和转移,达到治疗肿瘤的目的。因此,开发血管生成抑制剂是肿瘤研究最为活跃的领域之一。除之前介绍的靶向 VEGFR 抑制剂有一定的抗血管生成外,本部分将重点介绍直接抑制内皮细胞的药物和抑制 VEGF 药物。

1. 抑制内皮细胞药物

重组人血管内皮抑制素注射液(recombinant human endostatin injection)

重组人血管内皮抑制素注射液是我国科学家在内皮抑素的基础上外加了 9 个氨基酸,研究开发出的拥有民族自主知识产权的 1.1 类抗肿瘤血管靶向药物。其作用机制是通过抑制形成血管的内皮细胞迁移来达到抑制肿瘤新生血管的生成,从而阻断了肿瘤的营养供给,进而达到抑制肿瘤增殖或转移的目的。2005 年 9 月重组人血管内皮抑制素注射液被国家食品药品监督管理局批准联合长春瑞滨/顺铂用于中国晚期非小细胞肺癌患者的治疗。目前重组人血管内皮抑制素注射液抗血管生成联合化疗已经成为中国晚期非小细胞肺癌一线治疗的标准方案。常见的药物不良反应主要有轻度疲乏、胸闷、心慌等,绝大多数不良反应经对症处理后可以好转,不影响继续用药,极个别病例因上述症状持续存在而停止用药。

2. 抑制 VEGF 药物

贝伐珠单抗(bevacizumab)

贝伐珠单抗(为人源化抗-VEGF 单克隆抗体),它可以结合 VEGF-A,抑制其与 VEGFR-2 结合,继而抑制 VEGF 的生物学作用,包括影响血管的渗透性、增生及内皮细胞迁移与存活,达到抑制肿瘤血管生成、生长及转移的效果。与单独给药相比,贝伐珠单抗与化疗药物联用可提高抗肿瘤疗效,这可能得益于贝伐珠单抗可减小肿瘤内组织间隙的压力,从而增强化疗药物在肿瘤内部的渗透作用。适用于转移性结直肠癌贝伐珠单抗联合以氟嘧啶为基础的化疗,适用于转移性结直肠癌患者的治疗;晚期、转移性或复发性非小细胞肺癌贝伐珠单抗联合以铂类为基础的化疗,用于不可切除的晚期、转移性或复发性非鳞状细胞非小细胞肺癌患者。最常见的副作用是贫血、疼痛、腹痛、头痛、高血压、腹泻、恶心、呕吐、食欲减退、口腔炎、便秘、上呼吸道感染、呼吸困难、剥脱性皮炎、蛋白尿等。

(四) 靶向 CDK4/6 抑制剂

周期蛋白依赖性激酶 4/6(cyclindependent kinase 4/6,CDK4/6)是细胞周期的关键调节因子,通过与细胞周期蛋白 D(cyclin D)形成复合物,可磷酸化视网膜细胞瘤基因(Rb),从而释放转录因子 E2F,促进细胞周期相关基因的转录,触发细胞周期从 DNA 合成前期(G_1 期)进入到 DNA 复制期(S 期)。但并不是所有的肿瘤细胞都依赖 CDK4/6 的激活增殖分裂,目前研究发现,在雌激素受体(ER)阳性的乳腺癌中,CDK4/6 过度激活。因此,阻断 CDK4/6 激酶活性,恢复细胞周期控制,阻断肿瘤细胞增殖,也就抑制了乳腺癌细胞的生长(图 56-28)。

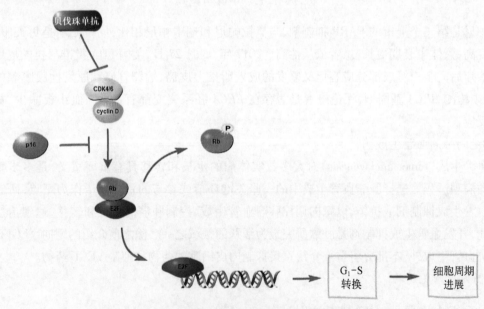

图 56-28　靶向细胞周期蛋白依赖性激酶抑制剂作用机制

哌柏西利(palbociclib)

哌柏西利(图 56-29)是美国 FDA 批准的首个 CDK4/6 抑制剂。2015 年 2 月 3 日,美国 FDA 加速批准了哌柏西利联合来曲唑用于绝经后 ER$^+$/HER2$^-$ 晚期乳腺癌的一线治疗;2016 年 2 月 19 日,美国 FDA 又批准了哌柏西利联合氟维司群用于既往内分泌治疗失败的 HR$^+$/HER2$^-$ 绝经后晚期乳腺癌患者。

中性粒细胞减少症是临床研究中最常报道的不良反应,临床研究中大约有2%的接受哌柏西利治疗的患者曾报道过发热性中性粒细胞减少症;本药还具有骨髓抑制特性,其可使患者易于出现感染现象。

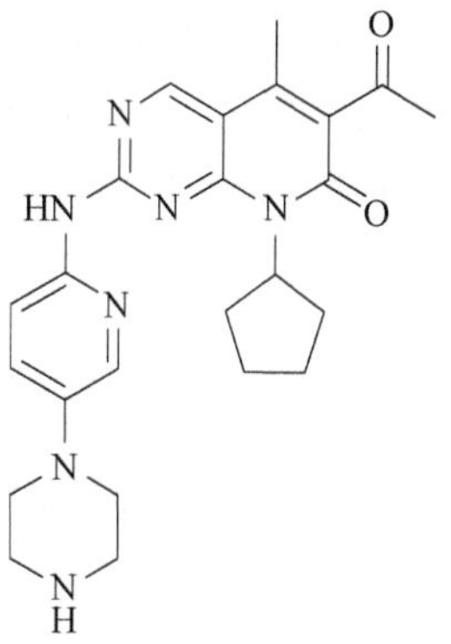

瑞博西利(ribociclib)

瑞博西利是第二个 CDK4/6 抑制剂(图 56-29)。2017 年 3 月 13 日,获得美国 FDA 批准上市,与来曲唑联合,作为绝经后激素受体阳性(HR$^+$)、HER2 阴性(HER2$^-$)的晚期乳腺癌患者的首选治疗,为绝经后 HR$^+$/HER2$^-$ 晚期乳腺癌患者提供了更多的治疗选择。最常见的不良反应是中性粒细胞减少、恶心、疲劳、腹泻、白细胞减少、脱发、呕吐、便秘、头痛和背痛,也有发生 Q-T 间期延长和肝胆毒性的风险,需要做一些预防措施。

图 56-29　哌柏西利的化学结构式

其他 CDK4/6 抑制剂

其他在美国已上市的 CDK4/6 抑制剂还有礼来公司的玻玛西林(abemaciclib),其他在研的 CDK4/6 抑制剂还有如瑞博西林(trilaciclib)等。CDK4/6 抑制剂目前已取得很大进展,尤其是对于激素受体阳性的晚期乳腺癌患者,一线内分泌治疗可以为患者带来更长的肿瘤控制时间(超过 2 年),且联合内分泌治疗的毒副作用较小且可逆。

(五)靶向泛素-蛋白酶体系统药物

泛素-蛋白酶体通路是"消化"细胞内蛋白质的重要途径之一。作为体内的"清洁工",它通过降解不能正常工作的或无用的蛋白质来维持细胞的正常功能(图 56-30)。泛素-蛋白酶体系统(ubiquitin-proteasome system, UPS)调控多个重要的生命活动,如 DNA 修复、信号传导、转录翻译、免疫应答等。近年来,人们逐渐认识到 UPS 的异常与多种不同疾病的发生密切相关,包括神经退行性疾病、癌症和呼吸系统疾病等。肿瘤的发生则与细胞过度增殖及抗凋亡能力增强有关。UPS 通过促进抑癌蛋白如 p53 的

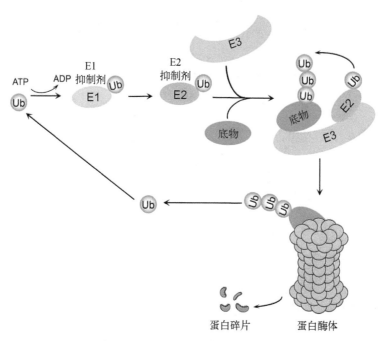

图 56-30　靶向 UPS 药物的作用机制

降解或阻滞致癌蛋白降解而影响肿瘤细胞的存活。在过去几十年的研究中,UPS作为一个庞大的蛋白质机器,是科学家们研发抗肿瘤潜在有效药物的重要靶点。针对UPS设计的选择性抑制剂药物参与泛素化过程、去泛素化过程的酶等,目前已报道的有较好抗肿瘤效果的药物有10余种,且用于临床治疗的药物以蛋白酶体抑制剂居多。

硼替佐米(bortezomib)

硼替佐米注射剂是首个被美国FDA批准的以泛素-蛋白酶体通路为靶点的蛋白酶体抑制剂类药物,是一种硼酸二肽(图56-31),是哺乳动物细胞中26S蛋白酶体糜蛋白酶样活性的可逆性抑制剂,可以稳定p21、p27、p53蛋白及促凋亡Bid和Bax蛋白,阻断细胞内NF-κB通路的激活,导致肿瘤细胞死亡。2003年被批准用于治疗多发性骨髓瘤的药物;2006年被批准用于治疗套细胞淋巴瘤药物;2008年被认定为多发性骨髓瘤的一线药物。最常见的不良反应有虚弱、恶心、呕吐、腹泻、食欲下降、便秘、血小板减少、周围神经病、发热和贫血等。

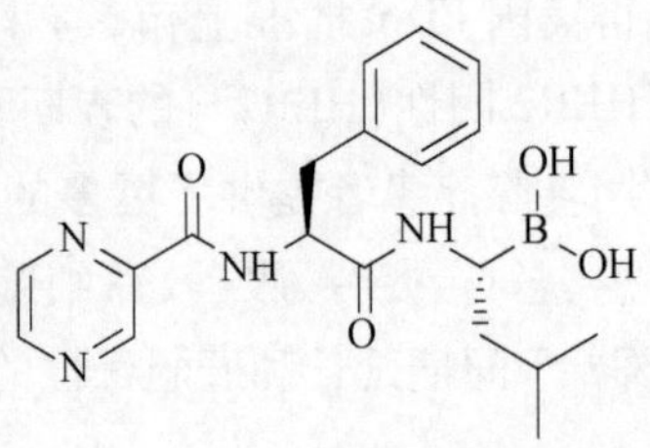

图56-31　硼替佐米的
化学结构式

卡菲佐米(carfizomib)与碘沙佐米(ixazomib)

硼替佐米在治疗癌症的过程中,暴露出的常见问题包括药物脱靶、与蛋白酶体抑制相关联的细胞毒性及机体由此可能激活其他的降解蛋白质途径,从而产生耐药性等。对于一些多发性骨髓瘤患者来说,单一硼替佐米疗法的治疗效果并不十分理想。为突破使用单一药物的局限性,研发的第二代蛋白酶体抑制剂如卡菲佐米和碘沙佐米也已被美国FDA批准上市。作为第二代蛋白酶体抑制剂类药物,卡菲佐米于2012年被美国FDA批准用于治疗已经使用过硼替佐米治疗的复发难治性多发性骨髓瘤患者。最常见的不良反应是:血小板减少、贫血、淋巴细胞减少、中性粒细胞减少、易疲劳及低血钠症等。碘沙佐米是首个被批准的口服硼酸酯类蛋白酶体抑制剂,2015年11月美国FDA批准其联合来那度胺及地塞米松用于既往已接受过至少一种治疗方案的多发性骨髓瘤治疗。作为首个口服蛋白酶体抑制剂,碘沙佐米为业界普遍看好,其突破了现有蛋白酶抑制剂无法口服的局限性,对改善患者的生活质量具有重要现实意义。

（六）表观遗传药物

表观遗传是一种广泛发生于肿瘤中的现象,其在恶性肿瘤异质性的形成和维持中发挥着重要作用,

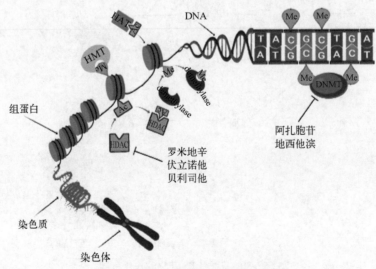

图56-32　表观遗传药物的作用机制

研究表观遗传学对于肿瘤的个性化治疗具有重要意义。表观遗传药物具有有别于传统的独特的药物作用机制,表观遗传机制复杂,从基因到表型是一个丰富多彩的世界。简单地讲,从基因调控层面着手去开发疾病治疗药物,这是表观遗传药物开发的一个基本思路。例如,很多肿瘤与 DNA 甲基化、组蛋白修饰等异常有关(图 56-32)。

1. DNA 甲基化酶抑制剂

阿扎胞苷(azacitidine)

阿扎胞苷(图 56-33)是一种胞嘧啶核苷类似物,为核苷代谢抑制剂,可以促使 DNA 低甲基化,以实现抗肿瘤的效果。本药用于骨髓增生异常综合征(myelodysplastic syndrome,MDS)、急性非淋巴细胞白血病。用于乳腺癌、肠癌、黑色素瘤等有一定疗效。

地西他滨(decitabine)

地西他滨是一种核苷代谢抑制剂,通过抑制 DNA 甲基化酶,减少 DNA 的甲基化,从而抑制肿瘤细胞增殖及防止耐药的发生,为目前已知最强的 DNA 甲基化特异性抑制剂,属于 S 期细胞周期特异性药物,适用于治疗多种恶性血液病,如骨髓增生异常综合征、急性髓细胞性白血病和慢性粒细胞白血病等。

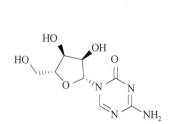

图 56-33　阿扎胞苷的化学结构式

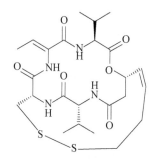

图 56-34　罗米地辛的化学结构式

2. 组蛋白脱乙酰酶抑制剂

罗米地辛(romidepsin)

罗米地辛(图 56-34)为组蛋白脱乙酰酶(histone deacetylase,HDAC)抑制剂,可引起乙酰化组蛋白的蓄积,诱导细胞周期停滞和某些肿瘤细胞株凋亡,于 2009 年 11 月 5 日获美国 FDA 批准上市,适用于已接受至少 1 次既往全身治疗的患者中皮肤 T 细胞淋巴瘤的治疗患者。

伏立诺他(vorinostat)

伏立诺他是一种 HDAC 抑制剂,通过抑制 HDAC 活性有助于减缓或终止肿瘤细胞生长基因的激活。于 2006 年 10 月 6 日首次获得美国 FDA 批准上市,适用于正处于或在两个系统治疗后有进展性、持久性或复发性皮肤 T 细胞淋巴瘤(CTCL)患者的皮肤症状的治疗。

贝利司他(belinostat)

贝利司他是一种 HDAC 抑制剂,选择性引起乙酰化组蛋白和其他蛋白质在肿瘤细胞中累积,于2014 年 7 月 3 日获美国 FDA 批准,适用于治疗复发性或难治性的外周 T 细胞淋巴瘤。

三、肿瘤免疫治疗药物

免疫治疗是指通过免疫系统达到对抗肿瘤目的的治疗方式,也是生物治疗的一种。识别和杀死异常细胞是免疫系统的天然属性,但是肿瘤细胞经常有逃避免疫系统的能力。肿瘤免疫治疗起源于非特异性免疫治疗,但该方法低效且副作用大;而特异性免疫治疗直击癌细胞,提高了疗效和安全性,是目前全球研究热点。特异性免疫治疗中,肿瘤疫苗疗法受制于肿瘤抗原表达的特异性较低,产品效果有限,近年来免疫检查点阻断治疗和过继细胞治疗取得重大进展,是目前国际上肿瘤免疫治疗领域研究和应用的主要方向,是免疫治疗未来的核心所在。肿瘤免疫治疗作为肿瘤治疗领域的重要突破,已成为继传统疗法、靶向治疗后肿瘤治疗领域最具前景的治疗手段之一。《科学》杂志将肿瘤免疫治疗列为 2013年十大科学突破的首位。本教材将以肿瘤免疫治疗涉及的免疫检查点抑制剂(immune checkpoint inhibitor)进行介绍。

(一)单克隆抗体类免疫检查点抑制剂

1. PD-1/PD-L1 通路与 PD-1/PD-L1 抑制剂　　PD-1 抗体是目前研究最多,临床发展最快的一种免疫疗法。PD-1 在免疫反应的效应阶段起作用,其表达于活化的 T 细胞、B 细胞和髓系细胞等,其有两个配体,即 PD-L1、PD-L2。PD-L1/L2 在抗原提呈细胞(antigen-presenting cell, APC)都表达,PD-L1 在多种组织也有表达。PD-1 与 PD-L1 的结合介导 T 细胞活化的共抑制信号,抑制 T 细胞的杀伤功能,对人体免疫应答起到负调节作用。华裔科学家陈列平实验室首先发现 PD-L1 在肿瘤组织高表达,而且调节肿瘤浸润 CD8$^+$ T 细胞的功能。因此,以 PD-1/PD-L1 为靶点的免疫调节对抗肿瘤有重要的意义。

PD-1/PD-L1 抑制剂能够特异性地和肿瘤细胞上的 PD-L1 结合来抑制其表达,从而能够使功能受抑制的 T 细胞恢复对肿瘤细胞的识别功能,从而实现通过自身免疫系统达到抗癌作用(图 56-35)。

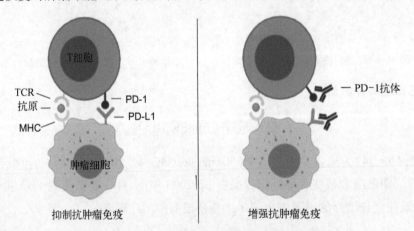

图 56-35　PD-1/PD-L1 激活使 T 细胞失活,肿瘤发生免疫逃逸(左);
靶向 PD1/PD-L1 后使 T 细胞重新活化,杀伤肿瘤(右)

纳武单抗(nivolumab)

纳武单抗(简称"O 药")是一种完全人源化的单克隆抗体,与 PD-1 结合从而阻断它与 PD-L1 和 PD-L2 的相互作用,进而解除 PD-1 途径介导的对 T 细胞活性的抑制。纳武单抗于 2014 年 7 月 4 日首次获得日本医药品和医疗器械局(Pharmaceuticals and Medical Devices Agency, PMDA)的批准,2014年 12 月 22 日获得美国 FDA 的批准,2015 年 6 月 19 日获得欧洲药品管理局(European Medicines Agency, EMA)的批准,适用于不可切除或转移性黑色素瘤、晚期或转移性肾细胞癌、转移性鳞状细胞非小细胞肺癌、经典霍奇金淋巴瘤、胃癌、肝细胞癌、晚期或转移性尿路上皮癌、高度微卫星不稳定性(microsatellite instability-high，MSI－H)或错配修复缺陷型(defective mismatch repair，dMMR)的转移性结直肠癌,铂类化疗期间或之后病情进展的晚期转移性非小细胞肺癌及头颈部疾病复发或转移的鳞状细胞癌患者。单药使用最常见的不良反应有疲劳、骨骼肌疼痛、皮肤瘙痒、腹泻、恶心、咳嗽、便秘、呼吸困难、食欲减退等。

派姆单抗(pembrolizumab)

派姆单抗(简称"K 药")是一种 PD－1 阻滞药,能结合 PD－1 并解除 PD－1 对 T 细胞的抑制作用。派姆单抗从 2014 年被批准上市以来一直备受关注,这款重磅肿瘤免疫疗法在多项癌症中展现出了喜人的疗效。一次获批多种肿瘤适应证:2017 年 5 月 23 日,美国 FDA 史无前例地宣布,加速批准 PD－1 抗体药派姆单抗用于确定有 MSI－H 或 dMMR 的成人和儿童晚期或转移性实体肿瘤患者,有效率达 40%以上——这是美国 FDA 首次批准不以肿瘤部位为参考,仅依靠生物标志物进行治疗选择的药物,而且成人和儿童均适用;可以单药用于 PD－L1 强阳性的肺癌患者的一线治疗,有效率超过 40%;或者派姆单抗联合化疗一线用于所有肺癌患者,有效率高达 55%。最常见的药物不良反应有疲劳、食欲下降、便秘、皮疹、高血压、恶心、呕吐、腹泻、贫血、关节痛、呼吸短促及咳嗽等,用药期间定期检查肝肾功能。

阿特珠单抗(atezolizumab)

阿特珠单抗(简称"T 药")是一个单克隆抗体结合至 PD－L1,可阻断 PD－L1 与 PD－1 和 B71 受体两者相互作用,释放 PD－L1/PD－1 介导的免疫反应的抑制作用。2016 年美国 FDA 批准的第一个 PD－L1 抑制剂,适用于 EFGR、ALK、ROS1 基因重排阴性或未知,有 PD－1 表达的非小细胞肺癌;联合白蛋白结合型紫杉醇(abraxane)用于 PD－L1 阳性无法切除的局部晚期或转移性三阴性乳腺癌患者的初始(一线)治疗。最常见不良反应有疲乏、食欲减退、恶心、尿路感染、发热和便秘等。

阿维鲁单抗(avelumab)

阿维鲁单抗(简称"B 药")是另一个 PD－L1 抑制剂,可结合 PD－L1,从而阻断 PD－L1 和其受体 PD－1 和 B71 间的相互作用。这个相互作用能释放 PD－L1 对免疫反应的抑制效应,导致免疫反应的复原,包括抗肿瘤免疫反应。2017 年美国 FDA 批准阿维鲁单抗用于成人和 12 岁及以上儿童患有转移性梅克尔细胞癌(Merkel cell carcinoma，MCC)的患者;2019 年 5 月 14 日,美国 FDA 又批准阿维鲁单抗与阿昔替尼(多靶点的酪氨酸激酶抑制剂,中国大陆已上市)联合可用于晚期肾细胞癌(renal cell carcinoma，RCC)患者的一线治疗。最常见不良反应有疲劳、肌肉骨骼疼痛、腹泻、恶心、皮疹、食欲减退和外周水肿等。

度伐利尤单抗(durvalumab)

度伐利尤单抗(简称"I 药")是 2017 年美国 FDA 批准的又一个 PD－L1 抑制剂,是一款有望为癌症患者带来希望的免疫疗法药物。作为一种人源化抗 PD－L1 蛋白单克隆抗体,它能直接结合 PD－L1 蛋白,并抑制其与 T 细胞表面的 PD－1 蛋白和 CD80 的结合。适用于膀胱癌、晚期或转移的尿路上皮癌患者;在含铂化疗期间或后有疾病进展的患者;用含铂化疗新辅助或辅助治疗期间或后 12 个月内有疾病进展患者;联合依托泊苷与卡铂或顺铂(铂+依托泊苷)化疗方案,已在美国被批准用于广泛期小细胞肺癌成人患者的一线治疗。常见的不良反应有疲劳、疼痛情况、食欲差、恶心、尿路感染等,也可能出现免疫或感染类不良反应如肺炎、肠炎、肝炎等。

2. CTLA-4抑制剂　　细胞毒性T细胞抗原4(cytotoxic T-lymphocyte antigen 4,CTLA-4)是表达于活化的T细胞表面的一种跨膜蛋白。CTLA-4作用于免疫反应的启动阶段,其激活能够抑制T细胞免疫应答的启动,从而导致活化的T细胞减少并阻止记忆性T细胞的生成。研究发现,肿瘤细胞能够激活CTLA-4,使活化的T细胞失去活性,从而实现了肿瘤自身的免疫逃逸(图56-36)。临床前研究发现,阻断CTLA-4后能够恢复T细胞的活性并延长记忆性T细胞的存活时间,从而恢复身体对肿瘤细胞的免疫功能,使得肿瘤的控制率提高,据此研发了抗CTLA-4的特异性单克隆抗体。

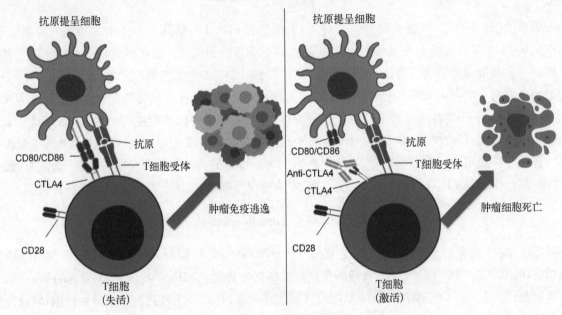

图56-36　CTLA-4激活使T细胞失活,肿瘤发生免疫逃逸(左);
靶向CTLA-4后使T细胞重新活化,杀伤肿瘤(右)

伊匹单抗(ipilimumab)

伊匹单抗是一种单克隆抗体,能有效阻滞CTLA-4,即与CTLA-4结合,进而阻碍CTLA-4与配体的相互作用,从而增加T细胞的活化和增殖。2011年3月25日,美国FDA批准伊匹单抗可用于治疗晚期黑色素瘤;2017年7月,美国FDA批准伊匹单抗新适应证,即在12岁及以上年龄患者中用于治疗不可切除或转移性黑色素瘤;2018年7月10日,美国FDA加速批准伊匹单抗与纳武单抗联合用于治疗12岁及以上患有MSI-H或dMMR转移性结直肠癌且使用氟嘧啶、奥沙利铂和伊立替康治疗后进展的患者。与其他单克隆抗体相似,伊匹单抗的不良反应主要为输液相关症状,表现为寒战和(或)发热、恶心、头痛、眩晕,严重者可出现低血压、血管神经性水肿、呼吸困难等。

第五节　抗恶性肿瘤药的联合应用与毒性反应

一、抗恶性肿瘤药的联合应用原则

抗肿瘤药是当前国内外创新药物研发的热点,新靶点、新机制、新结构的产品不断涌现。为克服耐药、追求更大的临床获益,联合疗法已然成为当下抗肿瘤研究中最热门的方向之一。靶向联合、免疫联合等创新的联合模式已成为趋势。合理的联合用药将提高临床获益,不恰当的联合将增加不良反应和患者经济负担。那么,抗肿瘤药的联合用药应遵循的原则如下:

1. 从药物的抗瘤谱考虑   由于肿瘤和药物的种类繁多,不同的药物具有不同的抗瘤谱。因此,可根据动物实验研究和临床实践证明某些药物对肿瘤的实际效果来选用,如胃肠道肿瘤宜选用氟尿嘧啶、环磷酰胺、丝裂霉素、羟基脲等,鳞癌宜用博来霉素、甲氨蝶呤等,肉瘤选用环磷酰胺、顺铂、多柔比星等,骨肉瘤以多柔比星及大剂量甲氨蝶呤联合救援剂亚叶酸钙等为佳。脑的原发或转移瘤首选亚硝脲类,亦可用羟基脲等。

2. 从细胞增殖动力学考虑

(1) 招募作用:即设计细胞周期非特异性药物和细胞周期特异性药物的序贯使用方法,招募更多的 G_0 期细胞进入增殖周期,以增加杀灭肿瘤细胞的数量。其策略为:对增长缓慢的实体瘤,可先用细胞周期非特异性药物杀灭增殖期及部分 G_0 期细胞,使瘤体缩小而驱动肿瘤细胞进入增殖周期,继而用细胞周期特异性药物杀灭之。对增长迅速的肿瘤(如急性白血病等),宜先用细胞周期特异性药物(如作用于 S 期或 M 期药物),使大量处于增殖周期的恶性肿瘤细胞被杀灭,然后再用细胞周期非特异性药物杀伤其他各时相的细胞,待 G_0 期细胞进入细胞周期时,再重复上述疗法。

(2) 同步化作用:即先用细胞周期特异性药物将肿瘤细胞阻滞于某时相(如 G_1 期),待药物作用消失后,肿瘤细胞即同步进入下一时相,再使用作用于后一时相的药物。

3. 从药物作用机制考虑   联合应用作用于不同生化环节的抗肿瘤药,可使疗效提高。应选择作用机制,作用时相不同的抗肿瘤药组成联合方案,以发挥协同作用。可以有以下几种方式:

(1) 序贯抑制:序贯阻断同一代谢物合成的各个不同阶段,如甲氨蝶呤与巯嘌呤合用可增加疗效,且对巯嘌呤有抗药性的白血病细胞对甲氨蝶呤更敏感。

(2) 同时抑制:同时阻断产生同一代谢物的几条不同途径,如阿糖胞苷与巯嘌呤合用,前者阻断 DNA 多聚酶,后者可阻断嘌呤核苷酸互变,又能掺入 DNA 分子中,已证明此两药使用治疗急性粒细胞性白血病,具有较好的疗效。

(3) 互补性抑制:是指直接操作生物大分子的药物与抑制核苷酸生物合成的药物合用,如阿糖胞苷与烷化剂合用,可有明显的增效作用。

4. 从药物的毒性考虑   尽量选择毒性反应类型不同的抗肿瘤药联合应用,一方面可增强疗效,另一方面可减小毒性。但大多数抗肿瘤药有骨髓抑制作用,而泼尼松、长春新碱、博来霉素等无明显的骨髓抑制作用,将它们与其他药物使用,以提高疗效,并减少骨髓抑制的发生。

5. 从综合方法考虑   一般采用机体能耐受的最大剂量,特别是对病期较早、健康状况较好的肿瘤患者应用环磷酰胺、多柔比星、卡莫司汀、甲氨蝶呤等时,大剂量间歇用药往往比小剂量连续用药的效果好。因为大剂量间歇用药不仅杀灭的肿瘤细胞数更多,而且也更有利于造血系统等正常组织的修复与补充,有利于提高机体的抗肿瘤能力及减少耐药性产生。

6. 从药物代谢特征考虑   肿瘤个体化治疗时代促使美国 FDA 批准了很多口服靶向药的上市,所以需要更加深度掌握药物的吸收、代谢及转运相关知识,以确定药物与药物之间的相互作用。大部分药物是经过 CYP 酶代谢的,酶诱导剂会促使酶底物代谢增强,药效降低,酶抑制剂会促使底物代谢减弱,药效增强甚至出现严重的不良反应;P 糖蛋白所介导的药物外排是口服药物吸收差异和生物利用度变异的一个主要原因,P 糖蛋白的抑制剂或诱导剂会导致底物的生物利用度增加或减少;乳腺癌耐药蛋白(breast cancer resistance protein, BCRP)是一种外排型转运体,BCRP 抑制剂会显著提高其底物的生物利用度,增加疗效或毒副反应。

芝加哥医科大学的研究人员总结了多种美国 FDA 批准上市的口服靶向药物与其他药物的相互作用情况(表56-2),并建议大家尽量避免联合使用相关药物,以发挥应有的疗效或规避不良反应的发生。

表 56-2　口服靶向药物与其他药物的相互作用

酶或转运体	口服抗肿瘤药	引起相互作用的药物
CYP3A4	CYP3A4 底物：博舒替尼、卡博替尼、色瑞替尼、考比替尼、达拉菲尼、依维莫司、依鲁替尼、艾代拉里斯（idelalisib）、伊沙佐米（ixazomib）、奥拉帕尼、帕博西尼、帕比司他、瑞格拉非尼、索尼吉布、维特克拉（venetoclax）、艾乐替尼、乐伐替尼、奥希替尼、泊马度胺	强诱导剂：卡马西平、恩杂鲁胺、苯妥英、利福平；强抑制剂：克拉霉素、茚地那韦、伊曲康唑、酮康唑、洛匹那韦、奈法唑酮、泊沙康唑、利托那韦、伏立康唑
CYP1A2	CYP1A2 底物：泊马度胺	强抑制剂：环丙沙星、氟伏沙明、烟草
CYP2C8	CYP2C8 底物：达拉菲尼	强诱导剂：利福平；强抑制剂：地拉罗司、二甲苯氧庚酸、拉帕替尼、甲氧苄啶
P 糖蛋白	P 糖蛋白底物：阿法替尼、色瑞替尼、考比替尼（cobimetinib）、达拉菲尼、依维莫司、艾代拉里斯、伊沙佐米、来那度胺、乐伐替尼、奥拉帕尼、奥希替尼、帕比司他、泊马度胺	诱导剂：阿托伐他汀、卡维地洛、环孢霉素、红霉素、伊曲康唑、酮康唑、美沙酮、维拉帕米、他莫昔芬；抑制剂：克霉唑、地塞米松、吗啡、吩噻嗪、利福平
BRCP	BRCP 底物：阿法替尼、达拉菲尼、乐伐替尼、奥希替尼	抑制剂：环孢霉素、伊马替尼、奥美拉唑、泮托拉唑、利托那韦

二、抗恶性肿瘤药的毒性反应

传统抗肿瘤药对肿瘤细胞选择性差，在杀伤肿瘤细胞的同时，对正常组织细胞也有不同程度的损伤，出现了骨髓移植、脱发、消化道反应、心脏毒性等均极大地限制了药物的使用剂量。近年来，靶向药物针对已经明确的致癌靶点，准确、高效地发挥抗肿瘤作用，使肿瘤细胞特异性死亡而不影响或极少影响正常细胞组织，免去了诸多放化疗的痛苦，部分患者也因此获益，生存质量大大提高。但随着靶向药物不断应用于临床，它的不良反应也逐渐显现出来，受到的关注。

1. 皮肤毒性　　最常见表现包括痤疮样皮疹、皮肤瘙痒、手足综合征、脱发和色素沉着等，其中最突出的是类似痤疮的皮疹，一般在用药后两周内出现，多见于头皮、面部、颈部、胸背部等部位。多见于靶向作用于 EGFR 的药物，如用于晚期非小细胞肺癌的吉非替尼、厄洛替尼，以及用于转移性结直肠癌西妥昔单抗等。

2. 心血管毒性　　多种靶向药都会引起心血管不良反应主要包括高血压、心肌缺血/梗死、左心室射血分数下降及 Q-T 间隔延长等。例如，曲妥珠单抗治疗 HER2 过度表达的乳腺癌。不良反应主要症状包括心悸、气促、心律失常等。因此，用药前需对患者心功能进行全面评估；贝伐单抗可显著增加所有级别高血压的发生率，对血压的影响具有剂量依赖性，有高血压病的患者需要慎用。血压过高的患者，若使用这个药需要联合抗高血压药来使用，在用药期间要定时监测血压。

3. 胃肠道毒性　　这类反应也很常见，包括恶心、呕吐、食欲减退及腹泻等症状。使用吉非替尼及厄洛替尼，有 40%~60% 的概率会发生腹泻。有消化性溃疡病史的晚期非小细胞肺癌患者，使用厄洛替尼会增加胃肠道出血的风险。腹泻一般会持续至治疗结束后数日，严重程度常与用药剂量相关。克唑替尼治疗局部晚期或转移性非小细胞肺癌，最常见的不良反应为恶心、呕吐，多为 1~2 级，大部分患者耐受良好，且采取餐后用药的方式可以减少其发生。

4. 血栓栓塞　　主要由抗 VEGF 药物贝伐单抗引起，在多项临床研究中，贝伐单抗联合化疗组与单纯化疗相比，风险明显增加，特别是用于结直肠癌和肾癌的治疗时均有心脑血管意外及血栓性疾病的相关报道。

5. 肝毒性　　表现包括胆红素升高、转氨酶升高、肝炎等。多数靶向药物在肝脏内代谢。伊马替尼治疗的最初 3 个月，就可能会发生肝损伤；厄洛替尼在肝脏代谢和通过胆道分泌，治疗过程中也易发生肝损伤。在使用靶向药物的同时需要进行肝功能监测。

6. **血液系统毒性** 舒尼替尼主要表现为中性粒细胞减少及血小板减少,需定时复查抽血,以便根据患者情况对给药剂量进行调整。

(李青,张熠,任海刚)

肿瘤分子靶向药物

DNA甲基化抑制剂抗肿瘤药物

第五十七章　案例学习

Infection

Case 1

A 65 year-old man is a patient in hospital. He has been diagnosed with methicillin resistant Staphylococcus aureus cellulitis. He does not have any signs of sepsis. He weighs 68 kg. His eGFR is 86 mL/min. Microbiology have recommended that he is treated with vancomycin.

Question?

1. What class of antimicrobial is vancomycin?

2. What is its spectrum of activity, and is it an appropriate choice in this case?

3. What dose of vancomycin would you recommend that he is prescribed?

4. What rate should vancomycin be infused over and why?

5. Two days after starting treatment his predose (trough) level is 7 mg/L. How would you recommend this should be managed?

6. What else would you monitor?

Case 2

A 32 year-old woman is pregnant (week 11) and has been diagnosed with a urinary tract infection. She has a history of penicillin allergy – anaphylaxis. The organism is sensitive to the following antimicrobials:

- Amoxicillin
- Cefalexin
- Gentamicin
- Nitrofurantoin
- Trimethoprim

Question?

1. Identify the antimicrobials which are not suitable due to her history of penicillin allergy, and explain why with reference to their chemical structure.

2. Identify the antimicrobials which are not suitable for this patient due to safety concerns in pregnancy, and explain why.

3. Recommend a suitable antimicrobial for this patient

Cancer chemotherapy

Case 1

Mr XY aged 65, who is being treated in a public hospital for colon cancer which was diagnosed (after biopsy) as stage Ⅲ cancer. He had the tumor surgically removed and was then treated with cytotoxic chemotherapy. Unfortunately, a year later, the patient has returned with recurrent disease that has spread to other sites. Molecular pathology assessment of this recurrent tumour indicated that it had no mutations in the K-ras gene.

Patient first presentation = Stage Ⅲ colon cancer

Patient recurrence = metastatic colon cancer, K-ras wild-type

Question?

1. What type of cytotoxic chemotherapy would this patient receive?

2. How does 5 - FU work?

3. What's the rationale of adding folinic acid (leucovorin) to the regimen?

4. How are folinic acid and 5 - FU delivered?

5. Since he has K-ras wild-type metastatic disease, in addition to the cytotoxic chemotherapy regimens described previously, what targeted agents would be selected and how do they work?

6. What if his relapsed tumor had been K-ras mutant, why would cetuximab not work? And what would you use to treat instead?

Case 2

Two women, aged 55 (patient A) and 35 (patient B), presenting with symptomatic breast cancer were treated at a public hospital. The disease had not spread to lymph nodes in both cases. Biopsies from both patients were taken and assessed by a pathologist.

Patient A's tumor was determined to be estrogen receptor negative and HER2 positive. Patient B's tumor was determined be estrogen receptor positive and HER2 negative.

- Patient A = HER2$^+$, ER$^-$
- Patient B = ER$^+$, HER2$^-$

Question?

1. What would be the standard of care treatment for patient A (ER$^-$, HER2$^+$)?

2. What type of HER2 targeted therapy? And how does it work?

3. How long do patients receive HER2-targeted therapy?

4. What type of cytotoxic chemotherapy would patient A most likely receive?

5. What is the main consideration when adding an anthracycline to the patient's regimen?

6. What would be the standard of care treatment for patient B (ER$^+$, HER2$^-$)?

7. If patient B was older (post-menopausal), what kind of treatment would she receive?

8. How do aromatase inhibitors (AIs) work?

9. What do we need to consider when using AIs instead of tamoxifen?

(Darran O'connor, Niall Stevens, Deirdre Fitzgerald Hughes)

【参考文献】

谭涛,秦宗会,谭蓉.青蒿素类药物的药理作用研究进展[J].中国药业,2009,18(3):63-64.

杨宝峰主编.药理学[M].9版.人民卫生出版社,2018.

杨世杰.药理学[M].3版.北京:人民卫生出版社,2016.

袁亚男,姜廷良,周兴,等.青蒿素的发现和发展[J].科学通报,2017,62(18):1914-1927.

Arnaud G, Jonathan S, Ivan M. Our evolving understanding of the mechanism of quinolones[J]. Antibiotics (Basel), 2018, 7(2): E32.

Bertram G. Katzung. Basic and Clinical Pharmacology[M]. 14th ed. Manhattan: Mc Graw-Hill Education, 2018.

Böttger E C, Crich D. Aminoglycosides: Time for the resurrection of a neglected class of antibacterials? [J]. ACS Infect Dis, 2020, 6(2): 168-172.

Chak Rabo Rtya. Understanding the biology of the plasmodium falciparum apicoplast: an excellent target for antimalarial drug development[J]. Life Sci, 2016, 158(3): 104-110.

Dhiman P, Arora N, Thanikachalam PV, et al. Recent advances in the synthetic and medicinal perspective of quinolones: A review[J]. Bioorg Chem, 2019(92): 103291.

D'alessandro U, Hill J, Tarning J, et al. Treatment of uncomplicated and severe malaria during pregnancy [J]. Lancet Infect Dis, 2018, 18(4): e133-e146.

Jiang W, Cen Y, Song Y, et al. Artesunate attenuated progression of atherosclerosis lesion formation alone or combined with rosuvastatin through inhibition of pro-inflammatory cytokines and pro-inflammatory chemokines[J]. Phytomedicine, 2016, 23(11): 1259-1266.

Jupiter D C, Fang X, Ashmore Z, et al. The relative risk of achilles tendon injury in patients taking quinolones[J]. J Pharmacotherapy, 2018, 38(9): 878-887.

Krause K M, Serio A W, Kane T R, et al. Aminoglycosides: An overview[J]. Cold Spring HarbPerspect Med, 2016, 6(6): a027029.

Laurence L. Brunton. Goodman and Gilman's the pharmacological basis of therapeutics[M]. 13th ed. Manhattan: Mc Graw-Hill Education, 2018.

Mish R A M, Mish R A V K, Kashaw V, et al. Comprehensive review on various strategies for antimalarial drug discovery[J]. Eur J Med Chem, 2017, 125(5): 1300-1320.

Rang H P, Ritter J M. Rang and Dale's pharmacology[M]. 8th ed. London: Elsevier Churchill Livingstone, 2015.

Santini A, Ronchi D, Garbellini M, et al. Linezolid-induced lactic acidosis: The thin line between bacterial and mitochondrial ribosomes[J]. Expert Opin Drug Saf, 2017, 16(7): 833-843.

Simmonds N J, Thomson A H. Aminoglycosides: Old friend … new foe? [J]J Cyst Fibros, 2016, 15(4):

411－422.

Stone L. Which antibiotics for UTI？［J］. Nat Rev Urol, 2018, 15(7)：396.

Touati A. Aminoglycoside resistance mechanism inference algorithm：Implication for underlying resistance mechanisms to aminoglycosides［J］. EBioMedicine, 2019, 46(C)：8.

Zhang M, Gallego-Delgado J, Fernandez-Arias C, et al. Inhibiting the Plasmodium eIF2alpha Kinase PK4 Prevents Artemisinin-Induced Latency［J］. Cell Host Microbe, 2017, 22(6)：766－776.

第八篇授
课视频

第八篇授
课PPT